血液病学
临床诊疗案例分析

主编　付　蓉　张　磊　施　均
　　　姜尔烈　张会来　赵明峰

U0245245

天津出版传媒集团

天津科学技术出版社

共同交流探讨 提升专业能力

扫描本书二维码，获取以下正版专属资源

☆ **交流社群** >>>>>>>>>>>>>>
加入本书专属读者社群，交流探讨专业话题

☆ **推荐书单** >>>>>>>>>>>>>>
获取医学专业参考书单，精进你的专业能力

扫码添加智能阅读向导
助你实现高效阅读

操作步骤指南
① 微信扫描左侧二维码，选取所需资源。
② 如需重复使用，可再次扫码或将其添加到微信的"收藏"。

图书在版编目（CIP）数据

血液病学临床诊疗案例分析 / 付蓉等主编 . -- 天津：
天津科学技术出版社，2023.5（2025.3 重印）
（临床诊疗案例分析丛书）
ISBN 978-7-5742-0666-3

Ⅰ.①血… Ⅱ.①付… Ⅲ.①血液病－病案－分析
Ⅳ.① R552

中国版本图书馆 CIP 数据核字 (2022) 第 204704 号

血液病学临床诊疗案例分析
XUEYE BINGXUE LINCHUANG ZHENLIAO ANLI FENXI
责任编辑：张　跃

出　　版：	天津出版传媒集团	
	天津科学技术出版社	
地　　址：	天津市西康路 35 号	
邮　　编：	300051	
电　　话：	(022) 23332399	
网　　址：	www.tjkjcbs.com.cn	
发　　行：	新华书店经销	
印　　刷：	天津午阳印刷股份有限公司	

开本 787×1092　1/16　印张 28.75　字数 650 000
2025 年 3 月第 1 版第 3 次印刷
定价：98.00 元

编者名单

主　　编　付　蓉　张　磊　施　均　　姜尔烈　张会来　赵明峰

副主编　司玉玲　李丽娟　李兰芳　张荣莉

名誉顾问　邵宗鸿　李玉明　王华庆

编　　委（按姓氏首字母顺序）

白　洁	曹秋颖	曹文彬	曹　璇	曹易耕	车梦婷	陈　辉	陈　瑾
陈　森	陈书连	陈　欣	陈云飞	崔尧丽	代新岳	丁　凯	董　焕
董喜凤	范　倩	房丽君	方力维	冯青青	付荣凤	龚　明	郝山凤
何　祎	侯鹏霄	胡　歌	胡耐博	江汇涓	鞠满凯	郎鸣晓	李　刚
李丽燕	李巧利	李世俊	李　维	刘春燕	刘嘉颖	刘　丽	刘庆珍
刘　葳	刘　霞	刘晓帆	卢文艺	吕梦楠	马巧玲	毛　进	孟娟霞
孟祥睿	庞爱明	蒲业迪	曲翠云	邵媛媛	沈昱灿	孙佳丽	孙　婷
王超盟	王红蕾	王杰松	王　亮	王泮婧	王夕妍	王　雪	王一浩
王　钊	魏嘉璘	肖　霞	徐秉岐	徐艳梅	徐　圆	薛　峰	杨栋林
杨　斐	余丹丹	喻经纬	翟卫华	张　欢	张　婧	张利宁	张　薇
张文慧	张　樱	赵　静	赵培起	赵小利	赵邢力	郑晓辉	郑亚伟

序

  《临床诊疗案例分析》系列丛书的问世,是天津市医学会精心组织、辛勤努力的结果,我首先祝贺这套丛书的成功出版。

  天津的临床医学有着悠久的历史和深厚的文化底蕴,从医疗资源到医疗人才、医疗设施等各个方面在全国都有举足轻重的地位。为了把临床医师们多年来积累的宝贵经验传承下去,发扬光大,天津市医学会自 2021 年开始,组织所属的 88 个专科分会中经验丰富的临床医师,将自己多年来的临床案例分析撰写成文,由医学会总其成,编辑为《临床诊疗案例分析》丛书,将其奉献给读者。这不仅可以促进临床医师之间经验共享,从而更好地提高临床诊疗技术,促进相关学科发展,同时也可以将临床医师的宝贵经验保存下来,传承下去。

  临床医生既要具备扎实的理论知识,也要拥有足够的实践经验。系列丛书对临床医生和青年学者是一个不可多得的知识宝库。丛书内容实用,贴近临床,全书以病例讨论的形式呈现,所有案例均来自于临床真实病例,涵盖各学科的常见病、多发病、疑难病等,临床思维成熟,诊疗思路清晰,处理规范。丛书严谨生动,可读性强,通过典型临床案例的分享,引导青年医师在诊疗过程中及诊疗结束后总结思考,培养青年医师横向思维、发散思维能力,提高青年医师临床诊疗水平。

  万千砂砾寻明珠,大浪淘沙始出金。《临床诊疗案例分析》系列丛书是我市临床医学多年来实践工作的优秀成果,出版后将使更多的临床医生受益,对普通读者而言,也可以从中获得医学知识的普及。愿这套丛书能在早日实现健康中国的目标中发挥助力作用。

国医大师 中国工程院院士 姜成中

2022 年 12 月

前　言

近年来,随着医学科学的不断发展,涌现了诸多临床诊疗的新理论、新技术和新方法,为了促进国内同行交流、共同提高诊疗水平以期更好地服务于患者,各编者单位共同精心编写了这套《血液病学临床诊疗案例》丛书。

本书收录了来自 10 个经验丰富的血液病诊疗中心的 90 余例较典型病例,以临床实践为基础,从疾病的背景知识出发,密切结合实际病例的诊疗过程、鉴别诊断等,并根据病例特点进行诊疗策略分析,启发和引导读者建立起科学缜密的临床思维,而专家点评及文献复习部分充分结合了各个中心诊疗团队多年的临床工作经验和国内外最新权威指南、文献资料,图文并茂,使临床医生了解和掌握新型诊疗技术在血液系统疾病的应用,并进一步推广精准诊断和个体化治疗的理念。

本书共分为八个章节,第一章主要为贫血及骨髓衰竭性疾病,第二章主要为白细胞疾病,第三章主要为出凝血疾病,第四章主要为淋巴瘤、浆细胞疾病及骨髓增殖性肿瘤等,第五章主要为造血干细胞移植,第六章主要为应用 CAR-T 细胞治疗病例,第七章主要为血液系统疾病合并感染相关病例,第八章主要为其他较少见血液系统疾病等。

本书在编写过程查阅了大量国内外相关文献,因时间仓促,书中难免存在遗漏、待商榷之处,恳请同道批评指正。

在编写过程中,各位作者辛勤努力,审校人不辞辛劳,出版社兢兢业业,共同促进本书的出版,在此一并致以深切谢意。

2022 年 12 月

目　　录

第一章 贫血及骨髓衰竭性疾病

病例1 误诊为甲减性贫血一例

【背景知识】

贫血是指单位体积外周血中的红细胞数,血红蛋白浓度和/或血细胞比容低于同龄正常最低值,从而使组织供氧不足及缺氧所致的代偿作用而引起一系列临床表现。贫血原因包括:

1. 红细胞生成减少 红细胞生成至少需要①功能正常数量足够的造血细胞;②充足的造血原料;③适于造血的骨髓微环境;④恰当的造血调节因子分泌。

（1）再生障碍性贫血。

（2）纯红细胞再生障碍性贫血。

（3）骨髓无效造血。

（4）造血原料缺乏。

（5）红细胞造血调节异常。

（6）骨髓病性贫血

2. 红细胞破坏过多:当红细胞寿命明显缩短,骨髓造血不足以代偿红细胞破坏过多时,出现贫血。这种由红细胞破坏过多所致的贫血也称溶血性贫血。

（1）红细胞内在缺陷所致溶血性贫血:包括①红细胞膜异常;②红细胞酶缺陷;③珠蛋白和血红素合成异常。

（2）红细胞外部因素所致溶血性贫血。

3. 失血性贫血 急性大量失血可发生于创伤、上消化道大出血、咯血、病理产科等。多由于非血液系统疾病的基础疾病所致,或由出凝血异常血液疾病所致。

【病例介绍】

患者男,78岁,主因"乏力,纳差10余天"入院。

现病史:患者入院前10天自觉乏力,活动后气促,无发热,无咳嗽咳痰,无鼻出血,无腰背酸痛及骨痛,无尿色加深,无呕血及黑便,无腹痛。外院查血常规示:WBC 3.18×10^9/L,Hb 74 g/L,PLT 130×10^9/L。因乏力、心悸于2021年4月15日入我院,患者自发病以来,食欲差,睡眠尚可,平素大小便正常,体重无明显改变。

既往史:2015年行左膝关节转换术。2018年因前列腺增生行腔镜治疗。否认有高血压病、糖尿病病史。有输血史。否认有食物药物过敏史。

个人史:偶有饮酒,已戒除。吸烟40余年,已戒除。

家族史:否认有家族性遗传性疾病。

入院体格检查：BP 120/70mmHg，P 67 次 / 分，R 18 次 / 分，T 36.5 ℃。神清，贫血面容。皮肤黏膜无出血点，浅表淋巴结无肿大，睑结膜苍白，甲状腺未触及肿大。胸骨无压痛。双肺呼吸音清，未闻及罗音。心率 67 次 / 分，律齐。腹隆，肝脾肋下未触及，肝区、脾区叩痛阴性，肠鸣音 3 次 / 分。双下肢轻度水肿，四肢肌力 5 级。

入院后化验及检查：心电图示"窦性心律，肢导低电压，广泛 T 波低平"。2021 年 4 月 15 日血常规 WBC 4.28×10^9/L，Hb 73 g/L，PLT 111×10^9/L，MCV 104fl，MCH 34.3pg，MCHC 330 g/L，N 44.4%，Rt 42×10^9/L，白细胞显微镜分类：中性杆状核粒细胞 3%、分叶核 31%，嗜酸杆状核粒细胞 4%，嗜酸分叶核粒细胞 9%，嗜碱分叶核粒细胞 2%，成熟淋巴细胞 44%，单核细胞 7%。凝血检查示 APTT、PT、Fg、TT 均正常，D-D 8.4μg/mL。生化示：Cr、CK、CK-MB、ALT、AST、胆红素、K^+、Na^+、Cl^-、免疫球蛋白 IgG、IgA、IgM 均在正常范围；BUN 8.7mmol/L，LDH 398U/L，白蛋白 39.0 g/L，球蛋白 30.3 g/L。Coomb`s(-)。CRP 12.36 mg/L。血清铁 10.2μmol/L，叶酸及维生素 B_{12} 正常。肿瘤标志物：铁蛋白正常，角蛋白片段 4.37ng/mL（正常 0~3.3）稍高，余 PSA、CEA、AFP、CA-199、CA-153、NSE、CA72-4 均正常范围。自身免疫抗体系列阴性。血 $β_2$-MG 2.64 mg/L。血气分析：pH 7.414，PO_2 67.5mmHg，PCO_2 45.8mmHg，血氧 SO_2 92.9%。甲状腺功能：T_3 0.41nmol/L（0.92~2.8），T_4 4.94nmol/L（57.6~161.3），FT_3 < 0.5313pmol/L（3.4~6.5），FT_4 1.53pmol/L（10.2~21.8），TSH >100mIU/L（0.3~5.25），rT_3 0.19ng/mL（0.2~0.64）。便潜血(-)。全身骨 ECT 示"颈椎示踪剂相对浓缩，左膝关节示踪剂缺损，考虑与左膝关节置换术相关"。血管彩超示"双侧股动脉、腘动脉、足背动脉内中膜增厚，表面不光滑伴多发斑块形成，双侧股静脉、腘静脉血流通畅"；4 月 16 日 CT 检查：头部 CT"两基底节腔隙性梗死灶，脑白质稀疏，额骨、顶骨多发小局限性骨性密度减低区"；胸部 CT"考虑两侧支气管炎，肺气肿，左肺上叶条片状主密度影，慢性炎性病变。心脏大。两侧胸腔积液"；腹部 CT 示"考虑乙状结肠扭转、肠梗阻；远端乙状结肠直肠壁厚肿胀，乙状结肠直肠系膜肿胀，末段回肠壁稍厚肿胀，腹盆腔积液，食管裂孔疝；十二指肠憩室"。考虑肠梗阻，予以胃肠减压、灌肠通便等治疗。内分泌科会诊诊断原发性甲状腺功能减退，甲减危象，肠梗阻考虑与甲减致胃肠动力减弱相关，予优甲乐 50 mg，1 次 / 日，氢化可的松 100 mg，1 次 / 日治疗。后患者肠梗阻症状缓解，4 月 23 日复查腹部 CT："乙状结肠走行正常，原扭转部位局部肠壁稍厚，肠腔狭窄，系膜无明显旋转，近端肠腔扩张充气较前明显减轻，其内积液已消失"，示肠梗阻缓解。

4 月 23 日骨髓检查：分类示"增生活跃，粒系比例正常，红系比例正常，巨核细胞大致正常"；骨髓病理示未见异常发现；流式细胞"未检测到明显免疫表型异常证据"；血清及尿蛋白电泳未发现 M 蛋白；NAP 阳性率 61%，有核红细胞 PAS(-)，未见环铁粒幼红细胞。

诊疗经过及疗效：患者排除营养性及溶血性贫血，也无其它血液病的证据，考虑到甲减可造成不同程度的贫血，故诊断为甲减性贫血。输血 2U 后 4 月 22 日血常规 WBC 6.0×10^9/L，Hb 88 g/L，PLT 107×10^9/L，RC 53.9×10^9/L，症状好转出院。

出院后口服优甲乐 100 μg/ 日治疗，未监测血常规及生化指标。后患者逐渐又出现明显乏力，伴纳差、消瘦，间断咳嗽咳痰。7 月 25 日因"乏力加重伴纳差半月"再入院。血常规

WBC 10.29×10^9/L, Hb 36 g/L, PLT 27×10^9/L, MCV 102.8fl, MCH 33.6pg, MCHC 327 g/L, Rt 30.3×10^9/L, 白细胞显微镜分类：中性晚幼核粒细胞 9%、杆状核 36%、分叶核 16%，嗜酸分叶核粒细胞 1%，成熟淋巴细胞 15%，单核细胞 23%，有核红细胞 3%。生化示：BNP 1034pg/mL, BUN 12.4mmol/L, CK-MB 59U/L, Glu 6.92 mmol/L, 白蛋白 32.5 g/L, 总胆红素 53.5 μmol/L, 直接胆红素 42.2μmol/L, CRP 42.79 mg/L; Cr 正常。Coomb's(﹣)。肿瘤标记物示：铁蛋白 1348 μg/L, CA-199 >700U/mL(0~39), NSE>314.5ng/mL(0~15.2), 角蛋白 -19 片段 5.89ng/mL(0~3.3)。叶酸及维生素 B$_{12}$ 正常。便 OB(﹣)，尿胆原(1+)。BNP 7759pg/mL, TnT < 0.063 ng/mL。凝血检查示 PT 15.7 s，APTT 38.2 s，Fg 1.94 g/L, D-D >20 mg/L。患者病情进展较快，LDH 入院时为 720U/L, 7 月 28 日升至 980U/L、7 月 30 日进一步升高至 1120 U/L。7 月 29 日胸部强化 CT 示"左肺门区恶性肿瘤病变，左肺门区及纵隔淋巴结转移；左肺下叶结节，考虑恶性，两侧胸腔积液"。

再次骨髓检查：骨髓形态分类"可见分类不明细胞团，转移瘤待排"；骨髓活检病理检查"骨髓有核细胞增生程度活跃(造血面积约为 80%)，粒系细胞以偏成熟阶段细胞为主，红系细胞少见，巨核细胞少见，淋巴细胞、浆细胞可见，可见分类不明细胞多巢分布，考虑肺恶性肿瘤骨髓转移"。流式细胞结果可见约 1.32% 异常细胞，其免疫表型为："CD 45(﹣)、CD56(﹣)、CD15(+)、CD38(﹣)、CD138(﹣)、CD117(+)、CD34(+)、CD13(﹣)、CD33(﹣)、HLA-DR(﹣)，考虑非造血细胞肿瘤来源"。结合患者多项肿瘤标记物明显增高，肺 CT 示肺占位性病变，且有区域淋巴结肿大，故诊断①骨髓病性贫血、血小板减少；②肺癌伴淋巴结转移、骨髓转移。患者家属拒绝进一步治疗，予输血支持治疗后出院(图 1-1-1、1-1-2)。

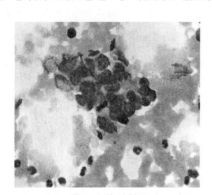

图 1-1-1 骨髓涂片见转移癌细胞团

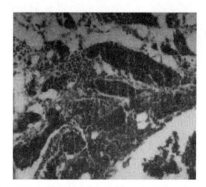

图 1-1-2 骨髓病理可见转移癌细胞多巢分布

【病例特点及分析】

患者老年男性，因贫血入院，无营养不良证据，初次完善骨髓分类、病理及流式细胞检查等未发现血液疾病证据；行胸腹 CT、肿瘤标记物等检查也未发现肿瘤疾病。患者甲状腺功能减退，甲减危象，并发肠梗阻。因甲状腺功能减退症患者约 1/3~2/3 伴有不同程度的贫血，多为轻中度正细胞性贫血，故考虑患者贫血原因为甲减性贫血，予甲状腺激素治疗。

然而仅 3 月后，患者再次因贫血入院，LHD 升高并呈动态上升趋势，肿瘤标记物示 CA-199、NSE 明显升高，角蛋白 -19 片段升高。胸部 CT 示"左肺门区恶性肿瘤病变，左肺门区及纵隔淋巴结转移；左肺下叶结节，考虑恶性"，此时影像显示出肿瘤病灶。再次骨髓检查形态发现分类不明细胞团,流式细胞示异常细胞来源为非造血细胞;骨髓病理示不明细胞呈多巢分布,考虑肺恶性肿瘤骨髓转移。故诊断肺癌伴淋巴结转移、骨髓转移,而贫血及血小板减少为肺癌骨髓转移所继发。

此肺癌患者以贫血为首发症状就诊,初始肿瘤灶隐匿,胸部 CT、肿瘤标记物检查均未提示肿瘤病变。可能因为骨髓转移癌非均匀性浸润骨髓,初次行骨髓相关检查也未发现骨髓转移灶。因患者同时存在甲减而错误地判断贫血为甲减性贫血。然而随时间推移,肿瘤原发病灶显现,并且病情快速进展,再次就诊时通过胸部 CT 和肿瘤标记物检查已表明患者患恶性肿瘤,骨髓形态、流式细胞、骨髓组织病理检查均发现转移癌病变。最终血细胞减少确诊为骨髓病性贫血、血小板减少。

【专家点评】

该肺癌患者病起病时肺癌病灶隐匿,临床表现无特异性,以贫血为首发症状就诊,为正细胞正色素性贫血,同时患者合并有甲状腺功能减退,甲减危象。而约 1/3~2/3 的甲状腺功能减退症患者可伴有不同程度的贫血,原因除因长期食欲减低发生营养不良性贫血外,还主要因甲状腺激素减少引起:①骨髓造血功能抑制、体内循环红细胞总量减少;②组织代谢率降低、血浆和红细胞铁转运减慢及红细胞生成素减少,而发生正细胞正色素贫血,是甲减性贫血的常见类型[1],因此患者初诊时被误诊为甲减性贫血。

再次因贫血加重入院时,肺恶性肿瘤影像已表现明显,肿瘤标记物明显升高、此时已可作出肺恶性肿瘤的诊断。而骨髓检查形态发现转移癌细胞团,流式细胞、骨髓病理转移癌巢帮助作出了肿瘤细胞来源的诊断,使得肺癌伴淋巴结转移,骨髓转移诊断更加确定。此患者同时存在甲减及恶性肿瘤骨髓转移,两者均可以造成贫血,且贫血形态均以正细胞正色素贫血为常见类型,但实践证明此患者予甲状腺激素治疗后,贫血非但没有改善,反而进一步加重,并且出现血小板减少。因此,贫血与血小板减少原因诊断为骨髓病性贫血、血小板减少。

恶性肿瘤骨髓转移文献报例并不少见,但临床还是很容易漏诊,因此在临床中当遇到不明原因贫血,特别是正细胞正色素性贫血,伴有幼红幼粒细胞,而又无其它原因可解释时,要考虑到骨髓病性贫血可能。

【文献复习】

骨髓病性贫血或称骨髓浸润性贫血,是由恶性肿瘤细胞骨髓浸润引起造血骨髓微环境遭受破坏,造血功能受损引起的贫血,是以进行性贫血、消瘦及逐渐加重的骨痛为特点的临床综合征,临床诊断不易。其特征是骨痛、骨质破坏、贫血伴幼粒、幼红细胞血象。本病不是单独的一个疾病,而是一组疾病的临床表现。骨髓是恶性肿瘤较常见转移部位,转移率为 6%~8%[2],甚至成为唯一的转移部位 [3],几乎所有恶性肿瘤都可发生骨髓转移,较常发生骨髓转移的实体恶性肿瘤见于甲状腺癌、胃癌、结直肠癌、肺癌、肝癌、乳癌肾癌、前列腺癌等,肺癌特别是小细胞肺癌,常可发生骨髓转移。而骨髓转移引发贫血又可影响患者对放 / 化疗的敏感性及耐受性 [4,5],而预示着更差的预后 [6]。

目前临床诊断骨髓转移癌最常用的两种方法为骨髓穿刺涂片以及骨髓活检病理检查。

骨髓穿刺涂片取材染色简便，可以很好地观察细胞形态[7]。对比骨髓涂片，骨髓活检所取组织更加完整，可以更清楚地观察组织中血细胞数量、形态及分布、造血与非造血组织的比例及变化，判断骨髓的造血情况及增生程度[8]，进而可对发现的转移癌通过免疫组化染色方法判断原发肿瘤部位。对临床疑似骨髓转移癌的患者同步进行骨髓穿刺及活检检查，对比观察骨髓涂片与活检切片，对于区分正常细胞与转移癌细胞，明确骨髓转移癌的诊断具有重要意义。随着医学影像技术的发展，目前诸如全身低剂量 CT、PET/CT 等新技术为骨髓转移癌的判断可帮助提供更多有价值的信息，近年来备受医学界关注。

骨髓病性贫血是骨髓转移癌最常见的临床表现之一，如本例患者起初肺肿瘤原发灶 CT 影像还未显现，血像已经发生改变。骨髓病性贫血发生机理是多方面的，主要原因为：①骨髓受肿瘤细胞的浸润骨髓微环境遭受破坏、导致正常造血功能受损；②转移癌在骨髓中形成浸润灶或发生骨髓坏死，其周围造血组织可能增生不良并可被纤维组织代替。除贫血外，血小板也常见减少，原因也为肿瘤组织浸润，骨髓造血功能受抑制所致。因此对于有原因不明的贫血、发热、消瘦、骨痛患者，应该进行全面检查除外恶性肿瘤骨髓转移。有以下病症时，应该行骨髓穿刺和活检：①贫血；②一个部位或多个部位骨痛；③末梢血出现幼红、幼粒细胞；④ X 线骨骼摄片有骨质破坏征象；⑤有原发恶性肿瘤存在即恶性肿瘤病史。出现上述情况提示临床存在肿瘤可能及肿瘤细胞可能已向骨髓转移，应引起高度重视，尽早进行常规的骨髓穿刺及活检以帮助确诊。

对骨髓病性贫血，贫血的治疗主要是对症治疗，关键还要针对病因系统治疗，即按照原发灶来源的不同采用相应的化疗或其他全身治疗来改善患者预后，延长生存期。

（天津市第四中心医院 肿瘤血液科 王亮）

【参考文献】

[1] 杨国军,李红. 亚临床甲状腺功能减退症与贫血的相关性研究 [J]. 浙江医学，2015，37（3）:216-218.

[2] 邓家栋. 临床血液学 [M]. 上海：上海科学技术出版社,2001:492-703.

[3] 张京,杨柯,白海,等. 血液病骨髓涂片与骨髓病理活检诊断对比分析 [J]. 检验医学与临床,2017,14(3):408-410.

[4] ABDEL-RAZEQ H, ABBASI S, SAADI I, et al.Intravenous iron monotherapy for the treatment of non-iron deficiency anemia in cancer patients undergoing chemotherapy：a pilot study[J].*Drug Des Devel Ther*,2013,7:939-44.

[5] HARADA H.How can we overcome tumor hypoxia in radiation therapy？ [J]. *Radiat Res*,2011,52（5）:545-56.

[6] TOMITA M, SHIMIZU T, HARA M, et al. Preoperative leukocytosis, anemia and thrombocytosis are associated with poor survival in non-small cell lung cancer[J]. *Anticancer Res*,2009,29（7）: 2687-90.

[7] NEGRINI M, GRAMANTIERI L, Sabbioni S, et al.MicroRNA involvement in hepatocellular carcinoma [J].*Anticancer Agents Med Chem*,2011,11（6）:500-521.

[8] KOHANBASH G, OKADA H. MicroRNAs and STAT interplay [J].*Semin Cancer Biol*, 2012,22(5):70-75.

病例2　遗传性铁粒幼细胞贫血一例

【背景知识】

铁粒幼细胞贫血(sideroblastic anemia, SA)是由于多种病因引起的血红素合成障碍和铁利用不良所致的一组异质性疾病。其特征是骨髓红系明显增生,细胞内、外铁明显增加,幼红细胞线粒体内铁沉积并出现较多的环状铁粒幼细胞(RS),伴有红系无效造血以及出现不同比例的小细胞低色素性贫血或双相性贫血。尽管早在 1947 年就报道了各种类型贫血患者的幼红细胞核周分布的铁颗粒,但直到 1956 年 Bjorkman 等人的研究报道, SA 的概念作为通用名称才被广泛认可。根据病因不同,SA 分为遗传性及获得性。

1. 遗传性铁粒幼细胞贫血

（1）X 染色体连锁遗传。

（2）常染色体遗传。

（3）线粒体遗传。

2. 获得性铁粒幼细胞贫血

（1）原发性铁粒幼细胞贫血伴环形铁粒幼细胞难治性贫血（RARS，MDS-RS）、特发性获得性铁粒幼细胞贫血（IASA，非 MDS）。

（2）继发性铁粒幼细胞贫血继发于药物或化学毒物:异烟肼、吡嗪酰胺、环丝氨酸、氯霉素、乙醇、D- 青霉胺、黄体酮、铅、锌、铜缺乏等,继发于肿瘤和炎症性疾病。

【病例简介】

患者女, 12 岁,主因"确诊骨髓增生异常综合征 4 年余,异基因造血干细胞移植术后 1年,为行进一步治疗"入院。

主诉:确诊骨髓增生异常综合征 4 年余,异基因造血干细胞移植术后 1 年,为行进一步治疗。

现病史:患者于入院前 4 年余因行"先天性心脏病"手术术前检查发现血红蛋白60~70 g/L,血小板、白细胞在正常范围内(未见报告,具体不详),无头疼头晕,无皮肤黏膜散在出血点,无口腔溃疡,无胸骨疼痛,无食欲不振等不适,后于当地医院完善骨穿提示骨髓增生异常综合征,予雄激素、环孢素、艾曲波帕、输血、EPO、升白针等治疗 1 年,仍有反复贫血、乏力、胸闷等不适,后停用上述药物,改为服用中药数月,未见明显好转, 2017.12 就诊于"中国医学科学院血液病医院",骨穿结果提示,骨髓形态学:增生活跃, G=42.5%, E=26%, G/E=1.63/1,粒系比例减低,形态大致正常;红系比例增高,以中晚幼红细胞为主,成熟红细胞形态大小不一;淋巴细胞比例偏高,为成熟淋巴细胞;全片共见 66 个巨核细胞,成熟无血小板形成巨核细胞 12 个,裸核 2 个、血小板单个、小堆分布,易见。骨髓活检:骨髓增生较低下,粒红比例增高,诊断为 MDS 高危型。组化三项: N-ALP 阳性率 76%, N-ALP 阳性指数150;铁染色细胞外铁 +++;铁染色铁幼粒红细胞阳性率 100% （环铁　0%,

+5++6+++11++++78）；流式细胞学检查：粒系比例减低，红系比例增高，各系表现未见明显异常。CD41免疫组化染色：全片巨核165个，正常巨核162个，双核巨核细胞3个，多核巨核细胞0个，大单元核小巨核细胞0个，单元核小巨核细胞0个，双元核小巨核细胞0个，多元核小巨核细胞0个，淋巴样小巨核细胞0个。明确诊断后及结合患者诊疗史，建议行骨髓移植。患者于2019.04于"重庆医科大学第一附属医院"行父（A型血）供女（O型血）半相合异基因造血干细胞移植，移植后1月快速复发，后患者间断输注悬浮红细胞改善乏力、贫血情况，口服地拉罗司1g祛铁治疗，2021.03患者因乏力、胸闷再次就诊于"重庆医科大学第一附属医院"，骨髓活检：骨髓增生明显活跃，粒系易见ALIP，红系增生明显活跃。粒红比例增高；MDS流式：髓系原始细胞比例占全部有核细胞0.75%，表型未见明显异常；粒细胞比例降低，主要为各幼稚阶段及成熟粒细胞，晚幼阶段粒细胞比例增高，有核红细胞比例明显增高。骨髓形态学：增生活跃，G=34%，E=51%，G/E=0.67/1，粒系比例略低，颗粒偏少；红系增生明显活跃，以中晚幼红细胞为主，易见分裂相；淋巴细胞占13%，可见成骨及破骨细胞；全片共见47个巨核细胞，血小板散在少见。基因检测结果：ZRSR2exonl突变比例58.26%。今为求进一步诊治入住我科。患者自发病以来，精神睡眠可，饮食尚可，大小便正常，体重未见明显变化。

既往史：平素身体健康状况一般，无高血压、脑血管病等病史。有输血史，曾在当地医院进行输血。有手术史，曾在当地医院进行房间隔缺损修补术，否认药物过敏史。

个人史：生于重庆市，久居重庆市。无疫区、疫水接触史、无特殊化学品及放射线接触史、无禽类及宠物接触史、无吸烟史、无饮酒史、无冶游史。

家族史：家族中有遗传病等病史母亲患有MDS。

入院体格检查：结膜、口唇苍白，腹部、双下肢可见陈旧性色素沉着。余查体未见异常（图1-2-1）。

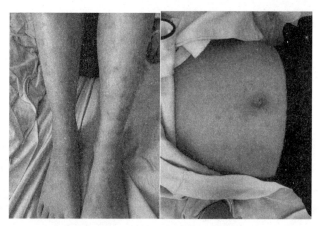

图 1-2-1　患者皮肤可见色素沉着

入院后化验及检查：入院完善化验，凝血功能：凝血酶原百分活动度（%）57.6%，部分凝血活酶时间34.1秒。心功能：肌钙蛋白10.012ng/mL，N端-B型钠尿肽前体320.3ng/L。输血前检查：乙肝表面抗体22.30 mIU/mL（阳性）。血常规：白细胞1.60×10⁹/L，中性粒细胞绝对值 0.77×10⁹/L,血红蛋白 57 g/L,红细胞 1.92×10¹²/L,血小板 64×10⁹/L,网织红细胞百分比 0.64%。肝功能:谷丙转氨酶 61.5U/L,谷草转氨酶 39.8U/L;肾功能:肌酐 30.5μmol/L;电解质:无机磷 1.64 mmol/L,葡萄糖 6.50 mmol/L。贫血检测:血清铁 35.6 μmol/L,总铁结合力 38.2 μmol/L,未饱和铁结合力 2.6μmol/L,铁蛋白 1784.74ng/mL。CRP,PCT 未见异常。免疫球蛋白 M 58.1 mg/dl,余免疫全项未见明显异常。心脏彩超示:EF70%,左房增大。腹部彩超:肝肿大,脾肿大(19.7 cm×5 cm),盆腔少量积液。胸部 CT:双肺纹理增重,心脏增大,心腔及大血管腔密度减低—建议随诊复查。细胞分子遗传学:未见克隆性异常。组化三项:中性粒细胞碱性磷酸(N-ALP)阳性率 26%,中粒细胞碱性磷酸酶(N-ALP)阳性指数 32,有核红 PAS(PAS)阳性率 0.00%,有核红 PAS(PAS)阳性指数 0,铁染色(Fe)细胞外铁无粒,铁染色(e)铁幼粒红细胞阳性率 99%(环铁占 38%,++17+++35++++47)(表 1-2-1)。MDS 流式:髓系原始细胞比例不高,表型未见异常;B 祖细胞易见;粒系比例减低,以不成熟粒细胞为主,未见分化抗原表达异常;红系比例增高,部分细胞 CD36/CD71 表达减弱;单核细胞和淋巴细胞未见异常表型。骨髓细胞形态学:红系、巨核系增生,粒系增生减低,偶见原始粒细胞骨髓象。骨髓活检:骨髓增生较活跃,红系比例增高,可见多个幼稚红细胞簇,形态符合骨髓增生异常综合征。骨髓活检:HE 及 PAS 染色示骨髓增生较活跃(>90%),粒红比例减小,粒系各阶段细胞可见,以中幼及以下阶段细胞为主,红系各阶段细胞可见,原早阶段红系细胞增多,散在、簇状及小灶性分布,巨核细胞易见,分叶核为主,少量淋巴细胞,可见大量含铁血黄素沉积,网状纤维染色(MF-1 级)(图 1-2-2)。

表 1-2-1   组化三项报告

中文名称	结果	生物参考区间
中性粒细胞碱性令磷酸酶(N-ALP)阳性率	26%	66.28%±27.75%
中性粒细胞碱性磷酸酶(N-ALP)阳性指数	32	103.28%±69.93
有核红 PAS(PAS)阳性率	0.00%	阴性
有核红 PAS(PAS)阳性指数	0.00	
铁染色(Fe)细胞外铁	无粒	+~++
铁染色(Fe)铁幼粒红细胞阳性率	99%(环铁占 38%,++17+++35++++47)	27%~94%

1. ALAS2(NM_000032.5)

染色体位置	突变位置	核苷酸改变	氨基酸改变	变异类型	dbSNP	ClinVar
chrX:55017548	exon7	c.T941C	p.L314P	杂合	-	-

变异频率与蛋白功能预测:

KG	ESP	ExAC	SIFT	PP2	疾病名称	遗传方式
-	-	-	D	D	X 连锁性铁粒幼细胞贫血	XLR
					X 连锁红细胞生成性原卟啉症	XL

图 1-2-2   基因测序报告

诊疗经过及疗效:明确诊断为:①遗传性铁粒幼细胞性贫血;②异基因造血干细胞移植术后;③先天性心脏病术后房间隔修补术;④肝大;⑤脾大;⑥肝功能异常;⑦低纤维蛋白原

血症;⑧高尿酸血症。治疗上予以输注成分血改善贫血症状,G-CSF 升白、维生素 B_6 及罗沙司他治疗,后加用泼尼松免疫调节治疗,并持续应用司坦唑醇促造血、抑酸、护胃、补钙等综合治疗。

【病例特点及分析】

病例特点:①患者青少年,首次就诊因术前检查发现血红蛋白减少,后反复出现乏力,胸闷等不适症状,曾于当地医院完善骨穿提示骨髓增生异常综合征,考虑此诊断后行异基因造血干细胞移植,移植后失败,患者既往无特殊用药或铅等接触史,患者母亲患有 MDS;②查体可见结膜、口唇苍白,腹部、双下肢可见陈旧性色素沉着;③化验提示中至重度贫血,血清铁蛋白浓度增高,骨髓活检可见大量含铁血黄素沉积,骨髓中存在环状铁粒幼细胞(38%),基因测序结果显示患者 ALAS2: NM_000032.5: exon7: c.T941 C: p.L314P 错义点突变,SIFT 和 Polyphen2 蛋白功能预测数据库预测此变异对蛋白质功能均有害,确诊为 XLSA。

铁粒幼细胞贫血(sideroblastic anemia, SA)是指由于血红素合成障碍及铁利用不良而引起的一组异质性疾病。由于遗传或后天因素导致合成血红素出现问题或铁利用障碍,使细胞内铁过载或不能正常发挥功能,环形铁粒细胞形成,环形铁粒幼细胞被定义为铁颗粒绕核分布,数量大于 5 个,覆盖范围大于三分之一周长的异常红细胞,这种红细胞易于凋亡,导致红系无效造血[1]。末梢血象:一般为中度贫血(血红蛋白在 70~90 g/L),少数可为重度贫血(血红蛋白在 30~60 g/L),红细胞、血红蛋白(Hb)减少,白细胞、血小板正常或减少;成熟红细胞呈低色素的同时,可见嗜碱性点彩红细胞、有核红细胞和靶形红细胞;铁染色后可见铁粒红细胞和铁粒幼红细胞;骨髓象:红细胞系统明显增生活跃,以中幼红细胞增生活跃为主,胞浆可见空泡、胞浆量少,缺乏血红蛋白形成,部分可发生巨幼样改变,核固缩,胞质出现空泡等形态异常,可见双核红细胞。粒系白细胞、巨核系统大致正常,粒/红比降低,铁染色可见铁粒幼红细胞增多,出现环状铁粒幼红细胞大于 15% 是本病特征。细胞化学染色及生物化学检查特征:①铁染色:骨髓红细胞外铁增多,环形铁粒幼红细胞增多;②铁相关检测:血清铁、血清铁饱和度增高,总铁结合力减弱;③肝功能:血清胆红素升高;④尿常规:尿中尿胆原增多;⑤红细胞渗透脆性降低;⑥红细胞内游离原卟啉含量增加;⑦中性粒细胞碱性磷酸酶活性减低。

后天性铁粒幼细胞贫血病中位发病年龄大于 50 岁,患者可能有饮酒或口服异烟肼、氯霉素、吡嗪酰胺的病史,环形铁粒幼细胞也可见于免疫系统疾病、骨髓增生异常综合征(MDS)、骨髓增殖性肿瘤(MPN)或 MDS/MPN 重叠综合征;临床症状多表现为:疲乏、乏力、活动后心悸、气短、皮肤苍白或黄染;MPN 或 MDS/MPN 可伴轻度肝脾肿大,由于铁利用障碍,铁过载可导致心、肝、肾、脑功能损伤,发生糖尿病或共济失调等。

本例患者考虑为遗传性铁粒幼细胞贫血为 ALAS2 突变, P.L314 突变。ALAS2 基因位于 X 染色体 p11.21,为 X- 连锁铁粒幼细胞贫血(X-linked sideroblastic anemia, XLSA),下游使 δ- 氨基 -γ- 酮戊酸(amino levulinic acid, ALA)合成受阻,从而影响血红素的合成,使铁过载发生,红细胞原位凋亡,最终导致贫血。

【专家点评】

本例患者根据基因测序、家族史、临床症状，可明确诊断遗传性铁粒幼细胞。

前期给予促造血药物治疗及环孢素免疫调节治疗无效，后行异基因造血干细胞移植失败。考虑失败原因可能如下：①患者按照骨髓增生异常综合征进行预处理治疗，因为遗传性铁粒幼细胞本身的性质，采取清髓方案（司莫司汀、阿糖胞苷、马利兰、环磷酰胺、兔抗人免疫球蛋白），仍不能彻底清除遗传性铁粒幼细胞贫血细胞克隆，导致造血最终自行恢复到异常克隆，因此移植方案需要进一步优化。②从供者选择方面，虽然没有选择有类似病史的母亲作为供者，但是其父亲是否携带此类基因的杂合子，尚待确认。③患者有巨脾，移植期间未采取任何相关处理，一方面巨脾可能驻留了大量异常克隆，造成此部位异常克隆负荷较高，不易被清除，另一方面使植入的同种异体造血干细胞在脾脏大量扣留，造成植入失败。

在治疗方案的建议如下：①为彻底治愈本病，可以采取重新选择合适供者，改良预处理方案，进行彻底清髓治疗，再次进行造血干细胞移植治疗。②可以尝试大剂量维生素 B6 治疗，增强 ALAS2 酶活性，并给予加强促造血支持，包括雄激素、促红细胞生成素及一些新型药如罗沙司他等药物。③对症祛铁治疗，降低铁过载相关脏器损伤，减少红细胞的无效造血。

【文献复习】

遗传性铁粒幼细胞贫血（congenital sideroblastic anemia，CSA），根据遗传途径主要分为三类①血红素合成途径发生异常；②Fe-S 簇合成异常；③线粒体蛋白合成异常[2]。随着高通量测序技术的普及，铁粒幼细胞贫血涉及的相关基因将得到进一步明确。目前广泛认同的有三个酶缺陷可以导致环形铁粒幼细胞形成。分别是：ALAS2 基因突变致 δ- 氨基 -γ- 酮戊酸合成酶 2（δ-aminolevulinate synthase 2，ALAS2）缺陷，SLC25 A38 基因异常导致 SLC25 A38 转运体缺陷，FECH 基因异常导致亚铁螯合酶（ferrochelatase，FECH）缺陷。

目前发现 60 多种 ALAS2 基因突变，大多分布在 X 染色体第 5~11 号外显子，均为错义或无义突变。此患者其母亲同样伴有脾大、贫血、铁过载，最终未明确诊断早逝，此患者为女性，发病于儿童时期，发生的 ALAS2 突变位于 7 号外显子，表现为小细胞低色素性贫血以及全身铁过载，伴有脾大和皮肤色素沉着，这与文献报道的杂合子发病相一致[3]。

目前遗传性铁粒幼细胞贫血尚缺乏有效的治疗手段，骨髓移植仍为治愈本病的唯一手段，但有报道表明基因修复也有可能从根本上治愈本病，其结果尚需进一步证实[4]。最佳的支持治疗包括输注血制品、祛铁治疗等。维生素 B_6 被认为可以作为辅因子增强 ALAS2 酶活性，可能改善部分 XLSA 患者的贫血症状[5-6]。

（天津医科大学第二医院血液内科　胡耐博）

【参考文献】

[1]　HARIGAE H, FURUYAMA K. Hereditary sideroblastic anemia：pathophysiology and gene mutations[J]. *Int J Hematol*, 2010, 92（3）:425-431.

[2]　FUJIWARA T, HARIGAE H. Pathophysiology and genetic mutations in congenital sideroblastic anemia[J]. *Pediatr Int*, 2013, 55（6）:675-679.

[3]　陈昌明, 丁秋兰, 陆晔玲, 等. 一个 X 连锁遗传性铁粒幼细胞贫血家系的基因诊断及文献复习 [J]. 中华血液学杂志, 2016, 37（2）:154-156.

[4]　王逸群, 朱平, 石永进. ALAS2 基因转染骨髓细胞治疗遗传性铁粒幼细胞贫血实验研究 [Z]. 中国大连:20032

[5]　MAY A, BISHOP DF. The molecular biology and pyridoxineresponsiveness of X- linked sideroblastic anaemia [J]. *Haematologica*, 1998, 83（1）:56-70.

[6]　LIU G, GUO S, KANG H, et al. Mutation spectrum in Chinese patients affected by congenital sideroblastic anemia and a searchfor a genotype-phenotype relationship[J]. *Haematologica*, 2013, 98（12）:e158-160.

病例 3　AA–PNH 综合征合并血小板减少一例

【背景知识】

血小板减少症:外周血液中血小板数量异常减少（采用血小板直接计数法时低于 100×10^9/L）的现象。血小板计数（80~100）$\times 10^9$/L 为轻度减少,血小板计数（50~80）$\times 10^9$/L 为轻中度减少,血小板计数（20~50）$\times 10^9$/L 为中度减少,血小板计数 <20×10^9/L 为重度减少,血小板计数 <10×10^9/L 为极重度减少。大多数患者的血小板计数 ≥ 50×10^9/L 时无任何症状,对实施外科手术没有影响,血小板计数为（30~50）$\times 10^9$/L 时很少出现紫癜,但在受到外伤时会出现出血增多;血小板计数为（10~30）$\times 10^9$/L 时,机体则可能出现微创斑性出血;血小板计数 <10×10^9/L 时,机体会出现自发性出血、瘀点和瘀伤的风险增加;血小板计数 <5×10^9/L 时,黏膜、颅内、胃肠道和泌尿生殖系统等部位的自发性出血风险大大增加[1]。

血小板减少的原因有如下几点[2]:

1. 血小板生成不足　可见于某些病理情况如再生障碍性贫血（AA）、急性白血病（AL）以及感染等,或者由于某些毒物或药物如苯、二甲苯、环磷酰胺等的有害作用,骨髓内巨核细胞的增殖或生长成熟发生障碍,可引起血小板生成不足和数量减少。

2. 血小板破坏过多　见于某些药物如磺胺、氯霉素、安基比林等的作用或感染时,通过免疫机制,体内产生抗血小板抗体,致使血小板破坏过多和数量减少。还可见于原发免疫性血小板减少症（ITP）、弥散性血管内凝血（DIC）、血栓性血小板减少症（TTP）、肝素诱发的血小板减少症（HIT）、系统性红斑狼疮（SLE）、HIV-1 相关血小板减少症。

3. 血小板分布异常　见于各种原因引起脾机能亢进或脾肿大时,血小板在脾内阻留过多,致使血液中血小板数量减少。

【病例简介】

患者,女,48 岁,主因"牙龈出血 1 天"。

现病史:患者 1 天前无明显诱因出现牙龈出血,伴下肢散在出血点,无鼻衄、无血尿、黑便,无头晕、头痛,无发热,无胸闷、心悸,无咳嗽、咳痰,无恶心、呕吐,无腹胀、腹痛,无关节疼痛,无骨痛,于社区医院查血常规:白细胞计数 10.5×10^9/L,血红蛋白 63 g/L,血小板计数

9×10^9/L。至我院急诊,为进一步诊治收入我科。

既往史:患者 17 年余前于我院诊断为慢性再生障碍性贫血,15 年余前患者出现血红蛋白尿,确诊慢性再生障碍性贫血 - 阵发性睡眠性血红蛋白尿综合征,间断输洗涤红细胞治疗,平素患者血常规维持在 WBC(5~9)× 10^9/L、Hb 50~80 g/L、PLT(200~300)× 10^9/L。慢性胃炎病史 10 年余,平素口服埃索美拉镁肠溶片治疗。颈椎病病史 4 年余。高血压病史 3 年余,最高达 160/90 mmHg,平素口服替米沙坦治疗,血压控制可。贫血性心脏病病史 2 年,近期无心前区不适。双眼白内障超声乳化 + 人工晶体植入术后 2 年。有输血史。否认食物、药物过敏史。预防接种史不详。

个人史:否认药物过敏史,无烟酒嗜好史。

家族史:无遗传病史及家族史。

入院体格检查:贫血貌,四肢可见散在出血点,左下肢可见一血肿,结膜苍白。余心肺腹等体格检查无异常。

入院后诊疗经过:患者入院后 11 月 10 日行相关化验检查,查血常规:WBC 9.56 × 10^9/L,Hb 65 g/L,PLT 4 × 10^9/L。凝血功能:血浆 D-2 聚体测定 0.84ug/mL、部分凝血活酶时间 22s。肝功能等:间接胆红素 47.2μmol/L、直接胆红素 15.2μmol/L、总胆红素 62.4 μmol/L,铁 38.6 μmol/L。Coombs 试验阴性,Hams 试验阳性,血清维生素 B_{12} 正常,叶酸:2.8 ng/mL。考虑主要诊断为:①血小板减少症原因待查,② AA-PNH。患者入院后予激素治疗原发病,并止血、护胃、护肝、营养支持、补充电解质、输血、输血小板等对症支持治疗。为明确病因于 11 月 13 日行骨髓穿刺检查,骨髓结果回报:增生活跃,粒系减少,红系、巨核系增生,提示患者血小板生成功能未明显改变。治疗期间多次复查血常规,其中 11 月 21 日复查血常规:WBC 9.67 × 10^9/L,Hb 56 g/L,PLT 5 × 10^9/L。血小板均未见升高趋势,后请中国国医学科学院血液病医院主任会诊,考虑患者 AA-PNH 综合征诊断明确,目前伴不明原因血小板进行性下降,不除外合并输血后紫癜可能,给予重组人促血小板生成素(recombinant human erythropoietin, rhTPO)、丙球封闭抗体等治疗,并继续配合输注血小板、止血等治疗,后患者出血点吸收,血小板数值逐渐上升,12 月 22 日复查血常规:WBC 8.86 × 10^9/L,Hb 59 g/L,PLT 51 × 10^9/L。患者治疗有效,病情稳定,好转出院(图 1-3-1)。

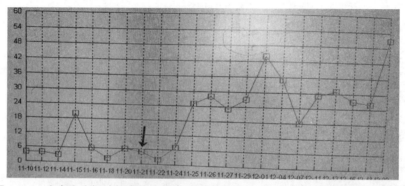

图 1-3-1　患者血小板计数变化趋势图,箭头所指出为 11 月 21 日开始输注丙球治疗

【病例特点及分析】

病例特点：首先，患者诊断 AA 17 年，15 年前出现血红蛋白尿，确诊 AA-PNH，间断输洗涤红细胞治疗，平素血常规维持在 WBC（5~9）×10⁹/L、Hb 50~80 g/L、PLT（200~300）×10⁹/L。患者于 2017 年 10 月 29 日输注"A 型 RH+"洗涤红细胞 2U，输血前日血常规示：WBC 7.53×10⁹/L，Hb 70 g/L，PLT 236×10⁹/L。输血 11 日后 2017 年 11 月 9 日患者出现牙龈出血，伴下肢散在出血点，当时查血常规：WBC 10.5×10⁹/L，Hb 63 g/L，PLT 9×10⁹/L。且入院后血小板呈进行性下降，输注血小板后未见好转，治疗期间完善骨髓检查，结果回报：骨髓增生活跃，粒系减少，红系、巨核系增生。不考虑 AA 可能，经综合分析存在输血后血小板减少性紫癜（post-transfusion thrombocytopenic purpura，PTP）可能。但当时检测手段受限，不能完善抗体筛查，临床诊断 PTP，经激素、丙球等多种手段封闭抗体对症治疗后，血小板呈逐渐上升趋势。

诊断标准：PTP 一般表现为，患者输注含有血小板的血制品后 2 周内，突发血小板减少，约 1/3 的患者输血时伴有寒战，起病急骤，血小板数在 24 小时内由正常迅速降至 10×10⁹/L 以下。同时血清学检测：血小板数值常 <10×10⁹/L，骨髓巨核细胞数正常或增加，凝血筛选试验正常，用经氯喹处理的血小板免疫荧光试验（PIFT）、免疫印迹与 SDS-PAGE 同时应用及基于血小板抗原单克隆抗体免疫固定（MAIPA）的固相 ELISA 法等可以检测到特异的血小板同种抗体[3]。

就该患者而言，于输血后 11 日血小板进行性下降，低于 10×10⁹/L 以下，骨髓巨核系增生活跃，凝血四项基本正常，基于当时条件限制，临床基本考虑诊断 PTP。

治疗选择：最有效的两种治疗方法是血浆置换与静脉注射免疫球蛋白（IVIg）。血浆置换可以在数小时内止血，数天内使血小板数上升至正常水平，尽管有些患者需连续 2~3 天进行血浆置换，但 65%~80% 的患者一次即可治愈。IVIg 0.4 g/（kg·d）×（2~5）天或 1 g/（kg·d）×1 天，能使血小板数迅速升高。如果患者发生严重出血，最好先行血浆置换，再给予 IVIg 治疗。皮质激素单用无效，可与 IVIg 或血浆置换合用，可能会增加疗效[4]。

本例患者前期应用激素治疗无效，后加用丙球及 TPO 后，同时配合血小板输注，症状予以缓解，血小板数值逐渐升高。

【专家点评】

输血后紫癜（PTP）是一种少见的以严重的、突然的血小板减少为特征的输血后不良事件，一般发生在输血后的 3~12 天，有时会危及生命。当和其他的少见输血后反应[如延迟性溶血（1：2500~11 000），同种免疫（1：100），荨麻疹（1%~3%）和非溶血性发热（0.1%~1%），1]相比，输血后紫癜更为少见，研究报道发生率多在 1：50000~100000 之间。PTP 的发生机制与血小板特异性抗原的同种免疫有密切关系，导致本病的致敏抗原 90% 以上是 HPA-1a，少数为 HPA-4a、HPA-1b、HPA-3a、HPA-3b、HPA-5b 等。一般有 1-3% 的患者输血是 HPA-1a 抗原不匹配的，形成抗 HPA-1a 抗体的能力可能与某些 HLA Ⅰ、Ⅱ类抗原的表达有关，一般表达 HLA-B8、HLA-DR3 者发生本病的概率较高。但针对供体血小板产生的同种抗体是如何引起患者自身血小板破坏的，其机制尚不十分清楚。可能是输注的

HPA-1a 阳性的血小板释放 HPA-1a 抗原（GPⅡb/Ⅲa）黏附到患者 HPA-1a 阴性的血小板上，使它成为抗 HPA-1a 抗体作用的靶或引起自身抗体的产生，导致血小板在单核-巨噬细胞系统破坏增加[5]。

本例患者慢性再生障碍性贫血-阵发性睡眠性血红蛋白尿综合征病史 10 余年，间断输血支持治疗。发病前 11 日再次因贫血（血常规示 WBC 7.53×10^9/L、Hb 70 g/L、PLT 236×10^9/L）入院输血治疗，给予输注"A 型 RH+"洗涤红细胞 2U。11 日后患者出现牙龈出血，并伴皮肤散在出血点，查血常规：WBC 10.5×10^9/L，Hb 63 g/L，PLT 9×10^9/L。因血小板减少入院，入院后予激素对症，配合输注血小板治疗，但患者血小板计数未见明显升高，全身出血点未见好转，后临床诊断 PTP，予加用丙球、TPO 支持下输注血小板，患者出血症状开始好转，舌渗血、全身小出血点减轻，合并丙球后 4 天（11 月 25 日）查 PLT 25×10^9/L，后反复查血常规显示血小板计数逐渐上升。该患者血小板计数突发下降前 2 周内有输血史，极重度减少至 9×10^9/L，无其他诱因，并予输注血小板却未见明显升高，加用丙球、TPO 治疗后患者血小板计数逐渐上升。因当时未考虑为输血后紫癜及条件限制并未进行相关针对性化验检查，临床诊断输血后紫癜。

【文献复习】

鉴于其与其他血小板减少综合征的大量症状重叠，其诊断可能难以捉摸（表 1-3-1）。漏诊和漏报使疾病的真实发病率难以确定。虽然临床怀疑是关键，但血小板靶向抗体的实验室证据和识别它们所需要识别的抗原对于确认诊断是必要的。尽管对该疾病发病率和病因的了解有限，但 IVIG 已成为标准治疗，并且可能疗效显著。尽管复发很少见，但如果有 PTP 病史的患者将来需要输血，应采取预防措施。

表 1-3-1　血小板减少疾病鉴别概要

	输血后紫癜（PTP）	免疫性血小板减少性紫癜（ITP）	药物引起的血小板减少症（DITP）	血栓性血小板减少性紫癜（TTP）	肝素诱导的血小板减少症（HIT）
症状发作	输血后 5~10 天	- 感染 - 免疫稳态改变（如淋巴瘤）	开始用药后 7~14 天	特发性发病	肝素暴露后 5~10 天
血小板减少	$<10 \times 10^9$/L	任意数值	任意数值	25% 患者 $<20 \times 10^9$/L	$<150 \times 10^9$/L，或者较基础水平下降 30%~50%
出血的特点	可严重出血	有不同程度出血	有不同程度出血 会有大面积紫癜和胃肠道出血 在奎宁相关疾病中会出现溶血性贫血	约 60% 的患者可见瘀点、瘀伤、血尿 微血管血栓形成	出血是常见的血栓形成风险高静脉＞动脉血栓

续表

	输血后紫癜（PTP）	免疫性血小板减少性紫癜（ITP）	药物引起的血小板减少症（DITP）	血栓性血小板减少性紫癜（TTP）	肝素诱导的血小板减少症（HIT）
血小板抗体检测	可能存在 HLA 抗体的 hpa 特异性抗体 可以进行间接检测	泛反应性自身抗体 可以进行直接测试	在有问题的药物存在时与正常血小板的反应	阴性反应性，除非事先免疫过	肝素 /pf4 抗体检测阳性
其他诊断工具	HPA 基因分型	凝集实验 含有大血小板的外周血涂片	用药史	ADAMTS13 活动 / 抑制剂 PLASMIC 评分 含有裂细胞的外周血涂片	4Ts 评分 5 - 羟色胺的释放试验
治疗	静脉注射用免疫球蛋白 激素 血浆置换	静脉注射用免疫球蛋白 激素 抗 D 免疫球蛋白 脾切 利妥昔单抗 促血小板生成素受体受体激动剂	停止用药 输血 激素	血浆置换 免疫抑制治疗	停肝素 应用非肝素抗凝剂

（天津市第四中心医院肿瘤血液科 李世俊）

【参考文献】

[1] BHAMRA JS, IVERSEN PO, TITZE TK, et al. A Case of Posttransfusion Purpura with Severe Refractory Thrombocytopenia but No Cutaneous Manifestations[J]. *Case Rep Hematol*, 2018, 8187659.

[2] HAWKINS J, ASTER RH, CURTIS BR. Post-Transfusion Purpura：Current Perspectives[J]. *J Blood Med*, 2019, 10：405-415.

[3] RAFEI H, YUNUS R, NASSEREDDINE S. Post-Transfusion Purpura：A Case Report of an Underdiagnosed Phenomenon[J]. *Cureus*, 2017, 9（5）, e1207.

[4] KHOAN VU, ANDREW D LEAVITT. Posttransfusion purpura with antibodies against human platelet antigen-4a following checkpoint inhibitor therapy：a case report and review of the literature[J].Transfusion, 2018, 58（10）:2265-2269.

[5] WOELKE C, EICHLER P, Washington G，et al. Post-transfusion purpura in a patient with HPA-1a and GPIa/IIa antibodies[J]. *Transfus Med*, 2006, 16（1）:69-72.

病例4 伴浆细胞增多再生障碍性贫血一例

【背景知识】

浆细胞由 B 淋巴细胞抗原刺激后转化而来,它的功能与产生免疫球蛋白有关,浆细胞增生大致可归为三类,一类为恶性增生,如多发性骨髓瘤、华氏巨球蛋白血症等,临床多有明显症状;第二类为特发性浆细胞增多,为良性单克隆球蛋白增多症,病因不明,多呈良性过程,极少数可转为恶性增生;第三类为反应性增多,继发于其他疾病,如造血系统疾病中的再生障碍性贫血、急性白血病、淋巴瘤、缺铁性贫血、免疫性血小板减少等,感染性疾病中的传染性单核细胞增多症、伤寒、结核等,结缔组织疾病中的系统性红斑狼疮、类风湿关节炎等,此类占大多数。

反应性浆细胞增多症的诊断,以下几点可供参考:①有发热、贫血、皮疹、皮肤瘀斑、四肢关节酸痛、肝脾淋巴结肿大等;②血清球蛋白显著增高;③骨髓浆细胞轻度增多;④能找到原发病;⑤排除多发性骨髓瘤及浆细胞恶性增生性疾病。

【病例简介】

患者女,86 岁,主因"发现皮肤瘀斑半年,乏力 3 月"入院。

现病史:半年前患者无明显诱因出现皮肤瘀斑,就诊于当地医院皮肤科,面诊后排除皮肤病,建议血液病专科就诊,遂就诊于天津市血研所,查血常规示白细胞(WBC) 4.74×10^9/L,血红蛋白(Hb)117 g/L,血小板(PLT)144 × 10^9/L,外周血白细胞分类示中性分叶核粒细胞 65%,嗜酸性粒细胞 3%,淋巴细胞 28%,单核细胞 4%,凝血功能正常,未予治疗。3 月前无诱因出现乏力,伴纳差,伴心慌、气短,无头痛、头晕,伴咳嗽,咳少量白痰,无发热,无鼻衄、牙龈出血,无腹痛、黑便,2 月余前就诊于我院门诊,查血常规示 WBC 4.72×10^9/L,Hb 119 g/L,PLT 48 × 10^9/L,后乏力症状逐渐加重,1 月前就诊于天津医科大学总医院,查血常规示 WBC 2.96×10^9/L,Hb 89 g/L,PLT 5 × 10^9/L,查铁蛋白 465ng/mL,叶酸、维生素 B_{12} 均正常,肿标正常,EPO(Erythropoietin)733mIU/mL,予输血小板支持,并予生血宝合剂治疗,间断监测血常规,末次于 11 天前复查血常规示 WBC 1.52×10^9/L,Hb 67 g/L,PLT 62 × 10^9/L,感乏力进行性加重,遂就诊于我院门诊,以"全血细胞减少"收入我科。

既往史:既往有糖尿病史 10 余年,予卡博平、二甲双胍控制血糖,未规律监测血糖;冠心病 PCI 术后病史 10 余年,未规律服药,平素间断心前区不适。否认高血压、脑血管病、出凝血疾病家族史,否认食物药物过敏史。

个人史:无烟酒嗜好,否认疫区居住史。

家族史:家族中无遗传病、先天性疾病及类似疾病史。

入院体格检查:神清,慢病面容,贫血貌,全身皮肤黏膜散在瘀点、瘀斑,全身浅表淋巴结未触及肿大。结膜苍白,巩膜无黄染,舌乳头存在,甲状腺右叶触及肿大结节,约 3 cm × 3 cm,双肺呼吸音粗,未及干湿性啰音,心音可,各瓣膜听诊区未闻及杂音。腹平软,无压痛、反跳痛,肝脾肋下未及。双下肢无水肿。

入院后化验及检查:血常规:WBC 1.26×10^9/L,Hb 44 g/L,PLT 4 × 10^9/L,网织红细胞绝对值 10.4 × 10^9/L,白细胞显微镜分类:成熟单核细胞 4%,成熟淋巴细胞 67%,嗜酸分叶核粒细胞 2%,中性分叶核粒细胞 25%,中性杆状核粒细胞 1%,中性晚幼粒细胞 1%。凝血功能大致正常。肝肾功能 + 免疫全项等:白蛋白 30.6 g/L,免疫球蛋白 G 19.17 g/L,余大致正常。N 端脑钠肽前体 1060pg/mL。库姆实验阴性。自身免疫抗体系列阴性。甲功六项正常。心脏彩超及腹部 CT 无明显异常。胸部 CT 示两肺磨玻璃样密度影。骨髓细胞学(髂骨):骨髓增生重度减低,浆细胞比例高,成熟浆细胞占 20%。全片未见巨核细胞。骨髓活检:骨髓增生极度减低(造血面积 <1%),造血细胞缺乏,巨核细胞未见。骨髓细胞学(胸骨):骨髓增生活跃(-),粒系比例减低,红系比例正常,巨核细胞少见(全片 2 个)。骨髓流式:浆细胞占有核细胞总数约 18%(免疫表型为 CD38+,CD138 部分 +,CD19+,CD56-,胞内免疫球蛋白 Kappa/Lambda 轻链呈多克隆性表达)。血尿蛋白电泳:未发现 M 蛋白,血尿免疫固定电泳:未发现异常单克隆条带(图 1-4-1~1-4-3)。

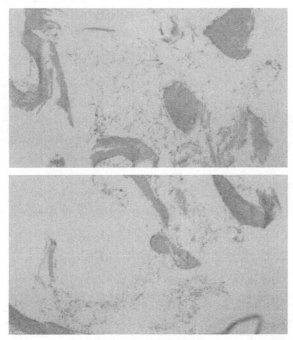

图 1-4-1　骨髓活检

项　目	结　果
中性粒细胞碱性磷酸酶染色(NAP)	
NAP染色:阳性率75%,积分77分(本室参考值7-63分)。	
骨髓过氧化酶染色(POX)	
骨髓涂片过氧化物酶(POX)染色:未见原始细胞明显增多,内对照正常。	
过碘酸-雪夫染色(PAS)	
骨髓涂片过碘酸-雪夫(PAS)染色:有核红细胞染阴性,其余各类细胞染色均正常。	

图 1-4-2　骨髓小组化

诊疗经过及疗效:诊断为重型再生障碍性贫血,予达那唑促造血,并生血丸、利可君升血细胞及输成分血支持等治疗,因考虑患者高龄,且当时合并肺部感染,故未予环孢菌素等免疫抑制剂治疗,建议试用艾曲泊帕,家属因费用高拒绝,后继续输成分血支持,目前服用达那唑治疗中。

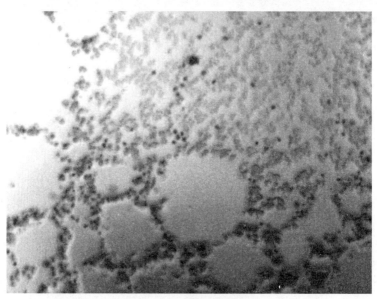

图 1-4-3　骨髓小巨核

【病例特点及分析】

病例特点:①患者老年女性,亚急性起病,起病隐匿;②患者主要表现为皮肤瘀斑、乏力;③查体可见贫血貌,皮肤黏膜瘀点、瘀斑,结膜苍白;④病初查血常规未见异常,后复查全血细胞进行性下降,骨髓活检:骨髓增生极度减低,造血细胞缺乏。

1987 年第四届全国再障学术会议修订了再障诊断标准并于 2007 年再次修订如下:①全血细胞减少,网织红细胞绝对值减少,淋巴细胞相对增多。②骨髓检查显示至少有一个部位增生减低或重度减低(如增生活跃,巨核细胞应明显减少及淋巴细胞相对增多,骨髓小粒成分中应见非造血细胞增多)。有条件者应做骨髓活检(显示造血组织减少,脂肪组织增加)。③能除外其他引起全血细胞减少的疾病,如阵发性睡眠性血红蛋白尿、骨髓增生异常综合征、自身抗体介导的全血细胞减少、急性造血停滞、意义未定特发性血细胞减少、骨髓纤维化、急性白血病、恶性组织细胞病等。

SAA(Severe Aplastic Anemia)诊断标准(Camitta 标准):

(1)骨髓细胞增生程度 < 正常的 25%;如 ≥ 正常的 25% 但 <50%,则残存的造血细胞应 <30%。

(2)血常规须具备以下三项中的两项:中性粒细胞绝对值 <0.5×10⁹/L;血小板数 <20×10⁹/L;网织红细胞绝对值 <20×10⁹/L。

该病起病急,进展迅速,常以出血和感染、发热为首发及主要表现,病初贫血常不明显,随着病程呈进行性进展,几乎均有出血倾向, 60% 以上有内脏出血,主要表现为消化道出血、血尿、眼底出血和颅内出血。皮肤、黏膜出血广泛而严重,且不易控制。

该患者老年女性,以皮肤瘀斑为首发表现,逐渐出现乏力,始查血常规正常,后依次出现血小板减少至全血细胞减少,病情进展迅速,查网织红细胞绝对值减少,淋巴细胞相对增多,骨髓增生极度减低,并完善自身抗体系列、甲功六项、PNH 克隆、叶酸及维生素 B$_{12}$ 等除外其他引起全血细胞减少疾病,故考虑诊断。

此外,本例因完善骨穿后提示浆细胞比例高,需进一步与多发性骨髓瘤鉴别,除参考临床症状和体征外,骨骼的 X 线检查有重要鉴别意义,本例患者无骨质破坏的 X 线征,符合反应性浆细胞增多表现。骨髓涂片检查反应性浆细胞增多的浆细胞数在 10% 以内,极少超过20%,而多发性骨髓瘤的浆细胞数一般在 20% 以上,极少低于 10%。虽然浆细胞的形态和幼稚程度没有绝对的鉴别意义,但也可供参考,本例增多的浆细胞均为成熟浆细胞,而多发性骨髓瘤可出现较多的幼稚而异常的浆细胞。而针对免疫球蛋白,反应性浆细胞增多的免疫球蛋白呈多克隆增高或正常,而多发性骨髓瘤为单克隆增高。综合上述,我们有充分证据表明该患诊断为 SAA,其浆细胞增多为反应性。

【专家点评】

再生障碍性贫血,是一组最常见的获得性骨髓造血功能衰竭症,导致骨髓造血干/祖细胞和三系血细胞产生减少,外周血呈全血细胞减少,但骨髓中无恶性细胞浸润,无广泛网硬蛋白纤维增生。临床上引起全血细胞减少疾病很多,如巨幼细胞性贫血、阵发性睡眠性血红蛋白尿、骨髓增生异常综合征、低增生性急性白血病、脾功能亢进、重症感染、骨髓占位性病变等,而一旦发现骨髓浆细胞比例增高,应注意首先排除多发性骨髓瘤等恶性浆细胞疾病,有时由于起病隐匿、临床表现不典型或以外周血某一系列异常为首发表现时,极易误诊误治,延误救治时机,故需综合评估病情后加以鉴别、针对性治疗。

该患者半年前因发现皮肤瘀斑首诊于皮肤科,经专科医师面诊后建议血液专科就诊,查血常规及凝血功能正常,嘱随诊观察,后逐渐出现乏力,复查血常规出现血小板一系减少至全血细胞减少,完善造血原料、外周血细胞流式及腹部 CT 等无创检查除外巨幼细胞性贫血、PNH、肝硬化合并脾功能亢进等,随后完善骨穿相关检查,符合 SAA 诊断,因发现骨髓浆细胞比例高,进一步完善骨骼 X 线、M 蛋白系列等,综合患者临床表现、体征,骨髓涂片浆细胞形态、成熟程度及 M 蛋白等除外多发性骨髓瘤,从而明确诊断。

纵观患者病史,以皮肤黏膜出血为首发表现,无其他特殊伴随症状,查血常规及凝血功能未见异常,因此当时无法判断该症状是由血液系统疾病还是局部因素引起,后逐渐出现乏力,复查血常规出现全血细胞进行性减少,进一步完善骨髓相关检查明确诊断,这就突出了在临床表现不甚典型或与当时化验检查结果不相符时,定期随诊观察以降低疾病误诊和漏诊率的重要性。

【文献复习】

反应性浆细胞增多症(reactive Plasmacytosis, RP)是一组由多种原因或原发疾病引起的以骨髓成熟浆细胞增多为特征的临床综合征,临床表现多与原发疾病有关,其浆细胞的本质是良性的,诊断标准是骨髓中浆细胞大于或等于 3%[1]。多发性骨髓瘤(MM)属于浆细胞恶性增生性疾病,其诊断以临床表现为基础,骨髓浆细胞数量和细胞形态学特点为重要依据。有时二者不易区分,尤其当骨髓变化及血、尿中单克隆免疫球蛋白增高不明显时诊断较困难。有研究回顾性分析 89 例 MM 与 71 例 RP 患者的临床表现及浆细胞形态特点,结果显示 MM 主要见于老年患者,临床以骨痛、发热、贫血最为常见,而 RP 见于不同年龄的患者,根据原发疾病的不同而表现不同的临床特点,MM 外周血可见到浆细胞,红细胞呈缗钱状排列,骨髓浆细胞数量较多,核异型性明显,浆细胞成簇分布,而 RP 患者外周血浆细胞少见,红细胞呈缗钱状排列不明显,骨髓浆细胞数量较少,核异型性不明显,浆细胞散在分布 [2]。

浆细胞异常包括数量和质量异常两方面,质的异常可表现为浆细胞的多形性、浆异常和核异常,核异常又分为核形态异常(如空泡或出芽)和核数量异常(如双核、多核等)。有研究 [3] 经回顾性病例分析指出 MM 患者的双核浆细胞、多核浆细胞阳性率均高于 RP 患者,为二者鉴别诊断的重要依据。

此外,随着单克隆抗体技术的发展,流式细胞仪检测浆细胞膜上的抗原表达,为二者的鉴别上升到分子学诊断水平 [4]。骨髓瘤细胞表型为 CD38+、CD138+、CD19-、CD56+,而正常浆细胞免疫表型为 CD38+、CD138+、CD19+、CD56-,需将其结合临床及 M 蛋白、骨髓等进行综合分析,为临床诊断提供更加可靠的依据。

(天津市第四中心医院肿瘤血液科　冯青青)

【参考文献】

[1] 张之南,沈悌. 血液病诊断及疗效标准 [M]. 第 3 版. 北京科学出版社,2007:233.

[2] 李景岗. 多发性骨髓瘤与反应性浆细胞增多症临床表现及细胞形态学鉴别 [J]. 吉林医学,2012,33(6):1172-1173.

[3] 邓文军,高乃姝,郑燕蓉. 多核浆细胞在多发性骨髓瘤与反应性浆细胞增多症鉴别诊断中的作用 [J]. 国际检验医学杂志,2015,36(18):2737-2738.

[4] 杨红. 多发性骨髓瘤与反应性浆细胞增多症细胞形态学的探讨 [J]. 中国实用医药,2015,10(20):22-23.

病例 5　骨髓增生异常综合征合并 IgM 型单克隆免疫球蛋白升高一例

【背景知识】

骨髓增生异常综合征(MDS)是一组起源于造血干细胞的髓系克隆性疾病,其主要临床特点为无效造血、难治性血细胞减少、髓系发育异常,高风险向急性白血病转化。MDS 常伴 / 不伴不同分化阶段的淋巴 - 造血祖细胞受累,淋巴系可由恶性克隆衍生而来,MDS 可与淋巴系统和浆细胞肿瘤并存。约 30% 的 MDS 患者伴有多克隆性免疫球蛋白升高,然而仅有约 4.5%~12.5% 的 MDS 患者同时伴有单克隆性丙种球蛋白升高 [1]。

【病例简介】

患者女性,58 岁,主因"发现全血细胞减少 1 年余"入院。

现病史:患者于入院前 1 年余因"头晕、乏力、间断阴道出血 20 天"就诊于天津某医院,入院完善血常规提示:白细胞 2.13×10^9/L,血红蛋白 82 g/L,血小板 257×10^9/L,中性粒细胞 0.79×10^9/L;生化:球蛋白 30 g/L;免疫全项 + 风湿抗体:IgM 1030 mg/dl,类风湿因子 782;PNH 克隆未见异常;免疫固定电泳:发现 M 蛋白带,为 IgM κ 型。骨髓细胞学(胸骨):增生明显活跃,可见淋巴样浆细胞和幼稚浆细胞,幼稚浆细胞 5.5%,成熟浆细胞占 1.5%,诊断意见考虑浆细胞增多;骨髓细胞学(髂骨):增生明显活跃,可见淋巴样浆细胞和原始、幼稚浆细胞,原始浆细胞1%,幼稚浆细胞1%,成熟浆细胞4%,诊断意见:浆细胞增多。骨髓活检(髂骨):检查见骨皮质及皮质下极少许粒红两系细胞。骨髓流式:异常浆细胞占骨髓有核细胞0.16%,表型CD45dimCD38+CD138+CD56-CD19-CD27-cKAP+Clam-;未见异常髓系原始细胞及B细胞。染色体:46,XX,del(5)(q31)[3]/47,XX,+8[2]/46,XX[1];FISH: P53[del(17p13.1)] 2.5%;基因突变: MyD88、TP53等突变阴性。考虑"华氏巨球蛋白血症?",于2019.7.9开始给予RD方案化疗(来那度胺25 mg×2 d,地塞米松d1、2、8、9、15、16),共化疗8个疗程,患者血象改善不佳,复查骨穿形态提示原始细胞2.5%,染色体及FISH提示克隆性异常5q-及+8,患者不除外骨髓增生异常综合征,予口服来那度胺治疗,自述血象仍未见明显改善。于2020.9.18为求进一步治疗以"全血细胞减少原因待查"收入我科。

既往史:既往丙型肝炎病史20余年。否认食物、药物过敏史。

个人史:无烟酒嗜好。

家族史:家族中无遗传病、先天性疾病及类似疾病史。

入院体格检查:轻度贫血貌,未触及肿大淋巴结,肝、脾不大。

入院后化验及检查:血常规:白细胞1.64×10⁹/L,血红蛋白71 g/L,血小板80×10⁹/L,中性粒细胞0.74×10⁹/L。生化:白蛋白34.3 g/L,钙2.03mmol/L。免疫全项: IgM 349 mg/dl。免疫固定电泳: M蛋白比例6.8%,为IgM-KAP型M蛋白血症。骨穿:骨髓增生减低,原始细胞占8%。巨核酶标:可见病态巨核细胞。骨髓流式:该标本中2.08%的细胞为异常表型髓系原始细胞,部分粒细胞CD64表达增强,1.21%的细胞为偏幼稚阶段单核细胞。染色体:46,XX,del(5)(q13q33),del(11)(q14q23)[7]/46,XX,del(5)(q13q33)[4]/ 46,XX,del(11)(q14q23)[3]/46,XX[6];基因突变:TP53突变频率20.8%。

诊疗经过及疗效:综合以上检查,考虑诊断为骨髓增生异常综合征RAEB1合并单克隆免疫球蛋白血症(IPSS评分 中危-2组,WPSS评分极高危组,IPSS-R评分 极高危组),为造血干细胞移植适应证,完善供受者查体,合格后行单倍体外周血造血干细胞移植(子供母,O⁺供A⁺,5/10)。

预处理方案:Bu 43 mg,每6 h/次(0.8 mg/kg,每6 h/次)-8,-7,-6;ATG(即复宁)总量400 mg(7.5 mg/kg)-6,-5,-4,-3;CTX 2200 mg(40 mg/kg/d)-5;Flu 50 mg(30 mg/m²)-4,-3,-2;Ara-C 6 g(3 g/m²)-4,-3,-2,于2020.10.2输注供者(儿子)外周血造血干细胞共计240mL,共输注单个核细胞6.52×10⁸/kg,CD34⁺细胞比例0.71%,CD34+细胞数7.98×10⁶/kg,2020.10.3回输第三方脐血16mL。+13 d患者中性粒细胞植入出层流病房。移植+14 d STR 88.53%,+1M后STR为完全供者嵌合,移植后无严重的GVHD、感染等并发症,移植后+3M、+6M、+9M、+12M先后给予地西他滨、地西他滨+维奈托克、阿扎胞苷、阿扎胞苷维持治疗4周期,移植+6M、+12M复查免疫固定电泳M蛋白水平较前下降,分别为2.8%、1.8%,期间监测骨髓形态学、流式、基因均未见明显异常,现无病生存期为17个月。

【病例特点及分析】

病例特点:①患者中年女性,慢性起病;②患者以头晕、乏力、阴道出血为首发症状,无明显发热、体重下降、盗汗等表现;③查体贫血貌,未触及肿大淋巴结,肝脾不大;④患者血常规最初为白细胞减少、贫血,骨穿提示幼稚浆细胞比例增高,可见异常单克隆浆细胞,血清中出现 IgM-κ 型 M 蛋白。给予 RD 方案治疗效果欠佳,后表现为全血细胞减少、骨髓原始细胞比例升高,可见巨核细胞病态造血。染色体示 5q-,+8,11q- 异常,基因突变 TP53 突变阳性。

　　MDS 诊断标准:根据 2019 版 MDS 中国诊断与治疗指南的最低诊断标准(表 1-5-1)[2],患者满足持续多系血细胞减少,原始细胞增多,存在巨核细胞发育异常、骨髓涂片原始细胞比例 >5%,核型分析检出 5q-、11q- 等对 MDS 有诊断意义的染色体异常,排除其它可导致血细胞减少和发育异常的疾病,因此该患者诊断 MDS 明确,根据 WHO2016 分型诊断为 MDS-EB-1。

表 1-5-1　骨髓增生异常综合征(MDS)最低诊断标准

MDS 诊断需满足两个必要条件和一个主要标准
(1)必要条件(两条均须满足)
①持续 4 个月一系或多系血细胞减少(如检出原始细胞增多或 MDS 相关细胞遗传学异常,无须等待可诊断 MDS)
②排除其它可导致血细胞减少和发育异常的造血及非造血系统疾病
(2)MDS 相关(主要)标准(至少满足一条)
①发育异常:骨髓涂片中红细胞系、粒细胞系、巨核细胞系发育异常细胞的比例≥ 10%
②环状铁粒幼红细胞占有核红细胞比例≥ 15%,或≥ 5% 同时伴有 SF3B1 突变
③原始细胞:骨髓涂片原始细胞达 5%~19%(或外周血涂片 2%~19%)
④常规核型分析或 FISH 检出有 MDS 诊断意义的染色体异常
(3)辅助标准(对于符合必要条件、未达主要标准、存在输血依赖的大细胞贫血等常见 MDS 临床表现的患者,如符合≥ 2 条辅助标准,诊断为疑似 MDS)
①骨髓活检切片的形态学或免疫组化结果支持 MDS 诊断
②骨髓细胞的流式细胞术检测发现多个 MDS 相关的表型异常,并提示红系和(或)髓系存在单克隆细胞群
③基因测序检出 MDS 相关基因突变,提示存在髓系细胞的克隆群体

　　MDS 常用的预后分层体系包括 IPSS 评分、WPSS 评分和 IPSS-R 评分,其中 IPSS-R 评分的评估效率明显由于 IPSS 及 WPSS 评分,然而其尚未包含基因突变、输血依赖等与预后相关的重要因素,新的评估体系仍有待进一步研究。根据患者的骨髓原始细胞比例、WHO 分型、血细胞减少程度、骨髓细胞遗传学特征等特点,患者 IPSS 评分为 2 分,中危 -2 组,WPSS 评分为 5 分,极高危组,IPSS-R 评分为 7.5 分,极高危组。

　　MDS 合并单克隆性免疫球蛋白升高相对少见,此例患者合并 IgM 型单克隆免疫球蛋白升高,需与华氏巨球蛋白血症、IgM 型多发性骨髓瘤、IgM 型意义未明的单克隆免疫球蛋白血症(MGUS)、IgM 相关性疾病(如症状性冷球蛋白血症、淀粉样变等)、其它 B 细胞慢性淋巴增殖性疾病等相鉴别。此例患者最初以白细胞减少、贫血为主要表现,骨穿提示幼稚浆细胞比例增高,可见异常单克隆浆细胞,血清中出现 IgM-κ 型 M 蛋白,需与华氏巨球蛋白血症等单克隆免疫球蛋白升高疾病相鉴别。后期患者逐渐出现幼稚细胞比例增高、巨核细胞病态造血,染色体存在多种 MDS 相关遗传学改变,考虑患者单克隆性免疫球蛋白升高与 MDS 相关可能性大。

【专家点评】

　　MDS 是一组血液系统常见的髓系恶性克隆性疾病,MDS 的诊断依赖骨髓细胞分析中细胞发育异常的形态学表现、原始细胞比例升高和细胞遗传学异常,其诊断仍然是排除性诊断,对于不典型患者其诊断相对困难。

此例患者最初以头晕、乏力、阴道出血起病,血常规提示白细胞减少及贫血,骨穿提示幼稚浆细胞比例增高,骨髓流式可见异常单克隆浆细胞,血清中出现 IgM-κ 型 M 蛋白,此时虽染色体有 5q-、+8 等染色体改变,但未出现幼稚细胞增多、病态造血等表现,此时按照 IgM 型单克隆免疫球蛋白升高的临床思路进行鉴别诊断,尚不满足 MDS 最低诊断标准。在给予 RD 方案治疗后患者血象改善不佳,复查骨穿逐渐出现幼稚细胞比例增高、巨核细胞病态造血,染色体存在多种 MDS 相关遗传学改变,患者诊断逐渐明朗。MDS 可由 MGUS、华氏巨球蛋白血症转化,也继发于 MM、淋巴瘤等疾病治疗过程中,但此例病人发病时即存在血细胞减少, 5q-、+8 等染色体异常,后期 MDS 特征逐渐凸显,因此考虑患者单克隆性免疫球蛋白升高与 MDS 相关可能性大,但也不除外 MDS 可能由单克隆性免疫球蛋白血症发展而来。

患者中年女性,根据患者三系减少、幼稚细胞比例增高、复杂染色体核型、存在 TP53 突变,以上提示预后不佳,异基因造血干细胞移植是根治 MDS 的可能方案,患者有 HLA 半相合供者,因此治疗上选择单倍体移植,患者具有高危的分子遗传学特性,复发仍影响其移植治疗的关键,因此此例患者在移植后进行了去甲基化药物的维持治疗以期获得长期的疾病缓解。

【文献复习】

MDS 患者可存在各种免疫异常,但 MDS 合并单克隆性免疫球蛋白升高相对少见,其可与淋巴系统和浆细胞肿瘤并存。既往文献曾报道 MDS 可合并单克隆 IgA、IgG 型单克隆丙种球蛋白升高,也可能并发多发性骨髓瘤、阵发性睡眠性血红蛋白尿[3, 4]。另外, MGUS 患者相对其它人群更易发生 MDS, Roeker 等人分析了 17315 例 MGUS 病人,发现相对于对照组, MGUS 病人发展成为 MDS 的风险明显增加(风险比 =2.4), Zagaria 等人 2005 年报道了一例 MyD88 L256P 突变的 IgM 型 MGUS 后期可演变为 5q- 综合征,另外也有报道证实 2% 的华氏巨球蛋白血症可发展成为 MDS,与本例病人有相近之处[5-6]。

MDS 并发单克隆性免疫球蛋白升高的发生机制可能与以下因素相关:① MDS 的克隆性干细胞具有一定的分化潜力,导致细胞的发育成熟障碍,在细胞数量减少的同时其形态和功能也出现异常,进而易向恶性肿瘤转化;② MDS 可能是从淋巴系及髓系发育来源的多能干细胞层面发生遗传性错乱而开始起病。但目前尚无研究表明 MDS 合并单克隆性免疫球蛋白升高更容易发生在哪种染色体异常及基因突变的患者;③另外, MDS 的淋系恶性克隆性发生也可能与慢性免疫刺激或细胞因子水平异常相关。但目前 MDS 合并单克隆性免疫球蛋白升高的机制尚未阐明,其临床意义尚不明确,有待进一步研究探索。

(天津市第一中心医院血液内科　卢文艺)

【参考文献】

[1]　MEWAWALLA P, DASANU CA. Immune alterations in untreated and treated myelodys-plastic syndrome[J]. *Expert Opin Drug Saf*, 2011, 10(3):351-361.

[2] 中华医学会血液学分会.骨髓增生异常综合征中国诊断与治疗指南（2019 年版）[J].中华血液学杂志,2019,40（2）:89-97.

[3] 李菲,朱海燕,于力.骨髓增生异常综合征合并单克隆免疫球蛋白增高 2 例报告并文献复习 [J].临床和实验医学杂志,2011,10（10）:735-736,738.

[4] WATANABE J, KONDO H, IWAZAKI H, et al. An unusual association of monoclonal gammopathy, paroxysmal nocturnal haemoglobinuria and myelodysplastic syndrome transformed into acute myeloid leukaemia: coexistence of triple clonal disorders[J]. *Leuk Lymphoma*, 2001, 42（4）:813-817.

[5] ROEKER LE, LARSON DR, KYLE RA, et al. Risk of acute leukemia and myelodysplastic syndromes in patients with monoclonal gammopathy of undetermined significance（MGUS）: a population-based study of 17 315 patients[J].*Leukemia*, 2013, 27（6）: 1391-1393.

[6] ZAGARIA A, COCCARO N, TOTA G, et al. Myelodysplastic syndrome with 5q deletion following IgM monoclonal gammopathy, showing gene mutation MYD88 L265P[J]. *Blood Cells Mol Dis*, 2015,54（1）:51-52.

病例 6　遗传性贫血一例

【背景知识】

遗传性球形红细胞增多症（HS）是一种在外周血可见到许多小球形红细胞的家族遗传性溶血性疾病。HS 是先天性红细胞膜异常疾病中最常见的一类,临床特点为程度不一的溶血性贫血、间歇性黄疸、脾大和脾切除能显著改善症状。

HS 可见于世界各地,北欧和北美发病率较高,可达 1/2000,国内尚无确切发病率调查资料。在北方,HS 占遗传性溶血性贫血疾病的首位。

HS 的基本病变是红细胞膜蛋白基因异常,主要涉及膜收缩蛋白、锚蛋白、4.2 蛋白和带3 蛋白。在血液循环中, HS 红细胞由于膜骨架蛋白和细胞膜垂直连接存在缺陷,导致细胞膜脂质逐渐丢失,细胞表面积减少,最后形成球形。

【病例简介】

患者女,16 岁,主因"面黄、乏力 3 月余"入院。

现病史:3 月余前患者无明显诱因出现面黄、乏力不适,未在意。1 月前（2021.1.20）,受凉后出现咳嗽、咽痛,2021.1.26 出现发热,最高至 38.2 ℃,伴畏寒、寒战,口服退烧药后好转。1.29 晚再次发热至 39.2 ℃,1.30 就诊于淮北矿工总医院,后未再发热,查血常规:WBC 2.26×10^9/L、Hb 33 g/L、PLT 127×10^9/L。凝血:纤维蛋白原 1.81 g/L。生化: TBIL 64.1μmol/L, LDH 699U/L,铁蛋白 1573.9ng/mL。CD55, CD59 阴性, Coombs 试验阴性,结核珠蛋白<25 mg/mL,游离血红蛋白 62.2 mg/L。ANA、ENA 均阴性。髂骨骨髓涂片:增生活跃,全片巨核 186。骨髓活检:增生活跃,粒系巨核系增多。2021.1.30~2021.2.3 予以输注 8u 红细胞悬液,先后予地塞米松 10 mg/ 日 ×10 天,强的松 10 mg/ 日 ×5 天治疗。现为求进一步治疗

就诊我院,门诊血常规:WBC 5.6×10⁹/L,HGB 70 g/L(↓),PLT 180×10⁹/L,NEUT 3.38×10⁹/L,RDW-CV 17.7%(↑),RDW-SD 55.4fL(↑),RET% 8.41%(↑)。患病病来,饮食、睡眠欠佳,小便晨尿色深,大便基本正常,体重无明显增减。

既往史:否认病毒性肝炎、肺结核病史,否认高血压、糖尿病、高血脂病史,否认脑血管疾病、心脏病史,否认精神病史、地方病史、职业病史。否认外伤、中毒、手术史,否认药物、食物过敏史,预防接种史不详,有输血史。

个人史:出生在原籍,久居淮北市,生活起居尚规律,无化学物质、放射物质、有毒物质接触史,无冶游、吸毒史,无吸烟、饮酒史。

家族史:父母健在,有1弟弟,弟弟、父亲、爷爷均有脾大病史,否认家族性遗传病病史。

入院体格检查:体温36.5 ℃,脉搏90次/分,呼吸23次/分,血压113/62 mmHg。发育正常,营养中等,神志清醒,重度贫血貌,主动体位,查体合作。周身皮肤轻度黄染,无皮疹、出血点,浅表淋巴结无肿大。头颅未见畸形,眼睑无浮肿,眼球无突出,结膜苍白,巩膜轻度黄染,角膜未见异常,瞳孔等大等圆,对光反射灵敏。耳廓无畸形,外耳道无异常分泌物,乳突无压痛。鼻腔通气良好,各副鼻窦区均无压痛。口唇无紫绀,伸舌居中,牙龈无增生,咽部无充血,扁桃体无肿大。颈静脉无怒张,颈软,甲状腺无肿大,气管居中。胸廓对称无畸形,双侧呼吸动度一致,语颤正常,胸骨压痛无,双肺叩诊呈清音,肝上界位于右锁骨中线第Ⅴ肋间,双肺呼吸音清,未闻及干湿罗音。心前区无隆起,无细震颤,心界不大,心率90次/分,律齐,各瓣膜听诊区未闻及病理性杂音。腹部平坦,未见肠形、蠕动波及腹壁静脉曲张,腹软,无压痛及反跳痛,肝肋下未触及,脾肋下可触及,平脐水平,移动性浊音-,肠鸣音正常。肛门及外生殖器未查。脊柱四肢无畸形,四肢活动正常,双下肢无浮肿。膝腱反射正常,布氏征阴性,巴氏征阴性,克氏征阴性。

入院后化验及检查如下。

血常规:WBC 4.09×10⁹/L,Hb 50 g/L(↓),PLT 158×10⁹/L,NEUT 2.31×10⁹/L,RET% 12.21%(↑),RET 0.2137×10¹²/L(↑)。凝血八项:抗凝血酶Ⅲ活性测定66%(↓),纤维蛋白原分解产物6.2μg/mL(↑),D-二聚体1.72 mg/LFEU(↑)。尿常规+镜检:BIL(胆红素)1+,KET(酮体)1+,PRO(尿蛋白)1+,URO(尿胆原)1+,BLO(隐血)1+,LEU(白细胞)3+,镜检白细胞700个/μL(↑)。生化全套+甲状腺功能:ALB 40.8 g/L,ALT 10.6U/L,AST 40.1U/L(↑),GGT 10.1U/L,TBIL 126.2μmol/L(↑),DBIL 16.8 μmol/L(↑),IBIL 109.4 μmol/L(↑),LDH 944.5U/L,Cr 51.5 μmol/L,Glu 4.11 mmol/L,K 3.63 mmol/L,Na 139.4 mmol/L,Cl 107 mmol/L。ANA:1:320。ENA抗体谱,抗磷脂抗体,风湿三项均为阴性。β₂微球蛋白3.95 mg/l(↑)。尿微量总蛋白:0.11 g/24 h。免疫固定电泳及游离轻链均为阴性。微小病毒B19 DNA:4.30×10⁴ copies/mL。EBV、CMV、HBV DNA:阴性。PNH克隆:阴性。肿瘤标志物:阴性。流式TCRVb检测:CD3+T淋巴细胞未见异常单克隆增生。直接抗人球蛋白、红细胞酶检测、酸溶血试验、蔗糖溶血试验、高渗冷溶血试验阴性。红细胞渗透脆性试验:红细胞渗透脆性试验开始溶血0.6%(↑),红细胞渗透脆性试验完全溶血0.4%(↑)。EMA检测:红细胞E5′M的MFI减弱百分比11.02%。蛋白C活性测定+蛋

白 S 活性测定：PC 48.6%（↓），PS 66.4%（↓）。

骨髓涂片：（髂骨）增生活跃，粒系比例减低，红系比例明显增高，可见双核红、核出芽，巨核系正常；血片：可见少量球形红细胞。骨髓活检：送检骨髓较破碎，部分区域增生极度活跃，粒红巨三系细胞增生伴红系比例增高。融合基因重排阴性。组化三项（小组化）：铁染色（Fe）铁粒幼红细胞阳性率 94%。中性粒细胞碱性磷酸酶（N-ALP）阳性率 6%。免疫组织化学染色（CD41）：全片巨核 233 个。骨髓组织细胞化学染色三项：计数中、晚幼粒细胞，可见红系比例增高，髓系原始细胞占有核细胞 1%。免疫分型 - 淋巴瘤：淋巴细胞比例减低，表型未见明显异常。免疫分型 -LGL：T-LGL 占淋巴细胞 3.54%，表型未见明显异常。染色体核型：46，XY[20]。

胸部 CT：①右中叶索条；②脾大。消化系彩超：肝实质回声增强；胆囊多发结石；脾重度大（21.4 cm×6.1 cm，肋下 11.1 cm×5.3 cm）；胰腺未见明显异常。甲状腺 B 超：甲状腺双叶多发囊性结节（TI-RADS 1 级）。

诊疗经过及疗效：患者贫血，网织红细胞升高，骨髓红系比例明显增高，血片可见球形红细胞，详细追问病史，患者弟弟、父亲、爷爷均有脾大病史，其弟曾行红系相关遗传性性疾病基因分析查见 SPTB 基因有 1 个杂合突变，在 4873 号核苷酸由胞嘧啶 C 变为胸腺嘧啶 T（c.4873 C>T）的杂合突变，导致氨基酸发生无义突变，根据 ACMG 指南，该变异初步判定为致病性变异。经相关检查已排除溶血性贫血、G-6-PD 缺乏症等可导致球形红细胞增多的其他疾患。诊断：①遗传性球形红细胞增多症；②脾大；③甲状腺结节。患者遗传性球形红细胞增多症诊断明确，患者微小病毒 B19 DNA：$4.30×10^4$ copies/mL，水平较高，考虑目前存在病毒感染，给予丙球冲击治疗 5 d，患者血红蛋白逐渐升高（出院时 Hb 69 g/L）。建议患者切脾治疗，患者于 2021.4.28 至蚌埠医院行切脾治疗，术后无感染，术后 Hb 维持正常水平，PLT 升高，PLT 最高 $1500×10^9$/L，遵嘱服用阿司匹林目前 PLT 维持 $800×10^9$/L。

【病例特点及分析】

病例特点：①患者青年女性，以面黄、贫血为主诉；②查体存在贫血貌，脾肋下可触及，平脐水平；③患者血常规表现为贫血伴网织红细胞升高，骨髓红系比例明显增高，微小病毒 B19 阳性；④患者弟弟、父亲、爷爷均有脾大病史，弟弟存在 SPTB 基因无义突变。

遗传性球形红细胞增多症（HS）是由于红细胞膜骨架蛋白缺陷引起的遗传性溶血性疾病，临床主要表现为贫血、黄疸和脾肿大，大多数 HS 患者在儿童和青年时期即被诊断，较少合并其他异常。HS 病理生理机制主要包括：①红细胞膜内在缺陷；②脾脏选择性阻留、损伤和清除缺陷的红细胞。在骨髓幼红细胞阶段，细胞核和其他细胞骨架蛋白可稳定细胞膜，HS 溶血主要是脾脏破坏缺陷的成熟红细胞所致。HS 主要致病基因包括 ANK1、SLC4 A1、SPTA1、SPTB 和 EPB42。

HS 的诊断要点如下：①慢性溶血性贫血 / 代偿性溶血病临床表现；②外周血涂片可见小球形红细胞增多；③至少一项提示红细胞脆性增加的试验阳性；④有明确的 HS 家族史；⑤除外可导致球形红细胞增多的其他疾患。

该患者诊断为细小病毒 B19 感染所诱发的 HS 急性溶血。详细追问病史，患者弟弟、父亲、爷爷均有脾大病史，弟弟红系相关遗传性性疾病基因分析查见 SPTB 基因存在 c.4873 C>T 无义突变，根据 ACMG 指南，该变异初步判定为致病性变异。

【专家点评】

遗传性球形红细胞增多症（HS）是一种家族遗传性溶血性疾病。HS 在任何年龄均可发病，临床表现轻重不一，从无症状至危及生命的贫血均可出现。尽管典型 HS 主要表现为幼年发病，但在临床诊治时不应按照年龄经验性排除 HS 诊断。

患者自诉 3 月前出现面黄、乏力，1 月前受凉发热后出现急性溶血，查体存在贫血貌，脾脏平脐水平，血常规表现为贫血伴网织红细胞升高，骨髓红系比例明显增高。详细追问病史，患者具有脾大家族史，弟弟存在 SPTB 基因无义突变，考虑 HS 诊断明确。入院完善检查化验，患者微小病毒 B19 DNA 水平较高，考虑病毒感染引起的急性溶血，予丙球冲击治疗后血红蛋白逐渐升高。

HS 患者多数具有家族史，但家族成员可能表现为无症状携带者或轻型 HS，临床表现往往不典型，因此当该患者 HS 诊断明确后，应建议直系家属完善本病筛查，避免发生溶血危象危及生命。

【文献复习】

HS 多为散发和小家族发病，而李树清等曾报告一家族 44 例 HS 家系调查和五年随访结果。HS 患者男、女各 22 例，无明显性别偏倚，与本病遗传规律相符。该家系临床表现轻重程度差别较大，其中无症状组 29 例，慢性溶血性贫血组 12 例，急性溶血危象组 1 例。

五年随诊发现，该家族病情有明显加重趋势，具体表现为无症状组（29 例→20 例）患者数目下降以及慢性溶血性贫血组（12 例→21 例）、急性溶血危象组（1 例→5 例）患者数目增加。急性溶血危象组中有 3 例由无症状组发展而来，共同特点是起病突然、高热、寒战、浅昏迷、急进性重度贫血、网织红细胞增高、骨髓象红系增生亢进，危象持续约 5~15 天。4 例危象患者切脾治疗五年远期疗效满意，完全恢复劳动能力且并未发生贫血。

（中国医学科学院血液病医院再生医学诊疗中心　沈昱灿）

【参考文献】

[1] 王建祥，肖志坚，沈志祥，等 . 邓家栋临床血液学第二版 [M]. 上海：上海科学技术出版社，2020

[2] 彭广新，杨文睿，赵馨，等 . 37 例遗传性球形细胞增多症基因突变特征分析 [J] . 中华血液学杂志，2018，39（11）：898-903.

[3] 王希哲，李树清 . 遗传性球形红细胞增多症（一个大家系的调查和五年随诊）[J] . 中华血液学杂志，1985，06（08）：453-454，C2.

病例 7　全血细胞减少一例

【背景知识】

全血细胞减少是指外周血中红细胞、血小板及白细胞均明显减少，患者表现为不同程度的贫血、出血与感染。其病因可以分为两大类：造血系统疾病及非造血系统疾病。

1. 造血系统疾病　再生障碍性贫血、阵发性睡眠性血红蛋白尿、急性造血功能阻滞、骨髓增生异常综合征、骨髓纤维化、急性白血病、多发性骨髓瘤、巨幼细胞性贫血及反应性噬血细胞综合征等。

2. 非造血系统疾病　自身免疫性疾病如：系统性红斑狼疮、干燥综合征、Evans 综合征以免疫相关全血细胞减少；感染性疾病：严重的细菌、病毒、结核感染等都可以引起全血细胞减少；脾功能亢进；化疗药物；甲亢；甲减；慢性肾功能衰竭等。

【病例简介】

患者男，53 岁，主因"头晕、乏力 3 月"入院。

现病史：入院前 3 月余患者无明显诱因出现乏力，伴头晕，无头痛，无牙龈出血，无瘀点瘀斑，未予重视。2 月前患者自觉头晕乏力症状加重，间断出现发热，多为午后低热，T37.2 ℃，伴畏寒，无寒战、无大汗淋漓，就诊于山西省人民医院，查血常规：WBC 1.04×10^9/L，Hb 70 g/L，PLT 50×10^9/L，ANC 0.56×10^9/L，MONO 11.0%。含铁血黄素试验、Coomb's 试验、酸溶血试验(-)。骨髓穿刺：骨髓增生低下，粒系仅见中晚幼以下阶段，中性分叶粒 11%，形态未见明显异常，红系仅见中幼以下阶段，成熟红未见明显异常。全片未见巨核细胞，血小板少见。铁染色：外铁 +++，内铁 +5%，++3%。NAP 阳性率 2%。流式：见异常单克隆浆细胞，CD34+CD117+CD13+CD33+CD38+HLA-DR+CD7part+ 异常髓系原始细胞（1.1%）。染色体：46,XY[3]，未见与肿瘤有关的染色体数目或结构异常。EPO：289.82mIU/mL；予输血等支持治疗。乙型肝炎、结核、输血前检查、甲状腺功能等检查阴性，电子胃镜：食管裂孔疝，慢性非萎缩性胃炎伴糜烂，十二指肠球炎，十二指肠降部隆起。现患者为求进一步诊治就诊我院门诊。门诊血常规：WBC 0.87×10^9/L（↓），Hb 79 g/L（↓），PLT 17×10^9/L（↓），MONO 32.2%（↑），NEUT 0.19×10^9/L（↓），RET 0.0185×10^{12}/L（↓）。门诊以"血细胞减少待诊"收入，发病以来，睡眠食纳可，大小便正常，近期体重下降 5 kg。

既往史：平素体健，否认病毒性肝炎、肺结核病史，否认高血压、糖尿病、高血脂病史，否认脑血管疾病、心脏病史，否认精神病史、地方病史、职业病史。否认外伤、中毒、手术史，否认药物、食物过敏史，预防接种史不详，有输血史。

个人史：否认药物过敏史。无烟酒嗜好。

家族史：无家族及遗传病病史。

入院体格检查：重度贫血貌，周身皮肤无皮疹、黄染、出血点，浅表淋巴结无肿大。咽部无充血，扁桃体无肿大。颈静脉无怒张，颈软，甲状腺无肿大，气管居中。胸廓对称无畸形，双侧呼吸动度一致，语颤正常，胸骨压痛(-)，双肺叩诊呈清音，肝上界位于右锁骨中线第 V 肋间，双肺呼吸音清，未闻及干湿罗音。心前区无隆起，无细震颤，心界不大，心率 101 次/分，律齐，各瓣膜听诊区未闻及病理性杂音。腹部平坦，未见肠形、蠕动波及腹壁静脉曲张，腹软，无压痛及反跳痛，肝肋下未触及，脾肋下未触及，移动性浊音阴性肠鸣音正常。肛门及外生殖器未查。脊柱四肢无畸形，四肢活动正常，双下肢无浮肿。

入院后化验及检查：

血液相关化验：血常规：WBC 0.69×10^9/L（↓），RBC 2.39×10^{12}/L（↓），Hb 79 g/L

（↓），PLT 17×10⁹/L（↓），LYMPH 0.41×10⁹/L（↓），NEUT 0.14×10⁹/L（↓），RDW-CV 15.2%（↑），RDW-SD 52.4fL（↑），RET% 0.72%，RET 0.0172×10¹²/L（↓），IG 0.03×10⁹/L（↑），IG% 4.3%（↑）。贫血四项筛查：FA>54.37nmol/L，VB12 196pmol/L，Ferritin 1171.7ng/mL（↑），EPO 126.64mIU/mL（↑）。血清铁（四项）：Iron22.39μmol/L，TIBC38.09μmol/L（↓），ISAT 0.59（↑），SF1171.7ng/mL。转铁蛋白及受体：可溶性转铁蛋白受体 0.62 mg/L（↓），转铁蛋白 1.63 g/L（↓）。电解质：Ca2.14mmol/L（↓）。生化：ALP 124U/L（↑），Cr 48μmol/L（↓），LDH 193.7U/L，HDL 0.96mmol/L（↓），LDL 1.6mmol/L（↓）。凝血：纤维蛋白原分解产物 7.5 ug/mL（↑），D-二聚体 2.32 mg/L（↑）。CRP：16.07 mg/L。免疫球蛋白定量：免疫球蛋白 G 20.9 g/L（）↑，补体 C3 0.72 g/L（↓）。免疫球蛋白游离轻链：游离 KAP 轻链 184 mg/L（↑），游离 LAM 轻链 46.3 mg/L（↑），rFLC（κ-FLC：λFLC）3.97（↑）。乙肝表面抗体：11.11 mIU/mL（↑）。肿瘤标志物：阴性。血培养阴性。鼻拭子培养：肺炎克雷伯菌肺炎亚种。肛周拭子培养：阴沟肠杆菌阴沟亚种。咽拭子培养：铜绿假单胞菌。

骨髓相关化验：骨髓涂片：（髂骨）粒系比例减低，红系比例正常，巨核系增生，可见原始细胞（5%）的骨髓象，不除外骨髓增生异常综合征；（胸骨）粒系比例减低，红系比例增高，巨核系增生伴巨核系发育异常，可见原始细胞（6.5%）骨髓象，不除外骨髓增生异常综合征（EB1）。骨髓病理：骨髓增生极度活跃，髓系细胞轻度核左移伴巨核细胞形态异常，考虑骨髓增生异常综合征。组化三项（小组化）：环形铁粒幼红细胞阳性率 12%。免疫组织化学染色（CD41）：淋巴样小巨核细胞（胞体<12um）16 个，全片巨核 165 个。骨髓组织细胞化学染色三项：计数晚幼粒及其以上阶段细胞，髓系原始细胞占有核细胞 5%。免疫分型-MDS/MPN：髓系原始细胞比例不高；粒系比例减低；红系比例减低。WT1 定量检测：定量结果为 0.11%。白血病融合基因筛查检测（56种）：阴性。染色体荧光原位杂交（FISH）：8 号染色体相关、5 号染色体相关（D5S721，D5S23 和 EGR1）、7 号染色体相关（CEP7 和 D7S486）、20 号染色体相关（D20S108）基因未见异常，TP53 基因未见异常。造血祖细胞培养：CFU-E 40/10⁵ BMMNC（↓），BFU-E 20/10⁵BMMNC（↓），CFU-GM 14/10⁵BMMNC，CFU-Mix 0/10⁵BMMNC。染色体核型：46，XY[20]。

其他检查：胸部 CT：①两肺间质病变；②两侧胸膜增厚；③心脏增大。消化系彩超：肝大 肝实质回声增强（请结合临床）脾脏未见明显异常。头部超声：双侧腮腺低回声团（小淋巴结？请结合临床）。颈部淋巴结超声：双侧颈部淋巴结肿大 右侧颌下淋巴结肿大 左侧颌下淋巴结肿大。

诊疗经过及疗效：患者全血细胞减少，并已排除其他可导致全血细胞减少的造血及非造血系统疾病，骨髓增生极度活跃，骨髓涂片原始细胞达 6.5%，诊断：骨髓增生异常综合征（EB1，IPSS 1 分 中危 1，WPSS 3 分 高危，IPSS-R 6 分 高危）。入院后患者间断发热，予泊沙康唑预防真菌＋美罗培南抗感染治疗，入院后两周（2021.10.13）开始予以维奈克拉＋阿扎胞苷＋替雷利珠单抗三药联合治疗，具体为：维奈克拉 400 mg d1-d14，阿扎胞苷 75 mg/（m2.d）d1-7，替雷丽珠单抗 200 mg d1，用药当天予停用泊沙康唑＋美罗培南，改用舒普深＋卡泊芬净＋环丙沙星继续抗感染治疗。用药第 5 天因体温控制不佳停用卡泊芬净,加用两性霉素 B 继续抗真菌治疗。后根据体温控制情况及药敏结果依次于 10.20 加用替加环素,停用环丙沙星,10.25 停用舒普深,加用达托霉素,10.26 加用亚胺培南、伏立康唑,停用两性霉素 B 及替加环素,11.01 停用达托霉素,加用硫酸依替米星,11.02 停用亚胺培南,加用替加环素、多粘菌素抗感染治疗。评估 1 疗程后骨髓 CR。定期监测血象,血红蛋白波动于 63-84 g/L,血小板逐渐由 3×10^9/L 上升至正常水平。患者于 2021.12.06-2021.12.19 开始第二疗程维奈克拉 + 阿扎胞苷 +PD-1 化疗,具体方案为:替雷丽珠单抗 200mgd1、维奈克拉 400 mg d1-14、阿扎胞苷 75 mg/m2.d1-6(200 mg d1-3,100 mg d4-6),2021.12.30 复查骨穿,评估骨髓 CR。2022.01.04 开始予第三疗程维奈克拉 400 mg,每日 1 次 + 阿扎胞苷 75 mg/m² · d 化疗,具体为维奈克拉 400 mg d1-14、阿扎胞苷 75 mg/m² · d: d1-6(200 mg d1-2,150 mg d3,100 mg d4-6)。2 疗期间监测血常规,血红蛋白波动于 72~82 g/L,血小板波动于(82~115)× 10^9/L,中性粒波动于(0.62~3.34)× 10^9/L。3 疗期间监测血常规,血红蛋白波动于 87~101 g/L,血小板波动于(124~226)× 10^9/L,中性粒波动于(1.13~4.13)× 10^9/L。后患者于 2022.5.5~ 2022.5.6 接受异基因造血干细胞移植。

【病例特点及分析】

病例特点:①中年男性,起病缓,病程 3 个月;②患者临床表现以贫血为主伴有肿瘤非特异性症状为主:消瘦、间断发热;③查体存在贫血貌,肝肋下可扪及,边缘较顿,无触痛,胸骨无压痛,淋巴结未扪及重大,皮肤未见瘀斑瘀点;④患者血常规表现为全血细胞减少,骨髓原始细胞比例 >5%,骨髓增生极度活跃,髓系细胞轻度核左移伴巨核细胞形态异常。

骨髓增生异常综合征(MDS)是一组起源于造血干细胞的异质性髓系克隆性疾病,其特点是髓系细胞发育异常,表现为无效造血、难治性血细胞减少,高风险向急性髓系白血病(AML)转化。

MDS 的最低诊断标如下,其中血细胞减少的标准为:中性粒细胞绝对值 <1.8 × 10^9/L,血红蛋白 <100 g/L,血小板计数 <100 × 10^9/L。MDS 诊断需满足两个必要条件和一个主要标准。

(1)必要条件(两条均须满足):①持续 4 个月一系或多系血细胞减少(如检出原始细胞增多或 MDS 相关细胞遗传学异常,无须等待可诊断 MDS);②排除其他可导致血细胞减少或发育异常的造血及非造血系统疾病

(2)MDS 相关(主要)标准(至少满足一条):① 发育异常,骨髓涂片中红细胞系、粒细胞系、巨核细胞系发育异常细胞的比例 ≥ 10%。② 环状铁粒幼红细胞占有核红细胞比例 ≥ 15%,或 ≥ 5% 且同时伴有 SF3B1 突变。③ 原始细胞:骨髓涂片原始细胞达 5%~19%(或外周血涂片 2%~19%)。④ 常规核型分析或 FISH 检出有 MDS 诊断意义的染色体异常。

(3)辅助标准(对于符合必要条件、未达主要标准、存在输血依赖的大细胞性贫血等常见 MDS 临床表现的患者,如符合 ≥ 2 条辅助标准,诊断为疑似 MDS):① 骨髓活检切片的形态学或免疫组化结果支持 MDS 诊断;② 骨髓细胞的流式细胞术检测发现多个 MDS 相

关的表型异常,并提示红系和(或)髓系存在单克隆细胞群;③ 基因测序检出 MDS 相关基因突变,提示存在髓系细胞的克隆群体。

拟诊 MDS 时一定要注意排查其他可能引起全血细胞减少的疾病(表 1-7-1—1-7-5)。

表 1-7-1　MDS 的 FAB 分型

FAB 分型	外周血	骨髓
RA	原始细胞 <1%	原始细胞 <5%
RARS	原始细胞 <1%	原始细胞 <5%,环形铁粒幼细胞 > 有核红细胞 15%
RAEB	原始细胞 <5%	原始细胞 5%~20%
RAEB-t	原始细胞 ≥ 5%	原始细胞 >20% 而 <30%;或幼粒细胞出现 Auer 小体
CMML	原始细 <5%,单核细胞绝对值 >1 × 10⁹	原始细胞 5%~20%

注:RA:难治性贫血;RARS:难治性贫血伴有环状铁粒幼红细胞;RAEB:难治性贫血伴有原始细胞过多;RAEB-t:转化中 RAEB;CMML:慢性粒单细胞白血病

表 1-7-2　MDS 的 WHO 分型(2022 版)

	原始细胞	细胞遗传学	突变
遗传学定义的 MDS:			
MDS 伴低原始细胞和孤立 5q 缺失(MDS-5q)	骨髓 < 5%,外周血 < 2%	单独的 5q 缺失,或除单体 7 或 7q 缺失外还有 1 个其他异常	
MDS 伴低原始细胞和 *SF3B1* 突变ª(MDS-*SF3B1*)		无 5q 缺失、单体 7 或复杂核型	*SF3B1*
MDS 伴 *TP53* 双等位基因失活突变(MDS-bi *TP53*)	骨髓、外周血 < 20%	通常复杂	两个或多个 *TP53* 突变,或 1 个有 *TP53* 拷贝数丢失或 cnLOH 证据的突变
形态学定义的 MDS:			
MDS 伴低原始细胞(MDS-LB)	骨髓 < 5%,外周血 < 2%		
低增生性 MDSᵇ(MDS-h)			
MDS 伴原始细胞增多(MDS-IB)			
MDS-IB1	骨髓 5-9% 或外周血 2-4%		
MDS-IB2	骨髓 10-19% 或外周血 5-19% 或存在 Auer 小体		
MDS 伴骨髓纤维化(MDS-f)	骨髓 5-19%;外周血 2-19%		

注:a:检测到 ≥ 15% 环状铁粒幼红细胞可替代 *SF3B1* 突变,相关术语:MDS 伴低原始细胞及环形铁粒幼红细胞;b:根据定义,年龄标准化后骨髓细胞含量 ≤ 25%;cnLOH:拷贝中性杂合性丢失

表 1-7-3　骨髓增生异常综合征的国际预后积分系统(IPSS)

预后变量	评分				
	0	0.5	1	1.5	2.0
骨髓原始细胞(%)	<5	5-10	--	11-20	21-30
染色体核型*	好	中度	差		
血细胞减少**	0-1 系	2-3 系			

注:a 预后好核型:正常,-Y,del(5q),del(20q);预后中等核型:其余异常;预后差核型:复杂(≥3 个异常)或 7 号染色体异常。b 中性粒细胞绝对计数 <1.8×10⁹/L,血红蛋白 <100 g/L,血小板计数 <100×10⁹/L。IPSS 危险度分类:低危:0 分;中危 -1:0.5~1 分;中危 -2:1.5~2 分;高危:≥2.5 分

表 1-7-4　骨髓增生异常综合征(MDS)的 WHO 分型预后积分系统(WPSS,2011 版)

预后变量	标准	积分
WHO 分型	RCUD,RARS,MDS 伴单纯 5q-	0
	RCMD	1
	RAEB-1	2
	RAEB-2	3
染色体核型	好(正常、-Y、5q-、20q-)	0
	中度(其他异常)	1
	差(7 号染色体异常,≥3 种染色体异常)	2
贫血*	无	0
	有	1

注:RCUD:难治性血细胞减少伴单系发育异常;RARS:难治性贫血伴有环状铁粒幼红细胞;RCMD:难治性血细胞减少伴有多系发育异常;RAEB:难治性贫血伴有原始细胞过多。a 预后好核型:正常核型,-Y,del(5q),del(20q);预后中等核型:其余异常;预后差核型:复杂(≥3 个异常)或 7 号染色体异常。b 男性患者血红蛋白 <90 g/L,女性患者血红蛋白 <80 g/L。WPSS 危险度分类:极低危:0 分;低危:1 分;中危:2 分;高危:3~4 分;极高危:5~6 分

表 1-7-5　骨髓增生异常综合征修订国际预后积分系统(IPSS-R)

预后变量	评分						
	0	0.5	1	1.5	2	3	4
染色体核型*	极好	--	好	--	中度	差	极差
骨髓原始细胞(%)	<2	--	2-5		5-10	>10	
Hb(g/L)	>10		8-10	<8			
Plt(×10⁹/L)	>100	50-100	<50				
ANC(×10⁹/L)	>0.8	<0.8					

注:a 极好:-Y,del(11q);好:正常核型,del(5q),12p-,del(20q),del(5q)附加另一种异常;中等:del(7q),+8,+19,(i 17q),其他 1 个或 2 个独立克隆的染色体异常;差:-7,inv(3)/t(3q)/del(3q),-7/ del(7q)附加另一种异常,复杂异常(3 个);极差:复杂异常(>3 个)。IPSS-R 危险度分类:极低危:≤1.5 分;低危:>1.5~3 分;中危:>3~4.5 分;高危:>4.5~6 分;极高危:>6 分

　　该患者骨髓增生极度活跃,骨髓涂片原始细胞达 6.5%,三系减少,符合 MDS-EB-1 的诊断标准,患者染色体核型好,骨髓原始细胞达 6.5%,三系减少,因此 IPSS1 分;患者 WHO 分

类为 RAEB-1,同时血红蛋白 79 g/L,故 WPSS 分类为 3 分;患者细胞遗传学好,血红蛋白 79 g/L,骨髓原始细胞达 6.5%,血小板计数 17×10^9/L,中性粒细胞绝对计数 0.14×10^9/L,故 IPSS-R 为 6 分。同时结合患者血生化,骨髓相关检查后排除其他造血系统疾病,如再生障碍性贫血、阵发性睡眠性血红蛋白尿、骨髓纤维化、急性白血病、多发性骨髓瘤、巨幼细胞性贫血等及非造血系统疾病,如自身免疫性疾病如:系统性红斑狼疮、干燥综合征、Evans 综合征以免疫相关全血细胞减少;感染性疾病:严重的细菌、病毒、结核感染等都可以引起全血细胞减少;脾功能亢进;化疗药物;甲亢;甲减;慢性肾功能衰竭等。

【专家点评】

骨髓增生异常综合征(myelodysplastic syndromes, MDS)是一组起源于造血干细胞的异质性髓系克隆性疾病,其特点是髓系细胞发育异常,表现为无效造血、难治性血细胞减少,高风险向急性髓系白血病(AML)转化。

患者因为头晕、乏力 3 个月就诊于当地医院,在完善血常规检查后发现全血细胞减少,因此患者的头晕、乏力症状主要由于贫血引起,因此按照"全血细胞减少"的思路进行鉴别专断,随着骨髓增生极度活跃,髓系细胞轻度核左移伴巨核细胞形态异常,考虑骨髓增生异常综合征。组化三项(小组化):环形铁粒幼红细胞阳性率 12%。免疫组织化学染色(CD41):淋巴样小巨核细胞(胞体 <12μm)16 个,全片巨核 165 个等异常的发现,并且排除其他引起全血细胞减少的疾病后,患者的诊断逐渐明确。

多种血液系统疾病都可引起全血细胞减少,对于全血细胞减少的患者一定要充分挖掘患者既往病史,同时充分完善检查,在排除其他疾病后,才能对其作出准确判断。

【文献复习】

骨髓增生异常综合征(MDS)是一组起源于造血干细胞的异质性髓系克隆性疾病,其特点是髓系细胞发育异常,表现为无效造血、难治性血细胞减少,高风险向急性髓系白血病(AML)转化。其发病率随着年龄的增加而增加,主要见于 70 岁以上的老年人。患者的主要症状为贫血、出血及感染。其分型及预后积分系统见表 1-7-5。

MDS 患者的自然病程和预后的差异性很大,因此要制定个体化的治疗方案。应该以 MDS 患者危险度分层为基础,同时综合考虑患者的年龄,身体状况,合并疾病,治疗的依从性以及患者个人意愿来制定个体化的治疗方案。MDS 患者可以根据危险度分层系统分为两组:MDS 可按预后积分系统分为两组:较低危组 [IPSS- 低危组、中危 -1 组, IPSS-R- 极低危组、低危组和中危组(≤ 3.5 分), WPSS- 极低危组、低危组和中危组] 和较高危组 [IPSS- 中危 -2 组、高危组, IPSS-R- 中危组(>3.5 分)、高危组和极高危组, WPSS- 高危组和极高危组]。较低危组的治疗目标是改善血细胞水平,改善生活质量;对于较高危组的治疗目标是:延缓白血病进展,延长生存期限。异基因造血干细胞抑制是目前唯一能够根治 MDS 的方法,红细胞生成刺激药物、输血、免疫调节药物来那度胺、去甲基化药物以及促进红细胞成熟的药物如:罗特西普是目前较低危 MDS 患者的主流治疗方案,化疗、去甲基化药物,以及分子靶向治疗如:维奈克拉是较高危 MDS 患者的主流治疗方案。但是随着我们对 MDS 发病机制的深入了解以及基因检测技术的发展,有越来越多的分子靶向药物用来进入人们的视野并为 MDS 患者的个体化治疗奠定基础。

（中国医学科学院血液病医院再生医学诊疗中心　杨斐）

【参考文献】

[1] VOLPE VO, GARCIA-MANERO G, KOMROKJI RS. Myelodysplastic Syndromes：A New Decade[J]. *Clin Lymphoma Myeloma Leuk*, 2022, 22（1）：1-16.

[2] GNANARAJ J, PARNES A, FRANCIS CW, et al. Approach to pancytopenia：Diagnostic algorithm for clinical hematologists[J]. *Blood Rev*, 2018, 32（5）：361-367.

[3] 髓增生异常综合征中国诊断与治疗指南（2019 年版）[J]. 中华血液学杂志, 2019, 40（2）：89-97.

病例8　自身免疫性溶血性贫血一例

【背景知识】

自身免疫性溶血性贫血（autoimmune hemolytic anemia，AIHA）患者身体免疫功能紊乱产生自身抗体，导致红细胞破坏加速（溶血）超过骨髓代偿，继而发生贫血。自身免疫性溶血性贫血年发病率为（0.8~3.0）/10 万[1]。自身免疫性溶血性贫血病因是机体免疫紊乱，产生了抗自身红细胞的抗体，使红细胞在脾脏、肝脏、血管内被破坏和溶解，红细胞寿命缩短，引起溶血性贫血。AIHA 起病缓慢，主要表现为贫血和黄疸，严重者可出现休克（面色苍白、肢端湿冷）和神志异常。抗人球蛋白试验（Coombs 试验）是诊断自身免疫性溶血性贫血重要依据。

基于最佳的 RBC 自身抗体反应温度，将 AIHA 分为温、混合或冷抗体型。温抗体型（wAIHA）和冷抗体型 AIHA（cAIHA）占 AIHA 的大部分，混合型 AIHA（mAIHA）和药物诱导的 AIHA（diAIHA）则少见[2]。冷凝集素病（CAS，冷抗体型 AIHA 的一种）的患病率远低于 wAIHA，约占全部 AIHA 的 15%，主要发生于中老年人。CAS 以补体依赖性方式引起 AIHA，自身抗体依赖性裂解主要由 C3 蛋白介导，导致 37 ℃下抗体分离后的血管内溶血。靶向 RBC 的吞噬作用主要由肝脏 Kupffer 细胞介导，当 IgM 滴度相对较低时，也由膜攻击复合物（MAC）介导。CAS 的一个显著特征是溶血的高度变异性，不同患者对输血的需求差异很大。

【病例简介】

患者女，65 岁，主因"皮肤黄染、乏力、遇冷后腰背疼痛 2 年余"入院。

现病史：患者两年余前因"皮肤黄染、乏力、遇冷后腰背疼痛"当地医院查血常规提示"贫血"，血红蛋白波动于 80~90 g/L 之间，口服药物（具体不详）无改善，2019 年 12 月 21 日就诊于外院，查血常规：WBC 4.9×10^9/L，HGB 82 g/L，PLT 206×10^9/L，RET% 6.32，RET 0.1416×10^{12}/L。生化：总胆红素 44.4μmol/l，直接胆红素 12μmol/l，间接胆红素 32.4μmol/l，乳酸脱氢酶 515U/L。贫血三项：血清铁蛋白 220.1ng/mL，余正常。直接抗人球蛋白试验：阳性。诊断：溶血性贫血、溶血性黄疸。出院后予中药（具体不详）联合泼尼松 5 mg 治疗，血红蛋白维持在 100~120 g/L 之间，2021 年 7 月 23 日当地医院查血常规：WBC 2.97×10^9/L，

HGB 117 g/L，PLT 63×10⁹/L。继续中药治疗。2021年9月12日当地医院查血常规：WBC 4.67×10⁹/L，HGB 106 g/L，PLT 54×10⁹/L。10月14日就诊于我院门诊，查血常规：WBC 3.88×10⁹/L，HGB 93 g/L，PLT 58×10⁹/L，NEUT 2.37×10⁹/L，RET% 7.5%，RET 0.0953×10¹²/L。以"全血细胞减少"收住我科。发病来，患者精神一般，睡眠尚可，大小便基本正常。近期体重及体力无明显改变。

既往史：平素体健，否认病毒性肝炎、肺结核病史，否认高血压、糖尿病、高血脂病史，否认脑血管疾病、心脏病史，否认精神病史、地方病史、职业病史。否认外伤、中毒、手术史，否认药物、食物过敏史，预防接种史不详，否认输血史。

个人史：出生在原籍，久居原籍，生活起居尚规律，无化学物质、放射物质、有毒物质接触史，无冶游、吸毒史，无吸烟、饮酒史。

月经史：已绝经，约50岁绝经。

婚育史：已婚，育有1子1女，配偶及子女体健。

家族史：否认家族及遗传病病史。

入院体格检查：T：36.2 ℃，P：108次/分，R：24次/分，BP：130/77mmHg。ECOG 0分。轻度贫血貌，周身皮肤无皮疹、黄染、出血点，浅表淋巴结无肿大。咽部无充血，扁桃体无肿大。胸骨无压痛，双肺呼吸音清，未闻及干湿罗音。心率108次/分，律齐，各瓣膜听诊区未闻及病理性杂音。腹部平坦，无压痛及反跳痛，肝肋下未触及，脾肋下未触及。双下肢无浮肿。

入院后化验及检查：

血液相关化验：血常规：WBC 3.22×10⁹/L（↓），HGB 95 g/L（↓），PLT 68×10⁹/L（↓），NEUT 2.4×10⁹/L，RET% 6.41%（↑），RET 0.0596×10¹²/L。凝血八项：部分凝血活酶时间（APTT）18.9 s（↓），纤维蛋白原分解产物7.7μg/mL，D-二聚体2.7 mg/LFEU（↑）。抗磷脂抗体：SCT筛选比值0.7（↓），SCT确认比值0.79（↓）。生化：AST 35.9U/L（↑），AST/ALT 2.8（↑），↑ TBIL 56.1μmol/L（↑），DBIL 9.9μmol/L（↑），IBIL 46.2μmol/L（↑），LDH 542.7U/L（↑），a-HBDH 434.4U/L（↑），HDL 1.75mmol/L（↑），K 3.47mmol/L（↓）。甲功无异常。尿常规+镜检：镜检红细胞50个/μL↑。直接抗人球蛋白试验：阴性。血清铁四项+贫血四项：Iron 41.1μmol/l↑，UIBC 9.26μmol/L（↓），ISAT 0.82（↑），EPO 100.17mIU/mL（↑）。感染相关标志物无异常。补体C3+补体C4+风湿三项：补体C3 0.57 g/L（↓），补体C4 0.094 g/L（↓），类风湿因子21.9IU/mL（↑）。M蛋白：游离LAM轻链28.8 mg/L（↑），γ球蛋白22.82%（↑）。转铁蛋白及受体：可溶性转铁蛋白受体2.42 mg/L（↑）。红细胞酶检测无异常。溶血相关检查：酸化甘油试验（AGLT50）100秒（↓），血浆游离血红蛋白测定（F-HB）242.2 mg/l（↑），血浆结合珠蛋白测定（HP）<0.125 g/L（↓），冷凝集素试验-效价1024（↑），冷凝集素试验积分92（↑），库姆分型试验抗C3血清-效价256（↑），库姆分型试验抗C3血清-积分72（↑），红细胞渗透脆性试验开始溶血-患者0.52（↑）。EMA检测无异常。高铁血红蛋白还原试验+异丙醇+热不稳定试验+变性珠蛋白小体+血红蛋白组分分析+热溶血实验：阴性。流式细胞因子检测：IL-43.06pg/mL（↑）。PNH克隆检

测:患者红细胞、成熟粒细胞、成熟单核细胞未检测到 PNH 克隆。淋巴细胞亚群 Th1/2+Treg+ T 细胞免疫功能:初始 CD4+T 细胞占 T 淋巴细胞 35.78%(↑),效应 CD4+T 细胞占 T 淋巴细胞 7.51%(↑),效应记忆 CD4+T 细胞占 T 淋巴细胞 11.94%(↓),活化 CD4+T 细胞占 T 淋巴细胞 1.94%(↑),初始 CD8+T 细胞占 T 淋巴细胞 1.6% ↓,中央记忆 CD8+T 细胞占 T 淋巴细胞 0.43%(↓),效应 CD8+T 细胞占 T 淋巴细胞 17.85%(↑),效应记忆 CD8+T 细胞占 T 淋巴细胞 2.65%(↓),活化调节 T 细胞占 T 淋巴细胞 1.1%(↑),TH1(CD3+CD4+CD183+CD196-)15.54%(↓)。病毒定量检测:EB 病毒 DNA<1000 拷贝 /mL,巨细胞病毒 DNA<1000 拷贝 /mL,乙型肝炎病毒 DNA<1000IU/mL。WT1 定量检测:0.22%。蛋白 C 活性测定 + 蛋白 S 活性测定:无异常。肿瘤标记物:糖类抗原 19-9 26.6U/mL(↑),癌抗原 15-3 16.7U/mL(↑)。TCRγ+IGH+IGK+TCRβ+TCRD 重排:TCRγ、TCRβ 重排阳性。ENA 抗体谱系列检测:抗核抗体滴度 阳性(1:100)。淋巴细胞免疫分型:可见一群单克隆 CD3+CD8+T 淋巴细胞,约占淋巴细胞的 19.22%,表型为 CD7++CD5dimCD45RA+;请结合病理及 TCR 基因重排结果。流式 TCRvb 检测:CD3+CD8+CD5dimCD7dimT 淋巴细胞 TCRvb8 亚家族比例增高,为 60.46%,不除外 T 细胞克隆性改变,请结合临床及 TCR 基因重排。免疫分型 -LGL:T-LGL 占淋巴细胞 7.72%,未见明显异常,请结合临床。淋巴细胞亚群(B/T/NK):抑制 / 细胞毒 T 细胞(CD3+CD8+)绝对计数 152 个 /μL。

骨髓相关化验:2021-10-20 骨髓涂片:(胸骨)粒系比例减低,红系比例增高,巨核系增生骨髓象,骨髓及外周血部分成熟红细胞聚集成团,请结合临床;(髂骨)粒系比例正常、以成熟阶段为主、红系比例正常,未见巨核细胞骨髓象,骨髓及外周血部分成熟红细胞聚集成团,请结合临床及其它检查。2021-10-21 骨髓病理:送检骨髓增生较活跃,粒红巨三系细胞增生,淋巴细胞散在或簇状分布,形态成熟,免疫组化示 T、B 淋巴细胞均可见,请结合临床、流式细胞学及其它检查进一步确诊。造血祖细胞培养:红系爆氏集落培养 BFU-E7/10⁵BMMNC ↓,粒 - 单系祖细胞集落培养 CFU-GM5/10⁵BMMNC ↓。组化三项(小组化):环形铁粒幼红细胞阳性率计数有核红细胞 200 个未见环铁。免疫组织化学染色(CD41):正常巨核细胞(胞体 >40um)77 个,双核巨核细胞(胞体 >40um)5 个,大单元核小巨核细胞(胞体 25-40μm)2 个,全片巨核 84 个。组化三项:计数晚幼粒及其以上阶段细胞,可见红系比例增高,髓系原始细胞占有核细胞 1%。染色体检查:46,XX[20]。FISH:8 号染色体三体、D5S721/EGR1、CEP7/D7S486、P53/CEP17、P53/CEP17 阴性。

其他检查:2021-10-19 心脏超声:肺动脉瓣少量反流左心室舒张功能减低。2021-10-19 消化系(肝胆脾胰)超声:胆囊壁厚;胆囊多发结石;胆囊内胆汁淤积;肝胰脾未见明显异常。

诊疗经过及疗效:

第一阶段:患者老年女性,主因"皮肤黄染、乏力、遇冷后腰背疼痛 2 年余"入院。患者反复贫血,胆红素与 LDH 均高,冷凝集素试验 - 效价 1024(↑),冷凝集素试验积分 92(↑),库姆分型试验抗 C3 血清 - 效价 256(↑),库姆分型试验抗 C3 血清 - 积分 72(↑),结合上述化验,目前考虑诊断冷凝集素病。该患者同时存在克隆性 T 淋巴细胞,建议进一步完善 PET-CT 检查除外淋巴瘤等情况,后续需动态监测该群克隆性 T 淋巴细胞。

冷凝集素病对糖皮质激素治疗反应较差,一线治疗应用利妥昔单抗联合氟达拉滨/苯达莫司丁治疗总反应率75%,20%~40%可获得完全缓解。但是该患者年龄较大,应用该方案存在骨髓抑制、过敏、感染等风险。亦可选择应用副作用较低的BTK抑制剂治疗,该方案预期有效率低于利妥昔单抗联合氟达拉滨/苯达莫司丁,但临床应用副作用较低,耐受性更高;患者家属经商议后决定应用相对副作用较低的BTK抑制剂泽布替尼治疗。于2021-11-16起服用泽布替尼每次160 mg(2粒)每天2次,3个月为1个治疗周期。期间复查Hb波动在88~103 g/L,PLT波动在(73~123)×10⁹/L,TBIL波动在18.9~36.3μmol/L,LDH 271U/L,尿常规白细胞、隐血2+,尿胆红素、尿胆原(-)。乏力、皮肤黄染较前好转,仍有遇冷后皮肤变黄。

第二阶段:患者服用BTK抑制剂3月后指标有所反复,效果欠佳,嘱继续用BTK抑制剂一个月,若无效考虑用回经典一线治疗方案:利妥昔单抗联合氟达拉滨/苯达莫司丁。

【病例特点及分析】

CAS具有三大临床表现:①发绀症,即在寒冷环境中,大多数患者表现有耳廓、鼻尖、手指及足趾的发绀,一经加温即见消失;②溶血综合征,急性CAS可有发热、寒战、血红蛋白尿及急性肾功能不全等,慢性型CAS可有贫血、黄疸、肝脾轻度肿大等;继发性CAS可有原发病表现。

【专家点评】

不同亚型的AIHA发病机制、诊断、治疗和预后差异很大,因此准确的诊断对评估临床表现、易感因素和优化治疗至关重要。

红细胞冷凝集是一种现象,冷凝集聚集程度与冷凝集效价呈正相关。冷凝集素(CAs)是一种红细胞自身抗体,主要为IgM型,少部分是IgG和IgA型,这些抗体在31℃以下温度时易与红细胞上的I、i或SP13种抗原结合造成红细胞凝集,从而干扰红细胞计数和红细胞相关参数的分析,如红细胞压积(HCT)、平均血红蛋白含量(MCH)和平均血红蛋白浓度(MCHC)。冷凝集会使RBC、HCT降低,MCH、MCHC升高。故对于MCH、MCHC异常升高的患者各位同道需警惕是否有冷凝集的可能。

【文献复习】

90%的CAS均可找到继发性因素,另有约10%患者原因不明,属于原发性CAS。最常见基础疾病是淋巴浆细胞增值性疾病,如淋巴浆细胞淋巴瘤/巨球蛋白血症、意义未明单克隆球蛋白血症(MGUS)等。少数病例因结缔组织病、病毒(EB病毒、水痘病毒、腮腺炎病毒、麻疹病毒或巨细胞病毒)或支原体感染引起。部分老年人可有生理性、一过性冷凝集素凝集。

诊断要点如下。

1. 临床表现　常继发于支原体肺炎及传染性单核细胞增多症,遇冷后冷凝集素IgM可直接在血循环发生红细胞凝集反应,导致血管内溶血。临床表现肢端发绀,伴贫血、血红蛋白尿等,血清中可测得高滴度的冷凝集素。

2. 实验室检查　①慢性轻度到中度贫血,可有轻度的高胆红素血症,反复发作者可有含铁血黄素尿。②冷凝集试验阳性，30 ℃在白蛋白或生理盐水内凝集效价仍高者有诊断意义。③直接抗人球蛋白试验（DAT）阳性，几乎均为补体 C3 型。

冷凝集素阳性，效价较高（>1∶40）结合临床表现和其他实验室检查可诊断 CAS。

注意事项：①轻型患者不影响劳动，需要注意保暖。②有明显溶血时输血要慎重，因为正常供者的红细胞更易遭受冷抗体的损害，有冷抗体存在时配血有困难，可按温抗体型 AIHA 原则输血。保温下输注浓缩红细胞，克服组织缺氧状态。

（中国医学科学院血液病医院再生医学诊疗中心 李巧利）

【参考文献】

[1]　中华医学会血液学分会红细胞疾病（贫血）学组. 自身免疫性溶血性贫血诊断与治疗中国专家共识（2017 年版）[J]. 中华血液学杂志,2017,38（4）:265-267.

[2]　BASS GF, TUSCANO ET, Tuscano JM. Diagnosis and classification of autoimmune hemolytic anemia[J]. *Autoimmun Rev*.2014;13（4-5）:560-564.

病例 9　误诊为白血病的溶血性贫血

【背景知识】

急性红白血病约占急性髓系白血病（AML）的 4%~5%,预后差,临床可以顽固的进行性贫血为特点,伴不规则发热、皮肤紫癜、反复感染。早期肝脾肿大不著,后期可出现肝脾显著肿大。

其贫血轻重不一,多数为正细胞正色素型,少数为低色素型。血涂片内嗜碱性点彩、靶形与异形红细胞显著,可见数量不等的幼红细胞（以中、晚幼为主）,并伴明显病态发育,约 2/3 患者网织红细胞升高。其骨髓涂片示增生明显或极度活跃,粒系和红系同时增生,髓象示幼红细胞成熟障碍,且幼红细胞病态发育与类巨幼细胞变明显,需注意与巨幼细胞性贫血鉴别。

【病例简介】

患者,女,19 岁,主因"面色苍白,乏力,活动后心悸,气短 2 个月,加重 3 周"入院。

现病史:患者入院前 2 个月主因"咽痛,咳嗽"于当地医院输注头孢类抗生素（具体药物剂量不详）,后出现面色苍白、纳差、乏力伴活动后心悸气促,未予进一步诊治,于入院前 3 周,无明显诱因上述症状加重,于当地医院查血常规 Hb 54 g/L, RBC 1.90×10^{12}/L, WBC 2.70×10^9/L（N 29.6%,LY 70.4%）, PLT 393×10^9/L, RET 20.55%,MCV、MCHC 不详。尿胆原（+）。肝肾功能不详。骨髓:增生极度活跃,幼红细胞 55%,类巨幼样变,晚红呈多核,花瓣样改变,巨核细胞增多,以幼巨为主。白血病免疫表型 CD34+, CD33CD13 弱表达,其余不详。腹部 B 超（—）。当地医院诊为急性红白血病（M6）或全髓细胞白血病,为进一步诊治转入我院。患者自发病以来,纳差,睡眠尚可,精神差,大小便无著变,体重减轻 5 kg。

既往史:既往银屑病史,否认糖尿病、高血压等慢性疾病史,否认肝炎、结核等传染性疾病病史,否认手术、外伤史,有输血史,否认食物、药物过敏史,否认宠物接触史。预防接种史不详。

体格检查：T 37.2 ℃，P 100/min，R 20/min，BP 110/70mmHg。贫血貌，全身皮肤黏膜苍白，胸腹部皮肤散在白色皮疹，表面脱屑，咽稍红，未见出血点，巩膜黄染，扁桃体不大，舌乳头存，浅表淋巴结未及，胸骨压痛(-)，双肺呼吸音清，未闻及干湿啰音，心音有力，心律齐，未闻及病理性杂音，腹部平软，无压痛、反跳痛及肌紧张，肝脾肋下未触及，双下肢不肿。

入院后化验及检查：血常规：Hb 52 g/L，RBC 1.52×10^{12}/L，WBC 2.15×10^9/L（N 45%，LY 45%），PLT 290×10^9/L，RET 9%，MCV 95fl，MCH 32.2pg，MCHC 333g/L。叶酸 4.13ng/mL，维生素 B12 106pg/mL。肝功能 TBIL 55.1μmol/L(↑)，DBIL 40.7μmol/L(↑)。PNH 克隆、库姆实验阴性。Ham 实验阴性。风湿免疫全项、肿瘤全项、血清铁四项、染色体、小组化、小巨核酶标未见异常。白血病免疫表型：未见异常。胸 CT、腹部 B 超均未见异常。骨髓涂片：（髂骨）增生明显活跃，粒系 10%（原粒 2%、早幼粒 0.5%、中幼粒 0.5%、杆状核 5%、分叶核 2%）、红系 75.5%（早红 2%，余中晚幼红）、红系巨幼样变，可见双核红、三核红、花瓣红、H-J 小体，全片共见巨核 306 个，可见单圆核、多圆核巨核，周血计数 100 个白细胞可见 1个中幼红、11 个晚幼红，分类淋巴细胞 47%、中性杆状核 18%、中性分叶核 27%、单核细胞 8%，可见巨大杆状核。

诊疗经过及疗效：初步诊断：① coombs(-)AIHA；②巨幼细胞性贫血。治疗经过：予静脉甲强龙 40 mg/d，口服叶酸 10 mg 3 次/日、甲钴胺 500μg 1 次/日。2 周后复查血常规：Hb 97 g/L，RBC 2.53×10^{12}/L，WBC 12.9×10^9/L（N 75%，LY 18%，MO 7%），PLT 264×10^9/L，RET 6.42%，MCV 95fl，MCH 32.2pg。肝功能正常。2 周后激素减量至曲安西龙 20 mg/d 和 CsA 50 mg 3 次/日，复查血常规（RET、MCV、MCH、MCHC）、骨髓、肝功能均正常，好转出院。门诊随访 30 个月，各项化验指标完全正常。

【病例特点及分析】

患者病历特点如下。

（1）患者青年女性，病史 2 个月。

（2）主要表现为面色苍白、乏力、纳差、活动后心悸、气短。

（3）血常规提示贫血、白细胞减低、网织红细胞升高，骨髓红系比例明显增高，病态造血明显，当地医院诊为 AML-M6。

（4）但应注意以下几点：①患者贫血，网织红细胞明显升高，总胆红素、间接胆红素明显升高，均提示有溶血存在，单用 AML-M6 无法解释。②患者尽管骨髓形态符合 M6 诊断标准，但患者缺乏急性白血病多脏器浸润临床表现，全身肝脾淋巴结不大。③从治疗效果看仅给予激素、环孢素、叶酸、甲钴胺等药物患者血象全面恢复，AML-M6 难以解释，诊断不成立。

【专家点评】

患者青年女性，病史 2 个月，主要表现为面色苍白、乏力、纳差、活动后心悸、气短。血常规提示贫血、白细胞减低、网织红细胞升高，骨髓红系比例明显增高，病态造血明显，当地医院诊为 AML-M6。该患者易被误诊为急性红白血病，主要在于仅仅注意了骨髓表现为红系比例明显升高，形态异常，原粒细胞比例达 20%，却忽略了两条重要线索，即患者总胆红素及间接胆红素明显升高,并且该患者肝脾淋巴结正常,缺乏白血病浸润证据。结合相关检查及治疗方案及效果显然支持自身免疫性溶血性贫血合并巨幼细胞性贫血。患者长期节食,营养摄入不足,银屑病应用中药,发病前应用静脉抗生素均可致溶血发生。因此患者骨髓血象的改变完全可以用 AIHA 合并巨幼贫来解释,也可以认为是一种类红白血病效应。通过本例患者的诊治给我们的启示是,在临床工作中绝不能犯教条主义,应根据患者具体情况具体分析,注意细节,对"异病同症""同病异症"时刻有清醒认识。

【文献复习】

急性红白血病(AML-M6)传统上包括急性红血病及全髓白血病两型:

1. 急性红血病　患者骨髓红系过度增殖,比例明显增高,在临床上以贫血为主要表现,外周血涂片可见较多有核红细胞。患者网织红细胞增高,溶血检查阴性,本例患者似乎上述表现都符合,即以贫血为主要临床表现,血红蛋白最低 52 g/L,周血涂片 100 个白细胞可见10 余个有核红细胞,网织红细胞升高,溶血检查 coombs 试验、Ham 试验等为阴性,骨髓中红系比例为 70%~80%,但是患者不具有白血病浸润的表现,肝脾淋巴结均不大,总胆红素及间接胆红素增高明显,提示存在溶血,急性红白血病一般巨核细胞减少或缺乏,部分巨核细胞正常或轻度升高,本例患者巨核达 306 个显然不符合。

2. 全髓白血病　指骨髓白、红、巨核三系同时增生为特征的白血病,除红白两系特征与急性红血病相似外,还体现为巨核细胞显著增多,以幼稚巨核细胞、小巨核细胞为主,此外免疫表型 CD41、抗血清糖蛋白 H 和 C(红系)、CD33 及 CD13(髓系)三系细胞标记同时出现,均为阳性,本患者虽然巨核细胞数量增多,但多为成熟巨核细胞,免疫表型也表现出三系标记均为阴性,故 M6 两个亚型均不符合。

(天津医科大学总医院血液内科　邵媛媛)

【参考文献】

[1] ZUO Z, POLSKI JM, Kasyan A, et al. Acute Erythroid Leukemia[J]. *Arch Pathol Lab Med*, 2010, 134(9): 1261-1270.

[2] JAFFE ES, HARRIS NL, STEIN H, et al. 造血与淋巴组织肿瘤 WHO 分类 [M]. 周小鸽,陈辉树译. 北京:人民卫生出版社, 2011.

[3] SANTOS FP, FADERL S, GARCIA-MANERO G, et al. Adult acute erythroleukemia: an analysis of 91 patients treated at a single institution[J]. *Leukemia*, 2009, 23(12): 2275-80.

病例 10　Diamond-Blackfan 贫血一例

【背景知识】

先天性纯红细胞再生障碍性贫血,又被称为 Diamond-Blackfan 贫血(DBA),是先天性骨髓衰竭综合征(IBMFS)的亚型之一,主要累及红系造血。该病的临床特征主要有红系造血衰竭、先天发育异常和肿瘤易患性。核糖体蛋白(RP)相关基因突变和红细胞发育过程其他途径异常导致疾病的发生。根据典型临床表现和相关基因突变检测结果可以诊断 DBA。DBA 临床十分罕见,临床医师对该病尚缺乏系统认识,易导致该病的漏诊、误诊,并且治疗方式不一。

【病例简介】

患者男，35 岁，主因"发现贫血半月余"入院。

现病史：患者于入院前半月余因欲行输尿管结石手术发现贫血，血常规示 Hb 102 g/L，Ret 0.17%，WBC、PLT 正常，铁蛋白 553.72 ng/mL，骨穿提示红系增生减低，骨髓活检示造血组织增生明显活跃，以粒系增生为主，红系减低，现患者为求进一步治疗收入我科。患者自本次起病以来，精神、食欲、睡眠尚可，大小便正常，体力下降，体重 1 月余内下降约 5 kg。

既往史：既往体健，否认高血压、糖尿病、冠心病等慢性病病史。否认肝炎、结核等传染病病史。分别于 2020、2021 年行右侧输尿管结石术。否认外伤史。否认输血史。否认药物过敏史，否认食物过敏史。预防接种史按规定。

个人史：出生于重庆，久居于重庆。吸烟史 6 年，平均 15 支 / 日。否认饮酒史。否认疫水疫区接触史。无工业毒物、粉尘、放射性物质接触史。无冶游史。无新冠肺炎流行病学接触史。无近期高风险地区旅居史。

婚育史：已婚，结婚年龄：28 岁，配偶：健康状况良好，曾育有 1 子，患 DBA、先天性心脏病、先天性六指畸形、视网膜病变，基因检测 RPS19 杂合突变，已故。

家族史：父亲因食管癌去世，母亲患再生障碍性贫血（AA），无兄弟姐妹。

体格检查：查体未见异常。

入院后化验及检查：血常规：WBC 3.44 × 10⁹/L，RBC 2.96 × 10¹²/L（↓），Hb 99 g/L（↓），PLT 252 × 10⁹/L，RET 0.83%。血液三项：铁蛋白 719.91ng/mL（↑），叶酸、维生素 B12 正常。促红细胞生成素 687.00mIU/mL（↑）。生化：尿酸 595umol/L（↑），γ- 谷氨酰转酞酶 153U/L（↑），谷丙转氨酶 72U/L（↑）。乙肝二对半：乙肝表面抗体 55.32mIU/mL（↑）。非嗜肝病毒检测：抗 EB 病毒核抗原 IgG 抗体 阳性。肿瘤标记物：铁蛋白 698.30ng/mL（↑）。尿常规、便常规 + 潜血、凝血功能、免疫全项 + 风湿抗体、游离甲功、自免肝抗体、丙肝、梅毒、HIV 等均未见异常。胸部 CT 平扫：①两肺间质纹理增多；②左肺上叶舌段索条影，考虑慢性炎症；③双侧胸膜稍增厚。心脏超声：LVEF 59.6%，左房增大；三尖瓣反流（轻度）；左室舒张功能减低，收缩功能正常。腹部及腹腔淋巴结超声：肝大、脂肪肝；余未见明显异常。全身浅表淋巴结超声（颈 + 腋 + 腹股沟）：双侧颈部 I-V 区、双侧腋下、双侧腹股沟区多发淋巴结肿大（形态及回声未见明显异常）。髂骨骨髓涂片：增生性贫血骨髓象。骨髓活检：（髂骨）骨髓增生较低下，粒红比例减低，Lysozyme 相对少阳，CD235a，E-cadherin 相对多阳；巨核细胞可见，CD61 阳性，数量和形态可；CD117，CD34 染色未见原始细胞明显增多，间质散在少阳；CD20，CD3 染色未见 B，T 淋巴细胞明显增多；CD138 染色未见浆细胞明显增多；网染（grade 0）。小组化：中性粒细胞碱性磷酸酶 阳性率 58%，阳性指数 74。免疫分型 -LGL：LGL 占淋巴细胞的 9.82%，表达 CD8、CD3、CD2、CD7，部分表达 CD5。MDS 表型：异常细胞群（0.93%）[表达 CD33、CD13、CD11b，部分表达 CD117、CD64] 考虑髓系早阶段幼稚细胞；未见 CD13/CD11b、CD13/CD16 分化抗原表达异常。骨髓细胞膜抗体、PNH 克隆阴性；淋巴细胞表型未见异常。染色体示正常核型。MDS-FISH 未见异常。先天性骨髓衰竭基因检测回报:RPS19(c.172+1G>T)杂合变异(图 1-10-1)。

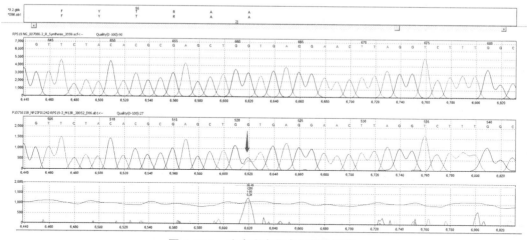

图 1-10-1　患者突变位点如箭头所指

诊疗经过及疗效:诊断:①先天性纯红细胞再生障碍性贫血;②脂肪肝;③肝功能异常;④高尿酸血症。住院期间予泼尼松 20 mg 口服 QD、EPO 6000iu 皮下注射 TIW 治疗,辅予抑酸、补钙对症。监测患者血红蛋白下降至 80 g/L,遂停用泼尼松,改予达那唑 0.1 g 口服 BID,联合 EPO 治疗,患者血红蛋白逐渐回升至正常,治疗有效(图 1-10-2)。

【病例特点及分析】

病例特点:①患者青年男性,起病隐匿;②患者血常规示贫血,网织红细胞降低,无其他血细胞减少;③有明显家族遗传倾向,母亲患 AA,儿子患 DBA,且 RPS19 基因突变。

目前,DBA 诊断标准主要依赖于诊断指标和支持指标,同时支持指标又分为主要和次要支持指标。诊断指标包括:①发病年龄 <1 岁;②大细胞性贫血,无其他明显的血细胞减少;③网织红细胞减少;④骨髓增生活跃,而红系细胞减少甚至缺如。主要支持指标包括:①典型的 DBA 相关基因突变;② DBA 家族史。次要支持指标包括:①红细胞腺苷脱氨酶(eADA)活性升高;②典型 DBA 相关先天发育异常;③胎儿血红蛋白(HbF)水平升高;④无其他 IBMFS 的证据。满足全部诊断指标则可诊断为典型 DBA。仅有 DBA 家族史,并伴典型 DBA 相关基因突变,可诊断为不典型 DBA;或伴典型 DBA 相关基因突变,并满足任意一条诊断指标,则也将其诊断为不典型 DBA。下列情况可考虑拟诊为 DBA:满足 3 项诊断指标及 DBA 家族史;或同时满足 2 项诊断指标和 3 项次要支持指标;或有 DBA 家族史并满足 3 项次要支持指标,即使不满足诊断指标。

本例患者虽然是成年起病,但是血常规示单纯贫血及网织红细胞减少,骨穿示红系增生减低,最重要的是有 DBA 家族史,和典型的 RPS19 基因突变,因此诊断为不典型 DBA。

糖皮质激素是治疗 DBA 的首选药物。糖皮质激素对早期红系祖细胞具有抗凋亡作用,并且可以调节 p53 活性,从而改善红细胞的细胞周期进程和增殖等。约 80% 患者对糖皮质激素治疗有反应,Hb 值可升至 >80 g/L。当糖皮质激素治疗无效的时候,可以尝试各种 DBA 替代治疗,包括甲氧氯普胺、环孢素、达那唑及 L- 亮氨酸等。本例患者应用泼尼松 1

月后,血红蛋白反而下降,我们停用泼尼松,改为达那唑替代治疗,结果患者血红蛋白回升至正常,可能是达那唑在体内可通过靶向作用于 JAK/STAT 信号通路,促进红系前体细胞的增殖。

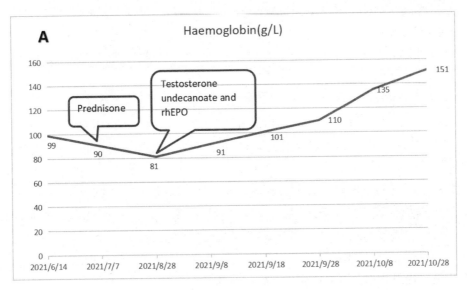

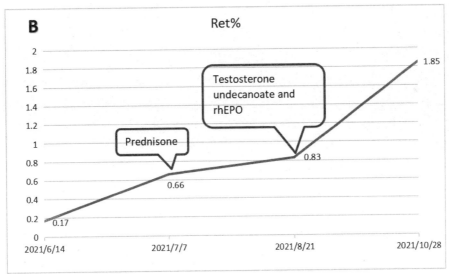

图 1-10-2　患者血红蛋白及网织红细胞趋势

【专家点评】

DBA 是指红系造血衰竭所致仅表现为贫血的疾病。该病主要表现为血红蛋白水平减低,网织红细胞减少及骨髓红系前体细胞极度减少或缺如三联征。由于 DBA 发病率低,并且临床表现无特异性,因此目前临床医师对该病的诊断、治疗及预后评估缺乏系统认识。

本例患者成年起病,具有典型的三联征,虽然他没有先天发育异常,但是我们了解到他有明确的 AA 和 DBA 的家族史,我们觉得有必要进行先天性骨髓衰竭基因的筛查,结果提示患者具有典型 RPS19 基因突变,结合临床表现最终明确诊断。因此临床表现及实验室检查结果对 DBA 的诊断必不可少,正是存在类似该病例的大量不典型 DBA,相关的分子诊断十分重要。多数情况下,DBA 的诊断基于基因分析结果或者在排除其他诊断后确立。目前针对 DBA 分子诊断的研究已较为深入。由于 RPS19 基因突变在 DBA 患者中最为常见,因而基因分析通常首先对 RPS19 基因进行 Sanger 靶向测序。目前,大部分实验室采用二代基因测序(NGS)技术,靶向特征性位点或者对整个外显子组进行测序,以分析 DBA 中常见的基因突变,包括 RP 基因与非 RP 基因(GATA1、TSR2、ADA2 基因及 EPO 双等位基因等)突变。

目前,DBA 的治疗主要包括以糖皮质激素为主的药物治疗、输血及祛铁治疗、造血干细胞移植(HSCT)、基因治疗。药物治疗和输血治疗均以维持稳定的 Hb 值(>80 g/L),满足机体生长、发育的需求为目的,不建议为提高 Hb 值至正常参考值范围,而采取过多、过量的治疗。本例患者我们首选糖皮质激素治疗,但是效果不佳,结合复习文献,我们选择达那唑替代治疗,原因如下:①动物和人类研究表明雄激素对红细胞生成有直接和间接的刺激作用。雄激素通过增加肾脏中 EPO 的产生或直接激活祖细胞上的 EPO 受体来刺激骨髓中 EPO 的产生,从而增加红细胞的数量。其次,雄激素还会增加造血细胞中端粒酶(TERT)基因的表达;②既往病例报告显示达那唑在对糖皮质激素,甚至环孢素治疗无效的 DBA 患者中显示良好疗效。最终该患者更换达那唑治疗后达到疾病缓解。

【文献复习】

DBA 是一种罕见的 IBMFS,欧洲及北美洲国家的 DBA 发病率为(5~7)/100 万新生儿,男、女性发病率约为 1.1∶1,一般认为 DBA 为常染色体显性遗传。目前 DBA 的发病机制尚不清楚,普遍认为其为一种核糖体病。60% 的 DBA 患者均伴编码 RP 的基因异常。大多数患者以中、重度贫血就诊,并且伴有先天发育异常,颅面部畸形最为常见,此外 DBA 患者易患肿瘤,尤其是骨髓增生异常综合征(MDS)、急性髓系白血病(AML)及实体瘤中的结肠癌、骨肉瘤等。DBA 主要以大细胞性贫血为主,骨髓增生活跃,红系细胞比例明显减低。部分患者有 eADA 活性、HbF 水平的异常升高,同时伴 RPS19 基因突变频率较高。糖皮质激素、输血、祛铁治疗及 HSCT 是目前治疗 DBA 的主要方法。大部分患者需要维持治疗。此外,治疗相关并发症为导致 DBA 患者死亡的主要原因,因此积极治疗的同时防治治疗相关并发症也十分重要。近年来,有多项研究尝试各种替代治疗,包括甲氧氯普胺、环孢素、达那唑及 L- 亮氨酸等,以 DNA 或者 RNA 为基础的基因治疗也是 DBA 极具前景的治疗方法之一,有待进一步深入研究。

(天津医科大学总医院血液内科　曹秋颖)

【参考文献】

[1] DA C L, LEBLANC T, MOHANDAS N. Diamond-Blackfan anemia[J]. *Blood*, 2020, 136(11): 1262-1273.

[2] TYAGI A, GUPTA A, DUTTA A, et al. A Review of Diamond-Blackfan Anemia: Current Evidence on Involved Genes and Treatment Modalities[J]. *Cureus*, 2020, 12(8): e10019.

[3] CHAI K Y, QUIJANO C J, CHIRUKA S. Danazol: An Effective and Underutilised Treat-

ment Option in Diamond-Blackfan Anaemia[J]. *Case Rep Hematol*, 2019, 2019：4684156.

[4]　ASPESI A，BORSOTTI C，FOLLENZI A. Emerging Therapeutic Approaches for Diamond Blackfan Anemia[J]. *Curr Gene Ther*, 2018, 18（6）：327-335.

第二章　白细胞疾病

病例 11　幼年性黄色肉芽肿并幼年型粒单核细胞白血病一例

【背景知识】

幼年性黄色肉芽肿(juvenile xanthogranuloma , JXG)是一种以树突状细胞在真皮中增殖和积聚为特点的非朗格汉斯细胞组织细胞增生症,好发于婴儿期和幼儿早期,是临床少见的、良性组织细胞增生性疾病,有自限性倾向 [1]。由 Adamson 于 1905 年首次报告了 JXG 病例。临床表现多样,容易漏诊或误诊。典型表现为单发性皮损,也可累及全身多脏器器官,通常预后良好 [2]。

1. 流行病学　患者多于 1 岁以内发病,也有出生即发现病变者,中位发病年龄 5 个月到 1 岁,男性多于女性,比例为 1.4∶1。发病率尚不明确,但由于 JXG 临床表现多样,尤其是孤立的小病变很难识别,真实的发病率可能被低估。

2. 病因及发病机制　JXG 病因不明,发病机制尚未明确,可能与感染、免疫、遗传、环境等因素引起的细胞反应性增生有关,与脂质代谢异常无关。目前认为 JXG 是主要影响婴幼儿的可能自限性的组织细胞病,对于其遗传学相关信息所知甚少,近年来全外显子测序研究表明 MAPK 和 PI3K 信号通路在 JXG 发生发展中有重要作用,即发生 KRAS、NRAS、ARAF、MAP2K1 和 PIK3CD 等基因的体细胞突变 [3]。

3. 临床表现　典型的 JXG 皮疹为圆形或椭圆形斑丘疹或结节,边界清楚,高出皮肤表面,皮损多为红色或黄色,也可为棕色或皮色,孤立性病变多见,也可表现为多发性病变,多分布于头面部及颈部。病变累及皮肤以外的组织和器官,称为系统性 JXG,临床少见。受累部位包括眼睛、软组织、中枢神经系统、骨、肝、脾、肺、心脏、肾脏、淋巴结、骨髓等。另外,有报道 JXG 和神经纤维瘤病(neurofibromatosis, NF)、幼年型粒单核细胞白血病(Juvenile my-elomonocytic leukemia, JMML)同时发生的病例。

4. 实验室检查　JXG 的典型病理改变为单核巨噬细胞融合并活化而成的 Touton 多核巨细胞及泡沫细胞浸润,伴有嗜酸性粒细胞及淋巴细胞浸润。JXG 的经典染色是巨噬细胞标记,如 Ki-M1P 或 CD68、抗因子 XIIIa、CD163。S-100 和 CD1a 为阴性,电子显微镜下无 Birbeck 颗粒。组织病理检查与免疫组化是 JXG 确诊的重要依据。

5. 鉴别诊断　主要注意与朗格汉斯细胞组织细胞增生症(langerhans cell histiocytosis, LCH)鉴别。LCH 以朗格汉斯细胞异常增生为特点,可以有斑丘疹、出血点、湿疹样皮疹、皮脂溢出样皮疹、色素沉着等多种不同皮疹表现,也可侵犯多个器官,骨骼受累多见,眼部受累少见。光学显微镜下可见大量组织细胞增生,为圆形细胞,胞核不规则,有核裂或分叶,核仁明显,而非边缘微突起的组织细胞。电镜下组织细胞胞浆中可见 Birbeck 颗粒。免疫组化表现为 CD1a、S-100、Langerin 阳性。

6. 治疗及预后　儿童期的大多数病变会自发消退,不需治疗,普遍预后良好。系统性 JXG 异质性强,当影响重要脏器功能时需尽早治疗,治疗策略包括化疗、手术切除及放疗等,患者经过化疗后常能存活。并发 NF1 的患者尤应定期随访并监测血常规,特别需警惕 JMML 的发生。

【病例简介】

患者男,1 岁,主因"咳嗽 4 天,加重伴喘 1 天,发热 1 次"入院。

现病史:患者于入院前 4 天出现咳嗽,多为单声咳,少痰,入院前 3 天发热 1 次,体温 38.4 ℃,入院前 1 天咳嗽加重为阵发性连声咳,有痰不会咳出,同时伴喘息,为进一步诊治收入内科病房。入院后予头孢哌酮钠舒巴坦钠抗感染及对症治疗。因白细胞增高(入院时白细胞 25.68×10⁹/L),规范抗感染治疗后白细胞持续升高至 49.08×10⁹/L,轻度贫血(血红蛋白 94~96 g/L),外周血可见幼稚细胞,比例 10%,肝脾淋巴结肿大,请血液科会诊不除外血液系统恶性疾病,于住院第 5 天转至血液科。

既往史:患者于 2020 年 11 月患"喘息性支气管炎",口服药物治疗后好转。

个人史:否认药物过敏史。

家族史:家族中无遗传病、先天性疾病及类似疾病史。

入院体格检查:头皮、耳后可见散在黄色斑丘疹,无脱屑,颈部可触及数枚肿大淋巴结,最大约 1.5 cm×1.0 cm,质软,无触痛,局部皮温、肤色正常,双肺呼吸音粗,可闻及湿啰音及喘鸣音,腹平软,肝右肋下约 2.5 cm,边钝,质韧,无触痛,脾左肋下约 3 cm,边钝,质韧,无触痛。

入院后化验及检查:血常规:血红蛋白 94 g/L,白细胞 49.08×10⁹/L,中性 67.5%,淋巴 19%,单核 11%,异淋 5%,幼稚细胞 10%,晚幼红细胞 4%,血小板 214×10⁹/L,网织红细胞 2.8%。CRP<2.5 mg/L。肝肾功能正常。铁四项、叶酸、维生素 B₁₂ 正常。血红蛋白组分分析示 HbF 16.6%。TORCH 感染阴性。结核菌素试验阴性。B 超示:双颈部多发淋巴结肿大,第一肝门处多发淋巴结肿大,肝脾增大(肝剑下 28 mm,肋下 24 mm,脾肋下 30 mm,厚约 31 mm),腹腔淋巴结可见,肾脏、睾丸未见异常。胸腹 CT:双肺散在小片炎性实变,双肺纹理粗重、紊乱伴透过度不均匀,纵隔内及双侧腋窝多发淋巴结影,肝脾增大。骨髓象:骨髓增生极度活跃,未见异常细胞浸润。骨髓未见明显异常免疫表型的细胞。骨髓 MDS 相关 FISH 基因检测阴性。骨髓染色体核型:46,XY。髓系血液疾病基因突变检测到 *PTPN*11 基因存在错义突变:c.226G>A(p.Glu76Lys)(突变频率 42.84%),*SETBP*1 基因存在错义突变:c.2572G>A(p.Glu858Lys)(突变频率 41.31%),以上突变通过验证被确认为此样本的体细胞获得性突变。血液肿瘤全景式基因变异解读检测到患者样本中 *PTPN*11、*SETBP*1 基因突变。皮肤病理:(右侧腋后线距腋下 10 cm 处皮肤)考虑幼年性黄色肉芽肿,免疫组化:CD68(+),CD163(+),CD1a 表皮内散在(+),CD117 散在(+),CD3(+),CD20 少(+)。

诊疗经过及疗效:明确诊断为:①幼年型粒单核细胞白血病;②幼年性黄色肉芽肿;③肺炎。予头孢哌酮舒巴坦抗感染、充分水化、止咳化痰及对症治疗,患者出院后于移植专科医院行半相合异基因造血干细胞移植,目前 JMML 相关症状体征已基本消失,血常规大致正常,皮肤仍可见黄色瘤。

【病例特点及分析】

病例特点：①患者 1 岁男童，起病隐匿；②因呼吸道感染症状就诊；③查体头皮、耳后可见散在黄色斑丘疹，肝脾淋巴结肿大；④患者外周血提示贫血、白细胞升高，可见幼稚细胞；⑤骨髓检测到 PTPN11 基因存在错义突变；⑥皮肤病理考虑幼年性黄色肉芽肿。

JMML 诊断标准：在 2016 年 WHO 更新了 JMML 的诊断标准，主要是更新了分子诊断学标准[4]。诊断主要包括以下三个方面。

1. 临床表现及血液学检查（以下 4 条均满足） ①外周血单核细胞绝对值 ≥ 1×10^9/L；②外周血和骨髓原始细胞比例 <20%；③脾肿大；④无 Ph 染色体即 BCR/ABL 融合基因阴性；

2. 基因学特征（至少满足 1 条） ① PTPN11 或 KRAS 或 NRAS 基因体系突变（需排除生殖系胚系突变即努南综合征）；②临床诊断 Ⅰ 型神经纤维瘤或 NF1 基因突变；③ CBL 基因种系突变和 CBL 基因杂合型（偶有杂合子剪接位点突变）；

3. 有临床表现及血液学检查特征，而无基因学特征的，需染色体单体 7（-7），或其他染色体异常，或至少具备以下其中 2 条：①随年龄增长血红蛋白 F 增加；②外周血见髓系或红系前体细胞；③集落分析中对 GM-CSF 高度敏感；④ STAT5 过度磷酸化。

该患者以咳喘伴发热为主诉就诊，家属未关注患者面色改变及皮肤表现，入院时双肺闻及湿啰音及喘鸣音，血常规示白细胞升高，结合病史首先考虑细菌感染可能，予广谱抗生素规范抗感染治疗后体温平稳，呼吸道症状减轻，而外周血白细胞却升至 49.08×10^9/L，不符合感染性疾病的转归过程。结合贫血、肝脾淋巴结肿大，外周血发现幼稚细胞，提示血液系统恶性疾病可能。患者转血液科后骨髓细胞形态学仅提示骨髓增生极度活跃，免疫分型未见异常免疫表型的细胞，符合我们预判，并不支持急性白血病这一小儿最常见的血液系统恶性肿瘤，结合皮肤病理结果提示 JXG，需警惕 JMML 可能。

本病例外周血单核细胞绝对值高达 5.40×10^9/L，并可见 10% 的原始细胞，骨髓未见原始细胞，脾肿大，Ph 染色体阴性，JMML 诊断标准的 4 条临床表现及血液学检查均满足。骨髓检测到 PTPN11 基因存在错义突变，且为体系突变，符合 1 条基因学特征，同时血红蛋白 F 明显升高，符合 JMML 诊断，另外，还检测到 SETBP1 基因次级突变，提示预后不良。

【专家点评】

仅导致单核细胞、巨噬细胞或树突状细胞异常的疾病并不多见，一般被认为是病理性组织细胞增多症。许多造血细胞肿瘤可以出现单核细胞比例增多。部分髓细胞白血病病例可以分化产生肿瘤性单核细胞，包括急性单核细胞白血病、慢性粒单核细胞白血病和幼年型粒单核细胞白血病[5]。

JMML 是一种儿童罕见的恶性克隆性造血干细胞增生异常性疾病，多发生于婴幼儿，占儿童恶性血液病的 2%~3%。2016 年 WHO 重新规定将 JMML 归为克隆性骨髓增生异常 / 骨髓增殖性疾病（MDS/MPN）的一种亚型。早期以贫血，皮疹，肝脾淋巴结大为主要表现，起病隐匿、诊断困难，预后不佳。发病机制为调控细胞增殖和凋亡的相关基因发生突变，关键环节为 RAS 信号通路基因突变所致 RAS 信号通路的异常活化，约 90% 是由 NF1、KRAS、NRAS、CBL 和 PTPN11 基因的生殖系或体细胞突变引起，在约 35% 的 JMML 患者中

发现 *PTPN*11 突变 [6]。外周血常规和血涂片检查是诊断 JMML 的重要线索,诊断价值甚至高于骨髓检查。除白细胞升高、血红蛋白和血小板减少外,单核细胞比例和绝对值增高对于 JMML 的诊断至关重要,尤其在外周血出现幼稚细胞之前。高危因素包括诊断年龄 >2 岁、血小板 <33×10⁹/L、HbF>10%,*PTPN*11 突变者预后不佳。JMML 的主要治疗策略包括 HSCT、化疗、去甲基化治疗、靶向治疗和诱导多能干细胞治疗。JMML 患者对大多数化疗方案的反应较差,HSCT 是 JMML 唯一的有效治疗手段,移植后复发是影响预后的主要原因。如不进行 HSCT,患者中位生存时间 <1 年。

Ⅰ型神经纤维瘤病(neurofibromatosis type 1, NF1)是一种常染色体显性遗传病,主要特征为皮肤咖啡牛奶斑和多发性神经纤维瘤,并可累及多个系统。发病机制主要为 *NF*1 基因突变使其编码的神经纤维瘤蛋白失活,造成 RAS 信号通路过度激活,引起细胞增殖及迁移能力增强,凋亡减弱,导致肿瘤形成 [7]。JXG、NF1 和 JMML 之间的关联此前已有报道,同时患 JXG 和 NF1 的儿童比仅患 NF1 的儿童发展为 JMML 的风险明显增加。另外,不伴 NF1 的 JXG 与 JMML 之间的关联主要见于存在 *PTPN*11 胚系突变的努南综合征(noonan syndrome,NS)病例。

除伴有 JXG 的 *PTPN*11 胚系突变的 NS 患者并发 JMML 的病例外,伴有 JXG 的 *PTPN*11 体系突变患者并发 JMML 的案例也有报道。本例患者即为先出现特征性的黄色瘤表现,后因呼吸道感染就诊方才明确 JMML 诊断,我们完善了骨髓基因检查明确为 *PTPN*11 的体系突变导致的 JMML,同时该基因突变导致 RAS 信号通路持续活化,可能与 JXG 的发生有关。

综上所述,当患者尤其是婴幼儿临床出现发热、肝脾淋巴结肿大,伴白细胞升高、外周血单核细胞绝对值 >1×10⁹/L 及 HbF 升高,但骨髓原始 + 幼稚细胞 <20% 时,在排除骨髓增生异常综合征、慢性粒单核细胞白血病、溶血性贫血、地中海贫血等疾病后,应考虑 JMML 可能,并尽快完善 *PTPN*11、*NF*1、*CBL*、*KRAS* 和 *NRAS* 基因检测以明确诊断,在此要特别强调询问病史及查体的重要性,因为有意义的皮肤表现往往是一过性的,且容易被忽视。

【文献复习】

JXG 是最常见的非朗格汉斯细胞组织细胞增生症,常在出生后 6 个月内发生,Kiel 儿童登记处的一项 36 年随访资料显示, 24600 个儿童中 JXG 患者 129 例(0.52%)[5]。1958 年, Royer 等人首次描述了 NF1、JXG 和 JMML 的相关性。随后在 1995 年对文献进行了全面整理,得出结论认为,这种三联症比之前怀疑的更常见,同时患有 NF1 和 JXG 的儿童患 JMML 的风险估计比单独患有 NF1 的儿童高 20~32 倍。在普通人群中, JMML 的发病率为每年每百万儿童 1.2 例。NF1 患者中 JMML 的发生率约为 14%[8]。作为 RAS 通路病, NS 和 NF1 均有较高的 JMML 发生率。这些疾病核心发病机制均与基因突变时 RAS 信号通路异常活化有关。

(1)RAS 信号通路是主要负责调控细胞的增殖、分化、凋亡、炎症反应等生物学功能的信号传导通路。当 RAS 基因发生突变时, RAS 信号通路异常活化, RAS 蛋白过量表达,引起细胞增殖、分化失控并导致肿瘤的发生。NF1 的发病即与 *NF*1 基因突变导致 RAS 信号通路过度活跃有关。当编码蛋白酪氨酸磷酸酶 Shp2（PTP-Shp2）的 *PTPN*11 基因发生突变时，RAS 信号通路也处于异常活化的状态，促进癌细胞的存活和生长 [9]。*PTPN*11 突变与白血病及其他恶性肿瘤的发生密切相关，尤其是 JMML。白血病时 *PTPN*11 基因突变多发生于外显子 3 和 13，本例患者为 *PTPN*11 基因 3 号外显子突变。

（2）RAS 通路病（RASopathies）是由编码 RAS/ 丝裂原激活蛋白激酶（RAS/MAPK）信号通路的基因组发生胚系突变而引起的一组综合征，包括 I 型神经纤维瘤病、努南综合征、NS 伴多发性痣、Costello 综合征、心 - 面 - 皮肤综合征和 Legius 综合征 [10]。*PTPN*11 基因是RAS 通路病常见的突变基因，位于 RAS/MAPK 信号通路的上游。鉴于 RAS 通路病的分子机制涉及同一通路，故在临床上可呈现出一定的共性，但不同基因型的 *PTPN*11 突变亦可出现表型差异，临床上不易早期识别和诊断。本例患者骨髓基因检测到 *PTPN*11 基因突变，经验证后为体细胞突变，不符合 RAS 通路病。

（3）JXG 是一种由组织细胞过度生长引起的非朗格汉斯细胞组织细胞增生症。文献报告包括 Erdheim-Chester 病和 Rosai-Dorfman 病在内的非朗格汉斯细胞组织细胞增生症在RAS/MAPK 通路中携带致病驱动基因突变。散发性 JXG 的全外显子组测序揭示了 RAS信号通路基因 *MAP2K1/MEK*1、*ARAF*、*BRAF*、*KRAS* 和 *NRAS* 的各种不同突变，提示 RAS/MAPK 通路激活可能与非朗格汉斯细胞组织细胞增生症的发病相关 [6, 11]，以此可以尝试解释 JXG、JMML 之间的分子关联。

（4）有文献报道 1 例以 SWEET 综合征相似表现为首发表现的 4 岁 JMML 患者，曾在6 月龄出现 JXG，并在两年后消退，该患者存在 *PTPN*11 基因的体细胞突变，与本例报告极为相似。报告中指出，即使在 JXG 症状消失后，仍存在发生 JMML 的风险 [6]。结合本例我们大胆推测造血系统的单纯 *PTPN*11 基因体细胞突变基础上发生的单核巨噬细胞系统的RAS 信号通路异常活化便足以导致临床上 JXG 的发生，此推测有待进一步研究证实。该患儿为造血系统体细胞突变，且已行异基因造血干细胞移植，长期观察其移植后是否不再发生黄色瘤，可能在一定程度印证或者否定我们的假说。

综合以上内容，本病例提醒临床医师在工作中重视皮肤评估的重要性，尤其是遇到黄色瘤或咖啡牛奶斑等特征性皮肤改变的患者，应定期随访并监测血常规，特别需警惕 JMML的发生。

（天津市儿童医院血液科　陈辉　陈淼）

【参考文献】

[1] REILLY C, CHUCHVARA N, RAO B. Diagnosing juvenile xanthogranuloma with reflectance confocal microscopy[J]. *JAAD Case Rep*，2020，6（10）：975-976.

[2] CICHEWICZ A，BIALECKA A，MĘCIŃSKA-JUNDZIŁŁ K，et al. Congenital multiple juvenile xanthogranuloma[J]. *Postepy Dermatol Alergol*，2019，36（3）：365-368.

[3] PAXTON CN，O'MALLEY DP，BELLIZZI AM，et al. Genetic evaluation of juvenile xanthogranuloma：genomic abnormalities are uncommon in solitary lesions, advanced cases may show more complexity[J]. Modern Pathology，2017，30（9）：1234-1240.

[4] ARBER DA, ORAZI A, HASSERJIAN R, et al. The 2016 revision to the World Health Organization classification of myeloid neoplasms and acute leukemia[J].*Blood*，2016，128：462-463.

[5] [美]考杉斯基. 威廉姆斯血液学[M]. 陈竺，陈赛娟，译. 北京：人民卫生出版社，2011.

[6] CWNQI A, YWF B, SKTM C, et al. Leukemia cutis in a child with juvenile myelomonocytic leukemia presenting with Sweet syndrome-like lesions and a history of multiple juvenile xanthogranulomas[J]. JAAD Case Rep, 2020, 6（11）:1138-1140.

[7] ANASTASAKI C, OROZCO P, GUTMANN DH. RAS and beyond：the many faces of the neurofibromatosis type 1 protein[J]. Dis Model Mech, 2022, 15（2）:dmm049362.

[8] ZVULUNOV A, BARAK Y, METZKER A. Juvenile xanthogranuloma, neurofibromatosis, and juvenile chronic myelogenous leukemia. World statistical analysis[J]. Arch Dermatol, 1995, 131（8）:904-908.

[9] LOH ML. Recent advances in the pathogenesis and treatment of juvenile myelomonocytic leukaemia [J]. Br J Haematol, 2011, 152（6）:677-687.

[10] RAUEN KA. The rasopathies[J]. Annu Rev Genomics Hum Genet, 2013, 14:355-369.

[11] ALI MM, GILLIAM AE, RUBEN BS, et al. Juvenile xanthogranuloma in Noonan syndrome[J]. Am J Med Genet A, 2021, 185（10）:3048-3052.

病例 12 口腔血疱伴周身皮肤瘀斑，骨髓原始细胞增多一例

【背景知识】

急性早幼粒细胞白血病（acute promyelocytic leukemia，APL）是一种特殊类型的急性髓系白血病（acute myeloid leukemia，AML），绝大多数患者具有特异性染色体易位 t（15；17）（q22；q12），形成 PML-RARa 融合基因，其蛋白产物导致细胞分化阻滞和凋亡不足，是 APL 发生的主要分子机制。APL 易见于中青年人，平均发病年龄为 44 岁，APL 占同期 AML 的 10%~15%，发病率约 0.23/10 万。APL 临床表现凶险，起病及诱导治疗过程中容易发生出血、栓塞甚至弥散性血管内凝血（disseminated intravascular coagulation，DIC）而引起死亡。近三十年来，由于全反式维甲酸（retinoic acid，ATRA）及亚砷酸（arsenic trioxide，ATO）的规范化临床应用，APL 已成为基本不用进行造血干细胞移植即可治愈的白血病。DIC 是在许多疾病基础上，致病因素损伤微血管体系，导致凝血活化，全身微血管血栓形成、凝血因子大量消耗并继发纤溶亢进，引起以出血及微循环衰竭为特征的临床综合征。在 DIC 发生发展的过程中涉及凝血、抗凝、纤溶等多个系统，临床表现也多样化，容易与其他引起出凝血异常疾病相混淆，因此 DIC 的诊断仍然是一项需要丰富专业经验和具有挑战性的工作。

【病例简介】

患者女，41 岁，主因"口腔血疱伴周身皮肤瘀斑 3 日"入院。

现病史：患者于 3 日前无明显诱因出现口腔血疱，伴周身皮肤大片瘀斑，于外院就诊，查血常规示 WBC 31.56×10^9/L、Hb 98 g/L，PLT 16×10^9/L；凝血功能示 PT 19.1 s，APTT 37.3 s，

FIB 1.2 g/L，D- 二聚体 58.45 mg/L；肝肾功能示 ALT 33.0U/L，AST 480.0U/L，Cr 62.8μmol/L，UA 350.6μmol/L，K 3.7mmol/L，Na 144.8mmol/L，Ca 2.32mmol/L；骨髓形态学：增生极度活跃，G=88%，E=8.5%，G/E=10.35/1，粒系比例增高，以颗粒增多增粗的异常早幼粒细胞为主。红系比例减低，以中晚幼红为主。成熟红细胞大小不一。淋巴细胞比例减低，为成熟淋巴细胞。全片共见 4 个成熟无血小板形成巨核细胞。外周血幼稚细胞 92%。不除外"急性早幼粒细胞白血病"，于当日转至我院急诊，查血常规示 WBC 37.61×10⁹/L，Hb 73 g/L，PLT 9×10⁹/L，血涂片可见 97% 幼稚细胞；凝血功能示 PT 19.5 s，APTT 42.5 s，FIB 0.86 g/L，D- 二聚体（定量）>80 mg/L。考虑急性早幼粒细胞白血病可能性大，给予输注血小板、新鲜冰冻血浆、纤维蛋白原及氨甲苯酸、酚磺乙胺对症止血处理，同时应用 ATO 10 mg（每日 1 次）、羟基脲 1 g（每日 3 次）治疗。1 日前复查血常规示 WBC 38.89×10⁹/L，Hb 68 g/L，PLT 25×30⁹/L；凝血功能示 PT 16.9 s，APTT 33.7 s，FIB 0.76 g/L，D- 二聚体（定量）>80 mg/L。今为进一步诊治收入我科住院治疗。起病以来，否认鼻衄，无腹胀、反酸，无血尿、黑便。近日精神、睡眠、饮食差，大小便正常，体重无明显变化。

既往史：平素体健，否认病毒性肝炎、肺结核病史，否认高血压、糖尿病、高血脂病史，否认脑血管疾病、心脏病史，否认精神病史、地方病史、职业病史。否认外伤、中毒、手术史，否认药物、食物过敏史，预防接种史不详，有输血史。

个人史：出生在原籍，久居辽宁省朝阳县，生活起居尚规律，无化学物质、放射物质、有毒物质接触史，无冶游、吸毒史，无吸烟、饮酒史。

婚育史：已婚，育有 1 子 1 女，配偶及子女体健。

家族史：家族中无遗传病、先天性疾病及类似疾病史。

月经史：未绝经，初潮 15 岁，4-6 天 /30 天，LMP：2022-01-16，平时经期规律。

入院体格检查：体温 35.7 ℃，脉搏 94 次 / 分，呼吸 23 次 / 分，血压 127/81mmHg。一般情况：发育正常，营养中等，神志清醒，中度贫血貌，主动体位，查体合作。周身皮肤可见大片青紫色瘀斑，无皮疹、黄染，浅表淋巴结无肿大。头颅未见畸形，眼睑无浮肿，眼球无突出，结膜苍白，左侧结膜下出血，巩膜无黄染，角膜未见异常，瞳孔等大等圆，对光反射灵敏。耳廓无畸形，外耳道无异常分泌物，乳突无压痛。鼻腔通气良好，各副鼻窦区均无压痛。口唇无紫绀，右侧口腔可见 2 cm×3 cm 血疱，伸舌居中，牙龈无增生，少量出血，咽部无充血，扁桃体无肿大。颈静脉无怒张，颈软，甲状腺无肿大，气管居中。胸廓对称无畸形，双侧呼吸动度一致，语颤正常，胸骨压痛无，双肺叩诊呈清音，肝上界位于右锁骨中线第Ⅴ肋间，双肺呼吸音清，未闻及干湿罗音。心前区无隆起，无细震颤，心界不大，心率 94 次 / 分，律齐，各瓣膜听诊区未闻及病理性杂音。腹部平坦，未见肠形、蠕动波及腹壁静脉曲张，腹软，无压痛及反跳痛，肝肋下未触及，脾肋下未触及，移动性浊音—，肠鸣音正常。肛门及外生殖器未查。脊柱四肢无畸形，四肢活动正常，双下肢无浮肿。膝腱反射正常，布氏征阴性，巴氏征阴性，克氏征阴性。

入院后化验及检查：查血常规示：WBC 39.21×10⁹/L，HGB 62 g/L，PLT 11×10⁹/L，RET% 0.71%；凝血功能：PT 19.5 s，APTT 42.5 s，FIB 0.66 g/L，D- 二聚体（定量）>80 mg/L；电解质六项 + 生化：Cr 41.5μmol/L，UA 225.7μmol/L，K 3.7mmol/L；B 型钠尿肽 87.9pg/mL；骨

髓形态学提示:增生极度活跃,G=92.0%,E=4%,G/E=23/1。粒系比例明显增高,异常早幼粒细胞为主,此类细胞体大、胞浆丰富、淡染,可见内外浆;核不规则伴扭曲折叠、核染色质松散、细、核仁可见;浆内可见颗粒增多、簇状分布,颗粒粗细均见。红系受抑,以中晚红为主,形态大致正常。成熟红细胞轻度形态大小不一。淋巴细胞比例减低,为成熟淋巴细胞。单核细胞比例及形态正常。全片共见巨核4个,成熟有血小板形成巨核细胞1个、成熟无血小板形成巨核细胞3个。血小板单个、少见。外周血涂片提示粒系比例增高,异常早幼粒细胞为主,形态同骨髓。白血病43种融合基因筛查检测:PML-RARA 阳性(+)。融合基因 PML/RARa(定量):67.29%。白血病融合基因分型 -WT1 定量检测:92.49%。免疫组织化学染色(CD41):正常巨核细胞(胞体 >40 μm)12 个,全片巨核 13 个。免疫分型:异常细胞群占有核细胞的 93.6%。染色体核型:46,XX,t(15;17)(q22;q21)[20]。胸部 CT 平扫:两侧筛窦黏膜增厚,两肺间质病变,两侧胸膜增厚,肝内低密度影。腹部 B 超:肝实质回声增强,脾轻度大,胆胰未见明显异常。

诊疗经过及疗效:明确诊断为:①急性早幼粒细胞白血病(高危组);② 弥散性血管内凝血。应用亚砷酸 10 mg(每日 1 次)诱导分化,羟基脲 1.0 g(每日 3 次)降白。患者目前合并 DIC,治疗期间存在病情进展可能,出现脑出血、脏器出血等可能危及生命,暂缓维甲酸应用,输注新鲜冰冻血浆及纤维蛋白原补充凝血因子治疗,输注血小板降低出血风险,同时辅以水化碱化、脏器保护等支持治疗,注意诱导分化综合征(differentiation syndrome , DS)及 DIC 进展。经 ATO 诱导分化,羟基脲降白细胞治疗后,患者白细胞较前略有升高,加用伊达吡星联合诱导治疗,具体为伊达吡星 15 mg d1,10 mg d2-3,白细胞水平较前下降,加用 ATRA 联合诱导治疗。期间患者出现化疗相关骨髓抑制,化疗相关肝功能损伤,电解质紊乱,粒缺伴发热,给予美罗培南抗感染、保肝、补钾等对症治疗。后患者无发热,血象较前上升,凝血象、肝功能及电解质正常。计划对患者出院后进行定期随访,规律维持治疗。

【病例特点及分析】

病例特点:患者青年女性,急性起病,有口腔血疱、皮肤瘀斑等症状,外周血提示 WBC>10 × 10⁹/L,PLT 11 × 10⁹/L,伴凝血功能异常,结合骨髓形态学、细胞遗传学及分子生物学结果,符合 APL 伴 DIC 的临床表现及治疗反应。

初诊 APL 患者的入院评估包括病史、体格检查、血液检查、骨髓检查和影像学检查,其中最重要的骨髓检查包括以下几个方面:

(1)细胞遗传学和组织化学:以异常的颗粒增多的早幼粒细胞增生为主,细胞形态较为一致,胞质中有大小不均的颗粒,常见呈柴捆状的 Auer 小体。FAB 分型根据颗粒的大小将 APL 分为① M3a(粗颗粒型);② M3b(细颗粒型);③ M3c(微颗粒型)。细胞化学:APL 的典型特征表现为过氧化酶强阳性、非特异性酯酶强阳性且不被氟化钠抑制、碱性磷酸酶和糖原染色(PAS)呈阴性或弱阳性。

(2)免疫分型:免疫分型在 APL 诊断中起到辅助作用。其典型表现:表达 CDl3、CD33、CDl17 和 MPO,不表达或弱表达 CD34、HLA-DR、CDllb、CDl4、CD64、CD56。少数表达 CD56 患者提示预后较差。

（3）细胞遗传学：典型 APL 表现为 t(15;17)(q22;q12)。变异型 APL 占 2%，如 t(11;17)(11q23;q12)、t(5;17)(5q35;q12)、t(11;17)(q13;q21)、der(17)、t(17;17)(q24;q12)、t(4;17)(q12;q21)、t(X;17)(p11;q21)、t(2;17)(q32;q21)、t(3;17)(q26;q21)、t(7;17)(q11;q21)、t(1;17)(q42;q21)等。5% 的 APL 患者核型正常。常规染色体检测有时还可发现除 t(15;17)以外的附加染色体异常。

（4）分子生物学：98% 以上的 APL 患者存在 PML-RARa 融合基因，另有低于 2% 的 APL 患者为其他类型融合基因，检测 PML-RARa 融合基因是诊断 APL 的最特异、敏感的方法之一，也是 APL 治疗方案选择、疗效评价、预后分析和复发预测最可靠的指标。实时定量 PCR 可在 99% 的典型 APL 患者中检出 PML-RARa 融合基因，但仍有 1% 的 APL 患者可出现假阴性。基因突变：部分 APL 患者可伴有 FLT3-ITD 突变。

为进一步推进中国 DIC 诊断的科学化、规范化，统一诊断标准，中华医学会血液学分会血栓与止血学组于 2014 年起通过多中心、大样本的回顾性与前瞻性研究，建立了中国 DIC 诊断积分系统（Chinese DIC scoring system，CDSS）（表 2-12-1）。该系统突出了基础疾病和临床表现的重要性，强化动态监测原则，简单易行，易于推广，使得有关 DIC 诊断标准更加符合我国国情。DIC 是一个动态的病理过程，检测结果只反映这一过程的某一瞬间，利用该积分系统动态评分将更有利于 DIC 的诊断。

表 2-12-1　中国 DIC 诊断积分系统（CDSS）

积分项	分数
存在导致 DIC 的原发病	2
临床表现	
不能用原发病解释的严重或多发出血倾向	1
不能用原发病解释的微循环障碍或休克	1
广泛性皮肤、黏膜栓塞，灶性缺血性坏死、脱落及溃疡形成，不明原因的肺、肾、脑等脏器功能衰竭	1
实验室指标	
血小板计数	
非恶性血液病	
≥100×10⁹/L	0
（80~<100）×10⁹/L	1
<80×10⁹/L	2
24h 以下降≥50%	1
恶性血液病	
<50×10⁹/L	1
24h 以下降≥50%	1
D-二聚体	
<5 mg/L	0
<5~<9mg/L	2
≥9mg/L	3
PT 及 APTT 延长	
PT 延长 <3s 且 APTT 延长 <10s	0
PT 延长≥3s 或 APTT 延长≥10s	1
PT 延长≥6s	2
纤维蛋白原	
≥1.0 g/L	0
<1.0 g/L	1

注：非恶性血液病：每日计分 1 次，≥7 分时可诊断为 DIC；恶性血液病：临床表现第一项不参与评分，每日计分 1 次，≥6 分时可诊断为 DIC。PT：凝血酶原时间；APTT：部分激活的凝血活酶时间

依据中国急性早幼粒细胞白血病诊疗指南,APL 预后分层包括:

1)ATRA 联合化疗作为一线治疗模式下的预后分层:

(1)低危:WBC<10×10^9/L,PLT ≥ 40×10^9/L。

(2)中危:WBC<10×10^9/L,PLT<40×10^9/L。

(3)高危:WBC ≥ 10×10^9/L。

2)ATRA 联合砷剂作为一线治疗模式下的预后分层:

(1)低危:WBC<10×10^9/L。

(2)高危:WBC ≥ 10×10^9/L。

该 APL 患者起病时 WBC>30×10^9/L,符合 APL 预后分层高危型的诊断。高危 APL 患者病情凶险、早期死亡率、复发率高,预后低于中低危患者。本病例中我们尽早开始羟基脲降白细胞,ATO、ATRA 诱导化疗。减少高危 APL 患者早期死亡及缓解后复发,已成为提高 APL 患者长期生存的关键。

DIC 的治疗包括:

1)治疗基础疾病及消除诱因:如控制感染,治疗肿瘤,病理产科及外伤;纠正缺氧、缺血及酸中毒等,是终止 DIC 病理过程的最为关键和根本的治疗措施。

2)抗凝治疗:抗凝治疗是终止 DIC 病理过程、减轻器官损伤、重建凝血 - 抗凝平衡的重要措施。一般认为,DIC 的抗凝治疗应在处理基础疾病的前提下,与凝血因子补充同步进行。临床上常用的抗凝药物为肝素,主要包括普通肝素和低分子量肝素。

3)替代治疗:适用于有明显血小板或凝血因子减少证据,已进行病因及抗凝治疗,DIC 未能得到良好控制,有明显出血表现者。

(1)新鲜冷冻血浆等血液制品:每次 10~15 mL/kg。

(2)血小板悬液:未出血的病人血小板计数低于 20×10^9/L ,或者存在活动性出血且血小板计数低于 50×10^9/L 的 DIC 病人,需紧急输入血小板悬液。

(3)纤维蛋白原:首次剂量 2.0~4.0 g,静脉滴注。2 4 小时内给予 8.0~12.0 g,可使血浆纤维蛋白原升至 1.0 g/L 。由于纤维蛋白原半衰期较长,一般每 3 天用药一次。

(4)FVIII 及凝血酶原复合物:偶在严重肝病合并 DIC 时考虑应用。

4)纤溶抑制药物。临床上一般不使用,仅适用于 DIC 的基础病因及诱发因素已经去除或控制,并有明显纤溶亢进的 临床及实验证据,继发性纤溶亢进已成为迟发性出血主要或唯一原因的病人。

5)溶栓疗法:由于 DIC 主要形成微血管血栓,并多伴有纤溶亢进,因此原则上不使用溶栓剂。

6)其他治疗 糖皮质激素不作常规应用,但下列情况可予以考虑:

(1)基础疾病需糖皮质激素治疗者。

(2)感染 - 中毒休克并且 D I C 已经有效抗感染治疗者。

(3)并发肾上腺皮质功能不全者。

【专家点评】

本病例符合 APL（高危组）伴 DIC 的诊断。

高危组 APL 患者体内白细胞较高，促凝物质广泛存在于 APL 细胞中，直接化疗会引起白血病细胞被大量破坏，细胞被破坏后大量促凝物质释放入血液，使血液处于高凝状态，全身广泛微血栓形成并阻塞微血管，使全身脏器功能受损甚至衰竭，微血栓形成后消耗大量凝血因子继发纤溶亢进，出现严重的出血，导致 DIC。DIC 和严重的出血是早期死亡的最主要原因。

因此，治疗中诱导早幼粒细胞分化成熟才是纠正 DIC 的根本所在。

全反式维甲酸能够导致融合蛋白 PML-RARa 降解，解除融合蛋白对早幼粒细胞分化的阻滞作用，进而分化为成熟粒细胞。亚砷酸的发现使 APL 的治疗得到进一步改善，协同全反式维甲酸促进早幼粒细胞分化成熟。随着治疗方案的不断改进，全反式维甲酸、亚砷酸与蒽环类药物联合使用，使 APL 的完全缓解率显著提升，APL 成为 AML 中预后最好的亚型。

【文献复习】

据文献报道，APL 患者在治疗过程中不仅需要关注高白细胞、出血症状和检测 DIC 相关指标直至凝血功能正常，还需从以下几个方面进行支持和治疗：

（1）使用 ATRA+ATO 治疗开始时，由于大量早幼粒细胞诱导分化成熟并增加骨髓细胞释放，使血浆中细胞因子骤增和外周器官中的细胞浸润，高达 25% 的患者出现 DS，临床表现主要为不明原因发热、呼吸困难、胸腔或心包积液、肺部浸润、肾脏衰竭、低血压、体重增加 5 kg。符合 2~3 个者属于轻度分化综合征，符合 4 个或更多个者属于重度分化综合征。分化综合征通常发生于初诊或复发患者，$WBC>10 \times 10^9/L$ 并持续增长者，应考虑停用 ATRA 或亚砷酸，或者减量，并密切关注体液容量负荷和肺功能状态，尽早使用地塞米松（10 mg，静脉注射，每日 2 次）直至低氧血症解除。

（2）砷剂不良反应监测：治疗前进行心电图（评估有无 QT 间期延长）检查，肝功能和肾功能相关检查；同时要注意口服砷剂患者的消化道反应。

（3）CNSL 的预防和治疗：低中危 APL 患者，ATRA 联合砷剂作为一线治疗方案中建议预防性鞘内治疗；高危 APL 或复发患者，因发生 CNSL 的风险增加，对这些患者应进行至少 2~6 次预防性鞘内治疗。对于已诊断 CNSL 患者，按照 CNSL 常规鞘内方案执行。

（中国医学科学院血液病医院血栓止血诊疗中心　徐秉岐　代新岳）

【参考文献】

[1] 中华医学会血液学分会，中国医师协会血液科医师分会. 中国急性早幼粒细胞白血病诊疗指南（2018 年版）[J]. 中华血液学杂志，2018，39（3）：5.

[2] ABAZA Y, KANTARJIAN H, GARCAI-MANERO G, et al. Long-term outcome of acute promyelocytic leukemia treated with all-trans-retinoic acid, arsenic trioxide, and gemtuzumab[J]. *Blood*, 2017, 129（10）：1275-1283.

[3] YAN W, ZHANG G. Molecular Characteristics and Clinical Significance of 12 Fusion Genes in Acute Promyelocytic Leukemia: A Systematic Review[J]. *Acta Haematol*, 2016,

136(1):1-15.

[4]　中华医学会血液学分会血栓与止血学组.弥散性血管内凝血诊断中国专家共识(2017年版)[J].中华血液学杂志,2017,38(005):361-363.

[5]　SHIH LY,KUO MC,LIANG DC,et al. Internal tandem duplication and Asp835 mutations of the FMS-like tyrosine kinase 3(FLT3)gene in acute promyelocytic leukemia[J]. *Cancer*,2003,98(6):1206-1216.

[6]　MONTESINOS P,BERGUA JM,VELLENGA E,et al. Differentiation syndrome in patients with acute promyelocytic leukemia treated with all-trans retinoic acid and anthracycline chemotherapy:characteristics,outcome,and prognostic factors[J]. *Blood*,2009,113(4):775-783.

病例13　急性早幼粒细胞白血病一例

【背景知识】

急性早幼粒细胞白血病是急性髓系白血病的一个亚型。占急性髓系白血病的5%~15%,发病率为0.23/10万。和其它类型的白血病一样,因为骨髓和造血组织中有大量白血病细胞增殖,并进入外周血液,而正常细胞受到抑制。其病因至今仍不清楚,病毒可能是主要的致病因子,还有许多因素如放射、化学毒物、遗传可能是致病的原因。临床表现为贫血、出血、感染和其他组织器官的浸润,因不易控制的感染、全身多脏器的出血导致较高的病死率。但急性早幼粒细胞白血病有其独特之处,因为产生了特殊的染色体易位 t(15;17)(q22;q12),形成了 PML-RARα 融合基因,其蛋白产物导致细胞的分化阻滞和凋亡不足,骨髓中的造血细胞停滞在早幼粒细胞阶段,而这种细胞中充满异常的颗粒,极易引起弥散性血管内凝血(DIC),所以患者早期死亡率极高。

如此凶险的一种白血病却被一种"毒药"改变了。20世纪70年代初,砷剂(即砒霜的主要成分)治疗急性早幼粒细胞白血病获得举世瞩目的成就,随着维甲酸和砷剂的联合应用,急性早幼粒细胞白血病的预后大大改善,其治愈率高达90%。

【病例简介】

患者,女,14岁。主因"头疼1周余,发现全血细胞减少5天"入院。

现病史:患者于1周前无明显诱因出现头疼,无明显恶心呕吐,初始未予以重视,5天前因症状未缓解就诊于当地医院,血常规示:WBC 1.58×10^9/L, RBC 2.62×10^{12}/L, Hb 84 g/L, PLT 16×10^9/L, ANC 0.23×10^9/L。凝血八项:纤维蛋白原 0.74 g/L(↓),D-二聚体 24.67 mg/LFEU(↑)。头部 CT 未见明显异常。患者于当地医院输注纤维蛋白原、血小板及血浆后进一步就诊于我院,复查血常规:WBC 1.73×10^9/L(↓),NEUT 0.33×10^9/L(↓),Hb 82 g/L(↓),PLT 15×10^9/L(↓),RET 3.22%(↑)。门诊以"全血细胞减少待查"收入我科。发病以来,患者间断牙龈出血;皮肤黏膜无明显瘀斑、出血点;无发热畏寒,无咳嗽咳痰;无关节疼痛、晨僵、肿胀,无反复口腔溃疡、皮疹,无明显口干、眼干,无光敏现象。饮食睡眠可,大小便正常。

既往史:平素体健,否认病毒性肝炎、肺结核病史,否认高血压、糖尿病、高血脂病史,否认脑血管疾病、心脏病史,否认精神病史、地方病史、职业病史。否认外伤、输血、中毒、手术史,否认药物、食物过敏史,预防接种史不详。

个人史:出生在原籍,久居天津市,生活起居尚规律,无化学物质、放射物质、有毒物质接触史,无冶游、吸毒史,无吸烟、饮酒史。

婚育史:未婚未育。

家族史:父母健在,无家族及遗传病病史。

月经史:初潮 12 岁,7 天 /30 天,平时经期规律。

入院体格检查:T:36.7 ℃,P:84 次 / 分,R:21 次 / 分,BP:136/80mmHg。ECOG2 分。中度贫血貌,周身皮肤无皮疹、黄染、出血点,浅表淋巴结无肿大。咽部无充血,扁桃体无肿大。胸骨无压痛,双肺呼吸音清,未闻及干湿罗音。心率 84 次 / 分,律齐,各瓣膜听诊区未闻及病理性杂音。腹部平坦,无压痛及反跳痛,肝肋下未触及,脾肋下未触及。双下肢无浮肿。

入院后化验及检查:

血液相关化验:血常规:WBC 4.02×10^9/L, NEUT 0.82×10^9/L ↓, Hb 73 g/L(↓), PLT 46×10^9/L(↓)。凝血四项:凝血酶时间 TT 20.5 s(↑),纤维蛋白原 1.35 g/L(↓)。生化:LT 16.7U/L,AST 18.6U/L,DBIL 2.1umol/L,IBIL 9.1umol/L,LDH 269.2U/L(↑)。

骨髓相关化验:骨髓细胞形态学:异常早幼粒细胞占 85%,考虑为急性早幼粒细胞白血病。免疫分型 - 急性白血病:异常细胞群占有核细胞的 71.95%,强表达 CD117, CD33, CD13,表达 MPO,弱表达 CD64, CD38,不表达 CD15, CD7, cCD3, CD11b, CD56, cCD79a, CD19, TdT, HLA-DR, CD34,结论:符合 AML 表型,SSC 偏大,请结合遗传学检查。FISH-PML/RARa:阳性信号百分率 58%。WT1 定量检测:目的基因 WT1/ 内参基因 ABL 201.11%。

其他检查:头部 CT:头颅平扫脑质未见明显异常;腹部 B 超:肝实质回声增强(请结合临床),脾中度大(长 12.9 cm,厚 4.5 cm,肋下 1.3 cm × 2.1 cm),胆胰未见明显异常;心脏超声:三尖瓣轻度反流。

诊疗经过及疗效:

第一阶段:患者急性早幼粒细胞白血病诊断明确,2019 年 6 月 19 日起予以 ARTA 及复方黄黛片诱导治疗,配合新鲜血浆及纤维蛋白原输注,后患者恶心呕吐,考虑与黄黛片有关,换用亚砷酸 10 mg 静滴(2019.6.12~2019.7.8),间断予以羟基脲降白细胞治疗。2019 年 7 月 17 日予以复查骨穿评估疗效 CR。复查血常规示:WBC 2.01×10^9/L ↓, Hb 93 g/L, PLT 197×10^9/L。

第二阶段:2019 年 7 月 25 日开始行口服维甲酸及复方黄黛片巩固化疗,治疗计划为维甲酸 20 mg,每日 2 次,服药 2 周,停药两周,为 1 个疗程,共 7 个疗程;复方黄黛片 1.35 g,每日 3 次,服药四周,停药 4 周,为 1 个疗程,共 4 疗程。同时辅以腰穿 + 鞘内注射。总体巩固化疗时间为 7 个月。治疗期间评估疗效持续 CR。

【病例特点及分析】

①患者青少年女性,以"头疼 1 周余,发现全血细胞减少 5 天"为主诉;②患者存在反复牙龈出血病史;③查体存在贫血貌;④患者初诊血常规表现为三系减少,骨髓细胞形态学直接提示早幼粒细胞异常增多。

【专家点评】

急性早幼粒细胞白血病(AML-M3)是临床出血风险最大的一种髓系白血病,常常表现为出血,很容易诱发 DIC,早诊断,早治疗尤为关键,发现血象异常,若外周血看到典型的早幼粒细胞,应该立刻启动治疗。标准治疗方案:维甲酸 + 砷剂诱导分化治疗,再配合羟基脲降白细胞负荷具备治疗该类疾病良好疗效。但白血病细胞(异常早幼粒细胞)化疗后细胞溶解释放大量促凝物质,会导致机体凝血因子及纤维蛋白原消耗,导致临床表现为出血,也是自然病程中肿瘤细胞诱发 DIC 的关键因素。必要时需预防抗凝治疗。随着诱导分化治疗,异常早幼粒细胞即肿瘤细胞被"驯化"后,促凝血的物质释放减少,加之抗凝的阻断作用,机体凝血因子及 FIB 会缓慢升高。该病例早期患者有头痛的典型表现,多次头颅 CT 排除脑出血的可能,同时巩固治疗期间予以腰穿 + 鞘注预防神经系统的侵犯。

【文献复习】

全反式维甲酸及砷剂治疗 APL 过程中可能发生危及生命的分化综合征。常与高白细胞相关,表现为发热,体重增加,呼吸困难,低血压,心包和胸腔积液,肺间质浸润及急性肾衰竭。一旦诊断明确,维甲酸或砷剂应减量或停用直至上述症状消失,同时给予地塞米松 10 mg,每日 2 次,3~5 d,15 d 内逐渐停药,同时给予蒽环类药物化疗。

高白细胞的 APL 患者,不推荐血细胞分离机去除白细胞作为常规治疗,因为 APL 细胞的生物学活性不同,当出现威胁生命的白细胞淤滞而无其他办法时,可慎用白细胞去除术;不推荐 APL 患者在诱导治疗阶段应用粒细胞集落刺激因子。

(中国医学科学院血液病医院再生医学诊疗中心 李巧利)

【参考文献】

[1] 徐卫,李建勇. 血液科临床处方手册. 第 2 版 [M]. 江苏凤凰科学技术出版社,2016(2): 173.

病例 14 吉瑞替尼联合 allo-HSCT 治疗难治性 FLT3-ITD 阳性 AML 一例

【背景知识】

急性髓系白血病(AML)是起源于造血干 / 祖细胞的恶性克隆性疾病,是成人急性白血病中最常见的类型。FMS 样酪氨酸激酶 3(FLT3)基因位于染色体 13q12,属于Ⅲ型受体酪氨酸激酶亚家族成员,FLT3 基因在造血干 / 祖细胞的增殖和分化中起重要的调节作用。突变的 FLT3 能够在非配体依赖的条件下发生自身磷酸化和组成性激活,进而引起下游异常的信号转导,影响正常的造血系统发育,产生抗凋亡和分化阻滞的致癌作用。FLT3 突变主要包括两种:内部串联重复(ITD)突变和酪氨酸激酶结构域(TKD)点突变。FLT3-ITD 突变是 AML 最常见的一种突变类型,发生率为 20% 左右,FLT3-ITD 突变与疾病高白细胞数、低缓解率、高复发率相关。FLT3-ITD突变是AML的独立不良预后因素，对于高等位基因比例（≥0.5）且不伴有NPM1突变的AML，其预后更加不良。

随着对AML细胞遗传学、分子生物学认识的提高，AML的治疗取得长足进展，但仍有相当一部分患者复发或难治。复发/难治性（R/R）AML患者生存期短，预后差，异基因造血干细胞移植（allo-HSCT）是目前唯一有效的治愈方法。对于难治性FLT3-ITD阳性AML患者，在移植前，可以选用FLT3抑制剂联合化疗进行再诱导治疗。FLT3抑制剂可分为第一代和第二代FLT3抑制剂。第一代FLT3抑制剂是多靶点多激酶抑制剂，代表药物有索拉非尼、米哚妥林等，作用靶点多导致其对FLT3产生较强脱靶效应和较大毒性反应。吉瑞替尼是第二代I型FLT3抑制剂，对FLT3突变具有高靶向性、高选择性、较少的脱靶效应和较低的毒性反应。其每日1次单药疗法（≥80 mg/d）在FLT3^{mut+} R/R AML患者中具有良好的抗白血病效应，2018年被美国FDA批准用于治疗FLT3突变阳性的R/R AML，2019年被NCCN指南列为治疗R/R AML的第三种FLT3靶向药物。

【病例介绍】

患者女，19岁，主因"诊断急性髓系白血病并治疗4月余"入院。

现病史：4月余前患者无明显诱因出现颈部淋巴结肿大、腹胀，查血常规：WBC 177.57×10^9/L，RBC 3.6×10^{12}/L，HGB 106 g/L，PLT 49×10^9/L，RET% 0.55%。行骨穿，诊断急性髓系白血病M5；白血病43种融合基因筛查检测：阴性；染色体检查：46，XX[20]。RNA-seq筛查示融合基因NUP98-NSD1（+）；二代测序：①与疾病密切相关的热点突变位点检测结果：FLT3-ITD 27.6%；WT1 46.6%；②与疾病可能相关的热点突变位点检测结果：阴性；③其他：阴性。基因分型-FLT3-ITD等位基因比率：0.91。患者明确诊断：AML-M5型（FLT3-ITD阳性，高危组）。2020.11.18~11.24给予DA方案诱导化疗，具体为DNR 100 mg d1-3；Ara-c 200 mg d1-7。2020.12.15复查骨穿，骨髓形态示未缓解（NR）骨髓象；流式MRD-AML：共检测有核细胞330，978个，异常髓系原始细胞占有核细胞86.01%。2020.12.17~12.23给予IAC方案再诱导，具体为IDA 20 mg d1，10 mg d2、3；Ara-c 200 mg d1-7，CTX 0.6 g d2、5。后复查骨穿，骨髓形态示：NR；流式MRD：异常髓系原始细胞占有核细胞74.32%。患者诊断为AML原发性难治，入组"在携带FLT3突变的复发性或难治性急性髓系白血病（AML）患者中比较ASP2215和补救化疗的Ⅲ期、开放性、多中心、随机研究"。2021.1.19随机至FLAG组，具体用药：Flu 46.5 mg d1-5、Ara-C 3.1 g d1-5，患者白细胞较高，d1-5暂停使用G-CSF。停疗后复查骨髓仍未缓解，骨髓形态：原始及幼稚单核细胞占67%。2021.2.10予再诱导化疗，具体用药：阿扎胞苷100 mg，d1-7；索拉非尼0.8 g，d1-14；维奈克拉100 mg，d1，200 mg，d2，400 mg，d3-12，100 mg，d13-28（同时应用泊沙康唑）；阿克拉霉素20 mg，d6-10；阿糖胞苷200 mg，d6-10。2021.3.22复查骨穿，骨髓形态：骨髓（16%）及外周血（2%）原始及幼单核细胞比例增高。患者与其母亲HLA高分辨配型5/10位点半相合，为行半倍体周血干细胞移植收入我科。

既往史：无。

个人史：否认药物过敏史。

家族史:无。

入院体格检查:贫血貌,脾肋下 4 cm,余查体未见异常。

入院后化验及检查:血常规: WBC 25.95 × 10⁹/L, HGB 119 g/L, PLT 209 × 10⁹/L;复查骨穿,骨髓形态学:原幼单核细胞易见(67%)骨髓象。流式 MRD-AML:异常髓系原始细胞占有核细胞 9.27%,表达 CD34、HLA-DR、CD38、CD13、CD33,DfN 为 CD117p-CD7p+;单核细胞占有核细胞 20.39%,比例增高,少部分表达 CD14,表型偏幼稚,请结合临床。染色体检查:核型描述: 49, XX, +8, +13, +15[4]/46, XX[16]。基因分型 -FLT3-ITD 等位基因比率: 0.66。

诊疗经过及疗效:入院后给予克拉屈滨联合 HA 方案化疗,具体为:克拉屈滨 10 mg d1-4; HHT 2 mg d1-7;Ara-C 100 mg d1-10,同时联合吉瑞替尼 120 mg,每日 1 次,口服。停疗 1 月后复查骨穿,骨髓形态:骨髓增生减低,原幼单核细胞易见(19%)骨髓象;基因分型 -FLT3-ITD 等位基因比率: 0.14。流式 MRD:异常髓系原始细胞占有核细胞 3.81%,表达 CD34、CD38,DfN 为 CD117++HLA-DRdimCD13dimCD33dimCD7+。患者骨穿评价疗效为部分缓解(PR),与其母亲 HLA 高分辨配型 5/10 位点半相合,2021.5.8 开始 MCBC 方案预处理,具体为:Mel 60 mg/(m²·d) -9,-8 d;克拉屈滨 5 mg/(m²·d) -7~-5 d;BU 3.2 mg/(kg·d) -5~-3 d;Cy 40 mg/(kg·d) -2,-1 d;ATG(兔)2.5 mg/(kg·d) -5~-2 d。2021.5.17/5.18 输注半倍体周血造血干细胞,两天共输入 MNC 10.34 × 10⁸/kg, CD34⁺ 细胞数 11.14 × 10⁶/kg。移植后 +11 d 患者粒细胞造血重建, +13 d 血小板造血重建。+16 d 在无严重移植物抗宿主病(GVHD)的情况下,开始吉瑞替尼 80 mg qd 维持治疗。目前患者移植后 7 月余,定期复查骨穿,骨髓形态示 CR;流式 MRD:阴性;FLT3-ITD 等位基因比率:0。

【病例特点及分析】

病例特点:①患者青年女性,诊断 AML-M5,伴有 FLT3-ITD 阳性,高危组;②患者予 DA 方案、IAC 方案化疗未缓解,诊断为难治性 AML,后给予包括 FLAG 等方案的挽救化疗仍未缓解,治疗难度大,预后很差;③患者移植前接受第二代 I 型 FLT3 抑制剂吉瑞替尼,联合化疗进行再诱导治疗,移植前本病达 PR,肿瘤负荷降低;④患者预处理采用 MCBC 方案,增加预处理强度,最大限度清除肿瘤细胞;⑤移植后在无严重 GVHD 情况下,早期加用吉瑞替尼维持治疗,降低移植后复发率。

难治性白血病诊断标准如下:经过标准方案治疗 2 个疗程无效的初治病例;CR 后经过巩固强化治疗 12 个月内复发者;在 12 个月后复发但经过常规化疗无效者;2 次或多次复发者;髓外白血病持续存在者。

难治性白血病的治疗原则包括:①新的靶向治疗药物;②中、大剂量的阿糖胞苷(Ara-C)组成的联合方案;③使用无交叉耐药的新药组成的新的联合化疗方案;④异基因造血干细胞移植(allo-HSCT);⑤免疫治疗。

FLT3 突变阳性的 AML 常规化疗缓解率低,耐药率及复发率极高,是现今 AML 治疗面临的大难题。此例患者明确诊断 AML-M5,伴有 FLT3-ITD 突变,FLT3-ITD 等位基因比率: 0.91,同时融合基因 NUP98-NSD1 阳性,疾病预后分组为高危组。患者经多次化疗,包括挽救性ＦＬＡＧ方案化疗,仍未获得缓解,符合难治性 AML 诊断。对于该例患者,尽管异基因移植可以提高疗效,但移植后复发率仍较高,需在移植前尽可能降低肿瘤负荷。患者既往已使用第一代 FLT3 抑制剂索拉菲尼联合多种化疗药物靶向化疗,仍未获得 CR。吉瑞替尼作为一种新型、强效、高选择性、I 型口服 FLT3/AXL 抑制剂,相较于第一代 FLT3 抑制剂,具有较少的脱靶效应和较低的药物毒性,在 R/R AML 患者中吉瑞替尼表现出了确切的抗白血病效应和较好的耐受性。移植前我们选择了第二代 FLT3 抑制剂吉瑞替尼联合克拉屈滨+HA 方案进行再诱导,患者移植前疾病获得 PR,为异基因移植治疗创造条件。

预处理是移植的开始,也是关系到其成败的重要环节之一。预处理方案应尽可能在降低治疗相关死亡率的同时,提高无病生存(DFS)率和总生存(OS)率。对于难治性白血病,移植后原发病复发是导致治疗失败的最主要原因。因此,我们选择 MCBC 增强预处理方案,以增强杀灭肿瘤细胞的作用。此外,对于高危、原发病复发高风险的患者,移植后进行维持治疗是必要的。对于该例患者,移植后我们早期加用吉瑞替尼 80 mg,每日 1 次进行维持治疗,以期提高长期 DFS 率。

【专家点评】

FLT3 基因在干细胞更新、增殖、分化中起着重要作用。FLT3-ITD 在 AML 中的高突变频率使其成为受关注的靶点基因;且 FLT3-ITD 突变与疾病高白细胞数、低缓解率、高复发率相关。对 FLT3 突变 AML 患者采用 FLT3 抑制剂靶向治疗,这已经形成了共识。但 FLT3 抑制剂在临床上的应用遇到了很多问题,诸如药代动力学不佳,选择性差或对 FLT3 的效力差,体外的不良反应(如骨髓抑制和 QT 间期延长)等。第一代 FLT3 抑制剂,如索拉非尼、米哚妥林,是非选择性靶向 FLT3 的泛激酶抑制剂。这种非特异性通常会导致脱靶现象和严重毒性。第二代抑制剂,如吉瑞替尼和奎扎替尼,更有选择性地靶向 FLT3 ,因而具有较少的脱靶效应和较低的药物毒性。吉瑞替尼是 FLT3 和 AXI 受体激酶的强效和高选择性 I 型抑制剂,具有抗 FLT3-ITD 和 FLT3-TKD 突变受体的活性。吉瑞替尼是美国ＦＤＡ批准的首个治疗 R/R FLT3 基因变异型ＡＭＬ药物。

本病例应用吉瑞替尼联合 allo-HSCT 治疗难治性 FLT3-ITD 阳性 AML 患者,取得了较好的疗效,得益于以下几点:①移植前应用吉瑞替尼联合克拉屈滨 +HA 方案进行再诱导治疗。吉瑞替尼对复发或难治性 AML 患者的 FLT3 具有良好的持续性抑制作用,多个研究取得了肯定疗效。鉴于患者既往应用多疗程化疗,包括第一代 FLT3 抑制剂索拉菲尼,均未缓解,肿瘤负荷较高。移植前我们采用吉瑞替尼靶向治疗,同时联合化疗进行再诱导,患者治疗有反应,移植前本病获得 PR,为移植创造条件。②预处理采用 MCBC 方案,最大限度清除肿瘤细胞。该患者诊断为难治性急性白血病,预后极差,异基因移植虽为该患者带来了长期生存的机会,但移植后复发率也相对较高。移植预处理强度与移植复发率具有高度相关性,国内外移植中心尝试加强预处理方案以增加清除肿瘤细胞的强度,最终达到降低复发率的目的。本例患者采用 MCBC 预处理方案,肿瘤细胞最大限度被清除,从而降低移植后复发率,改善预后。③移植后早期开始应用吉瑞替尼维持治疗。移植后原发病复发是导致治疗失败的主要原因,对于高危患者,移植后进行维持治疗是必要的。在吉瑞替尼 III 期临床试验 ADMIRAL 中，63 例患者接受异基因移植治疗，其中 57.4% 的患者移植后应用吉瑞替尼维持治疗。初步结果显示加用吉瑞替尼维持治疗患者的 OS 率较高、复发率低。该患者在移植后早期加用吉瑞替尼进行维持治疗，以此降低患者复发率、延长无病生存期。

【文献复习】

FLT3 突变是 AML 患者突变基因中最常见的类型，分为 FLT3-ITD 突变和 FLT3-TKD 突变两个类型。其中，FLT3-ITD 突变发生于 FLT3 蛋白近膜域，FLT3-TKD 突变发生于 FLT3 蛋白激酶域的激活环。两种突变均会激活 FLT3 受体，致使 AML 细胞增殖和生存不受控制。吉瑞替尼是第二代 I 型 FLT3 抑制剂，通过与激酶域结合，同时作用于近膜域和激酶域，高选择性同时抑制 FLT3-ITD 和 FLT3-TKD 突变，抑制 FLT3 受体信号传导，致使 AML 细胞生长受到抑制，细胞增殖减少并诱导其凋亡。

CHRYSALIS 研究是一项开放性的 I 期、II 期吉瑞替尼剂量递增及剂量扩大试验，探索性分析了吉瑞替尼药物剂量 20 mg/ 天，40 mg/ 天，80 mg/ 天，120 mg/ 天，200 mg/ 天，300 mg/ 天，450 mg/ 天的安全性与有效性。结果显示吉瑞替尼单药耐受性良好，所有剂量下均可观察到抗白血病效应，当吉瑞替尼剂量 ≥ 80 mg/ 天时，FLT3 突变阳性 R/R AML 患者缓解率较高，剂量 120 mg/ 天时复合缓解率（46%）最高。ADMIRAL 是一项随机、开放性、多中心的 III 期临床研究，共纳入 371 例 FLT3 突变阳性 R/R AML 患者，旨在比较吉瑞替尼或挽救性化疗（MEC、FLAG-IDA、低剂量阿糖胞苷、阿扎胞苷）治疗 FLT3 突变阳性 R/R AML 患者的疗效。研究结果显示，吉瑞替尼组复合缓解率（54.3% 对 21.8%）、中位 OS（9.3 月 对 5.6 月）明显高于化疗组。中位随访时间 29.2 个月时，吉瑞替尼治疗组患者死亡风险降低 32%，显著优于挽救性化疗组。可以看出，在 FLT3 突变阳性 R/R AML 患者中，吉瑞替尼表现出确切的抗白血病效应和较好的耐受性。目前，NCCN 指南 1 级推荐吉瑞替尼用于治疗 FLT3-ITD 突变或 FLT3-TKD 突变复发 / 难治性 AML。我国 2021 版《中国复发难治性急性髓系白血病诊疗指南》亦将吉瑞替尼作为伴有 FLT3-ITD/TKD 突变的 R/R AML 患者的靶向治疗。

（中国医学科学院血液病医院干细胞移植中心 张利宁 魏嘉璘）

【参考文献】

[1] PERL AE, ALTMAN JK, CORTES J, et al. Selective inhibition of FLT3 by gilteritinib in relapsed or refractory acute myeloid leukaemia: a multicentre, first-in-human, open-label, phase 1-2 study[J]. *Lancet Oncol*, 2017, 18（8）: 1061-1075.

[2] PERL AE, MARTINELLI G, CORTES JE, et al. Gilteritinib or Chemotherapy for Relapsed or Refractory FLT3-Mutated AML[J]. *N Engl J Med*, 2019, 381（18）: 1728-1740.

[3] 中华医学会血液学分会白血病淋巴瘤学组. 中国复发难治性急性髓系白血病诊疗指南（2021 年版）[J]. 中华血液学杂志, 2021, 42（8）: 624-627.

[4] 王建祥. 我如何治疗 FLT3-ITD 突变阳性急性髓系白血病 [J]. 中华血液学杂志, 2018, 39（1）: 1-4.

[5] 盘婉盈, 李可昕, 黄宇贤. 吉列替尼治疗 FLT3 突变急性髓系白血病研究进展 [J]. 临床血液学杂志, 2020, 33（11）: 807-810.

病例 15　一例急性髓系白血病未缓解患者单倍体移植的诊治思路

【背景知识】

异基因造血干细胞移植(allo-HSCT)已经广泛用于恶性血液病和非恶性血液病的治疗。当具有某些特征的患者采用非移植疗法预期效果很差,或者已有资料显示患者接受移植的疗效优于非移植时,这类患者具有 HSCT 的指征。

由骨髓增生异常综合征(MDS)转化的 AML 采用常规化疗治疗效果差,故具有 allo-HSCT 的指征。经治疗后不能获得 CR 的 AML,也需要 allo-HSCT 作为挽救治疗。

HSCT 后可能发生多种并发症,主要来源于预处理对机体的影响、移植物抗宿主病(GVHD)对脏器的损伤,GVHD 治疗过程中严重免疫受抑,以及由此引起的高感染风险,继发性植入不良等。感染和 GVHD 是异基因 HSCT,尤其是单倍型移植的常见并发症,贯穿在 HSCT 的整个过程中,是导致治疗相关发病率和病死率高的重要原因。

【病例简介】

患者男性,26 岁,因"诊断慢性再生障碍性贫血 9 年,乏力、发热 2 月"于 2018.8 入院。

现病史:患者于 2009 年因全血细胞减少就诊于中国医学科学院血液病医院贫血中心,行骨髓相关检查明确诊断为慢性再生障碍性贫血,给予环孢素、司坦唑醇片、达那唑、左旋咪唑治疗。于 2012.3.3 查血常规示:WBC 3.56×10^9/L, Hb 110 g/L, PLT 122×10^9/L,后药物逐渐减量并于 2014 年停药,停药后定期复查血象示三系基本正常。患者此次因乏力、发热 2 月再次就诊于我院贫血中心,经相关检查诊断为急性髓系白血病,为进一步诊治转至移植中心。

既往史:患者于 1997 年(5 岁)曾因鼻衄,血小板减少于当地医院骨穿诊断为血小板减少性紫癜,给予强的松、中药等治疗,治疗后血小板恢复正常。无药物过敏史,无肝炎、结核等传染病史。

个人史:无烟酒嗜好。

家族史:家族中无遗传病、先天性疾病及类似疾病史。

入院后化验及检查:入院后血常规:白细胞 6.62×10^9/L,血红蛋白 42 g/L,血小板 11×10^9/L。骨髓形态学检查:髂骨:增生明显活跃,原始细胞占 28.5%,粒系巨核系发育异常。胸骨:增生明显活跃,原始细胞占 43%,伴三系发育异常。分子生物学:WT1 定量 82.63%。白血病 43 种融合基因筛查:阴性。骨髓活检:增生极度活跃(>90%),髓系幼稚细胞增多,少量偏成熟阶段粒红细胞散在分布,偶见巨核细胞,网状纤维染色(MF-0 级)。骨髓组织细胞化学染色三项:可见原、幼单核细胞比例增高。白血病流式免疫分型(髂骨):髓系原始细胞群 1.9%,髓系原始细胞 CD38 表达减弱,部分细胞弱表达 CD15、CD7,表型异常;粒系比例明显增高, SSC 减小,以不成熟粒细胞为主, CD13/CD16 分化抗原表达异常, MPO 表达缺失;红系比例明显减低, CD36 表达减弱或缺失。染色体核型: 46, XY, ins (6;?)(p21;?)[17], 46, XY,? t(10; 12)(p15; q13)[1], 46, XY [2]。二代测序基因突变: NRAS 突变频率 42.1%;U2AF1 突变频率 45.2%。

诊疗经过及疗效：入院后明确诊断为急性髓系白血病 M5（伴骨髓多系发育异常）。患者于 2018.9.5 接受 DAC 40 mg（d1-5），Ara-C 25 mg，ih，每 12 h1 次（d1-21），Acla 20 mg（d1-7），G-CSF 300ug（d1-14）方案化疗一周期后，2018.10.29 复查髂骨穿刺示：形态：原始细胞 10%，流式 MRD：2.96%，单核细胞 12.96%，WT1：54.64%。于 2018.11.11 给予 HHT 4 mg（d1-8），Ara-C 100 mg，vd，每 12 h1 次（d1-8），方案化疗一周期，2018.12.26 复查髂骨穿刺示：形态：原始细胞 2%，流式 MRD：1.53%，WT1：3.66%。患者化疗期间出现多发软组织感染，先后予头孢噻利、注射用亚胺培南西司他丁钠、利奈唑胺、达托霉素抗感染，2018.12.17 出现肺部感染，胸部 CT：双肺新见多发斑片、实变及磨玻璃影。先后给予注射用哌拉西林钠他唑巴坦钠、利奈唑胺、二性霉素 B、泊沙康唑抗感染后好转。2019.2.25 复查血常规：WBC 0.82 × 10⁹/L，ANC 0.28 × 10⁹/L，HGB 69 g/L，PLT 18 × 10⁹/L。骨穿：形态：原始细胞 5%，流式 MRD：异常髓系原始细胞 0.93%，幼稚单核细胞 3.44%，WT1：33.83%。

与家属充分沟通后行单倍型造血干细胞移植，供者为同胞妹妹，HLA 配型 7/10 相合，血型 O+ 供 A+，PRA 阴性。预处理方案如下：地西他滨 20 mg/m²/d（-9、-8、-7、-6、-5 d），BU 0.8 mg/（kg·6h）h（-9、-8、-7 d），CY 40 mg/（kg·d）（-6、5 d），克拉屈滨 10 mg/d（-4、-3、-2 d）+ Ara-c 2 g/1m²·d，（-4、-3、-2 d），ATG 2.5 mg/（kg·d）（-5、-4、-3、-2 d）、环孢菌素、短疗程甲氨蝶呤预防 GVHD，卡泊芬净静脉点滴预防真菌感染。移植 -9 d（2019.3.2）按照计划开始预处理，移植 -4 d（2019.3.7），患者体温升高，最高 38.3 ℃，血常规示：WBC 0.53 × 10⁹/L，ANC 0.49 × 10⁹/L，Hb 89 g/L，PLT 18 × 10⁹/L，可能为 ATG 药物热，也不能除外粒缺发热，加用头孢噻利抗感染，停输 ATG。移植 -3 d（2019.3.8）凌晨患者突发呼吸困难，伴腹痛、腹泻，体重增加 2 kg，腹围增加 2.5 cm，SpO₂ 85%，BP 85/45 mmHg，HR 120 次/分，T 38.9 ℃，CRP 76.19 mg/L，PCT 10.12ng/mL，BNP 呈上升趋势。肛周拭子：肺炎克雷伯菌肺炎亚种（CRE）。胸部 CT：两肺可见磨玻璃影、索条影，下叶可见斑片实变影。（图 2-15-1）

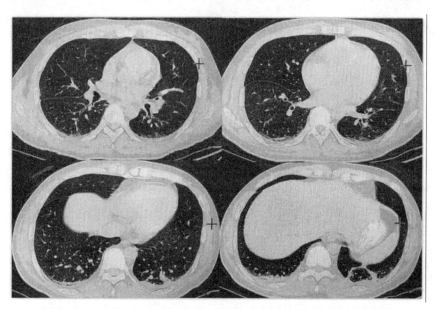

图 2-15-1　胸部 CT：两肺可见磨玻璃影、索条影，下叶可见斑片实变影

　　患者病情危重,有肺感染,感染性休克,同时因为肛周拭子有 CRE 定植,不除外 CRE 菌血症,更改抗生素为美罗培南 2.0 g,静注,每 8h1 次,联合替加环素 100 mg,静注,每 12 h1 次,不排除预处理药物引起的毛细血管渗漏综合征,立即停止预处理,为避免心功能不全导致肺水肿引起的 SpO_2 下降,限制液体入量、速度,补充白蛋白,加强利尿。经上述处理,患者体温正常,CRP 逐渐下降,一般情况改善。后续多次血培养阴性排除血流感染。患者为单倍型 HSCT,需要足够的免疫抑制以保证干细胞顺利植入,故观察 24 小时患者病情稳定,调整预处理方案,给予 Flu 50 mg/d(-2、-1 d),在严密观察下,继续应用 1 天 ATG 2.5 mg/(kg·d)(-1 d)。患者实际预处理方案为:地西他滨 20 mg/(m^2·d)(-9、-8、-7、-6、-5 d),BU 0.8 mg/(kg·6h)(-9、-8、-7 d),CY 40 mg/(kg·d)(-6、-5 d),克拉屈滨 10 mg/d(-4 d)+ Ara-c 2 g/(m^2·d)(-4 d),ATG 总量 6.3 mg/kg[2.5 mg/(kg·d)-5、-1 d,1.3 mg/(kg·d)-4 d],Flu 50 mg/d(-2、-1 d)。2019.3.11 顺利输注单倍型供者周血干细胞,MNC 7.12×10^8/kg,CD34+ 细胞绝对值 4.13×10^6/kg。骨髓衰竭期患者病情平稳,移植 +13 d(2019.3.24)患者出现明显胸闷憋气,SpO_2 92%(氧流量 2 L/min),两下肺可闻及湿罗音,WBC 0.65×10^9/L,ANC 0.44×10^9/L,Hb 61 g/L,PLT 9×10^9/L,胸部 CT:两肺间质纹理较前变规整,两下叶实变、索条影大部分消失,胸膜下可见多发磨玻璃影。(图 2-15-2)

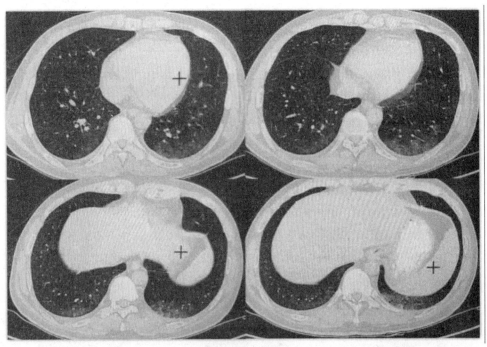

图 2-15-2　胸部 CT:两下叶实变、索条影大部分消失,胸膜下可见多发磨玻璃影

　　在充分抗感染治疗的基础上,考虑患者存在植入综合征,予甲强龙 60 mg,每 12 h1 次,静点两天后,患者胸部 CT 示:两肺间质纹理增多,两肺内磨玻璃密度影较前减少,缩小。(图 2-15-3)

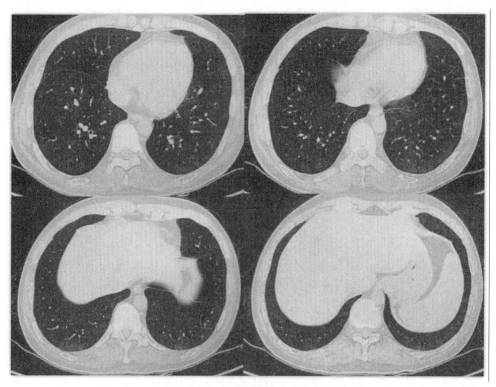

图 2-15-3 胸部 CT 示:两肺内磨玻璃密度影较前减少,缩小

患者顺利出仓,甲强龙减量。患者于移植 +21 d 出现低热,头、上肢、胸部皮疹,排除药物过敏,诊断为急性 GHVD 皮肤 2 级,给予标准剂量甲泼尼龙 2 mg/kg 静点。移植后 +23 d 腹泻,排稀水便伴腹痛、恶心、呕吐,并逐渐加重,排便 16~27 次 / 天,为暗红色血便,量 2420~3220 mL,考虑为急性肠道 GHVD 4 级。移植 +24 d 出现总胆红素 39.6μmol/L,移植 +27 d 总胆红素升至 147μmol/L,考虑患者为急性肝脏 GHVD 3 级。综合诊断为 Ⅳ 度急性移植物抗宿主病(肠道 4 级,肝脏 3 级,皮肤 2 级),在 CsA+MMF+MP 治疗的基础上,及时加用芦可替尼 5 mg 每日 1 次 ~2 次、巴利昔单抗、英夫利昔单抗以及间充质干细胞治疗,约一月后腹泻消失,胆红素正常。

移植后 5 月,患者出现腹胀不适,行立位腹平片(图 2-15-4)、腹部 CT(图 2-15-5)检查,提示气腹、肠壁积气。考虑是肠道 GVHD 引起的气腹、肠壁积气,给予胃肠减压、禁食水、肠外营养、抗感染治疗,复查 CT 明显好转(图 2-15-6)。

患者移植后成功造血重建,+31 d 发生 BK 病毒尿症,+37 d 发生 CMV-DNA 血症,经抗病毒治疗后好转。移植后 +4 月三系细胞均减少,需要 G-CSF 升白,依赖血小板、红细胞输注,骨髓检查为完全供者嵌合,白血病流式 MRD 阴性,诊断继发性移植物功能不良,先后给予 TPO、艾曲波帕等治疗,效果不佳,仍三系明显减少,于 2019.9.29 输注同一供者再次动员后经 CD34+ 纯化分选造血干细胞 116 mL,单个核细胞 4.57×10⁶/kg、CD34 阳性率 52.73%、CD34+ 细胞回收率 84%,回输后 3 周血象恢复正常,无 GVHD 发生。现患者无病生存。

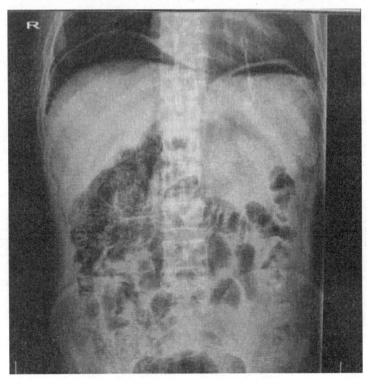

图 2-15-4　立位腹平片 气腹、肠壁积气

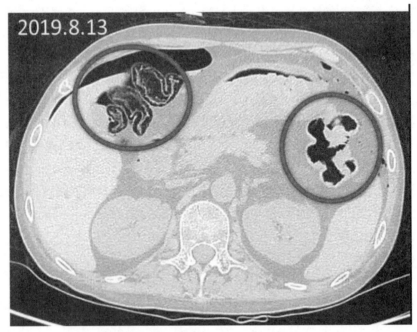

图 2-15-5　腹部 CT:气腹、肠壁积气

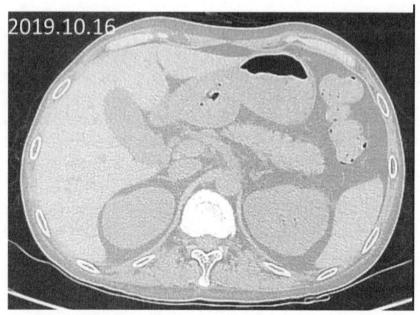

图 2-15-6　腹部 CT:气腹、肠壁积气明显吸收

【病例特点及分析】

病例特点:①青年男性,诊断为急性髓系白血病治疗后未缓解行异基因造血干细胞移植;②移植前后多次发生感染,积极处理后好转;③出现急性 GVHD 后给予一线抗 GVHD 治疗效果不佳,及时加用二线治疗后急性 GVHD 完全缓解;④肠道 GVHD 导致气腹、肠壁积气,给予胃肠减压、禁食水、肠外营养等治疗后好转;⑤继发性移植物功能不良,输注供者再次动员采集的 CD34+ 纯化分选造血干细胞后血象恢复。

诊治策略分析:本病例重点在于探讨急性髓系白血病治疗后未缓解的患者进行单倍型造血干细胞移植的整体诊治思路。根据患者病史,结合骨髓形态学、活检等检查,考虑再生障碍性贫血克隆演变为骨髓增生异常综合征后转化为急性髓系白血病,本病预后不佳,化疗效果差,异基因造血干细胞移植是治愈本病的唯一手段。但患者病史长,各脏器功能差,合并重度贫血、有感染性发热,预计难以耐受移植,因此先进行诱导化疗,待一般情况改善后再行 HSCT。但患者两疗程化疗后原始细胞虽明显减少,但仍未达到 CR,与家属充分沟通后行单倍型造血干细胞移植。设计了地西他滨 + 白消安 + 克拉屈滨 + 阿糖胞苷 +ATG 作为预处理方案。在预处理期间出现严重肺感染、感染性休克,体重、腹围明显增加,调整预处理化疗药物用量,给予积极抗感染,不排除预处理引起的毛细血管渗漏综合征,予限制液体入量、补充白蛋白利尿等处理后症状改善。患者造血重建期间出现明显胸闷憋气,血氧饱和度下降,肺部磨玻璃影,考虑存在植入综合征,经糖皮质激素治疗后好转。移植后出现重度肠道肝脏急性移植物抗宿主病,合并严重消化道出血,经一线抗 aGVHD 治疗后效果不佳,加用芦可替尼、单抗以及间充质干细胞等二线治疗后症状逐渐好转。但此后患者出现了与肠道 GVHD 相关的气腹、肠壁积气,经胃肠减压、禁食水等支持治疗后气体吸收,症状缓解。患者移植后先后出现急性 GVHD,巨细胞病毒血症等,经治疗后均好转,但血象三系细胞仍然持续减少,根据骨穿检查排除复发、移植排斥,明确诊断为继发性移植物功能不良,经促造血治疗后血象仍未恢复,再次采集供者造血干细胞经 CD34+ 纯化分选后回输,血象逐渐恢复正常,并且未再次发生移植物抗宿主病,患者达到长期无病生存。

【专家点评】

急性髓系白血病患者中,由骨髓增生异常综合征转化的或治疗相关的非急性早幼粒细胞白血病患者,具有异基因造血干细胞移植指征。难治复发性 AML,如果患者治疗后不能获得完全缓解,可以进行挽救性的异基因造血干细胞移植,建议在有经验的移植中心尝试。

感染是造血干细胞移植后常见的并发症,包括病毒感染,细菌感染,真菌感染、寄生虫感染等。HSCT 后造血重建较快,但免疫重建缓慢,免疫重建的缓慢会使患者面临各种各样的感染可能,因此感染的防治显得尤为重要。此患者在移植前后多次发生感染,均在感染早期识别,并查找感染源,针对感染病灶及病原学进行针对性抗感染治疗,患者多次感染虽来势汹汹,但经合理的抗感染治疗,均获得治愈。

移植物抗宿主病(GVHD)分为急性移植物抗宿主病(aGVHD)和慢性移植物抗宿主病, GVHD 的诊治是异基因 HSCT,尤其是单倍型 HSCT 的重点和难点,本例患者出现aGVHD 后给予 CsA+MMF+ 标准剂量加甲泼尼龙,效果不佳,及时加用芦可替尼、英夫利昔单抗、巴利昔单抗、间充质干细胞后症状逐渐好转,对 aGVHD 的完全缓解,有重要的作用。治疗过程中,有三点需要注意:①经强烈免疫抑制治疗无效的肠道 aGVHD,要考虑 CMV 肠炎、肠道血栓性微血管病的可能;②重度 aGVHD 患者经过强烈的免疫抑制治疗,一定伴随着严重持久的免疫抑制,此时各种感染的防治直接关系到患者预后;③注意重度 aGVHD 缓解后远期并发症,如肠道 aGVHD 后的气腹、肠壁积气,肺的慢性 GVHD(BO)以及纵隔气肿。

HSCT 后移植物功能不良也是临床比较棘手的问题,继发性移植物功能不良常见于CMV-DNA 血症治疗后和 / 或重度 aGVHD 治疗后,治疗方法包括生长因子(红细胞生成素和血小板生成素)、艾曲波帕、二次移植、供者骨髓或外周干细胞输注以及纯化 CD34 细胞输注。细胞因子、艾曲波帕可有一定疗效,但无效患者的后续治疗面临挑战,采用二次移植和直接输注未分选的造血干细胞会导致较高的 GVHD 发生率和治疗相关死亡率。本例患者最终接受纯化的供者 CD34+ 细胞输注,移植物功能不良完全缓解,无 GVHD发生。

本例患者诊疗过程提示我们, HSCT 患者并发症多,一定要讲究整体施治。比如,在治疗重度 aGVHD 时,一定要思考到随之而来的免疫抑制,各种细菌、真菌、病毒感染的防治,后期可能的移植物功能不良等各种并发症,从整体去考虑患者的并发症治疗。对移植并发症的处理,争取做到早期识别、准确诊断、及时处理、精准治疗和精细化护理,使患者获得最大的临床受益,改善移植患者的预后。

【文献复习】

根据中国异基因造血干细胞移植治疗血液系统疾病专家共识(2014 年版)[1],急性髓系白血病中非急性早幼粒细胞白血病行 allo-HSCT 的适应证为:年龄 ≤ 60 岁患者

①在 CR1 期具有 allo-HSCT 指征：Ⅰ. 按照 WHO 分层标准处于预后良好组患者，一般无须在 CR1 期进行 allo-HSCT，可根据强化治疗后微小残留病的变化决定是否移植，如 2 个疗程巩固强化后 AML/ETO 下降不足 3log 或在强化治疗后由阴性转为阳性；Ⅱ. 按照 WHO 分层标准处于预后中危组；Ⅲ. 按照 WHO 分层标准处于预后高危组；Ⅳ. 经过 2 个以上疗程达到 CR1；Ⅴ. 由骨髓增生异常综合征转化的 AML 或治疗相关的 AML。②≥ CR2 期具有 allo-HSCT 指征：首次血液学复发的 AML 患者，经诱导治疗或挽救性治疗达到 CR2 后，争取尽早进行 allo-HSCT；≥ CR3 期的任何类型 AML 患者具有移植指征。③未获得 CR 的 AML：难治及复发性各种类型 AML，如果不能获得 CR，可以进行挽救性 allo-HSCT，均建议在有经验的单位尝试。年龄 ≥ 60 岁患者如果疾病符合上述条件，身体状况也符合 allo-HSCT 条件，建议在有经验的单位进行 allo-HSCT 治疗。

　　感染是造血干细胞移植后常见的并发症，比如病毒的感染，最常见的是巨细胞病毒，还有 EB 病毒的感染，BK 病毒，JC 病毒的感染，细菌的感染，细菌最常见的是肺部的感染。另外还包括真菌的感染、机会性的感染，比如耶氏肺孢子虫的感染。移植后肺部并发症很多是感染因素引起，但也有接近半数是非感染因素，比如植入综合征、弥漫性肺泡出血、充血性心力衰竭、特发性肺炎综合征、闭塞性细支气管炎、肺 PTLD 等，要根据移植后不同时间点和临床表现综合判断[2]。

　　移植物抗宿主病（GVHD）是由于供者与受者主要及次要组织相容性抗原差异，移植物中的淋巴细胞在宿主体内增殖分化活化，攻击宿主靶器官造成免疫损害，从而产生的病变。异基因移植急性 GVHD 发生概率为 20%~60%，慢性 GVHD 发生率为 50% 左右，致死性 GVHD 发生率为 5%~20%。急性 GVHD 最常见的受累器官为皮肤黏膜、肝脏、肠道，因为这三个组织器官含有较多的抗原递呈细胞和淋巴细胞。急性 GVHD 的严重程度分度标准是根据急性 GVHD 对移植后非复发相关死亡的影响程度制定的，采用皮肤、胃肠道和肝脏急性 GVHD 分别积分后再形成总的分度。[3]（表 2-15-1、表 2-15-2）

表 2-15-1　改良的急性移植物抗宿主病（GVHD）Glucksberg 分级标准

项目		累及器官	
	皮肤	肝脏 - 胆红素血症	胃肠道
分级			
1 级	皮疹面积 <25%[a]	总胆红素 2~3 mg/dl[b]	腹泻量 >500 mL/d[c] 或持续性恶心[d]
2 级	皮疹面积 25%~50%	总胆红素 3.1~6 mg/dl	腹泻量 >1000 mL/d
3 级	皮疹面积 >50%,全身红斑	总胆红素 6.1~15 mg/dl	腹泻量 >1500 mL/d
4 级	全身红皮病伴大疱形成	总胆红素 >15 mg/dl	严重腹痛和（或）肠梗阻
分度[e]			
Ⅰ度	1~2 级		
Ⅱ度	1~3 级	1 级	1 级

项目		累及器官		
		皮肤	肝脏 - 胆红素血症	胃肠道
	Ⅲ度		2~3 级	2~4 级
	Ⅳ度 [f]	4 级	4 级	

注：[a] 使用 9 分法或烧伤图表确定皮疹程度；[b] 以总胆红素表示范围（如果已经记录了导致总胆红素升高的其他原因，则将其降一级）；[c] 腹泻量适用于成人，儿童（≤14 岁）患者腹泻量应基于体表面积计算（如果记录了腹泻的另一个原因，则将其降一级）；[d] 持续恶心并有胃 / 十二指肠 GVHD 的组织学证据；[e] 作为授予该等级所需的最低器官受累程度的分级标准；[f] Ⅳ度也可能包括较少的器官受累，但功能状态极度下降

表 2-15-2 急性移植物抗宿主病（ GVHD ）国际联盟（ MAGIC ）分级标准

分级	皮疹（仅活动性红斑）	肝脏	上消化道	下消化道（排便）
0 级	无活动性（红斑）GVHD皮疹	总胆红素 <2 mg/dL	无或间歇性恶心、呕吐或厌食	成人：<500 mL/d 或 <3 次 /d
				儿童：<10 mL/(kg·d) 或 <4 次 /d
1 级	<25%	总胆红素 2~3 mg/dL	持续性恶心、呕吐或厌食	成人：500~999 mL/d 或 3~4 次 /d
				儿童：10~19.9 mL/(kg·d) 或 4~6 次 /d
2 级	25%~50%	总胆红素 3.1~6 mg/dL		成人：1 000~1 500 mL/d 或 5~7 次 /d
				儿童：20~30 mL/(kg·d) 或 7~10 次 /d
3 级	>50%	总胆红素 6.1~15 mg/dL		成人：>1 500 mL/d 或 >7 次 /d
				儿童：>30 mL·kg⁻¹·d⁻¹ 或 >10 次 /d
4 级	全身红斑（>50%）伴水疱形成或表皮剥脱（>5%）	总胆红素 >15 mg/dL		严重腹痛伴或不伴肠梗阻或便血（无论排便量如何）

注：整体临床分级（基于最严重的靶器官受累）：0 度：无任何器官 1~4 级；Ⅰ 度：1~2 级皮肤，无肝脏、上消化道或下消化道受累；Ⅱ 度：3 级皮疹和（或）1 级肝脏和（或）1 级上消化道和（或）1 级下消化道；Ⅲ 度：2~3 级肝脏和（或）2~3 级下消化道，0-3 级皮肤和（或）0~1 级上消化道；Ⅳ 度：4 级皮肤、肝脏或下消化道受累，0~1 级上消化道受累。儿童：≤14 岁

此患者在移植后出现皮肤 2 级、肝脏 3 级和肠道 4 级 GVHD，整体评定为 Ⅳ 度急性移植物抗宿主病。甲泼尼龙 2 mg/(kg·d) 或同等剂量皮质类固醇激素治疗为 aGVHD 的标准一线治疗，使用标准剂量类固醇治疗 3 天时 aGvHD 进展、治疗 7 天时 aGvHD 没有改善、治疗 14 天后 aGvHD 仍在 Ⅱ 度及以上，或激素减量过程中 aGVHD 再次进展，可判断为激素耐药的 aGVHD，应及时启动二线治疗。激素耐药 aGVHD 的二线治疗并无标准方案 [4, 5] 可以尝试应用单克隆抗体，如抗 IL-2 受体抗体、抗 TNF α 抗体、抗 CD52 或 CD3 抗体，间充质干细胞，吗替麦考酚酯等。芦可替尼是一种很有希望的药物，医科院血液病医院移植中心临床资料显示，芦可替尼治疗激素耐药的 aGVHD，总有效率 60% 左右，中位起效时间 8.5 d[6]。

HSCT 后移植物功能不良定义为移植后至少两系或三系血细胞减少持续 2 周

（ANC<0.5×10^9/L，PLT<30×10^9/L，或血小板、红细胞输注依赖），骨髓增生减低，为供者完全嵌合状态，排除复发、严重 GVHD。纯化的 CD34[+] 细胞输注无须预处理，有效率和安全性高，GVHD 风险小，是单倍型 HSCT 后移植物功能不良的一种安全、有效的治疗方法，值得移植科医生去尝试[7]。

（中国医学科学院血液病医院干细胞移植中心　张樱　马巧玲）

【参考文献】

[1] 中华医学会血液学分会干细胞应用学组. 中国异基因造血干细胞移植治疗血液系统疾病专家共识（Ⅰ）—适应证、预处理方案及供者选择（2014 年版）[J]. 中华血液学杂志，2014，35（8）：775-780.

[2] CHI AK, SOUBANI AO, WHITE AC, et al. An Update on Pulmonary Complications of Hematopoietic Stem Cell Transplantation[J]. *Chest*, 2013, 144（6）：1913-1922.

[3] 中华医学会血液学分会干细胞应用学组. 中国异基因造血干细胞移植治疗血液系统疾病专家共识（Ⅲ）——急性移植物抗宿主病（2020 年版）. 中华血液学杂志，2020，41（07）：529-536.

[4] MARTIN PJ, RIZZO JD, WINGARD JR, et al. First- and Second-Line Systemic Treatment of Acute Graft-versus-Host Disease：Recommendations of the American Society of Blood and Marrow Transplantation[J]. *Biol Blood Marrow Transplant*，2012，18：1150-1163.

[5] RASHIDI A，DEFOR TE，HOLTAN SG, et al. Outcomes and Predictors of Response in Steroid-Refractory Acute Graft-versus-Host Disease[J]. *Biol Blood Marrow* Transplant，2019，25：2297-2302.

[6] 赵菲，王佳丽，施圆圆，等. 芦可替尼挽救性治疗激素难治性移植物抗宿主病：一项单中心回顾性分析 [J]. 临床血液学杂志，2020，33（1）：18-24.

[7] 费新红，贺俊宝，程昊钰，等. 纯化供者 CD34+ 细胞输注治疗单倍型造血干细胞移植后移植物功能不良 12 例临床分析 [J]. 中华血液学杂志，2018，39（10）：828-832.

病例 16　急性早幼粒细胞白血病合并布加综合征 1 例

【背景知识】

原发性布加综合征（Budd-Chiari syndrome，BCS）的特征是肝静脉流出道血栓性阻塞，其阻塞部位可发生在肝内小静脉、肝主静脉和下腔静脉。亚洲国家的 BCS 患病率更高。腹水、腹痛、急性起病时的肝功能异常通常是本病的首发表现。

BCS 形成的病因包括①获得性易栓症：骨髓增殖性肿瘤，阵发性睡眠性血红蛋白尿症，抗磷脂综合征等；②遗传性易栓症：地中海贫血，蛋白 C、蛋白 S 缺乏，抗凝血酶缺乏等；③全身性因素：结节病，血管炎，结缔组织病等；④激素性因素：妊娠，口服避孕药等。

多普勒超声是 BCS 的一线影像学检查方法。增强 CT 或 MRI 扫描可用于明确 BCS 的诊断、评估血栓范围、制定介入治疗计划。

【病例简介】

患者男性,39 岁,主因"发热 1 月,腹胀 1 周"入院。

现病史:患者于入院前 1 月无明显诱因出现发热,最高 38 ℃,伴周身疼痛,无咳嗽咳痰,无头晕心悸,无腹痛腹泻,无鼻衄牙龈出血。就诊于哈尔滨医科大学附属医院,血常规:Hb 71 g/L,RBC 2.08×10^{12}/L,WBC 21.65×10^9/L,PLT 53×10^9/L。骨穿:急性早幼粒细胞白血病(APL),予砷剂、抗感染、保肝及输血等治疗。1 周前患者出现腹胀,肝功能异常加重,停用砷剂,就诊我院,血常规:Hb 73 g/L,RBC 2.11×10^{12}/L,WBC 17.09×10^9/L,PLT 11×10^9/L。肝功能:ALT 1255U/L,AST 891 U/L,GGT 357 U/L,LDH 1300 U/L,TBIL 28μmol/L。为进一步诊治收入我科。

既往史:既往体健。否认高血压、糖尿病史,否认出凝血疾病家族史,否认食物药物过敏史。

个人史:否认药物过敏史。有烟酒嗜好。吸烟 20 余年,平均 30 支 / 日,已戒;饮酒 15 年,量少,已戒。

家族史:家族中无遗传病、先天性疾病及类似疾病史。

入院体格检查:贫血貌,皮肤黏膜黄染,巩膜黄染,腹部膨隆,肝脾触诊不满意。移动性浊音(+)。

入院后化验及检查:血常规:Hb 68 g/L,RBC 2.04×10^{12}/L,WBC 17.09×10^9/L,PLT 11×10^9/L。凝血:PT 18.6sec,PT-INR 1.73,FIB 1.73 g/L,D-Dimer 8018ng/L。肝功能:ALB 38 g/L,ALT 810U/L,AST 332 U/L,GGT 310 U/L,LDH 370 U/L,DBIL 11μmol/L。腹部 B 超:肝大伴弥漫性病变,胆囊壁增厚水肿,胆囊泥沙样结石,脾大(140 mm×51 mm),门静脉增宽,脾及双肾未见明显异常,大量腹腔积液。心脏超声:三尖瓣轻度反流,左室舒张功能减低、收缩功能正常,心包极少量积液。骨穿:AML-M3 骨髓象。PML-RARa 28.29%(+),WT1 31.66%(+),流式:符合 APL,部分表达 CD117,CD33,CD64,CD13。染色体:44-46,XY,t(15;17)(q22;q21),白血病预后基因:WT1 90.65%。全腹 CT 增强 + 三维重建:肝实质强化不均,肝内静脉对比剂充盈欠佳,考虑布加综合征;脾内低密度影,考虑脾梗死,腹盆腔积液。腹部 CTV:下腔静脉于第二肝门处变窄,肝静脉大部未见对比剂充盈,仅近第二肝门处小斑片样浅淡显影,肝实质强化不均,呈地图样,考虑布加综合征;肝静脉血栓形成不除外,门脉高压。胸 CTV:左肺上叶上舌支、右肺上叶尖后段起始部腔内低密度充盈缺损,不除外急性肺栓塞,左肺上叶下舌支腔内可疑低密度影。

诊疗经过及疗效:明确诊断为:①急性早幼粒细胞白血病(高危);②布加综合征;③脾梗死;④急性肺栓塞? 入院予维甲酸口服治疗,辅以输血、补充血浆及纤维蛋白原、保肝。患者腹胀症状严重,并出现少尿,予以肝右静脉取栓介入治疗,小剂量低分子肝素抗凝。腹水逐渐减少至消失,肝功能逐渐好转至完全正常。1 月后复查骨髓示完全缓解。

【病例特点及分析】

病例特点:①患者中年男性,发热起病;②主要表现为腹胀;③查体腹膨隆,大量腹腔积液;④骨髓符合 AML-M3 骨髓象,凝血异常,PML-RARa 阳性,染色体易位;⑤影像学检查诊断布加综合征。

APL 的预后分层:①低危: WBC ≤ 10×10⁹/L, PLT ≥ 40×10⁹/L。②中危: WBC ≤ 10×10⁹/L,PLT<40×10⁹/L。③高危:WBC>10×10⁹/L。

APL 临床凝血功能障碍和出血症状严重者:首选为原发病的治疗。支持治疗如下:输注单采血小板以维持 PLT ≥(30~50)×10⁹/L;输注冷沉淀、纤维蛋白原、凝血酶原复合物和冰冻血浆维持纤维蛋白原 >1500 mg/L 及 PT 和 APTT 值接近正常。每日监测 DIC 相关指标直至凝血功能正常。

该病例以发热为首发症状,经相关检查确诊 APL,砷剂诱导期间出现腹胀,大量腹水,肝功能急剧恶化,肝脾增大,但是胆红素增高不明显,不符合急性肝衰竭的表现,更支持血管病变的表现。经影像学检查确诊为 BCS。

BCS 的治疗包括抗凝药物治疗、血管介入放射学治疗(包括血管成形术和 TIPS)、外科减压术和肝移植。全身性抗凝是 BCS 的一线治疗手段。通常,华法林用于长期抗凝,而普通肝素和低分子肝素用于急性凝血。对于该病例,维甲酸诱导期间,血小板低伴凝血异常,出血风险大,不适宜溶栓,给予肝右静脉取栓介入及小剂量肝素抗凝后,各方面指标得到改善,为白血病本病的治疗赢得了时间,同时,随着白血病的缓解,凝血异常纠正,去除了发生布加综合征的病因。

【专家点评】

APL 是一种特殊类型的急性髓系白血病(AML),绝大多数患者具有特异性染色体易位 t(15;17)(q22;q12),形成 PML-RARα 融合基因,其蛋白产物导致细胞分化阻滞和凋亡不足,是 APL 发生的主要分子机制。APL 易见于中青年人,平均发病年龄为 44 岁,APL 占同期 AML 的 10%~15%,发病率约 0.23/10 万。APL 起病及诱导治疗过程中容易发生出血和栓塞而引起死亡。近三十年来,由于全反式维甲酸及砷剂的规范化临床应用,APL 已成为基本不用进行造血干细胞移植即可治愈的白血病。

出血是 APL 相关凝血障碍的最常见表现,白血病细胞可能激活凝血系统介质的分子特性是导致这一现象的原因。APL 出血的机制为 DIC、蛋白直接水解和高纤溶。血栓并发症的发生率较低,且被严重低估。诱导治疗期间,APL 发生血栓栓塞事件认为是由于宿主防御机制和早幼粒细胞之间的相互作用,包括组织因子、炎症因子在内的促血栓形成颗粒的释放和肿瘤细胞表面粘附分子的表达都与此有关。此外,有证据表明,与其他白血病相比,APL 中组织因子的表达更高。

总之,血栓栓塞事件不是未知的,但比 APL 出血表现更少。虽然出血的表现仍然是关注的焦点,但血栓并发症的发生率正在上升。在血栓形成趋势和促进血栓形成增加的危险因素分析方面,我们的知识仍然存在空白。在临床实践中,APL 合并血栓栓塞很容易被误诊,对这种罕见病例的关注和认识将有助于克服这种临床挑战并促进具体的诊疗管理。

【文献复习】

据文献报道,诱导治疗期间 APL 的静脉血栓栓塞发生率接近 9%。APL 患者常伴有 DIC,血栓形成的风险特别高,部分原因是白血病细胞上存在组织因子。由于 DIC 的凝血级联失调和凝血因子的消耗,在诊断后的最初几周发生致命出血的风险也很高。早期适当的抗肿瘤治疗是降低 APL 患者血栓形成和出血风险的唯一途径。

APL 相关血栓形成的临床表现较为丰富,常见包括急性心肌梗死、脑室血栓、心内膜下缺血、脑血管意外和肺栓塞。不太常见的受累部位是肾动脉血栓形成,急性肢体缺血,肝和门静脉血栓形成。Rashidi 等人回顾了 94 例 APL 相关血栓形成的文献,他们观察到 80% 的血栓事件发生在诱导治疗之前或期间。Breccia 等人提出高白细胞计数、fms 样酪氨酸激酶、内部串联重复(FLT3/ITD)突变、PML/RARA 转录类型以及 CD2/CD15 阳性表达与血栓形成的更高发生率相关。

（天津医科大学总医院血液内科　王红蕾）

【参考文献】

[1] KEKRE N, CONNORS JM. Venous thromboembolism incidence in hematologic malignancies[J]. *Blood Rev*, 2019, 33: 24-32.

[2] VAID AK, BATRA S, KARANTH SS, et al. Acute promyelocytic leukemia presenting as pulmonary thromboembolism: Not all APLs bleed[J]. *Avicenna J Med*, 2015, 5(4): 131-3.

[3] BRECCIA M, AVVISATI G, LATAGLIATA R, et al. Occurrence of thrombotic events in acute promyelocytic leukemia correlates with consistent immunophenotypic and molecular features[J]. *Leukemia*. 2007, 21: 79–83.

[4] RASHIDI A, SILVERBERG ML, CONKLING PR, et al. Thrombosis in acute promyelocytic leukemia[J]. *Thromb Res*. 2013, 131: 281–9.

病例 17　发热伴右颈部肿物

【背景知识】

发热伴淋巴结肿大是血液系统恶性肿瘤常见的症状,常见于淋巴瘤、急性白血病等,本病例罕见之处在于系两种不同细胞起源的恶性肿瘤同时存在:急性髓系白血病合并多发性骨髓瘤。

1. 急性髓系白血病　造血系统的髓系原始细胞克隆性恶性血液系统疾病。诊断分型分FAB 诊断标准以及 WHO 标准。以后者为例,WHO 的 AML 分型命名如下。

（1）AML 伴重现性遗传学异常。

AML 伴 t(8;21)(q22;q22),(AML1 /ETO)。

急性早幼粒细胞白血病伴 t(15;17)(q22;q11-22),(PML/RARa)及变异型。

AML 伴骨髓异常嗜酸细胞和 inv(16)(p13; q22)或 t(16; 16)(p13; q22),(CBFβ/MYH11)。

AML 具有 11q23(MLL)异常。

（2）AML 伴多系病态造血。

有 MDS 或 MDS/MPD 史。

无 MDS 或 MDS/MPD 史,但具有二和二系以上病态造血(病态细胞 ≥ 50%)。

（3）治疗相关的 AML 和 MDS。

烷化剂相关的。

拓扑异构酶 II 抑制剂相关的。

其他型。

（4）不伴特殊细胞遗传易位的 AML，非特殊型（沿用 FAB 分类）。

AML，微分化型（M0）。

AML，未成熟型（M1）。

AML，伴成熟型（M2）。

急性粒 - 单核细胞白血病（M4）。

急性单核细胞白血病（M5）。

急性红白血病（（M6）。

急性原始巨核细胞白血病（M7）。

急性嗜碱性粒细胞白血病。

急性全髓增殖性疾病伴骨髓纤维化。

髓系肉瘤。

2. 多发性骨髓瘤　起源于浆细胞的恶性肿瘤。有症状（活动性）骨髓瘤的诊断标准（需满足第 1 条及第 2 条，加上第 3 条中任 1 项）：①骨髓单克隆浆细胞≥ 10% 或组织活检证实髓外浆细胞瘤；②血清和（或）尿出现单克隆 M 蛋白；③存在以下至少 1 项的骨髓瘤相关事件，即 CRAB-SLiM 症状之一：高钙血症（C）；肾功能不全（R），肌酐 >2 mg/dl（>117μmol/L）或肌酐清除率 <40mL/min；贫血（A）；骨质破坏（B），骨骼 X 线、CT 或 PET/CT 检查提示 1 处或多处病变；骨髓单克隆浆细胞≥ 60%（S）；不正常的轻链比值≥ 100（累及 κ 链）或 ≤ 0.01（累及 λ 链）（Li）；骨骼（B），MRI 检查发现 1 个以上≥ 5 mm 病灶。

【病例简介】

患者男、68 岁、主因"间断鼻衄伴发热 10 天、右颈部肿物 3 天"于 2020.3.24 入院。

现病史：入院前 10 天，患者修剪右侧鼻孔鼻毛后出现鼻衄，量较大，就诊于我院急诊，就诊时发现发热，体温最高 39.0 ℃，伴大汗，无其余伴随症状。2020-3-17 血常规：白细胞计数 $2.21 \times 10^9/L$（↓），红细胞计数　$1.82 \times 10^{12}/L$（↓），血红蛋白　69 g/L（↓），血小板计数 $25 \times 10^9/L$（↓），中性粒细胞百分比 16.7%（↓），淋巴细胞百分比 80.1%（↑），单核细胞百分比 2.7%（↓），予止血、退热等对症处理（具体不详），止血后离院；离院后间断发热，最高 39.0 ℃，自行退热处理，3.19 胸部 CT：两肺间质纹理增多、间质病变；肝内低密度影。入院前 3 天左右，再次鼻腔出血，伴发热，伴大汗，右侧颈部可见一直径约 4 cm 肿块，局部红肿、压痛，皮温略高，伴咳嗽，无其余症状，再次就诊于我院急诊，2020.03.23，浅表淋巴结 B 超：右侧颌下腺较对侧体积增大，右侧胸锁乳突肌增厚，右侧颈部 II-IV 区可见多发低回声结节（不除外异常肿大淋巴结，建议进一步检查）；左侧颈部 I-III 区多发淋巴结显示（形态回声未见明显异常），双侧腹股沟区多发淋巴结肿大（形态回声未见明显异常）；2020-3-23 胸 CT 与 2020-03-19 胸部 CT 平扫检查对比示：胸廓入口水平前胸壁皮下及前纵隔内脂肪间隙密度增高;两肺间质纹理增多,部分小叶间隔增厚同前;纵隔内未见确切肿大淋巴结影同前;心影饱满,请注意心功能;心腔密度减低,提示贫血;颈部情况请结合相关检查。急诊予单采血小板 1 个治疗量,悬浮红细胞 2U 输血治疗。现为求进一步诊治,收入我科。患者自本次发病以来,精神尚可,食欲正常,睡眠尚可,大便如常,小便如常,体重未见明显下降(图 2-17-1)。

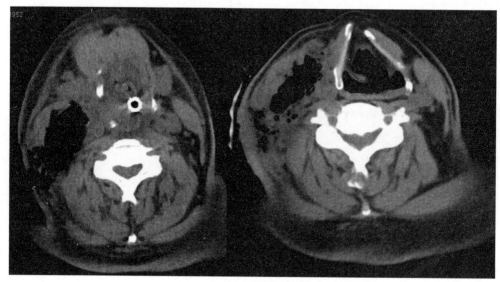

图 2-17-1　左图 3.25 颈部 CT;右图 4.3 颈部 CT

既往史:体健。爱人因"白血病"去世,无子女。

体格检查:T:37.8 ℃　P:94 次 / 分　R:18 次 / 分　BP:112/64 mmHg。神清语利,贫血貌,巩膜无黄染,结膜无充血,睑结膜苍白,口唇苍白,咽不红,舌体前端可见散在出血点,口腔黏膜无溃疡,右侧颈部可见一直径约 8 cm 肿块,局部红肿、压痛,皮温略高,皮肤表面无破溃;甲状腺未扪及肿大,胸骨无压痛,双肺呼吸音粗,未闻及明显干湿性啰音,心音可,律齐,各瓣膜听诊区未闻及杂音,腹软,无压痛及反跳痛,肝脾肋下未扪及,双下肢无水肿。

入院后化验及检查:血常规:WBC 0.60×10^9/L,NEUT 0.37×10^9/L,RBC 1.42×10^{12}/L,HB 53 g/L,PLT 45×10^9/L。骨髓涂片:AML-M5 合并异常浆细胞比例增高(原单 23.5%、幼单 2.5%、成熟浆 14%)。组织化学染色:过氧化物酶阳性率 33%,阳性指数 50;非特异性酯酶阳性率 86%,阳性指数 140;非特异性酯酶 +NaF 阳性率 44%,阳性指数 53;幼稚细胞糖原阳性率 100%,阳性指数 131;PAS 阳性反应物呈紫色颗粒散在分布。白血病表型:R5:42.26%,部分表达 CD117、CD34、CD64、CD33、HLA-DR、MPO、CD13。淋巴表型:R2:25%,表达 CD3、CD7、CD5、CD38;R3:35.04%,表达 CD200、CD38。染色体:46,XY[12]。MDS-FISH:D7S486/CSP7[del(7q31)]　4%(<3.56%)。白血病 43 种基因筛查(-)。白血病预后基因:TP53 突变,突变率 10.95%。骨髓病理:骨髓增生活跃,粒红比例大致正常,各阶段细胞可见,巨核细胞数量少、形态未见特殊,未见淋巴细胞增多,浆细胞增多;免疫组化染色示:MPO 机少许阳性,Lysozyme 散在阳性,CD138 散在阳性,κ>>λ,CD117 少许弱阳性,CD34 散在阳性,(CD117 和 CD34 阳性定位不能明确髓系细胞和浆细胞),CD61 巨核细胞阳性,

CD20 极少许阳性，CD3 少许阳性,结合临床,疑为多发性骨髓瘤。SPE：MP13.1%;总蛋白67 g/L,M-P8.8 g/L,IFE：IgG(+)κ(+)。IgH 重排检测(-),TCR-D 重排检测(+)。浆细胞表型:CD45dimCD38+CD138+CD56+CD27-CD19-cKAP+cLAM-cells=2.03%。

诊疗经过及疗效:入院诊断:①全血少原因:急性白血病? 淋巴瘤? ②皮肤软组织感染。治疗经过:

患者入院后出现发热、晕厥、意识丧失,头 CT 示"①大脑镰后部密度增高,不除外硬膜下血肿;②脑白质稀疏;③脑萎缩;④双侧筛窦炎"。颈部 CT 示"右颈部胸锁乳突肌内侧、皮下软组织内多发气体密度影,周围软组织肿胀、结构模糊,考虑感染性病变;鼻咽腔后壁软组织增厚;口咽、喉咽黏膜增厚,管腔狭窄"。3.25 转入 ICU,血培养回报:肺炎克雷伯菌(+)。呼吸机辅助呼吸及抗感染等对症治疗生命体征平稳后由 ICU 转回血液科,完善骨穿相关检查(见辅助检查)。于 4.2~4.8 阿扎胞苷 100 mg 皮下 d1-7 联合氢化可的松 50 mg,每 12 h1 次。4.20 头增强 MRI:头部左侧桥臂、左侧小脑半球异常信号影,首先考虑感染性病变,建议治疗后复查。MDT 会诊综合各科意见:小脑脓肿形成,符合其临床表现,考虑颈部感染入血后,血源性感染的可能性大。2 周后复查头及颈部 MRI,颈部感染略局限好转,小脑脓肿变化不大。M 蛋白水平:(3.31)6.04 g/L;(4.16)3.85 g/L。复查骨穿(5.14):幼浆2%,成熟浆 3%。

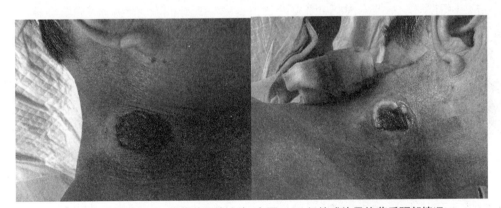

图 2-17-2　左图 4.10 颈部肿物伴感染;右图 4.20 经抗感染及换药后颈部情况

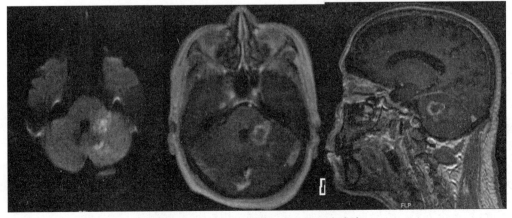

图 2-17-3　4.20 头增强 MRI 提示脑脓肿

2020.5.15 患者突发言语不清,口角歪斜,流涎,喝水呛咳,急查头 CT 考虑脑梗死可能性大,结合患者脑脓肿及败血症病史,不能除外脑脓肿播散,后经积极治疗生命体征无法维持,于 2020.5.20 10:05 宣布临床死亡。

死亡诊断:急性单核细胞白血病(高危组)、多发性骨髓瘤 IgG、κ 型(DS III 期、ISS 分期 II 期)、肺部感染、颈部软组织感染、菌血症(肺克)、脑脓肿、脑梗死、低蛋白血症、心功能不全、肺动脉高压、肝功能异常、肾功能异常、消化道出血、电解质代谢紊乱、凝血功能异常。

【病例特点及分析】

患者老年男性、起病急、病情重。患者为独居老人、平素未常规体检。

1. 患者起病表现为鼻衄、发热及颈部肿物 入院后患者突发意识丧失、血氧降低,发生此症状之前患者先后出现发热(甲龙对症)、鼻衄(止血敏输注、肾上腺素棉球塞鼻)、患者进食小米粥、患者小便后返回床旁。患者合并严重血小板减少、凝血功能异常,因此患者出现突发意识丧失后我们首先考虑是否有脑出血、脑梗死,但是查体双侧瞳孔等大等圆、光敏;随后床旁监护完善后,发现 HR 116 次 / 分,BP 136/71 mmHg,由于血压正常,因此体位性低血压及感染性休克的可能性小,SPO$_2$ 73% 并进行性下降至 33%,同时发现口腔内有食物残渣,考虑气道阻塞,紧急床旁气管插管,可见气道内大量食物残渣,会咽部肿大,之后紧急行颈部 CT 也证实鼻咽部软组织肿胀、气道狭窄,颈部软组织感染。头 CT 怀疑"硬膜下出血",后续行头 MRI 排除了此诊断。因此患者突发意识丧失考虑颈部巨大肿物合并感染导致口咽、鼻咽部软组织肿胀、气道狭窄堵塞所致。但是为何会发生如此严重感染、为何重度全血少目前尚不清楚。 患者入 ICU 病情稳定、拔除气管插管后转回我科。期间血培养回报:肺克。

2. 转入后病情 重度全血少、颈部软组织感染、肺克菌血症。完善骨穿等检查后诊断。

(1)急性单核细胞白血病(高危组):依据形态、免疫分型、组织化学染色、染色体、基因检测结果明确诊断。患者染色体正常,但是 NGS 示 TP53 突变,因此危险分层为高危组。

(2)浆细胞增多伴 M 蛋白原因待查:

1)多发性骨髓瘤?:患者骨髓瘤细胞 >10%,并且骨髓活检提示多发性骨髓瘤;有 M 蛋白(IgG、κ 型),浆细胞表型也支持存在克隆性浆细胞(限制性表达 κ 轻链)均支持 MM,但是诊断 MM 还需要靶器官损害的证据即 CRAB-SLIM 症状。该患者存在贫血,但是急性白血病也可出现贫血;患者无高钙血症、肾功能不全;患者由于经济原因未能性 PET-CT 等检查了解有无骨骼破坏及髓外浸润、住院期间也疏忽了全身扁骨 X 线评价,但是患者由于其他原因进行过头、胸 CT 以及左膝关节 X 片,并未发现这些部位存在骨破坏。

2)反应性浆细胞增多症?:患者急性白血病诊断已明确,再合并 MM 的可能性小,加之起病即合并严重感染,是否存在重症感染引起反应性浆细胞增多可能?关于反应性浆细胞增多症(RP)与 MM 鉴别:RP 骨髓浆细胞一般 <10%,且浆细胞分化良好,免疫球蛋白一般为多克隆性,仅少数为单克隆性且增多水平有限。尤其值得注意的是在仅仅给予小剂量氢化可的松治疗 MM 后,患者 M 蛋白水平进行性下降,是否是由于感染得以控制后 M 蛋白随之下降?

3)意义未明单克隆球蛋白增多症? M 蛋白 <30 g/L(患者 M 蛋白 8.8 g/L),单克隆浆细

胞 <10%(患者成熟浆细胞 14%)，无 CRAB 症状(见上述多发性骨髓瘤分析内容)，由于流式只能确定浆细胞是否为单克隆性，并不能给出确切的单克隆浆细胞数目，关于形态学如何鉴定单克隆浆细胞问题值得商榷。

（3）颈部软组织感染：临床表现、影像学、微生物学依据可确诊。

（4）脑脓肿：临床表现、影像学表现以及 MDT 会诊后确诊。

【专家点评】

患者起病急、病情重。未明确诊断之前便因颈部巨大包块、重度感染至气道狭窄发生意识丧失、低氧血症，好在抢救及时、有惊无险。后续完善检查后 AML-M5b 诊断明确，至于浆细胞增多并 M 蛋白的原因，综合患者各项检查，认为是能够达到多发性骨髓瘤诊断标准的。因此该患者是 1 例较为罕见的同时罹患血液系统双系统恶性肿瘤的病例。查阅文献，世界各地关于 AML 合并 MM 的个案也有报道，多数病例血象均为一系或多系血细胞减少，病情重，预后很差。一些病例基因及 FISH 检测较为完善，发现合并 TP53 突变，本病例也合并该基因突变，而此突变对于任何一种恶性肿瘤均为预后不良标志。治疗难度主要在于患者起病很重，合并严重感染，往往不能给治本治疗赢得更多时间。文献报道的个案也有治疗成功的案例：如 CAG+ 硼替佐米化疗；阿扎胞苷 + 来那度胺 + 达雷尤妥单抗治疗，并无标准方案，但是若要达到长生存，仍需要进行异体造血干细胞移植。

【文献复习】

查阅文献，关于 AML 合并 MM 文献均为个案报道，多数病例血象均为一系或多系血细胞减少，病情重，预后很差。一些病例基因及 FISH 检测较为完善，发现合并 TP53 突变，多数病例患者的预后很差。文献报道的个案也有治疗成功的案例：如 CAG+ 硼替佐米化疗；阿扎胞苷 + 来那度胺 + 达雷尤妥单抗治疗，并无标准方案，但是若要达到长生存，仍需要进行异体造血干细胞移植。

（天津医科大学总医院血液内科　郝山凤）

【参考文献】

[1]　BERTHON C, NUDEL M, BOYLE EM, et al. Acute myeloid leukemia synchronous with multiple myeloma successfully treated by azacytidine/lenalidomide and daratumumab without a decrease in myeloid clone size[J]. *Leuk Res Rep*, 2020, 13: 100202.

[2]　OKA S, ONO K, NOHGAWA M. Successful treatment with azacitidine for the simultaneous occurrence of multiple myeloma and acute myeloid leukemia with concomitant del(5q) and the JAK2 V617 F mutation[J]. *Ann Hematol*, 2017, 96(8): 1411-1413.

[3]　LU-QUN W, HAO L, XIANG-XIN L, et al. A case of simultaneous occurrence of acute myeloid leukemia and multiple myeloma[J]. *BMC Cancer*, 2015, 15: 724.

[4]　WEBER T, OCHENI S, BINDER M, et al. Allogeneic hematopoietic stem cell transplantation: an option for long-term survival for patients with simultaneous appearance of myeloid and lymphatic malignancies[J]. *Acta Haematol*, 2013, 129(3): 135-136.

[5]　KIM D, KWOK B, STEINBERG A. Simultaneous acute myeloid leukemia and multiple

myeloma successfully treated with allogeneic stem cell transplantation [J]. *South Med J*, 2010,103(12):1246-1249.

病例 18　喘憋、胸痛伴发热

【背景知识】

T 细胞急性淋巴细胞白血病 / 淋巴瘤(T-ALL/LBL)是一种侵袭性肿瘤,在骨髓和胸腺中前体 T 淋巴细胞产生,约占成人急性淋巴细胞白血病的 25%。T-ALL/LBL 的免疫表型亚型对应于 T 细胞成熟阶段。早期 T 细胞前体(ETP)急性淋巴细胞白血病 / 淋巴瘤(ALL/LBL)是 2016 年 WHO 淋巴造血组织肿瘤分类提出的一种 T 细胞急性淋巴细胞白血病(T-ALL)建议分类亚型。ETP 细胞起源于造血干细胞,是新由骨髓迁移到胸腺的细胞亚群,保留了一定的多向分化潜能。其诊断主要依靠免疫表型,主要特点为 T 细胞分化抗原表达有限,同时保留干细胞以及髓系抗原,通常为 CD1a-, CD8-, CD5-(dim),并且对一种或多种干细胞或髓样抗原呈阳性。ETP-ALL/LBL 是高危亚型, ETP-ALL/LBL 患者的长期预后较差。

【病例简介】

患者,男,30 岁,主因"喘憋 7 个月,咳嗽咳痰伴间断发热 4 个月"入院。

现病史:患者于入院前 7 个月,无明显原因出现右侧季肋部疼痛,伴喘憋,无夜间平卧不能,无心前区疼痛,就诊于外院,行胸 CT 检查未见明显异常(未见报告),之后患者疼痛喘憋较前缓解,未进一步诊治。入院前 4 个月,患者突发喘憋、右侧胸痛,伴干咳、发热, Tmax 37.5 ℃,无心前区疼痛,无咳痰,无头晕、头痛,就诊于外院,查 B 超:甲状腺左叶实性结节,甲状腺回声不均,上腹部未见明显异常,双下肢深静脉未见血栓形成,血常规: WBC 11.08 × 10⁹/L, Hb 153 g/L, Plt 231 × 10⁹/L。行胸部 CT 检查,提示纵隔肿物,遂行纵隔肿物穿刺活检术。病理汇报:小细胞恶性肿瘤。后患者于北京肿瘤医院病理会诊,提示为小圆细胞恶性肿瘤,考虑髓细胞肉瘤;再次于中国医学科学院肿瘤医院进行病例会诊,提示高度怀疑浆细胞瘤。患者于 2019 年 3 月 22 日在我院行 PET-CT 检查,提示纵隔右侧软组织密度肿块影,代谢异常增高,考虑为转移;右侧胸膜多发不规则结节样增厚,代谢异常增高,考虑为转移。后患者拒绝进一步检查及西医治疗,自行服用中药(具体不详)。后患者喘憋症状逐渐加重,并于 2 个月前出现咳痰,为少量黄痰,无痰中带血,伴有发热,体温最高 38.5 ℃,继续中药治疗。半月前,患者喘憋较前明显加重,并出现行走困难及双上肢肿胀,于外院检查示右侧胸腔积液,行胸腔穿刺抽胸腔积液后,喘憋症状较前稍有缓解。查血常规示:白细胞 323.9 × 10⁹/L,现为求进一步诊治,收入我科。患者自发病以来,精神食欲及睡眠欠佳,大小便正常,体重下降 15 kg。

既往史:平素健康状况良好,否认高血压、糖尿病、冠心病病史;否认肝炎、结核等传染病史;有外伤史, 10 年前行左侧锁骨骨折固定术;否认输血史;否认药物、食物过敏史;预防接种史不详。

个人史:吸烟 10 年, 10 支 / 天,否认饮酒史。否认疫水疫区接触史,无工业毒物、粉尘、放射性物质接触史。家族史:父母均体健,无兄弟姐妹,否认血液系统及恶性肿瘤家族史。

体格检查:T 38.1 ℃,P 136 次/分,R 25 次/分,BP 120/70mmHg。神清语利,急性面容,贫血貌,周身未见黄染、皮疹及出血点,口唇苍白,口腔黏膜无溃疡,双侧扁桃体轻度肿大,巩膜无黄染,浅表淋巴结未扪及肿大,颈软,无抵抗,右侧呼吸音减低,左侧呼吸音粗,未闻及干湿性啰音,心率 136 次/分,律齐,心音可,未闻及病理性杂音,腹膨隆,触软,无压痛及反跳痛,肝、脾肋下未及,双上肢重度肿胀,双下肢轻度水肿,生理反射存在,病理反射未引出。

入院后化验及检查:血常规:白细胞 578×10⁹/L,红细胞 1.4×10¹²/L,血红蛋白 38 g/L,血小板 33×10⁹/L,Ret 0.56%,N 0.7%。肝肾功:AST 161U/L,LDH 3110U/L,ALB 28 g/L,BNP 300.2pg/mL,余(-)。免疫全项+风湿抗体:IgG 1680 mg/L,CRP 19.10 mg/dl,余(-)。降钙素原(定量):0.22ng/mL。肿瘤全项:铁蛋白 674.18ng/mL,余(-)。非嗜肝病毒:抗 EB 病毒核抗原、IgG 抗体阳性。

骨髓涂片:骨髓增生明显活跃,G=1%,E=0.5%,可见一类原始细胞,大小不均,胞质量少,核型不规则,染色质颗粒较粗,易见核仁。骨髓活检:骨髓有核细胞增生明显活跃,粒红比例不宜评估;偏成熟粒系细胞少见,红系细胞少见,全片未见可识别巨核细胞,成熟小淋巴细胞少见,骨髓间质未见明显胶原纤维增生,可见一类幼稚细胞弥漫增生。免疫组化:CD34 广泛(+),CD117(-);MPO 偶见(+),CD10(-),CD99 少量(+),CD3(-),PAX5(-),TdT(-)。分析结论:急性白血病,目前未见幼稚髓系及淋系标记,请结合流式及骨髓涂片,必要时补做免疫组化进一步诊断:Lyso,CD2,CD79a,CD7,CD45RO,CD45RA。白血病表型:异常细胞群占有核细胞的 98.92%,部分表达 CD7、cCD3、CD123,弱表达 CD11b,不表达 CD117、CD34、CD33、HLA-DR、MPO、CD13、CD15、CD19、CD22、CD79a、CD64、CD14、CD10、CD4、CD8、CD5、CD2、CD56、CD161、CD45RA、CD45RO、TCR。浆细胞表型(-)。大组化:幼稚细胞糖原阳性率 62%。分子病理检测:PHF6 突变频率 89.9%,SUZ12 突变频率 45.8%。右侧纵隔肿物穿刺活检(天津肿瘤医院,2019 年 3 月 18 日):小细胞恶性肿瘤,免疫组化:CD43(+),Ki-67(80%),LCA(部分弱+),CD38(弱+),FLT1(+),CD20、CD79a、MPO、PAX5、CD2、CD8、CK19、CD68、syn、CD56、SALL4、CD99、Vimentin、CD30、OCT4、CD68、CD117 均阴性。北京肿瘤医院病理会诊:小圆细胞恶性肿瘤,考虑髓细胞肉瘤。中国医学科学院肿瘤医院病理会诊:增生的纤维组织内可见形态一致的小圆细胞浸润,高度疑为浆细胞瘤。

PET-CT(2019 年 3 月 22 日,我院):纵隔右侧软组织密度肿块影,代谢异常增高,符合恶性病变图像特征,胸部多发增大淋巴结影,代谢异常增高,考虑为转移;右侧胸膜多发不规则结节样增厚,代谢异常增高,考虑为转移。

诊疗经过及疗效:初步诊断:①白细胞增高待查(急性白血病?);②纵隔恶性肿物(淋巴瘤?);③上腔静脉综合征;④恶性胸腔积液。患者入院后给予初步治疗,监护、吸氧、胸腔穿刺引流置管、降白细胞去势治疗、成分血输注等。

【病例特点及分析】

患者病例特点如下:①青年男性,急性起病;②以喘憋、胸闷憋气伴发热为主要症状;③

入院后完善骨穿及影像学等检查,患者重度贫血、白细胞升高伴血小板减少,纵隔肿块,体部多发淋巴结增大,首先考虑白血病可能;④同时结合患者病史,最初纵隔肿物,血常规基本正常,存在纵隔肿瘤进而进展为白血病可能性。完善骨穿、免疫表型、基因检测等检查后明确诊断为祖 T 细胞急性淋巴细胞白血病(ETP)伴纵隔巨大肿块,上腔静脉压迫综合征。

给予治疗方案为:化疗并密切关注相关并发症处理。因急需化疗控制病情,患者存在上腔静脉压迫综合征,不能常规行肱静脉 PICC 置管术,遂联系外科行输液港植入以保证后续治疗。并予西达本胺联合 VDCLP 方案化疗。化疗伊始,患者胸闷、喘憋症状明显好转。然而,随着后续治疗开展,患者进入骨髓抑制期,免疫力低下,血常规 HB 88 g/L、PLT 53×10^9/L、WBC 0.76×10^9/L,患者陆续出现发热,左上臂出现红肿,直径 1 cm 左右脓水疱等症状,经治组医师依据丰富临床经验,及时加用广谱抗生素仍不能完全控制,进一步分析高度怀疑是嗜麦芽窄食单胞菌感染,随即决定加用翻倍剂量的替加环素。随后的血培养结果,血病原二代测序 NGS 均显示为嗜麦芽窄食单胞菌,印证确定诊断。虽然患者化疗后中性粒细胞极低,外科难以介入,经治组仍然四处寻访,另辟蹊径,此时联系了多学科会诊。经皮肤科、普外科 MDT 会诊,患者皮肤软组织感染进行性加重,蜂窝织炎进展至坏死性筋膜炎,可予伤口清创封闭负压引流术(VSD)。经清创及 VSD 术后,患者感染部位逐渐局限,术中取感染组织送检 NGS,依据基因检测结果,更加精准给予抗感染治疗。早期手术需要每周两次,清除感染组织,并 24 小时冲洗引流,促进感染伤口愈合,后期可每周 1 次,3 月后根据情况考虑植皮。

【专家点评】

患者青年男性,急性起病,以喘憋、胸闷憋气伴发热为主要症状。入院后完善检查,首先考虑白血病可能。结合患者病史,纵隔肿物,血常规基本正常,存在纵隔肿瘤进而进展为白血病可能性。检查结果汇报后明确诊断为祖 T 细胞急性淋巴细胞白血病(ETP)伴纵隔巨大肿块,上腔静脉压迫综合征。T 细胞急性淋巴细胞白血病/淋巴瘤(T-ALL/LBL)是一种侵袭性肿瘤,在骨髓和胸腺中前体 T 淋巴细胞产生,约占成人急性淋巴细胞白血病的 25%。为了精确诊断淋巴细胞白血病/淋巴瘤,需使用免疫组化标记鉴定细胞的性质。本例患者命运多舛,诊断就历经几个月的时间,病情进展恶化,治疗难度大。确诊后我们给予经典方案化疗,症状明显好转,纵隔肿块显著缩小,但骨髓抑制期的重症感染再次危及生命,尽管早期暂时控制了复杂软组织感染,避免了脓毒败血症及感染性休克的危机。虽然局部水疱在增大,脓肿破溃,疼痛加剧,恰在此时,患者度过骨髓抑制期,粒细胞数量和功能恢复。后经 MDT 多学科会诊,联系普外科迅速给患者行伤口清创封闭负压引流术(VSD),术中取病变组织 NGS 确诊嗜麦芽窄食单胞菌。经反复多次 VSD 治疗,术后 24 小时不间断碘伏冲洗护理,患者左上肢蜂窝织炎病情终于控制平稳,经化疗后复查骨髓亦完全缓解,血常规正常,纵隔肿块明显减小,随后经外科植皮手术,患者左上肢彻底治愈,前往放疗科进一步巩固血液肿瘤治疗效果。历经惊心动魄的 3 个月,经历血液科、普外科、皮肤科多学科专家会诊协助诊治,患者白血病病情达到骨髓完全缓解,纵隔肿物明显减小,严重皮肤感染治愈。

【文献复习】

T 细胞急性淋巴细胞白血病 / 淋巴瘤（T-ALL/LBL）是一种侵袭性肿瘤,在骨髓和胸腺中前体 T 淋巴细胞产生,约占成人急性淋巴细胞白血病的 25%。为了精确诊断淋巴细胞白血病 / 淋巴瘤,需使用免疫组化标记鉴定细胞的性质。T-ALL/LBL 的免疫表型亚型对应于 T 细胞成熟阶段。最近,已经认识到在早期 T 细胞前体（ETP）分化阶段源自胸腺细胞的 T-ALL/LBL 的亚型。早期 T 细胞前体（ETP）急性淋巴细胞白血病 / 淋巴瘤（ALL/LBL）是最近公认的高风险 T 淋巴细胞白血病 / 淋巴瘤（T-ALL/LBL）亚组。ETP-ALL/LBL 的定义基于白血病细胞的免疫表型,通常为 CD1a-, CD8-, CD5-（dim）,并且对一种或多种干细胞或髓样抗原呈阳性。ETP-ALL/LBL 是高危亚型, ETP-ALL/LBL 患者的长期预后较差。我们介绍了 ETP-ALL/LBL 病例,该病例的纵隔肿瘤活检病理结果不典型,前体标志物在流式细胞仪中显示阳性 CD7,阳性细胞质 CD3,阳性 CD123,阳性 CD11b。值得注意的是,PHF6, SUZ12 和 U2AF1 突变几乎仅在男性受试者的 T-ALL 样本中发现。以上所有这些都支持此 ETP-ALL/LBL 诊断。

在化疗后的骨髓抑制期间,患者被嗜麦芽窄食单胞菌感染。嗜麦芽窄食单胞菌是机会致病性革兰氏阴性杆菌,是医院感染的重要原因,尤其是在免疫抑制的个体中。它对头孢菌素和碳青霉烯类化合物具有天然抗药性,它们可以定植在不同的部位,并可能导致严重的感染,而对这些感染的治疗是真正的挑战。尽管这种生物体的感染最常以肺炎,菌血症和心内膜炎的形式出现,但人们对嗜麦芽窄食单胞菌的嗜麦芽肉芽肿皮肤感染影响的认识不断提高。尽管我们的病例立即接受了替加环素和磺胺类药物治疗,并且患者的白细胞随后恢复了,但感染仍然难以治愈,无法控制。

封闭负压引流（VSD）技术是一种新颖而高效的引流手术。它已被用于治疗各种难以治愈的伤口。目前,VSD 广泛用于创伤骨科和外科手术。许多研究表明,VSD 比传统引流治疗更安全,更有效。经过 VSD 和植皮手术后,患者的手臂成功获救。对于患有嗜麦芽窄食单胞菌感染的严重蜂窝织炎患者,甚至血液系统恶性肿瘤患者,VSD 是一种新的治疗选择（图 2-18-1、2-18-2）。

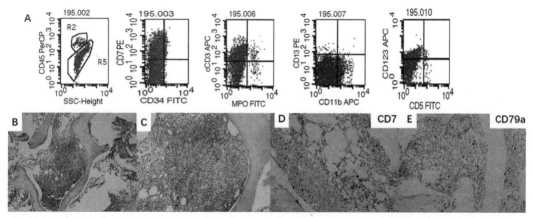

图 2-18-1　流式及病理检查

注:图 A:免疫表型:CD7(+),cCD3(+),CD123(+),CD11b(+);图 B:H&E 染色 ×4;图 C:H&E 染色 ×10;图 D:CD7 阴性;图 E:CD79a 阴性

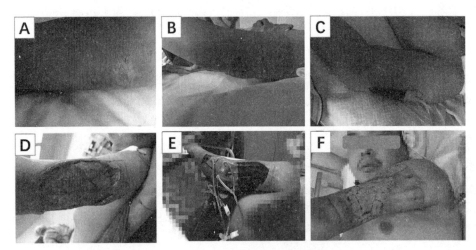

图 2-18-2　不同阶段左上臂软组织

注:图 A:早期;图 B:后期;图 C:第一次 VSD 术后;图 D:第 4 次 VSD 术中;图 E:第 7 次 VSD 术后;图 F:植皮术后

（天津医科大学总医院血液内科　张薇）

【参考文献】

[1] PUI CH，ROBISON LL，Look AT.Acute lymphoblastic leukaemia[J].*Lancet*，2008，371：1030-1043.

[2] CHOI SM，O'MALLEY DP.Diagnostically relevant updates to the 2017 WHO classification of lymphoid neoplasms[J].*Ann Diagn Pathol*,2018,37:67-74.

[3] COUSTAN-SMITH E, MULLIGHAN CG, ONCIU M, et al.Early T-cell precursor leukaemia：a subtype of very high-risk acute lymphoblastic leukaemia[J].*Lancet Oncol*，2009，10（2）：147-156.

[4] JAIN N，LAMB AV，O'BRIEN S，et al.Early T-cell precursor acute lymphoblastic leukemia/lymphoma(ETP-ALL/LBL)in adolescents and adults：a high-risk subtype[J].*Blood*，2016,127(15)：1863-1869.

[5] VAN VLIERBERGHE P，PALOMERO T，KHIABANIAN H，et al.PHF6 mutations in T-cell acute lymphoblastic leukemia[J].*Nat Genet*,2010,42(4)：338-342.

[6] GAO Y，MINCA EC，PROCOP GW，et al.Stenotrophomonas maltophila cellulitis in an immuno compromised patient presenting with purpura，diagnosed on skin biopsy[J].*J Cutan Pathol*,2016,43(11)：1017-1020.

[7] LECLERCQ A，LABEILLE B，PERROT JL，et al.Skin graft secured by VAC(vacuum-assisted closure)therapy in chronic leg ulcers：a controlled randomized study[J].*Ann Dermatol Venereol*,2016,143(1)3-8.

[8] YUAN XG,ZHANG X,FU YX,et al.Sequential therapy with "vacuum sealing drainage-ar-

tificial dermis implantation-thin partial thickness skin grafting" for deep and infected wound surfaces in children[J].*Orthop Traumatol Surg Res*,2016,102(3)369-373.

[9] BELTZER C,EISENÄCHER A,BADENDIECK S,et al.Retrospective analysis of a VACM (vacuum-assisted closure and mesh-mediated fascial traction)treatment manual for temporary abdominal wall closure-results of 58 consecutive patients[J].*GMS Interdiscip Plast Reconstr Surg DGPW*,2016,5:Doc19.

病例 19　大颗粒淋巴细胞白血病一例

【背景知识】

大颗粒淋巴细胞(large granular lymphocytes，LGL)白血病是一类以循环中大颗粒淋巴细胞(嗜苯胺蓝颗粒)克隆性增殖为特征的疾病,肿瘤细胞起源于 CD3+ 的 T 淋巴细胞和 CD3- 的 NK 细胞。在 2016 年 WHO 淋巴瘤分类中归为成熟 T/NK 细胞肿瘤范畴,包括 T 细胞大颗粒淋巴细胞白血病(T-LGLL),NK 细胞慢性淋巴组织增生性疾病和侵袭性 NK 细胞白血病。

T-LGLL 好发于老年人,中位诊断年龄 60 岁,男女发病率无明显差异,绝大部分呈惰性表现, 10 年生存率约 70%。极少数 T-LGLL 病例可出现侵袭性转化,这些患者的发病年龄更年轻,女性好发,临床可表现:B 症状,淋巴结迅速增大,扁桃体和皮下脂肪组织浸润,骨髓浸润导致血细胞减少,肝脾肿大且有 LGL 克隆小 T 细胞浸润等等。28%~75% T-LGL 源自抗原刺激产生的效应记忆细胞毒 T 细胞,该 T 细胞可导致 JAK-STAT3 信号上调,驱动获得性 STAT3 突变亚克隆的选择,2% 的病例存在 STAT5b 突变。

【病例简介】

患者女,66 岁,主因"乏力、发现贫血 2 年余"入院。

现病史:患者于 2 年前无明显诱因出现乏力,化验血常规示 Hb 90 g/L,未予以重视。2020 年 8 月 3 日再次出现乏力,就诊于当地医院急诊,化验血常规 Hb 86 g/L,给予重组人红细胞生成素皮下注射。半月后乏力加重,伴胸闷、气短,再次住院,化验血常规: WBC 4.45×10^9/L, NEUT 1.22×10^9/L, HGB 38 g/L, PLT 251×10^9/L。抗核抗体谱:AMA-M2+,维生素 B$_{12}$>1515pg/mL,铁蛋白 323.3ng/mL,促红细胞生成素 >747mIU/mL,粒系 CD55、CD59 正常,红系 CD55:91.11%(>95%),CD59 正常。肝肾功能、酸溶血试验、糖水试验、红细胞脆性试验、抗人球蛋白试验、甲功、肿瘤标记物无明显异常。胸骨骨髓象:正细胞性贫血,增生 IV/VII,粒系增生活跃,形态未见异常,红系增生减低,巨核全片见 57 个。MDS 相关基因突变:CSF3R 48.4%,DDX41 50.7%。胸部 CT:支气管炎,双肺多发微结节,上腔静脉后囊性低密度灶,甲状腺右叶结节。胸腰椎 X 片:胸椎、腰椎骨关节病,腰椎侧弯,腰 1 椎体略变扁。诊断为①纯红细胞再生障碍性贫血;②高血压病;③甲状腺结节;④肺结节;⑤骨关节病。予以输注红细胞,2020 年 8 月 22 日至今予以口服司坦唑醇 2 mg,每日 3 次;益血生 4 粒,每日 3 次;叶酸片 5 mg,每日 3 次;甲钴胺 0.5 mg,每日 3 次;皮下注射 EPO 10000iu,隔日 1 次等治疗。出院前复查血常规:WBC 8.04×10^9/L,NEUT 1.24×10^9/L,HGB 69 g/L,PLT 229×10^9/

L。院外规律服药, 9 月 14 日因"乏力"再次入住当地医院, 血常规: WBC $6.07 \times 10^9/L$, NEUT $1.86 \times 10^9/L$, HGB 46 g/L, PLT $329 \times 10^9/L$, 予输注红细胞 4u 后出院。为求进一步诊治, 于 2020 年 9 月 29 日就诊于我院门诊, 化验血常规: WBC $7.12 \times 10^9/L$, NEUT $1.11 \times 10^9/L$, HGB 63 g/L, PLT $388 \times 10^9/L$, 收住我科, 患者共输注红细胞 10u, 末次输血时间 2020 年 9 月 16 日, 自发病以来, 饮食睡眠尚可、精神尚可、体重无明显变化。

既往史: 平素体健, 否认病毒性肝炎、肺结核病史, 患有高血压 10 年余, 血压最高 140/110mmHg, 口服利血平 1 片 / 日, 近 2 月未服用降压药, 否认糖尿病、高血脂病史, 否认脑血管疾病、心脏病史, 否认精神病史、地方病史、职业病史。2016 年行"阑尾炎切除术", 2019 年 10 月行"左下肢膝关节置换术", 否认外伤、中毒史, 否认药物、食物过敏史, 预防接种史不详, 有输血史。

个人史: 出生在原籍, 久居山东省, 生活起居尚规律, 无化学物质、放射物质、有毒物质接触史, 无冶游、吸毒史, 无吸烟、饮酒史。

婚育史: 已婚, 育有 3 子, 配偶及子体健。

家族史: 父母已故, 父亲死因不详, 母亲死于脑出血, 有 2 姐 1 弟, 其中 2 姐及弟弟患高血压病, 无家族及遗传病病史。

月经史: 已绝经, 绝经日期为 2008 年。

入院体格检查: 中度贫血貌, 周身皮肤无皮疹、黄染、出血点, 浅表淋巴结无肿大。周身皮肤无皮疹、黄染、出血点, 浅表淋巴结无肿大。咽部无充血, 扁桃体无肿大。胸骨无压痛, 双肺呼吸音清, 未闻及干湿罗音。心率 82 次 / 分, 律齐, 各瓣膜听诊区未闻及病理性杂音。腹部平坦, 无压痛及反跳痛, 肝肋下未触及, 脾肋下未触及。双下肢无浮肿。

入院后化验及检查:

血液相关化验: 血常规: WBC $6.28 \times 10^9/L$, NEUT $0.9 \times 10^9/L$ (↓), HGB 57 g/L (↓), PLT $399 \times 10^9/L$ (↑), RET% 0.21% (↓), RET $0.0039 \times 10^{12}/L$ (↓)。凝血八项: 凝血酶时间 (TT) 21.6 s (↑), 国际标准化比率 (INR) 0.86 (↓), 纤维蛋白原 1.22 g/L (↓)。抗磷脂抗体检测全套: 阴性。肝肾功能、电解质无异常, 甲状腺功能正常。血清铁四项 + 贫血四项筛查: VB12 723.9pmol/L (↑), Iron 53.45μmol/l (↑), UIBC 1.97μmol/L (↓), ISAT 0.96 (↑), TG 233.43ng/mL (↑), TPOAb 71.6IU/mL (↑), Ferritin 1103.7ng/mL (↑), EPO>728.00mIU/mL (↑)。PNH 克隆检测: 红细胞、成熟粒细胞、成熟单核细胞未检测到 PNH 克隆。病毒检测: 乙型肝炎病毒 DNA<1000IU/mL; 微小病毒 B19 阴性。细胞因子均正常。淋巴细胞亚群 (B/T/NK): 淋巴细胞占有核细胞的 84% (↑), 总 T 细胞 (CD3+) 98% (↑), 辅助 / 诱导 T 细胞 (CD3+CD4+) 9% (↓), 抑制 / 细胞毒 T 细胞 (CD3+CD8+) 89% (↑), NK 细胞 (CD3-CD56+/CD16+) 1% (↓), 总 B 细胞 (CD19+) 0% (↓), 淋巴细胞绝对计数 5285 个 /μL (↑), 总 T 细胞 (CD3+) 绝对计数 5192 个 /μL (↑), 抑制 / 细胞毒 T 细胞 (CD3+CD8+) 绝对计数 4686 个 /uL (↑), NK 细胞 (CD3-CD56+/CD16+) 绝对计数 37 个 /μL (↓), 总 B 细胞 (CD19+) 绝对计数 19 个 /μL (↓)。淋巴细胞免疫分型: CD3+CD57 部分 +T-LGL 约占淋巴细胞的 83.49%, 比例明显增高, 表达 CD2、CD8、GranzymeB、Perforin, 弱表达 CD5、CD7、

CD16,不表达 CD4、CD56,TRBC-1 阳性率 3.54%;不除外 T-LGLL,请结合 T 细胞克隆性及基因学结果。

骨髓相关化验:骨髓形态:红系明显减低,大颗粒淋巴细胞易见,不除外大颗粒淋巴细胞白血病继发纯红细胞再生障碍性贫血骨髓象。TCRγ+IGH+IGK+TCRβ+TCRD 融合基因重排:IGK 阳性,余均阴性。流式 TCRVb 检测:24 个亚家族总和 96.07%。免疫组织化学染色(CD41):全片巨核 2 个。组化三项(小组化):有核红 PAS(PAS)阳性率 0/5,铁染色(Fe)铁粒幼红细胞阳性率 20/20。

其他检查:胸部 CT:①两肺间质病变;②两肺多发小结节样影,建议随诊;③心脏增大,动脉硬化;④两侧胸膜增厚;⑤甲状腺增大,右叶低密度影。心脏彩超:左心房室增大,主动脉硬化,主动脉瓣钙化,室壁运动欠协调(请结合临床);左心室舒张功能减低,主动脉瓣前向血流速度增快(请结合临床);二尖瓣少量反流,三尖瓣少量反流,主动脉瓣少量反流,肺动脉瓣少量反流。腹部超声:肝实质回声增强(请结合临床);肝内钙化灶;胆脾未见明显异常。泌尿系超声:左肾集合系统低 - 无回声区(肥大肾柱? 囊性区? 随诊);右肾未见明显异常。妇科超声:绝经后子宫,宫腔少量积液。

诊疗经过及疗效:

第一阶段:患者入院后予以甲强龙联合促红素促造血治疗,乏力及不适症状好转,后患者检验结果回报,考虑诊断为 T- 大颗粒淋巴细胞白血病,继发性纯红细胞再生障碍。患者年老、基础疾病多,向其交代疾病预后风险,于 2020.10.10 起加用环磷酰胺 100 mg,每日 1 次,口服,后嘱其监测血常规, 2021.02.18 复查血常规: WBC 2.5 × 10⁹/L, Hb 138 g/L, PLT 124 × 10⁹/L,NEUT 1.85 × 10⁹/L,RET% 1.45%。嘱继续口服环磷酰胺片 100 mg 每日 1 次,每周监测血常规变化、每 2~3 周监测肝肾功能变化;如血红蛋白维持在正常范围内, 5 个月后停用环磷酰胺(2021-07-10 左右)。

第二阶段:患者出院后规律口服环磷酰胺片 100 mg,每日 1 次,定期复查血常规,白细胞波动在(2.42~3.18)× 10⁹/L,红细胞波动在(3.97~4.26)× 10¹²/L,血红蛋白波动在 134~145 g/L,血小板波动在(103~117)× 10⁹/L;未曾输血。2021.6.20 血常规:白细胞 2.42 × 10⁹/L,红细胞 3.97 × 10¹²/L,血红蛋白 134 g/L,血小板 117 × 10⁹/L。患者为评估治疗效果入院,治疗及疗效评价如下: 2020.10.10 开始口服环磷酰胺 100mg,每日 1 次,治疗 2 月 Hb 至 >70 g/L, ANC 稳定 >1 × 10⁹/L,脱离输血,治疗 3 月达到 >110 g/L, ANC 稳定 >1.2 × 10⁹/L,接近 CR 状态,目前持续 6 月。

【病例特点及分析】

①患者老年女性,以乏力、发现贫血为主诉;②患者中性粒细胞减少;③查体存在贫血貌;④流式提示 CD3+CD57 部分 +T-LGL 约占淋巴细胞的 83.49%。

【专家点评】

对于有疑似 LGLL 临床表现的患者,应进行血细胞计数、涂片检查找到大颗粒淋巴细胞,再进行流式细胞术分析,随后根据免疫表型细分 T 大颗粒或 NK 大颗粒;而对于不典型的表现 [如低 LGL 计数约(0.5~1)× 10⁹/L,无血液克隆证据,STAT3 未突变等] 建议进一步进行骨髓活检、免疫组化检查。

无症状的 T-LGLL 等待观察即可,对于有明显症状的患者,多采用传统免疫抑制剂、嘌呤类似物、造血生长因子、靶向治疗(alemtuzumab、siplizumab、JAK-3 抑制剂等)及造血干细胞移植等。

【文献复习】

大颗粒淋巴细胞白血病(LGLL)是一种罕见的异质性的细胞毒淋巴细胞克隆性增殖性疾病,具有独特的临床、细胞形态学和免疫学特征。2008 年 WHO 将其分为 T 细胞大颗粒淋巴细胞白血病(T-LGLL)、侵袭性 NK 细胞白血病(ANKL)和慢性 NK 细胞淋巴增殖性疾病(CLPD-NK)。

T-LGLL 诊断标准如下。

(1)持续性外周血 LGL 增多(绝对值 >0.5 × 10⁹/L)。

(2)多参数流式细胞术检测淋巴细胞免疫表型呈 CD3+ CD8+ CD57+ CD56- CD28-TCRab+。

(3)TCR 基因重排、Southern blot、TCR Vb 或染色体核型分析证实 LGL 为克隆性增殖。

(4)临床表现为血细胞减少相关症状和 / 或脾大、类风湿关节炎及 B 症状等。

诊断 T-LGLL 应满足前三条标准,符合 2,3,4 条标准,但外周血 LGL 绝对值 <0.5 × 10⁹/L 者推荐骨髓穿刺和活检并免疫组化染色,病理学显示 CD8+、TIA-1(+)和端粒酶 B(+)淋巴细胞线形排列、间质浸润,支持 T-LGL 诊断。

T-LGLL 的症状和体征:①血液系统病变:自身免疫性溶血性贫血(AIHA)、纯红细胞再生障碍性贫血(PRCA)、中性粒细胞减少和由此引起的反复感染;②全身 B 症状,约 20% 的患者出现发热、盗汗、体重减轻等症状;③体征:20%~50% 脾大,1%~23% 肝大,淋巴结肿大较罕见;④ 25%~50% 患者伴有免疫异常,如类风湿关节炎、干燥综合征等。

T-LGLL 辅助检查:

(1)血象:大部分患者淋巴计数增多(2~20)× 10⁹/L,LGL>1.0 × 10⁹/L,中性粒细胞显著减少,近 45% 患者 <0.5 × 10⁹/L。

(2)骨髓:红系细胞增生低下,髓系细胞成熟障碍,LGL 呈间质性浸润,散在成团。

(3)血液生化:40%~60% 的 T-LGLL 患者可检测到血清免疫学异常如类风湿因子、抗核抗体及循环免疫复合物阳性,多克隆高球蛋白血症等。

(4)免疫表型:T-LGL 细胞典型的免疫表型是 CD3+ CD4- CD8+ CD56- CD57+ TCRα/β+,也有一些少见表型。

(中国医学科学院血液病医院再生医学诊疗中心　李巧利)

【参考文献】

[1]　周剑峰,孟凡凯. 大颗粒淋巴细胞白血病的诊断及治疗 [J]. 中国实用内科杂志. 2015,35(2):107-109.

第三章　出凝血疾病

第一节　血小板异常

病例 20　难治性原发免疫性血小板减少症一例

【背景知识】

原发免疫性血小板减少症（primary immune thrombocytopenic，ITP）是一种获得性自身免疫性出血性疾病，以无明确诱因的孤立性外周血血小板计数减少为主要特点。目前国内尚无基于人口基数的 ITP 流行病学数据，国外报道的成人 ITP 年发病率为（2~10）/10 万。ITP 的临床表现多样，以出血为主，包括皮肤黏膜、鼻腔及口腔出血等，出血风险随年龄而增高。疲劳是 ITP 患者常见的症状，通常没有引起足够的重视。伴有有血栓高危因素的患者合并血栓事件的风险增加。ITP 主要发病机制是血小板自身抗原免疫耐受性丢失，导致体液和细胞免疫异常活化，共同介导血小板破坏加速及巨核细胞产生血小板不足。

ITP 的诊断仍基于临床排除法，须除外其他原因所致血小板减少。除详细询问病史及细致体检外，其余诊断要点如下。

（1）至少连续 2 次血常规检查示血小板计数减少，外周血涂片镜检血细胞形态无明显异常。

（2）脾脏一般不增大。

（3）骨髓检查：ITP 患者骨髓细胞形态学特点为巨核细胞增多或正常，伴成熟障碍。

（4）须排除其他继发性血小板减少症。

【病例简介】

患者女，59 岁，主因"反复皮肤瘀斑 8 年余"入院。

现病史：患者于 8 年余前无明显诱因周身皮肤出现散在瘀斑，压之不褪色，分布不均，以四肢为多。2013 年 8 月就诊于当地医院，血常规：PLT：2×10^9/L，WBC：5.5×10^9/L、Hb：110 g/L，诊断"特发性血小板减少性紫癜"，应用泼尼松、丙种球蛋白治疗，2 周后 Plt 升至 130×10^9/L，出院后停止治疗。10 天后复查血小板降至 20×10^9/L。6 年余前于外院行"脾切除术"，血小板升至 115×10^9/L 后出院。院外间断监测血常规：血小板维持（150~180）$\times 10^9$/L。2 月余前无明显诱因周身皮肤出现散在瘀斑，于外院查血常规：PLT：6×10^9/L、WBC：6.86×10^9/L、Hb：139 g/L，骨髓形态：增生明显活跃，粒：红 =2.6：1，粒系、红系增生正常；全片见巨核细胞 431 个，伴成熟障碍，血小板少见。应用口服"强的松 20 mg，每日 3 次""重组人血小板生成素（recombinant human thrombopoietin，rhTPO）15000IU，每日 1 次"，治疗第 10 天，PLT 升至 93×10^9/L，皮肤瘀斑症状改善出院。院外逐渐减量强的松至

5 mg/d。1 周前复查 PLT：20×10^9/L，强的松增加至 10 mg/d。3 天前无明显诱因周身皮肤出现散在瘀斑，于我院门诊查血常规，PLT：2×10^9/L、WBC：10.63×10^9/L、Hb：144 g/L，经新冠肺炎核酸检测阴性收入我院住院治疗，起病以来，否认牙龈出血、鼻衄，无腹胀、反酸，无血尿、黑便。近日精神、睡眠、饮食差，大小便正常，体重无明显变化。

既往史：否认病毒性肝炎、肺结核病史，否认高血压、糖尿病、高血脂病史，否认脑血管疾病、心脏病史，否认精神病史、地方病史、职业病史。1991 年行"绝育术"，2015 年因血小板减少行"脾切除术"，否认外伤、中毒史，否认药物、食物过敏史，预防接种史不详，有输血史。

个人史：出生在原籍，久居甘肃省临夏市，生活起居尚规律，无化学物质、放射物质、有毒物质接触史，无冶游、吸毒史，无吸烟、饮酒史。

婚育史：已婚育有 1 子 3 女，配偶及子女体健。

家族史：家族中无遗传病、先天性疾病病史。

月经史：已绝经，绝经日期为 2015 年。

入院体格检查：体温：36.0 ℃，脉搏：91 次/分、呼吸：19 次/分、血压：121/78 mmHg。未见贫血貌，周身皮肤可见瘀斑及出血点，浅表淋巴结无肿大。咽部无充血，扁桃体无肿大。胸骨无压痛，双肺呼吸音清，未闻及干湿罗音。心率 91 次/分，律齐，各瓣膜听诊区未闻及病理性杂音。腹部平坦，无压痛及反跳痛，肝肋下未触及，脾肋下未触及。双下肢无浮肿。

入院后化验及检查：血常规：PLT：5×10^9/L、WBC：9.45×10^9/L、Hb：148 g/L；生化：白蛋白：40.6 g/L，谷丙转氨酶：20.6U/L，谷草转氨酶：31.1U/L，肌酐：66.9μmol/L，乳酸脱氢酶：457.0 U/L，直接胆红素：2.6μmol/L，间接胆红素：9.5μmol/L，总胆红素：12.1μmol/L；抗 ENA 抗体、抗脱氧核糖核酸抗体、抗组蛋白抗体、抗核小体抗体均阴性；凝血功能、尿常规、便常规、免疫球蛋白、血浆珠蛋白、感染标记物、风湿三项指标正常；冷凝集素实验、酸溶血实验、库姆分型实验均阴性；肿瘤标记物（女）：阴性；骨髓分类：粒系比例正常、红系比例增高、巨核细胞产板不良骨髓象；外周血涂片：各系细胞形态未见异常，血小板少见；骨髓活检：骨髓增生大致正常，粒红比例略减小，粒系各阶段细胞可见，红系以中晚幼红细胞为主，巨核细胞不少，分叶核为主，可见胞体小的巨核细胞，网状纤维染色（MF-0 级）；染色体核型分析：46，XX。影像学检查：①头颅 CT 平扫未见明显异常；②胸部 CT 平扫两肺间质纹理增多、两侧胸膜略增厚、肝内低密度影；③腹部 B 超：脾切除术后、肝大、脂肪肝、肝囊肿、肝内低回声团、胆胰未见异常。

诊疗经过及疗效：明确诊断为：①难治性原发免疫性血小板减少症；②脾切除术后；③脂肪肝。患者血小板低下伴皮肤黏膜出血，加用止血药物，TPO 联合糖皮质激素、丙种球蛋白、艾曲波帕 50~75 mg/d 升血小板治疗。患者血小板逐步升至 420×10^9/L，出血症状明显好转。

【病例特点及分析】

病例特点：患者老年女性，ITP 病史 8 年，脾切除术后、多次应用糖皮质激素、rhTPO 治疗，血小板可恢复至正常，但多次复发，疗效不能维持，符合 ITP 的临床表现及治疗反应。

与本病相关的鉴别诊断如下。

（1）继发性血小板减少：可分为免疫性和非免疫性血小板减少，前者包括：药物相关性血小板减少，病毒相关性血小板减少和继发于自身免疫性疾病、淋巴增殖性疾病等血小板减少等；后者包括：再生障碍性贫血，脾功能亢进等。患者既往自身抗体阳性，未明确诊断为结缔组织病，目前不考虑继发免疫性血小板减少症。

（2）遗传性血小板减少症：遗传性血小板减少症是一组少见的遗传性血小板异常疾病，表现为血小板数量减少，可伴有血小板功能异常和疾病特征性改变（如肾功能衰竭，听力缺陷，白内障等）。患者自幼有不同程度的出血倾向，并有血小板减少的家族史。根据遗传方式分为常染色体隐性遗传、常染色体显性遗传和伴 X 染色体隐性遗传 /X 染色体连锁隐性遗传病。常伴典型的基因突变。该患者无家族病史，无经典的基因突变，暂不考虑遗传 / 先天性血小板减少综合征。

（3）假性血小板减少：假性血小板减少是由于血液中存在抗凝剂依赖或不依赖的凝集素引起血小板聚集，导致血细胞分析仪计数血小板时检测数量减少的现象。引起假性血小板减少的因素有乙二胺四乙酸二钾（EDTA-K2）、冷聚集素、自身免疫性疾病、恶性肿瘤、药物等。其中 EDTA-K2 依赖性假性血小板减少的报道最多。血常规检查出现明显血小板减少而临床症状不符合的患者，应更换抗凝剂（肝素或柠檬酸钠）及仔细检查血涂片中血小板分布情况，以排除假性血小板减少。患者有 ITP 典型的临床表现和出血症状，不考虑假性血小板减少。

患者中年女性，病程 8 年余，反复皮肤黏膜出血，血小板低下，外院明确诊断为 ITP。对新诊断 ITP 患者，ITP 美国血液学会（American Society of Hematology，ASH）强烈推荐短疗程（≤ 6 周）泼尼松作为初始治疗方案（1D），6 周以内的泼尼松应用已能确定患者是否缓解或需要其他治疗，继续应用获益有限，但不良反应明显增加。因此 ASH 强烈不推荐新诊断 ITP 患者给予长疗程泼尼松治疗（1D），短疗程应用更为适合。对新诊断 ITP 患者，ASH 一般推荐泼尼松 0.5~2.0 mg/（kg·d）或地塞米松 40 mg/d × 4 d 作为初始治疗方案（2D）（地塞米松 7 d 内反应率优于泼尼松。因此，若需快速提升患者血小板水平，地塞米松更为适合）。国际共识报告（International Consensus Report，ICR）2019 推荐的泼尼松剂量为 1 mg/（kg·d），最大剂量 80 mg/d，有反应患者 2~3 周后减量，至 6~8 周停用。应避免低剂量长疗程泼尼松维持治疗，2 周内无效患者则应尽快减停。此患者明确 ITP 诊断后，予以泼尼松并逐渐减量，联合丙球治疗有效，2 周内血小板升至 $130 × 10^9$/L 后停药，降低激素长期使用导致的副作用。此患者停药后血小板数量维持时间短、病情反复，后给予脾切除术后血小板正常维持 7 年余，2 月前再次出现皮肤瘀斑及血小板减少，激素联合 TPO 治疗有效但不能维持。根据患者病情应用糖皮质激素及 TPO、丙球、艾曲泊帕治疗。目前需注意药物相关毒副作用，如内分泌代谢紊乱、血压增高、骨代谢异常及免疫抑制继发感染等可能。

【专家点评】

难治性 ITP 是指满足以下所有 2 个条件患者：①脾切除后无效或者复发（仍需要治疗以降低出血的危险）；②排除其他原因引起的血小板减少症，确诊为 ITP；成人原发免疫性血小板减少症诊断与治疗中国指南（2020 年版）难治性 ITP 定义：指对一线治疗药物、二线治疗中的促血小板生成药物及利妥昔单抗治疗均无效，或脾切除无效/术后复发，进行诊断再评估仍确诊为 ITP 的患者。本例患者应用糖皮质激素、脾切除术、rhTPO、治疗后仍多次复发，符合难治性 ITP 诊断。入院后采用以促血小板生成药物联合免疫抑制治疗，血小板计数回升至正常、出血症状缓解。

难治性 ITP 作为一种慢性出血性疾病，病情反复，治疗周期长。随着 ITP 致病机制的研究，不同作用机制及治疗靶点新药不断出现。难治性 ITP 患者在使用常规方案治疗效果不显著时，需要采用不同作用机制的药物联合、协同作用，以毒性最小化原则，采取多样化、个体化的治疗方法，改善患者预后，提高生活质量。

【文献复习】

ITP 的发病机制呈异质性，个体差异大，限制了其诊断和治疗的优化。

难治性 ITP 患者，应动态评估病情，同时与继发性血小板减少、骨髓衰竭性疾病和遗传性血小板减少症相鉴别. 对于高龄或者 IVIG、糖皮质激素等治疗反应不良者，应考虑基因测序以除外克隆性疾病。

难治性 ITP 病情凶险，对各种常规治疗反应较差，常发生疾病恶化并伴随药物相关毒性，生活质量显著降低，伴随较高的出血发生率和死亡率。当患者存在严重的活动性出血，尤其是血小板 $\leqslant 10 \times 10^9$/L，应及早采用紧急治疗，包括静脉糖皮质激素和 IVIg 的综合治疗；ASH 和 ICR 对于 ITP 治疗中激素的使用，原则是短期使用，不管是否有效，都要尽量短时间内停用，避免激素长期使用导致的副作用；发生危及生命的出血，应积极输注血小板（可联合 IVIG）。当糖皮质激素、IVIg 和血小板输注无反应，应考虑联合使用 TPO-RA 及其他药物治疗，包括：长春新碱类药物，急症脾切除和抗纤溶药物等。

难治性 ITP 患者，选择不同作用机制药物联合治疗疗效优于单药治疗。成功的联合治疗可能包含 TPO-RA 制剂和不同作用机制的药物。联合用药应考虑不同药物作用机制的协同作用，以及毒性最小化。选用药物种类、剂量、用药时机、用药时间，有待于进一步探索。值得注意的是，最难治疗的 ITP 患者很有可能不是 ITP。

（中国医学科学院血液病医院血栓止血诊疗中心　徐秉岐　刘晓帆）

【参考文献】

[1] 中华医学会血液学分会血栓与止血学组. 成人原发免疫性血小板减少症诊断与治疗的中国专家共识（2020 版）[J]. 中华血液学杂志，2020，41（08），617-623.

[2] PROVAN D, ARNOLD DM, BUSSEL JB, et al. Updated international consensus report on the investigation and management of primary immune thrombocytopenia[J]. *Blood Adv*, 2019, 3（22）:3780-3817.

[3] ZHANG L, ZHANG M, DU X, et al. Safety and efficacy of eltrombopag plus pulsed dexamethasone as first-line therapy for immune thrombocytopenia[J]. *Br J Haematol*, 2020, 189（2）:369-378.

[4] MICHEL M, RRUGGERI M, GONZALEZ-LOPEZ TJ, et al. Use of thrombopoietin receptor agonists for immune thrombocytopenia in pregnancy: results from a multicenter

study[J]. *Blood*, 2020, 136（26）：3056-3061.

[5] KAPUR R, ASLAM R, SPECK ER, et al. Thrombopoietin receptor agonist（TPO-RA）treatment raises platelet counts and reduces anti-platelet antibody levels in mice with immune thrombocytopenia（ITP）[J]. *Platelets*, 2020, 31（3）：399-402.

[6] ZAJA F, CARPENEDO M, BARATÈ C, et al. Tapering and discontinuation of thrombopoietin receptor agonists in immune thrombocytopenia：Real-world recommendations[J]. *Blood Rev*, 2020, 41：100647.

[7] PROVAN D, ARNOLD DM, BUSSEL JB, et al. Updated international consensus report on the investigation and management of primary immune thrombocytopenia[J]. *Blood Adv*, 2019, 3（22）：3780-3817.

[8] MILTIADOUS O, HOU M, BUSSEL JB. Identifying and treating refractory ITP：difficulty in diagnosis and role of combination treatment[J]. *Blood*, 2020, 135（7）：472-490.

病例 21　重症原发免疫性血小板减少症 1 例

【背景知识】

原发免疫性血小板减少症（primary immune thrombocytopenia, ITP）是一种获得性自身免疫性出血性疾病,以无明确诱因的孤立性外周血血小板计数减少为主要特点。该病主要发病机制是由于患者对自身抗原的免疫失耐受,导致免疫介导的血小板破坏增多和免疫介导的巨核细胞产生血小板不足。阻止血小板过度破坏和促进血小板生成是 ITP 现代治疗不可或缺的重要方面。

ITP 的诊断仍基于临床排除法,需排外其他原因所致血小板减少,应仔细询问患者有无感染史、服药史、家族史等,查体需注意是否有脾大、肝大、淋巴结肿大、黄染等体征。如同时出现贫血和（或）白细胞减少,应考虑再障、PNH、MDS 等。当出现血小板减少、溶血、发热、肾功能异常及神经系统障碍应考虑血栓性血小板减少性紫癜（TTP）,还需除外脾功能亢进、自身免疫性疾病、DIC、感染等所致的血小板减少。

当 PLT<10×10⁹/L 且就诊时存在需要治疗的出血症状或常规治疗中发生新的出血而需要加用其他升血小板药物治疗或增加现有治疗药物剂量,或 PLT<10×10⁹/L 伴活动性出血,或出血评分≥5 分,称为重症 ITP。重症 ITP 存在极高的出血风险,临床应加以重视。

【病例简介】

患者,男,12 岁。主因"间断鼻出血 2 年,再发鼻出血 6 天"入院。

现病史:患者于 2 年无明显诱因间断出现鼻出血,无频繁发作,无皮肤出血点,无血尿及便血,无发热,未就医及系统诊治。6 天前患者无明显诱因突发大量鼻出血,不易止血且伴双下肢散在出血点及瘀斑,立即就诊于天津市中研院,血细胞分析,血小板:1×10⁹/L,未予用药,紧急转至我院急诊,血细胞分析示,WBC:6.97×10⁹/L、RBC:4.19×10¹²/L、Hb:125 g/L、PLT:4×10⁹/L,胸 CT 示:①考虑右下叶局部间质病变、间质炎症;②肝脏密度不均匀。上腹部 CT 示:①右侧肾盂及输尿管上段混杂高密度影,考虑积血;②腰 3/4 水平左侧侧腹壁皮下异常高密度影。便潜血示：大便潜血强阳性。尿常规及潜血示：酮体 +—，隐血 3+，白细胞 +—，镜检红细胞：满视野。立即给予输注丙种球蛋白 15 g，d1-d2、甲泼尼龙 40 mg，d1-d2 及输注血小板，治疗第 2 天，病人出现血尿，黑便一次，恶心呕吐一次，复查血细胞分析示，WBC：9.07×10^9/L、RBC：3.52×10^{12}/L、Hb：102 g/L、PLT：1×10^9/L，为进一步诊治收住我科，患者自发病以来，精神差。

个人史、婚育史、家族史：无特殊。

体格检查：体温 37.6 ℃ 脉搏 95 次 / 分 呼吸 22 次 / 分 血压 119/71 mmHg。

一般情况：发育正常，营养中等，神志清醒，轻度贫血貌，主动体位，查体合作。周身皮肤可见散在瘀点及瘀斑，浅表淋巴结无肿大。头颅未见畸形，眼睑无浮肿，眼球无突出，结膜无苍白，巩膜无黄染，角膜未见异常，瞳孔等大等圆，对光反射灵敏。耳廓无畸形，外耳道无异常分泌物，乳突无压痛。鼻腔通气良好，各副鼻窦区均无压痛。口唇无紫绀，伸舌居中，牙龈无增生，咽部无充血，扁桃体无肿大。颈静脉无怒张，颈软，甲状腺无肿大，气管居中。胸廓对称无畸形，双侧呼吸动度一致，语颤正常，胸骨无压痛，双肺叩诊呈清音，肝上界位于右锁骨中线第 V 肋间，双肺呼吸音清，未闻及干湿罗音。心前区无隆起，无细震颤，心界不大，心率 95 次 / 分，律齐，各瓣膜听诊区未闻及病理性杂音。腹部平坦，未见肠形、蠕动波及腹壁静脉曲张，腹软，无压痛及反跳痛，肝肋下未触及，脾肋下未触及，移动性浊音—，肠鸣音正常。肛门及外生殖器未查。脊柱四肢无畸形，四肢活动正常，双下肢无浮肿。膝腱反射正常，布氏征阴性，巴氏征阴性，克氏征阴性。

专科检查：T：37.6 ℃，P：95 次 / 分，R：22 次 / 分，BP：119/71 mmHg。轻度贫血貌，周身皮肤可见散在瘀点及瘀斑，浅表淋巴结无肿大。咽部无充血，扁桃体无肿大。胸骨无压痛，双肺呼吸音清，未闻及干湿罗音。心率 95 次 / 分，律齐，各瓣膜听诊区未闻及病理性杂音。腹部平坦，无压痛及反跳痛，肝肋下未触及，脾肋下未触及。双下肢无浮肿

辅助检查：WBC：9.07×10^9/L、RBC：3.52×10^{12}/L、Hb：102 g/L、PLT：1×10^9/L。

入院后相关检验检查：血细胞分析：白细胞 -WBC 6.68×10^9/L（↓），嗜中性粒细胞绝对值 -NEUT# 4×10^9/L，红细胞 -RBC 3.36×10^{12}/L（↓），血红蛋白 -HGB 98 g/L（↓），血小板 -PLT 3×10^9/L（↓↓）。尿常规 + 镜检尿 RT：镜检红细胞 3+，尿蛋白 2+。骨髓细胞形态学：增生活跃，粒系比例减低，以中晚幼粒细胞为主，各阶段形态无明显异常。红系比例增高，以中晚红为主，可见双核红，胞间桥，成熟红细胞大小不一。淋巴细胞比例减低，形态大致正常。单核细胞比例及形态大致正常。全片共见巨核 127 个。分类 25 个，其中，幼稚巨核细胞 5 个、成熟无血小板形成巨核细胞 17 个、裸核 3 个。血小板散在、少见。骨髓小粒细胞面积饱满，以造血细胞为主。未见特殊细胞和寄生虫。诊断意见：三系增生伴巨核细胞产板不良骨髓象。免疫组织化学染色（CD41）：正常巨核细胞（胞体 >40 μm）123 个，双核巨核细胞（胞体 >40 μm）3 个，多核巨核细胞（胞体 >40 μm）0 个，大单元核小巨核细胞（胞体 25~40 μm）17 个，单元核小巨核细胞（胞体 12~25 μm）0 个，双元核小巨核细胞（胞体 12~40 μm）2 个，多元核小巨核细胞（胞体 12~40 μm）0 个，淋巴样小巨核细胞（胞体 <12 um）0 个，全片巨核 145 个。骨髓活检：HE 及 PAS 染色示：骨髓增生较低下（约 60%），

粒红比例减小,粒系各阶段细胞可见,以中幼及以下阶段细胞为主,嗜酸粒细胞散在分布,红系各阶段细胞可见,以中晚幼红细胞为主,巨核细胞不少,分叶核为主。网状纤维染色(MF-0 级)。常规报告:骨髓增生较低下,粒红巨三系细胞增生,红系比例增高,请结合临床及其他检查诊断。血小板特异性和(HLA)抗体检测:HLA-Ⅰ类抗体 阴性,血小板Ⅱb/Ⅲa抗体 阳性,血小板Ⅰb/Ⅰx抗体 阴性,血小板Ⅰa/Ⅱa抗体 阴性。流式细胞学检查、染色体核型分析、凝血四项+D二聚体+抗凝血酶Ⅲ、狼疮抗凝物+抗磷脂抗体+风湿病抗体、感染相关标志物、PNH 均(-),叶酸、铁蛋白、促红细胞生成素、造血祖细胞培养、淋巴细胞亚群比例大致正常。腹部彩超:肝实质回声增强(请结合临床)胆汁淤积 胰脾未见明显异常。泌尿系彩超:双肾未见明显异常。超声心动图:肺动脉瓣反流 三尖瓣少量反流 主动脉瓣少量反流。胸部 CT:右肺下叶胸膜下小斑片,建议随诊。

诊疗经过及疗效:患者男性,12 岁,间断鼻出血 2 年,突发鼻出血 6 天,伴发血尿以及黑便,血小板计数重度减低,PLT<10×10⁹/L,骨髓涂片提示三系增生,巨核细胞增高,未见明显病态造血及肿瘤证据,继发性血小板减少症相关检查及检验呈阴性,确定诊断:①重症免疫性血小板减少症;②贫血;③上消化道出血;④泌尿道出血。

予甲泼尼龙 40 mg,每日 1 次;重组人血小板生成素 15000IU,每日 1 次;丙种球蛋白25 g 静点治疗提升血小板,间断输注血小板,同时予以保肝、止血,抑酸保胃支持治疗;嘱患者禁食水,给予静脉补液、补充能量,碱化尿液,监测尿常规及便常规,注意避免剧烈运动,防止出血加重。住院第 3 天患者诉头痛,伴有恶心,无呕吐,测血压:110/80mmHg,立即行头部CT 显示:①左侧侧脑室高密度影,考虑血肿;②两侧晶状体形态异常,建议进一步检查。复查血常规:WBC 11.2×10⁹/L,NEUT# 6.11×10⁹/L,RBC 3.94×10¹²/L,HGB 118 g/L,PLT38×10⁹/L。临床考虑脑出血,征求家属同意后,给予重组人凝血因子Ⅶ 5 mg Qd,d1-2 静点,并输注血小板,止血对症治疗,同时继续应用甲强龙、丙球以及 TPO 联合升血小板治疗,口服头孢克肟预防感染。脑出血后第 4 天(住院第 7 天):复查血常规:WBC 7.56×10⁹/L,RBC 3.53×10¹²/L,HGB 106 g/L,PLT 92×10⁹/L。复查头部 CT:左侧侧脑室血肿密度较前略变淡,范围及形态无明显变化。患者无恶心、呕吐,无血尿、黑便。便潜血阴性,考虑脑出血及消化道出血、泌尿道出血已基本控制,嘱患者适量进半流质饮食,继续治疗及观察病情变化。住院第 10 天:复查血常规:WBC 6.67×10⁹/L,NEUT# 2.22×10⁹/L,RBC 3.8×10¹²/L,HGB 109 g/L,PLT 151×10⁹/L。便潜血阴性,嘱患者可适量正常饮食。停用甲泼尼龙静点,改为曲安西龙 36 mg,每日 1 次,口服,并序贯减量至停用。患者病情平稳出院。

【病例特点及分析】

病例特点:①患者男性,慢性起病,急性发作。②患者主要表现为皮肤、黏膜出血和内脏出血。③查体可见出血点及瘀斑。④血常规呈血小板重度减低,轻度贫血,Hb:102 g/L、PLT:1×10⁹/L。

重症 ITP 诊断标准:PLT<10×10⁹/L 且就诊时存在需要治疗的出血症状或常规治疗中发生新的出血而需要加用其他升血小板药物治疗或增加现有治疗药物剂量,或PLT<10×10⁹/L 伴活动性出血,或出血评分≥5 分。患者就诊时血小板 PLT<10×10⁹/L,鼻

出血、上消化道出血、泌尿道出血，住院期间发生脑出血。结合骨髓穿刺及血小板抗体检测，排除继发性血小板减少，符合重症 ITP 诊断。

紧急治疗：重症 ITP 患者（PLT<10×10⁹/L）发生胃肠道、泌尿生殖道、中枢神经系统或其他部位的活动性出血或需要急诊手术时，应迅速提高血小板计数至 $50×10^9$/L 以上。对于病情十分危急，需要立即提升血小板水平的患者应给予血小板输注、静脉输注丙种球蛋白（IVIg）[1 000 mg/（kg·d），1~2 d] 和（或）甲泼尼龙（1 000 mg/d×3 d）和（或）促血小板生成药物。其他治疗措施包括停用抑制血小板功能的药物、控制高血压、局部加压止血、口服避孕药控制月经过多，以及应用纤溶抑制剂（如止血环酸、6- 氨基己酸）等。如上述治疗措施仍不能控制出血，可以考虑使用重组人活化因子Ⅶ（rhFⅦa）。

本案例患者入院时血小板极度低下且伴有皮肤、黏膜出血和内脏出血，完善骨髓穿刺及排除其他继发性血小板减少症，确诊为重症 ITP，应用甲泼尼龙、丙种球蛋白减少血小板破坏，重组人 TPO 促血小板生成治疗。住院期间患者突发脑出血，予以紧急输注血小板，并联合重组人活化因子 VII 加强止血、控制出血。通过多种药物联合治疗，患者脑出血及内脏出血逐步好转，及时挽救患者的生命。

【专家点评】

重症 ITP 病情急迫凶险，极易出现生命危险。当出现重要脏器出血情况，应积极采用紧急治疗方案联合应用，包括：输注血小板、静脉输注丙种球蛋白（IVIg）、甲泼尼龙和（或）促血小板生成药物。当伴有中枢神经系统出血或急性进展的内脏出血，应用重组人活化因子Ⅶ（rhFⅦa）能够协同控制出血，及时止血。采用一切积极有效的治疗措施，迅速止血是保证重症 ITP 患者生命安全的关键。

【文献复习】

对于一些需要手术治疗或中枢神经系统（CNS）、胃肠道或泌尿生殖系统出血的 ITP 患者，治疗应以快速提高血小板数量为主。除控制血压、抑制月经、停用影响血小板功能的药物、减少创伤、压迫止血等常规治疗之外，推荐 IVIg 应与皮质类固醇联合应用[1-2]，必要时可采用大剂量甲泼尼龙冲击治疗[3]。

当情况危急时，临床也可同时加用其他强有效的止血方式：①血小板输注：可使 42% 的 ITP 出血患者血小板升至 $20×10^9$/L 以上[3]。血小板输注应与持续输注 IVIg 结合[4, 5]。②重组因子 VIIa（rfVIIa）：可应用于一些正在出血或正在接受手术的 ITP 患者[6]。但因有血栓形成的风险，故使用时慎重斟酌。③抗纤溶药物（氨基己酸和氨甲环酸）：可作为辅助治疗[7]，但其疗效尚未证实。④长春新碱：可使部分慢性 ITP 患者血小板计数增加（证据级 IV）。紧急治疗时，可与其他治疗联合应用（证据级 IIb）[3, 8, 9]。⑤切脾：当进行紧急手术、患者腹部大手术时存在出血风险，有报道可采取紧急脾切除术（使用或不使用 IVIg 和 / 或皮质类固醇，通常同时输血血小板）[2, 3]。

（中国医学科学院血液病医院血栓止血诊疗中心　房丽君　刘晓帆）

【参考文献】

[1] NEUNERT C, TERRELL DR, ARNOLD DM, et al. American Society of Hematology

2019 guidelines for immune thrombocytopenia[J]. *Blood Adv*, 2019, 3（23）: 3829-3866.

[2] NEUNERT C, LIM W, CROWTHER M, et al. The American Society of Hematology 2011 evidence-based practice guideline for immune thrombocytopenia[J]. *Blood*, 2011, 117（16）:4190-4207.

[3] PROVAN D, STASI R, NEWLAND AC, et al. International consensus report on the investigation and management of primary immune thrombocytopenia[J]. *Blood*, 2010, 115（2）: 168-186.

[4] SALAMA A, KIESEWETTER H, KALUS U, et al. Massive platelet transfusion is a rapidly effective emergency treatment in patients with refractory autoimmune thrombocytopenia[J]. *Thromb Haemost*, 2008, 100（5）: 762-765.

[5] SPAHR JE and RODGERS GM. Treatment of immune-mediated thrombocytopenia purpura with concurrent intravenous immunoglobulin and platelet transfusion: a retrospective review of 40 patients[J]. *Am J Hematol*, 2008, 83（2）: 122-125.

[6] SALAMA A, RIEKE M, KIESEWETTER H, et al. Experiences with recombinant FVIIa in the emergency treatment of patients with autoimmune thrombocytopenia: a review of the literature[J]. *Ann Hematol*, 2009, 88（1）: 11-15.

[7] KALMADI S, TIU R, LOWE C, et al. Epsilon aminocaproic acid reduces transfusion requirements in patients with thrombocytopenic hemorrhage[J]. *Cancer*, 2006, 107（1）: 136-140.

[8] BORUCHOV DM, GURURANGAN S, DRISCOLL MC, et al. Multiagent induction and maintenance therapy for patients with refractory immune thrombocytopenic purpura（ITP）[J]. *Blood*, 2007, 110（10）: 3526-3531.

[9] 中华医学会血液学分会血栓与止血学组. 成人原发免疫性血小板减少症诊断与治疗的中国专家共识（2020 版）[J]. 中华血液学杂志,2020, 41（08）,617-623.

病例 22　血小板无力症一例

【背景知识】

紫癜是指由于小血管出血所致皮肤或黏膜颜色改变。紫癜分类有很多种,取决于其外观或病因。后者可分为以下几种。

1. 血小板异常　血小板数量或功能异常所致。数量异常包括原发性血小板减少性紫癜、继发性血小板减少性紫癜。前者由于自身免疫或其他未知原因所致,后者由于内外界因素如药物、感染、系统性疾病所致。功能异常除了继发性药物或结缔组织病引起外,先天性疾病包括巨大血小板综合征、血小板无力症等。

2. 凝血异常　包括弥散性血管内凝血、肝素诱导血小板减少、华法林诱导性坏疽等。

3. 血管异常　通常由于小血管损伤、血管腔内压力增高、血管支持组织减少（如年老、皮肤损伤）。

根据不同的诊断,紫癜的治疗也不同。通常治疗措施包括防止患者受外伤、选择性外科手术、拔牙,这些行为都有可能导致患者严重或致命性的出血。对于血小板减少性紫癜,糖皮质激素可应用于中等严重度或持续时间较短的患者;脾切除术具有较好的效果,但仅应用于其他保守治疗无效患者。对儿童患者的先天性紫癜,部分可随着年龄增长症状消失或缓解。输注血小板、凝血因子也是常用的止血治疗措施。

【病例简介】

患者,女,30岁,主因"皮肤紫癜27年余"入院。

现病史:患者27年余前无明显诱因出现皮肤紫癜,伴乏力、头晕,无发热,无骨痛,无反复感染,无皮疹、盗汗、瘙痒、黄疸,无尿血,无呕血、便血,无心慌憋气等不适,就诊于当地医院,具体病因未明,血常规提示贫血,间断给予输血、口服铁剂、叶酸等纠正贫血治疗。13年前就诊于当地医院,查骨髓穿刺活检"缺铁性贫血",继续治疗贫血。3年前于再次当地医院就诊,自诉查血小板聚集率2.0%(具体不详),未予特殊诊治。现患者仍有皮肤紫癜为求进一步系统诊疗收入我科。患者自发病以来,睡眠精神稍差,饮食可,二便正常,体重未监测。

既往史:平素体健。否认病毒性肝炎、肺结核病史,否认高血压、糖尿病、高血脂病史,否认脑血管疾病、心脏病史,否认精神病史、地方病史、职业病史。否认外伤、中毒、手术史,否认药物、食物过敏史,预防接种史不详,否认输血史。

个人史:出生在原籍,久居河北省,生活起居尚规律,无化学物质、放射物质、有毒物质接触史,无冶游、吸毒史,无吸烟、饮酒史。

家族史:父母健在,父母近亲结婚。其兄有"不明原因出血",未诊治。

入院体格检查:体温37 ℃,脉搏89次/分,呼吸21次/分,血压125/87 mmHg。一般情况:发育正常,营养中等,神志清醒,无贫血貌。双下肢少量瘀点,周身皮肤无皮疹、黄染,浅表淋巴结无肿大。结膜无苍白,巩膜无黄染,瞳孔对光反射灵敏。口唇无紫绀,咽部无充血,扁桃体无肿大。颈静脉无怒张,颈软,甲状腺无肿大,气管居中。心肺、胸部、腹部、神经系统查体无殊。

入院后化验及检查:血细胞分析:白细胞 4.96×10^9/L,血红蛋白 70 g/L,血小板 328×10^9/L,网织红细胞比例1.65%(↑)。血小板功能检测:ADP诱导血小板聚集4.8%(↓),花生四烯酸诱导血小板聚集5%(↓),胶原诱导血小板聚集0.5%(↓),瑞斯脱霉素诱导血小板聚集55.3%。凝血功能正常。凝血因子正常、凝血因子抗体阴性。狼疮抗凝物阴性。抗心磷脂抗体、抗 β_2-糖蛋白1抗体、狼疮抗凝物(-)。抗核抗体滴度+ENA抗体谱:(-)。肿瘤标记物(-)。肝肾功能、甲状腺功能正常。

诊疗经过及疗效:该患者明确诊断为血小板无力症,予以输注单采血小板及其他止血治疗,患者出血症状明显减轻,血红蛋白回升。

【病例特点及分析】

病例特点:患者以皮肤黏紫癜起病。血常规示血小板数量正常,ADP、AA诱导的血小板聚集下降,瑞斯托霉素诱导正常。输注血小板治疗出血症状好转。

诊断标准:自幼具有出血症状。实验室检查:血小板计数正常,血涂片血小板散在分布,出血时间延长，血块收缩不良或正常，AA、ADP 等诱导的血小板聚集显著降低，瑞斯托霉素诱导的血小板聚集正常。血小板膜糖蛋白 GPIIb/IIIa 表达降低。

该患者自幼时表现为皮肤黏膜出血，其兄亦有出血症状，父母近亲婚配，考虑遗传性疾病所致出血可能性大。血小板数量正常，同时多种诱导物致血小板聚集率下降，但瑞斯托霉素诱导正常，明确诊断为血小板无力症。

【专家点评】

对于首发出血症状为皮肤紫癜的患者，通常首先应考虑血小板异常导致的出血。通常免疫性血小板减少是最常见的血小板导致的出血性疾病。而该患者血小板数量正常，进而考虑血小板功能是否存在问题。其他凝血检查均未见异常，进一步佐证了我们的诊断。

【文献复习】

血小板无力症最早在 1918 年由瑞士儿科医生 Eduard Glanzmann 提出，是一种遗传性出血性罕见病，在美国其发病率约为 1/1000000，男女性发病率相当。该疾病根据血小板膜糖蛋白 IIb/IIIa 的表达量分为三型：I 型 IIb/IIIa 表达低于正常值 5%，II 型 IIb/IIIa 表达为正常值 5%~20%，III 型 IIb/IIIa 表达量正常但功能异常。

GPIIb/IIIa 是表达在血小板膜上的一种糖蛋白受体，属于一种整合素。该受体活化后与可溶性配体结合在血小板聚集中发挥着重要作用。血小板无力症通常由于糖蛋白 αIIb 或 β3 表达降低或缺失引起，包括蛋白折叠异常、转录后或整合素亚单位转运异常，以及其他与配体结合的位点改变。ITGA2B、ITGB3 基因位于染色体 17q21.31 和 17q21.32，独立表达 GPIIb、GPIIIa 两个亚基。ITGA2B 基因突变较 ITGB3 基因多，是因为前者含 30 个外显子编码 1039 个氨基酸，后者含 15 个外显子编码 788 个氨基酸。病理性的错义突变能损害巨核细胞的血小板膜糖蛋白亚基合成，或抑制前 αIIbβ3 复合物从内质网向高尔基体的转运，或损害成熟的复合体向细胞表面的转运。相当一部分突变影响了 αIIb 亚基 的 β 螺旋区和 β3 亚基的表皮生长因子域。

出血表现是血小板无力症的典型症状，包括皮肤瘀斑瘀点、鼻出血、牙龈出血、月经过多，胃肠道出血及颅内出血少见。典型的实验室表现为正常的血小板数量、大小，除瑞斯托霉素外诱导的血小板聚集降低或缺失，流式检测 CD41 或 CD61 表达降低（<20%）。

对于血小板无力症患者的治疗包括急慢性出血的治疗和预防出血并发症。重组活化 VII 因子已通过 EMA 和 FDA 批准用于治疗血小板无力症。急性出血者通常每 2~6 小时静脉注射 90 mg/kg rFVIIa，至少 3 次，直至止血；手术患者在术前应用 90 mg/kg，并在术中每两小时应用一次，术后每 2~6 小时应用一次。该药在急性出血早期或联合应用其他止血药物治疗有效性很高，在围术期管理也十分有用。除此以外，还有血小板输注、骨髓移植等治疗。基因治疗是未来研究重点，不同的技术、载体和模型使这项治疗具有良好的研究前景，但在人体内的安全性及疗效需要更深入地探讨。

（中国医学科学院血液病医院血栓止血诊疗中心　刘嘉颖　鞠满凯）

【参考文献】

[1]　PHILLIPS DR, Agin PP. Platelet membrane defects in Glanzmann's thrombasthenia. Evi-

dence for decreased amounts of two major glycoproteins[J]. *J Clin Invest*, 1977, 60 (3): 535-545.

[2] RICHARDS S, AZIZ N, BALE S, et al. Standards and guidelines for the interpretation of sequence variants: a joint consensus recommendation of the American College of Medical Genetics and Genomics and the Association for Molecular Pathology[J]. *Genet Med*, 2015, 17 (5):405-424.

[3] NURDEN AT, FFORE M, NURDEN P, et al. Glanzmann thrombasthenia: a review of IT-GA2B and ITGB3 defects with emphasis on variants, phenotypic variability, and mouse models[J]. *Blood*, 2011, 118 (23):5996-6005.

[4] POON MC, D'OIRON R, ZOTE RB, et al. The international, prospective Glanzmann Thrombasthenia Registry: treatment and outcomes in surgical intervention[J]. *Haematologica*, 2015, 100 (8):1038-1044.

[5] WILCOX DA, OLSEN JC, ISHIZAWA L, et al. Megakaryocyte-targeted synthesis of the integrin beta (3)-subunit results in the phenotypic correction of Glanzmann thrombasthenia[J]. *Blood*, 2000, 95 (12):3645-3651.

[6] SULLIVAN SK, MILLS JA, KOUKOURITAKI SB, et al. High-level transgene expression in induced pluripotent stem cell-derived megakaryocytes: correction of Glanzmann thrombasthenia[J]. *Blood*, 2014, 123 (5):753-757.

病例 23 巨大血小板综合征一例

【背景知识】

巨大血小板综合征(Bernard-Soulier syndrome, BSS)是一种罕见的先天性血小板疾病,常染色体隐性遗传,典型临床表现为血小板体积巨大、血小板数量减少、出血时间延长及瑞斯托霉素不能诱导血小板聚集[1]。BSS 患者血小板不与 von Willenrand 因子(vWF)结合,因此不能黏附于受损血管的内皮下,导致初期止血障碍。1975 年 Nurden 等[2] 首先证实,BSS 的分子病理机制是血小板膜糖蛋白(GP)Ⅰb/Ⅳ复合物缺失。现已明确,该复合物由 GPⅠbα、GPⅠbβ、GPⅣ与 GPⅤ四种多肽按 2∶2∶2∶1 分子比例构成[1]。前三种多肽为 GPⅠb/Ⅳ复合物表达的必需成分,其中任何一种成分的基因突变都可能导致血小板表面 GPⅠb/Ⅳ复合物的缺失和(或)功能异常。目前已发现的基因突变类型包括错义突变、无义突变或碱基缺失[1,3-4]。

【病例简介】

患者女,20 岁,主因"反复鼻衄 20 年"入院。

现病史:20 年前(7 月龄)患者开始出现鼻衄,能自行停止,血常规正常。自幼皮肤磕碰后易出现瘀斑,家长未予重视,3 岁时查血常规未见异常。后因鼻出血不止多次住院治疗,血小板波动于(46~95)×10⁹/L。14 年前(7 岁)因鼻出血不止入我院,查血常规:白细胞(WBC)6.35×10⁹/L,血红蛋白(HGB)93 g/L,血小板(PLT)46×10⁹/L。骨髓涂片细胞分类:

三系增生,粒系 35%、红系 32%,巨核细胞形成血小板不良骨髓象。铁蛋白 4.09μg/L(↓),血清铁 4.2μmol/L(↓),未饱和铁 116.7μmol/L(↑),总铁结合力 120.9μmol/L(↑),铁饱和度 0.03(↓)。血管性假性血友病因子抗原 83%。凝血因子 VIII 活性测定 30%(↓)。第 XIII 因子筛选 24 小时凝块不溶解。血小板黏附 28%(↓),ADP 诱导血小板聚集 11%(↓)。后多次复查血小板黏附及 ADP 诱导的血小板聚集试验均较正常明显减低。瑞斯托霉素诱导血小板聚集减低。其父母凝血因子 VIII 活性均正常,其母血小板黏附及 ADP 诱导的血小板聚集试验均正常,其父血小板黏附试验正常，ADP 诱导的血小板聚集试验明显低于正常。诊断为:遗传性血小板功能缺陷症,血管性血友病(2B 型)待排除,缺铁性贫血。给予口服补铁治疗。7 年前(14 岁)月经来潮,月经量多,间断口服妈富隆控制月经量。于我院门诊查血常规: WBC 8.9×10^9/L, HGB 82 g/L, PLT 91×10^9/L。血管性假性血友病因子抗原 116.5%。凝血因子 VIII 活性测定 113.2%。瑞斯托霉素诱导血小板聚集 9.7%(↓)。ADP、花生四烯酸、胶原诱导血小板聚集无异常。继续口服补铁治疗。3 年前于我院行出凝血疾病基因突变筛查 GP1BA Exon2 p.E286X p.P558Qfs*14。ADP 诱导血小板聚集 50.8% ↓,瑞斯脱霉素诱导血小板聚集 5.3%(↓)。月经量仍多,皮肤间断瘀斑,反复查血常规、铁蛋白提示缺铁性贫血,口服补铁治疗。近两年血小板逐渐降低,3 月前再次出现鼻出血不止,于当地医院查 PLT 17×10^9/L,输血小板 1 治疗量及对症止血治疗后出血停止。1 天前患者为行进一步诊治于我院门诊就诊,血常规: WBC 5.09×10^9/L, HGB 110 g/L, PLT 26×10^9/L(↓)。遂以"出血待查"收入我科。

既往史:否认高血压、糖尿病、冠心病,否认肝炎、结核,口服布洛芬、扑热息痛、阿司匹林、头孢类药物后有鼻出血表现。无手术、外伤史,有输血史。

个人史:否认药物过敏史。无烟酒嗜好。

家族史:父母为姨表兄妹,否认家族遗传病史。

入院体格检查:左下肢可见陈旧性瘀斑,余查体未见异常。

入院后化验及检查:血常规: WBC 5.6×10^9/L, HGB 110 g/L, PLT 20×10^9/L(↓)。血小板功能检测全套:ADP 诱导血小板聚集 8.1%(↓),胶原诱导血小板聚集 13.4%(↓),花生四烯酸诱导血小板聚集 12.7%(↓),瑞斯脱霉素诱导血小板聚集 4.9%(↓),瑞斯托霉素(小剂量)诱导血小板聚集 <10%,胶原 / 肾上腺素触发的闭合时间 >252 秒(↑),胶原 /ADP 触发的闭合时间 >273 秒(↑)。凝血因子 VIII 活性测定 159.7%(↑)。纤维蛋白原抗原无异常。抗磷脂抗体检测 不提示狼疮抗凝物存在。血栓弹力图试验(TEG):Angle 52.4deg ↓,K 4 min ↑,LY30 0%,MA 54.4 mm,R 9.2 min。

诊疗经过及疗效:明确诊断为①巨大血小板综合征;②缺铁性贫血。给予丙球 25 g × 3 d,治疗无效;改用艾曲波帕 50 mg 口服治疗,1 周后血小板升至 42×10^9/L。患者出血造成缺铁性贫血给予补铁治疗。

【病例特点及分析】

病例特点:①患者幼年起病,以鼻衄、皮肤瘀斑为主要表现,自初潮起月经量大;②患者以皮肤黏膜为主要出血部位;③患者骨穿提示巨核细胞形成血小板不良;④患者血小板对

ADP、胶原和肾上腺素的诱导聚集正常,而对瑞斯托霉素诱导不发生聚集;⑤患者出凝血疾病基因突变筛查发现 GP1BA Exon2 p.E286X p.P558Qfs*14。

BSS 为常染色体隐性遗传性疾病,由于血小板膜 GP I b/Ⅳ/Ⅴ复合物减少或缺乏所致,杂合子型患者无症状,纯合子型婴儿出生后即可有自发性皮肤、黏膜甚至内脏出血。血小板计数正常或减少,体积增大似淋巴细胞样,直径可达 8 μm 甚至 20 μm 及以上,巨大血小板比例可达 30%~80%。出血时间明显延长,凝血酶原消耗不良,血小板对胶原的粘附性降低,对 ADP、胶原和肾上腺素的诱导聚集正常,而对瑞斯托霉素、妥布霉素不发生聚集,加入vWF 不纠正。确诊依据是 GP I b/Ⅳ/Ⅴ复合物减少或缺乏,出血严重时输单采血小板有效。

该患者自幼有皮肤黏膜出血倾向,自月经初潮起即有月经过多,出血时间延长,血小板数量减少。PT、APTT 正常,凝血因子Ⅷ活性、血管性假性血友病因子活性正常。ADP、胶原和肾上腺素诱导血小板聚集正常,而瑞斯托霉素诱导血小板聚集降低。理论上讲,BSS 血小板对 ADP 等诱导剂反应正常,对瑞斯托霉素无反应。但因 BSS 血小板数量减少而体积巨大,难以分离到足够的血小板,实际上往往无法进行血小板聚集实验[5]。本例我们完善血小板功能检测,并进行出血凝血疾病基因突变筛查并发现相关突变。从而明确诊断为 BSS。

【专家点评】

巨大血小板综合征(BSS)是一种罕见的先天性常染色体隐性遗传血小板疾病。 BSS 因为发病率极低,临床资料不足,很容易被误诊为原发免疫性血小板减少症等其他血小板减少性疾病,经历各种不合理治疗,病人身心均遭受创伤,且浪费家庭及社会医疗资源。

BSS 因为发病率低,缺乏大规模临床对照研究及治疗指南,目前出血治疗以输注血小板为主。该患者口服布洛芬、扑热息痛、阿司匹林、头孢类药物后有鼻出血表现,故而应避免剧烈运动和使用非甾体抗炎药等。

本病例幼年发病,血小板数量减少,聚集实验异常等可为临床诊治提供线索,而最终基因检测才是确诊的依据,有利于减少临床误诊及漏诊。

【文献复习】

人体出血时,血小板黏附在血管壁上,形成血栓堵塞局部受损血管,起止血作用。血小板黏附在血管壁上,主要是通过与 vWF 结合。当人血小板膜上 vWF 受体缺乏时,不能结合vWF,造成血小板功能缺失,即使血小板数目在安全范围,也无法起止血作用,甚至出现自发性出血。

GP I b/Ⅳ/Ⅴ复合物对维持血小板结构的完整及细胞形态有重要作用。相应基因突变后,血小板在血浆环境中肿胀,在玻片上也无法维持正常形态,会表现为比普通血小板体积大,在血常规中也显示血小板平均体积增大。

巨大血小板综合征为极罕见疾病,发病率大概百万分之一。患者临床表现为自发出血或轻微外伤后流血不止。流式细胞术检测血小板膜表面糖蛋白和基因突变检测有助于明确诊断。

(中国医学科学院血液病医院血栓止血诊疗中心　曲翠云　薛峰)

【参考文献】

[1] LOPEZ JA, ANDNEW RK, AFSHAR-KHARGHAN V, et al. Bernard-Soulier syndrome[J]. *Blood*, 1998, 91: 4397-4418.

[2] NURDEN AT, CAEN JP. Specific role for platelet surface glycoproteins in platelet function[J]. *Nature*, 1975, 255:720-722.

[3] NURDEN AT. Inherited abnormalities of platelets[J]. *Thromb Haemost*, 1999, 82: 468-480.

[4] HAYASHI T, SUZUKI K. Molecular pathogenesis of Bernard-Soulier syndrome[J]. *Sem Thromb Haemost*, 2000, 26: 53-59.

[5] COLLER BS. Hereditary qualitative platelet disorders. In: Beutler E, Lichtman MA, Coller BS, et al. eds. *Williams Hematology*. 5th ed. New York: McGraw-Hill Company, 1995. 1364-1385.

第二节 凝血因子异常

病例 24 获得性因子Ⅷ抑制物一例

【背景知识】

获得性凝血抑制物是一些能够直接中和血液中凝血蛋白或干扰凝血反应的病理性大分子。多数获得性凝血抑制物以抗体形式存在,可继发于遗传性凝血因子缺乏病人反复输注血制品后,或凝血机制功能正常患者因免疫异常产生抑制物成分。最常见的获得性凝血抑制物是抗磷脂抗体,多见于系统性红斑狼疮、原发性抗磷脂综合征和强直性脊柱炎等自身免疫性疾病,患者以血栓形成、产科并发症为主要症候群。其次为获得性因子Ⅷ抑制物,以出血表现为主,其临床表现与血友病 A 相似。

获得性因子Ⅷ抑制物可继发于血友病 A 患者异源性因子Ⅷ替代治疗后所产生因子Ⅷ抗体,该抑制物发生率约 5%~10%,少数患者中可达到 20%。因子Ⅷ缺乏及输注含因子Ⅷ的血制品是血友病 A 患者形成因子Ⅷ抑制物的主要诱因,因而在重型血友病 A 患者中更容易出现。当患者接受因子Ⅷ输注治疗后,出血症状没有减轻或有效时间缩短时应考虑因子Ⅷ抑制物形成的可能。

另一类因子Ⅷ抑制物可自发产生于非血友病 A 患者体内。该类抑制物属于自身抗体,一般是 IgG 型,且对因子Ⅷ具有特异性,一般不会影响因子Ⅷ-vWF 复合物中的 vWF 活性。多数为成年后发病,以孕妇、产后妇女及自身免疫性疾病患者多见。当既往无出血病史的患者出现自发性瘀斑或者血肿后需考虑该病可能。

【病例简介】

患者,女,37 岁,主因"牙龈出血 2 周,左上肢瘀斑 1 天"入院。

现病史:患者入院前 2 周无明显诱因出现牙龈出血不止,无畏寒发热等伴随症状。就诊当地医院行止血处理后好转。但仍有反复牙龈出血，未再予以特殊处理。入院前 3 天，患者出现右上肢肿胀，因自行好转，未予以注意。入院前 1 天，患者出现左上肢肿胀，伴有大面积瘀斑，就诊与当地医院，查血常规：WBC 10.8×10^9/L，HGB 108 g/L，PLT 372×10^9/L；凝血功能：APTT 53 s（正常范围 24.5~32.8 s），PT、TT 正常。患者遂入我科门诊，以"皮肤瘀斑待查"收入我科。

既往史："阑尾切除术后" 10 年，2012 及 2017 年曾行"剖宫产术"。否认高血压、糖尿病、冠心病等慢性病史，否认痢疾、伤寒、肝炎、结核等感染病史。否认输血史，否认药物、食物过敏史。1 月前曾接种疫苗。

个人史：否认药物过敏史。无烟酒嗜好。

家族史：家族中无遗传病、先天性疾病及类似疾病史。

入院体格检查：左上肢肿胀，可见一大面积瘀斑，约 8 cm × 6 cm，皮温正常。余查体未见异常。

入院后化验及检查：

血常规：WBC 10.1×10^9/L、Hb 106 g/L、PLT 363×10^9/L。

凝血功能：PT 12.7 s、APTT 52.7 s、TT 14.7 s、Fib 3.6 g/L、D-dimer 0.12 μg/mL。

肝肾功能：大致正常。

抗核抗体及 ENA 抗体谱：抗核抗体滴度正常，抗着丝粒抗体弱阳性、抗组蛋白抗体弱阳性，余皆阴性。

肿瘤标记物：皆为阴性。

凝血因子活性：因子Ⅷ活性：2.4%（50~150）；其余因子活性正常。

狼疮抗凝物：阴性

凝血因子Ⅷ抑制物：5.25 BU/mL（Bethesda 法）

胸、腹 CT：未见明显异常。

诊疗经过及疗效：明确诊断为：获得性凝血因子Ⅷ抑制物。予甲强龙抗炎治疗，血浆、冷沉淀输注补充凝血因子后患者凝血功能逐步恢复正常。

【病例特点及分析】

病例特点：①患者中年女性，起病迅速；②患者主要表现为皮肤瘀斑及牙龈出血为主要临床表现；③ 1 月前曾注射疫苗，存在可能的诱发因素。

获得性因子Ⅷ抑制物的患者常会以瘀斑或者血肿为主要临床症状，可表现为轻微创伤后即导致严重的肌肉内出血。且患者既往多无出血病史。本病的诊断依赖于实验室检测，重点需要检测因子Ⅷ抑制物的滴度以及凝血因子活性。但该抑制物的滴度水平与 APTT 延长时间及出血并发症严重程度之间相关性较低，其诊断意义大于临床治疗的指导意义。本例患者既往体健，并无反复出血病史，且无血友病家族病史，符合后天获得性特点。此外，该患者虽以牙龈出血起病，但逐步出现皮肤大面积瘀斑及上肢血肿表现。临床表现符合获得性凝血因子活性缺乏所致的出血特点。凝血因子Ⅷ抑制物检测为阳性，且因子Ⅷ活性仅为 2.4%，结合临床表现及实验室检测可明确诊断该病。

　　获得性因子Ⅷ抑制物的治疗首先需要积极治疗原发病或者消除诱因,以防止抑制物不断生成。患者有出血表现时,可以输注因子Ⅷ以中和循环中的抑制物,并提供额外的因子Ⅷ使凝血过程能够正常完成。静脉输注免疫球蛋白可有效中和因子抑制物,达到部分缓解病情的目的。针对抑制物生成的治疗,主要以泼尼松、环磷酰胺等免疫抑制剂为主,疗效可达50%,而利妥昔单抗也用于清除抑制物的二线治疗。本例患者仅出现局部瘀斑,并未合并重要脏器大出血,因而未输注凝血因子Ⅷ,仅输注冷沉淀及血浆等血制品补充凝血因子。针对本病的治疗,主要以激素为主,并且取得了良好疗效,患者凝血功能快速恢复正常,出血表现好转。

　　【专家点评】

　　Factor Ⅷ(FⅧ)因子是凝血级联反应中的重要组分,与Ⅸ因子结合后激活Ⅹ因子。Ⅷ因子缺乏最常见于先天性缺乏,即为A型血友病。但患者也可能通过自身免疫过程产生Ⅷ抑制物,导致FⅧ耗竭,从而形成类似于A型血友病临床表现的自发性出血。虽然在所有后天获得性凝血因子缺乏症中,FⅧ缺乏占比最高,但是该病整体仍较为罕见。本例患者临床表现以反复牙龈出血及皮肤大面积瘀斑为特点,符合血友病的出血特点,而凝血因子活性以及抗凝物的检出可以帮助我们快速确诊该病,提示我们本病的诊断并不复杂,但是需要在临床工作中注意这种罕见病的鉴别诊断,尽早完善相关的检查及检验。

　　【文献复习】

　　凝血因子Ⅷ缺乏多数为先天发病,即血友病A患者;也有少部分患者为后天通过自身免疫反应产生因子Ⅷ抑制物所致。获得性因子Ⅷ抑制物是一种由多克隆IgG抗体介导的自身免疫性疾病,当因子Ⅷ抗原被抗原递呈细胞内吞后,最终刺激B细胞产生因子Ⅷ特异性抗体。其中一些具有蛋白水解特性,能够将因子Ⅷ水解成更小的片段。约三分之一的血友病A患者在接受因子Ⅷ替代治疗时会产生抑制性抗体,但在无血友病病史的人群中,该病发病较为罕见。在获得性因子Ⅷ抑制物患者中,有相当一部分为产后女性患者,且以50岁以上产妇发生率最高。此外可见于结缔组织病、副肿瘤综合征等疾病。

　　血友病A患者经常出现异常或自发性出血,且以关节出血多见。获得性因子Ⅷ抑制物患者的出血表现多以大的软组织或皮下出血为主,常表现为瘀斑,且患者经常表现为多处出血。当患者APTT延长时需要警惕该病可能,需要进一步完善APTT纠正实验,如果该实验表现为不能纠正,则需要进一步检测是否存在凝血因子抑制物或者存在狼疮抗凝物。

　　对于存在出血表现的患者,需要首先控制出血,血管加压素可促进内皮细胞释放储存的因子Ⅷ和vWF因子,加之其容易获取,因而常应用于临床治疗中。此外输注凝血因子Ⅷ也是有效的治疗方法。但是需要注意的是,当抑制剂效价水平>5 BU时,因子Ⅷ替代治疗通常无效。对于这些严重出血的患者,包括因子Ⅶa在内的旁路药物是更佳的治疗措施。糖皮质激素,环磷酰胺、利妥昔单抗或这些药物的组合都显示出疗效。一项对331名患者的前瞻性观察研究显示与单药相比,糖皮质激素与环磷酰胺联合应用具有更高的完全缓解率。其他根除策略包括使用静脉注射免疫球蛋白,但这种方法通常需要多次治疗,且抑制物滴度高的患者往往无效。 此外也有报道尝试应用环孢素、他克莫司、吗替麦考酚酯和血浆置换等方法。

总之,获得性因子Ⅷ抑制物是一种需要及时诊断和处理的出血性疾病,以避免致命性出血。由于该病较为罕见,目前我们对这种疾病的了解仍然相对较少。随着更多病例报告的积累,针对该病的发病机制及治疗策略会进一步提高。

(天津市第一中心医院血液内科　王钊)

【参考文献】

[1] MAHENDRA A, PADIOLLEAU-LEFEVRE S, KAVERI SV, et al. Do proteolytic antibodies complete the panoply of the autoimmune response in acquired haemophilia A? [J]. *Br J Haematol*, 2012,156(1):3-12

[2] COLLINS PW, PERCY CL. Advances in the understanding of acquired haemophilia A: implications for clinical practice[J]. *Br J Haematol*, 2010,148(2):183-194.

[3] COLLINS P, BAUDO F, KNOEB P, et al. Immunosuppression for acquired hemophilia A: results from the European acquired haemophilia registry (EACH2)[J].*Blood*, 2012, 120(1):47-55

[4] COLLINS PW, HIRSCH S, BAGLIN TP, et al. Organisation UKHCD. Acquired hemophilia A in the United Kingdom: a 2-year national surveillance study by the United Kingdom haemophilia centre doctors' organisation[J]. *Blood*, 2007, 109(5): 1870-1877.

[5] 张之南等. 血液病学. 第二版.[M]. 北京:人民卫生出版社,2011.

病例25　遗传性Ⅻ因子缺乏症一例

【背景知识】

凝血因子Ⅻ(FⅫ)又名接触因子(hegeman factor, HF),是一种由肝脏合成的丝氨酸蛋白酶,是凝血接触途径的重要组成因子,在高分子量激肽原(high-molecular-weight kininogen, HMWK)和血浆激肽释放酶原(prekallikrein, PK)共同参与下激活内源性凝血途径,即接触途径,参与生理性止血、纤溶。此外,FⅫ在调节血管通透性及活化补体途径方面也起到重要作用。

凝血因子Ⅻ(FⅫ)缺乏症可分为遗传性和获得性(继发性)FⅫ缺乏症,前者是由自身FⅫ基因异常引起,后者则由于其他基础疾病继发引起的FⅫ活性下降而导致。患者常无出血表现,但有血栓形成倾向,多在外科手术前筛查凝血功能时发现活化部分凝血活酶时间(APTT)延长。有研究认为FⅫ缺乏在一般人群中的发生率为1.5%~3%。

【病例简介】

患者女,43岁,主因"发现凝血功能异常1周"入院。

现病史:患者1周前因子宫肌瘤切除术于当地医院行术前检查时发现凝血功能异常(具体不详),无发热,无腹痛、腹胀,无大量月经出血,无口腔、鼻及皮肤出血,无尿血、便血,无皮疹、口腔溃疡、关节痛、脱发等。无特殊用药史。患者为明确诊断就诊我院门诊,查凝血功能:凝血酶时间(TT)16.7 s,部分凝血活酶时间(APTT)>160 s,凝血酶原时间(PT)12.2 s,

纤维蛋白原 2.42 g/L，D- 二聚体（定量）<0.19 mg/L FEU。为进一步诊治以"凝血功能异常"收入我科。自发病以来，患者精神可，偏食，睡眠可，大小便无明显异常，体重未见明显下降。

既往史：平素体健，否认高血压、糖尿病、高脂血症、心脑血管疾病等慢性病史，否认病毒性肝炎、肺结核等传染病史。否认手术、外伤、输血史。否认食物、药物过敏史，预防接种史不详。

个人史：久居当地，生活起居尚规律，否认吸烟、饮酒史；否认化学物质、放射物质、有毒物质接触史，否认冶游、吸毒史。

月经史：初潮 12 岁，4 天 /30 天，LMP：2017-12-04，平时经期规律，经量正常，无痛经。

婚育史：23 岁结婚，配偶体健。育有 1 子 1 女（均顺产），均体健。

家族史：父母体健，否认家族类似疾病史，否认家族性疾病史及遗传性疾病史。

入院体格检查：T：35.5 ℃，P：86 次 / 分，R：21 次 / 分，BP：16.1/10.6 kPa（121/80mmHg）。ECOG 评分 0 分。轻度贫血貌，周身皮肤无皮疹、黄染、出血点，浅表淋巴结无肿大。咽部无充血，扁桃体无肿大。胸骨无压痛，双肺呼吸音清，未闻及干湿罗音。心率 86 次 / 分，律齐，各瓣膜听诊区未闻及病理性杂音。腹部平坦，无压痛及反跳痛，肝肋下未触及，脾肋下未触及。双下肢无浮肿，双膝关节无畸形及运动障碍。

入院后化验及检查：

血细胞分析（静脉血 + 分类 + 网织）：白细胞 -WBC 8.89×10⁹/L，嗜中性粒细胞绝对值 -NEUT 7.08×10⁹/L（↑），红细胞 -RBC 4.04×10¹²/L，血红蛋白 -HGB 103 g/L（↓），平均红细胞体积 -MCV 79.7fL，平均红细胞血红蛋白含量 -MCH 25.5pg，平均红细胞血红蛋白浓度 -MCHC 320 g/L，血小板 -PLT 266×10⁹/L，网织红细胞比例 -RET% 1.06%。

凝血八项：凝血酶时间（TT）17 s，国际标准化比率（INR）1，纤维蛋白原分解产物 <2.00μg/mL，抗凝血酶 III 活性测定 97.3%，部分凝血活酶时间（APTT）165.4 s HH，纤维蛋白原 2.16 g/L，凝血酶原时间 PT 12.2 s，D- 二聚体（定量）0.19 mg/LFEU。

凝血因子全套：凝血因子 II 活性测定 102.9%，凝血因子 V 活性测定 115.3%，凝血因子 VII 活性测定 101.9%，凝血因子 VIII 活性测定 130.5%，凝血因子 IX 活性测定 81.9%，凝血因子 X 活性测定 85.7%，凝血因子 XI 活性测定 71.7%，凝血因子 XII 活性测定 <1.0%（↓）。第 XIII 因子筛选：24 小时凝块未溶解。血管性假性血友病因子抗原：186%（↑）。

凝血因子抑制物定性 + 凝血因子抑制物定量：凝血因子 XII 抑制物定量 0 Bethesda，凝血因子抑制物定性 APTT，①对照即刻 35 s；②患者即刻 163.6 s；③对照 + 患者混合即刻 34.2 s；④对照 37 度 2 小时 35.1 s；⑤患者 37 度 2 小时 160.6 s；⑥对照 37 度 2 小时 + 患者 37 度 2 小时后即刻混合 35.5 s；⑦对照 + 患者混合后 37 度 2 小时 37.4 s，结论 提示凝血因子缺乏。

贫血四项：维生素 B₁₂ 332.0pmol/L，叶酸 15.96nmol/L，铁蛋白 4ng/mL（↓），促红细胞生成素 50.61mIU/mL（↑）。

血小板功能试验、狼疮抗凝物、抗心磷脂抗体、抗 β₂- 糖蛋白 1 抗体、抗核抗体滴度 +ENA 抗体谱、甲状腺功能、B/T/NK 淋巴细胞亚群等均未见异常。

诊疗经过及疗效:

诊断为遗传性FⅫ缺乏症、缺铁性贫血,予多糖铁复合物补充造血原料,建议患者行基因筛查进一步明确诊断,家属表示商议后再行决定,先行出院。建议患者监测凝血功能,若行手术治疗,监测出血情况,出血时可酌情输注新鲜冰冻血浆或FⅫ浓缩物。

随访情况:患者出院后于当地医院行子宫肌瘤剔除术,手术过程顺利,术中及术后未有明显出血、血栓等情况。

【病例特点及分析】

① 患者中年女性,起病隐匿。②无出血症状,既往无出血史、血栓史及手术史,月经正常。③查体未见出血点、关节畸形及活动障碍等。④患者APTT明显延长,PT正常,提示内源性凝血因子缺乏或抑制物存在,APTT纠正试验示延长的APTT在即刻和37 ℃孵育2小时后,均可被混合的正常血浆纠正,提示凝血因子缺乏。凝血因子活性检测示,FⅫ活性显著降低,其余因子活性均正常,定量检测FⅫ抗体,结果不提示抗体存在;狼疮抗凝物DRVVT检测、抗心磷脂抗体和抗 β_2 糖蛋白1抗体检测不提示抗体存在。综上,患者延长的APTT考虑遗传性FⅫ缺乏导致。

【专家点评】

由于FⅫ并非重要的促凝因子,因此FⅫ缺乏症患者常无出血表现,大多像本例患者一样在进行手术术前筛查凝血功能时发现凝血功能的异常,主要表现为APTT延长而PT、PLT均正常。

仅有APTT延长可见于凝血因子Ⅷ、Ⅸ、Ⅺ、Ⅻ缺乏、肝素的存在或存在上述某种凝血因子的抑制物等,这种抑制物可以是特异性的,如FⅧ抑制物,也可以是非特异性的,如狼疮抗凝物。鉴于本例患者APTT明显延长,但既往以及目前没有明确的出血表现,查体无关节畸形等有提示意义的体征,无出血性疾病的家族史,因此血友病可能性小;TT正常,否认肝素等药物应用史,没有可能存在狼疮抗凝物的风湿免疫系统疾病、肿瘤等相关临床表现,综上FⅫ缺乏可能性较大。而患者APTT纠正实验即刻和延迟的APTT均可被纠正,提示患者为内源性凝血因子的缺乏而非凝血因子抑制物、抗凝物存在。患者凝血因子全套、FⅫ抑制物定性、定量检测以及抗磷脂抗体谱等的结果证实了我们的判断——患者为内源性FⅫ缺乏,考虑诊断为遗传性FⅫ缺乏症。如能进一步筛查亲属的凝血功能及进行家系的基因检测,可以更有力的支持诊断。

FⅫ缺乏症很少有严重出血现象,一般不需特殊治疗,如发生出血,可输少量新鲜冰冻血浆等止血。且本病患者有血栓形成倾向,应尽量减少不必要的凝血因子补充以规避血栓风险。

【文献复习】

遗传性FⅫ因子缺乏症呈常染色体隐性遗传,部分也可表现为显性遗传。编码FⅫ基因定位于染色体5q33-qter,DNA全长约为12kb,含14个外显子和13个内含子。FⅫ活性降低与基因突变有关,除常见的FⅫ基因启动区第1外显子的C46T多态性位点外,国内已有其他基因突变的相关报道。有研究认为,FⅫ基因C46T的多态性可能与不明原因复发性流产的发生相关。

由于 FⅫ 在体内并不是重要的促凝因子,但在促进纤维溶解功能中发挥重要的作用,从而有抗栓作用,近年来研究认为 FⅫ 促进纤溶的作用远大于其内源性凝血途径中的作用,因此 FⅫ 缺乏的患者无出血倾向但有血栓形成的危险。

遗传性 FⅫ 因子缺乏症相关实验室检查:① APTT 纠正试验中即刻试验和温育试验均可被纠正;② FⅫ、PK、HMWK 鉴别试验,延长 APTT 试验的第 1 步温育时间(加氯化钙前的时间),患者血浆在温育 6 min 和 12 min 后 APTT 无变化(FⅫ 和 HMWK 缺乏症 APTT 不随温育时间变化,PK 缺乏症随着温育时间延长 APTT 逐渐缩短);③凝血因子定量检查,FXII:C<50%,FⅫ 抑制物定性(定量):阴性。④其他检查,血常规、肝肾功能、病原学检查、肿瘤标记物、抗凝因子、纤溶因子正常。风湿免疫相关检查:抗核抗体 +ENA 谱、ANCA、磷脂抗体谱、抗链 "O"、类风湿因子、免疫球蛋白、补体(C3、C4)、ESR 等结果正常。⑤家系成员检测有 APTT 延长及 FXII:C 降低。

(中国医学科学院血液病医院血栓止血诊疗中心 王泮婧 刘葳)

【参考文献】

[1] KAUSHANAKY[等],主译陈竺,陈赛娟. 威廉姆斯血液学 [M]. 北京:人民卫生出版社,2018.

[2] HALBMAYER WM, HAUSHOFER A, SCHÖN R, et al. The prevalence of moderate and severe FXII(Hageman factor)deficiency among the normal population:evaluation of the incidence of FXII deficiency among 300 healthy blood donors[J]. *Thromb Haemost*, 1994, 71(1):68-72.

[3] 古再丽努尔·吾甫尔,陶玲,富玲,等.7 例凝血因子Ⅻ缺乏症患者临床报道和文献复习 [J]. 中国输血杂志,2021,34(07):779-781.

[4] 胡灿,田鑫,贺湘玲,等. 复合杂合变异致遗传性凝血因子Ⅻ缺乏症 1 例报告并文献复习 [J]. 临床儿科杂志,2021,39(10):768-770.

病例 26 获得性 FX 缺乏一例

【背景知识】

1. 获得性 FX 缺乏 FX 作为内源性和外源性凝血途径共同的关键凝血因子,经激活后与 Ca^{2+}、磷脂及 FV 共同形成复合物,后者最终使凝血酶原激活为凝血酶。获得性 FX 缺乏实验室检查表现为 APTT 及 PT 延长,FX 活性减低等。获得性 FX 缺乏的患者多表现为皮肤、黏膜出血,也表现为肌肉血肿、血尿、消化道出血等。出血的风险及严重程度与 FX 活性的相关性暂无定论。

获得性 FX 缺乏是指患者继发于其他疾病导致的 FX 缺乏症,常继发于原发性系统性淀粉样变,此外也继发于慢性淋巴白血病、急性非淋系白血病、肝硬化、肺部感染、严重烧伤引起的败血症等,有报道称短暂的 FX 缺乏可能与狼疮抗凝物及抗 FX 因子抗体形成有关 [1-7]。原发性轻链型淀粉样变(pAL)是一种克隆性浆细胞病,其特征是一种由具有反向 β 折叠结构的单克隆免疫球蛋白轻链沉积于器官和组织内,并造成相应器官、组织功能异常。该病表现为多系统受累,其中肾脏、心脏、肝脏和周围神经是最为常见的受累器官,FX 被附着在血管中的淀粉样物质吸附导致 FX 缺乏是 pAL 出血的重要原因之一。

2. 获得性 FX 缺乏治疗　获得性 FX 缺乏的治疗包括急性出血的替代治疗和原发病的治疗。替代治疗包括输注新鲜冰冻血浆、PCC 及重组人凝血因子 VIIa。应注意的是,大量输注血浆会加重患者的容量负荷,反复输注 PCC 有可能增加血栓风险。围术期及急性出血期输注重组人凝血因子 VIIa 在部分个例报道中取得良好止血效果。普通替代治疗的效果及获益十分有限,患者最终需通过原发病的治疗才可获得疾病缓解。

【病例简介】

患者男,69 岁,主因"反复皮肤瘀斑 1 年,剑突下不适 1 月余,乏力 11 天"入院。

现病史:患者入院前 1 年无明显诱因反复出现四肢皮肤瘀斑,不伴有牙龈出血、黑便、乏力恶心、头晕头痛、脱发、皮疹、脱发等不适,患者未予特殊重视。入院前 1 月余患者突发剑突下撕裂样疼痛,呈固定性持续性疼痛,患者遂就诊于当地医院,查腹部 MRI 提示腹腔出血,腹部穿刺可以抽出不凝血,当地医院予患者血浆、红细胞输注,抗感染等治疗,患者出血控制后出院。入院前 11 天,患者因乏力头晕再次就诊于当地医院,不伴肢体活动障碍、晕厥、恶心、呼吸困难、大汗、头痛头晕等不适,测血压:80/50mmHg,当地医院紧急补液、血浆输注等治疗后转诊于我院,查血常规提示:Hb 108 g/L,凝血功能:APTT: 47 s,PT: 31 s,考虑患者凝血功能异常,现为求进一步诊治就诊于我科,患者自发病以来,饮食差,睡眠可,小便色深,近 10 天未解大便,体重无明显改变。

既往史:平素体健,否认病毒性肝炎、肺结核病史,否认高血压、糖尿病、高血脂病史,否认脑血管疾病、心脏病史,否认精神病史、地方病史、职业病史。否认中毒、手术史,否认药物、食物过敏史,预防接种史不详,有输血史。

个人史:否认药物过敏史。无烟酒嗜好。

家族史:家族中无遗传病、先天性疾病及类似疾病史。

入院体格检查:贫血貌,肝肋下 1.5 cm,余查体未见异常。

入院后化验及检查如下。

1. 化验结果

(1)血常规:Hb 100 g/L,RBC 3.62×10^{12}/L,PLT 139×10^9/L,WBC 7.7×10^9/L,NEU 70.5%,LYM 23.5%,RET 3.76%,HCT 30.1%,MCV 83.1fl,MCH 27.6pg,MCHC 332 g/L。EPO 28.46mIU/mL。

(2)生化指标:ALT 25.5U/L,AST 17.3 U/L,TBIL 29.3μmol/l,DBIL 10.3μmol/l,IBIL 19μmol/l,GGT 60.1U/L,ALP 158.8U/L,LDH 209.8U/L,Urea 9.13mmol/l,Cr 83.4μmol/L,UA 424.9μmol/L,GLu 5.47mmol/L。

(3)免疫全项:IgA 0.82 g/L,IgG 11.5 g/L,IgM 0.71 g/L,补体 C3 0.49 g/L,补体 C4 0.218 g/L,C 反应蛋白 6.17 mg/L,类风湿因子 23.1IU/mL,抗磷脂抗体 阴性,抗核抗体 阳性(1:1000),ENA 抗体谱 阴性,狼疮抗凝物 阴性。

（4）凝血功能：PT 31.3 s，INR 2.90，APTT 40.7，TT 16.2 s，纤维蛋白原 3.24 g/L，抗凝血酶 III 活性 88.8%，纤维蛋白原分解产物　7.0μg/mL，D- 二聚体 2.40 mg/L，血浆纤溶酶原活性 65.8%。

（5）凝血因子活性：FII 活性 79.2%，FV 活性 39.6%，FVII 活性 62.2%，FVIII 活性 174.8%，FIX 活性 85.5%，FX 活性 6%，FXI 活性 85.9%，FXII 活性 56.9%。

（6）其他检查：甲状腺功能：未见异常。肿瘤全项：未见异常。BNP：362pg/mL。血小板功能：未见异常。尿常规：尿潜血：1+，尿蛋白：2+，尿胆原：3+。24 小时尿蛋白：0.6105 g/24 h。便常规：未见异常。

（7）PCC 回收率实验：输注前：APTT 47 s，PT 31 s，FX 活性 7.6%；输注后：APTT 46 s，PT 21.2 s，FX 活性 11.8%。输注凝血酶原复合物（PCC）后 15 分钟复查 APTT 及 PT 未见明显改善，患者 FX 活性未见升高。

（8）血免疫固定电泳：未见 M 蛋白，轻链 κ 定量 739 mg/dL，轻链 λ 定量 413 mg/dL，κ/λ：1.7893。游离轻链 κ（FLC κ）：19.9 mg/L，游离轻链 λ（FLC λ）147 mg/L，κ-FLC/λ-FLC 0.14，血液 β_2 微球蛋白 4.42 mg/L。尿免疫固定电泳：在 γ 区可见一条单克隆轻链 λ 成分，FLC κ：8.07 mg/dL，FLC λ：14.1 mg/dL，κ/λ：0.5723，尿 β_2 微球蛋白 0.186 mg/L。

2. 检查结果

（1）胸 CT：两肺间质病变、间质炎症。两侧胸腔少量积液。

（2）腹部 B 超及 CT：肝大，胆囊壁厚，胆囊内胆汁淤积，脾轻度大（长 13.7 cm，厚 4.3 cm，脾门部脾静脉 0.7 cm），腹腔积液；肝门区、胰头区多发结节样高密度影，考虑血肿。腹腔、盆腔积血、积液。

（3）全身低剂量的 CT 未见明显骨质破坏。

（4）超声心动图：未见明显异常。心电图未见异常。

（5）泌尿系超声：双肾多发囊肿（部分伴钙化），左肾结石。

3. 骨髓检查

（1）骨髓涂片：三系增生，红系比例增高骨髓象。

（2）骨髓病理：骨髓增生较活跃，粒红比例减小，粒系各阶段细胞可见，以中幼及以下阶段细胞为主，红系各阶段细胞可见，以中晚幼红细胞为主，巨核细胞不少，分叶核为主；浆细胞比例增高（5%~10%），网状纤维染色（MF-0 级）。

（3）骨髓流式细胞学检查：可见少量异常浆细胞，占有核细胞的 0.42%，NK 细胞约占淋巴细胞的 46.94%，比例增高，CD158 表达未见克隆性增生，可见少量异常浆细胞。

（4）染色体检查：计数 20 个细胞，并分析 20 个分裂象，未见克隆性异常。骨髓刚果红染色：可见少量淀粉样物质沉积，刚果红染色呈弱阳性。

明确诊断为：①获得性凝血因子 X 缺乏；②获得性凝血因子 V 缺乏；③原发性轻链型淀粉样变性；④失血性贫血；⑤腹腔出血。予患者 BCD 方案治疗，具体为：硼替佐米、激素及环磷酰胺联合化疗（地塞米松 20 mg d1-2、d4-5、d8-9、d11-12，硼替佐米 2 mg d1、4、8、11，环磷酰胺 500 mg d1、d8、d15）；同时多次输注凝血酶原复合物（PCC）3000iu 止血治疗后复查腹部 CT 提示血肿逐渐吸收。

【病例特点及分析】

病例特点：①患者老年男性；②患者主要表现为获得性的出血表现，出血部位为皮肤以及腹腔；③查体可见肝肋下 1.5 cm，质地软，无压痛，表面光滑；④患者肝肾功能未见异常，骨髓浆细胞比例增高（5%~10%），IgG 正常（11.5 g/L）；⑤患者尿免疫固定电泳：在 γ 区可见一条单克隆轻链 λ 成分。⑥骨髓刚果红染色：可见少量淀粉样物质沉积，刚果红染色呈弱阳性。⑦全身低剂量 CT 未见明显骨质破坏。

pAL 诊断标准[8] 如下（图 3-26-1）

（1）临床表现、体格检查、实验室或影像学检查证实有组织器官受累（见表 3-26-1、3-26-2）。

（2）组织活检病理证实有淀粉样蛋白沉积，且淀粉样蛋白的前体蛋白为免疫球蛋白轻链或重轻链，具体病理表现为：①刚果红染色阳性，在偏振光下呈苹果绿色双折光；②免疫组化、免疫荧光或免疫电镜检查结果为轻链限制性表达，或质谱分析明确前体蛋白为免疫球蛋白轻链。③电镜下可见细纤维状结构，无分支，僵硬，排列紊乱，直径 8~14 nm。

（3）血液或者尿液中存在单克隆免疫球蛋白或游离轻链的证据，或骨髓检查发现有单克隆浆细胞、B 细胞。

（4）除外多发性骨髓瘤、华氏巨球蛋白血症或其他淋巴浆细胞增殖性疾病。

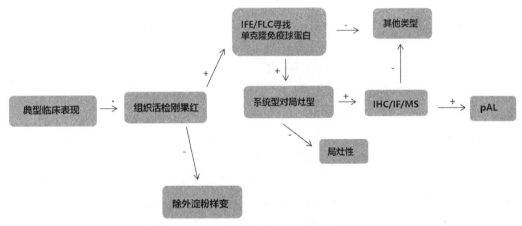

图 3-26-1　pAL 的诊断思路

表 3-26-1　系统性轻链型淀粉样变性器官受累判断标准 [8]

受累器官	诊断标准
肾脏	尿蛋白定量 >0.5 g/d，以白蛋白为主。
心脏	心脏超声平均心室壁厚度 >12 mm，排除其他心脏疾病；或在没有肾功能不全及房颤时 NT-proBNP>332ng/L。
肝脏	无心衰时肝总界（肝叩诊时锁骨中线上测量肝上界到肝下界距离）>15 cm，或碱性磷酸酶大于正常值上限的 1.5 倍。

续表

受累器官	诊断标准
神经系统	外周神经：临床出现对称性的双下肢感觉运动神经病变。 自主神经：胃排空障碍，假性肠梗阻，非器官性浸润导致的排泄功能紊乱。
胃肠道	直接活检证实并有相关症状。
肺	直接活检证实并有相关症状；影像学检查提示肺间质病变。
软组织	舌增大、关节病变、跛行、皮肤病变、肌病（活检证实或假性肥大）、淋巴结肿大、腕管综合征。

注：NT-proBNP 为氨基末端脑钠肽前体

表 3-26-2　系统性轻链型淀粉样变的预后分期[8]

分期系统	标记物及阈值	分期	预后
梅奥 2004 分期系统	1. NT-proBNP>332ng/L	I 期：指标低于阈值	I 期：中位生存期 26.4 个月
	2.cTNT>0.035ug/L　或 cTNI>0.01 g/L	II 期：1 个指标高于阈值	II 期：中位生存期 10.5 个月
		III 期：2 个指标均高于阈值（III 期患者根据 NT-pro BNP 是否大于 8500ng/L 分为 III a 期和 III b 期）	III 期：中位生存期 3.5 个月
梅奥 2012 分期系统	1.NT-proBNP>1800ng/L	I 期：指标均低于阈值	I 期：中位生存期 94 个月
	2.cTNT>0.025ug/L	II 期：1 个指标高于阈值	II 期：中位生存期 40 个月
	3.dFLC>180 mg/L	III 期：2 个指标高于阈值	III 期：中位生存期 14 个月
		IV 期：3 个指标均高于阈值	IV 期：中位生存期 6 个月

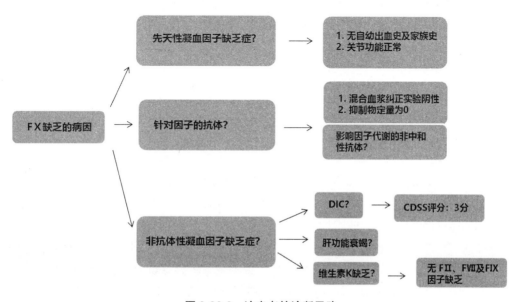

图 3-26-2　该患者的诊断思路

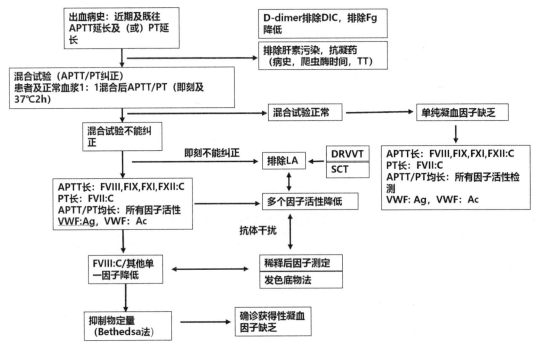

图 3-26-3　获得性凝血因子缺乏诊断思路

该患者诊断依据包括：①受累器官：ⓐ肝脏：患者查体肝总界 >15 cm。ⓑ肺脏：患者两肺间质病变、间质炎症。ⓒ神经系统：患者有胃排空障碍，考虑自主神经受累。②尿中存在 M 蛋白；③骨髓刚果红染色：弱阳性；④血清游离轻链升高；⑤除外其他疾病。根据梅奥 2012 分期系统，患者住院期间未查 cTNT、NT-proBNP，dFLC<180 mg/L，因此无法准确分期。

AL 型淀粉样变性器官受累的临床表现[8]：①肾脏：外周性水肿、泡沫尿。②心脏：胸闷气促、端坐呼吸、阵发性夜间呼吸困难、颈静脉怒张、水肿、心悸、心律不齐。③肝脏：肝区不适或疼痛、肝肿大、早饱、体重减轻。④神经系统：周围神经：表现为对称性感觉异常和麻木，逐渐出现疼痛和运动障碍。自主神经：体位性低血压、尿潴留、假性肠梗阻、排便不规律、勃起功能障碍。⑤胃肠道：胃轻瘫、早饱、吞咽困难、慢性腹泻、排便不规律、腹泻与便秘交替、胃肠道出血、体重减轻。⑥软组织及皮肤：舌体肥大、齿痕、口干、吞咽困难、厌食、阻塞性睡眠呼吸暂停、构音障碍、唾液腺肿大、关节炎、眶周紫癜、腕管综合征、垫肩症、皮肤紫癜及皮肤增厚粗糙。⑦血液系统：出血倾向、获得性血管性血友病。⑧脾脏：腹胀、早饱，极少数患者出现自发性脾破裂。⑨肺部：气短、干咳。该患者主要的临床症状是皮肤瘀斑、腹腔出血、消化不良，BNP 水平稍高，肌酐正常，胆管酶稍升高，提示可能已经累及心脏及肝脏。但症状较轻。

一般来说有症状的器官或组织活检阳性率 >95%，皮下脂肪为 75%~80%，而骨髓仅为 50~ 65%，联合皮下脂肪和骨髓活检可提高诊断阳性率。本例病人我们未进行免疫荧光及质谱法分析，但考虑患者血浆游离轻链水平高，根据临床经验诊断为：AL 型淀粉样变性。

诊断思路：对于凝血功能异常的患者，在排除其他继发原因导致的凝血功能异常后（如

DIC、抗凝药物使用等），应完善 APTT 混合试验和凝血因子活性确定是否为先天性或获得性凝血因子缺乏（图 3-26-3）。该患者完善凝血因子活性后明确是 FX 缺乏，则需要考虑以下可能（图 3-26-2）：①先天性凝血因子缺乏症：患者无自幼出血史及相关疾病家族史，无靶关节，各关节功能正常，暂不考虑先天性原因。②针对凝血因子的抗体：患者混合血浆纠正实验阴性，Bethesda 法检测 FX 抑制物定量为 0BU/mL，并且 PCC 回收试验提示 FX 活性未见提高，因此排除 FX 抑制物及非中和性抗体存在的可能。③非抗体性凝血因子缺乏症：a.DIC：患者 CDSS 评分 3 分，排除 DIC。b. 肝功能异常：肝脏功能异常导致凝血因子合成功能障碍，患者肝功能正常，因此暂排除。c. 维生素 K 缺乏：一般维生素 K 缺乏会导致维生素 K 依赖的凝血因子合成障碍，比如 FII、FVII、FIX 及 FX 因子缺乏，但患者不同时存在以上因子活性缺乏，因此暂不考虑该病。PCC 回收试验是指：向该患者输注 PCC 3000IU（50IU/kg）15 分钟后复查凝血功能，理论上输注 1IU/Kg 的 FX 因子可以提高因子活性约 2%，该患者 FX 活性在输注前后并未出现明显变化，所以排除了非中和性抗体存在的可能。APTT 纠正实验是指：将患者血浆与病人血浆 1:1 混合，若 APTT 可以得到纠正，则提示病人血浆中不存在抑制物，纠正实验的意义在于鉴别单纯性因子缺乏（先天 / 合成不良 / 消耗）及循环抗凝物形成。结合患者凝血功能提示 APTT 及 PT 均升高，Bethesda 法检测 FX 抑制物定量为 0BU/mL，且 PCC 回收率未达到预期，我们不考虑凝血因子抑制物导致的凝血功能障碍。患者生化指标提示肝肾功能及 IgG 水平均正常。那么到底是什么原因导致获得性 FX 因子缺乏呢？于是我们对患者进行了血免疫固定电泳：未见 M 蛋白，但游离轻链 κ 和 λ 增高。尿免疫固定电泳：在 γ 区可见一条单克隆轻链 λ 成分。骨髓浆细胞比例增高（5%~10%），浆细胞比例 <20%，不足以诊断为多发性骨髓瘤。最后，我们想到一种罕见情况导致的凝血功能异常——淀粉样变。于是对骨髓组织进行了刚果红染色：可见少量淀粉样物质沉积，刚果红染色呈弱阳性。患者最终确诊为原发性轻链型淀粉样变，考虑是患者血管内沉积的淀粉样物质吸附了 FX，使 FX 活性水平下降导致凝血功能障碍。

该患者治疗分为止血治疗和原发病治疗。在止血方面，我们多次输注 PCC 3000IU（50IU/kg），止血效果较好，患者随后未在出现出血症状。在治疗原发病方面，我们根据 2021NCCN 指南推荐选择 BCD 方案，具体为硼替佐米、激素及环磷酰胺联合化疗（地塞米松 20 mg d1-2、d4-5、d8-9、d11-12，硼替佐米 2 mg d1、4、8、11，环磷酰胺 500 mg d1、d8、d15）。该患者在我院行 1 周期化疗后回当地医院继续治疗。患者获得性 FX 缺乏导致的出血虽然可以通过 PCC 输注得到有效治疗，但根本治疗在于原发病的控制。

【专家点评】

AL 淀粉样变并发获得性 FX 缺乏的治疗包括急性出血的替代治疗和原发病的治疗。替代治疗包括输注新鲜冰冻血浆、PCC 等，部分文献报道在围术期及急性出血期输注重组人凝血因 VIIa 可取得良好止血效果。输注血浆及 PCC 可使患者凝血指标及 FX 活性得到一过性改善，但改善并不明显，对于该疾病的患者，普通替代治疗的效果及获益十分有限，应积极治疗原发病。AL 型淀粉样变的理想治疗目标是获得器官缓解，但现有的治疗都只是靶向于克隆性浆细胞，降低单克隆免疫球蛋白水平，并最终通过人体自我清除机制获得器官缓解,器官缓解往往发生在获得血液学缓解 3~12 个月后。推荐治疗方案多来自于多发性骨髓瘤的化疗方案,如 BCD(硼替佐米联合地塞米松、环磷酰胺)、MP(马法兰联合泼尼松)、CTD(环磷酰胺联合地塞米松、沙利度胺)、TD(沙利度胺联合地塞米松)等。AL 型淀粉样变引起的获得性 FX 缺乏临床少见,有时候出血症状是促进纠正的唯一 / 主要因素。因此应加强疾病的认识,避免漏诊。对于存在单克隆免疫球蛋白升高伴出血表现的患者,应考虑系统性轻链型淀粉样变性的可能。另一方面,无论系统性轻链型淀粉样变性患者是否存在出血表现,我们都有必要明确其是否存在 FX 缺乏,以便能早期诊断,给予积极有效的治疗,改善预后、延长生存期。

【文献复习】

AL 淀粉样变导致获得性 FX 缺乏的病例时有报道,并发现对于此类患者,即使大量输注含 FX 的新鲜冰冻血浆或 PCC 也只能极其短暂及有限地提高 FX 活性。早在 40 余年前,Furie 等[9] 用 I^{131} 标记的 FX 注入 AL 淀粉样变患者体内,发现 FX 迅速从血液循环中消失,半衰期仅 30 s。24 h 内尿液中的排出量也仅为 12.6%。全身体表放射性检测发现 I^{131} 的放射性遍布全身,肝、脾区存在浓聚。进一步研究发现,从 AL 淀粉样变患者脾脏分离出淀粉样物质可在体外与 FX 结合。目前普遍认为,AL 淀粉样变患者 FX 缺乏的发病机制为:凝血因子与淀粉样纤维结合,快速从血浆中清除,大量沉积于网状内皮系统(如脾脏),同时淀粉样物质在血管壁的沉积,导致血管壁的脆性增加,是淀粉样变患者出血表现的另一原因。患者临床主要表现为一期凝血障碍,如自发或咳嗽、呕吐后的眶周瘀斑,颈部及其他易摩擦部位的皮肤瘀斑等。在一项纳入 337 例 AL 淀粉样变性患者的回顾性研究中,51% 的患者存在凝血检查的异常,包括 TT 延长(32%)、PT 延长(24%)和 APTT 延长(14%),其中皮下出血最常见(18%)[10]。导致 PT、APTT 延长最常见的原因为 FX 缺乏。AL 淀粉样变患者中获得性 FX 缺乏的发生率为 7%~14%。

除了继发于原发性系统性淀粉样变外,获得性 FX 缺乏也继发于慢性淋巴白血病、急性非淋系白血病、肝硬化、肺部感染、严重烧伤引起的败血症等,有报道称短暂的 FX 缺乏可能与狼疮抗凝物阳性及抗 FX 因子抗体形成有关,但目前具体发病机制仍然不明确。

(中国医学科学院血液病医院血栓止血诊疗中心　张婧　刘葳)

【参考文献】

[1] BOUDIN L, PATIENT M, ROMÉO E, et al. Acquired, non-amyloid related factor X deficiency: A first case associated with atypical chronic lymphocytic leukemia and literature review[J]. *Rev med interne*, 2017, 38(7): 478-481.

[2] CAMMAERT T, DECAESTECKER K, SUNDAHL N, et al. A patient with acquired factor X deficiency and metastatic transitional cell carcinoma of the bladder: is there a link between metastasis and factor deficiency in solid tumors? [J]. *Ann Hematol*, 2018, 97(3): 545-546.

[3] KORTE W, FLURY R. Acquired factor X deficiency and disseminated intravascular coagulation in a case of metastasizing carcinoma of the stomach and its course under chemothera-

py[J]. *Ann Hematol*,1992,64（3）: 152-154.

[4]　CAIMI MT, REDAELLI R, CATTANEO D, et al. Acquired selective factor X deficiency in acute nonlymphocytic leukemia[J]. *Am J Hematol*,1991,36（1）: 65-66.

[5]　ASHRANI AA, AYSOLA A, Al-KHATIB H, et al. Lupus anticoagulant associated with transient severe factor X deficiency: a report of two patients presenting with major bleeding complications[J]. *Br J Haematol*,2003,121（4）: 639-642.

[6]　ICHIKAWA S, SAITO K, FUKUHARA N, et al. Successful Treatment of Life-threatening Bleeding Caused by Acquired Factor X Deficiency Associated with Respiratory Infection[J]. *Intern Med*,2020,59（10）: 1303-1308.

[7]　SABOBEH T, BRUGIONI EK, MASOUD A, et al. A Case Report of Acquired Factor X Deficiency in a Patient With Multiple Myeloma[J]. *Cureus*, 2021,13（2）: e13293.

[8]　系统性轻链型淀粉样变性诊断和治疗指南（2021 年修订)[J]. 中华医学杂志, 2021, 101（22）.

[9]　FURIE B, GREENE E, FURIE BC. Syndrome of acquired factor X deficiency and systemic amyloidosis in vivo studies of the metabolic fate of factor X[J]. *New Engl J Med*, 1977, 297（2）: 81-85.

[10]　MUMFORD AD, O'DONNELL J, GILLMORE JD, et al. Bleeding symptoms and coagulation abnormalities in 337 patients with AL-amyloidosis[J]. *Br J Haematol*, 2000, 110（2）: 454-460.

病例 27　获得性凝血因子 Ⅴ 抑制物一例

【背景知识】

获得性凝血因子Ⅴ抑制物是一种罕见的凝血障碍性疾病。该疾病主要是由于血浆中产生凝血因子Ⅴ抑制物而导致的,年发生率约为（0.09~0.29）/100 万。该疾病的首发症状缺乏特异性,可没有出血症状而仅有凝血指标如凝血酶原时间（PT）、活化部分凝血活酶时间（APTT）、凝血因子Ⅴ活性的下降,也可能发生严重的出血症状而造成生命危险,也偶有坏疽、多发性脑梗死、深静脉血栓等症状的发生。

【病例简介】

患者女,65 岁,主因"鼻、舌出血 20 天,血尿及皮肤瘀斑 7 天"入院。

现病史:患者于 20 天前无明显诱因出现鼻、舌出血,7 天前出现肉眼血尿伴皮肤瘀斑,无便血,无腹痛、腹胀,无头痛头晕,无恶心呕吐,无发热,无咯血,予云南白药口服 2 天,效果差,并出现右下肢肌肉血肿,就诊于当地医院行腹部及泌尿系超声检查未见明显异常,行凝血功能检查提示凝血时间明显延长（具体化验单未见）,未予特殊诊治。遂就诊于我院,行血常规检查示: WBC 10.05 × 10⁹/L（↑）, NEUT 7.14 × 10⁹/L（↑）, RBC 2.63 × 10¹²/L（↓）, HGB 82 g/L ↓, PLT 317 × 10⁹/L（↑）, RET% 3.24%（↑）。凝血: 国际标准化比率（INR）11.15（↑）,部分凝血活酶时间（APTT）不凝固,凝血酶原时间（PT）105.3 s（↑↑）,予输注血浆 200mL×4 天、维生素 K1 10 mg×4 天、甲强龙 40 mg×1 天治疗,患者出血症状稍减轻,现为进一步治疗以"凝血功能异常"收入院,患者自发病以来,精神欠佳,饮食、睡眠欠佳。

既往史:平素体健,既往曾不规律口服阿司匹林,近 3 年未口服阿司匹林。既往肺大疱、肺钙化灶病史十余年。顺产时行侧切手术无异常出血。否认病毒性肝炎、肺结核病史,否认高血压、糖尿病、高血脂病史,否认脑血管疾病,否认精神病史、地方病史、职业病史。否认外伤、中毒史,否认药物、食物过敏史,预防接种史不详,否认输血史。

个人史:否认药物过敏史。无烟酒嗜好。

家族史:家族中无遗传病、先天性疾病及类似疾病史。

入院体格检查:中度贫血貌,右下肢可见大片皮肤瘀斑,股部皮肤肿胀,有压痛,余查体未见异常。

入院后化验及检查:患者查凝血因子 Ⅴ 活性测定:凝血因子 Ⅴ 活性测定 <1.0% ↓。凝血因子 Ⅴ 抑制物定量 1.05 Bethesda(↑)。尿常规:隐血 3+,红细胞大量。上腹部 CT 平扫提示右侧股骨骨髓腔密度略增高,软组织肿胀并血肿形成。免疫球蛋白定量、风湿抗体、抗核抗体、ENA 抗体谱、抗磷脂抗体、血小板功能、M 蛋白鉴定等检查均未见明显异常。

明确诊断为:获得性凝血因子 Ⅴ 抑制物。予输注新鲜冰冻血浆、输注血小板改善凝血功能,并予甲泼尼龙 + 环磷酰胺清除凝血因子 Ⅴ 抗体约 20 天后,复查患者的凝血因子 Ⅴ 活性升至 104.6%,凝血因子 Ⅴ 抗体为 0。

诊疗经过及疗效:2020.11.17 凝血因子抑制物定性 + 凝血因子抑制物定量:凝血因子 Ⅷ 抑制物定量 0(Ⅴ 因子定量)Bethesda,结论 不提示抗体存在。2020.11.17 凝血因子 Ⅴ 活性测定:凝血因子 Ⅴ 活性测定 104.6%,患者病情稳定,无新发出血,今日准予出院。

【病例特点及分析】

病例特点:①患者老年女性,起病快;②患者主要表现为鼻、舌出血、肉眼血尿、皮肤瘀斑等;③查体可见皮肤瘀斑,股部皮肤肿胀;④患者 APTT 及 PT 明显延长,查凝血因子 Ⅴ 活性减低且抑制物存在。

该疾病的诊断主要是根据混合血浆纠正试验确认诊断,并用 Bethesda 方法测定抑制物滴度。根据疾病的临床特点及实验室检查,该疾病诊断明确。我们进行了输注血浆及血小板等改善凝血功能的治疗,同时针对存在的凝血因子 Ⅴ 抑制物,我们给予了甲泼尼龙 + 环磷酰胺免疫抑制治疗来清除抑制物,经过约 20 天的治疗后,复查凝血因子 Ⅴ 的活性升高,且抑制物消失,证明治疗有效。

该疾病的治疗主要是有控制出血及清除抗体两部分。因为每个患者的临床表现差异较大,因此治疗方面应该量体裁衣,遵循个体化原则。无出血的患者一般不需要治疗,有出血的患者应该多种治疗方式共同处置以来达到治愈的目的。止血方面,可输注新鲜冰冻血浆、浓缩血小板。输注浓缩血小板有效是因为 20% 的凝血因子 Ⅴ 存在于血小板的 α 颗粒中。而在清除抗体方面,可以采用糖皮质激素、环磷酰胺、利妥昔单抗等免疫抑制剂治疗。另外也可以采用血浆置换及免疫吸附等更好地清除抗体。也有报道称大剂量输注丙种球蛋白可以迅速提高凝血因子 V 的活性。我们本次治疗也是从止血和清除抗体两方面进行治疗,且取得了良好的治疗效果。

【专家点评】

该患者以出血为主要临床表现,通过查凝血功能发现 APTT 及 PT 延长,查凝血因子 V 活性减低且抑制物存在,所以诊断为获得性凝血因子 V 抑制物明确。因为凝血因子 V 位于共同凝血途径部分,所以反映内外源性凝血途径的 APTT 及 PT 均会表现出明显延长。

获得性凝血因子抑制物是一种循环抗凝物质,可以特异作用于某一凝血因子,中和其凝血活性,从而影响凝血反应的过程。获得性凝血因子抑制物较为少见,其中多数抑制物针对凝血因子 VIII,凝血因子 V 抑制物罕见。该疾病的临床表现多变,从无症状到危及生命的出血均可出现。获得性凝血因子抑制物可以是异源性抗体,也可以是自身抗体。根据凝血因子抑制物产生的情况,可将凝血因子抑制物分为三大类:①同种抗体,见于先天性凝血因子 V 缺乏的患者,因多次输注异源的血液制品后产生的特异性抗凝血因子 V 抗体。②异种抗体:见于牛凝血酶暴露后的患者。牛凝血酶制品中含有少量牛凝血因子 V,针对此异种蛋白的抗体可交叉作用于人凝血因子 V,并使凝血因子 V 失活。③自发产生的抗凝血因子 V 自身抗体,与抗生素应用、外科手术、自身免疫性疾病、恶性肿瘤及输血等有关。因此当出现凝血因子抑制物后,我们需要考虑患者的抑制物存在的原因。这时候就需要临床医生完善检查排除一些导致凝血因子抑制物出现的原因,比如自身免疫性疾病、恶性肿瘤、输注凝血因子、感染、器官移植等。本例患者无明确的原因,目前考虑诊断为特发性获得性凝血因子 V 抑制物。

【文献复习】

既往凝血因子 V 抑制物最常发生在接受牛凝血酶治疗的患者身上,牛凝血酶是外科手术中使用的一种局部止血剂。随着新的止血剂的出现,同时牛凝血酶的使用减少, FV 抑制物的发生率已经下降。然而,FV 抑制物偶尔出现在特发性的基础上,也可能与药物、恶性肿瘤、自身免疫性疾病、怀孕和感染有关。凝血因子 V 抑制物可表现为危及生命的出血或血栓形成,也可表现为无症状伴有实验室检查的异常。获得性凝血因子 V 抑制物是罕见病。虽然发病率估计为每百万人年 0.09 至 0.29 例,但这很可能低估了其发病率,因为相当大比例的患者是无症状的,他们可能没有得到准确的诊断。由于一些 FV 抑制物可能具有抗狼疮抗体活性,在这些病例中,多种凝血因子会出现抑制,但 FV 可能会被降低的更多。值得注意的是,凝血因子 V 抑制物可能不像其他凝血因子抑制物,其临床表现可能与血栓而不是出血相关。因此更需要临床医生抽丝剥茧在相关时候考虑到此病的可能。

(中国医学科学院血液病医院血栓止血诊疗中心　董焕　孙婷)

【参考文献】

[1] ANG AL, KUPERAN P, Ng CH, et al.Acquired factor V inhibitor. A problem-based systematic review[J].*Thromb Haemost*, 2009, 101(5):852-9.

[2] OLSON NJ, ORNSTEIN DL.Factor V Inhibitors: A Diagnostic and Therapeutic Challenge[J].*Arch Pathol Lab Med*,2017, 141(12):1728-1731.

[3] GOULENOK T, VASCO C, FAILLE D, et al; RAVI study group.Acquired factor V inhibitor: a nation-wide study of 38 patients[J].*Br J Haematol*,2021,192(5):892-899.

[4] 杨艳辉,王宏梅,薛峰,刘晓帆,刘永泽,张磊,杨仁池. 获得性凝血因子 V 抑制物患者三例报告并文献复习 [J]. 中华血液学杂志,2012,33(04):294-298.

病例28 获得性血友病一例

【背景知识】

获得性血友病 A(acquired hemophilia A,AHA)是一种由于体内产生抗凝血因子 VIII(FVIII)的自身抗体而引起的获得性出血性疾病。约 50% 的患者有潜在基础病因,如自身免疫性疾病、恶性肿瘤、妊娠、药物、感染等,其临床表现具有异质性,大多数患者表现为自发性或创伤(手术)后出血,最常见的是皮下出血,其次是肌肉出血,关节出血较少见;少数患者没有出血表现,仅检查凝血功能发现孤立性 APTT 延长。

AHA 的确诊有赖于实验室检查,主要包括:①凝血筛查试验:孤立 APTT 延长,血小板计数等均正常;② APTT 血浆纠正试验:多数患者即刻纠正、37 度孵育 2 h 后不纠正 [超过正常混合血浆 5 s 以上(或延长 >15%)],呈时间依赖效应;③凝血因子活性和 vWF:Ag 测定:单一 FVIII:C 降低;④狼疮抗凝物试验:LA 阴性,个别 AHA 患者 LA 也可呈阳性,可采用发色底物法或多稀释度检测 FVIII:C;⑤ FVIII 抗体滴度测定:抑制物滴度 ≥ 0.6 BU/mL 则为阳性。

AHA 的治疗原则包括:治疗原发病及去除诱因、止血治疗和清除抑制物。①治疗原发病及去除诱因:约 50% 的患者有基础疾病或相关诱因,应针对具体情况个体化治疗。②止血治疗:首选重组活化人凝血因子 VII(rFVIIa),次选凝血酶原复合物(PCC),无法获得上述旁路制剂药物或使用后效果不佳时,低抗体滴度的患者可使用大剂量 FVIII 治疗。去氨加压素(DDAVP)对抗体滴度 <2 BU/mL 且 FVIII:C>5% 的患者可能有一定疗效。抗纤溶药物如氨甲环酸可作为除泌尿系出血以外其他部位出血的辅助止血药物。③抑制物的清除:一线方案:单用糖皮质激素、糖皮质激素联合环磷酰胺或利妥昔单抗。AHA 患者在应用一线方案治疗 3~5 周后抑制物滴度或 FVIII:C 无明显变化则考虑予二线方案治疗,即对于糖皮质激素单药患者,可加用环磷酰胺或利妥昔单抗;对于已联合用药的患者,可换用没有使用的药物。一线及二线治疗均无效时,可尝试其他免疫抑制剂,如霉酚酸酯、硫唑嘌呤、长春新碱、环孢素 A 和他克莫司等。

AHA 患者抑制物清除疗效的判断:①完全缓解:抑制物滴度 <0.6BU/mL、FVIII:C ≥ 50%,免疫抑制剂停用或恢复至发病前剂量。②部分缓解:抑制物滴度 ≥ 0.6BU/mL、FVIII:C ≥ 50%,止血治疗结束后 24 h 无新发出血。③无效:抑制物滴度 ≥ 0.6BU/mL、FVIII:C<50%,伴或不伴活动性出血。④复发:完全缓解或部分缓解患者随访中发生 FVIII:C<50% 且抑制物滴度 ≥ 0.6BU/mL。

【疾病简介】

患者女性,26 岁,主因“反复皮肤瘀斑 1 月余,月经量增多 2 天”入院。

现病史:患者1月余前无明显诱因左下肢腘窝处皮肤出现大片瘀斑,无关节肿痛,无肉眼血尿,无黑便。于当地医院查凝血功能示:APTT 78.4 s,D-二聚体 0.64 mg/L,未予诊治。1周前患者左前臂再次出现大片瘀斑,无肿痛。于当地医院输注维生素K两天(具体不详),症状无明显好转。2天前患者月经来潮,月经量较前增多,伴血块,为进一步诊治,来我院就诊。患者自发病以来,睡眠、饮食可,二便可,体重变化不详。

既往史:平素体健。否认高血压、糖尿病、心脏病病史。否认病毒性肝炎、肺结核病史。否认药物、食物过敏史。否认外伤、手术史。否认输血史。预防接种史不详。

个人史、婚育史:无特殊。

月经史:初潮12岁,4天/28天,LMP:2016-06-18,平时经期规律、量正常,本次月经量较多。

家族史:否认家族类似疾病史及遗传病史。

入院体格检查:T:36.6 ℃,P:127次/分,R:24次/分,BP:150/112mmHg。ECOG 0分。无贫血貌,左上肢前臂大片瘀斑,无皮疹、黄染,浅表淋巴结无肿大。咽部无充血,扁桃体无肿大。胸骨无压痛,双肺呼吸音清,未闻及干湿罗音。心率127次/分,律齐,各瓣膜听诊区未闻及病理性杂音。腹部平坦,无压痛及反跳痛,肝肋下未触及,脾肋下未触及。双下肢无浮肿,无关节畸形。

入院相关化验及检查:血常规:WBC 6.26×10^9/L,HGB 139 g/L,PLT 280×10^9/L。ALB 50.8 g/L,ALT 20.7U/L,AST 17U/L,Cr 52.5μmol/L。抗核抗体、抗双链DNA抗体、抗心磷脂抗体均为阴性。凝血八项:TT 17.3 s,APTT 82.1 s(↑),PT 11.8 s,INR 0.97,FDP<2.00μg/mL,AT III 活性93.1%,Fib 2.77 g/L,D-Dimer 0.51 mg/L(FEU)。凝血因子相关检测:FVIII:C 2.2%(↓),FVIII抑制物 4.8 Bethesda(↑),vWF:Ag 88%。APTT纠正试验:提示时间依赖性抗体存在。狼疮抗凝因子-DRVVT检测:LA-DRVVT筛选40 s,LA-DRVVT确认29.4 s(↓),DRVVT比值1.4(↑),结论不提示狼疮抗凝物存在。第XIII因子筛选:第XIII因子筛选24小时凝块未溶解。妇科彩超:经期子宫。

诊疗经过及疗效:明确诊断获得性凝血因子VIII缺乏症,经输注甲泼尼龙40 mg,每日1次,2周联合输注美罗华600 mg 1次免疫抑制治疗去除抑制物后皮肤瘀斑消退,复查APTT恢复正常,凝血因子VIII活性测定FVIII:C回升至51.1%,FVIII抑制物降至0,提示病情好转。患者一般情况好,予办理出院。出院后口服曲安西龙40mg,每日1次,逐渐减量至停(每周减一片)。后定期于门诊复查未再复发。

【病例特点及分析】

病例特点:①患者年轻女性,病程短;②患者表现为皮肤出血、月经量增多;③查体可见皮肤瘀斑;④实验室检查示:APTT 82.1 s(↑),FVIII:C 2.2%(↓),FVIII抑制物 4.8 BU/mL(↑),APTT纠正试验提示时间依赖性抗体存在。

既往无出血史和出血家族史的患者(尤其是中老年人和育龄期女性)出现自发性出血或手术(创伤)后发生异常出血,合并不能用其他疾病解释的单一APTT延长时,需考虑本病。AHA的确诊以实验室检查为标准,包括孤立APTT延长,单一FVIII:C降低(<50%),

FVIII 抑制物滴度≥0.6 BU/mL 等。此外,尚需筛查引起 AHA 的潜在病因。

　　AHA 患者的治疗主要包括去除病因、止血治疗及清除抑制物。约 50% 的患者有自身免疫性疾病、恶性肿瘤、妊娠、药物、感染等潜在基础病因,应针对病因行个体化治疗。由于患者的抑制物滴度和 FVIII：C 与出血的严重程度并不平行,止血治疗方案应根据出血的严重程度来选择,而不是抗体滴度或残留 FVIII：C。如果患者无明显出血或仅有局部皮肤瘀斑,不需要特殊的止血治疗,只需密切观察并给予清除抑制物治疗。在难治性出血事件或需要外科干预等特殊情况下应用血浆置换或免疫吸附法可快速去除血浆中的抑制物并补充 FVIII,以达到有效止血,但是无法持续清除抑制物。抑制物的清除治疗主要是在应用糖皮质激素治疗的基础上联合应用环磷酰胺或利妥昔单抗治疗。以上均无效时,可尝试其他免疫抑制剂,如霉酚酸酯、硫唑嘌呤、长春新碱、环孢素 A 和他克莫司等。

　　该患者有皮肤瘀斑、月经量增多等症状,既往无自发异常出血史,无出血性疾病的家族史,实验室检查示 APTT 延长,FVIII：C 降低,FVIII 抑制物阳性,LA 阴性,因此诊断为获得性血友病,尚未发现相关基础疾病。因患者月经多,给与复方炔诺酮联合氨甲环酸止血;采用清除抑制物的一线治疗方案,即糖皮质激素联合利妥昔单抗清除抑制物疗治疗。该患者接受治疗后可以达到完全缓解。

【专家点评】

　　获得性血友病属于自身免疫性疾病,是由于体内出现抗 FVIII 自身抗体导致血浆 FVIII 活性下降而引起获得性出血性疾病。主要临床表现为近期急性出血,多为自发性,也可发生在手术／有创检查后,少数患者没有出血表现。其出血表现的异质性及其罕见性,对本病的诊断造成了一定的挑战。尤其是无自发出血症状的少数患者,因其他原因就诊于非血液科科室,检查发现仅有单一的 APTT 延长,此时非血液科医生应引起重视,进一步完善其他相关检查如凝血因子活性检测,以免延误诊断。

　　除了 AHA,单一 APTT 延长还见于以下情况:①先天性 FXII 或 PK/HWMK 缺乏:不引起出血,APTT 纠正试验可完全纠正。②先天性 FVIII 缺乏(血友病 A)、FIX 缺乏(血友病 B)、FXI 缺乏或 VWF 缺乏:多数有家族史,自幼出血,APTT 纠正试验即刻和 37 度孵育 2 h 均完全纠正。③获得性 FIX、FXI 或 VWF 缺乏:虽然临床表现、APTT 纠正试验结果与 AHA 类似,但通过对这些因子水平和抑制物的测定很容易鉴别。④LA 阳性:不引起出血,APTT 纠正试验 0 h 和 2 h 均不纠正(即刻效应),LA 检测阳性(少数患者存在非特异性或弱阳性 LA 时,0 h 也可部分纠正);另外,在怀疑 LA 对一期法 FVIII 活性测定产生干扰时,可采用对 LA 不敏感的发色底物法测定 FVIII 活性。需要注意的是,个别 AHA 患者可同时存在 LA 阳性。

　　本病例中,患者为育龄期女性,既往无异常出血史,也无出血家族史,起初因自发皮肤出血就诊于当地医院,实验室检查发现 APTT 延长,未行进一步检查,也未予相关治疗。后因再次出现其他部位皮肤出血及月经量增多于我院就诊,行相关详细检查后诊断为获得性血友病。这反映了对 AHA 认识不足,导致诊断以及治疗的延误。有的 AHA 患者也会出现突发的、危及生命的严重出血,所以及时诊断、及早给予恰当的治疗至关重要。

该患者尚未发现潜在基础病因,出血表现仅为皮肤瘀斑、月经量增多,且并无贫血表现,虽其血浆 FVIII：C 明显降低,可暂不予特殊止血治疗,也不需替代治疗,仅需密切观察出血症状并予清除抑制物治疗即可。该患者采用的是 AHA 抑制物清除治疗的一线治疗方案即糖皮质激素联合利妥昔单抗治疗,二周内即达完全缓解。然而往往很多患者在接受一线方案治疗后疗效不佳,此时应考虑二线治疗方案,以及需再次寻找是否有肿瘤、自身免疫性疾病等病因证据。

【文献复习】

AHA 的年发病率约 1.5/100 万,可发生于男女各年龄段,有两个发病高峰,育龄期女性(多与妊娠相关)和 60 岁以上的人群(多与恶性肿瘤相关),儿童罕见。AHA 的完全缓解率为 60%~90%,复发率为 10%~20%,总体死亡率为 21%。引起患者死亡的直接原因有致命性出血、基础疾病、治疗相关不良反应及心血管并发症等,其中,严重出血相关死亡率为 2.9%~22%,免疫抑制治疗相关死亡率为 4.2%~16%。

AHA 属于自身免疫性疾病,是由于患者免疫耐受机制受到破坏产生抗 FVIII 自身抗体(抑制物)所致。AHA 患者的自身抗体属多克隆性,主要是 IgG4 和 IgG1 自身抗体。FVIII 自身抗体可与 FVIII 分子上某一功能表位(A2、A3 或 C2 结构域)结合,通过以下机制影响正常止血过程:①阻断 FVIII 磷脂结合,干扰 VIII 功能;②干扰血管性血友病因子(vWF)与 FVIII 结合,减少活化 FVIII(FVIIIa)与 vWF 从结合状态脱离;③ FVIII：C 缺乏减缓了活化 FIX(FIXa)对 FX 的酶解,影响正常的止血过程。

针对 FVIII 的抗体可分为同种抗体和自身抗体,同种抗体即遗传性血友病 A 患者在接受多次 FVIII 制剂输注后而产生的抗外源性 FVIII 的同种抗体,自身抗体即由于获得性血友病 A 患者免疫耐受机制受到破坏而产生的抗内源性 FVIII 的自身抗体。两种抗体均可通过 Bethesda 法及 Nijmegen 改良法测得。二者动力学特征不同,HA 患者的 FVIII 抑制物可完全灭活外源性 FVIII,抑制物浓度和灭活的 FVIII 数量之间呈线性的 I 型动力学特征;而多数 AHA 患者的 FVIII 自身抗体不能完全灭活外源性 FVIII,抗体滴度与灭活的 FVIII 数量之间呈复杂的、非线性的 II 型动力学特征,即快速灭活期后平台期,有剩余 FVIII,滴度与稀释度不呈正比。

(中国医学科学院血液病医院血栓止血诊疗中心　余丹丹　刘葳)

【参考文献】

[1] 中华医学会血液学分会血栓与止血学组,中国血友病协作组.获得性血友病 A 诊断与治疗中国指南(2021 年版)[J].中华血液学杂志,2021,42(10):793-799.

[2] 王书杰.我如何诊断和治疗获得性血友病 A[J].中华血液学杂志,2021,42(3):193-198.

[3] TIEDE A,BAUDO F,COLLINS P,et al.International recommendations on the diagnosis and treatment of patients with acquired hemophilia A[J].*Haematologica*,2020,105(7):1791-1801.

[4] GODAERT L,BARTHOLET S,Colas S,et al. Acquired Hemophilia A in Aged People：A Systematic Review of Case Reports and Case Series[J].*Semin Hematol*,2018,55(4):197-

201.

[5] SUN BY, XUE F, FENG Y, et al. Outcome of CARE: a 6-year national registry of acquired haemophilia A in China[J]. *Br J Haematol*, 2019, 187(5): 653-665.

[6] KRUSE-JARRES R, KEMPTON CL, BAUDO F, et al. Acquired hemophilia A: updated review of evidence and treatment guidance[J]. *Am J Hematol*, 2017, 92(7): 695-705.

[7] GOMPERTS E. Recombinant B domain deleted porcine factor VIII for the treatment of bleeding episodes in adults with acquired hemophilia A[J]. *Expert Rev Hematol*, 2015, 8 (4): 427-432.

病例 29　凝血因子 V 和 VIII 联合缺乏症一例

【背景知识】

凝血因子 V 和 VIII 联合缺乏症(F5 F8D)较为罕见,患者血浆中 F V∶C 和 F VIII∶C 同时降低,是一种常染色体隐性遗传疾病,与 LMAN1 和 MCFD2 基因突变有关。F5 F8D 患者的凝血因子可低至正常人的 5%~30%(通常为 10%~20%)。值得注意的是,与单一凝血因子缺乏的患者相比,F5 F8D 患者的出血症状并没有加重。出血症状一般为轻至中度出血,可出现鼻出血、牙龈出血、拔牙后出血、女性月经过多,部分患者可出现脐带出血、关节腔出血等。实验室检查可出现活化的部分凝血活酶时间(APTT)、凝血酶原时间(PT)延长。

【病例简介】

患者女,28 岁,主因"发现凝血异常 2 年"入院。

现病史:患者 2 年前妊娠 2 月时出现阴道出血,发现凝血异常,具体不详。妊娠 5 月时流产。3 月前再次妊娠,妊娠 13 周时因糖尿病住院,检查发现凝血异常,PT 20 s、INR 1.62、APTT 62.7 s。查凝血因子示 F V∶C 8.9%,F VIII∶C 17.4%,余凝血因子 II、VII、IX、X、XII均正常。5 天前复查凝血功能:PT 20.2 s、INR 1.63、APTT 63.4 s。近期孕 21 周,再次出现阴道出血。为诊治来我院。

既往史:否认病毒性肝炎、肺结核病史。糖尿病病史 4 年,应用门冬和地特胰岛素治疗,血糖控制可。否认高血压、高血脂病史。否认手术史。否认药物、食物过敏史。预防接种随社会。

月经史:月经周期 2~3 月一次,每次 5~7 天,经量偏多。

个人史、婚育史:无特殊。

家族史:家族成员无遗传病病史,无过度出血病史。

体格检查: 无贫血貌,周身皮肤无出血点,浅表淋巴结无肿大。巩膜无黄染,肝肋下未触及,脾肋下未触及。

化验及检查:

凝血八项:PT 20.7 s、INR 1.79、APTT 50.3 s,余无异常(图 3-29-1)。

抗磷脂抗体全套:未见异常。

凝血因子全套:F V∶C 9.7%、F VIII∶C 19.7%(图 3-29-2)。

凝血因子抗体检测：APTT：对照即刻 27.4 s，患者即刻 50.9 s，对照＋患者混合即刻 30.4 s，对照 37 度 2 小时 27.5 s，患者 37 度 2 小时 55.7 s，对照 37 度 2 小时＋患者 37 度 2 小时后即刻混合 31.4 s，对照＋患者混合后 37 度 2 小时 32.2 s，提示凝血因子缺乏。

出凝血疾病基因筛查：检测到 LMAN1 基因突变（图 3-29-3）。

结合患者临床表现、实验室检查、基因检测结果，明确诊断为 F5 F8D。

【病例特点及分析】

病例特点：①患者青年女性，病史 2 年；②患者主要表现为阴道出血，多次复查凝血功能为异常；③患者实验室检查：凝血八项示 APTT、PT 延长，F Ⅴ：C、F Ⅷ：C 低于正常范围，基因检测结果示 LMAN1 基因突变。

F5 F8D 的诊断需要结合临床表现、实验室检查，必要时结合基因检测辅助诊断。

具体鉴别如下：①抗体介导的凝血因子缺乏：该类患者通常无出血病史及家族史，混合血浆纠正试验示延长的 APTT 或 PT 不能被正常血浆所纠正，该患者无明确家族史，混合血浆纠正试验示延长的 APTT 可以被正常血浆所纠正，提示凝血因子缺乏非抗体介导；②狼疮抗凝物：一般无出血表现，可出现 APTT 延长，PT 延长少见，该患者有阴道出血表现，抗磷脂抗体全套检测不提示狼疮抗凝物存在，故暂不考虑狼疮抗凝物所致的凝血异常；③血小板无力症：该类患者血小板计数、PT、APTT、凝血因子等均正常，血小板聚集实验等可进行鉴别。该患者凝血功能、凝血因子检测均存在异常，基因检测结果示 LMAN1 基因突变，故暂不考虑该诊断。④其他：肝脏疾病、弥散性血管内凝血、维生素 K 依赖性凝血因子缺乏症等通过相应病史、毒物接触史、实验室检查等进行鉴别诊断。

凝血八项
2021-04-27 09:17:44

检验项目	定量结果	定性结果	正常值范围	对比状态	单位	标本名称
★国际标准化比率 (INR)	1.79		0.87-1.2	H		静脉血
★凝血酶原时间 PT	20.7		10.0-14.0	H	s	静脉血
部分凝血活酶时间 APTT	50.3		23.7-36.0	H	s	静脉血
抗凝血酶Ⅲ活性测定	86.7		75.0-125.0		%	静脉血
凝血酶时间 TT	15.2		13.3-19.3		s	静脉血
纤维蛋白原	3.76		2.0-4.0		g/L	静脉血
纤维蛋白原分解产物		<2.00	<5.0		ug/ml	静脉血
D-二聚体(定量)	0.4		0.0-0.55		mg/L FEU	静脉血

图 3-29-1　凝血八项报告

凝血因子全套
2021-04-27 11:04:18

检验项目	定量结果	定性结果	正常值范围	对比状态	单位	标本名称
凝血因子II活性测定	113.9		50.0-120.0		%	静脉血
凝血因子IX活性测定	81.7		50.0-120.0		%	静脉血
凝血因子V活性测定	9.7		50.0-120.0	L	%	静脉血
凝血因子VII活性测定	118.9		50.0-120.0		%	静脉血
凝血因子VIII活性测定	19.7		50.0-150.0	L	%	静脉血
凝血因子X活性测定	95.2		50.0-120.0		%	静脉血
凝血因子XI活性测定	61.8		50.0-120.0		%	静脉血
凝血因子XII活性测定	99.6		50.0-120.0		%	静脉血

图 3-29-2　凝血因子报告

出凝血 (BPD) 基因突变检测报告

标本号:F21042701　　　申请序号:2104267118　　　住院号:▩▩▩▩
姓名:▩▩▩　　　　　　院别:血液病医院　　　　　标本类型:静脉血
性别:女　　　　　　　　科室:血内门诊　　　　　　送检医师:薛峰
年龄:27岁　　　　　　　床号:　　　　　　　　　　签收日期:2021-04-27
诊断:凝血功能异常

一、测序结果:

1. 预测为致病的位点突变检测结果

突变基因	染色体位置	转录本ID	突变位置	核苷酸改变	氨基酸改变	dbSNP	纯合/杂合	相关疾病/表型	遗传方式	PMID
LMAN1	18q21.32	NM_005570	——	c.202_214+3del16	——	——	Het	凝血因子V和VIII联合缺乏症1型	AR	——
LMAN1	18q21.32	NM_005570	exon12	c.1423T>C	p.C475R	——	Het	凝血因子V和VIII联合缺乏症1型	AR	16304051

2. 预测为疑似致病的位点突变检测结果

突变基因	染色体位置	转录本ID	突变位置	核苷酸改变	氨基酸改变	dbSNP	纯合/杂合	相关疾病/表型	遗传方式	PMID
——	——	——	——	——	——	——	——	——	——	——

3. 临床意义不明的位点突变检测结果

突变基因	染色体位置	转录本ID	突变位置	核苷酸改变	氨基酸改变	dbSNP	纯合/杂合	相关疾病/表型	遗传方式	PMID

图 3-29-3　出凝血疾病基因筛查报告

患者为年轻女性,反复出现阴道出血,本病例我们完善了抗磷脂抗体全套和凝血因子抗体检测,提示并非狼疮抗凝物或抗体所致的凝血异常,结合患者基因检测示 LMAN1 基因突变,可以明确诊断。由于 F5 F8D 患者通常有轻微的出血症状,这种疾病可能被严重漏诊。部分患者因为凝血异常就诊,这也提示年轻医生对于 PT 延长和 APTT 延长的出血患者应怀疑 F5 F8D。

【专家点评】

F5 F8D 是一种罕见的出血性疾病,其与两种基因突变有关,LMAN1 定位于染色体 18q21.3-q22,约占 F5 F8D 病例的 70%。定位于染色体的 2p21-p16.3 的 MCFD2 基因突变是在一些 LMAN1 基因正常的 F5 F8D 家系中被发现的。它们编码复合物 LMAN1-MCFD2,帮助凝血因子 V 和Ⅷ在胞内从内质网到高尔基体的转运。LMAN1 或 MCFD2 基因突变后导致相应的蛋白出现异常,从而阻断了 FV 和 FⅧ的正常分泌,导致了 F5 F8D 的发生。

患者青年女性,病史 2 年,以反复阴道出血为主要表现,患者 2 年前妊娠后出现阴道出血时已发现凝血异常,但患者未重视,后再次出现阴道出血,就诊于我院。患者的检查结果示 APTT、PT 延长,FV：C、FⅧ：C 显著低于正常,基因检测示 LMAN1 基因突变,考虑 F5 F8D 诊断明确。

在 F5 F8D 患者中,皮肤瘀斑、鼻衄、牙龈出血、包皮环切出血、拔牙后出血,女性出现月经出血、产后出血等为常见出血症状,消化道出血、脑出血则较为少见。在 F5 F8D 患者中未观察到出血严重程度与 FV 和 FⅧ水平的相关性。

F5 F8D 的诊断需要结合患者的症状和相应的实验室检查,必要时进行基因检测。由于 F5 F8D 患者有轻度至中度出血症状,需要根据出血的严重程度制定相应的治疗方案。

【文献复习】

据文献报道,首例 F5 F8D 患者于 1954 年被报道,其十分罕见,患病率据估计为 1/100 万,中东地区发病率较高,与该地区近亲结婚率较高有关。F5 F8D 仅占各种罕见遗传性出血性疾病的 2.1%,根据凝血因子水平可分为轻型(>40%)、中间型(20%~40%)、重型(<20%)。凝血功能检查可出现 APTT 和 PT 延长。该病与两种基因突变有关,据报道,MCFD2 突变患者的 FV 和 FⅧ水平往往低于 LMAN1 突变患者。

对于轻度出血的 F5 F8D 患者或需要进行小手术的患者而言,可以考虑使用抗纤溶药物。对于出血严重或需要进行大手术的患者而言,可以考虑进行替代治疗。有研究表明,通过将血浆 FV 添加到 F5 F8D 患者的血浆中只会导致凝血酶生成减少,低水平的 FV 在 F5 F8D 患者中有助于凝血酶的产生,F5 F8D 患者的低凝状态主要是由于 FⅧ较低所致。且 6 位 F5 F8D 患者在 DDAVP 输注后,5 位 F5 F8D 患者获得完全缓解,1 位获得部分缓解。另有研究表明,F5 F8D 患者使用 DDAVP 治疗后,其 FⅧ水平在 60 至 120 分钟内增加了两倍以上。这提示 DDAVP 可能是 FⅧ制剂的潜在替代品。故提示 F5 F8D 患者仅需补充 FⅧ即可,可考虑选用 DDAVP。

女性 F5 F8D 患者可出现月经增多、妊娠期间的自发性流产、产后及围产期出血。一项系统回顾显示,在 86 例女性 F5 F8D 患者中,月经过多是最常见的出血症状(49%)。治疗目标是维持正常妊娠,降低出血风险。F5 F8D 患者在围手术期的 FV 水平建议维持在 >20%,FⅧ水平建议维持在 >50%。

(中国医学科学院血液病医院血栓止血诊疗中心　徐圆　薛峰　杨仁池)

【参考文献】

[1]　MENEGATTI M, PEYVANDI F. Treatment of rare factor deficiencies other than hemophilia[J]. *Blood*, 2019, 133(5):415-424.

[2]　SHAO Y, WU W, XU G, et al. Low factor V level ameliorates bleeding diathesis in patients with combined deficiency of factor V and factor VIII[J]. *Blood*, 2019, 134(20):1745-1754.

[3]　ZHENG C, ZHANG B. Combined deficiency of coagulation factors V and VIII:an update[J]. *Semin Thromb Hemost*, 2013, 39(6):613-20.

[4]　SPILIOPOULOS D, KADIR R A. Congenital factor V and VIII deficiency in women:a systematic review of literature and report of two new cases[J]. *Blood Coagul Fibrinolysis*, 2016, 27(3):237-41.

[5]　KHORIATY R, VASIEVICH M P, Ginsburg D. The COPII pathway and hematologic disease[J]. *Blood*, 2012, 120(1):31-8.

[6]　RUSSO R, ESPOSITO M R, Iolascon A. Inherited hematological disorders due to defects in coat protein(COP)II complex[J]. *Am J hematol*, 2013, 88(2):135-40.

[7]　中华医学会血液学分会血栓与止血学组, 中国血友病协作组. 罕见遗传性出血性疾病诊断与治疗中国专家共识(2021 年版)[J]. 中华血液学杂志,2021,42(2):89-96.

[8]　葛菁, 薛峰, 顾东生, 等. Lman1 基因复合杂合突变导致的凝血因子Ⅴ、Ⅷ联合缺乏症[J]. 中国实验血液学杂志,2010,18(1):185-190.

病例 30　血友病 A 伴抑制物一例

【背景知识】

血友病 A(HA)是凝血因子Ⅷ(FⅧ)缺乏导致的 X 连锁出血性疾病,可表现为反复的关节和(或)深部组织、肌肉出血甚至导致关节畸形。血源性 FⅧ(pdFⅧ)及制剂的替代治疗是预防或治疗出血的有效措施。纯化血源性和重组 FⅧ产品的可用性使许多 HA 患者的健康得到了显著改善,但 20%~30% 重型 HA 患者可能产生 FⅧ的抑制性 IgG 抗体,称为抑制物,它是一种使 FⅧ促凝活性降低的中和性抗体。抑制物在重型未经治疗的患者(previously untreated patient, PUP)中的累积发生率为 30%,产生抑制物的患者, 79% 发生于前 20ED,96% 发生于前 50ED,99.3% 发生于前 75ED。轻中型抑制物累积发生率为 5%~10%。

HA 患者抑制物的产生是基因和环境因素共同作用的结果。包括 *F8* 突变类型(如大片段缺失、无义突变等)、阳性抑制物家族史、种族、免疫调节基因多态性、高强度凝血因子输注、凝血因子种类等。

重型血友病抑制物产生后,出血部位、频率及严重程度一般不发生改变,轻型或中型患者的抑制物若与内源性凝血因子有交叉反应,不仅可以中和外源性凝血因子,也可以导致患者内源性基础凝血因子活性下降,从而加重出血倾向。一旦产生抑制物,替代治疗就会变得困难。

基本概念如下。

FⅧ抑制物滴度:患者血浆与正常血浆等量混合,孵育2小时,测定残余FⅧ活性。能使正常血浆FⅧ活性减少50%时,FⅧ抑制物的含量为1个Bethesda单位(BU),以BU/mL血浆表示。

抑制物阳性:1~4周内,连续2次FⅧ抑制物滴度>0.6BU/mL,即认为抑制物阳性。

高滴度抑制物:抑制物滴度≥5BU/mL为高滴度抑制物;在无凝血因子刺激的情况下,抑制物滴度可逐渐降低,甚至转为阴性,但再次输注凝血因子3~5日后,抑制物滴度会因为记忆反应再次升高。

低滴度抑制物:抑制物滴度<5BU/mL为低滴度抑制物。①高反应者:输注凝血因子后抑制物滴度升高至5BU/mL以上的患者。②低反应者:输注凝血因子后抑制物滴度仍持续<5BU/mL的患者。

一过性抑制物:抑制物阳性患者再继续原有方案持续凝血因子接触的情况下,抑制物在6个月内转阴的,称为一过性抑制物。

暴露日(exposure day, ED):患者实际接受凝血因子替代治疗的天数之和,不包括其间的间隔天数。

活性回收效率值(in vivo recovery, IVR):表示预计提高凝血因子活性值与实际测得的凝血因子活性值的比值。

半衰期(terminal half-life, t1/2):通常指末端消除半衰期,是FⅧ在人体内活性水平下降一半所需的时间。

【病例简介】

患者,男,7岁,主因"诊断血友病甲6年余,牙龈出血8天。"入院。

现病史:患者6年余前(2013年5月)无明显诱因出现腰背部瘀斑,于"天津市儿童医院"诊断为"血友病A",予输注FⅧ治疗后症状消失。自2013年至2018年间多次出现皮肤瘀斑,关节出血、消化道出血等,定期输注FⅧ治疗,总计139ED。8天前(2019.08.12)患者拔牙,预防性输注重组FⅧ,手术3小时后创口出血不止,多次给予重组人FⅧ效果不佳,08.14就诊于我院血友病专科门诊,查APTT76.3 s,抑制物定量1.75BU/mL,给予pdFⅧ1400IU,08.15~08.17先后给予pdFⅧ 800IU,每12h1次×3次,重组FⅧ750,每12h1次,3次,患者出血停止。08.20复查抑制物定量3.2BU/mL,以"HA伴抑制物"收住入院。患者自发病以来,食欲、睡眠可,大小便正常,体重未见明显下降。

既往史:既往体健。

个人史:否认药物过敏史。无烟酒嗜好。

家族史:家族中无遗传病、先天性疾病及类似疾病史。

入院体格检查：T：36.6 ℃，P：88 次 / 分，R：22 次 / 分，BP：94/52mmHg。ECOG 0 分。体重 27 kg，无贫血貌，周身皮肤无皮疹、黄染、出血点，浅表淋巴结无肿大。口腔及牙龈无出血，咽部无充血，扁桃体无肿大。胸骨无压痛，双肺呼吸音清，未闻及干湿啰音。心率 88 次 /分，律齐，各瓣膜听诊区未闻及病理性杂音。腹部平坦，无压痛及反跳痛，肝肋下未触及，脾肋下未触及。双下肢无浮肿。

入院后化验及检查：2019.08.23 FⅧ抑制物定量 179.2BU。凝血因子Ⅷ活性测定 <1%。

诊疗经过及疗效：患者明确诊断为：HA 伴抑制物。由于患者出血已停止，但 FⅧ活性仍较低，抑制物滴度 179.2BU/mL，给予 ITI 治疗，采用 FⅧ50IU/kg/d 隔日 1 次联合泼尼松的治疗方案，定期复查抑制物滴度。结局：治疗 15 个月后患者抑制物滴度检测为 0，随后每月检测抑制物滴度均为 0，治疗 17 个月后输注 FⅧ后回收率 >66%。

【病例特点及分析】

病例特点：①患者男性，HA 病史；②拔牙术后出血，凝血因子替代治疗效果欠佳；③ 1周内连续两次 FⅧ抑制物滴度 >0.6BU/mL。④患者经治疗出血停止后 FⅧ：C<1%，FⅧ抑制物滴度 179.2BU/mL。

HA 患者出现以下情况，应及时进行抑制物检测：①凝血因子替代治疗不佳；②在规范预防治疗情况下，出血频率增加或者仍有靶关节出血；③高强度输注凝血因子后，如连续输注 5 日；④接受手术前；⑤手术后凝血因子替代治疗不佳；⑥对于重型 PUP 患者，建议在首次接受凝血因子产品后的前 20ED 每 5ED 检测一次，在 21~50ED 内每 10ED 检测 1 次，此后每年至少检测 2 次，直至 150ED，以后每年检测 1 次；⑦轻型或中型患者出血表现加重。该患者接受拔牙手术后凝血因子替代治疗不佳，高度怀疑抑制物产生。本病例我们进行了 FⅧ抑制物的定量测定，连续两次 FⅧ抑制物滴度 >0.6BU/mL，证实其体内产生了 FⅧ抑制物。

HA 伴抑制物治疗包括出血治疗及抑制物清除治疗。本例患者给予输注 pdFⅧ1400IU，pdFⅧ 800IU，每 12h1 次，3 次，重组 FⅧ 750IU，每 12h1 次，3 次后出血停止。复查抑制物定量 3.2BU/mL，但在 3 天后抑制物滴度升至 179.2BU/mL，FⅧ：C<1%，立即进行 ITI 治疗。 ITI 是免疫系统的脱敏技术，目的是清除同种抗体抑制物。其总体有效率为70%~80%，主要有 3 种：① Bonn 方案：开始时 FⅧ用量为 100IU/kg 每 12 小时 1 次，同时使用 PCC50IU/kg 或 rFⅦa 每日 2 次。等到抑制物滴度下降，FⅧ活性开始恢复后停用 PCC 或rFⅦa，FⅧ用量改为 150IU/kg 每 12 h1 次，直到抑制物消失。② VanCreveld 方案：FⅧ25~50IU/kg 隔日 1 次输注，根据抑制物滴度下降和 FⅧ：C 恢复情况逐渐减少 FⅧ用量，直至与原来的预防治疗剂量一样。从经济的角度来说，该方案在我国更具可行性。③ Maimö方案：在 Bonn 方案的基础上联合免疫抑制治疗（口服泼尼松 50~150 mg/d，环磷酰胺12~15 mg/（kg·d）×2 d → 2~3 mg/（kg·d）口服，共 8~10 d，同时加用静脉丙种球蛋白 0.4 g/（kg·d）×5 d。本例患者采用 FⅧ50IU/kg/d 隔日 1 次联合泼尼松的小剂量方案，定期复查抑制物滴度。

ITI 疗效评估：①完全耐受：抑制物持续阴性（<0.6BU/ml）且 FⅧ回收率 >66%、FⅧ半衰

期 >6 h。②部分耐受:抑制物滴度 <5BU/mL,虽然 FⅧ回收率 <66% 和(或)半衰期 <6 h,但是使 FⅧ治疗可以阻止出血。③无效:不能达到完全或部分耐受。一般来说,在 3~6 个月内抑制物滴度下降不足 20%,或经过 3~5 年的 ITI 后抑制物滴度仍 >5BU/mL 提示 ITI 无效。结局:治疗 15 个月后患者抑制物滴度检测为 0,随后每月检测抑制物滴度均为 0,治疗 17 个月后输注 FⅧ后回收率 >66%。停止 ITI 治疗。

【专家点评】

HA 患者发生 FⅧ抑制物时,重型 HA 患者出血发作的频率及部位均无改变,而轻中型血友病患者形成 FⅧ抑制物后出血症状可能加重,类似重型 HA 患者,可以发生严重的自发关节和肌肉出血。本例患者接受拔牙手术后出血,凝血因子替代治疗不佳,高度怀疑抑制物产生。伴抑制物患者一旦出现出血应立即给予止血治疗,对于低滴度抑制物,可首选大剂量 FⅧ进行止血,对于低滴度高反应的患者来说,在紧急情况下仍可以选择大剂量 FⅧ治疗,尽管大剂量输注 FⅧ可能会导致抑制物滴度反应性升高,但该方法是治疗急性出血最有效方案。对于伴高滴度抑制物产生的 HA 患者,抑制物产生后一般不改变原有出血倾向,标准因子替代治疗通常无效。因此,必须使用旁路制剂重组 FⅦa(NovoSeven RT;诺和诺德)和活化凝血酶原复合物浓缩物(FEIBA,Shire)治疗,在无抑制物的患者中,这两种药物均不如标准因子替代治疗有效。尽管重组 FⅦa 和 FEIBA 存在局限性,但已证实这些药物可有效治疗出血和预防术中出血。然而,它们在预防自发性和创伤相关出血方面的效果较差。此外,它们必须长期静脉输注,每日一次或两次(FEIBA)或每日多次(重组 FⅦa),从而带来显著的治疗负担。尽管艾美赛珠单抗在预防 HA 伴抑制物患者出血风险的疗效良好,但仍建议所有伴抑制物患者进行 ITI 治疗,目前国际上关于 ITI 开始时间与制剂选择并无共识,但近年来有研究推荐抑制物一旦确诊,应立即开始 ITI 治疗。大剂量 ITI 治疗诱导耐受的时间更短,出血风险更低,为 ITI 首选方案,如果条件不允许,可考虑小剂量(50IU/kg,每周 3 次)ITI 治疗。ITI 治疗期间,对于治疗效果不佳或者预后不良的患者,可考虑联合免疫抑制剂治疗。ITI 治疗一旦开始,不宜随便中止,以免影响后续 ITI 的疗效。开始 ITI 后应每周检测 1次抑制物滴度,直到抑制物滴度达到峰浓度,此后可以每月监测 1 次。治疗 15 个月后患者抑制物滴度检测为 0,随后每月检测抑制物滴度均为 0,治疗 17 个月后输注 FⅧ后回收率 >66%。

【文献复习】

FⅧ抑制物的形成是血友病凝血因子替代治疗的严重并发症,在 PUP 中发生率 30%,在 PTP 中发生率 1%~5%。抑制物产生与血友病患者的死亡率增加以及生活质量下降相关。抑制物是一种针对 FⅧ蛋白的多克隆高亲和力 IgG,可分为两类,1 型抑制物可使 FⅧ完全失活,常见于重型血友病患者,而 2 型抑制物使 FⅧ不完全失活,常见于轻度血友病患者或形成获得性 FⅧ抑制物的非血友病患者。除抑制物外,抗 FⅧ抗体还存在于健康个体和甲型血友病患者中,但不发挥凝血抑制活性。血友病抑制物的治疗原则包括控制出血和清除抑制物。对于低反应抑制物,可首选大剂量 FⅧ治疗,对于低滴度高反应的患者来说,在紧急情况下仍可以选择大剂量 FⅧ治疗。对于伴高滴度抑制物的患者或者 ITI 治疗失败及

ITI 治疗过程中出现的出血需要立即采用旁路制剂治疗,可选择的药物 rFⅦa 及 PCC。rFⅦa 的用法为 90μg/kg 静脉注射,每 2~4 小时 1 次。PCC 的用法为 50~100IU/kg 静脉给药,每 8~12 小时 1 次,1 日总量不超过 150IU/kg。对于单一旁路途经无效或费用有限者,可采用 PCC 与 rFⅦa 序贯疗法。两种药物联用时应严密监测血栓相关症状及实验室指标,以防止发生血栓。出血的预防治疗包括旁路制剂和艾美赛珠单抗,国内 rFⅦa 无预防治疗指征,aPCC 国内未获批。艾美赛珠单抗是一种双特异性的单克隆抗体,用过模拟 FⅧa 的辅因子功能,可同时桥接 FIXa 和 FX,使 FX 在没有 FⅧ 的情况下继续激活,重新恢复凝血通路。在国内艾美赛珠单抗已获批用于 HA 合并 FⅧ 抑制物患者的常规预防治疗。具体方案为前 4 周给予负荷剂量 3 mg/kg 每周 1 次,以快速达到目标血药浓度,第 5 周起给予维持剂量 1.5 mg/kg 每周 1 次,或者 3 mg/kg 每 2 周 1 次,也可以 6 mg/kg 每 4 周 1 次。清除抑制物方法有免疫耐受诱导(ITI)疗法和免疫抑制疗法。ITI 治疗是指频繁和定期暴露于 FⅧ 浓缩物,通常是高剂量 FⅧ 下诱导免疫耐受的一种方法。目前关于 ITI 开始时间与制剂选择并无共识,既往建议等待患者的抑制物滴度降至 10BU/mL 以下时再行 ITI,近年来有研究显示,抑制物一旦确诊,不管滴度高低应立即开始进行 ITI 治疗。70% 接受 ITI 的患者可获得成功。目前国际认可的治疗方案有以下几种:① Bonn 方案:开始时 FⅧ 用量为 100IU/kg 每 12 小时 1 次,同时使用 PCC50IU/kg 或 rFⅦa 每日 2 次。等到抑制物滴度下降,FⅧ 活性开始恢复后停用 PCC 或 rFⅦa,FⅧ 用量改为 150IU/kg 每 12 h 1 次,直到抑制物消失。② VanCreveld 方案:FⅧ 25~50IU/kg 隔日 1 次输注,根据抑制物滴度下降和 FⅧ 活性恢复情况逐渐减少 FⅧ 用量,直至与原来的预防治疗剂量一样。从经济的角度来说,该方案在我国更具可行性。③ Maimö 方案:在 Bonn 方案的基础上联合免疫抑制治疗(口服泼尼松 50~150 mg/d,环磷酰胺 12~15 mg/(kg·d)×2 d → 2~3 mg/(kg·d)口服,共 8~10 d,同时加用静脉丙种球蛋白 0.4 g/(kg·d)×5 d。抑制物滴度 >10BU/mL 的患者,在开始治疗前使用免疫吸附方法(蛋白 A 层析柱)使抑制物滴度低于 10BU/mL。为了比较大剂量 [200IU/(kg·d)] 和小剂量(50IU/kg,每周 3 次)方案的优劣,国际 ITI 研究组进行了随机对照研究,虽然因在 ITI 成功前低剂量组出血更频繁而提前终止了该试验,但两组的 ITI 成功率相似。北京儿童医院也尝试使用 50IU/(kg·d)隔日 1 次联合免疫抑制剂的小剂量方案,总体反应率为 87.5%。小剂量方案更符合目前中国经济现状。近年来多数研究者认为应该制定个体化 ITI 治疗方案,尽量选择免疫原性低的 FⅧ 制剂。免疫抑制剂能够增加抑制物清除的成功率,适用于 HA 并抑制物 ITI 治疗失败患者,轻中型 HA 合并抑制物患者。目前多主张 ITI 疗法与免疫抑制剂合用,常用的免疫抑制剂有利妥昔单抗、泼尼松、环磷酰胺、静脉注射用免疫球蛋白等。Franchini 等报告利妥昔单抗联合糖皮质激素或细胞毒免疫抑制剂治疗 HA 并发抑制物的有效率为 70%~80%。

(中国医学科学院血液病医院血栓止血诊疗中心　张文慧　薛峰)

【参考文献】

[1]　YOUNG G. How I treat children with haemophilia and inhibitors[J]. *Br J Haematol*, 2019, 186(3):400-408.

[2] GARAGIOLA I, PALLA R, PEYVANDI F. Risk factors for inhibitor development in severe hemophilia a[J]. *Thromb Res*, 2018,168:20-27.

[3] FRANCHINI M, MARANO G, PATI I, et al. Emicizumab for the treatment of haemophilia A: a narrative review[J]. *Blood Transfus*, 2019, 17(3):223-228.

[4] KIZILOCAK H, YOUNG G. Diagnosis and treatment of hemophilia[J]. *Clin Adv Hematol Oncol*, 2019,17(6):344-351.

[5] 杨仁池. 中国血友病管理指南(2021 版)[M]. 北京:中国协和医科大学出版社,2021.11

病例 31 重型血友病 A 一例

【背景知识】

血友病 A 是一种 X 染色体连锁的隐性遗传性出血性疾病,为凝血因子Ⅷ(FⅧ)基因突变引起的 FⅧ缺乏,其主要表现为关节和深部组织器官反复自发性出血、血友病性关节病等出血后遗症以及抑制物形成等凝血因子输注相关的并发症。

血友病 A 的发病率没有种族或地区差异。所有血友病患者中,血友病 A 占 80%~85%。在男性人群中,血友病 A 的发病率约为 1/5000,女性血友病患者极其罕见。

FⅧ基因位于 X 染色体长臂(Xq28),长度为 186kb,当其发生突变时可导致 FⅧ缺乏和血友病 A 的发生,突变类型包括错义突变、无义突变、基因重排等。内含子 22 和内含子 1 倒位占重型血友病 A 患者人数的 40%~50%。

根据患者 FⅧ活性水平可将血友病 A 分为轻型(5~40 IU/dL)、中间型(1~5 IU/dL)和重型(<1 IU/dL),轻型患者一般很少出血,只有在损伤或手术后才发生;重型患者自幼可有自发性出血(可发生于身体的任何部位);中间型患者出血的严重程度介于轻型和重型之间。若反复出血,不及时治疗可导致关节畸形和(或)假肿瘤形成,严重者可危及生命。

确诊血友病有赖于 FⅧ活性(FⅧ:C)、血管性血友病因子抗原(VWF:Ag)的测定。血友病 A 患者 FⅧ:C 减低或缺乏,VWF:Ag 正常,FⅧ:C/VWF:Ag 明显降低。重型血友病患者激活的部分凝血活酶时间(APTT)延长,轻型血友病患者 APTT 仅轻度延长或正常。若患者治疗效果不如既往,应检测凝血因子抑制物。基因检测可以确定致病基因,为同一家族中的携带者检测和产前诊断提供依据。此外,可以通过基因突变判定患者产生抑制物的风险。

目前血友病的治疗主要为替代治疗,即输注 FⅧ制剂、冷沉淀等。替代治疗根据输注凝血因子的时机不同可分为按需治疗和预防治疗,治疗过程中需要关注有无抑制物产生以及关节病、假肿瘤等并发症的处理。

由于需要反复静脉输注凝血因子,标准半衰期凝血因子的替代治疗给患者带来巨大的穿刺压力。因此,近年来,不断有新的治疗药物或者治疗方式开发出来。比如现已上市的新型非因子类药物艾美赛珠单抗,通过模拟 FⅧ的功能,可预防抑制物的血友病 A 患者的出血,并且可通过皮下注射的方式,每周或者每月给药一次,大大减少患者穿刺的痛苦;基因治疗也为血友病患者带来治愈的希望。

【病例简介】

患者男,8 岁,主因"反复皮肤瘀斑 7 年余,左膝肿痛 2 月,加重半月"入院。

现病史:患者入院前 7 年余出现磕碰后皮肤瘀斑,无鼻衄、黑便、齿龈出血、关节肿胀等情况,未予重视。入院前 4 年余外伤后舌尖出血,伤口不愈合,就诊于当地医院,输注血浆治疗后可止血,于我院门诊就诊确诊为血友病 A(重型,FⅧ:C 0.6%),输注血源性 FⅧ症状好转后离院。此后患者反复有磕碰后皮肤瘀斑、鼻衄、口腔出血,间断于当地医院输注冷沉淀,约 2 次 / 年,无肩、肘、膝、踝关节自发性血肿。入院前 2 月患者外伤后出现左膝肿痛,伴活动受限,自行静卧休息未就诊。半月前左膝肿痛加重,伴活动受限,同期出现右侧腓肠肌处肿痛,遂就诊于当地医院,查左膝关节核磁提示左关节腔及髌上囊积液(考虑含血性),予冷沉淀输注 2 次(具体剂量不详),效果不佳。1 天前于我院急诊输注重组 FⅧ 750 IU,每 12h1次,为求进一步诊治以"血友病 A"收入院。患者自发病以来精神弱,饮食、睡眠可,大小便正常,体重未见明显下降。

既往史:否认麻疹、水痘、腮腺炎、百日咳、肝炎等传染病史,预防接种史按规定。无化学物质、放射物质、有毒物质接触史.否认食物、药物过敏史,有输血史,否认外伤、手术史。

个人史:出生于原籍,G1P1,足月顺产,生后无窒息史,出生时体重 2.8 kg,生后母乳喂养,6 月添加辅食,1 岁断奶,生长发育同正常同龄儿。无疫区接触史,无异食癖。

家族史:父母体健,非近亲结婚,否认家族及遗传病病史,否认类似疾病病史。

入院体格检查: T: 36.3 ℃,P: 92 次 / 分,R: 23 次 / 分,BP: 11.3/8.1 kPa(85/61mmHg)。轻度贫血貌,周身皮肤无皮疹、黄染、出血点,有瘀斑,浅表淋巴结无肿大。咽部无充血,扁桃体无肿大。胸骨无压痛,双肺呼吸音清,未闻及干湿罗音。心率 92 次 / 分,律齐,各瓣膜听诊区未闻及病理性杂音。腹部平坦,无压痛及反跳痛,肝肋下未触及,脾肋下未触及。左膝关节肿胀,有压痛,骨性标志消失,局部皮温高,伴活动受限,屈位 90°,伸位 -30°,右侧小腿肿胀,伴压痛。

入院后化验及检查:

血常规: WBC 4.55×10⁹/L, NEUT% 46.9 %, RBC 3.95×10¹²/L, HGB 107 g/L, PLT 361×10⁹/L。

凝血八项: APTT 47.2 s(↑), PT 11.3 s, INR 1.02, TT 17.6 s, FIB 3.25 g/L, FDP 12.4 ug/mL ↑ ,D-Dimer 6.6 mg/L FEU(↑),AT3 活性 71.7%。

FⅧ: C 20.4%(输注重组 FⅧ 750 IU 一次后约 12 小时测得)。凝血因子抑制物定性 + 定量:不提示抗体存在。VWF:Ag 74.5%。

尿便常规、肝肾功能、电解质、铁四项、狼疮抗凝物、免疫球蛋白定量、感染相关标志物未见明显异常。

左膝关节超声:检查所见:左侧膝关节肿胀变形,活动受限,关节腔内可见积液,关节滑膜增厚,最大厚度约 12 mm, PDUS 示滑膜内可见低速血流信号,关节间隙增宽不明显,关节软骨回声增强,边缘不光整;局部皮质连续性中断,可见骨质侵蚀。血友病(膝)关节 HEAD-US-China 评分:5 分。检查结论:符合血友病关节病改变。

右侧小腿超声:检查所见:右小腿肌层内可见一大小约 7.3 cm × 2.8 cm 的混杂回声团,边界欠清,形态欠规整,其内未见明显血流信号。检查结论:右下肢血肿可能性大。

诊疗经过及疗效:结合患者病史,诊断为:①血友病 A(重型);②血友病性关节病;③右侧小腿血肿。治疗方面:①嘱患者软食,减少活动,避免外伤,以避免膝关节及下肢肌肉再发出血以及其他部位新发出血;②患者目前有关节出血,FⅧ∶C 减低(输注 750 IU 重组 FⅧ约 12 小时后测得),无抑制物产生,需尽快行足量替代治疗达到快速止血的目的,拟定 FⅧ目标因子水平为 50% 左右,体重 26 kg,因此输注重组 FⅧ 750 IU Q12 h。输注 1 天时患者自觉左膝关节肿痛较前明显好转,活动较前改善;③血友病性关节病,在出血停止后积极请理疗科会诊行理疗。

嘱患者出院后:①注意休息,避免外伤,禁用阿司匹林等非甾体抗炎药,减少膝、踝等关节负重,非出血期可进行游泳等锻炼。②建议条件允许时可行预防治疗。定期监测凝血功能(FⅧ水平)以及凝血因子抑制物。③若再次出血,及时行替代治疗,出血停止后及时至理疗科行理疗。

【病例特点及分析】

病例特点:本例患者是一名青少年男性,幼年起病,以反复皮肤瘀斑以及膝关节肿痛为主要表现,于当地间断输注冷沉淀止血及预防出血。FⅧ暴露日估计 20~30 个。否认血友病家族史。查体左膝关节肿胀,有压痛,骨性标志消失,局部皮温高,伴活动受限,屈位 90°,伸位 -30°,右侧小腿肿胀,伴压痛。院外左膝关节核磁提示左关节腔及髌上囊积液(考虑含血性)。

分析:患者自幼发病,主要临床表现为反复皮肤瘀斑以及近期的膝关节肿痛伴活动受限,既往于我院门诊明确诊断为血友病 A,具体分型不详,输注 FⅧ及冷沉淀治疗有效,由于患者在当地间断应用冷沉淀而非 FⅧ止血及预防出血,因此估计目前 FⅧ暴露日 20~30 个。入院查体可见左膝及右小腿肿胀。入院后凝血检查提示单纯 APTT 延长,FⅧ∶C 20.4%(输注 750 IU 重组 FⅧ一次,约 12 h 后),结合病史、查体及化验,患者血友病 A(重型)诊断明确。FⅧ 75 个暴露日以内是血友病患者抑制物产生的高发时期,99% 抑制物产生于此时间段,因此入院后需明确有无抑制物产生。另外,患者近期反复左膝关节肿痛、活动受限,外院核磁提示血性积液可能性大,需关节超声对关节状况进行评估。患者彩超结果提示左膝符合血友病性关节病改变。患者右侧小腿肿痛,超声评估考虑血肿可能性大。患者综上诊断为:①血友病 A(重型);②血友病性关节病;③右侧小腿血肿。

【专家点评】

血友病 A 是一种伴 X 染色体隐性遗传的出血性疾病,患者主要表现为关节及深部组织器官的反复自发性出血。血友病 A 的标准治疗为预防治疗,但是在中国,大多患者由于经济原因、医生对本病认知不足、医疗水平差异等因素,无法在发生第一次关节出血或者严重的肌肉出血后立即进行初级预防,很多患者在 9 岁之后会有不同程度的关节畸形。本例患者就是因为在前期没有接受标准的预防治疗,在发生关节出血时也未能得到充足的按需治疗、未能及时止血,导致其关节发展成为靶关节,而在非出血期没有理疗的配合使其关节炎症持续存在,导致患者在本次就诊时出现了膝关节的畸形。

这提示我们应建议患者在条件允许的情况下尽早开始预防治疗,最大限度保护患者的关节,减少血友病性关节病的发生,降低患者的致畸致残率从而提升其生活质量。这需要社会各界的努力,作为医生我们应该不断呼吁国家投入更多医保用于血友病儿童患者的预防治疗,同时努力提升自己对于血友病的认知并进行早期诊断,才能及早给予患者规范治疗。医护指导下患者及家属相配合的家庭治疗对于预防治疗非常重要。在患者出现关节损伤后及时至理疗科就诊也强调了家庭治疗及多学科综合诊疗的重要性。

【文献复习】

1. 临床表现中血友病主要表现为关节和深部组织器官反复自发性出血、血友病性关节病等出血后遗症以及抑制物形成等凝血因子输注相关的并发症。

(1)关节内出血:重度血友病 A 患者关节内出血占所有出血的 75%,根据关节使用频率,易受累的关节依次为膝、肘、踝、肩、腕及髋关节,通常在患儿开始走路时便发生。关节内出血以关节轻度不适为征兆,在几分钟至几小时疼痛逐渐加剧,伴肿胀发热及运动受限。出血停止后几天血液再吸收,症状逐步减轻。若关节内出血能早期治疗,疼痛可在 6~8 小时有缓解,在 12~24 小时消失。反复出血可导致关节软骨受损、滑膜增生等改变,残余血液中的铁沉积是血友病性关节病发病机制中的主要因素。靶关节定义为 6 个月内发生≥3 次自发性出血的关节,最常累积的关节有膝关节、踝关节和肘关节,可长期肿胀。反复关节内出血的主要并发症是关节畸形,伴发肌肉和软组织萎缩。

(2)血肿:软组织血肿也是血友病 A 的特点。血肿形成后一般稳定但吸收缓慢,但在中/重度血友病患者中,若得不到合适治疗,有进行性扩大和弥散至全身各处的可能,如血肿局部扩大压迫周围脏器、腹膜后血肿进入胸腔损伤呼吸道、阻塞输尿管引起肾损伤、腹部血肿穿孔等。肌肉周期性血肿或未消退血肿可导致肌肉挛缩、神经麻痹和肌肉萎缩。舌部及系带出血在小孩中出现频繁,通常由外伤引起。

(3)假肿瘤:血友病性假肿瘤是发生在血友病患者中一种少见但致命的并发症,临床表现为无痛、质硬且与深部组织粘连的肿块,最常见于骨盆和长骨,本质是发生在肌肉或骨骼的一种囊性包裹的血肿,是血友病患者发生出血后凝血因子替代治疗不充分而长期慢性出血的结果。假肿瘤可持续增大压迫邻近的神经血管并可引起病理性骨折。

(4)其他:颅内出血是引起血友病患者死亡的主要原因,可以为自发性出血,通常伴有微小外伤,症状可在外伤时出现也可延迟出现;因此,当患者出现异常头痛时,就应怀疑是否存在颅内出血并立即行替代治疗。很多重度血友病患者会有自发性无症状血尿,绝大多数出血来源于肾盂,抗纤溶药物的使用有形成血块、堵塞输尿管的风险,血尿患者应避免使用此类药物。

2. 实验室检查

(1)PLT 计数、PT、TT、BT 正常;血块回缩试验正常,纤维蛋白原定量正常。

(2)重型血友病患者 APTT 延长,轻型血友病患者 APTT 仅轻度延长或正常。

(3)确诊试验:血友病 A 患者 FⅧ:C 减低或缺乏,VWF:Ag 正常,FⅧ:C/VWF:Ag

明显降低。

（4）抑制物检测：若患者治疗效果不如既往，应检测凝血因子抑制物。对于儿童患者，建议在首次接受凝血因子产品后的前 20 个暴露日每 5 个暴露日检测 1 次，在 21~50 个暴露日内每 10 个暴露日检测 1 次，此后每年至少检测 2 次，直至 150 个暴露日。抑制物筛选采用 APTT 纠正试验，确诊抑制物必须测定抑制物滴度。如果在 1~4 周内连续 2 次用 Bethesda 法或者 Nijmegen 法检测发现患者抑制物滴度 ≥ 0.6 BU/mL，则判定为阳性。若抑制物滴度 > 5 BU/mL，则为高滴度抑制物；若抑制物滴度 ≤ 5 BU/mL，则为低滴度抑制物。

（5）基因检测：建议对患者进行基因检测，以便确定致病基因，为同一家族中的携带者检测和产前诊断提供依据。此外，可以通过基因突变判定患者产生抑制物的风险。

3. 诊断与鉴别诊断　本病是伴 X 染色体隐性遗传性出血性疾病，绝大多数患者是男性，女性患者罕见，通过详细地询问出血病史、家族史以及实验室检查可以明确诊断。确诊血友病 A 有赖于 FⅧ:C 以及 VWF：Ag 的测定。本病需要与以下疾病鉴别：

（1）血管性血友病（VWD）：VWD 是一种由于血管性血友病因子（VWF）质或量异常所导致的遗传性出血性疾病。VWF 在血液循环中结合并稳定 FⅧ，并且在血小板黏附及聚集过程中发挥关键作用。VWD 患者常见的临床症状为皮肤和黏膜出血，不同类型 VWD 的出血程度差异很大，实验室检查可见 APTT 延长，VWF：Ag、瑞斯托霉素辅因子活性、FⅧ：C 下降。2 N 型 VWD 患者 FⅧ：C 可正常，但 FⅧ半衰期明显缩短，约 2~3 h。

（2）获得性血友病：是一种由于循环血中出现抗 FⅧ自身抗体导致 FⅧ:C 降低的获得性出血性疾病，多成年发病，很少出现关节畸形，既往无出血史，无阳性家族史，男女均可发病，多继发于恶性肿瘤、自身免疫性疾病、围产期女性等，但半数患者无明显诱因。最常见的出血部位是皮下出血（约 80%），肌肉出血次之（约 40%），其他出血部位有泌尿生殖系、胃肠道、腹膜后和颅内出血等，关节出血少见。

（3）其他：APTT 延长的遗传性凝血因子缺乏症：FⅨ、FⅪ、FⅫ、激肽释放酶原以及高分子量激肽原缺乏等均可引起 APTT 延长，其中仅有遗传性 FⅨ缺乏（即血友病 B）可引起关节内出血，有伴性遗传的家族史。可通过凝血因子活性检测进行鉴别。

4. 治疗　血友病患者的治疗应是以替代治疗为主、联合家庭治疗以及多学科医护团队共同参与的综合性治疗。血友病患者应禁用阿司匹林等影响血小板聚集的药物，尽量避免外伤、肌肉注射及手术，如需手术应在术前继续充分替代治疗。当血友病患者怀疑或确定出现急性出血时，应及时、足量给予替代治疗。早期治疗可以减少疼痛、功能障碍以及远期残疾，减少因并发症导致的住院。

1）替代治疗

（1）药物选择：血友病 A 替代治疗的目标因子水平及疗程根据出血部位及严重程度有所不同。替代治疗产品首选基因重组 FⅧ制剂或者病毒灭活的血源性 FⅧ制剂，每输注 1 IU/kg 的 FⅧ可使体内 FⅧ：C 提高 2 IU/dL。无法获取时可选用冷沉淀或新鲜冰冻血浆等。

（2）方式选择：根据替代治疗的频次不同可分为按需治疗和预防治疗。按需治疗即发生明显出血时再进行替代治疗，可以阻止危及生命的严重出血的发展，但它是出血后治疗，无法阻止重型血友病患者反复出血导致关节残疾的发生。而预防治疗是以防止出血、维持正常关节和肌肉功能为目标的规律性替代治疗，根据开始时间不同分为初级预防、二级预防和三级预防。建议在发生第一次关节出血、严重的肌肉出血、颅内出血或其他危及生命的出血后即应开始。预防治疗方案国际仍无统一标准，我国多采用 FⅧ制剂 10~15 IU/kg，每周 2~3 次的中、低剂量方案。

2）非因子类产品　艾美赛珠单抗是一种双特异性单克隆抗体，通过模拟 FⅧa 的辅因子功能，可同时桥接 FⅨa 和 FX，使 FX 在没有 FⅧ 的情况下得以继续激活，重新恢复天然的凝血通路。该药在美国和欧盟获批用于合并或不合并 FⅧ抑制物的血友病 A 患者的常规预防治疗，国内已获批用于血友病 A 合并 FⅧ抑制物患者的常规预防治疗。推荐的给药方案为前 4 周给予负荷剂量 3 mg/kg，每周 1 次皮下注射，以快速达到目标血药浓度，第 5 周起给予维持剂量 1.5 mg/kg，每周 1 次。

3）其他止血药物　① 1- 去氨基 -8-D- 精氨酸加压素（DDAVP）主要用于轻型血友病 A，少数中间型血友病 A 患者可能也有效。每次剂量一般为 0.3 μg/kg 体重（用 50mL 生理盐水稀释后静脉滴注，至少 30 min 滴完），每 12 h 一次，1~3 d 为一个疗程。用药期间应监测 FⅧ：C。②抗纤溶药物：常用药物有氨甲环酸、6- 氨基己酸、止血芳酸等。泌尿系统出血时禁用。

4）并发症的治疗

（1）抑制物的治疗：抑制物累计发生率在重型血友病 A 患者为 20%~30%。抑制物的处理包括控制出血和清除抑制物。

a. 控制出血：低滴度（≤ 5 BU/mL）和非高反应型抑制物（再次输注 FⅧ后抑制物滴度 < 5 BU/mL）的患者可以加大剂量使用 FⅧ制剂以中和抗体（1 BU/mL 抑制物可中和 20 U/kg 外源性 FⅧ）；高滴度抑制物（>5 BU/mL）的患者或免疫耐受诱导（ITI）治疗失败或 ITI 治疗中出血的患者，可选择旁路途径药物包括基因重组活化凝血因子Ⅶ（rFⅦa）（90 μg/kg 每 2~4 h 一次或 270 μg/kg 单次给药）及凝血酶原复合物（PCC）[50~100 IU/（$kg^{-1} \cdot d^{-1}$）] 控制出血。

b. 清除抑制物：ITI 是指抑制物阳性患者长期规律性频繁接受凝血因子制剂治疗，从而达到外周免疫耐受。ITI 是目前清除血友病伴抑制物的主要治疗方案。血友病 A 抑制物阳性患者的 ITI 成功率约为 70%。

（2）血友病性关节病的治疗：临床常用关节超声进行筛查及监测血友病性关节病，核磁共振更为敏感。物理治疗与康复可以预防、减轻、减少肌肉关节的功能障碍。慢性关节滑膜炎伴反复关节出血的患者可采用放射性核素或化学制剂"切除"滑膜。对于病变严重且康复治疗无法缓解者，可以考虑关节置换等矫形手术。如果要进行手术，必须要由有经验的医生组成多学科综合诊疗团队保障患者围手术期指标评估及后期康复。

（3）假肿瘤的治疗：假肿瘤的治疗目标是彻底清除假肿瘤、尽可能重建正常解剖结构，但术前应有严谨的评估。

（4）血液传播学感染的治疗：患者由于长期输注血源性 FⅧ制剂，有感染血液传播性病毒的可能,需定期进行相关传染病筛查并及时治疗。

(中国医学科学院血液病医院血栓止血诊疗中心 王泮婧 刘葳)

【参考文献】

[1] 中华医学会血液学分会血栓与止血学组,中国血友病协作组. 血友病治疗中国指南(2020 版)[J]. 中华血液学杂志, 2020, 41(4): 265-271.

[2] 中华医学会血液学分会血栓与止血学组,中国血友病协作组. 血友病诊断与治疗中国专家共识(2017 年版)[J]. 中华血液学杂志, 2017, 38(5): 364-370.

[3] BOLTON-MAGGS PHB, PASI KJ. Haemophilias A and B[J]. *The Lancet*, 2003, 361(9371): 1801-1809.

[4] GILBERT MS. Musculoskeletal complications of haemophilia: the joint[J]. *Haemophilia*, 2000, 6 Suppl 1: 34-37.

[5] JANSEN NW, ROOSENDAAL G, LAFEBER FP. Understanding haemophilic arthropathy: an exploration of current open issues[J]. *Br J Haematol*, 2008, 143(5): 632-640.

[6] 王学锋,冯建民,孙竞,等. 中国血友病骨科手术围术期处理专家共识 [J]. 中华骨与关节外科杂志, 2016, 9(05): 361-370.

[7] SHARMA R, FLOOD VH. Advances in the diagnosis and treatment of Von Willebrand disease[J]. *Blood*, 2017, 130(22): 2386-2391.

[8] 中华医学会血液学分会血栓与止血学组,中国血友病协作组. 获得性血友病 A 诊断与治疗中国指南(2021 年版)[J]. 中华血液学杂志, 2021, 42(10): 793-799.

[9] BLANCHETTE VS, KEY NS, LJUNG LR, et al. Definitions in hemophilia: communication from the SSC of the ISTH[J]. *J Thromb Haemost*, 2014, 12(11): 1935-1939.

[10] FISCHER K, COLLINS PW, OZELO MC, et al. When and how to start prophylaxis in boys with severe hemophilia without inhibitors: communication from the SSC of the ISTH[J]. *J Thromb Haemost*, 2016, 14(5): 1105-1109.

[11] OLDENBURG J, MAHLANGU JN, KIM B, et al. Emicizumab Prophylaxis in Hemophilia A with Inhibitors[J]. *N Engl J Med*, 2017, 377(9): 809-818.

[12] MAHLANGU J, OLDENBURG J, PAZ-PRIEL I, et al. Emicizumab Prophylaxis in Patients Who Have Hemophilia A without Inhibitors[J]. *N Engl J Med*, 2018, 379(9): 811-822.

[13] LJUNG RCR. How I manage patients with inherited haemophilia A and B and factor inhibitors[J]. *Br J Haematol*, 2018, 180(4): 501-510.

[14] YOUNG G. How I treat children with haemophilia and inhibitors[J]. *Br J Haematol*, 2019, 186(3): 400-408.

病例 32　血友病 B 伴抑制物形成一例

【背景知识】

血友病 B(hemophilia B，HB)是一种 X 染色体连锁的 *F*9 基因异常导致的隐性遗传性出血性疾病，其临床特点为自发性关节出血和(或)深部组织 / 肌肉出血。凝血因子 IX(FIX)制剂替代治疗是控制和预防患者出血的有效方法。然而部分 HB 患者在反复治疗之后体内可产生特异性中和(或)灭活外源性 FIX 促凝活性(FIX：C)的抗 FIX 同种抗体，又称为抑制物，导致替代治疗疗效降低甚至无效，部分患者在抑制物产生后继续接受 FIX 治疗可能会产生过敏反应甚至肾病综合征。HB 抑制物产生的平均暴露日(ED)为 11 天(2~50 天)，且抗体以 IgG4 型为主。实验室检查特点为延长的 APTT 不能够被正常混合血浆纠正，Bethesda 法可以检测 FIX 抑制物滴度。对于血友病伴抑制物，免疫耐受诱导治疗(ITI)是目前唯一可以清除抑制物的治疗方法，其在血友病 A 抑制物中有效率可到 60%，但是在血友病 B 抑制物中应用较少，且可能因产生过敏反应及肾病综合征而难以治疗。

1. 临床症状

(1)关节出血：关节出血占所有出血表现的 70%~80%，常发生于外伤、行走过久、运动之后，但也可能无明显诱因，据国外报道，最常受累的关节是膝关节(约占 45%)，其次为肘关节(约 30%)、肩关节(约 3%)、腕关节(3%)、髋关节(2%)，其他关节占 2% 左右 [1]。一般将血友病关节炎分为三期：急性关节出血期、慢性滑膜炎期和退行性关节炎期。在急性出血期，患者可有不同程度的关节疼痛继而肿胀，可伴有皮温升高，由于肌肉痉挛，出血后关节活动可有受限。反复急性关节出血可以诱发炎症反应及增生进而导致慢性滑膜炎，此时关节因炎症渗出而持续肿胀。慢性滑膜炎持续 6 个月以上可引起关节的退行性改变，软骨进行性损伤使关节间隙变窄，并累及软骨下骨组织，出现表层骨组织缺损、软骨下囊性变、骨质疏松和关节面不平整 [2]。发展到晚期可以造成关节持续疼痛、活动度永久受限，最终出现肌肉明显萎缩，关节强直和畸形，导致关节功能部分或近乎完全丧失。

(2)肌肉出血：肌肉出血发生率仅次于关节出血，在重型患者中，肌肉出血约占所有出血发作的 30%，其出血部位可以不恒定，多见于用力肌群，常于外伤及肌肉活动后发生，髂腰部及臀部最常见，其次是股四头肌、腓肠肌和前臂肌等。肌肉出血可以引起肌肉肿痛，甚至剧烈疼痛，相连关节屈曲受限。肌肉因出血而挛缩是导致关节废用的主要原因。筋膜腔窄小的肌肉一旦发生出血，即使量不大也可以引起明显的肌肉压迫症状，导致远端肌肉缺血甚至坏死、屈曲性挛缩和神经病变(筋膜腔综合征)[3]。深部肌肉出血可以引起肌间血肿，其典型表现为大片瘀斑、局部肿痛、活动或静息时疼痛，受累肌肉活动受限，可伴有低热。腹膜后是重型血友病隐性出血的重要部位，短期内大量血液流入腹膜后腔隙可以导致血压下降，甚至危及生命。

(3)皮肤及浅表黏膜出血：虽然皮肤黏膜出血并不是血友病的特征性出血表现，但由于皮下组织、牙龈、舌、口腔黏膜及鼻黏膜比较容易受伤，故也是血友病常见的出血部位 [4]。皮肤出血及浅表部位的黏膜出血多见于重型血友病患者，如轻型患者发生皮肤黏膜过度出血，需除外血管型血友病。皮肤，黏膜出血多发生于轻微创伤和拔牙等下手术之后，严重时可表现为持续出血。幼儿常见为额部碰撞后出血、血肿。拔牙后延迟出血是血友病另一特征性表现，即拔牙后当时无明显出血，数十分钟或者数小时后出现血流不止，舌下出血通常是口腔内损伤所致，如果形成舌下血肿，可致舌移位，口咽部外伤后出血，尤其是咽后壁出血，严重时可因上气道阻塞致死。

（4）内脏出血：泌尿道出血，消化道出血和咯血是三种常见的出血。泌尿道出血（又称尿血）是血友病患者常见的出血表现，总体发生率约为25%，70%的以上的成年患者和90%以上的重型血友病患者一生中会经历一次或者数次尿血。出血部位包括肾，输尿管和膀胱等。出血可以表现为镜下血尿或肉眼血尿，有一定的自限性。肉眼血尿通常见于重症血友病患者。一般无疼痛感，但若有输尿管血块形成，可引起肾绞痛，需与肾结石相鉴别。40%~60%的血尿患者静脉肾盂造影可发现异常，如输尿管内血凝块和梗阻性肾盂积水[1]。

（5）消化道出血：消化道出血多见于15%~20%，成人重症患者，多数患者存在消化道原发疾病，最常见的是消化道溃疡，包括胃溃疡和十二指肠球部溃疡[5]。部分患者的出血与服用影响血小板功能的阿司匹林等非甾体抗炎药和肝炎后肝硬化所致的门静脉高压、食管静脉曲张有关。有消化性溃疡的血友病患者，其胃肠道出血通常与服用抗炎药物有关，临床表现与非血友病患者相似，表现为呕血、黑便，只是出血量较多。没有明确消化道原发疾病的血友病患者，其消化道出血往往先是胃肠道管壁内出血，表现为恶心、呕吐、腹胀、腹部剧烈绞痛、便秘、局部或全腹部蠕动亢进等。管壁内血肿数日后由于肠壁黏膜坏死，血肿内血液破入胃肠道，可突然出现呕血或血便。

（6）其他部位出血：咯血不是血友病常见表现，若发生，通常是近端呼吸道出血所致，如咽后壁出血、口腔受损后出血和鼻出血。神经系统出血在血友病患者中相对比较常见，也是致死和致残的重要原因。脑和脊髓出血可引起中枢神经损伤，而周围神经损伤常是临近关节和肌肉出血压迫所致，患者可出现持续头痛、呕吐、癫痫样发作、视物模糊、意识障碍或昏迷[6]。脊髓出血的症状和体征因解剖结构而异，但通常均表现为出血部位剧痛，出血部位神经支配水平以下的运动和感觉功能进行性减退。

（7）假肿瘤：血友病假肿瘤是发生在血友病患者中的一种少见但是致命的并发症。它的本质是发生在肌肉和骨骼的一种囊性包括的血肿，通常是由于血友病患者发生出血后凝血因子代替治疗补充分，长期慢性出血的结果[7]。一旦出现血肿破溃，发生感染，会危及生命。发生在外周的假肿瘤，常伴有显著的外观改变，如畸形的指（趾）部位发生的畸形及手足部位的肿胀，更容易被早期诊断。而发生在腹部的假肿瘤因为患者不适症状轻微而易被忽略。

2. 筛选试验　血小板计数、PT、APTT是出血性疾病最常用的筛选实验，HB患者筛选试验常表现为：PT正常，APTT正常或延长，血小板计数正常。某些轻型HB的患者，APTT结果可在正常范围。因此，当APTT检测结果在正常参考范围之内时不可轻易排除轻型血友病B，需要结合临床表现进行综合判断。出血时间测定缺乏敏感性和特异性，且检测过程容易出现误差。其它的血小板功能相关实验，如血小板聚集等在需要的时候可以检测。

3. 纠正实验　当 PT/APTT 延长时,可选用纠正试验帮助鉴别凝固时间延长是由于凝血因子缺乏导致还是因为存在某种循环抗凝物或者抑制物导致。

（1）STGT:延长的 STGT 如能被正常新鲜血浆和正常新鲜血同时纠正,而不被硫酸钡新鲜吸附血浆所纠正,提示缺乏 FIX。

（2）BTGT:若以凝血活酶标准活酶标准曲线计算,正常人 FⅧ和 FIX 活动度应 >60%,<60% 为异常。采用正常血浆、新鲜硫酸钡吸附血浆和正常新鲜血清纠正结果同 STGT。

（3）APTT:血友病患者若无抑制物产生,其延长的 APTT 可以被等量的正常人混合血浆纠正;对于血友病合并抑制物的患者则不可以被纠正。

4. 确诊方法　单个凝血因子活性（FIX：C）检测是诊断血友病的必备条件。目前可以使用一期法、二期法检测或发色底物法检测 FIX 活性。某些基因诊断明确的轻型血友病患者使用一期法检测时可表现为正常凝血因子活性,但用发色底物法或两步法检测则活性降低,这意味着对于某些特殊的血友病患者的诊断,必要时需要使用两种以上的活性检测方法。遗传性血友病患者应进行基因诊断,其方法包括酶谱分析法、Southern 印迹法、PCR 法和DNA 测序法等。

5. 抑制物检测　采用 APTT 纠正实验,即正常血浆和患者血浆按照 1：1 混合,即刻及37 ℃孵育 2 小时后分别测定 APTT,并与正常人和患者本身 APTT 进行比较,若不能纠正至正常,应考虑可能存在抑制物。确诊抑制物必须测定抑制物滴度。将不同稀释度的患者血浆与正常血浆等量混合,孵育 2 h,测定残余 FIX 活性。能使正常血浆 FIX：C 减少 50% 时,则定义为 FIX 抑制物含量为 1 个 Bethesda 单位（BU）,此时患者血浆稀释倍数即为抑制物滴度,以 BU/ 毫升血浆（BU/mL）表示。

6. 诊断方法　当患者出现血友病典型的临床症状,伴有 FIX 活性水平下降,同时基因检测提示血友病 FIX 基因突变,排除血管性血友病或其他凝血因子异常后可以诊断。若患者出现治疗效果不如既往,出血症状突然加重或频率增加,则应进行抑制物滴度测定。

7. 鉴别诊断

（1）血管性血友病（VWD）：VWD 患者常见的临床症状为皮肤和黏膜出血,如鼻出血、成年女性患者的月经过多等。根据不同的类型,VWD 患者出血的严重程度差异很大。VWD 患者的出血病史和临床症状无特异性,需要依赖实验室检查来确诊。

（2）获得性血友病:抗 FⅧ和 FIX 抗体属于自身免疫性抗体,多数患者成年发病,关节畸形少见,既往无出血史,无阳性家族史,多发生于恶性肿瘤、自身免疫性疾病等患者及围生期女性。如果抑制物筛选阳性,应进一步测定抑制物滴度。

（3）遗传性 FXI 缺乏症:本病系常染色体隐性遗传疾病,男女均可发病,自发性出血少见。实验室检查提示 APTT 延长、FXI：C 降低。

（4）其他凝血因子缺乏症:血友病 B 患者应注意与遗传性和获得性维生素 K 依赖凝血因子缺乏症鉴别。除出血表现不同外,相应的凝血因子检测可以明确诊断。

8. 治疗方法　治疗原则:迅速控制出血和去除抗体。根据抑制物滴度、出血严重程度以及以往治疗的免疫反应等制定个体化治疗方案。

（1）按需治疗：按需治疗是指只在出血时给予的替代治疗。按需治疗的目的在于及时止血。及时充分的按需治疗不仅可以及时止血止痛，更可阻止危及生命的严重出血的发展。对于血友病 B 患者来说，首选人基因重组 FIX 制剂或者病毒灭活的血源性凝血酶原复合物[8]，无条件者可选用新鲜冰冻血浆等。血友病 B 患者前五次 FIX 注射应在医院进行以避免过敏反应风险。输注 1U/kg 体重的 FIX 制剂可以使体内 FIX：C 提高 1%，FIX 在体内的半衰期约为 24 h，需要 24 小时输注一次。FIX 首剂剂量：体重（kg）× 期望 IX 因子水平（%）×1。对于中间型或轻型血友病患者，根据需要对急性出血进行治疗，轻微出血患者的因子水平达到 40%~60%，严重或危及生命的出血患者因子水平达到 70%~80%。按需治疗只是出血后的治疗，虽然能够有效控制出血，但是无法阻止重型血友病患者反复出血导致关节残疾的发生以及其他出血相关并发症的发生，因此建议尽早开展规律预防治疗。

（2）其他治疗：抗纤溶药物，如氨甲环酸、6- 氨基己酸、止血芳酸等。对于伴有尿路出血的血友病患者，应及时发现出血部位，立即给予凝血因子替代治疗。给予足够的水化，并卧床休息，直到出血停止。如果有疼痛或持续的肉眼血尿，注意血栓和尿路阻塞。泌尿系统出血时禁用抗纤溶类药物，避免与凝血酶原复合物合用。

（3）抑制物处理：对于急性出血的血友病 B 患者，低滴度者可以加大 FIX 制剂的剂量，高滴度者可以使用人基因重组活化 FVII 控制出血。要彻底清除抑制物需要进行免疫耐受诱导治疗（ITI）[9]，一般情况下应待凝血因子抑制物滴度降至 10BU/mL 时再开始治疗。最佳的 ITI 治疗方案有待确定，且无特定凝血因子推荐。可以尝试采用类似血友病 A 伴抑制物的治疗方案。血友病 B 伴抑制物患者 ITI 治疗总体有效率为 13%~31%，并且可能会出现肾病综合征（19%）、过敏反应（60%~63%）等不良事件，导致成功率进一步下降，甚至无法进行 ITI 治疗，因此采用低剂量 ITI 治疗可能更好 [10]。ITI 治疗一旦开始不宜随便终止，以免影响后续 ITI 的疗效。开始 ITI 治疗后，应每周检测一次抑制物滴度，直至抑制物滴度达到峰浓度，以后可以每个月检测一次。如果半年内抑制物滴度下降幅度 <20%，应逐步增加 ITI 剂量直至 200IU/（kg·d），如果剂量已经达到 200IU/（kg·d），提示治疗疗效不佳。治疗效果不佳可以考虑联合利妥昔单抗治疗，但疗效尚不确切。

（4）预防治疗：预防治疗通常是指血友病 A 患者规律、长期、持续的凝血因子补充治疗即血友病 A 定期输注 FVIII 和血友病 B 患者定期静脉输注 FIX，提高 FVIII/FIX 水平以防止出血。预防治疗以维持正常关节和肌肉功能为目标，是血友病规范化治疗的重要组成部分，可以降低出血频率，延缓关节病变的进展并且提高生活质量。重型血友病患儿应尽早开展预防治疗，在 3 岁之前、关节出血发生前开始初级预防治疗 [11]。目前国际上常用的两种治疗方案包括：① Malmö 方案（高剂量方案）：每次 25~40U/kg，血友病 A 患者 FVIII 每周给药 3 次，血友病 B 患者 FIX 每周给药 2 次。② Utrecht 方案（中剂量方案）：每次 15~25U/kg，血友病 A 患者 FVIII 每周给药 3 次，血友病 B 患者 FIX 每周给药 2 次 [9]。基于我国实际情况，目前仍普遍采用的是低剂量方案。低剂量预防治疗方案是指更低的给药频率（通常每周一次或每周两次）或使用较低剂量或两者的组合。在资源充足的地区，低剂量预防通常是以正常剂量低频给药，用于预防治疗的初始阶段，随后上升到更高频率。在资源有限的地区，低剂量预防往往侧重于使用较小剂量,是患者能以较低成本获得预防治疗的一种方式。为了最大限度地降低成本,重点往往是在保持输注频率相似的情况下,最大限度地减少使用的剂量。根据不同制剂的药代动力学特征,应在一定的剂量和给药间隔下进行预防治疗,以保证在任何时候都具有足够的循环因子浓度。对于进行规律预防治疗但仍出现突破性出血的患者,建议根据谷值升级预防方案。

（5）家庭治疗:血友病患者在发生出血后自行输注凝血因子,可以实现理想的早期治疗,达到缓解疼痛、减少功能障碍以及远期残疾的发生,并显著减少住院治疗天数[12, 13]。患者应保持良好的口腔卫生,血友病成人患者应每 3~6 个月定期接受口腔检查,建立循证的个性化的口腔预防措施,确保口腔健康。体重超重会增加关节负重,影响下肢关节活动范围和稳定性,增加出血频率,因此血友病患者应积极控制体重。日常生活中需要避免或慎用两类药物,一是抑制血小板功能和具有抗凝作用的药物,如阿司匹林等;二是对胃肠道刺激较大而可能诱发胃肠道出血的药物,如布洛芬等。

（6）物理治疗和康复治疗:可以促进肌肉、关节积血吸收,维持和增强肌肉力量,维持和改善关节功能。在非出血期积极、适当的运动对维持身体肌肉功能正常并保持身体平衡以预防出血至关重要[12]。出血后早期可采用休息、固定的策略,但应密切监测,并尽量缩短休息、固定的时间,可以使用冰敷与抬高患肢,冰敷最好不要超过 20 分钟,间隔 2 小时重复 1 次。物理治疗应当在适当的凝血因子替代或者止血方案保护下进行。物理因子如激光、脉冲短波有助于积血的清除,并缓解关节的疼痛和肿胀。康复应包括主动和被动的关节活动度练习、本体感觉训练,直到关节活动和功能完全恢复至出血前状态,急性滑膜炎症状消失。过早负重会使关节肌肉出血后的急性炎症恢复缓慢,加重关节软骨的损伤,建议至少在急性出血引起的急性滑膜炎症状完全消失后逐渐恢复负重和日常生活。

9. 并发症

（1）血栓形成:对于反复大剂量输注 PCC 患者,因 PCC 尚含有 FⅡ、FⅦ和 FX 及制备过程中部分凝血因子被激活,输注量过大、过快易形成血栓和 DIC 的危险。

（2）过敏反应及肾病综合征:多于反复大量输注 FIX 因子的患者,可能会导致严重的过敏反应及肾病综合征的产生[14]。在研究报道的 94 例 ITI 治疗 HB 病例中,约 60% 有过敏表现。总体上,只有 5/39（13%）的病例达到 ITI 耐受。肾病综合征是曾有过敏表现的血友病 B 抑制物患者接受 ITI 治疗的另一并发症。目前为止,这种现象的病因仍不明。

（3）输血相关并发症:血友病因为容易出血,常常面临反复输血的临床困境,因此输血相关并发症不容忽视。主要包括感染性输血及非感染性输血相关并发症。输血相关感染主要以 HIV、肝炎传播为主,非感染因素主要包括:溶血反应、过敏反应、含铁血黄素沉积症等。

【病例摘要】

患者幼年男性,2009 年（时年 9 月龄）因头部外伤后皮下血肿于我院诊断为重型血友病 B[15],并首次接受冻干人凝血酶原复合物（PCC）替代 治疗,输注 PCC400U 后出血停止,血肿逐渐吸收。自 2009 年至 2011 年期间反复出现磕碰后或自发性左膝关节出血及皮肤瘀斑,间断接受替代治疗止血（使用药物包括血浆及 PCC）,共计 20 个暴露日。家族中无其他血友病患者。2011 年 10 月 17 日患儿头部磕碰后出现头痛伴呕吐，在我院行头颅 CT 提示左顶硬膜下血肿，行 FIX 抑制物检查为阴性，输注 PCC800U/d[55U/(kg·d)]，同时予以脱水、降颅压治疗，患者头痛症状逐渐好转。在输注 PCC 第 5 天时，患者出现发热(体温最高 38 ℃)，伴咽痛，查体双侧扁桃体 Ⅱ 度肿大，输注抗生素治疗后病情好转。输注 PCC 治疗第 7 天，常规行凝血因子抑制物定性筛查，结果为阳性，定量检查提示 FIX 抑制物滴度 >40BU/mL。输注 PCC 第 11 天时，头颅 CT 提示血肿较前明显吸收，病情好转出院。院外出血频率较抑制物产生前无明显变化，每次出血时输注 PCC 30~50U/(kg·d)，1~2 d，出血症状可缓解。2015 年 1 月 6 日复查抑制物滴度 56BU/mL。2015 年 11 月患者抑制物滴度降至 10.4BU/mL，在取得患者父母知情同意后，开始通过输注 PCC 对患儿进行 ITI 治疗。

入院查体：体温 36.3 ℃ 脉搏 92 次 / 分 呼吸 23 次 / 分 血压 95/60 mmHg。

一般情况：发育正常，营养中等，神志清醒，无贫血貌，主动体位，查体合作。周身皮肤散在瘀斑、黄染、出血点，浅表淋巴结无肿大。头颅未见畸形，眼睑无浮肿，眼球无突出，结膜无苍白，巩膜无黄染，角膜未见异常，瞳孔等大等圆，对光反射灵敏。耳廓无畸形，外耳道无异常分泌物，乳突无压痛。鼻腔通气良好，各副鼻窦区均无压痛。口唇无紫绀，伸舌居中，牙龈无增生，咽部无充血，扁桃体无肿大。颈静脉无怒张，颈软，甲状腺无肿大，气管居中。胸廓对称无畸形，双侧呼吸动度一致，语颤正常，胸骨压痛(-)，双肺叩诊呈清音，肝上界位于右锁骨中线第 Ⅴ 肋间，双肺呼吸音清，未闻及干湿罗音。心前区无隆起，无细震颤，心界不大，心率 92 次 / 分，律齐，各瓣膜听诊区未闻及病理性杂音。腹部平坦，未见肠形、蠕动波及腹壁静脉曲张，腹软，无压痛及反跳痛，肝肋下未触及，脾肋下未触及，移动性浊音—，肠鸣音正常。肛门及外生殖器未查。脊柱四肢无畸形，四肢活动正常，双下肢无浮肿。膝腱反射正常，布氏征阴性，巴氏征阴性，克氏征阴性。

实验室检查如下。

2011 年入院检查：

（1）凝血功能：APTT：92.5 s，PT：12 s，TT：15.6 s，INR：1.07，FIB：4.002 g/L，D-dimer：25.5ug/dL。

（2）血常规：白细胞计数 11.6×10^9/L，红细胞计数 3.43×10^{12}/L，血红蛋白 98 g/L，平均红细胞血红蛋白(MCH)：27.8pg，平均红细胞体积(MCV)：80.2fL，平均红细胞血红蛋白浓度(MCHC)：346 g/L，血小板计数 476×10^9/L，中性粒细胞百分比 74.3%，淋巴细胞百分比 11.7%，嗜酸性粒细胞百分比 0.1%，嗜碱性粒细胞百分比 0.1%，中性粒细胞绝对值 8.62×10^9/L，淋巴细胞绝对值 1.36×10^9/L，嗜酸性粒细胞绝对值 0.01×10^9/L，嗜碱性粒细胞绝对值 0.01×10^9/L。

（3）肝肾功能 + 电解质 + 便常规：未见异常。

（4）病毒检查：乙型肝炎病毒表面抗体、表面抗原、核心抗体、e 抗体、e 抗原均阴性，丙型肝炎病毒抗原阴性，抗体戊型肝炎病毒 IgM 抗体阴性，庚型肝炎病毒 IgG 抗体阴性，梅毒螺旋体抗体阴性，人免疫缺陷病毒抗体阴性。

（5）FIX 因子活性：0.1%。

（6）APTT 纠正实验：对照即刻：29.6 s，患者血浆即刻：119.4 s，对照＋患者血浆即刻：115.8 s，对照 37 ℃孵育 2 h：32.2 s，患者血浆 37 ℃孵育 2 h：140.8 s，对照＋患者血浆 37 ℃孵育 2 h：137.2 s，提示存在因子抑制物，抑制物定量 >40BU（Bethesda 法）。

影像学检查如下。

（1）胸 CT（2016-8-22）：胸廓对称，气管居中，所见胸廓诸骨质结构完整。两侧肺野清晰，肺纹理规则。心影大小、形态正常。纵隔无增宽。两膈肌光滑，肋膈角锐利。

（2）膝关节超声（2015-10-30）：左侧膝关节少量积液伴滑膜增厚，左侧腘窝低回声团（血肿？）。

（3）下肢关节超声（2018-10-9）；右踝关节积液伴滑膜增厚，左踝关节未见异常。双侧膝关节未见明显异常。

基因检查：在 1 号外显子发现点突变 c.88G>T，氨基酸改变为 P.Val30Phe，位于 FIX 前导肽。通过在 FIX 交互数据库查询，发现该位点有 c.88G>A 及 c.88G>C 的突变报道，受累患者均为重型血友病 B。

诊断：血友病乙（伴抑制物）。

治疗：治疗原则为迅速控制出血和去除抗体。根据抑制物滴度、出血严重程度以及以往治疗的免疫反应等制定个体化治疗方案。

（1）止血治疗：对于抗体水平较低的患者，高剂量的因子浓缩物能够克服抑制物达到可以止血的因子水平。高滴度抑制物患者一旦发生出血，最佳止血药物是旁路制剂，如重组人凝血因子 Ⅶa（rFⅦa）或活化凝血酶原复合物（aPCC），前者价格昂贵，后者尚未进入中国市场。因此在国内常常选择 PCC 作为血友病 B、血友病 B 伴抑制物、获得性血友病 A 及血友病 A 伴抑制物患者的止血治疗。该患儿入院前出现严重的颅内血肿，伴有明显的头痛头晕等颅内高压的症状，在我院行头颅 CT 提示左顶硬膜下血肿，遂输注 PCC 800U/d［55U/（kg·d）］，同时予以脱水、降颅压治疗，患者头痛症状逐渐好转。住院 11 天在多次输注 PCC后患者血肿明显吸收。出院后每次出血时输注 PCC 30-50U/（kg·d），1~2 天，出血症状可缓解。ITI 治疗前患者年化出血率为 16 次，左膝关节为靶关节。开始 ITI 治疗后第 1 年年化出血率 10 次，多为运动磕碰后出现，无靶关节。开始 ITI 治疗的第 2 年年化出血率 7 次，亦多为运动及磕碰后，无靶关节。

（2）免疫诱导耐受（ITI）：ITI 是指通过在抑制物产生后通过长期反复输注 FIX 制剂以诱导机体免疫系统对 FIX 产生免疫耐受，从而清除 FIX 抑制物。血友病 B 抑制物患者在接受 FIX 进行 ITI 治疗的经验较少，有效率较低，且易产生过敏反应和肾病综合征，从而增加了血友病 B 抑制物的治疗难度。2015 年 11 月患者抑制物滴度降至 10.4BU/mL，且日常出血后均接受 PCC 止血治疗，遂开始通过规律输注 PCC 对患者进行 ITI 治疗。具体治疗方案：起始 PCC 剂量为 50U/kg 每 3 天 1 次，6 个月后剂量调整为 60U/kg 每 3 天 1 次，初始联合甲泼尼龙 16 mg/d，至激素完全停用时，抑制物滴度快速降至 1.55BU/mL，此后抑制物滴度在 5BU/mL 左右波动。在治疗 10 个月时，患者抑制物滴度为 8.4BU/mL，加用利妥昔单抗 100 mg 每周 1 次，共 4 周，同时继续 PCC 输注，抑制物滴度逐渐降低，7 个月时连续 3 次抑制物滴度为 0，FIX 回收率达 89.8%，判定为抗体清除成功。该 ITI 治疗方案通过联合利妥昔单抗及激素，有效清除患儿体内 FIX 抑制物，是国内首例报道的采用 ITI 联合利妥昔单抗成功治疗血友病 B 伴抑制物的病例。PCC 联合利妥昔单抗 ITI 治疗是目前有希望清除血友病 B 抑制物的方法（图 3-32-1）。

（3）免疫抑制剂治疗：抗 CD20 单克隆抗体（利妥昔单抗）：通过与 B 细胞结合，抑制 B 细胞产生抗体，目前作为伴抑制物形成的血友病患者 ITI 的辅助治疗。该患者 ITI 方案联合利妥昔单抗治疗（100 mg 每周 1 次，共 4 周）后取得成功，这提示联合免疫抑制剂的 ITI 方案或对 HB 患者更有效果。

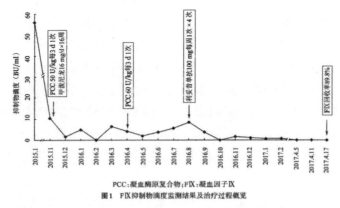

PCC：凝血酶原复合物；FIX：凝血因子Ⅸ
图1　FIX抑制物滴度监测结果及治疗过程概览

图 3-32-1　患者治疗过程中抑制物滴度变化

【病例特点及分析】

病例特点：①患者幼年男性，因外伤后血肿确诊血友病 B。②患儿经反复输注 PCC 后出现 FIX 抑制物。③经利妥昔单抗联合 ITI 方案治疗后，患者 FIX 抑制物清除成功。

患者自幼有出血症状，测得 FIX：C 为 0.1%，在 1 号外显子发现点突变 c.88G>T，氨基酸改变为 P.Val30Phe，位于 FIX 前导肽。通过在 FIX 交互数据库查询，发现该位点有 c.88G>A 及 c.88G>C 的突变报道。APTT 纠正实验阳性，测得抑制物定量 >40BU（Bethesda 法）。可以确诊为血友病乙伴抑制物。

【专家点评】

血友病乙伴抑制物发生率低，目前尚无统一治疗方案，多采用类似血友病 A 患者的治疗方案，文献报道的治疗剂量 25~200 IU/d，且尚无特定因子产品的推荐。血友病 B 伴抑制物 ITI 治疗效果不佳，可选择联合应用免疫抑制剂，如糖皮质激素、静脉丙种球蛋白、环孢素 A、吗替麦考酚酯、利妥昔单抗等。本例患者连续 3 次抑制物滴度为 0，同时 FIX 回收率达 89.8%，因此判定为 ITI 成功。目前国内尚无血源性提纯 FIX 制剂，而基因重组 FIX 价格昂贵，因此我们选择国产 PCC 作为本例患者 ITI 治疗用药。PCC 中含多种因子（FⅡ、FⅦ、FⅨ及 FX），其中 FⅡ 半衰期达 60 h，FX 半衰期为 34~40 h，大剂量输注 PCC 有血栓形成的风险。且 ITI 是个长期过程，不排除 FⅡ 及 FX 这种半衰期较长的因子发生蓄积，导致体内活性持续增高而增加血栓形成风险，因此我们选择起始剂量为 50U/kg 每 3 天 1 次，在患者治疗 3 周后复查上述因子活性，未发现 FII: C 及 FX: C 异常增高。在整个治疗过程中也未发生血栓事件。虽然该例患者既往并没有 FIX 过敏的现象，但是仍需要警惕过敏反应及肾病综合征的风险，且文献报道血友病 B 伴抑制物患者 ITI 疗效较低，因此我们在起始阶段加用了甲泼尼龙 16 mg/d［相当于泼尼松 1 mg/（kg·d）］，以预防可能出现的过敏反应，同时达到快速抑制免疫系统的目的（抑制物滴度迅速降至 5 BU/mL 以下）。为了监测肾病综合征的发生，患者在 ITI 治疗过程中每月检测肾功能及尿常规，结果显示在 ITI 过程中，并未发生肾病综合征。ITI 治疗 10 个月时，本例患者抑制物滴度仍为 8.4 BU/mL，因此加用小剂量利妥昔单抗，随后抑制物滴度逐渐减低，最终达到治疗目标。利妥昔单抗作为 CD20 单抗近些年被广泛用于治疗自身免疫性疾病。在遗传性血友病伴抑制物领域，尤其是血友病 B 伴抑制物患者中关于利妥昔单抗的相关研究较少，临床疗效良好及失败的病例均有报道，通常多用于血友病伴抑制物患者的二线治疗，常用方案为 375 mg/m² 每周 1 次 × 4 次。治疗失败病例均为利妥昔单抗单药治疗，也提示了联合 FIX 治疗可能会提升疗效。一般认为利妥昔单抗通过清除产生抗体的 CD20⁺B 细胞而改善 ITI 治疗效果不佳患者的疗效。本例患者采用的利妥昔单抗剂量为 100 mg/m² 每周 1 次 ×4 次，末次给药后患者的 CD20⁺B 细胞降为 0，在此后 6 个月内患者抑制物滴度逐渐降至 0。6 个月时，患者 CD20⁺ 细胞虽然逐渐恢复，但抑制物滴度并未升高，提示利妥昔单抗可能有助于建立免疫耐受。

【文献复习】

血友病 B 伴抑制物发生率远低于血友病 A 伴抑制物目前认为抑制物多发生于前 50 个暴露日（尤其是前 20 个暴露日）。高危因素包括重型血友病 B、FIX 基因大片段缺失及无义突变、小于 11 岁及黑种人患者。其他一些与血友病 A 伴抑制物的危险因素（如药物类型、按需治疗、高强度替代治疗、免疫调节基因多态性等）在血友病 B 中尚无法得到证实。本例患者为前导肽错义突变引起的重型血友病 B，初次暴露年龄为 9 月龄，抑制物发生于高强度替代治疗后，且期间有感染史，接受高强度替代治疗时的暴露日为 2 个，考虑其抑制物的产生与多重因素有关。与血友病 A 类似，抑制物会导致血友病 B 患者按需治疗止血疗效降低，无法进行预防治疗，患者生活质量降低及致残率增高。FIX 抑制物的产生可能会引起过敏反应及肾病综合征。Chitlur 等人 [16] 在一项关于血友病 B 伴抑制物的国际性调查中报道，94 例血友病 B 伴抑制物患者中 56 例在接受 FIX 替代治疗时出现过敏反应，且与 FIX 制剂类型无关。目前认为 FIX 过敏反应与严重基因缺陷有关（如大片段缺失）。国内也有报道 11 例血友病 B 伴抑制物患者中 3 例对 FIX 曾经发生过敏反应。Chitlur 等在调查中发现 94 例患者中 13 例出现肾病综合征，且全部发生在 ITI 治疗的 8~9 个月。因此血友病 B 伴抑制物患者如果同时伴随对 FIX 过敏反应和（或）出现肾病综合征，将极大地增加 ITI 清除抑制物的难度。因此在制定 ITI 方案及执行时，需要考虑到发生过敏反应及肾病综合征的可能性。

（中国医学科学院血液病医院血栓止血诊疗中心　张婧　薛峰）

【参考文献】

[1]　杨仁池等. 血友病 [M]. 上海：上海科学技术出版社，2017.

[2] VALENTINO LA. Blood-induced joint disease: the pathophysiology of hemophilic arthropathy[J]. *J Thromb Haemost*, 2010, 8(9): 1895-1902.

[3] ROOSENDAAL G, LAFEBER FP. Pathogenesis of haemophilic arthropathy[J]. *Haemophilia*, 2006, 12 Suppl 3: 117-121.

[4] MANNUCCI PM. Hemophilia and related bleeding disorders: a story of dismay and success[J]. *Hematology Am Soc Hematol Educ Program*, 2002, 1-9.

[5] ZHANG L, LI H, ZHAO H, et al. Retrospective analysis of 1312 patients with haemophilia and related disorders in a single Chinese institute[J]. *Haemophilia*, 2003, 9(6): 696-702.

[6] STIELTJES N, CALVEZ T, DEMIGUEL V, et al. Intracranial haemorrhages in French haemophilia patients (1991-2001): clinical presentation, management and prognosis factors for death[J]. *Haemophilia*, 2005, 11(5): 452-458.

[7] RODRIGUEZ-MERCHAN EC. Hemophilic Pseudotumors: Diagnosis and Management[J]. *Arch Bone Jt Surg*, 2020, 8(2): 121-130.

[8] SØRENSEN B, SPAHN DR, INNERHOFER P, et al. Clinical review: Prothrombin complex concentrates--evaluation of safety and thrombogenicity[J]. *Crit Care*, 2011, 15(1): 201.

[9] KEMPTON CL, Meeks SL. Toward optimal therapy for inhibitors in hemophilia[J]. *Hematology Am Soc Hematol Educ Program*, 2014, 2014(1): 364-371.

[10] TANG L, WU R, SUN J, et al. Short-term low-dose secondary prophylaxis for severe/moderate haemophilia A children is beneficial to reduce bleed and improve daily activity, but there are obstacle in its execution: a multi-centre pilot study in China[J]. *Haemophilia*, 2013, 19(1): 27-34.

[11] 中国血友病管理指南(2021版). 中国血友病协作组.2021.

[12] PAGE D. Comprehensive care for hemophilia and other inherited bleeding disorders[J]. *Transfus Apher Sci*, 2019, 58(5): 565-568.

[13] TEITEL JM, BARNARD D, ISRAELS S, et al. Home management of haemophilia[J]. *Haemophilia*, 2004, 10(2): 118-133.

[14] WARRIER I, EWENSTEIN BM, KOERPER MA, et al. Factor IX inhibitors and anaphylaxis in hemophilia B[J]. *J Pediatr Hematol Oncol*, 1997, 19(1): 23-27.

[15] 薛峰,刘葳,陈云飞,等. 凝血酶原复合物联合小剂量利妥昔单抗治疗血友病 B 伴抑制物. 中华血液学杂志, 2017 ,38(9): 749-753..

[16] CHITLUR M, WARRIER I, RAJPURKAR M, et al. Inhibitors in factor IX deficiency a report of the ISTH-SSC international FIX inhibitor registry (1997-2006)[J]. *Haemophilia*, 2009, 15(5): 1027-1031.

病例 33　皮肤瘀斑、关节肿痛 1 例

【背景知识】

出血性疾病是由于血管壁、血小板、凝血及纤维蛋白溶解系统异常所导致的以自发性或者与损伤程度不符的过度出血为主要表现的疾病,其发病原因可为遗传性也可为获得性。按病因及发病机制,可分为以下几种主要类型:

1. 血管壁异常　因血管壁结构及其周围支撑组织功能异常或受损所致,遗传性临床少见,如遗传性出血性毛细血管扩张症;获得性包括免疫性(过敏性)、感染性(败血症细菌栓塞性)、化学性、代谢性(类固醇性)及机械性紫癜等。

2. 血小板异常　血小板具有黏附、聚集、释放、促进血块收缩及维护血管内皮完整性的功能,当其数量或功能异常时均可引起出血。

(1)血小板数量减少:包括生成减少(如再生障碍性贫血、急性白血病)、破坏增多(如原发性免疫性血小板减少症)、消耗过多(如血栓性血小板减少性紫癜、溶血尿毒综合征)、分布异常(如脾功能亢进)等。

(2)血小板数量增多(伴血小板功能异常):如原发性血小板增多症等。

(3)血小板功能缺陷:可分为先天性(如巨大血小板综合征、血小板无力症)及获得性(如尿毒症等)。

3. 凝血因子缺乏　当血管受损时凝血系统启动,各种凝血因子参与,在局部迅速发生血液凝固形成纤维蛋白,在凝血过程中若相关的凝血因子缺乏或功能障碍即可引起出血。

(1)先天性或遗传性:如血友病 A、B 等。

(2)获得性:见于重症肝病、维生素 K 依赖的凝血因子缺乏症等。

4. 病理性循环抗凝物质所致出血　血液循环中出现了影响正常促凝的物质,包括凝血因子抑制物、组织因子抑制物、狼疮样抗凝物质、高肝素血症等。

5. 纤溶亢进　各种原因导致纤溶酶功能亢进,致纤维蛋白、纤维蛋白原及血浆中其他凝血因子被大量分解及纤维蛋白降解产物抗凝作用导致出血,主要为获得性疾病,包括原发性和继发性两种,前者是由于 t-PA、u-PA 释放入血或抗纤溶酶活性降低致纤溶亢进等,后者见于各种血栓性疾病及弥散性血管内凝血(DIC)等。

6. 复合性止血机制异常　指包含上述多种机制引起的出血。先天性或遗传性见于血管性血友病(vWD)等;获得性见于 DIC 等。

皮肤瘀斑是皮肤出血的临床表现,它呈皮下小片状出血,大小不一,不高于皮肤,呈紫红色,压之不褪色。它可分布于四肢及躯干,受压或者碰撞部位更易出现。消退时,紫红色转变为黄褐色,然后全部消失,不留痕迹。瘀斑发生的主要机制是由于毛细血管脆性增高、红细胞外渗,分布于一定范围的皮下组织,常见于血管性紫癜,严重血小板减少时也可以出现。血管及血小板疾病引起的浅表瘀斑通常小而多发,凝血异常疾病所致的浅表瘀斑通常单个出现。

关节疼痛是关节疾病最常见的症状,可因单纯的关节病变或全身性疾病所致。关节痛

分为急性和慢性两类,急性关节痛以关节及其周围组织的炎性反应为主,慢性关节痛则以关节肥厚及骨质增生为主。关节本身的脱位、骨折、肿瘤、炎症及周围组织的病变和许多全身性疾病都可以引起关节肿胀。几乎所有关节肿胀都可能伴有不同程度的疼痛或活动受限。其常见病因包括:①人体免疫缺陷性关节病,如风湿性或类风湿性关节炎等;②感染性关节病,化脓性关节炎或结核病性关节炎等;③创面性关节病,如髌骨的骨折、半月板断裂或关节周围韧带及肌腱的撕脱或撕裂等;④代谢障碍性关节病,如痛风性关节炎或大骨节病等关节疾患;⑤慢性骨关节病,如退行性关节病、慢性创面或外伤性关节病等;⑥骨坏死性骨关节病:如无菌性股骨头坏死、无菌性骨坏死等;⑦血液系统疾病致关节病,如血友病性关节炎等。

关节腔出血是重型遗传性凝血异常疾病的特征性表现,最常见的疾病为血友病A及血友病B,也可见于其他凝血因子缺乏症。关节血肿在获得性血友病及血管性、血小板疾病中罕见。关节出血常发生在关节腔间隙较大的关节,如膝、踝、髋、肘、腕、肩等关节。急性关节出血时,关节腔内积血,关节囊内压力增高,引起关节肿胀、疼痛、局部红热、肌肉痉挛、关节活动受限。反复的出血会导致骨质破坏、关节畸形、肌肉萎缩而丧失关节功能。

【病例简介】

患者男性,4岁,主因间断皮肤瘀斑、关节肿痛4年入院。

现病史:患者4年前出生后无明显诱因出现右下肢青紫色瘀斑,伴踝关节肿痛,3~5天后自行好转。此后患者上述症状间断发作,未正规诊疗。患者2周前无明显诱因出现右外踝肿胀疼痛,伴功能障碍,右侧小腿皮肤出现瘀斑,遂至桂林医学院第二附属医院骨科门诊治疗,行右侧踝关节MRI示右侧踝关节、跟距关节及跗骨窦积液,关节滑膜增厚;右胫骨后肌腱腱鞘积液,右踝关节周围皮下脂肪、肌间隙水肿;右距骨滑车、胫骨关节软骨损伤(滑膜侵蚀),跟骨、距骨骨髓水肿。该院怀疑血液系统疾病,行凝血功能检查示:PT:87.30 s,INR:7.84,APTT:56.07 s,FIB:2.04 g/L,复查示PT:93.7 s,APTT:56.9 s,FIB:2.01 g/L,凝血因子Ⅶ活动度:4.60%,凝血因子Ⅹ活动度:52.9%,凝血因子Ⅷ活动度:60.30%,凝血因子Ⅸ活动度:45.7%,凝血因子Ⅹ活动度:54.10%,凝血因子Ⅺ活动度:21.6%。诊断为:"凝血功能异常,不排除遗传性凝血因子Ⅶ缺乏",建议转上级医院治疗。为求进一步诊治,遂至我院门诊,收住我科。患者目前神志清,精神可,饮食、睡眠可,二便正常,近半年来体重未见减轻。

既往史:平素体质一般,否认病毒性肝炎、肺结核病史,否认高血压、糖尿病、高血脂史,否认脑血管疾病、心脏病史,否认精神病史、地方病史、职业病史。否认外伤、中毒、手术史,否认药物、食物过敏史,预防接种史不详,有输血史。

个人史:第一胎第一产,足月顺产,出生时无窒息,喂养史及发育史无特殊,出生后每年按时接受计划免疫。无化学物质、放射物质、有毒物质接触史。

家族史:父母体健,奶奶确诊Ⅶ因子缺乏症。否认其它家族及遗传病病史。

入院体格检查:体温36.6℃ 脉搏113次/分 呼吸25次/分 血压115/74mmHg。一般情况:发育正常,营养中等,神志清醒,无贫血貌,主动体位,查体合作。右小腿皮肤瘀斑,无皮疹、黄染,浅表淋巴结无肿大。头颅未见畸形,眼睑无浮肿,眼球无突出,结膜无苍白,巩膜无黄染,角膜未见异常,瞳孔等大等圆,对光反射灵敏。耳廓无畸形,外耳道无异常分泌物,乳突无压痛。鼻腔通气良好,各副鼻窦区均无压痛。口唇无紫绀,伸舌居中,牙龈无增生,咽部无充血,扁桃体无肿大。颈静脉无怒张,颈软,甲状腺无肿大,气管居中。胸廓对称无畸形,双侧呼吸动度一致,语颤正常,胸骨压痛无,双肺叩诊呈清音,肝上界位于右锁骨中线第Ⅴ肋间,双肺呼吸音清,未闻及干湿罗音。心前区无隆起,无细震颤,心界不大,心率113次/分,律齐,各瓣膜听诊区未闻及病理性杂音。腹部平坦,未见肠形、蠕动波及腹壁静脉曲张,腹软,无压痛及反跳痛,肝肋下未触及,脾肋下未触及,移动性浊音—,肠鸣音正常。肛门及外生殖器未查。脊柱四肢无畸形,右下肢活动略受限,双下肢无浮肿。右侧外侧踝关节肿胀,压痛阳性。膝腱反射正常,布氏征阴性,巴氏征阴性,克氏征阴性。

入院后化验及检查:血常规:WBC8.83×10⁹/L,RBC5.89×10¹²/L(↑),HGB146 g/L(↑),PLT340×10⁹/L(↑),NEUT3.87×10⁹/L,RET%1.34%;尿常规+镜检:尿蛋白(PRO)+-;粪常规+隐血未见异常;凝血十项:凝血酶原时间PT 59.8 s(↑),国际标准化比率(INR)5.74(↑),纤维蛋白原分解产物10.4μg/mL(↑),余正常。肝功能:AST/ALT1.69(↑),ALP184.6U/L(↑),LDH296.9U/L(↑),血小板功能检测未见明显异常。抗磷脂抗体检测全套:不提示狼疮抗凝物存在。抗核抗体及ENA抗体谱:阴性。血管性假性血友病因子抗原110%,血管性血友病因子活性90.1%。凝血因子ⅩⅢ筛选阴性,蛋白C活性测定PC85.1%,蛋白S活性测定PS83.2%。凝血因子活性测定:凝血因子Ⅱ活性:123.9%(↑),凝血因子Ⅹ活性:130.5%(↑)。凝血因子Ⅶ活性:凝血因子Ⅶ活性测定1.5%(↓)。出凝血基因突变筛查:F7基因检测到c.681+1G>T(p.T419M)杂合突变。凝血因子抗体检测:凝血因子Ⅶ抑制物定量0Bethesda;关节彩超:右踝关节积液伴滑膜增生,左踝关节未见明显异常。右侧:积液:5 mm,滑膜厚度:3.9 mm,滑膜血管增生:(+);左侧:积液:(-),滑膜厚度:(-),右踝关节腔内可见液性回声;关节滑膜增厚,增厚滑膜内可见血流信号;关节软骨显示不清,骨皮质线尚光滑,未见骨赘增生。

诊疗经过及疗效:患者住院期间予重组人凝血因子Ⅶ静脉注射促进凝血,间断输注人凝血酶原复合物,按时前往天津医科大学总医院行关节理疗。患者经治1个月后无新发关节疼痛,无瘀斑瘀点,无关节活动障碍,二便正常。

【病例特点及分析】

病例特点:①患者儿童,自幼起病;②患者主要表现为皮肤瘀斑及关节肿痛;③查体见右下肢皮肤瘀斑,踝关节肿胀,压痛阳性;④影像检查示右踝关节滑膜增生伴积液;⑤FⅦ活性<20%,有FⅦ基因突变,未检出FⅦ抑制物。

FⅦ缺乏症基于FⅦ:C活性的临床分型:轻型:FⅦ:C>20%;中间型:10%~20%;重型:FⅦ:C<10%。

该患儿出生后间断关节肿痛,皮肤黏膜瘀斑,入院前2周无明显诱因出现右下肢皮肤瘀斑及外踝肿胀疼痛伴功能受限,存在出血性疾病临床表现且更倾向于凝血因子缺乏所致。患儿PT延长,APTT、TT、FIB及PLT计数及功能检查未见异常,应当怀疑凝血因子Ⅶ缺乏的诊断;我院检查示FⅦ:C1.5%,小于10%,其余凝血因子活性检测未见异常,未检测到凝血因子 VII 抑制物,可明确凝血因子 FVII 缺乏的诊断且为重型。患儿 F7 基因检测到 c.681+1G>T(p.T419M)杂合突变,有 FVII 基因突变的证据且家族中有类似患者,则足以明确遗传性凝血因子 VII 缺乏的诊断。

【专家点评】

凝血因子 VII 缺乏症属于罕见遗传出血性疾病(RBD)的范畴,在 RBD 中占比 34.4%,但其发病率仅为 1/50 万,为罕见病。重度 FVII 缺乏症常见的临床表现包括皮肤瘀斑、鼻出血、齿龈出血、月经增多、术后出血,较常见的临床表现包括肌肉血肿、关节出血、血尿、脑出血、消化道出血。但必须指出的一点是,FVII 测定活性高低与出血相关性很弱,这意味着即便患者没有以肉眼可见的出血作为首要的临床表现,也可能是该病且临床分型为重型。

遗传性凝血因子 VII 缺乏症经典的实验室检查表现为 PT 延长而 APTT 正常。PT 是反映外源性凝血系统的筛选试验,是监测口服抗凝剂华法林等治疗的首选指标。凝血功能中 PT 延长而 APTT 正常多数是由凝血因子Ⅶ水平减低引起的出血性疾病造成,除了该病外还可见于抗体介导的凝血因子 VII 缺乏、维生素 K 依赖性凝血因子缺乏症、肝脏疾病、DIC 等疾病,需加以鉴别诊断。抗体介导的凝血因子 VII 缺乏一般既往无出血病史、无家族史,常因出血或筛选试验异常而进一步检查发现,需行混合血浆纠正试验予以鉴别,其表现为不能被 1∶1 混合的正常血浆所纠正,需进一步测定抑制物滴度,部分患者可找到原发病;维生素 K 依赖性凝血因子缺乏症患者因维生素 K 缺乏或利用障碍累及 FII, FVII, FIX 及 FX 的合成,其中凝血因子 VII 半衰期最短,因此维生素 K 缺乏最先出现 PT 延长,只有累及 FIX 等凝血因子时才会导致其他凝血检查异常,多数患者因出血症状就诊,而且就诊时多数已表现为 PT 及 APTT 同时延长。其常由胆管阻塞疾病、较长时间使用头孢类抗生素及全胃肠外营养未补充维生素 K 或误食灭鼠药引起,患者补充维生素 K 治疗有效;肝脏疾病时凝血因子合成减少,凝血功能异常,凝血因子水平降低程度与肝病严重程度相关,其中凝血因子Ⅶ由于半衰期仅 4~6 个小时,对肝蛋白质合成功能受损极其敏感,故肝病时最先出现凝血因子Ⅶ水平的减低,导致 PT 延长,严重肝病患者可同时表现为 PT 延长、APTT 延长、纤维蛋白原减低、血小板减少等。同时,肝脏疾病患者会出现肝功能损害的一系列临床表现如腹胀、乏力、恶心、呕吐、厌油腻、脂肪泻、水肿等,肝功检查也会出现异常,病情进一步发展会出现门静脉高压相关表现;DIC 患者血小板计数进行性下降,随病情发展,由于其他凝血因子进一步消耗、继发性纤溶病理变化出现会导致纤维蛋白原水平减低、D- 二聚体和 FDP 升高、APTT 和 TT 延长、血小板减少、微血管病性溶血等,并且多数有原发病表现,去除原发病后以上表现恢复。

遗传性 FVII 缺乏症的治疗多采用替代治疗,重组人凝血因子 VII 最佳,但因费用昂贵且半衰期短,限制了其长期应用,也可选择四因子凝血酶原复合物或重组人凝血因子 VII 与四因子凝血酶原复合物交替使用以减少重组人凝血因子 VII 的用量,如无法使用重组人凝血因子 VII 或四因子凝血酶原复合物,可使用新鲜冰冻血浆。本患儿采用重组人凝血因子 VII 与四因子凝血酶原复合物治疗后有止血疗效,但应注意 FVII 抑制物产生的情况,需定期复查,若检出 FVII 抑制物可参照血友病运用免疫耐受诱导方法予以清除,其具体剂量及治疗效果仍需进一步研究加以确定。非替代治疗包括抗纤溶药物（如氨基己酸或氨甲环酸等）或其它类型止血药物等。

【文献复习】

遗传性凝血因子 VII 缺乏症引起出血的机制已基本阐明，其造成关节病变的机制与血友病类似。一般认为，在血管内皮受损时，血浆中 FVIIa 与暴露于内皮下、激活的单核细胞或微颗粒表面的组织因子（TF）结合，二者激活 FX 及 FIX，启动凝血系统，形成初始微量的凝血酶。FVIIa：TF 复合物是体内凝血系统之启动因素，FVII：C 降低会引起凝血功能障碍，影响二期止血，导致出血。FVII：C<1% 患者可以表现为与血友病 A 或 B 相似的表现如自发性关节或深部肌肉出血。遗传性凝血因子 VII 缺乏症患者可能出现关节腔反复出血，血液中白细胞破坏所释放的酶及其他血液成分会持续损伤关节，红细胞破坏后含铁血黄素沉积，最终致骨质破坏及关节畸形。

FVII：C 与临床出血严重程度之间的相关性很弱，据此推测 FVII 缺乏症致出血倾向可能与 FVII 缺乏以外的其他因素有关，如 TF、血管性血友病因子或血小板异常，需进一步研究加以阐明。

遗传性 FVII 缺乏症患者其突变类型包括纯合突变，复合杂合突变以及杂合突变。纯合或复合杂合突变可转化为与中重度出血相关的临床表型。而杂合突变患者通常无症状或症状轻微，一项关于杂合子 FVII 缺陷的大型研究显示，仅有近 20% 的患者出现一些轻微出血的临床表现，如鼻出血、牙龈出血、易勃起或月经过多。在杂合突变患者中从未报告过严重症状。通过基因检测发现致病基因的缺陷对于确定基因 - 表型关系及其他临床特点，如抑制物产生的预测具有重要价值。然而，这个结果并不是绝对的，对于检测出的突变，需要结合临床表型及实验室检查综合判断。

新生儿 FVII：C 参考值为 28~104%，在出生后 6 个月内逐渐上升。因此新生儿在诊断 FVII 缺乏时需对比同期正常参考值范围，在常规补充维生素 K 后检测或者在 6 个月大时检测。ShilpaJain 等报告了三例凝血因子 VII 严重缺乏的病例，指出严重的 FVII 缺乏症通常在年轻时发现，并有发生大出血的风险，包括颅骨和关节内出血。

FVII 缺乏症患者的治疗，包含替代治疗及非替代治疗。替代治疗可选择重组人活化 VII 因子（15~30μg/kg 每 4~6 小时一次）、四因子凝血酶原复合物（30~40U/kg）或新鲜冰冻血浆，EN-RBD 报道的止血范围为 >20%，其它研究有报道止血范围为 10%~15%，根据临床反应调整方案。对于有个人及家族严重出血史或 FVII：C<1% 的患者，需进行预防性治疗，可采用重组人活化 VII 因子（20~40μg/kg，每周 2~3 次）、四因子凝血酶原复合物（30~40U/kg，每周 2~3 次）或新鲜冰冻血浆（10~15mL/kg 每周 2 次），根据临床反应调整方案。FVII 缺乏症患者替代治疗后有产生 FVII 抑制物的报道，STER 研究中 FVII 抑制物发生率为 2.6%，发生抑制物后的治疗罕有文献报道，目前参照血友病的诱导免疫耐受治疗，但药物剂量及疗效需要积累更多的病例来阐明。非替代治疗包括抗纤溶药物（如氨基己酸或氨甲环酸等）或其它类型止血药物，用于止血的辅助治疗或减少女性的月经。

（中国医学科学院血液病医院血栓止血诊疗中心　侯鹏霄　付荣凤）

【参考文献】

[1]　JAIN S, DONKIN J, FREY MJ, et al. Phenotypical Variability in Congenital FVII Deficiency Follows the ISTH-SSC Severity Classification Guidelines: A Review with Illustrative Examples from the Clinic[J]. *J Blood Med*, 2018, 9: 211-218.

[2]　ROBINSON KS. An Overview of Inherited Factor VII Deficiency[J]. *Transfus Apher Sci*, 2019, 58(5): 569-571.

[3]　SEVENET P, KACZOR DA, DEPASSE F. Factor VII Deficiency: From Basics to Clinical Laboratory Diagnosis and Patient Management[J]. *Clin Appl Thromb Hemost*, 2016, 23(7): 703-710.

[4]　中华医学会血液学分会血栓与止血学组, 中国血友病协作组. 罕见遗传性出血性疾病诊断与治疗中国专家共识(2021 年版)[J]. 中华血液学杂志, 2021, 42(02): 89-96.

[5]　曲翠云, 张冬雷, 刘晓帆, 等. 遗传性凝血因子Ⅶ缺乏症 43 例回顾性研究[J]. 中华血液学杂志, 2020, 41(05): 394-398.

病例 34　牙龈出血伴皮肤瘀斑一例

【背景知识】

皮肤黏膜出血可表现为牙龈出血、皮肤瘀点瘀斑、鼻衄等不同症状,属于出血性疾病范畴。对于出血性疾病的诊断,通常需要详细的病史问诊,血常规及出凝血功能的检查。出血的病因可分为以下几个方面。

1. 原发性止血功能障碍

(1)血小板异常:包括血小板数量减少、血小板功能障碍。后者即血小板黏附或聚集功能障碍,遗传性的疾病包括血管性血友病、巨大血小板综合征、血小板无力症,获得性的疾病包括药物诱导(如阿司匹林、氯吡格雷、非甾体类消炎药)、免疫性血小板减少性紫癜、慢性肾脏病、体外循环。

(2)血管壁异常:包括血管性出血(如 IgA 血管炎、遗传型毛细血管扩张症)、血栓性微血管病(如溶血性尿毒综合征、血栓性血小板减少性紫癜)、胶原合成受损(如坏血病、先天性结缔组织病)。

2. 继发型止血功能障碍　即凝血瀑布障碍。

(1)内源性途径异常:Ⅷ 因子缺乏(血友病 A)、Ⅸ 因子缺乏(血友病 B)、Ⅺ 因子缺乏(血友病 C)

(2)外源性途径异常:Ⅶ 因子缺乏

(3)内、外源性途径均异常:包括维生素 K 依赖的凝血因子(Ⅱ、Ⅶ、Ⅸ、Ⅹ)缺乏或被抑制、凝血因子被自身抗体所抑制、弥散性血管内凝血、肝脏合成凝血因子异常、纤维蛋白原缺乏、抗凝治疗。

3. 纤溶亢进　即病理性纤维蛋白原溶解过多导致的出血。包括弥散性血管性凝血、围产期并发症、纤溶治疗、富含 t-PA 器官(前列腺、子宫)的手术治疗、前列腺癌(副瘤综合征）。

4. 纤维蛋白原减少　包括遗传性、获得性血浆纤维蛋白原水平降低。后者与肝衰竭、弥散性血管内凝血、肝移植等有关。

【病例简介】

患者，男，73 岁，主因"龈血 10 年，加重半年，皮肤瘀斑 1 月"入院。

现病史：患者 10 年前无明显诱因出现牙龈出血，刷牙、咀嚼时加重，无皮肤瘀点、瘀斑，无血尿、黑便，无发热、乏力等不适，未予以重视。半年前上述症状较前加重，咀嚼时明显，晨起口唇、牙龈血痂易见，伴口腔血疱，当地口腔科予洗牙后出血加重，上述症状持续 3-5 日后可自行缓解，后反复出现，无明显规律。1 月前上述症状再次出现，伴双下肢散在皮肤瘀斑，无皮肤、关节血肿，无血尿、黑便，遂就诊于当地医院查血常规：白细胞 8.1×10⁹/L，红细胞 4.09×10¹²/L，血红蛋白 119 g/L，血小板 149×10⁹/L。出凝血功能：FIB 0.98 g/L，TT 21.6 s，PT 11.7 s，APTT 31.2 s，FDP 4.3 mg/L，D-Dimer 0.10μg/mL。肝功能、肿瘤标志物、凝血因子活性、自身抗体谱、血清铁蛋白及肿瘤标记物未见异常。考虑凝血功能障碍，予以输冷沉淀 6u、血浆 400mL 治疗后皮肤瘀点较前消退。3 天前皮肤出血加重，尤以腰背部、会阴部明显，现为进一步诊治入院。发病以来，患者精神、饮食、睡眠可，二便正常，体重近期无明显增减。

既往史：平素体健，否认病毒性肝炎、肺结核病史，否认高血压、糖尿病、高血脂病史，否认脑血管疾病、心脏病史，否认精神病史、地方病史、职业病史。否认外伤、输血、中毒、手术史，否认药物、食物过敏史，预防接种史不详，否认输血史

个人史：出生在原籍，久居河北省，生活起居尚规律，无化学物质、放射物质、有毒物质接触史，无冶游、吸毒史，无吸烟、饮酒史。

家族史：父母已故，原因不详。否认家族及遗传病病史，否认类似疾病病史。

入院体格检查：体温 36.3 ℃，脉搏 83 次/分，呼吸 20 次/分，血压 175/75mmHg。一般情况：神志清醒，轻度贫血貌。背部、束腰部、会阴部皮肤大片瘀斑，左肩胛部皮下肿块，质稍硬，无压痛，皮温不高，浅表淋巴结无肿大。结膜无苍白，巩膜无黄染，角膜未见异常，瞳孔等大等圆，对光反射灵敏。口唇无紫绀，牙龈无增生，咽部无充血，扁桃体无肿大。颈静脉无怒张，颈软，甲状腺无肿大。心肺、胸部、腹部及神经系统查体无殊。

入院后化验及检查：血细胞分析：白细胞 11.07×10⁹/L，嗜中性粒细胞绝对值 8.57×10⁹/L，红细胞 2.53×10¹²/L，血红蛋白 75 g/L，血小板 419×10⁹/L，网织红细胞比例 7.62%。凝血功能：凝血酶时间 TT 23.1 s(↑)，纤维蛋白原 1.34 g/L(↓)，纤维蛋白原分解产物 5.7μg/mL(↑)，D 二聚体 0.87(↑)，凝血酶原时间、部分凝血活酶时间正常。凝血因子活性正常，凝血因子抑制物阴性。ADP 诱导血小板聚集 + 花生四烯酸诱导血小板聚集 + 胶原诱导血小板聚集试验均正常。血管性假性血友病因子抗原正常。蛋白 C 活性、蛋白 S 活性正常。肝肾功能、甲状腺功能正常。维生素 K、铁代谢、维生素 B₂、叶酸正常。抗心磷脂抗体测定、抗核抗体滴度、ENA 抗体谱、抗 β₂ 糖蛋白 1 抗体正常。肿瘤标记物正常。免疫球蛋白、补体正常。

诊疗经过及疗效：明确诊断为：遗传性无（低）纤维蛋白原血症。予以补充纤维蛋白原、甲钴胺、多糖铁复合物补充造血原料及止血等对症支持治疗后复查，纤维蛋白原上升，出血

症状好转。

【病例特点及分析】

病例特点：该患者因"龈血10年，加重半年，皮肤瘀斑1月"入院。查体可见轻度贫血貌。背部、束腰部，会阴部皮肤大片瘀斑，左肩胛部血肿。检查结果提示纤维蛋白原降低，输注纤维蛋白原后症状好转。

诊断标准：患者纤维蛋白原水平下降，在排除获得性原因（如肝脏疾病、用药、维生素K缺乏、血友病等）后，即可诊断为遗传性无（低）纤维蛋白原血症。

该患者出血症状起病，血小板、凝血因子未发现异常，未见纤溶亢进相关特点。排除了其它系统疾病（肝、肾、甲状腺、免疫系统等）及药物所致，同时该患者纤维蛋白原进行性降低，输注纤维蛋白原后该指标上升且出血症状好转。确诊为遗传性无（低）纤维蛋白原血症。

【专家点评】

对于首发出血症状存在大面积皮肤瘀斑的患者，首先应考虑凝血因子异常，包括量的异常、功能的异常，或者存在抗体或抑制物。因此凝血相关的检查是诊断的关键。该患者凝血功能发现纤维蛋白原水平低，其他凝血检查未见明显异常。若对于年轻患者，应注意家族史，同时完善基因相关检查。通常纤维蛋白原水平低于0.5 g/L时会有较严重的自发出血，治疗上以补充纤维蛋白原的替代治疗为主要治疗方法。

【文献复习】

遗传性无纤维蛋白原血症由德国学者Rabe和Solomen等于1920年首先报道，迄今报道已逾150个家系，本病以纤维蛋白原缺乏或极低（<0.2 g/L）为特点，在欧美一些国家的发病率约1/106。遗传性低纤维蛋白原血症由德国学者Risak于1935年首先报道，系指纤维蛋白原低于正常水平，本病可能是无纤维蛋白原血症的一种杂合子状态。尽管很少临床中心有机会操作大量无纤维蛋白原血症病人群体（鉴于该病罕见，估计发病率为1：1000000），最近对从伊朗、意大利和北美登记为隐性遗传凝血紊乱者（RICDs）的描述大大拓宽了对纤维蛋白原数量缺陷临床表现的认识，迄今为止报道的最大临床病例是来自伊朗的病例，由于近亲婚配普遍的群体中RICDs高发。

遗传性无纤维蛋白原血症终身有不同程度的出血症状，表现为出生时脐带出血或包皮环切时出血不止，鼻衄，皮下出血，乳牙脱落时严重出血，伤口愈合延迟等。任何器官均可出血，但大的瘀斑和突发性胃肠道出血更常见，可有自发性出血，自发性脾破裂也有报道。约20%的患者可有类似血友病患者的血肿，骨内出血导致骨囊肿形成是较特异的影像学特点。遗传性低纤维蛋白原血症患者通常在纤维蛋白原水平低于0.5 g/L时才发生出血，较轻的自发性出血与手术后严重出血也不少见。

当有活动性出血或外科手术前应予治疗。纤维蛋白原水平在0.5~1.0 g/L时即能维持正常止血。妊娠及儿童时期长期预防性应用已有成功的报道，但尚需随机性研究加以证实。脾破裂单用纤维蛋白原替代治疗也有成功的报道。有报道表明，达那唑可使遗传性低纤维蛋白原血症的纤维蛋白原增高。

无纤维蛋白原血症患者因输注纤维蛋白原而产生抗纤维蛋白原抗体，导致严重的输注反应,并使输注的纤维蛋白原半衰期缩短已有报道。此外,部分患者可因输注纤维蛋白原而发生血栓,同时应用低分子量肝素可能避免血栓的发生。由于有可能传播病毒,美国现已禁用未经病毒灭活的纤维蛋白原制剂,而改用冷沉淀,每单位冷沉淀约含 200~250 mL 纤维蛋白原,由于纤维蛋白原的半衰期约 96~144 小时,因此,替代治疗可每 3~4 天给一次。

(中国医学科学院血液病医院血栓止血诊疗中心　刘嘉颖　鞠满凯)

【参考文献】

[1] AL-MONDHIRY H, EHMANN WC. Congenital afibrinogenemia[J]. *Am J Hematol*, 1994, 46(4):343-347.

[2] HILL M, DOLAN G. Diagnosis, clinical features and molecular assessment of the dysfibrinogenaemias[J]. *Haemophilia*, 2008, 14(5):889-897.

[3] CASINI A, NEERMAN-ARBEZ M, ARIENS RA, et al. Dysfibrinogenemia: from molecular anomalies to clinical manifestations and management[J]. *J Thromb Haemost*, 2015, 13(6):909-919.

第三节　微血管病及其他

病例 35　一例血栓性血小板减少性紫癜诊治

【背景知识】

血栓性血小板减少性紫癜(thrombotic thrombocytopenic purpura, TTP)是一种由于先天遗传缺陷或自身抗体介导的严重 ADAMTS13 缺乏导致的一种罕见的血栓性微血管病,可以包括微血管病性溶血性贫血(MAHA)、血小板减少、神经精神症状、发热和肾功能异常五联征,但大部分患者并无完整的五联征。TTP 是一种罕见且危及生命的血栓性微血管病,发病率为 3.7/100 万,发病年龄多为 10~40 岁,女性多见,男女比例约 1:2。

TTP 的发病机制主要涉及血管性血友病因子(VWF)裂解酶(ADAMTS13)活性缺乏,也与血管内皮细胞 VWF 异常释放、补体异常活化、血小板异常活化等相关。血浆中 ADAMTS13 活性缺乏导致内皮细胞异常释放的超大分子 VWF(UL-VWF)不能及时降解,UL-VWF 可自发结合血小板,导致微血管内血栓形成、微血管病性溶血,进而引起相应器官缺血、缺氧及功能障碍,引起临床症候群。

根据 ADAMTS13 缺乏机制不同,TTP 分为遗传性 TTP(cTTP)和 免疫性 TTP(iTTP)。cTTP 系 ADAMTS13 基因突变导致血浆 ADAMTS13 活性缺乏,常在感染、炎症或妊娠等促发因素下发病。cTTP 呈常染色体隐性遗传,基因突变表现为纯合子型或双重杂合子型。iTTP 系因患者体内产生抗 ADAMTS13 自身抗体,抑制 ADAMTS13 活性(中和抗体)或与 ADAMTS13 结合形成抗原抗体复合物而加速 ADAMTS13 在体内清除。iTTP 多无明确原因(即原发性),也可能继发于感染、药物、肿瘤、自身免疫性疾病、造血干细胞移植等。iTTP 是最常见的临床类型,约占 TTP 总例数的 95%。

【病例简介】

患者男性,57 岁,主因"乏力黑便 10 余天"入院。

现病史:患者入院前 10 余天无明显原因出现乏力、头晕,活动后加重,伴有剑突下疼痛、腹胀,间断排黑便,便量不多,无发热,无皮肤瘀点、鼻衄、牙龈出血,无头痛、皮疹、腰痛等不适,就诊当地医院,考虑"消化道出血",给予抑酸、输注血小板治疗后未再有黑便。因头晕乏力无改善,就诊我院急诊,血常规:白细胞 8.75×10^9/L、血红蛋白 87 g/L、血小板 20×10^9/L,生化:总胆红素 31 μmol/L、间接胆红素 21 μmol/L、尿素氮 4.16 mmol/L、肌酐 89 μmol/L,尿常规:尿酮体 ++、尿潜血 +++、尿白蛋白阴性,便常规+潜血:阴性,患者为求进一步诊治收入病房。

既往史:平素身体状况较差,糖尿病病史 2 年,未予治疗;高血压病史 3 年,血压最高 170/90 mmHg,长期口服非洛地平 5 mg,每日 1 次,血压控制在 150/80 mmHg。

个人史:否认药物过敏史。无烟酒嗜好。

家族史:家族中无遗传病、先天性疾病及类似疾病史。

入院体格检查:神志清楚,浅表淋巴结未及肿大,巩膜及周身无黄染,睑结膜无苍白,胸骨无压痛,心肺查体无殊,腹软,无压痛及反跳痛,肝脾肋下未及,双下肢不肿。

入院后化验及检查:血常规:白细胞 8.69×10^9/L、血红蛋白 87 g/L、血小板 18×10^9/L、中性粒细胞 6.25×10^9/L、RET% 10.76%;尿常规:尿潜血 +、尿白蛋白 -;生化:总胆红素 31.67 μmol/L、间接胆红素 22.08 μmol/L、尿素氮 8.43 mmol/L、肌酐 105 μmol/L、乳酸脱氢酶 507.8U/L;D- 二聚体 719ug/L;Coomb's 试验正常;铁四项、叶酸及维生素 B_{12} 均无缺乏;免疫指标:免疫球蛋白、补体水平、抗核抗体谱、类风湿抗体谱均为阴性。血涂片:未见异常。

骨穿:增生明显活跃、红系偶见轻度巨幼样变、巨核 79 个、多为成熟无血小板形成巨核、血小板少见、骨髓粒、巨增生、红系增高;免疫分型:未见异常表型淋巴细胞及单克隆浆细胞。胸 CT:双肺上叶小结节、心腔密度减低;上腹部 + 盆腔 CT:L4 水平腹主动脉增粗、肝右叶 S5 囊肿、右肾复杂囊肿;心脏超声:LVEF60%、轻度主动脉瓣返流、轻度肺动脉高压。

诊疗经过及疗效:2 月 25 日患者入院后因贫血、血小板减少,骨髓涂片未见幼稚细胞、巨核存在产板不良,给予促造血支持治疗。2 月 28 日患者外出检查过程中出现意识丧失、呼之不应,数分钟后神志稍转清,查体左侧肢体肌力 2 级、右侧肌力正常、对答欠流利,因血小板低下紧急完善头 CT 检查未见颅内出血病灶、双侧大脑白质区密度减低,后患者意识及肌力一度恢复如常。临床征象高度怀疑 TTP,遂完善 ADAMTS13 活性及抑制物检测。3 月 1 日患者发作癫痫、牙关紧闭、双眼上吊、四肢抽搐,持续约 1 分钟后停止,予以甲强龙 40 mg(每 12h1 次)、人免疫球蛋白 [0.4 g/(kg·d)×5 d]、丙戊酸钠抗癫痫、甘油果糖脱水降颅压,紧急联系血浆置换。期间完成 6 次血浆置换,每次置换血浆约 2000mL。ADAMTS13 结果回报:活性明显减低 <1%、ADAMTS13 抑制物滴度明显升高 >9.96BU。3 月 12 日及 3 月 13 日分别应用环磷酰胺 0.6 g,经给予上述治疗,患者神志转清,血小板回升至正常范围,尿素氮、肌酐、胆红素及乳酸脱氢酶水平均在正常范围,复查 ADAMTS13 活性 51.7%、ADAMTS13 抑制物滴度 0BU,取得临床缓解,糖皮质激素逐渐减量,随访患者病情稳定。

【病例特点及分析】

病例特点:①患者中年男性,急性起病;②患者因乏力黑便为首发症状,病程中逐渐出现一侧偏瘫、癫痫发作、发热,起病偏隐匿;③化验检查以贫血、血小板减少为主,网织红比值轻度升高,LDH 升高,肌酐及尿蛋白轻度升高。

TTP 典型临床表现如下:①出血,以皮肤、黏膜为主,严重者可有内脏或颅内出血。② MAHA,多为轻、中度贫血,可伴黄疸。③神经精神症状,表现为意识紊乱、头痛、失语、惊厥、视力障碍、谵妄、偏瘫以及局灶性感觉或运动障碍等,缺乏典型表现,以发作性、多变性为特点。④肾脏损害,可出现蛋白尿、血尿、管型尿,血尿素氮及肌酐轻度升高。⑤发热(>37.5 ℃)。⑥胸痛、腹痛、乏力、关节痛、肌肉痛等其他器官损伤的临床表现。临床上完全符合 TTP 典型"五联征"的患者相对少见,以 MAHA、血小板减少和神经精神症状为主的"三联征"为多见。由于部分 TTP 患者神经精神症状不显著,建议如发现 MAHA 和血小板减少时,就要高度警惕 TTP 可能,及时进行相关实验室检查和全面临床评估。

此例患者以乏力黑便首诊,血常规提示贫血、血小板减少,进行性出现癫痫发作、偏瘫、发热、蛋白尿等表现,查 ADAMTS13 活性减低、抑制物滴度明显升高,诊断血栓性血小板减少性紫癜,诊断明确后立刻在糖皮质激素基础上联合血浆置换,患者的血小板减少、微血管溶血性贫血及肾功能均得到明显改善。

【专家点评】

患者中年男性,因乏力、消化道出血为突出表现入院,发现贫血、血小板减少,伴有轻度网织红细胞比例升高、乳酸脱氢酶及胆红素水平轻度升高,后出现意识障碍、伴随有发热,诊断首先考虑血栓性血小板减少性紫癜。

TTP 往往起病隐匿,进展迅速,对于 TTP 诊断,第一,强调具备 TTP 临床表现,常有 MAHA 和血小板减少,并非所有患者均具备所谓的三联征或五联征,需要仔细分析病情、寻找病因。第二,典型的血细胞变化和血生化改变,尤其是外周血涂片中红细胞碎片 >1%,血清游离血红蛋白增高,血清乳酸脱氢酶明显升高。第三,血浆 ADAMTS13 活性显著降低(<10%),iTTP 常检出 ADAMTS13 抑制物。第四,需要排除溶血尿毒综合征、弥散性血管内凝血、HELLP 综合征、Evans 综合征、子痫等疾病。

本病多急性发病,不能及时识别治疗死亡率高。对临床评估中度或高度疑似 TTP 的患者应及时留取血样本送检 ADAMTS13 活性及抑制物或 IgG 抗体测定,不必等待检测结果回报即开始血浆置换和糖皮质激素治疗。对高度疑似和确诊病例输注血小板应十分谨慎,血浆置换后如出现危及生命的严重出血时才考虑血小板的输注。临床医生需要充分了解认识 TTP,根据临床表征尽快做出预诊断预处理,为更多患者争取抢救时机(图 3-35-1)。

【文献复习】

TTP 病情凶险,病死率高,目前主要的治疗方法为血浆治疗联合糖皮质激素,对于难治性或复发患者可联合利妥昔单抗及免疫抑制剂等药物治疗。

一线治疗的选择包括①治疗性血浆置换:原则要求早期足量,血浆置换采用新鲜冰冻血浆,血浆置换量推荐为每次 2000~3000mL 或 40~60mL/kg 体重,直至症状缓解、血小板计数恢复正常连续 2 天后可逐渐延长血浆置换间隔直至停止。血浆置换通过清除血液中 ADAMTS13 抑制物或 IgG 抗体及其他致病因素、补充缺乏的 ADAMTS13 而发挥作用。②糖皮质激素:可选用甲泼尼龙(80~120 mg/d)或地塞米松(15~20 mg/d)静脉输注,病情缓解后可过渡至泼尼松(1~2 mg/kg/d)并逐渐减量至停用 [1]。

利妥昔单抗通过选择性耗竭 B 淋巴细胞而降低 ADAMTS13 抑制物或 IgG 抗体滴度,有效恢复血浆 ADAMTS13 活性。临床研究证实, iTTP 急性发作期使用利妥昔单抗可提升治疗有效率、降低早期死亡率、减少复发率、延长缓解期。利妥昔单抗推荐剂量为 375 mg/m² 每周 1 次,连续应用 4 周[2]。小剂量利妥昔单抗治疗(100 mg 每周 1 次,连用 4 周)效果在探索中。

对利妥昔单抗无效或复发的 iTTP 患者可选用其他免疫抑制剂(硼替佐米、环孢素等)。硼替佐米通过阻止 ADAMTS13 自身抗体产生发挥治疗作用,常用剂量为 1.3 mg/m² 皮下注射,每疗程 4 次(第 1、4、8、11 天)。环孢素可促进 ADAMTS13 的分泌并提高活性,有效预防复发,常用剂量为 3~5 mg/(kg·d),根据血浆浓度调整剂量。卡普赛珠单抗(Caplacizumab)是一种抗血友病因子的人源化免疫球蛋白,可阻断 VWFA1 区与血小板糖蛋白 GPIb 结合作用,阻止血小板 -VWF 相互作用并防止小动脉和毛细血管内微血栓形成、减少终末器官损害 [3]。重组人 ADAMTS13 已进入 III 期临床研究,尤其适合 cTTP 患者的预防性治疗,iTTP 患者病情稳定后可选用潘生丁或阿司匹林减少复发。

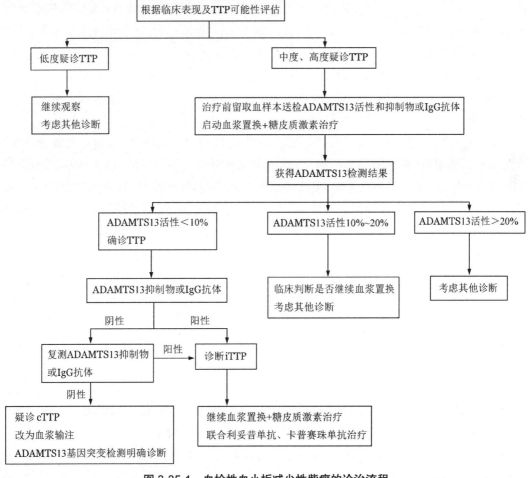

图 3-35-1 血栓性血小板减少性紫癜的诊治流程

(天津市第一中心医院血液内科 蒲业迪)

【参考文献】

[1] 血栓性血小板减少性紫癜诊断与治疗中国指南（2022 年版）[J]. 中华血液学杂志，2022，43（1）：7-12.

[2] JESTIN M, BENHAMOU Y, SCHLPE AS, et al. Preemptive rituximab prevents long-term relapses in immune- mediated thrombotic thrombocytopenic purpura[J]. *Blood*，2018，132（20）：2143-2153.

[3] AZOULAY E, BAUER PR, MARIOTTE E, et al. Expert statement on the ICU management of patients with thrombotic thrombocytopenic purpura[J]. *Intensive Care Med*，2019，45（11）：1518-1539.

病例 36 血栓性血小板减少性紫癜一例

【背景知识】

皮肤出血可表现为瘀点（直径< 2mm）、紫癜（直径 3-5mm）和瘀斑（直径> 5mm），可见于一期（血管 - 血小板型）止血缺陷或二期（凝血 - 抗凝血型）止血缺陷，通常发生于血管性疾病、凝血因子异常疾病和血小板疾病。出血性疾病可分为遗传性和获得性两大类，发病机制包括以下几类：

1. 血管壁异常

（1）遗传性：如遗传性出血性毛细血管扩张症、马方综合征、巨大海绵状血管瘤、家族性单纯性紫癜、全身弥漫性血管角化病等。

（2）获得性：如感染性（败血症、亚急性感染性心内膜炎）、过敏性（过敏性紫癜、药物过敏性紫癜）、物理性（机械性紫癜、毛细血管阻塞性紫癜）、营养不良性（维生素 C 缺乏症）、毛细血管抵抗力下降（单纯性紫癜、老年性紫癜）、代谢障碍（糖尿病、皮质醇增多症）、心血管疾病（高血压、免疫性血管炎）、结缔组织病（系统性红斑狼疮、结节性多动脉炎）、异常蛋白血症伴紫癜（冷球蛋白血症、多发性骨髓瘤、巨球蛋白血症）等。

2. 血小板数量异常　血小板数量减少：① 血小板生成不足：如遗传性（先天性再生障碍性贫血、先天性血小板生成素缺乏症）和获得性（获得性再生障碍性贫血、白血病、淋巴瘤）等；② 血小板破坏或消耗增多，包括非免疫性破坏增多（血栓性血小板减少性紫癜、溶血尿毒综合征、弥散性血管内凝血）和免疫性破坏增多（原发免疫性血小板减少症、Evans 综合征）等；③ 血小板分布异常（脾功能亢进）。

3. 血小板功能异常：

（1）遗传性：如血小板黏附功能缺陷（巨大血小板综合征、血管性血友病）、血小板聚集功能缺陷（血小板无力症、无纤维蛋白原血症）、血小板释放功能缺陷（储存池病、花生四烯酸代谢异常）、血小板促凝血活性缺陷（血小板因子 3 缺乏症）等。

（2）获得性：如肝脏疾病、巨球蛋白血症、多发性骨髓瘤、感染性疾病、恶性肿瘤、手术等。

4. 凝血因子缺乏

（1）遗传性：如血友病、FXI缺乏症、低纤维蛋白原血症等；

（2）获得性：维生素K缺乏症、严重肝脏疾病、药物所致凝血因子缺乏、产科出血等。

5. 纤溶活性亢进

（1）原发性：由纤溶酶原激活物增强或抑制物减弱所致，如创伤、手术、急性白血病等；

（2）继发性：各种原因所致的弥散性血管内凝血继发性纤溶期、动静脉及微血管血栓形成、溶栓药物治疗等。

6. 体内存在抗凝物质　如获得性血友病、血友病抑制物、肝素样抗凝物、狼疮抗凝物等。

7. 复合因素

（1）遗传性：如家族性复合性凝血因子缺乏症、无纤维蛋白原伴异常凝血酶原血症等；

（2）获得性：如维生素K缺乏、弥散性血管内凝血、药物、手术、原发性纤溶亢进症、急性白血病等。

【病例简介】

患者男，22岁，主因"皮肤瘀点瘀斑5天"入院。

现病史：患者5天前无明显诱因出现周身散在瘀点、瘀斑，伴乏力、头晕等不适。无鼻衄、牙龈出血，无发热、咳嗽、咳痰、咯血，无尿频、尿急、尿痛、血尿，无腹痛、腹泻、便血，无皮疹、关节痛，无头痛、恶心、呕吐、精神异常、四肢活动障碍等不适，未予诊治。后皮肤瘀点、瘀斑逐渐增加，3天前就诊于我院急诊，完善相关检查，血常规：WBC 6.91×10^9/L，RBC 4.6×10^{12}/L，HGB 146 g/L，PLT 8×10^9/L（↓），RET% 1.68%（↑），RET# 0.0773×10^{12}/L；肝肾功能：TBIL 31.8umol/L（↑），DBIL 5.2μmol/L（↑），IBIL 26.6μmol/L（↑），LDH 429.5U/L（↑）；凝血功能未见异常。急诊考虑不除外"免疫性血小板减少症（ITP）"，给予酚磺乙胺止血，甲泼尼龙 40mg/天 x 2天，丙种球蛋白 30g/天 × 2天。1天前复查血常规：HGB 123 g/L，PLT 5×10^9/L（↓）。以"血小板减少原因待查"收入我科。自患病以来，患者神志清，精神一般，纳差，睡眠一般，体重无著变。

既往史：否认病毒性肝炎、肺结核病史，否认高血压、糖尿病、高血脂病史，否认脑血管疾病、心脏病史，否认精神病史、地方病史、职业病史。否认外伤、中毒、手术史，否认药物、食物过敏史，预防接种史不详，否认输血史。

个人史：无化学物质、放射物质、有毒物质接触史，无冶游、吸毒史，吸烟2年，每天吸烟10支以下，未戒烟，偶有饮酒史。

家族史：否认家族及遗传病病史，否认类似疾病病史。

入院体格检查：体温 36.5 ℃，脉搏 88 次/分，呼吸 20 次/分，血压 125/82mmHg。无贫血貌，周身皮肤无皮疹、黄染，可见多处瘀斑及多发密集出血点，浅表淋巴结无肿大。咽部无充血，扁桃体无肿大。胸骨无压痛，双肺呼吸音清，未闻及干湿罗音。心率 88 次/分，律齐，各瓣膜听诊区未闻及病理性杂音。腹部平坦，无压痛及反跳痛，肝肋下未触及，脾肋下未触及。双下肢无浮肿。

入院后化验及检查如下。

血常规：WBC 7.27×10^9/L，NEUT# 3.9×10^9/L，RBC 3.91×10^{12}/L（↓），HGB 117 g/L

（↓），PLT 8×10^9/L（↓），RET% 2.25%（↑），RET# 0.088×10^{12}/L（↑）。生化检查：ALT 54.2U/L（↑），TBIL 33.5μmol/L（↑），DBIL 6.2μmol/L（↑），IBIL 27.3μmol/L（↑），LDH 498.6U/L（↑），Cr 64.6μmol/L，Urea 5.84mmol/L，血浆游离血红蛋白 109.4 mg/L（↑），血浆结合珠蛋白 0.185 g/L（↓）。凝血功能：APTT 22.2 s（↓），纤维蛋白原 1.76 g/L（↓），D-二聚体 0.94 mg/LFEU（↑）。抗核抗体滴度 阳性（1：1000）。ENA 抗体谱、抗中性粒细胞胞浆抗体、抗肾小球基底膜抗体、抗心磷脂抗体、抗 $β_2$-糖蛋白抗体阴性，直接抗人球蛋白试验阴性。尿常规 + 镜检：尿蛋白 1+，隐血 1+。便常规：大便隐血弱阳性。骨髓涂片：增生明显活跃，共见巨核细胞 17 个，其中成熟无血小板形成巨核细胞 15 个、裸核 2 个，结论：三系增生，血小板减少骨髓象。泌尿系超声、心脏超声、心电图、胸部 CT 未见明显异常。

诊疗经过及疗效：入院后不排除 ITP，予糖皮质激素、丙球及 TPO 治疗 1 周，效果欠佳。患者血红蛋白进行性下降，乳酸脱氢酶持续升高，入院后复查外周血涂片可见大量破碎红细胞，同时完善红细胞热溶血试验、蔗糖溶血试验、异丙醇沉淀试验、红细胞酶检测及血红蛋白组分分析均无异常。考虑诊断血栓性血小板减少性紫癜（TTP），立即行血浆置换，同时完善 vWF 裂解蛋白酶（ADAMTS13）相关检查：ADAMTS13 4.3%（↓），ADAMTS13 抑制物滴度 1.94BU（↑），先天性 TTP 基因检测未见异常。明确诊断为获得性 TTP。继续给予血浆置换，血小板、血红蛋白逐渐回升。入院后第 16 天复查血常规示血小板、血红蛋白再次下降，复查 ADAMTS13 活性 0%（↓），ADAMTS13 抑制物滴度 9.96BU（↑）。继续给予血浆置换并加用利妥昔单抗 375 mg/m² 一次抑制免疫治疗后病情好转出院。

【病例特点及分析】

病例特点：①患者青年男性，急性起病；②主要临床表现为皮肤瘀点瘀斑，伴头晕；③查体可见皮肤多处瘀斑及多发密集出血点；④实验室检查示血小板、血红蛋白下降，网织红细胞计数升高，外周血涂片可见破碎红细胞；总胆红素、间接胆红素、乳酸脱氢酶、血浆游离血红蛋白升高，血浆结合珠蛋白下降；尿常规 + 镜检：尿蛋白 1+，隐血 1+；凝血功能未见明显异常；Coomb's 试验阴性；血浆 ADAMTS13 活性下降，抑制物滴度升高，TTP 基因突变检测阴性。

获得性 TTP 多为成年急性起病，病情进展较为迅速。临床表现主要包括：①出血症状，包括皮肤瘀点瘀斑、口腔黏膜出血、鼻衄、血尿等，严重者可有内脏或颅内出血；②微血管病性溶血性贫血（MAHA），主要表现为轻中度贫血，可伴黄疸；③神经精神症状，主要表现为头痛、头晕、烦躁、意识紊乱、失语、局灶性感觉或运动障碍，严重者可表现为癫痫、瘫痪、脑卒中、昏迷等；④发热；⑤肾损害，可表现为蛋白尿、血尿、管型尿，血肌酐、尿素氮升高，严重者可发生急性肾衰竭。以上表现称为 TTP"五联征"，仅存在前三者被称为 TTP"三联征"。实验室检查存在以下特点：①血常规检查：血小板减少和贫血，外周血涂片异形红细胞或破碎红细胞增多，网织红细胞计数大多增加；②生化检查：血清胆红素升高，以间接胆红素升高为主，血清乳酸脱氢酶、血浆游离血红蛋白升高，血浆结合珠蛋白降低；血尿素氮、肌酐可存在不同程度升高；③凝血功能：APTT、PT、纤维蛋白原检测多正常，偶有纤维蛋白原降解产物轻度升高；④ Coomb's 试验阴性；⑤血浆 ADAMTS13 活性下降，TTP 基因突变检测阳性可诊断为先天性 TTP(congenital TTP，cTTP)，获得性 TTP(acquired TTP，aTTP)可伴血浆 ADAMTS13 抑制物滴度升高。

TTP 的诊断通常需具备 TTP"三联征"或"五联征"、典型的血常规或生化改变、血浆 ADAMTS13 活性显著下降的特点，并排除溶血尿毒综合征、弥散性血管内凝血、Evans 综合征等疾病。

该患者无出血性疾病家族史，以急性皮肤出血症状起病，实验室检查示血小板减少，凝血功能未见明显异常。考虑出血主要与血小板数量减少相关，需鉴别血小板生成不足、破坏消耗增多和分布异常相关的疾病。

患者入院时血常规示血小板重度减少，无显著贫血表现、网织红细胞无显著增高、乳酸脱氢酶无显著增高、无发热、无明显精神症状及肾功能异常表现，骨髓涂片示三系增生，巨核细胞产板不良，故初步考虑 ITP 诊断。但给予 ITP 一线治疗糖皮质激素和丙种球蛋白以及二线治疗 TPO 后 1 周，病情无改善，此时需警惕是否存在误诊漏诊。经过多次复查血涂片，我们观察到患者外周血涂片逐渐出现破碎红细胞，且实验室检查逐渐表现出 MAHA 的特点，Coombs 试验、溶血性贫血相关检查排除了 Evans 综合征、红细胞膜和酶缺陷等疾病，此时需高度怀疑 TTP 诊断。通过完善血浆 ADAMTS13 活性、抑制物及 TTP 基因检查，该患者最终明确诊断为获得性 TTP。考虑该患者皮肤出血主要与本病 TTP 相关，是血小板大量消耗导致的结果。

【专家点评】

TTP 是一种罕见的血栓性微血管病(TMA)，以弥散性微血管内富血小板血栓形成为特征。本病通常为急性起病，一经确诊或疑诊需马上进行紧急治疗，否则危及生命。

该患者入院时主要临床表现为皮肤出血，贫血症状不显著，神经精神症状不典型，且无发热及显著的肾损害，实验室检查主要表现为重度血小板减少，骨髓涂片表现为巨核细胞产板不良，TTP 症状不典型，极易误诊为 ITP。但经过 ITP 系统治疗后，患者症状无好转，且 MAHA 症状逐渐加重，主要表现为血红蛋白进行性下降，总胆红素、间接胆红素、乳酸脱氢酶进行性升高，此时我们高度疑诊 TTP。通过复查外周血涂片发现大量破碎红细胞，这是 TMA 的重要特征之一。送检 ADAMTS13 相关检查结果显示 ADAMTS13 活性下降，抑制物阳性，TTP 基因检测阴性，最终明确诊断为获得性 TTP。获得性 TTP 可继发于妊娠、感染、肿瘤或自身免疫性疾病等，本患者抗核抗体滴度 1∶1000，但暂无其它结缔组织病证据，需密切监测免疫指标及相关症状，明确是否发展为典型结缔组织病。

当患者疑诊 TTP 时，患者应立即开始治疗性血浆置换联合肾上腺皮质激素治疗，并可考虑联合卡普赛珠单抗(目前该药尚未在国内上市)治疗。该患者在接受血浆置换治疗后病情好转，但随后出现反复，复查 ADAMTS13 活性下降至 0%，抑制物滴度较前升高。对于抑制物阳性或复发难治的患者，联合 CD20 单克隆抗体、环磷酰胺、长春新碱、环孢素等免疫抑制剂，或蛋白酶体抑制剂硼替佐米，可减少自身抗体产生，加速疾病缓解，故在糖皮质激素及血浆置换治疗的基础上我们给予了利妥昔单抗清除抑制物。随着患者病情的好转，血浆置换治疗逐渐减停。

回顾该患者病史,起病时 TTP 表现不典型,按照 ITP 治疗 1 周效果欠佳,此时重新评估病情,及时做出了诊断修正,疑诊 TTP,并及时给予血浆置换,避免病情恶化,最终使患者康复。TTP 是一种需要迅速被识别和治疗的疾病,这提示了我们血液科和非血液科的医生在接诊患者时需要仔细问诊,关注患者主诉的所有临床症状和异常的实验室检查,并密切监测患者病情的动态变化,及时修正诊断及治疗方案。

【文献复习】

TTP 发病率约为(3~11)/100 万,男女比例约 1∶2,其发病机制涉及 ADAMTS13 活性缺乏、血管内皮细胞 vWF 异常释放以及血小板异常活化等方面。cTTP 主要是由于基因突变导致的 ADAMTS13 缺乏,血浆 ADAMTS13 活性通常 <5%,ADAMTS13 抑制物阴性;aTTP 占大多数,通常与机体产生 ADAMTS13 自身抗体相关,实验室检查可见 ADAMTS13 活性下降、抑制物滴度升高或 IgG 抗体阳性。ADAMTS13 主要作用是裂解循环中的血管性血友病因子(vWF)多聚体,当 ADAMTS13 缺乏时,超大 vWF 多聚体不能被裂解,导致循环中血小板过度聚集形成血栓以及血小板消耗性减少,从而导致出血症状。

由于 TTP 需要快速被识别诊断接受治疗,有学者利用 7 个临床上迅速可得的参数构建了 PLASMIC 评分,该评分对于预测 ADAMTS13 活性严重缺乏具有良好的检验效能,适用于将 TTP 和其他 TMA 鉴别,尤其对于缺乏神经精神症状的患者有较高的敏感性,有利于 TTP 的快速诊断和早期启动血浆置换治疗。PLASMIC 评分包括以下 7 个参数,每项 1 分:①血小板 $<30 \times 10^9$/L;②溶血表现 [RET%>2.5% 或无法检测到的结合珠蛋白(HP)或 IBil >2 mg/dL];③无活性肿瘤;④无实体器官或造血干细胞移植史;⑤平均红细胞体积(MCV)< 90fl;⑥国际标准化比率(PT-INR)< 1.5;⑦肌酐(Cr)< 2 mg/dL。积分 0~4 分为低危, TTP 预测效率 0~4%;积分 5 分为中危,预测效率 5%~24%;积分 6~7 分为高危,预测效率 62%~82%。

目前,血浆置换仍是 TTP 的首选治疗,尤其是对于 aTTP 患者,血浆置换的原理是去除患者血浆内超大 vWF 多聚体和 ADAMTS13 抑制物,并从供体血浆中提供正常的 ADAMTS13。推荐置换量为 40~60mL/kg,每日 1~2 次持续至神经症状消失、血小板和 LDH 恢复正常连续 2 天后可逐渐延长血浆置换间隔直至停止。对于难治性 TTP,首先需警惕鉴别诊断,在进一步明确 TTP 诊断后可考虑应用免疫抑制剂,利妥昔单抗、环磷酰胺、长春新碱、硼替佐米等免疫抑制剂均有治疗成功的案例。此外,新药 Caplacizumab 可以通过阻断超大 vWF 多聚体与血小板 GPIb-IX-V 受体的结合和相互作用,防止血小板异常聚集和微血栓形成,它虽然不能改变 aTTP 的免疫紊乱,但在免疫抑制剂完全起效之前对急性期 aTTP 患者起到了重要的保护作用。临床试验结果表明, Caplacizumab 缩短了血浆置换平均天数以及住院时间,降低了 TTP 相关死亡、复发、重大血栓栓塞事件以及难治性 TTP 的发生率,有利于提高 TTP 患者的预后。

aTTP 患者在初次发作取得临床缓解后存在复发风险,感染、手术、妊娠等均为诱发因素,而血浆 ADAMTS13 活性 <10% 或 ADAMTS13 抑制物或 IgG 抗体持续阳性是临床复发的高危因素。所有缓解期的 aTTP 患者除常规检查血常规外,均应定期复查 ADAMTS13 活

性及其抑制物或 IgG 抗体,至少在第一年前 6 个月内每月一次,后 6 个月内每 3 个月一次,第二年每 6 个月一次。随着免疫抑制治疗的早期使用,aTTP 复发率有明显减少趋势。

(中国医学科学院血液病医院血栓止血诊疗中心　王夕妍　付荣凤)

【参考文献】

[1]　中华医学会血液学分会血栓与止血学组. 血栓性血小板减少性紫癜诊断与治疗中国专家共识(2022 年版)[J]. 中华血液学杂志,2012,43(1):7-12.

[2]　王学峰,吴竞生,胡豫,等. 临床出血与血栓性疾病 [M]. 北京:人民卫生出版社,2018:51-55.

[3]　SCULLY M, CATALAND S, COPPO P, et al. Consensus on the standardization of terminology in thrombotic thrombocytopenic purpura and related thrombotic microangiopathies[J]. *J Thromb Haemost*, 2017,15(2):312-322.

[4]　BENDAPUDI PK, HURWITZ S, FRY A, et al. Derivation and external validation of the PLASMIC score for rapid assessment of adults with thrombotic microangiopathies:a cohort study[J]. *Lancet Haematol*, 2017,4(4):e157-e164.

[5]　SAYANI FA, ABRAMS CS. How I treat refractory thrombotic thrombocytopenic purpura[J]. *Blood*, 2015,125(25):3860-3867.

病例 37　遗传性血栓性血小板减少性紫癜一例

【背景知识】

血栓性血小板减少性紫癜(thrombotic thrombocytopenic purpura,TTP)是一种因富含血小板的微血管血栓引起的以微血管病理性溶血性贫血、严重血小板减少和缺血性终末器官损害为特征的血栓性微血管病变。其主要临床特征包括微血管病性溶血性贫血、血小板减少、神经精神症状、发热和肾脏受累等。TTP 的主要发病机制涉及血管性血友病因子(vWF)裂解蛋白酶(ADAMTS13)活性缺乏、血管内皮细胞 vWF 异常释放、血小板异常活化等方面。TTP 分遗传性和获得性两种,前者系 ADAMTS13 基因突变导致 ADAMTS13 活性降低或缺乏所致,常在感染、应激或妊娠等诱发因素作用下发病,后者根据有无原发病分为特发性和继发性。特发性 TTP 多因患者体内存在抗 ADAMTS13 自身抗体(抑制物),导致 ADAMTS13 活性降低或缺乏,是主要的临床类型。继发性 TTP 系因感染、药物、肿瘤、自身免疫性疾病、造血干细胞移植等因素引发。TTP 临床表现包括出血、微血管病性溶血性贫血、神经精神症状、肾脏损害及发热等。实验室检查可见不同程度贫血、外周血涂片存在异形红细胞及碎片(>1%)、血小板计数显著降低、溶血性贫血表现及血浆 ADAMTS13 活性降低。该病治疗方案首选血浆置换,其次可选用新鲜(冰冻)血浆输注。TTP 病情凶险,死亡率高,在诊断明确或高度怀疑本病时,不论轻型或重型都应尽快开始积极治疗。对于发作期 TTP 及复发和难治性 TTP 患者可采用免疫抑制治疗,血浆置换无效或多次复发的病例可静脉滴注免疫球蛋白。该病复发率约为 30%,常见于遗传性 TTP 及抑制物阳性的特发性 TTP 患者,对抑制物检测持续阳性者需注意疾病复发。

【病例简介】

患者女,12岁,主因间断皮肤紫癜、贫血8月入院。

现病史:患者入院前8个月无明显诱因出现皮肤瘀点及鼻衄,伴发热乏力,就诊于当地医院,查体发现全身皮肤散在红色针尖大小出血点,查血常规:血红蛋白(Hb)53 g/L,血小板计数(PLT)40×10⁹/L。骨髓形态示骨髓增生明显活跃,幼红细胞形态大致正常,血小板生成良好(未见验单),诊断为"免疫性血小板减少症,失血性贫血(重度)"。住院10天期间行鼻腔填塞、配输同型红细胞悬液6U并予甲强龙及静注人免疫球蛋白输液治疗,复查血常规示血小板升至正常、贫血好转后出院。出院后口服泼尼松50 mg/d治疗2个月后逐渐减停,期间血小板减少有反弹,最低降至约40×10⁹/L,血小板抗体阴性。患者停药后3周(入院前4个月)因感冒后出现皮肤瘀点、瘀斑再次就诊于该院,查血小板42×10⁹/L,住院15天予泼尼松60 mg/d及红霉素治疗,期间血小板波动于(31~73)×10⁹/L,出院后口服中药汤剂治疗2月余(具体不详),血小板计数波动于(29~106)×10⁹/L。1月前患者无明显诱因出现右额部头痛,视物模糊,伴左侧肢体无力,抽搐发作1次,伴恶心呕吐,为非喷射样,呕吐物为胃内容物,无咖啡样物质及胆汁,并解浓茶色尿液,就诊于"汉中市中心医院",急查血常规:Hb63 g/L,PLT7×10⁹/L,网织红细胞百分比(Ret%)3.08%。肝功能:谷丙转氨酶(ALT)159.9U/L,谷草转氨酶(AST)133.6U/L,总胆红素(TBil)79 μmol/L,间接胆红素(IBil)67.4μmol/L。骨髓形态学检查示红系及巨核系明显增生,外周血有核红细胞31%,破碎红细胞易见。头颅CT检查未见明显异常。予住院治疗4天(青霉素、悬浮红细胞输注、地塞米松、静注人免疫球蛋白20 g/d)后患者上述症状无缓解并出现发热,体温最高达38.0℃,不伴咳嗽,于入院前25天转诊西安市儿童医院,查血常规:RBC:2.59×10⁹/L,Hb:90 g/L,WBC:9.54×10⁹/L,PLT:185×10⁹/L,抗人球蛋白试验阴性;肝功能:TBil 107.3 μmol/L、直接胆红素(DBil)27 umol/L、IBil 80.3 μmol/L、ALT137 umol/L;肾功能:尿素8.22 mmol/L、肌酐87μmol/L、尿酸528 μmol/L;血气分析:PO₂ 62 mmHg;电解质:K⁺:3mmol/L、Cl⁻:95 mmol/L;心肌酶:AST152U/L、乳酸脱氢酶(LDH)279U/L;乙肝系列、抗核抗体系列、抗中性粒细胞胞浆抗体5项均阴性;叶酸测定16.9ng/mL、血清维生素B₁₂测定297pg/mL;测得ADAMTS13活性<5%。胸部CT检查结果示双肺多发斑片状阴影,考虑感染性病变,腹部CT及颅脑CT未见明显异常,诊断为"血栓性血小板减少性紫癜",予输注洗涤红细胞悬液及新鲜冰冻血浆、静注人免疫球蛋白抑制免疫治疗;予硝普钠静滴及嘱患者口服卡托普利降压并予甘露醇降颅压;予头孢唑肟抗感染并同时碱化、水化尿液等综合治疗。住院8天后患者无发热、抽搐、头痛、肢体乏力症状,复查血常规Hb90 g/L,血小板升至正常。现患者为行进一步诊疗就诊于我院门诊,门诊以"血栓性血小板减少性紫癜"收入我科病房。患者自发病以来,精神、饮食、睡眠可,二便正常,病后体重增加20 kg。

既往史:平素体健,否认病毒性肝炎、肺结核病史,否认高血压、糖尿病、高血脂病史,否认脑血管疾病、心脏病史,否认精神病史、地方病史、职业病史。否认外伤、输血、中毒、手术史,否认药物、食物过敏史,预防接种史不详,有输血史。

个人史:出生在原籍,久居陕西,生活起居尚规律,无化学物质、放射物质、有毒物质接触史,无冶游、吸毒史,无吸烟、饮酒史。

家族史:父母健在,有 1 个妹妹, 6 岁,体质欠佳,易反复呼吸道感染,患者家属否认类似家族及遗传病病史。

入院体格检查:体温 37 ℃ 脉搏 92 次 / 分 呼吸 20 次 / 分血压 110/71mmHg。一般情况:发育正常,营养中等,神志清醒,无贫血貌,体型肥胖,满月脸,主动体位,查体合作。周身皮肤无皮疹、黄染,有出血点,浅表淋巴结无肿大。头颅未见畸形,眼睑无浮肿,眼球无突出,结膜无苍白,巩膜无黄染,角膜未见异常,瞳孔等大等圆,对光反射灵敏。耳廓无畸形,外耳道无异常分泌物,乳突无压痛。鼻腔通气良好,各副鼻窦区均无压痛。口唇无紫绀,伸舌居中,牙龈无增生,咽部无充血,扁桃体无肿大。颈静脉无怒张,颈软,甲状腺无肿大,气管居中。胸廓对称无畸形,双侧呼吸动度一致,语颤正常,胸骨压痛无,双肺叩诊呈清音,肝上界位于右锁骨中线第 V 肋间,双肺呼吸音清,未闻及干湿罗音。心前区无隆起,无细震颤,心界不大,心率 92 次 / 分,律齐,各瓣膜听诊区未闻及病理性杂音。腹部平坦,未见肠形、蠕动波及腹壁静脉曲张,腹软,无压痛及反跳痛,肝肋下未触及,脾肋下未触及,移动性浊音(—),肠鸣音正常。肛门及外生殖器未查。脊柱四肢无畸形,四肢活动正常,双下肢无浮肿。膝腱反射正常,布氏征阴性,巴氏征阴性,克氏征阴性。

入院后化验及检查下。

(1)血常规:RBC 3.46×10^{12}/L, Hb108 g/L, WBC 5.14×10^9/L,中性粒细胞绝对值(NEUT#)2.76×10^9/L,PLT 111×10^9/L,Ret% 3.78%。

(2)尿常规:尿蛋白(PRO)+−。

(3)肝肾功能电解质:ALT75.9U/L, AST59.8U/L,碱性磷酸酶(ALP)169U/L, DBIL4.1umol/L,LDH 296U/L。K$^+$:3.43mmol/L;

(4)血清铁四项:血清铁:10.59μmol/l,铁饱和度:0.2。

(5)感染相关标志物:乙肝表面抗体 110.54mIU/mL,乙肝 e 抗体 0.67S/COR,乙肝核心抗体 3.34S/COR。病毒全项(套):单纯疱疹病毒 I 型抗体 IgG 阳性(+),巨细胞病毒抗体 IgG 阳性(+)。

(6)溶血:血浆结合珠蛋白: <0.125 g/L(↓),血浆游离血红蛋白: 76.6 mg/l(↑)。PNH克隆检测:阴性。Coombs 实验:阴性

(7)ADAMTS13 活性及抑制物检测:血浆 ADAMTS13 活性(残余胶原结合试验)0%,血浆 ADAMTS13 抑制物:阴性。

(8)基因检测:检测突变结果如表 3-37-1 所示。

表 3-37-1 检测突变结果

突变基因	突变位置	核苷酸改变	氨基酸改变	纯合 / 杂合	来源	突变类型
ADAMTS13	exon25	c.G3368>A	p.R1123H	杂合	父亲	错义突变

追溯其父无 TTP 发作病史,其母基因检测结果未见明显异常

(9)心电图:窦性心律不齐。

（10）影像学检查：胸片：右位主动脉弓；超声心动图：左心房增大，三尖瓣少量反流；腹部 B 超：轻度脂肪肝，胆胰脾、双肾未见明显异常。

诊疗经过及疗效：入院后予二级护理，嘱患者休息。明确诊断为遗传性血栓性血小板减少性紫癜，予护肝，补钾并进行两次血浆置换治疗，第一次置入 2773mL，置出 2557mL。2 日后行第二次血浆置换治疗，置入 2372mL，置出 2172mL。完成第二次血浆置换后 2 天复查血常规：RBC3.76×10^{12}/L，Hb110 g/L，RET% 2.17%，WBC6.35×10^9/L，NEUT# 3.33×10^9/L，PLT 392×10^9/L，肝肾功能：ALP 169U/L，乳酸脱氢酶 LDH 171U/L。患者病情平稳，经请示上级医师后，准予出院。

【病例特点及分析】

病例特点：①患者女性儿童，发病年龄小、慢性病程急性发作。②患者主要表现为皮肤紫癜、贫血，急性发作时神经系统症状尤为突出，伴发热。③患者血小板计数减少，凝血功能无明显异常，有微血管性溶血性贫血（MAHA）的证据。④血浆 ADAMTS13 活性 <5%，存在 ADAMTS-13 基因突变，血浆 ADAMTS13 抑制物阴性。

目前我国血栓性血小板减少性紫癜（TTP）的诊断需具备以下各点：①具备 TTP 临床表现。如微血管病性溶血性贫血、血小板减少、神经精神症状"三联征"，或"五联征"，即同时存在发热和肾脏损害。临床上需仔细分析病情，力争早期发现与治疗。②典型的血细胞计数变化和血生化改变。贫血、血小板计数显著降低，尤其是外周血涂片中红细胞碎片明显增高；血清游离血红蛋白增高，血清乳酸脱氢酶明显升高。凝血功能检查基本正常。③血浆 ADAMTS13 活性显著降低，在特发性 TTP 患者中常检出 ADAMTS13 抑制物。部分患者此项检查正常。④排除溶血尿毒综合征（HUS）、弥散性血管内凝血（DIC）、HELLP 综合征、Evans 综合征。

在临床中，若出现微血管性溶血性贫血及血小板减少且无其他可以解释的原因，则可初步诊断 TTP。若同时存在神经系统表现，肾脏损害或发热，进一步支持 TTP 但非确定诊断之必需。若血浆 ADAMTS-13 活性显著降低（<10%）或同时检出 ADAMTS-13 抑制物，可确诊 TTP。

TTP 分型如下。

1. 遗传性 TTP（cTTP） 又称 Upshaw-Schlman 综合征，系 ADAMTS-13 基因突变导致酶活性降低或缺乏所致，患者存在持续性 ADAMTS-13 活性严重缺乏（<10%），且无 ADAMTS-13 抑制性抗体存在。基因检测可证实患者存在 ADAMTS-13 基因的纯合突变或双重杂合突变。

2. 获得性 TTP（aTTP） 又称免疫介导的 TTP（iTTP），根据其有无继发因素可分为原发性 iTTP 和继发性 iTTP。

（1）原发性 iTTP：又被称为特发性 TTP。患者在无明确基础疾病或诱发因素的前提下体内产生了针对 ADAMTS-13 的自身抗体，导致 ADAMTS-13 活性降低或缺乏。

（2）继发性 iTTP：有明确基础疾病或诱发因素导致，常见诱发因素如结缔组织病，感染，妊娠或药物等。

该患者多次检查均存在血小板与血红蛋白计数减低,在前往我院就诊前1月出现急性神经系统症状,表现为右额部头痛,视物模糊,左侧肢体无力,抽搐发作,伴发热。检查发现贫血(Hb63 g/L),网织红细胞百分比增高(3.08%),LDH增高(279U/L),间接胆红素增高(80.3μmol/L),抗人球蛋白试验阴性,破碎红细胞易见,这些表现提示患者发生了微血管性溶血性贫血,加之血小板计数明显减低($7×10^9$/L),可初步诊断TTP。该患者同时出现神经系统损害及发热,可进一步支持TTP诊断。外院行ADAMTS-13活性测定报告<5%,在没有检测误差的情况下,已可以明确TTP诊断。患者入我院后ADAMTS-13活性0%,基因检测证实患者及其父亲均有ADAMTS-13基因突变的证据,未检出ADAMTS13抑制性抗体,则足以明确遗传性血栓性血小板减少性紫癜的诊断。患者头颅影像学检查阴性进一步排除了神经系统原发性病变。

该患者皮肤紫癜,贫血8月,血小板计数减低而凝血功能检查未发现明显异常,血小板减少可以解释该患者皮肤紫癜的原因。患者出现微血管性溶血性贫血,红细胞破坏增多,可以解释贫血的原因。临床上Evans综合征,阵发性睡眠性血红蛋白尿,骨髓增生异常综合征及巨幼细胞性贫血均可表现为血小板减少和/或贫血(溶血性贫血),需行Coombs试验,阴性可排除Evans综合征,同时外周血涂片检查出现破碎红细胞有助于排除上述疾病。此外,血栓性血小板减少性紫癜属于血栓性微血管病(thrombotic microangiopathy,TMA)的范畴。TMA是指一组以微血管(微动脉和毛细血管)内皮细胞/血管壁损伤、管腔狭窄和闭塞并可伴有微血栓形成为特征的临床病理综合征,临床上通常表现为微血管性溶血性贫血,血小板减少及因微血栓导致的组织损伤。TMA包括TTP,HUS,DIC,HELLP综合征等。HUS同样可出现MAHA及血小板减少,不典型HUS(aHUS)也可累及中枢神经系统,肾功能也可相对正常,测定ADAMTS-13活性即可做出鉴别,补体相关功能检测异常常提示aHUS;DIC患者虽可出现MAHA及血小板减少,但其凝血检查异常,不难做出鉴别诊断。

【专家点评】

血栓性血小板减少性紫癜是一种临床急症,其起病急骤,病情凶险,死亡率高。既往的诊断主要通过具有典型的临床表现,即出现三联征或五联征,然而在临床中出现所有“五联征”的患者仅有5%,有大约1/3的患者在发病时并不会出现神经系统表现,肾功能损害和发热在多数TTP患者中很不突出,且特异性不高,所以单纯依靠临床表现势必会延误病情。若能早期诊断并尽早干预,可显著改善病人预后。因此,只要患者血常规检查发现血小板及血红蛋白减少,有出血贫血的临床表现,就应该想到TTP的可能,及时行外周血形态学检验,凝血功能检查及ADAMTS-13活性测定以明确诊断。若证实患者具有MAHA和血小板减少且无法用其他原因解释,则应高度怀疑TTP并尽早开始包括血浆置换在内的治疗措施。在行血浆置换前先留取血浆标本送检ADAMTS-13测定其活性及进行抑制物的检测,以防止治疗对检查结果造成影响。同时,在临床中当严重高胆红素血症与血小板减少症同时发生时,应怀疑遗传性TTP,并应测量ADAMTS13活性。

血小板减少是遗传性TTP常见表现,然而在儿童中,原发性免疫性血小板减少症(ITP)的发病率可达cTTP发病率之20~50倍,很多医师将cTTP误诊为ITP,导致治疗效果不佳。

血小板减少的自发恢复并不能排除遗传性 TTP 的诊断,当患儿具有 ITP 非典型的临床特征如持续性头痛、嗜睡或有碎片红细胞溶血等表现时,应怀疑遗传性 TTP 并测量 ADAMTS13 活性。

在临床工作中需将 cTTP 与 aTTP 相鉴别,因为其治疗方案存在差异。在发病年龄上,cTTP 常在儿童中发现并得到诊断,后者在成人中发病率较高;在临床表现上,cTTP 患者神经系统表现如短暂性脑缺血发作(TIA)可在没有溶血征象和血小板减少的情况下发生,且血小板减少症可能并不严重,患者可能出现急性肾损伤;在检查上,前者在基因检测中检出 ADAMTS13 基因异常,若检出功能性 ADAMTS-13 抑制物或检查发现抗 ADAMTS-13 IgG 抗体滴度增高,则不支持 cTTP 的诊断;在治疗上 cTTP 首选的治疗方案是通过预防性输注新鲜冰冻血浆补充 ADAMTS13,而 aTTP 患者需进行早期启动血浆置换联合糖皮质激素治疗,必要时使用免疫抑制治疗;此外,cTTP 患者在缓解期常出现持续且严重的 ADAMTS-13 活性缺乏,而 aTTP 患者在未检出功能性 ADAMTS13 抑制物或抗 ADAMTS13 抗体的情况下很少出现这种情况。

【文献复习】

遗传性血栓性血小板减少性紫癜是一种罕见的常染色体隐性遗传性疾病,由 ADAMTS13 基因突变导致血浆金属蛋白酶 ADAMTS13 缺失或严重缺乏引起。ADAMTS13 基因位于染色体 9q34 上,编码 1427 个氨基酸的多结构域蛋白质 ADAMTS-13。在遗传性 TTP 患者中已鉴定出 200 多个 ADAMTS13 突变,分布于所有 ADAMTS13 蛋白域,其基因突变可能是纯合子或复合杂合子。该病特征性病理学表现为小动脉和毛细血管中存在超大型 VWF 多聚体、VWF 和富含血小板的血栓。血小板消耗,全身微血管血小板血栓形成被认为是血小板减少的原因。微血管血栓形成致微血管管腔狭窄,不但会导致组织缺血,同时还会影响红细胞顺利通过,致使红细胞变形、损伤甚至破碎,红细胞破坏过多,为微血管性溶血性贫血。

在 TTP 中,微血栓的形成会导致血小板减少所致出血以及贫血发生,cTTP 也不例外。在正常血液循环中,超大 vWF 多聚体(ULVWF)自身可能不会导致微血管血栓形成。临床观察表明遗传性 TTP 患者可在 ADAMTS13 活性检测不到的情况下存活多年,但没有明显的症状。然而,cTTP 患者看起来可能很健康,但他们始终存在严重血栓形成的风险且这一风险且随着年龄增长而增加。在缺乏 ADAMTS-13 的情况下,ULVWF 持续存在,导致血小板自发黏附和聚集,而血小板与 ULVWF 结合会增加血栓形成的风险。Caplacizumab 是一种阻断 ULVWF 之 A1 结构域与血小板 Ib/IX/V 受体相结合的二价抗 vWF 的纳米抗体,患者使用该药后会导致血栓形成导致的缺血症状迅速缓解。此外,研究表明血管性血友病因子浓度的增加与先天性 TTP 临床发作有关。去氨加压素是一种已知能释放血管性血友病因子的药物,在服用去氨加压素治疗遗传性 TTP 患儿夜间遗尿症的过程中,患者反复出现血小板减少和溶血的急性发作。在感染、炎症或怀孕等能使血管性血友病因子浓度增加的事件中,患者同样会出现上述临床表现。同时,血液循环中出现高速湍流会导致更厚的 vWF 分子形成且有利于暴露其血小板结合位点,增加血栓形成的风险。

cTTP 患者急性发作可通过血浆输注进行治疗。在复发 cTTP 表型的患者中,可能需要预防性血浆输注,这一治疗同时也可改善与急性发作无关的慢性症状。据报道,在接受长期血浆输注的患者中,ADAMTS13 活性半衰期为 2.5~5.4 天,因此,预计 ADAMTS13 活性在约 5-10 天后恢复至基线水平。根据临床症状、血小板计数和患者意愿,通常每 2~3 周进行一次输注。此外,rADAMTS13 及 ADAMTS13 基因治疗有望使 cTTP 患者获得持续稳定疗效,极大水平改善患者预后。

(中国医学科学院血液病医院血栓止血诊疗中心　侯鹏霄　薛峰)

【参考文献】

[1] JOLY BS, COPPO P, VEYRADIER A. Thrombotic Thrombocytopenic Purpura[J]. *Blood*, 2017, 129(21): 2836-2846.

[2] SAHA M, MCDANIEL JK, ZHENG XL. Thrombotic Thrombocytopenic Purpura: Pathogenesis, Diagnosis and Potential Novel Therapeutics[J]. *J Thromb Haemost*, 2017, 15 (10): 1889-1900.

[3] SCULLY M, CATALAND S, COPPO P, et al. Consensus on the Standardization of Terminology in Thrombotic Thrombocytopenic Purpura and Related Thrombotic Microangiopathies[J]. *J Thromb Haemost*, 2017, 15(2): 312-322.

[4] KREMER HOVINGA JA, GEORGE JN. Hereditary Thrombotic Thrombocytopenic Purpura[J]. *New Engl J Med*, 2019, 381(17): 1653-1662.

[5] SIDDIQUI A, JOURNEYCAKE JM, BOROGOVAC A, et al. Recognizing and Managing Hereditary and Acquired Thrombotic Thrombocytopenic Purpura in Infants and Children[J]. *Pediatr Blood Cancer*, 2021, 68(5):e28949.

[6] 中华医学会血液学分会血栓与止血组. 血栓性血小板减少性紫癜诊断与治疗中国专家共识(2012 年版)[J]. 中华血液学杂志, 2012, 33(11): 983–984.

病例38　血管性血友病一例

【背景知识】

局部出血可由出血部位的疾病或机体自身止凝血功能障碍引起。首先应考虑是否为局部因素引起的出血,若局部病因已排除或已进行相关治疗后仍出现该部位反复出血,则需考虑出血性疾病。

出血性疾病的发病机制主要有三个因素:血管壁异常、血小板质或量的异常及凝血功能障碍。导致机体止血、凝血活性的减弱或抗凝血、纤溶活性的增强,引起自发性或轻微外伤后出血难止。出血性疾病可分为遗传性和获得性。遗传性出血性疾病常表现为患者自幼即有反复自发异常出血,可有相关家族史,如血友病、遗传性出血性毛细血管扩张症、血小板无力症等。获得性出血性疾病的患者通常都无既往异常出血史及有关家族史,部分患者可找到潜在相关病因。如自身免疫性疾病,恶性肿瘤,感染,药物或化学中毒等。对于局部黏膜出血,局部血管因素所致出血的可能性要大于凝血系统的异常。

血管性血友病(von Willebrand disease, vWD)是由于患者血管性血友病因子(von Wille-brand factor， vWF)基因突变引起血浆 vWF 数量减少(1 型和 3 型)或质量异常(2 型)所导致的一类出血性疾病。vWD 常合并 FⅧ活性下降，是最常见的常染色体不完全显性遗传性出血性疾病。该疾病最常见的临床表现是轻微的皮肤黏膜出血,如鼻出血、牙龈出血或月经过多等,创伤(手术)后或分娩后也可能发生严重出血。由于病人一般出血症状较轻,同一类型不同病人间出血症状和严重程度差异明显,部分病人并未得到明确诊断。

175kb 的 *vWF* 基因位于 12 号染色体短臂末端,有 52 个外显子。当其发生点突变、插入突变或缺失时可导致 vWF 生成减少或功能异常。vWF 是一种大分子多聚体糖蛋白,仅在内皮细胞及巨核细胞内合成,是正常止血所必需的。vWF 有两种主要功能:①参与止血,在止血过程中,vWF 的一端与血小板糖蛋白Ⅰb结合,另一端则与受损血管壁的纤维结合蛋白、胶原结合,起桥梁作用;②稳定血浆中的 FⅧ, vWF 与 FⅧ以非共价键结合形成 vWF-FⅧ,作为 FⅧ的载体,防止FⅧ降解,并将其局限于初始的血小板血栓上,便于参与凝血酶的产生和纤维蛋白凝块的形成。因此, vWD 具有复合性的止血功能异常,包括血小板黏附功能缺失和FⅧ:C 缺陷所致的止血障碍。

【病例简介】

患者男性,9 岁,主因“反复牙龈出血、鼻衄 8 年余”入院。

现病史:患者于 8 年前无明显诱因出现反复牙龈渗血,伴有打疫苗后血不易止,伴间断鼻衄,无发热、口腔溃疡,无黑便、血尿,就诊外院查血友病全套示: FⅧ: C 6.8%, FIX: C 70.4%,FXI: C 111.4%。诊断为“血友病甲”,予 FⅧ静推治疗 1 次出院(具体用量不详)。此后多次因皮肤瘀青、皮肤血肿、牙龈出血、鼻衄就诊当地医院,予补充 FⅧ治疗, 2～3 次 / 月(具体用量不详)。2 年前车祸致左踝关节肿痛不能行走,于当地医院予国产 FⅧ补充治疗,用量为 200IU/ 天,持续补充 5 个月,左踝肿痛无明显缓解,仍无法行走,为明确诊断及治疗,遂入我院门诊, 2018.03.26 门诊查血常规: WBC 7.22 × 10⁹/L, HGB 123 g/L, PLT 282 × 10⁹/L(↓)。凝血功能: APTT 56.4S, FIB 1.86 g/L。凝血因子活性: FⅧ: C 1.0%, FIX: C 60.6%, FXI: C 57.9%。vWF: Ag<2.0%。诊断为血管性血友病,建议输注血源性Ⅷ因子,用量 600IU/ 日,约半个月后患者左踝关节肿胀渐渐吸收好转。此后间断出现牙龈出血、鼻衄、皮肤血肿,均给予补充血源性Ⅷ因子后好转。1 个月前再发出现鼻衄,当地医院给予补充血源性Ⅷ因子 600IU/ 日治疗约 2 周,患者仍反复有鼻衄,调整为输注血源性Ⅷ因子 1000IU/ 日,输注 6 天后患者未再出血,再给予 1000IU/ 日维持 2 日。4 天前再发出现鼻衄,给予输注血源性Ⅷ因子 1000IU1 次后至今未再出血,为进一步明确及治疗,遂入我院门诊,门诊拟“血管性血友病”收入我科,起病以来,食欲、睡眠尚可,大小便正常。

既往史:平素体健,无麻疹、水痘、腮腺炎、百日咳、肝炎等其它传染性疾病史,预防接种史规则接种。无化学物质、放射物质、有毒物质接触史,否认药物、食物过敏史,近期无家庭装修史,否认输血史,否认手术史,2 年前曾被车撞伤至左踝肿胀。

个人史:出生在原籍,G6P6,足月顺产,生后无窒息史,出生时体重 3.7kg,生后母乳喂养,6 月添加辅食,1 岁 8 个月断奶,生长发育同正常同龄儿。无疫水疫地接触史,无异食癖。

家族史:父母体健,非近亲结婚,其一姐姐是血管性血友病患者。

入院体格检查:T 36.9 ℃,P 97 次/分,R 24 次/分,BP 97/82mmHg,H 134 cm,W 30Kg,ECOG 0 分。轻度贫血貌,可见牙龈轻微渗血,周身皮肤无皮疹、黄染、出血点,浅表淋巴结无肿大。咽部无充血,扁桃体无肿大。胸骨无压痛,双肺呼吸音清,未闻及干湿罗音。心率97 次/分,律齐,各瓣膜听诊区未闻及病理性杂音。腹部平坦,无压痛及反跳痛,肝肋下未触及,脾肋下未触及,移动性浊音阴性,肠鸣音正常。左侧踝关节肿胀,左侧肘关节活动受限,余脊柱四肢未见异常,四肢活动尚可,双下肢无浮肿。膝腱反射正常,巴氏征阴性,克氏征阴性。

入院相关化验及检查:血常规、肝肾功能、感染相关检查等未见明显异常。凝血十项:INR 1.1,PT 13.1 s,APTT 57.1 s,TT 16.7 s,ATⅢ 活性 105%,Fb 2.18 g/L,FDP <2 μg/mL,PLG:A 87.1%,α$_2$-PIA 103%,D-Dimer 0.34 mg/L(FEU)。凝血因子活性检测:FⅧ:C 2.1%,FⅧ抑制物 0;vWF:Ag 1.7%,vWF:RCo <3.2%。基因检测:vWF 基因 p.S29P 突变。鼻镜检查:鼻甲及中隔黏膜糜烂。

诊断及治疗经过:明确诊断为"血管性血友病(3 型)",住院期间多次予输注人 FⅧ替代治疗;患者反复牙龈出血,口腔科医师会诊考虑为乳牙滞留,予拔除,拔牙前后均予人 FⅧ替代治疗;患者反复鼻出血,鼻镜检查示鼻甲及中隔黏膜糜烂,局部予康子肤、喷必净喷鼻治疗。患者未再新发牙龈出血、鼻出血,病情平稳后出院。

【病例特点及分析】

病例特点:①患者幼年男孩,病程长,其姐姐也是血管性血友病患者;②患者主要表现为皮肤黏膜出血、关节血肿;③查体可见牙龈渗血及关节活动受限;④患者 FⅧ:C 2.1%,FⅧ抑制物 0;vWF:Ag 1.7%,vWF:RCo <3.2%。基因检测:vWF 基因 p.S29P 突变。

血管性血友病的分型及各类型的实验室检查结果如表 3-38-1。

表 3-38-1　血管性血友病的分型及各类型的实验室检查结果

类型	vWF:Ag	vWF:RCo	vWF:RCo/vWF:Ag	FⅧ:C	RIPA	vWF 多聚体
1 型	↓	↓	N	N/↓	N/↓	N
2 A 型	N/↓	↓	↓	N/↓	↓	缺乏大-中分子量 vWF 多聚体
2B 型	N/↓	↓	↓	N/↓	↑	缺乏大分子量 vWF 多聚体
2M 型	N/↓	↓	↓	N/↓	↓	N
2 N 型	N	N	N	↓↓	N	N
3 型	↓↓	↓↓	-	↓↓	↓	-

注:N:正常;↓:降低;↓↓:显著降低;-:无参考意义

根据 2021 年血管性血友病诊断指南将 vWD 诊断流程总结如下图 3-38-1。

该患者有皮肤黏膜出血、关节出血等症状;FⅧ:C、vWF:Ag 、vWF:RCo 均显著降低,FⅧ抑制物(-);基因检测示 vWF 基因 p.S29P 突变;一姐姐为血管性血友病患者,故诊断为血管性血友病;该患者 vWF: Ag<3 IU/L，vWF: RCo 低于检测下限，故诊断为 3 型血管性血友病（图 3-38-1）。

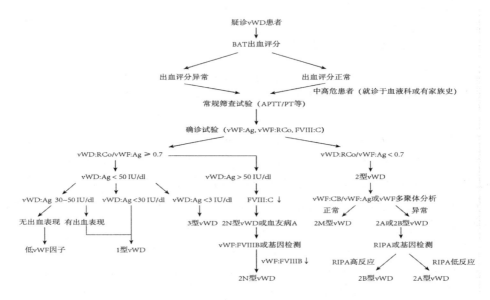

图 3-38-1　vWD 诊断流程

　　vWD 患者的出血症状差异较大，有或无出血表现家族史，最常见的临床表现是皮肤黏膜出血，如鼻出血、牙龈出血和月经过多等，出血症状一般较轻，创伤（手术）后或分娩后也可能发生严重出血。其临床表现与血友病患者类似，实验室检查结果也可表现为 FⅧ: C 降低，但通常血友病患者血浆 vWF: Ag 水平正常，且血友病患者呈 X 染色体隐性遗传，而 vWD 患者呈常染色体不完全显性遗传。该患儿幼儿时以自发性牙龈出血、鼻出血起病，最初并未行 vWF 相关检查，实验室检查结果仅有 FⅧ: C 降低，且无相关家族史，故最初考虑诊断为血友病 A。后完善 vWF 相关检查，vWF: Ag 、vWF: RCo 明显降低，且其姐姐也发现相同病史，才得以明确诊断。

　　对于 3 型 vWD 患者来说，含有 vWF 和 FⅧ的血浆产品为其替代治疗的首选药物。血浆中的 vWF 因子有稳定 FⅧ的作用，与 FⅧ以非共价键结合形成 vWF-FⅧ，作为 FⅧ的载体，防止 FⅧ降解。当患者血浆中 vWF 因子明显缺乏时，FⅧ降解速度加快，血浆 FⅧ: C 也只能维持较低水平，故此时需同时补充 FⅧ和 vWF 因子。目前上市的 FⅧ制剂中不含 vWF 因子，血源性 FⅧ是最佳选择。患者 2 年前车祸致左踝关节出血时，予国产 FⅧ持续输注症状并未好转，于我院完善相关检查明确诊断为 3 型 vWD 后，予人 FⅧ输注关节肿胀才得以减轻，但此时已致关节畸形、关节活动受限。故本病早发现、早诊断、早治疗尤为重要。

【专家点评】

　　血管性血友病是最常见的遗传性出血性疾病，临床表现以皮肤黏膜出血为主，出血症状一般较轻，不同患者的出血表现差异较大。根据其发病机制可分为 3 种类型：vWF 量的减少（1 型和 3 型），vWF 质的异常（2 型）。2 型 vWD 又可分为 2 A、2B、2M、2 N 型。vWD 患者中 1 型约占 75%,2 型约占 25%,3 型占比不到 1%。

不同亚型以及不同临床表型导致 vWD 的诊断和治疗十分复杂,如诊断 2 型 vWD 时,除了 vWD 诊断的常规 vWF:Ag、vWF:RCo 等检查,还需进一步完善 vWF 相关分型检查如 RIPA、vWF:CB、vWF:FⅧB、血浆 vWF 多聚体分析等,有时还需行基因检查才得以明确诊断。在临床实践中,vWD 患者面临的主要问题是不能得到及时准确的诊断,其主要障碍包括缺乏识别异常出血的能力、无法确定合适的诊断方法、专业实验室检测能力有限。vWD 患者同血友病患者,基因分析有助于了解分子发病机制,对携带者的判定、产前诊断以及患者的预后、治疗都有重要的意义。

而相较于其他亚型的 vWD 患者,3 型 vWD 患者诊断相对较易,根据其出血表现及家族史,FⅧ:C、vWF:Ag、vWF:RCo 均显著降低,FⅧ抑制物(-),即可明确诊断。对于本病例患者来说,诊断为 3 型 vWD 并不困难,但该患者最初仍因为检查不够完善而将其误诊为血友病,未得到及时充分的治疗而最终导致关节畸形、活动受限。这也提示年轻大夫和患者,出现异常出血情况的时候,尤其是年幼患者,应提高警惕,积极完善凝血功能相关检查,早发现、早诊断、早治疗,预防并发症的发生。有条件者可行基因检测明确诊断。

本病例患者在病程中反复出现鼻衄、牙龈出血,予持续补充血源性Ⅷ后仍有间断鼻衄、牙龈出血现象,此时需考虑是否有局部因素的影响。相关科室会诊后明确存在有鼻部局部黏膜糜烂、乳牙滞留等情况,予对症处理后相应局部出血现象停止。这也提示临床医生,在诊疗过程中,需从整体的角度出发,全面考虑患者表现出临床现象的各种可能性,各临床科室间相互配合,尽早明确诊断、及时治疗。

【文献复习】

血管性血友病的发病率估计高达 1%,具临床意义者达 1:1000。目前普遍认为本病为高于血友病发病率的最常见先天性出血性疾病,估计患病率在(10~20)/10 万。国内本病的病例数低于血友病。原因与本病表现型的异源性,缺少正确简单易行的诊断标准和许多轻症患者不就诊或诊断困难有关。

vWD 应与以下疾病相鉴别。

1. 血友病 A　是由于 FVIII 合成缺陷导致,为 X 性染色体隐性遗传。患者大多为男性,多自幼反复出血,自发性出血或轻微创伤后过度出血,以肌肉出血和关节出血为特点。

2. 获得性血友病　是以循环血中出现抗 FVIII 的自身抗体为特征的一种自身免疫性疾病。其特点为既往无出血史和无阳性家族史的患者出现自发性出血或者在手术、外伤或侵入性检查时发生异常出血。多发生于恶性肿瘤、自身免疫性疾病患者及围产期女性,约半数患者无明显诱因。

3. 获得性血管性血友病　大多是由于患者产生 vWF 抗体或者继发于骨髓增殖性疾病的血小板增多,导致循环中 vWF 清除加速。临床表现主要为皮肤黏膜出血,起病晚,既往无出血史,无阳性家族史,常继发于淋巴增生性疾病、肿瘤、自身免疫性疾病等。

（中国医学科学院血液病医院血栓止血诊疗中心　余丹丹　代新岳）

【参考文献】

[1] LEEBEEK FW, EIKENBOOM JC. Von Willebrand's Disease[J]. *N Engl J Med*, 2016, 375(21):2067-2080.

[2] ZIMMERMAN TS, RATNOFF OD, POWELL AE. Immunologic differentiation of classic hemophilia(factor 8 deficiency)and von Willebrand's dissase, with observations on combined deficiencies of antihemophilic factor and proaccelerin(factor V)and on an acquired circulating anticoagulant against antihemophilic factor[J]. *J Clin Invest*, 1971, 50(1): 244-254.

[3] VERWEIJ CL, DE VRIES CJ, DISTEL B, et al. Construction of cDNA coding for human von Willebrand factor using antibody probes for colony-screening and mapping of the chromosomal gene[J]. *Nucleic Acids Res*, 1985, 13(13):4699-4717.

[4] LAFFAN MA, LESTER W, O'DONNELL JS, et al. The diagnosis and management of von Willebrand disease: a United Kingdom Haemophilia Centre Doctors Organization guideline approved by the British Committee for Standards in Haematology[J]. *Br J Haematol*, 2014, 167(4):453-465.

[5] SWAMI A, KAUR V. von Willebrand Disease: A Concise Review and Update for the Practicing Physician[J]. *Clin Appl Thromb Hemost*, 2017, 23(8):900-910.

[6] Bowman M, Hopman WM, Rapson D, Lillicrap D, JAMES P. The prevalence of symptomatic von Willebrand disease in primary care practice[J]. *J Thromb Haemost*, 2010, 8(1):213-216.

[7] FOGARTY H, DOHERTY D, O'DONNELL JS. New developments in von Willebrand disease[J]. *Br J Haematol*, 2020, 191(3):329-339.

[8] SADLER JE, BUDDE U, EIKENBOOM JC, et al. Update on the pathophysiology and classification of von Willebrand disease: a report of the Subcommittee on von Willebrand Factor[J]. *J Thromb Haemost*, 2006, 4(10):2103-2114.

[9] de WEE EM, SANDERS YV, MAUSER--BUNSCHOTEN EP, et al. Determinants of bleeding phenotype in adult patients with moderate or severe von Willebrand disease[J]. *Thromb Haemost*, 2012, 108(4):683-692.

[10] DE WEE EM, KNOL HM, MAUSER-BUNSCHOTEN EP, et al. Gynaecological and obstetric bleeding in moderate and severe von Willebrand disease[J]. *Thromb Haemost*, 2011, 106(5):885-892.

[11] VAN GALEN KP, MAUSER-BUNSCHOTEN EP, LEEBEEK FW. Hemophilic arthropathy in patients with von Willebrand disease[J]. *Blood Rev*, 2012, 26(6):261-266.

[12] Elbatarny M, Mollah S, Grabell J, et al. Normal range of bleeding scores for the ISTH-BAT: adult and pediatric data from the merging project[J]. *Haemophilia*, 2014, 20(6):831-835.

[13] XUE F, YANG RC. ASH ISTH NHF WFH 2021 guidelines on the diagnosis of von Wille-brand disease[J]. *Zhonghua Xue Ye Xue Za Zhi*, 2021, 42(5): 358-363.

[14] Itzhar-Baikian N, Boisseau P, Joly B, Veyradier A. Updated overview on von Willebrand disease: focus on the interest of genotyping[J]. *Expert Rev Hematol*, 2019, 12(12): 1023-1036.

[15] SHARMA R, FLOOD VH. Advances in the diagnosis and treatment of Von Willebrand dis-ease[J]. *Blood*, 2017, 130(22): 2386-2391.

[16] JAMES PD, GOODEVE AC. von Willebrand disease[J]. *Genet Med*, 2011, 13(5): 365-376.

[17] James PD, Connell NT, Ameer B, et al. ASH ISTH NHF WFH 2021 guidelines on the di-agnosis of von Willebrand disease[J]. *Blood Adv*, 2021, 5(1): 280-300.

[18] MITAL A. Acquired von Willebrand Syndrome[J]. *Adv Clin Exp Med*, 2016, 25(6): 1337-1344.

[19] MANNUCCI PM. New therapies for von Willebrand disease[J]. *Blood Adv*, 2019, 3(21): 3481-3487.

[20] CASTAMAN G, GOODEVE A, EIKENBOOM J. Principles of care for the diagnosis and treatment of von Willebrand disease[J]. *Haematologica*, 2013, 98(5): 667-674.

病例39　反复性自发性鼻出血一例

【背景知识】

鼻出血是临床常见的症状之一,可由鼻部疾病引起,也可由全身疾病所致。

1. 局部原因

(1)鼻部损伤 ① 机械性创伤:如车祸、跌伤、拳击伤及挖鼻等,是引起鼻出血常见的原因。② 气压性损伤:在高空飞行、潜水过程中,如果鼻窦内外的气压差突然变化过大,会使鼻腔鼻窦内黏膜血管扩张破裂出血。③放疗性损伤:头颈部放疗期间及放疗后,鼻黏膜发生充血水肿,或上皮脱落,也可出现鼻出血。

(2)鼻中隔偏曲:多发生在骨嵴或骨棘(矩状突)附近或鼻中隔偏曲的凸面,该处黏膜较薄,空气气流的流向在此处发生改变,故黏膜变得干燥,以致血管破裂出血。存在鼻中隔穿孔的患者,由于穿孔边缘的黏膜干燥、糜烂及干痂脱落,可引起反复鼻出血。

(3)鼻部炎症:①鼻部非特异性炎症:急性鼻窦炎、干燥性鼻炎、萎缩性鼻炎等易引起鼻出血,出血量一般不多。②鼻部特异性感染:结核、狼疮、梅毒、麻风和白喉等特异性感染,因有黏膜糜烂、溃疡、肉芽、鼻中隔穿孔可引起鼻出血。

(4)鼻腔、鼻窦及鼻咽部肿瘤:其中最易发生鼻出血者为鼻中隔血管瘤、鼻咽纤维血管瘤、出血性鼻息肉和鼻腔鼻窦恶性肿瘤。少量鼻出血或涕中带血是恶性肿瘤的早期主要症状之一。

(5)鼻腔异物:常见于儿童,多为单侧鼻出血,因鼻腔异物长期存留于鼻腔内,可致鼻腔黏膜糜烂出血。动物性鼻腔异物,如水蛭等,可引起反复大量鼻出血。

2. 全身原因

(1)出血性疾病及血液病:①血管壁结构和功能缺陷性疾病:如遗传性出血性毛细血管扩张症、维生素 C 缺乏症、过敏性紫癜、药物性血管性紫癜、感染性血管性紫癜、血管性假血友病等。②血小板数量或机能障碍性疾病:如原发性血小板减少性紫癜、各种原因引起的继发性血小板减少等。③凝血因子障碍性疾病:如各型血友病、维生素 K 缺乏症等。④血液的自身抗凝作用过强:如抗凝剂使用不当、血循环中存在抗纤维蛋白原等抗凝物质,或纤维蛋白溶解过度或加快,如弥漫性血管内凝血等。

(2)急性发热性传染病:如上感、流感、出血热、猩红热、疟疾、麻疹及伤寒等。多因高热、血管发生中毒性损害,鼻黏膜充血、肿胀及干燥,以致毛细血管破裂出血。一般情况下出血量较少,多发生于发热期,且出血部位多位于鼻腔前部。

(3)心血管系统疾病:①高血压和动脉硬化:高血压和动脉硬化是中老年人鼻出血的重要原因,血管硬化是其病理基础。血压增高,特别是在便秘、用力过猛或情绪激动时,可使鼻血管破裂,造成鼻出血。另外,打喷嚏、用力咳嗽、猛力的经鼻呼吸或鼻腔按摩,也是鼻出血反复和难以控制的因素。②静脉压增高:肺气肿、肺源性心脏病、二尖瓣狭窄、颈部或纵隔占位性病变等疾病,可致上腔静脉高压,这些患者的鼻腔及鼻咽静脉常怒张淤血,当患者剧烈咳嗽或其他诱因,血管则可破裂出血,出血部位多位于后鼻孔处的鼻咽静脉从分布区。

(4)其他全身性疾病:妊娠、绝经前期、绝经期均可引起鼻出血,可能与毛细血管脆性增加有关。严重肝病患者可因肝脏合成凝血因子障碍引起鼻出血。尿毒症也可引起鼻出血。鼻出血可以是风湿热的早期表现之一。

【病例简介】

患者女,36 岁,主因"自幼鼻衄 30 余年"入院。

现病史:患者自幼鼻衄 30 余年,空气干燥时多发,自行压迫可止血,舌头、腿部皮肤可见红色斑点(图 3-39-1),无气促、发绀、大便发黑等症状。1 月前就诊于我院门诊查凝血功能、血小板功能无异常,凝血因子 VII:126.4%,凝血因子 XII 活性:47.5%,查出凝血突变基因为:ENG: NM_000118: exon8: c.1097_1100del: p.D366Afs*1(表 1),考虑为遗传性出血性毛细血管扩张症,今患者为进一步诊治来我院门诊就诊。患者神清,精神可,进食睡眠可,二便正常,体重未见明显下降。

既往史:曾患肺结核病史,已治愈,否认高血压、糖尿病、高血脂病史,曾行卵巢囊肿切除术、剖腹产术,无异常出血,否认药物、食物过敏史。否认输血史。

个人史:生活起居尚规律,无化学物质、放射物质、有毒物质接触史,无冶游、吸毒史,无吸烟、饮酒史。

婚育史:适龄结婚,配偶体健,2-0-1-1,生有 1 子(已故)1 女。

家族史:奶奶有鼻出血症状(已故),后期输血依赖。父亲有鼻出血症状,较患者严重,基因检测:ENG 基因 c.1097_1100del 移码突变,为杂合突变。母亲无症状,基因检测:ENG

基因未见异常。姑姑有鼻出血症状（已故），曾患抑郁症。患者女儿偶有鼻出血，症状轻微，基因检测：ENG 基因 c.1097_1100del 移码突变，为杂合突变；患者儿子 1 月龄脑出血（已故）。

体格检查：轻度贫血貌，舌头、腿部皮肤可见红色斑点，压之可褪色，周身皮肤无出血点，浅表淋巴结无肿大。巩膜无黄染，肝肋下未触及，余查体未见异常。

诊疗经过：患者目前无出血，自评鼻出血严重程度评分表（ESS）为 0.59 分，无须治疗（表 3-39-1）。

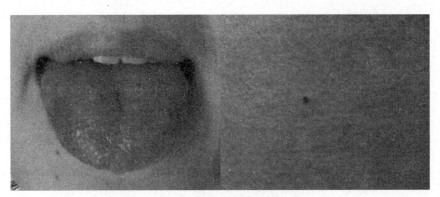

图 3-39-1　患者舌头、腿部皮肤红点

表 3-39-1　患者及家属基因检测结果及鼻出血严重程度评分（ESS）

	突变基因	染色体位置	转录本 ID	突变位置	核苷酸改变	氨基酸改变	纯合 / 杂合	遗传方式	ESS
患者	ENG	9q34.11	NM_000118	exon8	c.1097_1100del	p.D366Afs*1	杂合	AD	0.59
其父	ENG	9q34.11	NM_000118	exon8	c.1097_1100del	p.D366Afs*1	杂合	AD	1.26
其母	该基因位点无突变								无
其女	ENG	9q34.11	NM_000118	exon8	c.1097_1100del	p.D366Afs*1	杂合	AD	0

【病例特点及分析】

病例特点：①患者青年女性，病史长；②患者主要表现为反复性自发性鼻出血；③查体可见舌头、腿部皮肤毛细血管扩张；④患者家族史明确；⑤基因检测报告提示疾病相关基因突变。满足遗传性出血性毛细血管扩张症诊断标准（表 3-39-2）。

表 3-39-2　2000 年国际 HHT 诊断标准 [1]

毛细血管扩张症	多个，在特征位点：嘴唇、口腔、手指、鼻子
鼻出血	复发性自发性流鼻血
内脏受累	胃肠道毛细血管扩张症、
	肺动静脉畸形

续表

	肝动静脉畸形
	脑静脉畸形
	脊髓内动静脉畸形
家族史	已知 HHT 的一级亲属：父母、兄弟姐妹、子女
如果存在 ≥ 3 标准，或者如果在已知的 HHT 基因中鉴定出致病变异，则确定 如果存在 2 个标准，则怀疑 如果存在 <2 标准，则不太可能	

注：虽然没有广泛接受的流鼻血频率标准，但我们通常使用每年超过 4 次。夜间流鼻血史特别提示 HHT。

患者主要临床表现为反复性自发性鼻出血，频率约为每月 1 次，持续 1~5 min，通常不是喷涌而出，没有因为鼻出血而寻求医疗帮助或输血，自行压迫止血、间断口服补铁药治疗。毛细血管扩张症发生在 HHT 的特征部位，包括舌头、腿部皮肤等。这些毛细血管扩张症很小，看起来像红色雀斑；压之可褪色，松开时迅速再灌注。

该病可能出现内脏病变，胃肠道毛细血管扩张症，或其他动静脉畸形，包括（按频率排序）肝脏、肺、脑和脊髓动静脉畸形。这些症状可能无症状，只能通过筛查发现。

【专家点评】

遗传性出血性毛细血管扩张症是第二常见的遗传性出血性疾病，见于 1/5000 至 1/10000 人。它通常以常染色体显性遗传的方式遗传，出血是最常见的症状，由鼻腔、皮肤或胃肠道毛细血管扩张症引起。与血友病或血管性血友病等出血性疾病不同，HHT 出血继发于血管畸形的发展，导致扩张和脆性增加。这导致异常血管的局部出血，而不是与血浆凝血因子缺乏或血小板功能障碍相关的出血或术后出血。

鼻黏膜（>95% 的患者）和整个胃肠道（75% 的患者）的脆性皮肤毛细血管扩张导致严重的复发性鼻衄和慢性胃肠道出血，从而导致严重的缺铁性贫血，通常依赖于输血。严重的复发性鼻衄可能每天持续数小时，也会导致社会心理疾病、社会孤立以及就业、旅行和日常活动方面的挑战。内脏动静脉畸形可能累及肝脏、肺和中枢神经系统，并可导致严重并发症，包括高输出量心力衰竭、肝衰竭、肺出血、卒中和脑出血。因此，HHT 患者的慢性出血和内脏动静脉畸形与相当高的发病率和死亡率相关。[2]

该患者的突出症状为鼻衄，长期慢性失血可导致缺铁性贫血，根据第二版国际指南 [3]，专家小组建议 HHT 相关鼻衄患者使用保湿局部疗法（外用生理盐水喷雾剂或凝胶），加湿鼻黏膜以减少鼻衄。

对保湿局部治疗无反应的鼻衄，建议考虑使用口服氨甲环酸治疗的，或者应考虑对鼻毛细血管扩张症进行消融治疗，包括激光治疗、射频消融、电外科手术和硬化疗法。一项随机对照试验显示，硬化疗法可降低鼻衄严重程度评分。[4] 有研究表明，各种烧蚀治疗暂时减少了鼻衄。[5] 但消融治疗只是鼻衄的临时治疗，鼻中隔穿孔是所有技术的已知并发症。

对于保湿局部治疗、烧蚀治疗和 / 或氨甲环酸无反应的鼻衄，建议考虑使用全身性抗血管生成剂来治疗。多个研究表明,静脉注射贝伐珠单抗可减少鼻衄,改善贫血,减少输血需求或改善生活质量。[2, 6-7]虽然最初的贝伐珠单抗诱导治疗在不同中心之间非常相似,但维持策略差异很大,一些中心采用连续的预定维持,而其他中心则选择间歇性,按需方法,以尽量减少贝伐珠单抗的总体暴露。两种方法均有效,但间歇性维持导致平均血红蛋白和鼻出血严重程度评分(ESS)明显低于连续维持。但目前维持策略和总剂量强度如何调整还有待研究。同时国外有研究报道多次接受贝伐珠单抗治疗的患者可能出现耐药现象,随着治疗次数的增加,药物持续作用时间逐渐缩短,此趋势还需深入研究。[8]

【文献复习】

HHT患者最初可根据他们的主要症状向几种不同医学专家中的任何一位就诊,对疾病的认知不足可能会出现诊断延迟和发病率增加。这些患者可以通过多种方式向血液科医生就诊:贫血和缺铁(由于鼻腔或胃肠道毛细血管扩张症出血),红细胞增多症(作为肺部动静脉畸形的正常生理反应),或全身治疗HHT的其他并发症(严重贫血需要显著的铁/血液替代或肺动脉高压或与肝脏动静脉畸形相关的高输出性心力衰竭)。

一旦诊断或怀疑HHT,所有患者都应接受潜在并发症的初步筛查。因为即使外在临床体征(毛细血管扩张)和症状(鼻衄)到目前为止可能不存在,但儿科患者仍然可能有内脏动静脉畸形,严重可导致死亡。筛查包括肺部、肝脏、脑部的动静脉畸形筛查及铁缺失和贫血筛查。

建议进行基因检测,以帮助对不符合诊断标准的个体或无症状或症状轻微的个体(包括幼儿)进行诊断。在TGF-β途径的几个基因中已经发现了引起HHT的突变,其中大多数致病变异在ENG和ACVRL1中发现。在最近的1项研究中,发现ENG和ACVRL1突变占严格符合诊断标准[1]的病例的96%。SMAD4基因突变约占HHT的ENG阴性和ACVRL1阴性病例的10%,占总体病例的1%至2%。[9]在极少数情况下,符合临床标准的HHT病例可能由GDF2(BMP9)或RASA1引起。[10]已经观察到HHT和由EPHB4引起的毛细血管畸形-动静脉畸形综合征2之间的重叠。[11]在实践中,大多数测试现在作为由5至6个基因(ENG,ACVRL1,SMAD4,RASA1,GDF2和EPHB4)组成的多基因组合的一部分进行。基因检测也可用于识别临床确诊HHT家族的致病突变,或在具有已知致病突变的人的亲属中建立诊断。然而,目前的检测仍然无法确定多达10%至15%的临床诊断患者的致病性遗传变化。

目前HHT出血的标准治疗包括支持性红细胞(RBC)输注和静脉输铁以治疗贫血,以及局部鼻腔和内镜止血手术以减轻出血症状。全身性非特异性止血疗法(如抗纤维蛋白溶解剂)的益处有限。对于局部治疗和一线药物治疗无效的鼻衄或胃肠道出血引起的贫血,应考虑全身性抗血管生成疗法(例如贝伐珠单抗)联合积极补铁。还有一些口服抗血管生成剂pomalidomide及pazopanib正在积极研究中。[12-13]

（中国医学科学院血液病医院血栓止血诊疗中心　曹璇　陈云飞）

【参考文献】

[1]　SHOVLIN CL, GUTTMACHER AE, BUSCARINI E, et al. Diagnostic criteria for heredi-

tary hemorrhagic telangiectasia（Rendu-Osler-Weber syndrome）[J]. *Am J Med Genet*, 2000,91（1）:66-67.

[2]　AL-SAMKARI H, KASTHURI RS, PARAMBIL JG, et al. An international, multicenter study of intravenous bevacizumab for bleeding in hereditary hemorrhagic telangiectasia: the InHIBIT-Bleed study[J]. *Haematologica*, 2021,106（8）:2161-2169.

[3]　FAUGHNAN ME, MAGER JJ, HETTS SW, et al. Second International Guidelines for the Diagnosis and Management of Hereditary Hemorrhagic Telangiectasia[J]. *Ann Intern Med*, 2020,173（12）:989-1001.

[4]　BOYER H, FERNANDES P, LE C, et al. Prospective randomized trial of sclerotherapy vs standard treatment for epistaxis due to hereditary hemorrhagic telangiectasia[J]. *Int Forum Allergy Rhinol*, 2015,5（5）:435-440.

[5]　KUAN EC, PENG KA, THOMPSON CF, et al. Sinonasal quality of life outcomes following laser treatment of epistaxis related to hereditary hemorrhagic telangiectasia[J]. *Lasers Med Sci*, 2017,32（3）:527-531.

[6]　EPPERLA N, KAPKE JT, KARAFIN M, et al. Effect of systemic bevacizumab in severe hereditary hemorrhagic telangiectasia associated with bleeding[J]. *Am J Hematol*, 2016, 91（6）:E313-314.

[7]　ROSENBERG T, FIALLA AD, KJELDSEN J, et al. Does severe bleeding in HHT patients respond to intravenous bevacizumab? Review of the literature and case series[J]. *Rhinology*, 2019,57（4）:242-251.

[8]　STEINEGER J, OSNES T, HEIMDAL K, et al. Long-term experience with intranasal bevacizumab therapy[J]. *Laryngoscope*, 2018,128（10）:2237-2244.

[9]　Gallione CJ, Richards JA, Letteboer TG, et al. SMAD4 mutations found in unselected HHT patients[J]. *J Med Genet*, 2006,43（10）:793-797.

[10]　HERNANDEZ F, HUETHER R, CARTER L, et al. Mutations in RASA1 and GDF2 identified in patients with clinical features of hereditary hemorrhagic telangiectasia[J]. *Hum Genome Var*, 2015,2:15040.

[11]　WOODERCHAK-DONAHUE WL, AKAY G, WHITEHEAD K, et al. Phenotype of CM-AVM2 caused by variants in EPHB4: how much overlap with hereditary hemorrhagic telangiectasia（HHT）? [J]. *Genet Med*, 2019,21（9）:2007-2014.

[12]　MCCRAE K, SWAIDANI S, SAMOUR M, et al. Pomalidomide in HHT: results of a pilot study[J]. *Angiogenesis*, 2019,22（4）:624.

[13]　FAUGHNAN ME, GOSSAGE JR, Chakinala MM, et al. Pazopanib may reduce bleeding in hereditary hemorrhagic telangiectasia[J]. *Angiogenesis*, 2019,22（1）:145-155.

病例40 皮肤黄染伴全血细胞少

【背景知识】

抗磷脂抗体综合征(antiphospholipid syndrome, APS)多见于年轻女性,女性中位年龄为30岁。是一种以反复动静脉血栓形成、习惯性流产、血小板减少以及抗磷脂抗体持续阳性为主要特征的非炎性自身免疫性疾病。可以累及包括皮肤在内的全身任何器官,临床上皮肤表现可作为其首要症状,多见于网状青斑、皮肤溃疡坏死、指端坏疽、假性血管炎病变和Degos病等。APS的皮肤坏死与其他微血管闭塞综合征相似。急性退行性非炎症性坏死性紫癜发病后,继发黑色坏死斑块,伴有活跃的紫癜边界和大疱性病变。调查显示,3.5%的患者有局限的皮肤坏死,2%的患者有广泛的皮肤坏死。

根据临床症状可以分为5型,主要治疗方式有抗凝治疗、抗血小板治疗、免疫调节剂治疗等。抗磷脂抗体综合征如果不接受正规治疗,患者可能在短期内发生多器官衰竭,引起全身炎症反应,导致患者死亡。本疾病如果接受积极正规治疗,可以改善症状提高生活质量,但是很难完全治愈。

【病例简介】

患者,女,26岁,因"皮肤黄染40余天,发现全血细胞减少20天"入院。

现病史:患者于入院前40余天因癫痫发作,服中药熄风胶囊(内含全蝎、龟板等)后出现全身皮肤黄染,伴乏力、尿黄,就诊于某市传染病医院除外病毒性肝炎,同时发现血小板减少,胸腔积液,予输注血小板及保肝利胆治疗,症状缓解不佳,并出现进行性全血细胞减少,伴皮肤散在出血点及瘀斑,于外院查骨穿提示增生活跃,三系增生,巨核可见,Ret% 10%(具体数值不详),予糖皮质激素、输注血小板治疗,血常规无明显改善,且出现双耳失聪,为进一步诊治收入院。患者自发病以来,精神差,睡眠可,饮食差,尿少,反复便秘,体重下降3 kg。

既往史及家族史:患者出生后新生儿溶血(父:AB,母:O,患者B),1年前有畸胎瘤病史,否认乙肝、结核等传染病病史。

体格检查:贫血貌,皮肤黏膜黄染,脾肋下可及,腹水征明显,双下肢水肿。

入院后化验及检查如下。

血常规:WBC 3.45×10^9/L,RBC 2.79×10^{12}/L(↓),Hb 85 g/L,PLT 5×10^9/L(↓),Ret% 9.22%(↑),MCV 正常。凝血功能:PT 16 s(↑)、D-Dimer 600 μg/L(↑)、余(-)。生化:TP 57 g/L(↓),ALB 31 g/L(↓),GLO 26 g/L,ALT 91U/L(↑),AST 110U/L(↑),ALP 258U/L(↑),GGT 135U/L(↑),LDH954U/L(↑),TBIL64.1μmol/L(↑)、DBIL 38.4μmol/L(↑)、BUN 10.8mmol/L(↑)、Cr 171μmol/L、UA 292μmol/L(↑)、$β_2$-微球蛋白 1.53 mg/L。游离血红蛋白(↑),结合珠蛋白(↓)。PAIg(-)。溶血全套:正常。肿瘤全项:正常。免疫全血＋风湿抗体:补体C 362.90 mg/dL(↓),补体C 47.63 mg/dL(↓),CRP 5.49 mg/dL(↑),AP-Ab(-)。

骨穿示(髂骨):粒系减低,红系增高,巨核增生伴产板不良骨髓象,(胸骨)粒系增生,红巨减低骨髓象。PB:成熟红细胞碎片。骨髓活检示骨髓增生较活跃,造血细胞数量偏少,呈多灶性纤维组织增生,巨核细胞数量不多,形态未见特殊,网染(++~+++)。T、B细胞亚群,PNH 克隆,BMMNC-Ab,MDS 表型,染色体,小组化等均未见明显异常。

影像学检查:胸部 CT 平扫示双下叶磨玻璃密度影,不除外感染性病变,少量心包积液,双侧胸腔积液。腹部 B 超示肝实质弥漫性病变,肝左叶低回声,胆囊壁增厚,脾大,脾实质内低回声区(出血?),腹腔少量积液。全腹部 CT 平扫示肝大,脾大,并多发密度影,腹水。全身表浅淋巴结 B 超:未见明显异常。

诊疗经过及疗效:诊断:①全血细胞减少伴胆红素升高待查? ②脾大待查?

治疗经过:入院后予血浆置换,输注成分血支持,静脉糖皮质激素、口服环孢素抑制免疫,辅予刺激造血、护肝、护肾、利尿、抗凝、抑酸、补钙、补钾、抗感染等对症治疗,监测血象,白细胞和血红蛋白可升至正常,血小板最高升至 79×10⁹/L,脱离输注。

2 个月后将静脉糖皮质激素调整为口服,等剂量转化过程中,患者血小板呈下降趋势,胆红素、尿素氮升高。查体:腹水征明显。上腹部 CT 增强示肝大,腹水,下腔静脉第二肝门处管腔变窄,考虑 Budd-Chiari 综合征,脾大,脾梗死,奇静脉扩张,脐静脉再通 Budd-Chiari 综合征。患者于 2011 年 5 月 12 日行 CP 方案强化免疫抑制治疗(CTX 1 g,d1、d10、d20,泼尼松 60 mg,1 次 /d),患者胆红素、网织红细胞比例未见明显下降,血小板仍未见明显回升。患者于 2011 年 6 月 20 日行 COP 方案强化免疫抑制治疗(长春地辛 2 mg,d1、d10、d20,CTX 1 g,d1、d10、d20,泼尼松 60 mg 1 次 / 日)。2011 年 7 月患者间断出现癫痫发作,尿失禁,伴肺感染。头颅 MRI 示左侧额叶、两侧半卵圆中心多发梗死灶,予血浆置换,输注新鲜冰冻血浆,应用丙球、抗凝、抗感染等对症治疗。患者未再出现癫痫发作,患者感染控制,原发病治疗显效,PLT 升高,肝肾功能明显好转,复查 MRI 好转出院。患者主因"腹痛伴黄染 10 余天"于 2015 年 2 月 25 日第 2 次就诊于我院普外科。2014 年 12 月因癫痫再次发作开始口服左乙拉西坦。入院后完善相关检查,血常规:WBC 12.72×10⁹/L,RBC 2.55×10¹²/L(↓),Hb 75 g/L(↓),PLT 11×10⁹/L(↓),Ret% 8.52%(↑)。凝血功能:PT 25.4 s( )↑,PT-INR 2.26(↑),APTT 67.8 s(↑),FIB5.82 g/L(↑),D-Dimer>10000ng/mL(↑)。生化:TP 53 g/L(↓),ALB 28 g/L(↓),GLO 25 g/L,ALT 335U/L(↑),AST 300U/L ↑,ALP 310U/L(↑),GGT 150U/L(↑),LDH 743U/L(↑),TBIL 62.7μmol/L(↑),DBIL 12.7μmol/L(↑)。肿瘤全项(-),免疫全血+风湿抗体:补体 C4 10.20 mg/dl(↓),CRP 16.30 mg/dl(↑)。抗心磷脂抗体阴性。ESR60 mm/h。Coombs(+)。G 试验阳性,GM 试验阴性。骨穿未查。胸部 CT 平扫示右肺底新见索条影,左肺底索条影较前增粗,两肺磨玻璃密度影及斑片影较前略减少。上腹部 CT 增强示肝大,腹水,肝静脉局部管腔变窄,考虑 Budd-Chiari 综合征,脾大。入院后予甲泼尼龙抑制免疫,输注新鲜冰冻血浆,抗凝。辅予异甘草酸镁、腺苷蛋氨酸护肝,补充白蛋白,输注红细胞支持等对症治疗。复查血常规:WBC 8.75×10⁹/L,RBC 3.02×10¹²/L(↓),Hb 93 g/L(↓),PLT 110×10⁹/L(↓)。凝血功能:D-Dimer 700ng/mL(↑),余基本正常。生化:TP 70 g/L,ALB 46 g/L,GLO 24 g/L,ALT 271U/L(↑),AST 109U/L(↑),ALP 260U/L(↑),GGT 198U/L(↑),LDH 293U/L(↑),TBIL 35.6μmol/L(↑),DBIL 21.2μmol/L

（↑）。患者好转出院。患者于 2016 年 11 月出现双侧手掌大小鱼际肌发黑,周围红肿伴疼痛(图 1)。组织活检:坏死。细菌培养(-)。查抗 β_2 糖蛋白 1(↑),抗心磷脂抗体(↑),狼疮抗凝物(↑),血常规、肝肾功能基本正常,诊为抗磷脂综合征。予甲强龙 500 mg/d×3 后逐步减量为 80 mg/d、40 mg/d、10 mg/d 强的松同时口服羟氯喹至 2018 年 5 月,随访至今,病情稳定(图 3-40-1)。

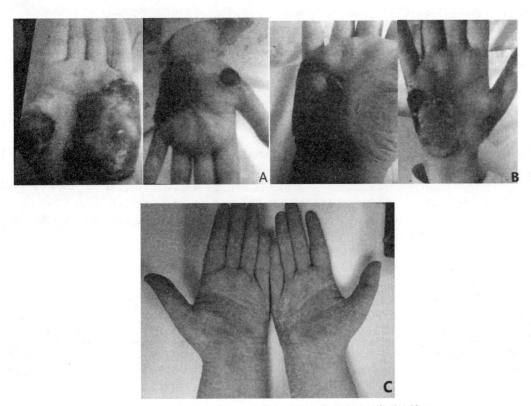

图 3-40-1 患者 2016 年 11 月发病时及治疗后双侧手掌对比情况

注:图 A:治疗前;图 B:治疗期间;图 C:治疗后

【病例特点及分析】

患者年轻女性,诊疗病史 8 年,病情反复,临床表现多样,中间诊断历经血栓性血小板减少性紫癜、布加综合征、Evans 综合征、抗磷脂综合。关于 TTP,患者有溶血,血小板减少,肾功能受损,精神症状,血管栓塞,周血涂片可见红细胞碎片,故诊断基本成立,但患者未查 ADAMTS13 检测及 vWFAg,虽然当时患者 AP-Ab(-),但 TTP 一般为微血管溶血与栓塞,很少有诸如此患者所表现的腹部大血管栓塞,故该患者不除外 8 年前即存在抗磷脂综合征,虽然 AP-Ab(-),但当时抗 β_2 糖蛋白 1 抗体未查。关于 Evans 综合征,患者存在溶血表现,血小板减少(骨髓巨核细胞产板不良)PAIg 未查,但 Coomb's(+),故诊断符合。

【专家点评】

关于 APS:其诊断标准:2004(Sapporo)①临床表现:血管栓塞,异常妊娠;②实验室检查:ACLAntiβ_2GP$_1$ 狼疮抗凝物(+)。按此标准,该患者最终诊断 APS 成立,且文献报道 APS

出现皮损损害并不少见。

关于骨髓纤维化该患者虽然骨髓活检示骨髓增生较活跃,造血细胞数量偏少,呈多灶性纤维组织增生,巨核细胞数量不多,形态未见特殊,网染(++~+++),但是未查MPN相关基因检测如JAK-2、CARL、MPL等,故有可能是患者自身免疫性疾病的继发骨髓损害,而非原发骨髓纤维化。总之,该患者病程至今历经八载有余,整体看应是自身免疫性疾病的多脏器损伤,但亦应密切注意潜在的淋巴系统增殖性疾病可能,目前患者仍在随访中。

【文献复习】

APS的诊断(表3-40-1)如下。

表3-40-1　2006年国际血框与止血学会修订的抗磷脂综合征分类标准

·临床标准
1. 血栓形成:任何器官/组织发生的1次或1次以上动、静脉或小血管血栓形成(浅表静脉血框不作诊断指标);必须有客观证据(如影像学、组织病理学等);组织病理学如有血栓形成,必须是血栓部位的血管壁无血管炎表现
2. 病理妊娠:
(1)1次或多次无法解释的形态学正常的胎龄≥10周胎儿死亡,必须经超声检查或对胎儿直接体检表明胎儿形态学正常
(2)在妊娠34周前,因重度子痫或重度先兆子痫或严重胎盘功能不全所致1次或多次形态正常的新生儿早产
(3)连续3次或3次以上无法解释的胎龄<10周的自然流产,需除外母亲生殖系统解剖异常,或激素水平异常,或因母亲或父亲染色体异常等因素所致
·实验室标准
(1)狼疮抗凝物阳性:需按照国际血栓与止血学会修正的2006年抗磷脂综合征分类标准,在血浆中测量狼疮抗凝物至少2次,每次间隔至少12周
(2)采用标准化的ELISA法检测血清或血浆中抗心磷酯(aCL)抗体: IgG/IgM型中高滴度阳性(aCL-IgG抗体>40 GPL;a-CL-IgG抗体>40MPL;或滴度大于99百分位数)
(3)采用标准化的ELISA法检测血清或血浆中抗β_2糖蛋白I(β_2GPI)抗体 IIgG/IgM型阳性(滴度大于99百分位数)

注:ELISA为酶联免疫吸附试验;上述检测均要求间隔12周以上,至少2次或2次以上阳性,如aPLs结果阳性与临床表现之间间隔<12周,或间隔超过5年,则不能诊断。

APS与皮肤损害:抗磷脂综合征(APS)是指由抗磷脂抗体引起的一组临床征象的总称。主要的临床表现为反复动脉或者静脉血栓、血小板减少和病态妊娠。APS可继发于系统性红斑狼疮或者其他自身免疫病,但也可单独出现(原发APS)。无论原发或继发的APS,其临床表现及实验室检查并无差别。女性发病率明显多于男性。患者血清中可以检出狼疮抗凝因子(lupus anticoagulant, LA)或抗心磷脂抗体(anticardi-olipin antibody, ACL)。APS的基本病理改变为血管内血栓形成而不是血管炎,各级动静脉血管及心内膜附壁的血栓可引起各种相应的症状,胎盘小血管的血栓可引起流产。这种综合征可能会影响任何器官系统,包括皮肤。网状青紫是深部大血管病变的皮肤表现,青斑样血管病是由浅表皮肤小动脉的阻塞引起的浅表皮肤溃疡、坏死及萎缩。其他皮肤病变,包括皮肤溃疡,指坏疽,指下裂片出血,浅静脉血栓形成,血小板减少性紫癜,假性血管炎表现,广泛的皮肤坏死和原发性皮肤乏力。皮肤病变更常见于灾难性抗磷脂综合征,拥有属性广泛的微血管闭塞,同时累及多个器官。

(天津医科大学总医院血液内科　王一浩)

【参考文献】

[1] LIMPER M，DE LEEUW K，LELY AT，et al.Diagnosing and treating antiphospholipid syndrome：a consensus paper[J]. *Neth J Med*，2019，77（3）：98-108.

[2] 国家风湿病数据中心，中国医师协会风湿免疫科医师分会自身抗体检测专业委员会，国家免疫疾病临床医学研究中心. 抗磷脂抗体检测的临床应用专家共识 [J]. 中华内科杂志，2019，58（7）：496-500.

[3] MIYAKIS S，LOCKSHIN MD，ATSUMI T，et al.International consensus statement on an update of the classification criteria for definite antiphospholipid syndrome（APS）[J].J *Thromb Haemost*，2006，4（2）：295-306.

[4] FRANCÈS C，BARETE S，SORIA A.Dermatologic manifestations of the antiphospholipid syndrome[J].*Rev Med Interne*，2012，33（4）：200-205.

病例 41　皮肤瘀斑一例

【背景知识】

皮肤黏膜出血是指由于机体止血与凝血功能障碍所引起的自发性或轻微外伤后出血，血液由毛细血管内进入皮肤或黏膜下组织。其基本病因包括血管壁缺陷、血小板数量功能异常、凝血因子缺乏或活性降低、血液中抗凝物质增多和纤维蛋白溶解亢进。

1. 血管壁缺陷　当血管尤其是毛细血管因遗传性或获得性缺陷引起结构和收缩功能异常时可导致皮肤黏膜出血。

遗传性血管壁缺陷常见于遗传性毛细血管扩张症、血管性血友病等，获得性常见于过敏性紫癜、老年性紫癜及维生素缺乏性紫癜等疾病。

2. 血小板数量和功能异常　血小板数量或功能的异常可因初期止血的缺陷引起皮肤黏膜的出血。当血管受损时，黏附于血管损伤处暴露的皮下组织的血小板可被内皮下的胶原以及局部产生的凝血酶等物质激活而发生释放出 ADP 和代谢产生 TXA_2，从而引起血小板的聚集，进而形成白色血栓。活化的血小板还同时释放出血小板因子、5-HT 和贮存的凝血因子，参与凝血过程和促使血块收缩。

血小板数量异常引起皮肤黏膜出血主要见于各种原发及继发性血小板减少症，如免疫性血小板减少症、再生障碍性贫血、脾功能亢进等。血小板功能异常可见于血小板无力症、巨大血小板综合征等先天性疾病，也可继发于药物、肝脏疾病、尿毒症等出现。

3. 凝血功能障碍　人体凝血过程是由一系列血浆凝血因子相继酶解激活组成，任何凝血因子的缺乏或功能异常均可能导致出血。

先天性凝血障碍常见于血友病、低凝血酶原血症、凝血因子 V 缺乏症等，获得性凝血障碍多见于严重肝脏疾病、维生素 K 缺乏症等。因凝血功能障碍引起的出血表现有内脏、肌肉出血或软组织血肿，亦常有关节腔内出血，且常有家族史或肝脏病史。

4. 循环血液中抗凝物质增多　大多为获得性因素引起，如获得性凝血因子抑制物、肝素样抗凝物质增多和抗凝药物过量等。

5. 纤维蛋白溶解亢进　纤维蛋白溶解系统在防止血栓形成中具有重要作用,一旦纤维蛋白溶解功能过强时,正常止血过程便会受到影响甚至出现出血。临床上较多见的是病理状态下出现的继发性纤维蛋白溶解亢进(如 DIC)。

【病例简介】

患者女,56 岁,主因"皮肤瘀斑 11 天,发现血小板减少 7 天"入院。

现病史:11 天前患者无明显诱因出现皮肤多发瘀斑,无乏力、鼻衄、牙龈出血、血尿及黑便等不适,未在意。7 天前,患者皮肤瘀斑无好转,遂就诊于我院急诊,查血常规:WBC $3.51 \times 10^9/L$, HGB 106 g/L, PLT $2 \times 10^9/L$。给予"重组人血小板生成素 15000IU,每日 1 次;甲泼尼龙 40 mg,每日 1 次"升血小板治疗后复查血常规示:WBC $6.33 \times 10^9/L$, HGB 110 g/L, PLT $22 \times 10^9/L$。患者血小板改善不理想,且仍可见皮肤多发瘀斑,遂以"血小板减少待查"收入我科。

既往史:患者 1 年前发现下肢静脉血栓并行"下腔静脉滤网植入术",术后口服"华法林"抗凝治疗,现已停药。否认高血压、糖尿病及高血脂等慢性病史。否认出凝血疾病家族史,否认食物药物过敏史。

个人史:否认化学物质、放射物质及有毒物质接触史。无烟酒嗜好。

家族史:家族中无遗传病、先天性疾病及类似疾病史。

入院体格检查:周身皮肤可见多发新鲜及陈旧性瘀斑,双下肢轻度水肿,余查体未见异常。

入院后化验及检查:复查血常规:WBC $6.65 \times 10^9/L$, RBC $3.65 \times 10^{12}/L$, HGB 112 g/L, PLT $43 \times 10^9/L$;抗心磷脂抗体(ACA)+ 抗 β2- 糖蛋白 1 抗体测定:抗心磷脂抗体 IgG 673.2CU/mL(↑),抗 $β_2$- 糖蛋白 1 抗体 IgG 3622.9CU/mL(↑);直接抗人球蛋白试验 IgG1、狼疮抗凝物、血小板Ⅱ b/Ⅲ a 阳性;ANA+ENA 抗体谱:ANA 1:1000,抗线粒体 M2 弱阳性;凝血功能:凝血酶原时间 10.8 s,部分凝血活酶时间 23.4 s,抗凝血酶Ⅲ活性 136.9%(↑),凝血酶时间 18.1 s,纤维蛋白原 1.89 g/L(↓),纤维蛋白原分解产物 <2.0ug/mL,D- 二聚体 <0.19 mg/L;骨髓细胞学:三系增生、红系比例增高骨髓象。腹部超声:肝大、不均匀性脂肪肝、肝多发高回声团(肝血管瘤? 建议随诊),脾中度大。余肝肾功能、免疫球蛋白定量、风湿三项及 PNH 检测等均未见明显异常。

诊疗经过及疗效:明确诊断为:①抗磷脂抗体综合征;②继发性免疫性血小板减少症;③下肢静脉血栓(治疗后);④下腔静脉滤网植入术后。予静脉输注甲泼尼龙、皮下注射促血小板生成素(rhTPO)免疫抑制及升血小板治疗,患者未再有新鲜出血,但血小板较前无改善(用药 2 周复查 PLT $39 \times 10^9/L$)。

考虑患者激素、rhTPO 无效,遂予以停用 rhTPO、激素逐渐减量,并给予利妥昔单抗清除抗体治疗。患者应用利妥昔单抗 2 月后复查血常规示 PLT $89 \times 10^9/L$;抗心磷脂抗体 428.4CU/mL(↑),抗 $β_2$- 糖蛋白 1 抗体 IgG 2753.2CU/mL(↑),狼疮抗凝物 阳性;用药 3 月后复查血小板已恢复正常(PLT $153 \times 10^9/L$),未诉新发血栓及出血等不适,血液学指标较前明显改善,考虑利妥昔单抗治疗有效,此后未再回访。

【病例特点及分析】

病例特点:①患者中年女性,既往有下肢静脉血栓形成史;②主要表现为皮肤瘀斑;③查体可见皮肤多发新鲜及陈旧性瘀斑,双下肢轻度水肿;④血常规提示单系异常(血小板减低),抗心磷脂抗体 IgG、抗 β2 糖蛋白 1 抗体明显升高,狼疮抗凝物阳性,ANA 1∶1000,抗线粒体 M2 弱阳性,余风湿免疫指标、凝血功能及骨髓细胞学均无异常。

抗磷脂抗体综合征(APS)诊断标准:诊断抗磷脂抗体综合征必须具备表 3-41-1 至少 1 项临床标准和 1 项实验室标准。

表 3-41-1　抗磷脂抗体综合征诊断标准

项目		标准详述
临床标准	血管栓塞	任何器官或组织发生 1 次以上的动脉、静脉或小血管血栓,血栓必须被客观的影像学或组织学证实。组织学还必须证实血管壁附有血栓,但没有显著炎症反应。
	病态妊娠	1. 发生 1 次以上的 10 周或 10 周以上不可解释的形态学正常的死胎,正常形态学的依据必须被超声或被直接检查所证实。
		2. 在妊娠 34 周之前因严重的子痫或先兆子痫或严重的胎盘功能不全所致 1 次以上的形态学正常的新生儿早产。
		3. 在妊娠 10 周以前发生 3 次以上的不可解释的自发性流产,必须排除母亲解剖、激素异常及双亲染色体异常。
实验室标准		血浆中出现狼疮抗凝物,至少发现 2 次,每次间隔至少 12 周。
		用标准 ELISA 在血清中检测到中 - 高滴度的 IgG/IgM 类抗心磷脂抗体(IgG 型 aCL>40GPL, IgM 型 aCL>40MPL,或滴度大于 99 的百分位数)至少 2 次,间隔至少 12 周。
		用标准 EuSA 在血清中检测到 IgG/IgM 型抗 β2-GP1 抗体(滴度 >99 的百分位数)至少 2 次,间隔至少 12 周

该患者既往有血栓病史, IgG 型 aCL 及抗 β2-GP1 抗体明显升高,狼疮抗凝物阳性,符合 APS 诊断。APS 是一组表现为动静脉血栓形成或栓塞、血小板减少、反复自发性流产的累及多系统损害的非炎症性自身免疫性疾病。APS 作为目前公认的获得性血栓的主要病因,其引发的血栓可累及任何脏器和部位,尤以反复下肢深静脉血栓形成最为常见,且在严重血小板减少的患者中仍可发生血栓事件。持续存在中高危抗磷脂抗体谱和系统性自身免疫性疾病或其他血栓形成风险因素患者首次血栓形成的年风险可高达 5%。

血小板减少可见于大约 20% 原发性 APS 患者和超过 40% 系统性红斑狼疮相关性APS 患者。此类患者血小板减少通常不低于 50×10^9/L。APS 患者血小板减少可能存在不同的机制,部分患者可检测到血小板糖蛋白自身抗体的存在。当 APS 患者血小板重度减低时,可出现皮肤黏膜出血、消化道出血甚至颅内出血等危及生命的出血事件,且血栓事件与出血事件可同时出现,此时抗凝治疗与升血小板治疗的选择时机极为重要。

本患者既往存在血栓事件,此次以出血为首要症状就诊,无口干、眼干、关节痛、脱发、皮疹等结缔组织病常见临床表现,化验检查结果提示患者体内存在多种自身抗体,且血小板减少,考虑患者存在自身免疫系统紊乱。结合各项检查结果及临床症状,诊为原发性抗磷脂抗体综合征合并继发性免疫性血小板减少症,治疗以免疫抑制及升血小板治疗为主。

【专家点评】

抗磷脂抗体综合征是一组获得性易栓症的总称,患者血液中存在可与中性或阴性离子磷脂结合的自身抗体,在自身抗体的干扰下,患者体内各种依赖磷脂的凝血和抗凝因子功能出现异常,从而导致患者出现血栓。

该患者自述入院前 1 年前于下腔静脉植入滤网治疗下肢静脉血栓,目前术前及术后资料未见,无法判断患者当时抗心磷脂抗体、抗 β_2 糖蛋白 1 抗体等自身抗体及血常规、凝血功能的情况,这也提示我们在初次接诊病人时应做到全面评估患者病情,以利于后续诊断、治疗及治疗后随访。

此患者入院时以血小板减少、出血为首要诉求,在完善凝血功能、风湿免疫指标及骨髓细胞学等检查后发现患者体内存在狼疮抗凝物,且抗心磷脂抗体、抗 β_2- 糖蛋白 1 抗体、抗血小板抗体、抗核抗体均异常,此时考虑诊为抗磷脂抗体综合征、继发性免疫性血小板减少症。详细询问患者病史,未诉存在脱发、面部红斑、眼干、口干等结缔组织病常见临床表现,无细菌感染、口服药物等病史,并结合患者静脉血栓病史,考虑患者存在原发性抗磷脂抗体综合征,血小板减少则继发于 APS 产生。

目前 APS 的诊断仍较困难,该病可能有多种非标准表现,对于不符合分类标准者,可以进行 APS 的临床诊断,此外,血清阴性 APS 包括了临床特征提示 APS,但 aPL 持续阴性的患者。这对临床医师的工作提出了更高的要求,临床医师必须充分全面掌握患者的病例特点及病情发展,以作出准确的临床决策。

APS 的治疗的首要原则即为评估患者的血栓形成风险,虽然目前尚无公认的针对 APS 血栓风险的分层依据,临床医师仍然可以根据患者既往吸烟饮酒史、既往血栓病史及年龄等对患者进行相对风险评估及分层。治疗剂量的低分子肝素和随后的维生素 K 拮抗剂是治疗首次或复发性 APS 相关静脉血栓事件的一线疗法,对于首次发生静脉血栓事件的患者,建议终身抗凝。而针对于本例患者,其 1 年前的血栓事件无法评估是否与 APS 相关,且目前血小板计数偏低($<50 \times 10^9/L$)、出血,故入院后未对其进行抗凝治疗。

虽然 APS 治疗相关临床试验较少,激素、利妥昔单抗、羟氯喹和丙种球蛋白作为常见的几种免疫抑制剂被推荐用于治疗 APS,此类证据主要基于队列研究、病例报道或专家意见。aPL 检测阳性、出现血小板减少但缺乏 APS 临床症状的患者可诊断为继发性免疫性血小板减少症,与原发性免疫性血小板减少症相似,治疗策略可借鉴其治疗指南,如激素、丙种球蛋白、利妥昔单抗等治疗方案。经利妥昔单抗治疗 APS 后期临床表现(包括血小板减少)及血清学指标均可能有所改善。而脾切除术只用于出现严重出血症状以及对糖皮质激素和免疫抑制剂抵抗的难治性患者。对于灾难性 APS,推荐给予积极抗凝、激素、丙球或血浆置换治疗,也可考虑利妥昔单抗清除抗体、依库珠单抗、去纤苷治疗。鉴于本患者血小板偏低,抗磷脂抗体滴度较高,我们起初给予糖皮质激素免疫抑制治疗,血液学指标改善并不明显,后续调整治疗方案为利妥昔单抗,患者临床症状及血清学指标都得到了明显的改善,这为我们以后诊断及治疗 APS 积累了一定的临床经验。

【文献复习】

目前的研究认为 APS 的发病机制涉及氧化应激增加、eNOS 功能异常、抗 β2- 糖蛋白 1 抗体相关受体激活、组织因子表达及功能升高、ⅪI 因子游离巯基增加等多个方面。在氧化应激的作用下,患者体内 β_2- 糖蛋白 1 的构象发生改变,暴露出 B 细胞表位,从而产生了相应的自身抗体;APS 相关自身抗体的出现及组织因子、eNOS 功能的异常等共同促进患者体内促凝及抗凝系统出现异常,并且可通过与血小板表面受体的结合影响血小板的功能,引起血栓或是出血的症状。

APS 相关血栓可累及身体的任何部位,造成局部器官功能降低甚至衰竭,其中一小部分患者可表现或进展为灾难性 APS,表现为多个小血管床出现血栓,导致多器官衰竭,死亡率高。研究表明, APS 为反复习惯性流产的一个重要原因,狼疮抗凝物阳性是妊娠 12 周后血栓形成和不良妊娠结局的更大风险因素。

有综述指出,随着近年来研究者们对 APS 发病机制的探讨不断深入,未纳入分类标准的抗磷脂抗体的重要性不断被揭示,特别是在协助明确诊断方面。例如,抗磷脂抗体 IgA 型虽未像 IgG 型及 IgM 型一样纳入诊断标准,但在具有 APS 临床表现且高度怀疑 APS,且 IgG 型和 IgM 型抗体均为阴性时,应考虑是否存在 IgA 型抗磷脂抗体阳性的情况;针对抗 β2 糖蛋白 1 氨基酸末端 D1 结构域的 IgG 抗体是鉴别 APS 患者血栓形成的特异性指标;此外,抗磷脂酰丝氨酸 / 凝血酶原复合物抗体、抗磷脂酰乙醇胺抗体、抗膜联蛋白抗体等均与复发性流产等有明显的相关性,有利于产科相关 APS 的诊断。

虽然针对 APS 的基础研究逐渐增多,但关于其发病机制及危险因素等方面的研究仍然需要更进一步发掘。APS 的治疗方案尚不明确,仍需科研工作者及临床医务人员在基础研究及广泛开展临床试验的基础上不断探索、尝试,为 APS 患者提供更完善的诊断和治疗。

(中国医学科学院血液病医院血栓止血诊疗中心　徐艳梅　陈云飞)

【参考文献】

[1]　欧阳钦. 临床诊断学. 第 2 版.[M]. 北京:人民卫生出版社,2010:22-24.

[2]　LIMPER M, DE LEEUW K, LELY AT, et al. Diagnosing and treating antiphospholipid syndrome: a consensus paper[J]. *Neth J Med*,2019,77(3):98-108.

[3]　GARCIA D, ERKAN D. Diagnosis and Management of the Antiphospholipid Syndrome[J]. *Neth J Med*,2018,43(3):2010-2021.

[4]　GIANNAKOPOULOS B, KRILIS SA. The Pathogenesis of the Antiphospholipid Syndrome[J]. *N Engl J Med*,2013,368(11):1033-1044.

[5]　翟晓丹,杨硕,崔丽艳. 未纳入分类标准的抗磷脂抗体或可提高抗磷脂综合征诊断准确率 [J]. 中华检验医学杂志,2021,44(4):347-351.

病例 42　易栓症一例

【背景知识】

易栓症（thrombophilia）是指因各种遗传性或获得性因素导致容易发生血栓形成和血栓栓塞的病理状态，以静脉血栓栓塞症（venous thromboembolism, VTE）：如深静脉血栓形成、肺栓塞、颅内静脉血栓形成、门静脉血栓形成、肠系膜静脉血栓形成等为主要临床表现，可以分为遗传性和获得性易栓症两大类，亚洲人群以抗凝/纤溶蛋白异常为主，包括抗凝血酶缺陷症、蛋白 C 缺陷症、蛋白 S 缺陷症、血栓调节蛋白（thrombomodulin, TM）缺陷症等，获得性易栓症是指容易发生血栓的疾病或状态包括抗磷脂综合征、自身免疫性疾病、恶性肿瘤、急性卒中、慢性心肺疾病、慢性肾病、高龄、肥胖、手术、肢体制动或长期卧床、多发性外伤、骨折等。易栓症的治疗以抗凝为主，期间需要定期检测。

【病例简介】

患者男，28 岁，主因"上腹部疼痛 3 月余"入院。

现病史：患者入院前 3 月余，大量饮酒 4 天后出现中上腹部疼痛，钝性隐痛，无发热、恶心呕吐、腹泻黑便，当地医院胸腹部增强 CT：门静脉主干、门静脉右前支、右后支血栓形成，肝脏脂肪浸润，胆囊结石并胆囊炎，胸部增强 CT 未见异常。患者转新疆维吾尔自治区人民医院进一步诊治，入院后完善检查，血常规：WBC 6.82×10^9/L, RBC 4.54×10^{12}/L, Hb 128 g/L, PLT 183×10^9/L。C 反应蛋白 67.44 mg/L。肝功能：ALT 101U/L, AST 162U/L, 凝血功能：APTT 39.8 s, FIB 5.48 g/L, D-Dimer 6.15 mg/L。蛋白 C 活性测定 148%，蛋白 S 82%。血沉 34 mm/H。肿瘤标志物，BNP、TNT 等未见明显异常。行肝静脉造影术，术中向门静脉方向反复穿刺未成功，后行保守治疗，予肝素抗凝，尿激酶溶栓，辅以抑酸、补液、保肝等支持治疗，患者腹痛症状好转出院，出院后服用利伐沙班，前 21 天，每次 15 mg，每日 2 次，第 22 天起，每次 20 mg，每日 2 次，口服 3~6 个月，规律复查凝血功能（2019.7.31）：APTT 53.9 s, FIB 3.13 g/L, D-Dimer 0.13 mg/L。凝血功能（2019.8.20）：APTT 58.30, FIB 2.78 g/L, D-Dimer 0.1 mg/L。凝血功能（2019.9.10）：APTT 52.7 s, FIB 2.53 g/L, D-Dimer 0.1 mg/L。凝血功能（2019.9.28）：APTT 50.4 s, FIB 3.11 g/L, D-Dimer 0.1 mg/L。为进一步明确诊治，门诊以"出凝血异常、易栓症"收入我科，自发病以来，睡眠、精神、食欲可，大小便正常，体重减轻 10 kg。

既往史：平素体健，否认病毒性肝炎、肺结核病史，否认高血压、糖尿病、高血脂病史，否认脑血管疾病、心脏病史，否认精神病史、地方病史、职业病史。否认外伤、中毒、手术史，否认药物、食物过敏史，预防接种史不详，否认输血史。

个人史：否认药物过敏史。无烟酒嗜好。

家族史：父母健在，否认家族及遗传病病史，1 亲弟弟有相似病史，否认其他类似疾病病史

入院体格检查：无贫血貌，主动体位，查体合作。周身皮肤无皮疹、黄染、出血点，浅表淋巴结无肿大。头颅未见畸形，眼睑无浮肿，眼球无突出，结膜无苍白，巩膜无黄染，角膜未见

异常,瞳孔等大等圆,对光反射灵敏。耳廓无畸形,外耳道无异常分泌物,乳突无压痛。鼻腔通气良好,各副鼻窦区均无压痛。口唇无紫绀,伸舌居中,牙龈无增生,咽部无充血,扁桃体无肿大。颈静脉无怒张,颈软,甲状腺无肿大,气管居中。胸廓对称无畸形,双侧呼吸动度一致,语颤正常,胸骨压痛(-),双肺叩诊呈清音,肝上界位于右锁骨中线第Ⅴ肋间,双肺呼吸音清,未闻及干湿罗音。心前区无隆起,无细震颤,心界不大,心率 133 次/分,律齐,各瓣膜听诊区未闻及病理性杂音。腹部平坦,未见肠形、蠕动波及腹壁静脉曲张,腹软,无压痛及反跳痛,肝肋下未触及,脾肋下未触及,移动性浊音,肠鸣音正常。肛门及外生殖器未查。脊柱四肢无畸形,四肢活动正常,双下肢无浮肿。膝腱反射正常,布氏征阴性,巴氏征阴性,克氏征阴性。

入院后化验及检查如下。

血液相关化验:血常规:WBC 5.29×10⁹/L,RBC 5.21×10¹²/L,Hb 145 g/L,PLT 156×10⁹/L。尿常规+镜检:白细胞 15.8 个/μL(↑),红细胞 15.7 个/μL(↑),管型 2.46 个/μL(↑),病理管型 0.49 个/μL(↑),黏液丝 66.33 个/μL(↑)。血小板功能检测全套:花生四烯酸诱导血小板聚集 91.7%(↑)。生化:载脂蛋白 BAPOB 0.57 g/L(↓),载脂蛋白 A1/BAPOA1/B 2.23(↑),Hcy 47.33μmol/L(↑),NEFA 0.94mmol/L(↑),TBIL 23.6μmol/L(↑),DBIL 5.3μmol/L(↑),IBIL 18.3μmol/L(↑)。凝血因子全套:凝血因子Ⅷ活性测定 192.3%(↑),血管性假性血友病因子抗原 207.4%(↑)。抗磷脂抗体检测全套:狼疮抗凝因子-DRVVT 筛选 1.6(↑),DRVVT 比值 1.5(↑),抗 $β_2$ 糖蛋白 1 抗体 IgA 84.5CU/mL(↑),抗心磷脂抗体 IgA 80.7CU/mL(↑),SCT 筛选比值 1.31(↑),SCT 比值 1.24(↑)。感染相关标志物(HIV+TP+HAV):乙肝表面抗体 75.4mIU/mL(↑)。

骨髓相关化验:无。

其他检查:无。

诊疗经过及疗效:患者有明确的门静脉血栓形成、肠系膜静脉血栓形成病史,及明确的 VTE 家族史,待出凝血疾病基因突变筛查结果回报,决定下一步治疗。出院后继续目前利伐沙班抗凝治疗。

【病例特点及分析】

病例特点:①青年男性,急性起病,病程 3 月余;②患者临床表现以上腹疼痛为主;③查体无贫血貌,肝脾肋下未触及,胸骨无压痛,淋巴结未扪及肿大,皮肤未见瘀斑瘀点;④患者狼疮抗凝因子-DRVVT 筛选 1.6(↑),DRVVT 比值 1.5(↑),抗 $β_2$-糖蛋白 1 抗体 IgA 84.5CU/mL(↑),抗心磷脂抗体 IgA 80.7CU/mL(↑),SCT 筛选比值 1.31(↑),SCT 比值 1.24(↑)。

易栓症(thrombophilia)是指因各种遗传性或获得性因素导致容易发生血栓形成和血栓栓塞的病理状态,以静脉血栓栓塞症(venous thromboembolism,VTE):如深静脉血栓形成、肺栓塞、颅内静脉血栓形成、门静脉血栓形成、肠系膜静脉血栓形成等为主要临床表现,可以分为遗传性和获得性易栓症两大类,亚洲人群以抗凝/纤溶蛋白异常为主,包括抗凝血酶缺陷症、蛋白 C 缺陷症、蛋白 S 缺陷症、血栓调节蛋白(thrombomodulin,TM)缺陷症等,获得性易栓症是指容易发生血栓的疾病或状态包括抗磷脂综合征、自身免疫性疾病、恶性肿瘤、急性卒中、慢性心肺疾病、慢性肾病、高龄、肥胖、手术、肢体制动或长期卧床、多发性外伤、骨折等。

以下临床诊断标准中至少符合一项，再加上一项相应的实验室指标就可以诊断为抗磷脂抗体综合征。临床标准包括：①必须有如影像学或者是组织学等相关的证据证实，器官或者是组织发生过至少一次的动、静脉或者是小血管血栓；②病态妊娠，如1次或者是多次无法解释的正常胎儿，在10周以上死亡等。实验室标准：下列监测都需要间隔12周以上，有至少2次或者是2次以上的阳性：①血浆中狼疮抗凝物阳性；②在血清或者是血浆中检测到中至高效价阳性IgG或者是IgM型抗心磷脂抗体；③抗β_2微球蛋白阳性。

该患者入院后完善相关检查发现狼疮抗凝因子-DRVVT筛选1.6（↑），DRVVT比值1.5（↑），抗β_2糖蛋白1抗体IgA 84.5CU/mL（↑），抗心磷脂抗体IgA 80.7CU/mL（↑），SCT筛选比值1.31（↑），SCT比值1.24（↑），同时患者肿瘤标志物，感染相关标志物阴性，尿常规、大便常规、肝功能、肾功能、球蛋白、血脂、乳酸脱氢酶、血型、血糖、同型半胱氨酸、凝血指标等无异常，融合基因（JAK2/V617F）阴性，因此初步怀疑抗磷脂综合征，待出凝血疾病基因突变筛查结果回报及后续抗磷脂抗体监测结果回示后明确诊断病因。

【专家点评】

血栓形成三要素：血管壁因素（内皮细胞损伤）、血流淤滞、血液成分异常（血小板、凝血因子、抗凝蛋白、纤维蛋白溶解系统、炎症因子等），因此，能够直接或间接影响上述三个基本环节的各种病理生理变化都可导致易栓症的发生。

易栓症分为遗传性易栓症与家族性易栓症，遗传性易栓症一般有明确的家族史，常见的有蛋白C、蛋白S缺乏症，抗凝血酶缺乏症等；获得性易栓症主要发生于各种获得性疾病或具有获得性危险因素的患者，因促凝蛋白水平升高、抗凝蛋白水平下降使血栓栓塞风险增加，包括恶性肿瘤、系统性红斑狼疮、抗磷脂综合征、炎症性肠病、骨髓增殖性肿瘤等。

本例患者入院后完善相关检查后发现狼疮抗凝因子-DRVVT筛选1.6（↑），DRVVT比值1.5（↑），抗β_2糖蛋白1抗体IgA 84.5CU/mL（↑），抗心磷脂抗体IgA 80.7CU/mL（↑），SCT筛选比值1.31（↑），SCT比值1.24（↑），初步考虑"抗磷脂综合征"，同时患者亲属中存在类似患者，因此不能排除遗传性易栓症，故暂予患者抗凝治疗，待结果回示后明确诊断。

【文献复习】

易栓症（thrombophilia）是指因各种遗传性或获得性因素导致容易发生血栓形成和血栓栓塞的病理状态，以静脉血栓栓塞症（venous thromboembolism，VTE）：如深静脉血栓形成、肺栓塞、颅内静脉血栓形成、门静脉血栓形成、肠系膜静脉血栓形成等为主要临床表现，可以分为遗传性和获得性易栓症两大类，因此在诊断应认真采集病史，包括既往有无基础疾病：VTE病史、感染、手术、外伤、充血性心力衰竭、慢性呼吸系统疾病、自身免疫疾病、血液系统疾病及实体肿瘤等，有无口服避孕药、雌激素替代治疗、化疗、靶向药、免疫调节剂等，是否正在妊娠，家族中是否有类似患者等。入院后应完善血常规、尿常规、大便常规、肝功能、肾功能、球蛋白、血脂、乳酸脱氢酶、血型、血糖、同型半胱氨酸,凝血指标,免疫指标,以及出凝血相关基因检测等。遗传性易栓症目前尚无根治方法,治疗主要为抗栓治疗,获得性易栓症应在抗栓治疗的基础上积极治疗原发疾病,祛除和纠正诱发因素。

（中国医学科学院血液病医院再生医学诊疗中心　杨斐）

【参考文献】

[1]　易栓症诊断与防治中国指南(2021 年版)[J]. 中华血液学杂志, 2021, 42(11): 881-888.

[2]　CAMPELLO E, SPIEZIA L, ADAMO A, et al. Thrombophilia, risk factors and prevention[J]. *Expert Rev Hematol*, 2019, 12(3): 147-158.

[3]　SOUTO JC, ALMASY L, BORRELL M, et al. Genetic susceptibility to thrombosis and its relationship to physiological risk factors: the GAIT study. Genetic Analysis of Idiopathic Thrombophilia[J]. *Am J Hum Genet*, 2000, 67(6): 1452-1459.

第四章 淋巴瘤及其他

第一节 淋巴瘤及淋巴组织增殖性疾病

病例43 GB方案治疗晚期滤泡性淋巴瘤一例

【背景知识】

滤泡性淋巴瘤(FL)1-3a级是相对惰性的一种淋巴瘤,临床病程进展缓慢,但不可治愈。滤泡性淋巴瘤是欧美国家最常见的惰性非霍奇金淋巴瘤(NHL),约占所有新诊断NHL的22%~35%,近年来发病率上升至5/100 000。其发病的中位年龄为64.9岁,我国呈现较年轻的发病趋势,沿海、经济发达地区发病率较高。目前滤泡性淋巴瘤的中位总体生存期超过10年, 60%~70%的病例确诊有骨髓累及,约1/3可转化为DLBCL。近年来国外研究发现17%~28%的患者在一线治疗后2年内发生早期复发/进展(POD24),预后差。

1.病理诊断 分为3级:1级为光学显微镜下每个高倍镜视野可见0~5个中心母细胞; 2级为6~15个中心母细胞; 3级为>15个中心母细胞, FL3级可以进一步分为3a级和3b级,其中3b级表现为中心母细胞呈片状分布且缺乏中心细胞(以标准物镜为准)。诊断FL应常规检测的免疫组化标记包括CD19、CD20、CD79a或PAX5、CD3ε、CD10、Bcl-2、BcL-6、CD23和Ki-67。

2.治疗原则

1)3级FL特别是3b级FL的治疗等同于弥漫大B细胞淋巴瘤(DLBCL)。

2)1-2级的FL属于惰性淋巴瘤,治疗策略如下:

(1)早期FL:Ⅰ、Ⅱ期FL的推荐治疗可选择观察等待、免疫化疗或局部放疗。Ⅱ期有大肿块的患者,应按照晚期FL治疗。

(2)晚期FL:晚期和低肿瘤负荷的FL患者,诊断后即刻治疗与先观察等待、待出现治疗指征时再进行治疗,患者的总生存时间并无差异。FL的标准一线治疗方案为利妥昔单抗联合化疗。可选择的联合化疗方案包括CHOP方案或CVP方案等。 对于老年和体弱的患者,还可以选择单药利妥昔单抗,或单药烷化剂(如苯丁酸氮芥、环磷酰胺)±利妥昔单抗。 初治、高肿瘤负荷的患者,在诱导化疗后达到CR或部分缓解(partial response, PR),可采用利妥昔单抗维持治疗。 晚期FL的治疗指征为:有症状、威胁器官功能、继发血细胞减少、大肿块和病变持续进展,患者有治疗意愿。

(3)复发、难治FL的治疗:对于复发的FL,仍可首选观察等待,当出现治疗指征时再开始解救治疗。 如复发或进展距末次应用利妥昔单抗6个月以上,还可联合利妥昔单抗治疗。 根据一线治疗后复发或进展发生的时间,可选择的二线解救化疗方案包括一线化疗方案、含氟达拉滨的联合方案以及所有 DLBCL 的二线解救治疗方案。对于快速进展的 FL，应首先排除是否发生组织学类型的转化。可疑发生转化的临床表现包括 LDH 升高、某一受累区域不对称性快速生长、出现结外病变或新出现的 B 症状等。如 PET-CT 检查显示某一受侵部位标准摄取值显著增高，应警惕发生组织学类型的转化，对可疑发生转化的部位需进行组织活检证实。复发或进展时发生转化的 FL 预后较差，对部分诱导化疗后缓解的患者，可以考虑进行自体或异基因造血干细胞移植治疗。

3. 预后　FL 国际预后指数（FLIPI）有 FLIPI1 和 FLIPI2 两个评分模型，分组见表 4-43-1。

表 4-43-1　滤泡性淋巴瘤国际预后指数（FLIPI）

参数	FLIPI1	FLIPI2	分组
淋巴结受累	>4 个淋巴结区域	淋巴结最长径 >6 cm	低危组 0-1 分
年龄	≥ 60 岁	≥ 60 岁	中危组 2 分
血清标记物	LDH 升高	β2 微球蛋白升高	高危组 ≥ 3 分
分期	晚期（Ann Arbor 分期 Ⅲ~Ⅳ期）	骨髓侵犯	
血红蛋白	<120 g/L	<120	L

【病例简介】

患者男，59 岁，主因"体检发现腹腔肿物 2 月余"于 2020.6.15 入院。

现病史：患者于 2020.5 体检发现腹腔肿物，就诊于北京医院，行 PET-CT：膈肌上下多组淋巴结代谢增高，其中腹腔淋巴结融合成团块，SUVmax11.3，脾脏不大，代谢弥漫增高，SUVmax5.6，以上考虑同源性恶性病变，Deauville 评分 5 分。转诊北京肿瘤医院，行 B 超引导下穿刺，病理回报：（腹膜后淋巴结）滤泡性淋巴瘤，1 级，免疫组化：CD20（+），CD79a（+），CD3（-），CD5（-），CD10（+），BCL-2（+），BCL-6（+），CD21（FDC+），CyclinD1（-），CD23（FDC+），Ki-67（10%+）。骨髓活检：滤泡性淋巴瘤骨髓累及，骨髓流式：异常细胞占 4.79%。为进一步治疗，就诊我院。

既往史：高血压史 20 年，最高 180/120mmHG，规律服药。10 年前曾行胆囊切除术，30 年前曾行扁桃体切除术，20 年前车祸脑外伤手术治疗，曾输血，否认食物药物过敏史。

个人史：否认药物过敏史。无烟酒嗜好。

家族史：家族中无遗传性肿瘤病史。

入院体格检查：ECOG 评分 0 分，双颈部、腋下、腹股沟多发肿大淋巴结，大者直径约 2.0 cm，质中、界清、活动度尚可，余浅表淋巴结未触及肿大。

入院后化验及检查：WBC 6.28 × 10⁹/L，LYM 28.5%，HGB 125 g/L，PLT 133 × 10⁹/L；肝肾功能正常，LDH 213 U/L；$β_2$ 微球蛋白 2.64 mg/L；HBV、HCV 阴性；心电图：正常；LVEF 65%。

诊疗经过及疗效：明确诊断：①（腹膜后淋巴结）滤泡性淋巴瘤 双颈部、腋下、腹股沟、纵隔、腹腔、盆腔淋巴结、脾累及骨髓累及；病理：（腹膜后淋巴结）滤泡性淋巴瘤，Ⅰ级；分期：

Ⅳ 期 A；FLIPI2：1 分（骨髓受累）。②高血压病。③胆囊切除术后。患者诊断为滤泡性淋巴瘤 1 级，分期：Ⅳ 期 A，目前患者无治疗指征，采取观察等待的策略，定期复查。

随访及后续治疗如下。

（1）2021.7 复查 CT 检查提示新发纵隔淋巴结伴有双侧胸腔积液，颈部及腹腔淋巴结较前明显增大（12.5 cm × 10.0 cm），β_2 微球蛋白 4.91 mg/L；经左颈部淋巴结穿刺活检仍提示：滤泡性淋巴瘤 1 级，Ki67（10%+），短期内肿瘤进展伴有双侧胸腔积液，符合治疗指征，2021.8 启动治疗，给予"奥托珠单抗 + 来那度胺"治疗 1 个周期；

（2）2021.9 患者突然出现胸闷、憋喘、盗汗，再行全身 PET/CT：双侧胸膜增厚伴高代谢，腹腔淋巴结较前进一步增大（16.3 cm × 15.9 cm），考虑肿瘤持续进展，予以"GCHOP 方案 +DDP 胸腔灌注"治疗 2 个周期，治疗后复查 CT 提示右侧胸腔积液较前进一步增多且仍伴有胸闷、憋喘，考虑肿瘤改善不明显，2021.10.20-2022.2.9 予以 GB 方案（奥妥珠单抗 1000 mg，静脉滴注第一个周期为 d1、8、15，第二个周期起奥妥珠单抗 1000 mg，静脉滴注 d1，苯达莫司汀 125 mg，静脉滴注，d2-3）化疗 4 个周期，2 个周期后复查全身 PET/CT 较前明显退缩（腹腔淋巴结大者 6.7 cm × 3.0 cm，多维尔评分 4 分），胸腔积液较前吸收，患者胸闷、憋喘症状较前明显改善。

【病例特点及分析】

病例特点：①患者男性，59 岁，以腹腔肿物为主要表现；② PET/CT 提示膈肌上下多组淋巴结代谢增高，其中腹腔淋巴结融合成团块，脾脏不大，代谢弥漫增高；③骨髓活检：滤泡性淋巴瘤骨髓累及，骨髓流式：4.79% 异常细胞；④病理诊断：（腹膜后淋巴结）滤泡性淋巴瘤，1 级，Ki67（10%+）。

患者诊断为滤泡性淋巴瘤 1 级，分期：Ⅳ 期 A，前期患者无 B 症状（不明原因的发热，体温可以达到 38 ℃ 以上，连续 3 天以上；6 个月内体重减轻，达到了 10% 以上），无腹胀、腹痛等不适，胸腹水、巨脾、器官功能损害、血细胞减少、肿瘤持续进展等治疗指征，故采取观察等待的策略。后复查过程中疾病进展伴有双侧胸腔积液，有治疗指征，开始启动抗肿瘤治疗。

【专家点评】

该患者为中老年男性滤泡细胞淋巴瘤，初次就诊我院，诊断为 Ⅳ 期 A 伴有骨髓受累，无治疗指征，给予观察等待，1 年后复查 CT 检查提示新发纵隔淋巴结伴有双侧胸腔积液，颈部及腹腔淋巴结较前明显增大（12.5 cm × 10.0 cm），β_2 微球蛋白 4.91 mg/L；经左颈部淋巴结穿刺活检仍提示：滤泡性淋巴瘤 1 级，Ki67（10%+），短期内肿瘤进展伴有双侧胸腔积液，符合治疗指征，2021.8 启动治疗，给予"奥托珠单抗 + 来那度胺"治疗 1 个周期，治疗后患者出现胸闷、憋喘、盗汗，再行全身 PET/CT：双侧胸膜增厚伴高代谢，腹腔淋巴结较前进一步增大（16.3 cm × 15.9 cm），考虑肿瘤持续进展，予以"GCHOP 方案 +DDP 胸腔灌注"治疗 2 个周期，治疗后复查 CT 提示右侧胸腔积液较前进一步增多且仍伴有胸闷、憋喘，考虑肿瘤改善不明显，2021.10.20-2022.2.9 予以 GB 方案化疗 4 个周期，2 个周期后复查全身 PET/CT 较前明显退缩（腹腔淋巴结大者 6.7 cm × 3.0 cm，多维尔评分 4 分），胸腔积液较前吸收，患者胸闷、憋喘症状较前明显改善。

【文献复习】

我国 FL 患者的总体生存情况较好，5 年 OS 率可达 77.8%，但我国 FL 患者仍存在未被满足的治疗需求。首先 FL 无法完全治愈，大部分 FL 患者在达到疾病缓解之后仍会出现反复的复发，并且伴随着每次复发，缓解持续时间和 OS 会逐渐缩短。其次部分 FL 患者会发生早期疾病进展，其中 20%~25% 的 FL 患者在治疗开始 2 年内复发或进展（POD24），这部分患者的预后较差，5 年 OS 率仅为 50%，远低于预期水平。此外，FL 患者还需要面临疾病转化的问题。30%~40% 的 FL 患者疾病会转化为更具侵袭性的弥漫性大 B 细胞淋巴瘤（DLBCL），这部分患者的预后同样较差，接受挽救治疗后的缓解率更低，中位 OS 相比于未发生疾病转化的 FL 患者缩短 40%。FL 临床上的一大挑战在于患者的疾病复发，因此需要在 FL 患者一线治疗时优选药物，以减少疾病复发和早期进展。

Ⅲ 期 GALLIUM 研究对比了传统的利妥昔单抗联合化疗方案和奥妥珠单抗联合化疗方案在初治 CD20 阳性的 FL 患者中的疗效。与利妥昔单抗联合化疗方案相比，奥妥珠单抗联合化疗方案显著延长了 FL 患者的 PFS 和至下次治疗时间（TTNT），将初治 FL 患者的疾病进展/复发或死亡风险降低 34%，POD24 风险降低 46%。GALLIUM 研究在中国共纳入了 58 例 FL 患者，其中 33 例患者接受利妥昔单抗联合化疗治疗，25 例患者接受奥妥珠单抗联合化疗治疗。GALLIUM 研究中国亚组结果显示，奥妥珠单抗联合化疗组 POD24 事件的发生比例更低（16.0% vs 21.2%），TTNT 事件风险降低 47%，无事件生存（EFS）事件风险降低 34%，缓解持续事件（DOR）事件风险降低 51%。奥妥珠单抗联合化疗方案在中国患者中同样安全性良好，不良反应和已知安全性一致[1]。

BRIGHT 研究。该研究对比 BR 与 R-CHOP/R-CVP 一线治疗惰性 NHL 或 MCL。最初的研究目的是要证实 BR 方案非劣效于 R-CHOP/R-CVP 标准方案。在 447 例随机患者中，其中滤泡性淋巴瘤患者占 70%。224 例接受 BR，104 例为 R-CHOP，119 例为 R-CVP。419 例患者进入随访阶段，BR 组中位随访时间为 65 个月，R-CHOP/R-CVP 中位随访 64.1 个月。两组的 5 年无进展生存（PFS）率分别为 65.5% 和 55.8%，5 年总生存（OS）率分别为 81.7% 和 85%。BR 对比 R-CHOP/R-CVP，具有更好的 PFS 期、无事件生存（EFS）和持续缓解时间（DOR），但 OS 两组间没有差异[2]。

Stil NHL1 研究是对比 BR 与 R-CHOP 一线治疗 iNHL 和 MCL 的疗效，最终的数据分析显示，BR 方案可显著延长 PFS 期，BR 组与 R-CHOP 组的中位 PFS 期分别为 69.5 个月和 31.2 个月[3]。

2021ASH 大会也公布了 BR vs R-CVP 或 CHOP 方案治疗惰性淋巴瘤长期随访结果，2032 例接受 BR 治疗和 2032 例接受 R-CVP/CHOP 治疗的患者，中位年龄为 65 岁，与 R-CVP/CHOP 相比，BR 与死亡率显著降低相关（HR 0.77, 95%CI 0.67~0.89, P < 0.01）。BR 和 R-CVP/CHOP 治疗患者的 5 年 OS 率分别为 80% 和 75% 与 R-CVP/CHOP 相比，BR 改善患者总生存[4]。

（天津市肿瘤医院淋巴瘤科　王杰松）

【参考文献】

[1]　MARCUS R, DAVIES A, ANDO K, et al. Obinutuzumab for the First-Line Treatment of Follicular Lymphoma[J]. *N Engl J Med*, 2017, 377(14): 1331-1344.

[2]　FLINN IW, VAN DER JAGT R, KAHL B, et al. First-Line Treatment of Patients With Indolent Non-Hodgkin Lymphoma or Mantle-Cell Lymphoma With Bendamustine Plus Rituximab Versus R-CHOP or R-CVP: Results of the BRIGHT 5-Year Follow-Up Study[J]. *J Clin Oncol*, 2019, 37(12): 984-991.

[3]　RUMMEL MJ, NIEDERLE N, MASCHMEYER G, et al. Bendamustine plus rituximab versus CHOP plus rituximab as first-line treatment for patients with indolent and mantle-cell lymphomas: an open-label, multicentre, randomised, phase 3 non-inferiority trial[J]. *Lancet*, 2013, 381(9873): 1203-1210.

[4]　2021 ASH Abstract 3546[R/OL].

病例 44　早期滤泡性淋巴瘤一例

【背景知识】

滤泡性淋巴瘤(FL)在欧美国家约占所有 NHL 的 22%~25%。好发于中老年人,主要侵犯淋巴结,其次为脾脏、骨髓和韦氏环。亦可从淋巴结广泛侵及胃肠道或软组织等结外部位。FL 偶尔原发于结外部位,包括皮肤、胃肠道等。 80%~85% 患者诊断时为Ⅲ-Ⅳ期,30% 患者有 B 症状,50% 有骨髓侵犯。

1. 病理诊断　分为 3 级:1 级为光学显微镜下每个高倍镜视野可见 0~5 个中心母细胞;2 级为 6~15 个中心母细胞;3 级为 >15 个中心母细胞,FL3 级可以进一步分为 3a 级和 3b 级,其中 3b 级表现为中心母细胞呈片状分布且缺乏中心细胞(以标准物镜为准)。 诊断 FL 应常规检测的免疫组化标记包括 CD19、CD20、CD79a 或 PAX5、CD3ε、CD10、Bcl-2、BcL-6、CD23 和 Ki-67。

2. 临床分期　通常采用 Ann-Arbor 分期标准:①Ⅰ期:病变限于单个淋巴结(Ⅰ)或淋巴结以外的单个器官或部位(IE);Ⅱ期:病变侵犯横隔一侧的两个或更多的淋巴结区(Ⅱ),或限局侵犯淋巴结以外的单个器官或部位,伴有横隔的一侧的一个或更多的淋巴结区(ⅡE);Ⅲ期:受侵的淋巴结区在横隔、两侧(Ⅲ),或同时侵犯淋巴结以外的单个限局的器官或部位(ⅢE);Ⅳ期:具有一个或更多的淋巴结以外的器官或部位的弥漫性病变,伴有或不伴有淋巴结受侵 。②各期患者根据全身症状的有无再分为 A 或 B。 Ⓐ不具有 B 中所述全身症状之一者;Ⓑ有以下全身症状之一者: ⓐ不明原因的发热(38 ℃以上);ⓑ消瘦(超过原体重的 10% 以上);ⓒ盗汗。

3. 治疗原则

1)3 级 FL 特别是 3b 级 FL 的治疗等同于 DLBCL。

2)1-2 级的 FL 属于惰性淋巴瘤,治疗策略如下:

(1)早期 FL:Ⅰ、Ⅱ期 FL 的推荐治疗可选择观察等待、免疫化疗或局部放疗。Ⅱ期有大肿块的患者,应按照晚期 FL 治疗。

（2）晚期 FL:晚期和低肿瘤负荷的 FL 患者,诊断后即刻治疗与先观察等待、待出现治疗指征时再进行治疗,患者的总生存时间并无差异。FL 的标准一线治疗方案为利妥昔单抗联合化疗。可选择的联合化疗方案包括 CHOP 方案或 CVP 方案等。 对于老年和体弱的患者,还可以选择单药利妥昔单抗,或单药烷化剂（如苯丁酸氮芥、环磷酰胺）± 利妥昔单抗。 初治、高肿瘤负荷的患者,在诱导化疗后达到完全缓解（complete response CR）或部分缓解（partial response, PR）,可采用利妥昔单抗维持治疗。 晚期 FL 的治疗指征为:有症状、威胁器官功能、继发血细胞减少、大肿块和病变持续进展,患者有治疗意愿。

（3）复发、难治 FL 的治疗:对于复发的 FL,仍可首选观察等待,当出现治疗指征时再开始挽救化疗。 如复发或进展距末次应用利妥昔单抗 6 个月以上,还可联合利妥昔单抗治疗。 根据一线治疗后复发或进展发生的时间,可选择的二线挽救化疗方案包括一线化疗方案、含氟达拉滨的联合方案以及所有 DLBCL 的二线解救治疗方案。 对于快速进展的 FL,应首先排除是否发生组织学类型的转化。 可疑发生转化的临床表现包括 LDH 升高、某一受累区域不对称性快速生长、出现结外病变或新出现的 B 症状等。 如 PET-CT 检查显示某一受侵部位标准摄取值显著增高,应警惕发生组织学类型的转化,对可疑发生转化的部位需进行组织活检证实。 复发或进展时发生转化的 FL 预后较差,对部分诱导化疗后缓解的患者,可以考虑进行自体或异基因造血干细胞移植治疗。

4. 预后　FL 国际预后指数（FLIPI）有 FLIPI1 和 FLIPI2 两个评分模型,分组见表 4-44-1。

表 4-44-1　滤泡性淋巴瘤国际预后指数（FLIPI）

参数	FLIPI1	FLIPI2	分组
淋巴结受累	>4 个淋巴结区域	淋巴结最长径 >6 cm	低危组 0~1 分
年龄	≥ 60 岁	≥ 60 岁	中危组 2 分
血清标记物	LDH 升高	β_2 微球蛋白升高	高危组 ≥ 3 分
分期	晚期（Ann Arbor 分期 Ⅲ~Ⅳ期）	骨髓侵犯	
血红蛋白	<120 g/L	<120 L	

【病例简介】

患者男,65 岁,主因“确诊非霍奇金淋巴瘤 1 周”入院。

现病史:患者 2021.11.3 主因左颈部肿块在天津第一中心医院行左颈部肿物切除术,术后病理示:（左颈部肿物）检材符合淋巴结,淋巴组织增生,建议免疫组化以助诊。切片送检我院会诊:（颈左）淋巴结滤泡性淋巴瘤,1-2 级（B-FL, 1-2）,Ki67 指数较高,提示具有侵袭性潜能,因 BCL2 阴性,请结合临床做全身检查,必要时加做 BCL2 和 BCL6 FISH 检测。IHC（我院）: CD20（＋）, CD10（＋）, BCL6（＋）, BCL2（－）, Ki67（50%~60%）, CD3（－）, MUM1（－）, FOCP1（－）, P53（个别＋）, C-MYC（个别＋）;基因重排（我院）: IGH（＋）, IGK

（＋）。骨髓活检：未见肿瘤侵犯。现为进一步治疗入我院。

既往史：4 年前因急性心梗在当地住院治疗。既往糖尿病病史 2 年，现口服二甲双胍、西格列汀治疗，空腹血糖维持在 7 mmol/L 左右。否认高血压病史，否认肝炎、结核病史，否认其它手术及外伤史，预防接种史不详。

个人史：否认药物过敏史。无烟酒嗜好。

家族史：家族中无遗传病及肿瘤家族史。

入院体格检查：ECOG 评分 0 分，左颈部可见手术瘢痕，愈合良好，浅表淋巴结未触及肿大。

入院后化验及检查：血常规：WBC 5.91×10⁹/L，LYM 21.3%，HGB 164 g/L，PLT 191×10⁹/L；肝肾功能正常，LDH 206 U/L；β_2 微球蛋白 2.03 mg/L；Glu 8.04 mmol/L，HBV、HCV 阴性；心电图：正常；LVEF 59%。

PET-CT：①"左颈淋巴瘤"术后，相当于原术区皮下软组织稍厚，PET 显像略见放射性浓聚，考虑为术后改变；②双侧颈血管间隙、颈深及下颈，纵隔内及双肺门多发小结节，PET 显像见放射性浓聚，考虑为淋巴结炎性反应性增生可能性大，密切观察；③左基底节区软化灶；④左侧蝶窦及右侧上颌窦炎；⑤双肺胸膜下散在粟粒影，PET 显像未见异常放射性浓聚，考虑为炎性肉芽肿性病变；⑥左侧肾上腺略饱满，PET 显像见结节样放射性浓聚，提示代谢增高，观察；⑦右肾小囊肿；⑧所见右下肢肌肉萎缩，请结合临床；⑨脊柱退行性变，第 4 腰椎致密结节影，考虑为良性；余全身 PET 代谢显像及 CT 显像未见明显恶性征象。

诊疗经过及疗效：明确诊断为：（左颈淋巴结）滤泡性淋巴瘤，1-2 级；分期：Ⅰ 期 A；FLI-PI：1 分（年龄）。患者系早期滤泡性淋巴瘤，考虑患者 Ki-67 增殖指数高，一线治疗选用 R-CHOP 方案化疗，6 周期治疗后复查 PET-CT 未见明显病灶，疗效评价 CR。后定期随访复查。

【病例特点及分析】

病例特点：①患者老年男性，65 岁；②患者主要表现为左颈肿物；③查体可见手术瘢痕，愈合良好，浅表淋巴结未触及肿大。④病理：（颈左）淋巴结滤泡性淋巴瘤，1~2 级（B-FL，1~2），Ki67 指数较高，提示具有侵袭性潜能，IHC（我院）：CD20（＋），CD10（＋），BCL6（＋），BCL2（-），Ki67（50%~60%），CD3（-），MUM1（-），FOCP1（-），P53（个别＋），C-MYC（个别＋）；基因重排（我院）：IGH（＋），IGK（＋）.骨髓活检：未见肿瘤侵犯。⑤ PET-CT 未见阳性病灶。

FL1-3a 级 Ⅰ/Ⅱ 期患者一线治疗基本原则：Ⅰ-Ⅱ 期以积极治疗为主，患者有望得到长期疾病控制。目前认为利妥昔单抗单药治疗、化疗、利妥昔单抗联合化疗的疗效相当，均可选择，并有望获得长期无病生存，Ⅰ 期或者病灶极其局限的 Ⅱ 期，部位适宜放疗且不会导致较严重放疗远近期副作用的患者，可选择单纯放疗。此患者为滤泡性淋巴瘤 1~2 级，临床分期 Ⅰ 期 A，但 Ki67 指数较高（50%~60%），提示具有侵袭性潜能，确诊后积极治疗，予以利妥昔单抗联合化疗。

【专家点评】

滤泡性淋巴瘤（FL）是最常见的惰性非霍奇金淋巴瘤,大约四分之一的病例在确诊时处于早期（Ⅰ期或Ⅱ期）。晚期 FL 患者多采用化学免疫疗法治疗,早期 FL 患者有多种治疗方法的选择。已有报道称,初期观察是早期 FL 患者可接受的治疗选择,但这个结论很大程度上是基于使用现代医疗成像模式之前的小型回顾性经验。对于确诊 FL 的患者,放疗（RT）是一种有效的治疗选择,但约 35% 的患者会出现复发,放疗后的疾病进展主要发生在放疗视野外。放疗与化疗联合治疗 FL 是否能改善患者疗效,目前已有的研究有不同的结论。英国国家淋巴瘤调查组的一项随机试验发现,放疗联合口服苯丁酸氮芥没有改善患者生存,而 Trans-Tasman 放射肿瘤学组（TROG）发现接受放疗联合系统性化疗的患者可实现更长的应答时间[1]。

本例患者为老年男性,临床分期Ⅰ期 A,但 Ki67 指数较高（50%~60%）,提示具有侵袭性潜能,我们采取利妥昔单抗联合 CHOP 方案治疗的模式,予以 6 个周期治疗后,随访观察。

【文献复习】

我国 FL 患者的总体生存情况较好, 5 年 OS 率可达 77.8%,但我国 FL 患者仍存在未被满足的治疗需求。首先 FL 无法完全治愈,大部分 FL 患者在达到疾病缓解之后仍会出现反复的复发,并且伴随着每次复发,缓解持续时间和 OS 会逐渐缩短。其次部分 FL 患者会发生早期疾病进展,其中 20%~25% 的 FL 患者在治疗开始 2 年内复发或进展（POD24）,这部分患者的预后较差, 5 年 OS 率仅为 50%,远低于预期水平。此外,FL 患者还需要面临疾病转化的问题。30%~40% 的 FL 患者疾病会转化为更具侵袭性的弥漫性大 B 细胞淋巴瘤（DLBCL）,这部分患者的预后同样较差,接受挽救治疗后的缓解率更低,中位 OS 相比于未发生疾病转化的 FL 患者缩短 40%。FL 临床上的一大挑战在于患者的疾病复发,但是如何在早期识别高危 FL 患者,改善这部分患者的预后是目前 FL 治疗的一大难点。在缺乏精准预后工具的情况下, FL 一线治疗的药物选择更为重要,需要在 FL 患者一线治疗时优选药物,以减少疾病复发和早期进展。

对于病变局限及肿瘤负荷较低的 FL 患者,近几年无新的临床研究且数目较少,既往临床研究入组的 FL 患者也不均一（在分期、FLIPI 评分、治疗方法）,所以研究结论并不一致。此外,近年来随着 PET 扫描的应用使患者的临床分期更加准确,限定了真正局部低肿瘤负荷患者的数量。对此部分患者的治疗原则是观察和等待策略,局部放疗也可考虑。

在使用利妥昔单抗之前, FL 患者 OS 的改善取决于许多因素,包括干扰素的使用、自体干细胞移植和支持治疗。自 2005 年以来,有四项随机试验显示,利妥昔单抗联合不同的化疗方案使患者 PFS 和 OS 得到了改善。 Marcus 等人对 321 例患者分别使用 R-CVP 和 CVP 方案进行比较,结果显示 4 年 OS 明显改善（83% vs 77%, P = 0.029）[2]。 Hiddemann 等人对 428 例分别使用 R-CHOP 和 CHOP 方案的患者进行的比较得到了相似的结果[3]。Herold 等人将患者随机分配到 R-MCP（米托蒽醌、苯丁酸氮芥、强的松）和 MCP 组,结果显示中位 PFS 和 OS 均得到改善（PFS 未达到 VS28.8 个月, P=0.0001; 4 年 OS 率分 87%VS74%;

P=0.0096))[4]。最后，法国 GELA（成人淋巴瘤研究小组）试验对 CHVP 方案（环磷酰胺、阿霉素、依托泊苷和强的松）加干扰素与 CHVP 方案联合 6 次利妥昔单抗和干扰素同时应用（R-CHVP-I 组）进行了比较，结果显示 R-CHVP-I 组的无事件生存率明显改善（P=0.001）。5 年 OS 无统计学差异；然而，在 FLIPI 评分最高的患者中（n=162），5 年无事件生存率（p=0.001）和 OS（p=0.025）的两组有显著差异。自上述四项随机临床试验结果发表以后，其他有关利妥昔单抗及不同化疗方案一线治疗 FL 的前瞻性临床试验也开展起来。Rummel 等人开展的一项随机临床试验，比较了 R-CHOP 和 RB 方案的效果。RB 组和 R-CHOP 组的中位 PFS 分别为 69.5 VS 31.2 个月（P<0.001），后期结果显示患者 OS 无改善。值得注意的是，这一试验人群不仅包括 FL，而且还包括其他惰性淋巴瘤。此外，R-CHOP 的有效率较其他前瞻性试验发表的结果低。意大利淋巴瘤研究组（ILI）进行了一项随机试验（FOLL05），比较 8 剂利妥昔单抗联合 6 个周期的 CHOP、8 周期的 CVP 和 6 周期的氟达拉滨和米托蒽醌（FM）的疗效。中位随访 34 个月，3 年 PFS 有显著差异（分别为 52%、68% 和 63%），但患者的 OS 无差异[5]。随访期间共观察到 23 例患者发生第二恶性肿瘤，主要出现在利妥昔单抗联合 FM（R-FM）组。综上所述，R-CHOP 和 R-FM 在至治疗失败时间和 PFS 方面优于 R-CVP，但 R-FM 治疗毒性更大。

（天津市肿瘤医院淋巴瘤科　孟祥睿）

【参考文献】

[1] SHA F, OKWALI M, ALPEROVICH A, et al. Clinical outcomes with use of radiation therapy and risk of transformation in early-stage follicular lymphoma[J]. *Blood* Cancer, 2022, 10; 12（2）: 29.

[2] MARCUS R, IMRIE K, BELCH A, et al. CVP chemotherapy plus rituximab compared with CVP as first-line treatment for advanced follicular lymphoma[J]. *Blood*, 2005, 105（4）: 1417-1423

[3] HIDDEMANN W, KNEBA M, DREYLING M, et al. Frontline therapy with rituximab added to the combination of cyclophosphamide, doxorubicin, vincristine, and prednisone（CHOP）significantly improves the outcome for patients with advanced-stage follicular lymphoma compared with therapy with CHOP alone: results of a prospective randomized study of the German Low-Grade Lymphoma Study Group[J]. *Blood*, 2005, 106（12）: 3725-3732.

[4] HEROLD M, HAAS A, SROCK S, et al. Rituximab added to first-line mitoxantrone, chlorambucil, and prednisolone chemotherapy followed by interferon maintenance prolongs survival in patients with advanced follicular lymphoma: an East German Study Group Hematology and Oncology Study[J]. *J Clin Oncol*, 2007, 25（15）: 1986-1992.

[5] FEDERICO M, LUMINARI S, DONDI A, et al. R-CVP versus R-CHOP versus R-FM for the initial treatment of patients with advanced-stage follicular lymphoma: results of the FOLL05 trial conducted by the Fondazione Italiana Linfomi[J]. *J Clin Oncol*, 2013, 31

（12）：1506-1513.

病例45　复发难治性霍奇金淋巴瘤一例

【背景知识】

霍奇金淋巴瘤（cHL）是发生于淋巴系统的恶性肿瘤，通常起源于B淋巴细胞，淋巴结肿大是霍奇金淋巴瘤最常见的临床表现，90%患者以淋巴结肿大就诊，约70%表现颈部淋巴结肿大，50%具有纵隔淋巴结肿大。通常由原发灶沿淋巴管道向邻近淋巴结区域规律播散，晚期可发生血行播散，累及脾、肝、骨髓、骨等部位。cHL是一种可以治愈的肿瘤，但其中10%~30%的患者在接受标准治疗后会出现复发/难治性，对化疗敏感的患者可以接受自体造血干细胞移植，近年来靶向、免疫药物及细胞免疫治疗的问世改变了cHL传统化疗模式为改善患者的短期疗效及长期生存带来新的选择。

【病例简介】

患者女，18岁，主因"确诊（颈右）经典型霍奇金淋巴瘤2年余，复发1年余，多周期化疗后"入院。

现病史：患者于2019年9月无意间发现右颈部肿物，外院B超提示：颈部多发淋巴结肿大，最大3.9 cm×1.8 cm，伴发热，体温最高38.4 ℃，下午为著，夜间体温可自行恢复正常，无盗汗及肿物疼痛，后于我院行PET-CT：①右侧颈部（4、5区）、右侧锁骨上、纵隔（1R、2R、3A、4、5、6、7区）、右肺门多发结节，PET显像可见放射性浓聚，考虑为恶性淋巴瘤；②右肺上叶肿物，PET显像可见放射性浓聚，考虑淋巴瘤侵犯伴局限性肺不张；③左锁骨上稍大结节，PET显像未见放射性浓聚，不除外恶性淋巴瘤侵犯；④心包积液。2019年10月行右颈部淋巴结切检，病理：（颈右）经典型霍奇金淋巴瘤，结节硬化型（CHL-NS），肿瘤细胞较丰富伴坏死，免疫组化：CD20（-），CD30（+），CD15（-），PAX5（部分弱+），CD3（-），LCA（-），ALK（-），Ki-67（+），原位杂交：EBER（-）。2019.12予以ABVD方案化疗4周期后2020.3复查PET-CT疗效评价CR，后继续予以ABVD方案化疗2周期巩固疗效，2020.5结束化疗后定期复查病情稳定，2021.1复查CT发现右肺上叶见软组织肿物影，边缘欠规整，大小约4.8 cm×6.2 cm，考虑病情复发，再次行肺部肿物穿刺活检，病理：（肺）经典型霍奇金淋巴瘤，结节硬化型（CHL-NS），2021.2予以PD-1+GVD方案化疗6周期，复查CT：右肺上叶肿物较前缩小，大小约3.0 cm×2.5 cm，疗效评价PR，2021.6更换方案为维布妥昔单抗+ICE方案化疗2周期后肺部肿物未见明显变化，2021.8更换方案为替雷利珠单抗+地西他滨4周期，2021.11.22复查PET-CT疗效评价CR，2021.12行自体造血干细胞采集，现为行自体造血干细胞移植再次入院。

既往史：否认肝炎、结核病史，否认高血压、糖尿病、冠心病病史。否认外伤及手术史，否认食物、药物过敏史。

个人史：生于原籍，预防接种史随当地，否认疫区旅居史。无烟酒嗜好。

家族史：家族中无遗传病、先天性疾病及恶性肿瘤家族史。

体格检查：全身浅表淋巴结未触及肿大。双肺呼吸音低，未闻及明显干湿性啰音。腹平软,肝脾肋下未及。

化验及检查:2022.2.10 血常规:WBC 6.98×10^9/L, RBC 4.79×10^{12}/L, Hb 139 g/L, PLT 351×10^9/L。凝血、肝肾功能正常。2019.10 PET-CT:①右侧颈部(4、5 区)、右侧锁骨上、纵隔(1R、2R、3 A、4、5、6、7 区)、右肺门多发结节,PET 显像可见放射性浓聚,考虑为恶性淋巴瘤;②右肺上叶肿物,PET 显像可见放射性浓聚,考虑淋巴瘤侵犯伴局限性肺不张;③左锁骨上稍大结节,PET 显像未见放射性浓聚,不除外恶性淋巴瘤侵犯;④心包积液。2019.10 病理:(颈右)经典型霍奇金淋巴瘤,结节硬化型(CHL-NS),肿瘤细胞较丰富伴坏死,免疫组化:CD20(-),CD30(+),CD15(-),PAX5(部分弱 +),CD3(-),LCA(-),ALK(-),Ki-67(+),原位杂交:EBER(-)。2021.1 病理:(肺)经典型霍奇金淋巴瘤,结节硬化型(CHL-NS)。2021.11PET-CT:①原双颈部、锁骨区、纵隔内及右肺门多发小结节大致同前,此次 PET 显像未见明显放射性浓聚,提示病灶代谢较低或活性受抑制;②原右前纵隔软组织影大致同前,此次 PET 显像未见明显放射性浓聚,提示病灶代谢较低或活性受抑制;③原右肺上叶贴前纵隔斑片及周围条索影,此次 PET 显像未见明显放射性浓聚,提示病灶代谢较低或活性受抑制。

诊疗经过及疗效:2019.12 予以 ABVD 方案化疗 4 周期后 2020.3 复查 PET-CT 疗效评价 CR,后继续予以 ABVD 方案化疗 2 周期巩固疗效,2020.5 结束化疗后定期复查病情稳定,2021.1 病情复发予以 PD-1+GVD 方案化疗 6 周期,疗效评价 PR,2021.6 更换为维布妥昔单抗 +ICE 方案化疗 2 周期后疗效评价 SD,2021.8 更换为 PD-1+ 地西他滨 4 周期后 PET-CT 疗效评价 CR,2021.12 完成自体造血干细胞采集,本次入院行自体造血干细胞移植。

【病例特点及分析】

病例特点:①患者青少年女性,既往体健;②颈部淋巴结(大小 2.5 cm × 1.8 cm, SUV 值 8.7)、纵隔淋巴结(大小 3.3 cm × 1.7 cm, SUV 值 7.8)及肺(大小 6.9 cm × 4.7 cm, SUV 值 8.4)受累伴 B 症状(发热);③病理为结节硬化型经典型霍奇金淋巴瘤;④ Lugano 分期: IV 期 B;⑤ IPS:2 分(IV 期、HGB<105 g/L)。

【专家点评】

患者为 18 岁青年女性,确诊结节硬化型 cHL IV 期伴随 B 症状,ABVD 方案 6 周期规范治疗后 PET-CT 疗效评价 CR,随访 8 个月后患者复查 CT 发现肺部肿物,经再次穿刺活检仍为 cHL,先后予以 PD-1+GVD、维布妥昔单抗 +ICE、PD-1+ 地西他滨方案化疗获得完全缓解后行自体干细胞移植。此患者为复发 / 难治性 cHL,对于初次复发 / 难治性的 HL 有许多挽救性治疗方案,目前还没有大样本的随机对照研究明确哪一种方案可以作为最优选来指导实践,常规挽救性化疗总体疗效相似, BV 和 / 或 PD-1 单抗联合的挽救性方案,旨在提高 CMR 为后续自体干细胞移植创造条件。III 期双盲随机 AETHERA 研究中,高危患者(定义为原发难治、初始治疗后 <12 个月复发或结外复发)R/RcHL 接受 BV16 个周期作为移植后的巩固治疗,中位 PFS42.9 月(vs 安慰剂组 24.1 月),后续观察到持续的 PFS 获益,此外 PD-1 单抗单药或者与 BV 联合也尝试用于 R/RcHL 自体移植后的巩固治疗,此例患者为早期结外复发伴有 B 症状,具有高危因素,因此移植后予以 BV 或者 PD-1 或者两者联合

维持治疗或许可以获得生存获益。经典型霍奇金淋巴瘤为侵袭性淋巴瘤,经规范化一线治疗后晚期患者可达 50% 以上治愈率,一旦复发或难治,二线或三线挽救性化疗的有效率 70%~80%,但是无法根治,也不可能长期生存,因此复发难治性年龄≤ 65 岁的患者,一旦再次获得缓解,尽快考虑自体造血干细胞采集和移植 [1-2]。

【文献复习】

经典型霍奇金淋巴瘤为侵袭性淋巴瘤,经规范化一线治疗后晚期患者可达 50% 以上治愈率,一旦复发或难治,二线或三线挽救性化疗的有效率 70%~80%,但是无法根治,也不可能长期生存,因此复发难治性年龄≤ 65 岁的患者,一旦再次获得缓解,尽快考虑自体造血干细胞采集和移植 [1-2]。

近年新型靶向药物 PD-1/ PD-L1 抗体的临床运用改善了治疗后复发的 cHL 患者的疗效,ORR 甚至高达 80%,但是 PD-1/ PD-L1 单抗在 cHL 中仍存在一定缺陷,首先 PD-1/ PD-L1 单抗在 cHL 患者中完全缓解(CR)率并不高,仅为 20%~30%,可能给 cHL 患者带来了短期的较好疗效,但是能否给 cHL 患者带来长期生存有待进一步研究。其次,PD-1/ PD-L1 单抗治疗后带来的远期免疫相关毒性也是临床上需要解决的问题 [3-4]。

CD30 是 HL 的重要生物学标志,在 HL 的 RS 细胞表面强表达,同时在正常细胞表面表达有限,使其成为 HL 良好的治疗靶点。维布妥昔单抗耦联了抗微管蛋白药物,被细胞内吞后进入溶酶体释放毒素,增强旁观者杀伤效应,获得较好的疗效。III 期 ECHELON-1 研究结果显示维布妥昔单抗联合 AVD 无论患者年龄、治疗中期 PET-CT 评估结果、分期、IPS 评分如何,均展示出了较好的疗效,降低了 30% 疾病进展的风险,同时安全可控。此外,维布妥昔单抗与 cHL 的传统化疗方案和 PD-1/ PD-L1 单抗没有明确的交叉耐药性 [5]。

目前虽然传统化疗和靶向治疗在复发难治 cHL 患者中具有较好的疗效,甚至部分患者获得了长期生存,但是仍有 10% 左右的患者原发耐药,经过多线治疗后仍无法满足长期生存需求。CD30-CART 细胞免疫治疗也为复发难治性 cHL 患者带来生存获益 [6]。此外,造血干细胞移植也可为复发难治性 cHL 患者带来生存获益。未来综合治疗可能是复发难治 cHL 发展的方向。

（天津市肿瘤医院淋巴瘤科 崔尧丽）

【参考文献】

[1] ANSELL SM. Hodgkin lymphoma：2018 update on diagnosis，risk stratification，and management[J]. *Am J Hematol*，2018，93(5)：704-715.

[2] 中国临床肿瘤学会指南工作委员会. 中国临床肿瘤学会(CSCO)淋巴瘤诊疗指南 2021[M]. 北京：人民卫生出版社，2021，222-229.

[3] SONPAVDE GP，GRIVAS P，LIN YS，et al. Immune related adverse events with PD-1 versus PD-L1 inhibitors：a meta-analysis of 8730 patients from clinical trials[J]. *Future Oncol*，2021，17(19)：2545-2558.

[4] WANG Y，NOWAKOWSKI GS，WANG ML，et al. Advances in CD30- and PD-1-targeted therapies for classical Hodgkin lymphoma[J]. *J Hematol Oncol*，2018，11(1)：57.

[5] NIE J, WANG C, LIU Y, et al. Addition of Low-Dose Decitabine to Anti-PD-1 Antibody Camrelizumab in Relapsed/Refractory Classical Hodgkin Lymphoma[J]. *J Clin Oncol*, 2019, 37(17):1479-1489.

[6] EPPERLA N, HERRERA AF. How we incorporate novel agents into the treatment of classic Hodgkin lymphoma[J]. *Blood*, 2021,138(7):520-530.

病例 46　扁桃体弥漫大 B 细胞淋巴瘤一例

【背景知识】

原发性结外淋巴瘤,约 12.9% 起源于韦氏环,其解剖学部位包括扁桃体、舌根、口咽和鼻咽。作为韦氏环的最大器官,扁桃体与黏膜相关淋巴组织(MALT)相似,没有输入淋巴管及明显边缘区,缺乏 IgG 分泌,是非霍奇金淋巴瘤的好发部位。发生于扁桃体的淋巴瘤绝大多数为 B 细胞起源,弥漫性大 B 细胞淋巴瘤(DLBCL)是最常见的类型。通过联合放化疗以及新药单克隆抗体的协同治疗,约 55% 的患者可以获得临床缓解,了解其临床特点及预后因素,予以早期干预治疗,是扁桃体 DLBCL 治疗的一个关键。

【病例简介】

患者男性,52 岁,主因"确诊扁桃体非霍奇金淋巴瘤 1 年,多周期化疗后"入院。

现病史:患者 2020.12 无明显诱因出现咽部不适,偶有声音嘶哑,憋气,无吞咽困难。就诊于当地医院,行喉镜检查及活检,病理经我院会诊(HZ2100968):(左扁桃体活检)弥漫大 B 细胞淋巴瘤,非生发中心来源(B-DLBCL, nonGCB), CD5 阳性。IHC(我院): CD20 (+), CD3(-), Ki67(60%+), CD10(-), BCL6(-), MUM1(-), BCL2(+), CD5(+)。CyclinD1(-), C-MYC(个别弱 +)。PET-CT(2021.2):①口咽右侧壁软组织肿块伴代谢增高,大小约 5.1 cm × 3.6 cm, SUVnax 28.5,双侧颈部(II、III、IV 区)多发肿大淋巴结, SUVmax 9.1, 代谢增高,考虑淋巴瘤;②双侧腋窝、双侧腹股沟多发小淋巴结,代谢未见增高,考虑炎性;③双肺间质性改变,双侧胸膜局限性增厚,冠状动脉钙化;④肝左叶小囊肿;⑤脊柱骨质增生,胸腰椎多发椎体许莫氏结节。予以 R-CHOP 方案治疗 2 周期,复查 CT:①口咽右侧壁软组织增厚并肿物样影,范围约 5.2×3.3 cm,伴右侧咽旁多发淋巴结,较大者短径约 0.8 cm,符合淋巴瘤,请结合临床;②双颈部多发小淋巴结,随诊观察。疗效 SD。继续予以 R-CHOP 方案治疗 1 周期,疗效 SD;改行 RICE 方案治疗 2 周期,疗效 SD。患者知情同意后, 2021.6.1 入组临床试验"评价 EXP039 嵌合抗原受体 T 细胞注射液治疗复发或难治性的 CD19 或 CD20 阳性非霍奇金淋巴瘤的安全性和有效性的临床研究"(方案编号: 0702-021), 2021.6.11 行 IF0+VP16 方案化疗 1 周期,疗效 PD。2021.6.26 予以 FC 方案清淋预治疗,2021.7.1 予以 EXP039 回输,疗效 CR。

既往史:高血压病史 20 余年,血压最高 150/100nmHg,未规律服药。否认糖尿病、冠心病病史,否认结核、肝炎病史;无外伤输血史;否认食物药物过敏史,预防接种史不详。否认疫区及周边地区旅游史或居住史;

个人史:生于原籍,无外地久居史。无烟酒嗜好。

家族史:家族中无遗传病、先天性疾病及类似疾病史。

体格检查:全身皮肤黏膜无黄染、皮疹及出血点,无肝掌及蜘蛛痣。全身浅表淋巴结无肿大。咽无充血,双侧扁桃体无肿大,双肺呼吸音粗,未闻及干湿性啰音。余查体未见异常。

化验及检查如上。

1.病理报告 (左扁桃体活检)弥漫性大 B 细胞淋巴瘤,非生发中心来源(B-DLCL,nonGCB), CD5 阳性。IHC(我院):CD20(+),CD3(-),Ki67(60%+),CD10(-),BCL6(-),MUM1(-),BCL2(+),CD5(+)。CyclinD1(-),C-MYC(个别弱+)。

2.PET/CT(2021.2) 口咽右侧壁软组织肿块伴代谢增高,大小约 5.1 cm×3.6 cm,SUVnax 28.5,双侧颈部(Ⅱ、Ⅲ、Ⅳ区)多发肿大淋巴结,SUVmax 9.1,代谢增高,考虑淋巴瘤;Deauville 评分:4 分。

诊疗经过及疗效:明确诊断为:扁桃体非霍奇金淋巴瘤侵及双侧颈部淋巴结,分期:Ⅱ期A, NCCN-IPI:1 分(低危)。予以 R-CHOP 治疗,评估疗效 PD。更换二线方案,疗效依旧 PD。入组嵌合抗原受体 T 细胞注射液治疗复发或难治性的 CD19 或 CD20 阳性非霍奇金淋巴瘤的安全性和有效性的临床研究,疗效评价为 CR。

【病例特点及分析】

病例特点:①患者中年男性,既往体健;②患者主要表现为咽部不适;③查体可见口咽右侧壁肿物,直径约 4 cm,双侧颈部多发肿大淋巴结,质韧,活动度差,最大约 3 cm;④患者基线 PET/CT:口咽右侧壁软组织肿块伴代谢增高,大小约 5.1 cm×3.6 cm,SUVnax 28.5,双侧颈部(Ⅱ、Ⅲ、Ⅳ区)多发肿大淋巴结,SUVmax 9.1,代谢增高,考虑淋巴瘤;Deauville 评分:4分,病理:弥漫性大胞淋巴瘤,非生发中心来源(B-DLCL, nonGCB), CD5 阳性;⑤Lugano分期:Ⅱ期;⑥患者对利妥昔为基础的免疫化疗不敏感。

【专家点评】

扁桃体是头颈部非霍奇金淋巴瘤(NHL)好发部位,弥漫性大 B 细胞淋巴瘤(DLBCL)是其最常见病理类型。通常原发扁桃体 DLBCL 因位置表浅,初期症状明显,发现时分期早,在发病年龄、临床表现、病理组织学类型方面都有明显的特征,同时患者对放化疗敏感,预后较好。但该例患者对利妥昔为基础的免疫化疗不敏感,可能与其 CD5 阳性表达有关。关于 CD5 阳性 DLBCL 的治疗,目前仍无标准统一的方案,国内外文献报道采用国际标准的 R-CHOP 方案(利妥昔单抗+环磷酰胺+阿霉素+长春新碱+泼尼松)化疗、CHOP 方案联合或不联合利妥昔单抗,亦有文献报道 EPOCH(依托泊苷+泼尼松+长春新碱+环磷酰胺+阿霉素), R-HyperCVAD 等化疗方案的应用。目前,大剂量化疗后行自体造血干细胞移植(Auto-HSCT)被认为是复发、难治 DLBCL 患者的有效治疗手段。造血干细胞移植是否可作为挽救性治疗改善 CD5 阳性 DLBCL 的预后仍需要进一步的研究。

【文献复习】

CD5 阳性 DLBCL 发病率低,美国该病根据其发病占所有 DLBCL 的比例小于 5%[1],北欧发病率约 7%[2],波兰的发病率约为 6.26%[3],中国的发病率尚未查到相关报道。

CD5 阳性 DLBCL 是一种发病率低,呈侵袭性病程的疾病易 CNS 复发,预后极差,我们认为 DLBCL 的诊断中应常规评估 CD5 表达与否。联合利妥昔单抗的 CHOP 方案和已尝试更强的化疗方案未显著改善 CD5 阳性 DLBCL 患者的临床预后和中枢复发。嵌合抗原受体 T 细胞（CAR-T）疗法、细胞程序化死亡受体 1（PD-1）与细胞程序化死亡配体 1（PD-L1）免疫治疗作为近年来血液系统肿瘤的治疗新策略是否能用于 CD5 阳性 DLBCL 尚需探索。虽然已有实验研究发现抗 CD5 单克隆抗体可诱导 CD5+B 淋巴细胞凋亡，但其是否存在有影响生物学行为的关键分子机制、是否可为靶向治疗带来新的曙光有待深入研究。总之，亟须对 CD5 阳性 DLBCL 发病机理有更进一步的认识，同时寻求新的治疗策略并加强 CNS 复发的防治。

（天津市肿瘤医院淋巴瘤科　范倩）

【参考文献】

[1] KROFTSH, HOWARD MS, PICKER LJ, et al.Denovo CD5+ diffuse large B-cell lympho-mas.: A heterogeneous group Containing an unusual form of splenic lymphoma[J]. *Am J Clin Pathol*, 2000, 114(4): 523-533.

[2] LINDEROTH J, JERKEMAN M, et al. Immunohistochemical expression of CD23 and CD40 may Identify prognostically favorable subgroups of diffuse large B-cell lymphoma: a Nordic Lymphoma Group Study[J].*Clin Cancer Res*, 2003, 9(2): 722-728.

[3] WO'ZNIALIS N, GIEREJ B, POPLAWSKA L, et al. A rare CD5-positive subgroup of dif-fuse large B-cell lymphoma-clinical, morphological and immunophenotypic features in Pol-ish patients[J]. *Pol J Pathol*, 2016, 67(3): 235-243.

病例 47　难治性弥漫大 B 细胞淋巴瘤一例

【背景知识】

弥漫性大 B 细胞淋巴瘤（diffuse large B-cell lymphoma，DLBCL）是我国最常见的 B 细胞非霍奇金淋巴瘤，约 60% 的患者通过免疫化疗可以达到治愈。但是仍有约 5% 的患者会继发中枢神经系统（central nervous system，CNS）累及，该类患者通常预后不良 [1-4]。目前对于中枢累及的患者可以考虑应用大剂量甲氨蝶呤、来那度胺、布鲁顿酪氨酸激酶（Bruton ty-rosine kinase，BTK）抑制剂、自体移植以及放疗等治疗手段，即便如此，以上疗法的疗效仍然有限。嵌合抗原受体 T 细胞免疫疗法（Chimeric antigen receptor T-cell immunotherapy，CAR-T）已经批准用于复发难治性大 B 细胞淋巴瘤，完全缓解（complete response，CR）率可达 40% 到 50%[5,6]。

【病例简介】

患者男性，62 岁，主因"发热 1 周余，最高 39 ℃"就诊于我院。

现病史：2019.10 患者主因"发热 1 周余，最高 39 ℃"就诊于我院，彩超提示"肝脏多发肿物，考虑恶性病变；腹腔淋巴结增大；脾大"。住院后给予肝脏穿刺取病理，病理报告：（肝）DLBCL-non GCB，免疫组化：CD3(-)，CD20(+)，Ki-67(80%+)，CD10(-)，Bcl-6(+)，MUM1(+)，Bcl-2(+)，C-MYC(30%+)，CD21(-)，CD5(-)，CyclinD1(-)，P53(20%+)。

荧光原位杂交：BCL-2、C-MYC 未见异常分离。突变检查：MYD88 突变（p.L265P）；CD79b 未发现突变。为进一步治疗，转诊我科。

既往史：2009 年和 2016 年两次因"心梗"行冠状动脉支架置入术。否认肝炎、结核病史，否认高血压、糖尿病史。否认外伤及其它手术史，否认食物、药物过敏史。

个人史：生于原籍，预防接种史随当地，否认疫区旅居史。无烟酒嗜好。

家族史：家族中无遗传病、先天性疾病及类似疾病史。

入院体格检查：ECOG 评分 2 分，双颈部、腋下、腹股沟等全身浅表淋巴结未触及肿大。腹部平坦，无压痛及反跳痛，未触及肿物，肝脾肋下未触及。

入院化验及检查：白细胞计数 0.46×10^9/L；血红蛋白 66 g/L；血小板计数 17×10^9/L；乳酸脱氢酶 809U/L（＞正常值 3 倍）。心电图：窦性心律；陈旧性前尖壁心肌梗死。BNP 2574pg/mL；超敏肌钙蛋白 0.01μg/L。心脏彩超：左心增大；左室心尖部室壁瘤形成，左室舒张、收缩功能下降，射血分数：49%。骨髓涂片和活检未见异常肿瘤细胞。治疗前 PET/CT 检查：肝内多发肿物，最大 7.5 cm × 6.4 cm，SUVmax 12.8；脾增大，密度不均，SUVmax 7.5；腹盆腔多发结节，最大 2.8 cm × 1.9 cm，SUVmax 9.3；全身诸骨 SUVmax 6.9，双侧肱骨、股骨骨髓腔密度增高，SUVmax 4.8；左腋下多发结节，最大 1.0 cm × 0.5 cm，SUVmax 3.3（图 4-47-1）。

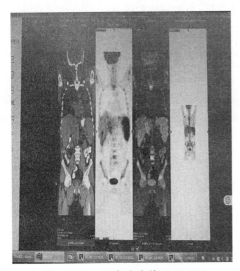

图 4-47-1 患者治疗前 PET-CT

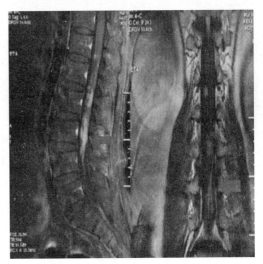

图 4-47-2 患者脊髓累及 MRI 图像

诊疗经过及疗效如下。

明确诊断为：①弥漫大 B 细胞淋巴瘤，肝、脾、骨、腹腔、盆腔淋巴结累及；分期：IVs 期 B（发热）；IPI：5 分（高危）；②冠状动脉支架置入术后。

（1）一线治疗：患者明确诊断后给予升血治疗后进行长春新碱和甲泼尼龙（VP，长春新碱 0.5 mg，静注，d1-4，甲泼尼龙 80 mg，静注，d1-4）诱导治疗。诱导治疗第 3 天，患者出现心衰，给予硝普钠和多巴胺联合治疗后第 2 天患者心衰症状消失。其后追加利妥昔单抗、环磷酰胺和足叶乙甙（RCE，R 700 mg，静注，d5，环磷酰胺 1 g，静注，d6，足叶乙甙 100 mg，静注，

d7-8）。出院后口服来那度胺 10 mg，口服，每日 1 次，d1-28。2 周期 R2-CEOP 后复查 CT 疗效部分缓解（partial response，PR），2019.12.23 进行第 3 周期 R2-CEOP，其后因疫情未能来院，口服来那度胺治疗。

（2）二线治疗 2020.2 患者出现左下肢麻木，腰椎 MRI 提示胸 12- 腰 5 水平椎管内马尾神经区多发结节状异常强化灶，结合病史，考虑淋巴瘤可能（图 4-47-2）。给予 R2-DHAP（地塞米松，40 mg，静注，d1-4、顺铂 120 mg，24 h 持续静点 d1、阿糖胞苷 1.5 g，每 12 h1 次，d2）+ 鞘注 /R-HDMTX（大剂量甲氨蝶呤，5 g，静注，d1）交替治疗，其后加入减量 BTK 抑制剂（伊布替尼 140 mg，口服，每日 1 次，泽布替尼上市后改为泽布替尼 160 mg，口服，每日 2 次）和替莫唑胺（150 mg，口服，d1-5）治疗联合脊髓累及部位放疗（45Gy）。患者评价疗效为 PR。

（3）三线治疗 2020 年 8 月患者以难治性 DLBCL，入组人源化 CD19 CAR-T 细胞治疗临床试验（ChiCTR180001962，伦理批件：2018 N105KY）。采集自体外周血单个核细胞制备 CD19 CAR-T 细胞，转染二代、人源化 CD19 CAR 慢病毒（上海吉倍公司提供）。接受氟达拉滨 [30 mg/（$m^2 \cdot$ d），d1-3] 联合环磷酰胺 [400 mg/（$m^2 \cdot$ d），d1-3]，第 0 天输注自体人源化 CD19 CAR-T 细胞 2106/kg。治疗过程中，外周血 CAR-T 细胞峰值在第 7 天，为 12.6%；白细胞介素 -6 峰值在第 10 天，为 48.7pg/mL；细胞因子释放综合征（cytokine release syndrome，CRS）1 级、免疫效应细胞相关神经毒性综合征（immune effector cell associated neurotoxic syndrome，ICANS）0 级。治疗过程中患者未出现心功能异常，毒性可耐受。疗效评价 PR，其后继续 BTK 抑制剂维持治疗，2021.2 脑部出现新病变，2021.7 患者因病情进展去世。

【病例特点及分析】

病例特点：①患者男性，62 岁，以发热、肝脏多发肿物为主要表现；② PET/CT 提示肝内多发肿物、脾增大、腹盆腔及左腋下多发结节、全身多发骨高代谢病灶；③病理诊断：（肝）DLBCL-non GCB　免疫组化：CD3(-)，CD20(+)，Ki-67(80%+)，CD10(-)，Bcl-6(+)，MUM1(+)，Bcl-2(+)，C-MYC(30%+)，CD21(-)，CD5(-)，CyclinD1(-)，P53(20%+)。荧光原位杂交：BCL-2、C-MYC 未见异常分离。突变检查：MYD88 突变（p.L265P）；CD79b 未发现突变；④患者合并"心梗"行冠状动脉支架置入术；⑤初次治疗后复发中枢浸润。

【专家点评】

非霍奇金淋巴瘤患者出现脊髓压迫的比例约为 6.5%，胸椎是最常见的受累部位（47%），其次分别为腰椎（38%）、骶骨（11%）和颈椎（4%）。疼痛为患者主要症状，90% 患者在临床上主诉为疼痛，50% 患者可能出现行走、感觉、膀胱或肠道功能障碍 [7]。对于此类患者缺乏有效的治疗手段，目前治疗方案主要包括放疗、反复鞘内注射 MTX 和 / 或阿糖胞苷、≥ 3 g/m^2 HD-MTX 或二者联合治疗，后期缓解可以考虑自体造血干细胞移植。近年来可以透过血脑屏障的来那度胺、替莫唑胺和 BTK 抑制剂也逐步用于淋巴瘤患者 CNS 复发的治疗。即使通过以上治疗，该类患者的预后仍然很差，中位生存期仅为 2~6.5 个月 [7]。本例患者在伴随中枢侵犯的基础上又合并心脏问题：左室射血分数仅为 49%、两次冠脉支架术后、左心增大、左室心尖部室壁瘤形成、左室舒张 / 收缩功能下降。目前没有冠脉支架病史的患者应用 CAR-T 治疗的相关报道。仅有 1 例应用 CardioMEMS 心衰监测传感器引导 CAR-T 细胞治疗伴有蒽环类药物相关的心脏病的大 B 淋巴瘤患者的个案报告[8]，提示我们当患者出现症状性心力衰竭时，在肿瘤专家和心脏病学专家的密切合作下，CAR- T 细胞治疗是可行的。本例患者在 CAR-T 治疗后 6 个月出现病情进展，11 个月后因病情进展去世。本例患者对 CAR-T 治疗的耐受性也很好，CRS 仅为 1 级、ICANS 为 0 级。这些进一步提示我们 CAR-T 治疗的对该类患者的可行性，从而使更多的病人能够从 CAR-T 治疗中获益，延长患者的生存。

【文献复习】

CAR-T 是通过基因工程技术在体外改造 T 细胞，加入识别肿瘤的结合区及 T 细胞激活所需的信号区，使 T 细胞与相应的肿瘤结合识别后活化发挥抗肿瘤效应。目前 CAR-T 细胞疗法在多项临床试验中显示对复发难治性大 B 细胞淋巴瘤的疗效，约 40%~50% 的患者达到 CR[5,13]。鉴于有 CNS 侵犯的患者应用此治疗可能会加重患者的神经毒性，因此临床试验是将该类患者排除在外的。目前对于有 CNS 侵犯的大 B 细胞淋巴瘤患者应用 CAR-T 治疗仅有小样本或个案报告[14-17]。Ghafouri 等报道 5 例伴有 CNS 侵犯的患者应用 axi-cabtagene 治疗的结果[17]。CAR-T 治疗时 5 例患者的中位年龄为 58.5 岁（28.3~76.4 岁）。3 例患者接受桥接治疗。中位随访时间为 CAR-T 后 155 天（86~208 天）。患者对 axicabta-gene 的耐受性相当好，CRS 均为轻度，并且无相关死亡。仅 2 例患者出现 ICANS：其中 1 例为 3 级 ICANS 不伴有 CRS，在 +7 天出现失语，给予激素治疗后很快缓解；另 1 例为 4 级 ICANS 合并 2 级 CRS，在 +4 天出现癫痫持续状态，通过激素治疗在 1 周内得到缓解。Ahmed 等则报道 5 例伴有 CNS 累及的患者应用全脑放疗（whole brain radiation therapy WBRT）作为 CAR-T 桥接治疗的疗效[16]。WBRT 的中位剂量为 2800 cGy（400~4000cGy），输注的 tisagenlecleucel 细胞的中位数为 4×10^8（3×10^8~4.3×10^8）。5 例患者的中位总生存期为 83 天（2.7 个月），其中 3 名患者 CR 超过 90 天。5 例患者中，1 例 1 级 ICANS，1 例 3 级 ICANS，剩余 3 例患者未出现任何级别的 ICANS。以上报道都提示对于有中枢侵犯的患者临床上可以考虑 CAR-T 治疗，ICANS 的风险较无中枢侵犯的患者并没有明显增加。而且即使选用 WBRT 作为 CAR-T 的桥接治疗，也并未明显增加患者的神经毒性。

（天津市肿瘤医院淋巴瘤科　李维）

【参考文献】

[1] PUCKRIN R, DARSA HE, GHOSH S, et al. Ineffectiveness of high-dose methotrexate for prevention of CNS relapse in diffuse large B-cell lymphoma[J]. *Am J Hematol*, 2021, 96（7）:764-771.

[2] FANG Y, SU N, MA S, et al. Optimization of high-dose methotrexate prophylaxis for central nervous system relapse in diffuse large B-cell lymphoma: a multicenter analysis[J]. *Ann Hematol*, 2022, 101（3）:595-605.

[3] SHEN Z, WANG F, HE C, et al. The Value of Prognostic Nutritional Index（PNI）on Newly Diagnosed Diffuse Large B-Cell Lymphoma Patients: A Multicenter Retrospective

Study of HHLWG Based on Propensity Score Matched Analysis[J]. *J Inflamm Res*，2021，14：5513-5522.

[4]　LANG M，FENG Y，MENG X，et al. Improved method to stratify lymphoma patients with risk of secondary central nervous system involvement：A multicenter retrospective analysis[J]. *Hematol Oncol*，2021，Sep 26. doi：10.1002/hon.2928.

[5]　SCHUSTER SJ，BISHOP MR，TAM CS，et al. Tisagenlecleucel in Adult Relapsed or Refractory Diffuse Large B-Cell Lymphoma[J]. *N Engl J Med*，2019，380（1）：45-56.

[6]　PINNIX CC，GUNTHER JR，DABAJA BS，et al. Bridging therapy prior to axicabtagene ciloleucel for relapsed/refractory large B-cell lymphoma[J]. *Blood Adv*，2020，4（13）：2871-2883.

[7]　KING，AC，OROZXO JS. Axicabtagene Ciloleucel：The First FDA-Approved CAR T-Cell Therapy for Relapsed/Refractory Large B-Cell Lymphoma[J]. *J Adv Pract Oncol*，2019，10（8）：878-882.

[8]　HALFFORD Z，ANDERSON MK，BENNETT LL. Axicabtag- ene Ciloleucel：Clinical Data for the Use of CAR T-cell Therapy in Relapsed and Refractory Large B-cell Lymphoma[J]. *Ann Pharmacother*，2021，55（3）：390-405.

[9]　ABBASI A，PEEKE S，SHAN N，et al. Axicabtagene ciloleucel CD19 CAR-T cell therapy results in high rates of systemic and neurologic remissions in ten patients with refractory large B cell lymphoma including two with HIV and viral hepatitis[J]. *J Hematol Oncol*，2020，13（1）：1.

[10]　NEELAPU SS，LOCKE FL，BARTLETT NL，et al. Axicabtagene Ciloleucel CAR T-Cell Therapy in Refractory Large B-Cell Lymphoma[J]. *N Engl J Med*，2017，377（26）：2531-2544.

[11]　FLEURY I，AMORIM S，MOUNIER N，et al. Management and prognosis of 66 patients with B-cell non-Hodgkin lymphoma presenting with initial spinal cord compression：a French retrospective multicenter study[J]. *Leuk Lymphoma*，2015，56（7）：2025-2031.

[12]　EL-GALALY TC，CHEAH CY，BENDTSEN MD，et al. Treatment strategies，outcomes and prognostic factors in 291 patients with secondary CNS involvement by diffuse large B-cell lymphoma[J]. *Eur J Cancer*，2018，93：57-68.

[13]　ABRASMON JS，MCGREE B，NOYES S，et al. Anti-CD19 CAR T Cells in CNS Diffuse Large-B-Cell Lymphoma[J]. *N Engl J Med*，2017，377（8）：783-784.

[14]　TIBERGHIEN P，DECONINCK E，ADOTEVI O. More on Anti-CD19 CAR T Cells in CNS Diffuse Large-B-Cell Lymphoma[J]. *N Engl J Med*，2017，377（21）：2101-2102.

[15]　KANELIDIS AJ，RAIKHELKAR J，KIM G，et al. CardioMEMS-Guided CAR T Cell Therapy for Lymphoma in a Patient With Anthracycline-Induced Cardiomyopathy[J]. *JACC Cardio Oncol*，2020，2（3）：515-518.

[16] AHMED G, HAMADANI M, SHAN NN. CAR T-cell therapy for secondary CNS DLB-CL[J]. *Blood Adv*, 2021,5(24):5626-5630.

[17] GHAFOURI S, TIMMERMAN J, Laeson S, et al. Axicabtagene Ciloleucel CAR T-cell therapy for relapsed/refractory secondary CNS non-Hodgkin lymphoma：comparable outcomes and toxicities, but shorter remissions may warrant alternative consolidative strategies? [J]. *Bone Marrow Transplant*,2021,56(4):974-977.

病例48 高级别B细胞淋巴瘤一例

【背景知识】

弥漫性大B细胞淋巴瘤(DLBCL)是非霍奇金淋巴瘤(NHL)最常见的类型,在我国约占35%~50%[1]。DLBCL是一种侵袭性较强的淋巴瘤,一旦发现就需要及时的治疗。但经过正规的诊断和治疗,目前约60%的患者可以治愈,5年生存率可以达到80%~90%的水平。

【病例简介】

患者女,69岁,主因"发现右颈部肿物2月余 诊断为淋巴瘤1周"入院。

现病史:2016-9患者无意间发现右颈部肿物,大小约2 cm×2 cm,后肿物进行性增大,行肿物切检术,病理考虑DLBCL,我院会诊病理示:(右颈)高级别B细胞淋巴瘤伴MYC、BCL-2重排;免疫组化:CD20(+),CD3(+),CD5(-),CD10(-),BCL-6(+),Mum-1(-),BCL-2(>90%+),C-Myc(40%+),P53(90%+),CD19(+),CD21(-),CD22(+),CD23(-),Ki-67(70%+)。FISH检测:C-myc及Bcl-2基因均见异常分离。PET-CT(2016-11):右颈部、腋下、纵膈、腹盆腔及腹股沟多发淋巴结肿大,考虑恶性淋巴瘤侵犯。患者为进一步治疗就诊于我科。患者一般情况尚可,主诉乏力,饮食尚可,睡眠欠佳,无发热、盗汗及体重减轻。

既往史:高血压病史20余年,目前控制尚可;房颤史10余年;无糖尿病病史;无乙肝、丙肝、梅毒、艾滋病病史。

个人史:否认药物过敏史。无烟酒嗜好。

家族史:家族中无遗传病、先天性疾病及类似疾病史。

入院体格检查:右颈部可见手术瘢痕,愈合良好。周身浅表淋巴结未触及肿大。肝脾肋下未及。

入院后化验及检查:血常规:WBC 6.37×10⁹/L, HGB 107 g/L, PLT 231×10⁹/L;生化:LDH 1048U/L(↑),β₂微球蛋白4.52 mg/L(↑),ALT、AST、Cr正常;心脏标志物:BNP 476ng/mL;TNIU: 0.02ug/L;心电图:ST-T改变,考虑心肌缺血;心房纤颤;动态心电图:异位心律;心房纤颤;室性早搏;ST-T改变;心脏彩超:左房增大;三尖瓣反流;心律失常;LVEF 59%;骨髓活检:未见异常。我院会诊病理示:(右颈)高级别B细胞淋巴瘤伴MYC、BCL-2重排;免疫组化:CD20(+),CD3(+),CD5(-),CD10(-),BCL-6(+),Mum-1(-),BCL-2(>90%+),C-Myc(40%+),P53(90%+),CD19(+),CD21(-),CD22(+),CD23(-),Ki-67(70%+)。FISH检测:C-myc及Bcl-2基因均见异常分离(图4-48-1)。

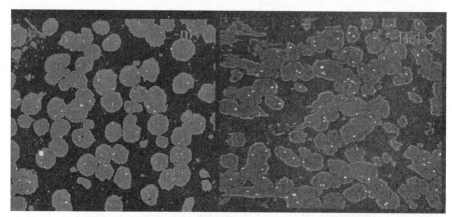

图 4-48-1　FISH 检测:C-myc 及 Bcl-2 基因均见异常分离

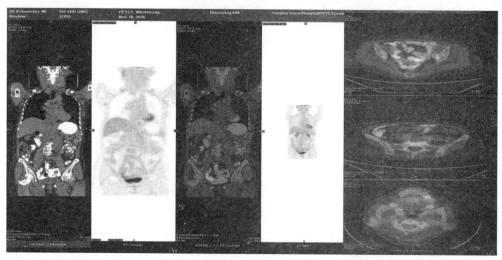

图 4-48-2　PET-CT(2016-11):右颈部、腋下、纵膈、腹盆腔及腹股沟多发淋巴结肿大,考虑恶性淋巴瘤侵犯

诊疗经过及疗效如下。明确诊断为:①(右颈)非霍奇金淋巴瘤,颈部、纵膈、腹腔、腹膜后及腹股沟多发淋巴结受累;病理:高级别 B 细胞淋巴瘤伴 MYC、BCL-2 重排;分期: III 期 A; IPI: 3 分(年龄、分期、LDH);②房颤;③高血压。治疗经过: 2016-11 RCDOP 方案化疗 1 周期,III 度白细胞减少;II 度血小板降低;2016-12　DA-EPOCH-R 方案化疗 3 周期,IV 度骨髓抑制;心脏标志物、LVEF 未见明显变化。2017-2 中期 PET-CT: Deauville 评分: 2 分;疗效评价为 CR。2017-3　DA-EPOCH-R 巩固治疗 2 周期。2017-5 患者出现顽固性腹泻,停止进一步治疗。2017-6　外院行 PD1 单抗(JS001)维持治疗。2017-10 复查 PET-CT:肠系膜间多发结节,大小及数目较前未见明显变化,部分病灶放射性浓聚较前增高, Deauville 评分: 4 分,2017-10　PD1 单抗 + 来那度胺。2018-8 复查 PET-CT:双颈、纵隔、腹盆腔及腹股沟多发结节较前增多、增大,放射性浓聚较前增高,提示病情进展,2018-10 行靶向 CD19 和 CD22 的 CAR-T 治疗,疗效评价为 CR,随访至今(图 4-48-2)。

【病例特点及分析】

该患者存在诸多不良预后因素：IPI：3分（年龄、LDH、分期）；Bcl-2、c-Myc双表达；病理：（右颈）高级别B细胞淋巴瘤伴MYC、BCL-2重排；免疫组化：CD20（+），CD3（+），CD5（-），CD10（-），BCL-6（+），Mum-1（-），BCL-2（>90%+），C-Myc（40%+），P53（90%+），CD19（+），CD21（-），CD22（+），CD23（-），Ki-67（70%+）。FISH检测：C-myc及Bcl-2基因均见异常分离。P53阳性；房颤。

【专家点评】

无论是在欧美国家还是亚洲国家，DLBCL都是淋巴瘤中发病率最高、最常见的一种类型。目前临床治疗DLBCL通常采用免疫化疗，如R-CHOP方案（利妥昔单抗联合环磷酰胺、阿霉素、长春新碱和泼尼松）。免疫化疗能够使70%左右的患者获得缓解，50%左右的患者达到5年无进展生存，但是仍有部分患者复发，这部分患者是临床医生关注的重点，也是治疗上最需要突破的患者类型。

对于DLBCL患者来说，CAR-T疗法是一个新的、疗效良好并且非常有前途的疗法。CAR-T细胞免疫疗法是通过整合的基因修饰的T细胞来抵抗肿瘤细胞的疗法。嵌合抗原受体可以特异性识别肿瘤相关抗原靶点，识别结合后将激活增殖T细胞的信号传递至胞内，引起T细胞激活和增殖，从而有效杀伤肿瘤细胞。化疗方案存在治疗的局限性，在化疗之后仍然存在部分复发或者难治的DLBCL患者。CAR-T疗法作为治疗复发/难治DLBCL患者的新疗法，是目前疗效最好、最有前途的治疗药物产品。在已发表的各项研究中，CAR-T细胞疗法均显示出良好的疗效，有效率达70%~80%，CR率均为50%左右。CAR-T细胞疗法的最大优势在于无论患者对化疗是否敏感，均可获得疗效。

【文献复习】

嵌合抗原受体（CAR）-T细胞治疗是一种基因修饰的细胞治疗，为治疗复发或难治性DLBCL的提供了一种新模式。第一批被批准的CAR-T治疗为靶向CD19的自体CAR-T细胞。在其关键性临床试验中，治疗复发性或难治性侵袭性B细胞淋巴瘤患者的总有效率和完全缓解率分别为，axicabtagene ciloleucel总有效率82%，完全缓解率为54%；tisagenlecleucel总有效率52%，完全缓解率40%，lisocabtagene maraleucel完全有效率73%，完全缓解率53%[2-3]。目前使用CAR-T治疗的患者为至少接受过2线治疗且治疗失败，或自体造血干细胞移植失败的患者，导致其疗效受到一定程度的影响。对于高危患者，如双打击或三打击、双表达、TP53突变的患者，其预后较差且易复发，如果将CAR-T治疗前移，可能使患者获益更大。

在ZUMA-12研究中，axi-cel可快速达到较高的CR率（78%），至首次CR的中位时间为30天。其他疗效指标也表明ZUMA-12研究高危LBCL患者的结局良好：中位随访15.9个月，ORR为89%，持续缓解率为73%。并且高危患者中，axi-cel的安全性可控，无新的安全性信号。总之，ZUMA-12研究的首次分析表明，作为一线治疗的一部分，axi-cel可安全高效地用于高危LBCL成人患者，包括中期PET2+、双打击或三打击淋巴瘤或IPI评分≥3患者[4-5]。但仍需要在这些患者中进一步探索，以确定axi-cel作为一线治疗与标准免疫化疗相比的获益。

（天津市肿瘤医院淋巴瘤科　赵培起）

【参考文献】

[1] NEELAPU SS, DICKINSON M, MATTHEW L, et al. Interim Analysis of ZUMA-12: A Phase 2 Study of Axicabtagene Ciloleucel（Axi-Cel）as First-Line Therapy in Patients（Pts）With High-Risk Large B Cell Lymphoma（LBCL）[J]. *Blood*, 2020, 136（Supplement 1）: 49.

[2] NEELAPU SS, DICKINSON M, MUNOZ J, et al. Axicabtagene ciloleucel as first-line therapy in high-risk large B-cell lymphoma: the phase 2 ZUMA-12 trial[J]. *Nat Med*, 2022 Mar 21. doi: 10.1038/s41591-022-01731-4.

[3] NEELAPU SS, LOCKE FL, BARTLETT NL, et al. Axicabtagene Ciloleucel CAR T-Cell Therapy in Refractory Large B-Cell Lymphoma[J]. *N Engl J Med*, 2017, 377（26）: 2531-2544.

[4] SCHUSTER SJ, BISHOP MR, TAM CS, et al. Tisagenlecleucel in Adult Relapsed or Refractory Diffuse Large B-Cell Lymphoma[J]. *N Engl J Med*, 2019, 380（1）:45-56.

[5] ABRAMSON JS, PALOMBA ML, GORDON LI, et al. Lisocabtagene maraleucel for patients with relapsed or refractory large B-cell lymphomas（TRANSCEND NHL 001）: a multicentre seamLess design study[J]. *Lancet*, 2020, 396（10254）:839-852.

病例 49　原发纵隔 B 细胞淋巴瘤一例

【背景知识】

原发纵膈 B 细胞淋巴瘤（PMBCL）是一种起源于胸腺的侵袭性 B 细胞淋巴瘤，2016 年 WHO 将其归为弥漫大 B 细胞淋巴瘤的一个独立亚型[1]。该病通常表现为发热、体重减轻和盗汗。女性多于男性。纵隔是该病最常见的原发部位，肿瘤生长导致邻近结构浸润，并导致各种症状，如胸腔积液、呼吸困难、吞咽困难和上腔静脉综合征[2]。

【病例简介】

患者男，27 岁，主因"确诊原发纵膈大 B 细胞淋巴瘤 1 年余，多周期化疗后"入院。

现病史：患者于 2020 年 3 月无明显诱因出现胸闷、气促，无发热、盗汗。于当地医院行全身 PET/CT 示：前中纵隔偏左侧不规则软组织肿物，代谢活性不均匀增高，符合淋巴瘤表现（大小约 13.2 cm×11.8 cm×9.3 cm，SUVmax16.6）；左肺体积缩小，左肺部分组织不张，左侧胸腔积液，心包少量积液。行纵隔肿物穿刺，病理回报：（前纵隔）弥漫大细胞淋巴瘤，生发中心起源。诊断为：原发纵隔大 B 细胞淋巴瘤；临床分期：Ⅱ 期 A，2020.3.26 予以 R-CHOP 方案化疗 1 个周期，使用美罗华治疗期间突发胸痛、大汗淋漓、血压下降，考虑为美罗华治疗引起的相关不良反应，予对症处理后恢复，患者家属自行将病理切片送我院病理科，病理会诊结果显示：（纵隔穿刺）弥漫性大 B 细胞淋巴瘤（B-DLCL），形态及免疫组化提示纵隔原发。IHC（原单位）：CD20（＋），CD23+，PAX5（＋），CD30（＋），Ki67（50%＋），BCL2

（+），CD10（-），BCL6<+），MUM1（-），C-MYC（30%+），CD3（-），CD5（-），CD4（-），GrB（-），TIA1（-），CD43（-），TdT（-），ALK（-），CK（-），EMA（-），Vim（-），HCG（-），SALLA4（-），PLAP（-），AFP（-），ISH（原单位）：EBER（-）。2020.4.18 予以 DA-EPOCH 方案化疗 1周期，2020.5.7 予以 R-DA-EPOCH 方案化疗 1 周期，治疗后患者仍诉胸闷、气促，复查胸部CT 提示纵隔肿物未见明显退缩。2020.5 转诊至我院，于 2020.5.26-2020.6.17 改为"PD-1 单抗联合 Gemox 方案"化疗 2 周期。化疗后患者自觉胸闷、气促较前改善，回当地医院复查CT 提示纵隔肿物较前无明显变化，后于 2020.7~2020.9 在当地医院予以维布妥昔单抗治疗2 个周期，治疗后再次复查胸部 CT 提示纵隔肿物较前略有退缩，后予以纵隔肿物放疗 25 次（具体剂量不详），末次放疗时间为 2020.10.10。2020.10. 30 在当地医院复查胸部 CT 检查提示纵隔肿物较前略增大（大小为 6.8 cm×9.3 cm）。由于患者 CD19（+）且为难治性 DLB-CL，于 2020.11.25 患者入组靶向 CD19 自体嵌合抗原受体 T 细胞注射液治疗复发或难治性大 B 细胞淋巴瘤的 I 期临床研究，2020.12.24 行 CART 细胞回输。2021.3 复查疗效评价为PD。患者于 2021.04.23 入组"一项在复发难治性弥漫大 B 细胞淋巴瘤中国患者中评价在固定剂量奥妥珠单抗单次给药预处理后进行 GLOFITMAB 单药治疗的药代动力学、安全性、耐受性和有效性的 I 期开放性多中心研究"，8 周期治疗后，疗效评价为 CR。现为进一步治疗再次入院。

既往史：否认肝炎、结核病史，否认高血压、糖尿病、冠心病病史。否认外伤及手术史，否认食物、药物过敏史。

个人史：生于原籍，预防接种史随当地，否认疫区旅居史。无烟酒嗜好。

家族史：家族中无遗传病、先天性疾病及恶性肿瘤家族史。

体格检查：全身浅表淋巴结未触及肿大，左肺呼吸音低，右肺呼吸音清，未闻及明显干湿性啰音。余查体未见异常。

化验及检查：血常规：WBC 6.98×10⁹/L，RBC 4.79×10¹²/L，Hb 139 g/L，PLT 351×10⁹/L。凝血、肝肾功能未见明显异常。PET/CT：左前纵隔不规则软组织影，最大截面范围约7.7×5.1 cm，PET 显像部分可见放射性浓聚，SUV 值 3.0，与邻近左侧纵隔胸膜、心包及左肺分界不清。余纵隔内未见异常浓聚影及淋巴结肿大。Deauville 评分：3 分。

诊疗经过及疗效：明确诊断为：原发纵隔大 B 细胞淋巴瘤；II 期 A。予以化疗联合靶向治疗及放疗治疗，评估疗效未达 CR。入组靶向 CD19 自体嵌合抗原受体 T 细胞注射液治疗复发或难治性大 B 细胞淋巴瘤的 I 期临床研究，疗效评价为 PD。入组"一项在复发难治性弥漫大 B 细胞淋巴瘤中国患者中评价在固定剂量奥妥珠单抗单次给药预处理后进行GLOFITMAB 单药治疗的药代动力学、安全性、耐受性和有效性的 I 期开放性多中心研究"，8 周期治疗后，疗效评价为 CR。本次入院继续予以 Glofitamab 治疗。

【病例特点及分析】

病例特点：①患者青年男性，既往体健；②患者主要表现为以胸闷、气促；③ PET/CT 示：前中纵隔偏左侧不规则软组织肿物，代谢活性不均匀增高，符合淋巴瘤表现（大小约13.2 cm×11.8 cm×9.3 cm，SUVmax16.6）；④病理：（纵隔穿刺）弥漫性大 B 细胞淋巴

（B-DLCL），形态及免疫组化提示纵隔原发；⑤ Lugano 分期：Ⅱ期。（Lugano 分期见表
4-49-1）

表 4-49-1　2014 版 Lugano 分期

分期	定义
Ⅰ期	单个淋巴结区域（Ⅰ）或局灶性单个结外器官（ⅠE）受侵犯
Ⅱ期	在膈肌同侧的两组或多组淋巴结受侵犯（Ⅱ），或局灶性单个结外器官及其区域淋巴结受侵犯，伴或不伴横膈同侧其他淋巴结区域受侵犯（ⅡE）
Ⅲ期	横膈上下淋巴结区域同时受侵犯（Ⅲ），可伴有局灶性相关结外器官受侵犯（ⅢE）、脾受侵犯（ⅢS）或二者皆有（ⅢE+S）
Ⅳ期	弥漫性（多灶性）单个或多个结外器官受侵犯，伴有或不伴有淋巴结受侵犯；或孤立性结外器官受侵犯伴远处（非区域性）淋巴结受侵犯

【专家点评】

原发性纵隔大 B 细胞淋巴瘤（PMBCL）是一种罕见的侵袭性淋巴瘤，可能起源于转化
的胸腺 B 细胞。PMBCL 存在于前纵隔淋巴组织中，具有快速生长能力，通常导致巨大肿块
和附近血管和气道受压。尽管在利妥昔单抗时代，PMBCL 患者一线治疗取得了显著进展，
但仍有 10%~30% 的患者出现疾病进展。此外，复发 / 难治性（rr）PMBCL 的罕见性限制了
其进行临床试验，尚未确定标准治疗方法。化疗敏感的 rrPMBCL 患者通常采用大剂量化
疗，然后进行自体或异基因干细胞移植（SCT），大约 50% 的化疗敏感患者在 CT 随访期间
长期存活。对于化疗耐药的 rrPMBCL 患者，他们的治疗选择有限，其预后极差。

患者病史 1 年余，明确诊断为原发纵隔大 B 细胞淋巴瘤 Ⅱ期 A。多周期化疗联合放
疗，评估疗效未达 CR，入组临床试验达到 CR，新药的研发给这部分患者带来了希望。

【文献复习】

以 PD-1 抑制剂为代表的免疫疗法在治疗 rrPMBCL 方面显示出良好的效果。然而，免
疫治疗并不是一种治愈方法，因为超过 50% 的患者对此无反应，中位无进展生存期（PFS）
仅为 5.5 至 10.4 个月 [3,4]。另一方面，越来越多的证据表明免疫疗法和放射疗法对实体癌具
有协同效应 [5]。

与经典的霍奇金淋巴瘤一样，PMBCL 在 9p24.1 处经常出现染色体畸变。该区域包含
分别编码 PD-L1 和 PD-L2 的基因 CD274 和 PDCD1LG2，导致肿瘤细胞中的 PD-L1 和
PD-L2 水平升高 [6-9]。除了扩增外，还经常观察到 9p 处的染色体断裂，这导致 CD274 或
PDCD1LG2 与其他基因（如 CIITA 或 IgH）融合，PD-L1 和 / 或 PD-L2 过度表达 [10, 11]。
PMBCL 中 PD-L1 的过度表达使得 PD-1 抑制剂治疗该疾病的尝试合理化。

目前也有对实体瘤患者进行放射治疗和免疫治疗相结合的深入研究。辐射诱导的
DNA 损伤可诱导肿瘤细胞释放新抗原进行免疫识别，辐射可刺激肿瘤细胞 MHC 分子的表
达，促进肿瘤抗 -gens 向细胞毒性 T 细胞表达。辐射还能够促进抗原呈递细胞对受损肿瘤

细胞的吞噬作用,从而增加肿瘤特异性 T 细胞的启动和激活。此外,辐射通过触发干扰素基因刺激因子(STING)介导的 DNA 感应途径激活抗肿瘤免疫反应,增加 CD8+T 细胞的浸润,同时减少髓源性抑制细胞的积聚,并上调 PD-L1 肿瘤细胞的表面表达 [12]。

(天津市肿瘤医院淋巴瘤科　李兰芳)

【参考文献】

[1] SWERDLOW SH, CAMPO E, PILERI SA, et al. The 2016 revision of the World Health Organization classification of lymphoid neoplasms[J]. *Blood*, 2016, 127: 2375-2390.

[2] DABROWSKA-IWANICKA A, WALEWSKI JA. Primary mediastinal large B-cell lymphoma[J]. *Curr Hematol Malig Rep*, 2014, 9:273-283.

[3] ZINZANI PL, RIBRAG V, MOSKOWITZ CH, et al. Safety and tolerability of pembrolizumab in patients with relapsed/refractory primary mediastinal large B-cell lymphoma[J]. *Blood*, 2017, 130(3):267-270.

[4] ARMAND P, RODIG S, MELNICHENKO V, et al. Pembrolizumab in relapsed or refractory primary mediastinal large B-cell lymphoma[J]. *J Clin Oncol*, 2019, 37(34): 3291-3299.

[5] MENG X, FENG R, YANG L, XING L, et al. The role of radiation oncology in immuno-oncology[J]. *Oncologist*, 2019, 24(Suppl S1): S42-S52.

[6] GREEN MR, MONTI S, RODIG SJ, et al. Integrative analysis reveals selective 9p24.1 amplification, increased PD-1 ligand expression, and further induction via JAK2 in nodular sclerosing Hodgkin lymphoma and primary mediastinal large B-cell lymphoma[J]. *Blood*, 2010, 116(17):3268-3277.

[7] SHI M, ROEMER MG, CHAPUY B, et al. Expression of programmed cell death 1 ligand 2 (PD-L2)is a distinguishing feature of primary mediastinal (thymic)large B-cell lymphoma and associated with PDCD1LG2 copy gain[J]. *Am J Surg Pathol*, 2014, 38(12): 1715-1723.

[8] TWA DD, CHAN FC, BEN-NERIAH S, et al. Genomic rearrangements involving programmed death ligands are recurrent in primary mediastinal large B-cell lymphoma[J]. *Blood*, 2014, 123(13):2062-2065.

[9] VAN ROOSBROECK K, FERREIRO JF, TOUSSEYN T, et al. Genomic alterations of the JAK2 and PDL loci occur in a broad spectrum of lymphoid malignancies[J]. *Genes Chromosomes Cancer*, 2016, 55(5):428-441.

[10] STEIDL C, SHAH SP, WOOLCOCK BW, et al. MHC class II transactivator CIITA is a recurrent gene fusion partner in lymphoid cancers[J]. *Nature*, 2011, 471(7338): 377-381.

[11] MOTTOK A, HUNG SS, CHAVEZ EA, et al. Integrative genomic analysis identifies key pathogenic mechanisms in primary mediastinal large B-cell lymphoma[J]. *Blood*, 2019, 134 (10):802-813.

[12] WANG Y, LIU ZG, YUAN H, et al. The reciprocity between radiotherapy and cancer immunotherapy[J]. *Clin Cancer Res*, 2019, 25(6): 1709-1717.

病例 50　Castleman 病一例

【背景知识】

Castleman 病(Castleman disease, CD)又称巨大淋巴结病或血管滤泡性淋巴结增生症。根据淋巴结受累区域的不同,可将 CD 分为单中心型(unicentric CD, UCD)和多中心型(multicentric CD, MCD)。另外,根据是否感染人类疱疹病毒 -8(HHV-8)可将 MCD 进一步分为 HHV-8 阳性 MCD 以及 HHV-8 阴性 MCD[1]。

1. 单中心型 Castleman 病(UCD)　仅有同一淋巴结区域内的一个或多个淋巴结受累的 CD 被定义为 UCD。绝大多数 UCD 患者没有伴随症状。少数 UCD 患者会伴有以下症状:①由于肿大淋巴结压迫所致症状;②全身症状,例如发热、盗汗、体重下降、贫血等;③合并副肿瘤天疱疮、闭塞性细支气管炎、血清淀粉样蛋白 A 型淀粉样变等相关临床表现。

2. 多中心型 Castleman 病(MCD)　若有多个(≥ 2 个)淋巴结区域受累(淋巴结短径需 ≥ 1 cm)的 CD 则为 MCD。与 UCD 不同,除淋巴结肿大外,MCD 患者往往还伴有发热、盗汗、乏力、体重下降、贫血、肝功能不全、肾功能不全、容量负荷过多(全身水肿、胸水、腹水等)等全身表现。

3. 临床分型和病理分型的关系　在临床分型为 UCD 的患者中,虽然透明血管型的比例较高(70%~90%),但也有 10%~30% UCD 患者的病理类型为浆细胞型或混合型,而此类 UCD 患者更易出现类似于 iMCD 的高炎症表现。MCD 患者中,浆细胞型和混合型的比例相对较高,2016 年一篇系统性综述中,透明血管型、浆细胞型和混合细胞型 MCD 患者的比例分别为 21%、39% 和 39%。

【病例简介】

患者青年男性,24 岁,主因"发现腹膜后肿物 1 个月"就诊。

现病史:2020.11 患者因体检行腹部彩超提示盆腔肿物就诊于我院门诊,我院增强 CT 提示"右侧盆腔巨大肿块,考虑恶性病变可能性大;右侧髂脉区淋巴结增大"。2020.12.4 住我院骨软组织科行腹膜后巨大肿物切除术。术后病理:(右盆腔)Castleman 病,透明血管型,免疫组化:CD20(相应 +),CD3(相应 +),CD30(-),CD34(血管 +),S-100(散在 +),Vim(+),SMA(弱 +),Desmin(个别 +),Calretinin(-),MDM2(-),HHV-8(-),CD99(弱 +),CD56(散在 +),Ki67(10%+),CD21(FDC+),cyclinD1(-),IgG4(-),原位杂交:Kappa(浆细胞 +),Lambda(浆细胞 +),MYD88 基因第 5 外显子发现杂合性突变;CD79b 基因第 5,6 外显子均未发现病理性突变。术后 PET-CT:盆腔 Castleman 病术后,下腹壁及盆腔脂肪层见索条,略见放射性浓聚,考虑术后改变;双侧侧髂脉区多发结节及肿物,大小约 5.5 cm × 3.6 cm,SUV15.1,考虑炎性,右侧伴中心坏死。为进一步治疗转诊至我科。

既往史:既往体健。否认高血压、冠心病、糖尿病病史。否认结核、肝炎病史。否认外伤及其他手术史。

个人史:否认药物过敏史。无烟酒嗜好。

家族史:家族中无遗传病、先天性疾病及类似疾病史。

入院体格检查:ECOG 评分 1 分。发育正常,神清语利,查体合作。全身浅表淋巴结未触及肿大。双肺叩清音,心音有力,律齐,各瓣膜未及病理行杂音。腹部可见手术瘢痕,皮肤黏膜无出血点,表浅淋巴结未触及肿大,双下肢无水肿。

入院实验室检查:血常规:WBC 10.68×10⁹/L, LYM 0.88×10⁹/L, NEUT 4.13×10⁹/L; HGB 140 g/L,PLT 270×10⁹/L。生化:ALT 19U/L,AST 16U/L,白蛋白 57 g/L,TBIL 10.6μmol/L, DBIL 4.6μmol/L, LDH 142U/L。凝血功能:纤维蛋白原 2.29 g/L, D- 二聚体 97.98ng/mL。HBV, EBV DNA:阴性。心电图,心脏彩超均未见异常。类风湿因子全套阴性。流行病学检查阴性。骨髓涂片、流式和活检无异常。

诊疗经过及疗效:明确诊断为:特发性多中心 Castleman 病 - 非特指型(病理类型:透明血管型;侵犯盆腔、双髂脉区淋巴结);非重症型。治疗经过:2021.1 R-CHOP 3 周期治疗,疗效评价 PD;2021.4 R+ 来那度胺 2 周期疗效评价 PD;2021.5 大剂量甲泼尼龙(500 mg/d×3 d)联合托珠单抗 1 周期疗效评价 PD;2021.6 R-CHOP 联合西罗莫司,疗效评价 PR。

【病例特点及分析】

病例特点:①患者青年男性;②主要临床表现为盆腔及双侧髂脉区淋巴结肿大;③查体无特殊表现;④实验室检查:WBC 10.68×10⁹/L, LDH 142U/L;⑤影像学检查 PET-CT:盆腔 Castleman 病术后,下腹壁及盆腔脂肪层见索条,略见放射性浓聚,考虑术后改变;双侧侧髂脉区多发结节及肿物,大小约 5.5 cm×3.6 cm, SUV15.1,考虑炎性,右侧伴中心坏死。⑥病理学:(右盆腔)Castleman 病,透明血管型,HHV-8(-),Ki67(10%+)。

诊断 CD 的第一步是淋巴结病理活检,也是 Castleman 病诊断的基础。病理形态上,Castleman 病可分为透明血管型(hyaline vascular subtype, HV-CD)、浆细胞型(plasma cell subtype of CD, PC-CD)以及混合型(mixed type of CD)。透明血管型镜下形态改变主要包括淋巴滤泡增多、生发中心缩小、套细胞区增宽以及滤泡间区血管增生。浆细胞型镜下可见到 HV-CD 样淋巴滤泡,但部分病例或部分病灶的滤泡生发中心萎缩不明显,甚至会出现生发中心增生和扩大,伴有数量显著增多的浆细胞浸润,部分病例可表现为滤泡间区弥漫性、致密的浆细胞增生并完全取代滤泡间区正常结构。混合型形态特点兼具 HV-CD 以及 PC-CD 的特征,可理解为二者的过渡形态或组合形式。第二步是根据全身查体及影像学检查明确淋巴结受累的范围,将患者分为单中心型(unicentric CD, UCD)和多中心型(multicentric CD, MCD)。仅有同一淋巴结区域内的一个或多个淋巴结受累的 CD 被定义为 UCD。若有多个(≥ 2 个)淋巴结区域受累(淋巴结短径需≥ 1 cm)则为 MCD。由于有多种疾病(包括恶性肿瘤、感染性疾病以及自身免疫性疾病等)也会伴发淋巴结的"Castleman 样"病理改变。因此,诊断 CD 的第三步需要排除 CD 样病变的继发因素,包括(但不限于)感染性疾病(如 HIV、梅毒、Epstein-Barr 病毒、结核感染等)、肿瘤性疾病(如 POEMS 综合征、淋巴瘤、滤泡树突细胞肉瘤、浆细胞瘤等)、自身免疫性疾病(如系统性红斑狼疮、类风湿关节炎、自身免疫性淋巴细胞增生综合征等)。经过上述三个诊断步骤明确诊断 MCD 后,依据是否感染 HHV-8,可将 MCD 进一步分为 HHV-8 阳性 MCD 以及 HHV-8 阴性 MCD。而 HHV-8 阴性 MCD 又可进一步分为无症状性 MCD(asymptomatic MCD, aMCD)和特发性 MCD(idiopathic MCD, iMCD):前者除淋巴结肿大外,无全身症状和高炎症表现;后者则伴有全身症状和 / 或脏器损伤表现。iMCD 还可进一步分为 iMCD- 非特指型和 iMCD-TA-FRO 亚型(图 4-50-1)。

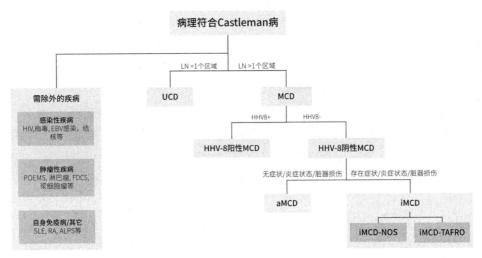

HIV: 人类免疫缺陷病毒; EBV: Epstein-Barr病毒; POEMS: POEMS综合征; FDCS: 滤泡树突细胞肉瘤; SLE: 系统性红斑狼疮; RA: 类风湿关节炎; ALPS: 自身免疫性淋巴细胞增生综合征;UCD: 单中心型Castleman病; MCD: 多中心型Castleman病; LN: 淋巴结; HHV-8: 人类疱疹病毒-8; iMCD: 特发性多中心型Castleman病; iMCD-NOS: 特发性多中心型Castleman病-非特指; iMCD-TAFRO: 特发性多中心型Castleman病-TAFRO综合征; aMCD: 无症状性多中心型Castleman病

图 4-50-1　Castleman 病的临床分型

诊断 iMCD 需要满足以下两条主要标准、至少两条次要标准(其中至少 1 条实验室标准);且不满足任一排除标准。主要标准:①淋巴结病理符合 Castleman 病;②肿大淋巴结(短轴≥ 1 cm)≥ 2 个淋巴结区域;次要标准:分为实验室标准和临床标准。实验室标准包括:① C 反应蛋白 >10 mg/L 或血沉 > 20 mm/h(女性)或 15 mm/h(男性);②贫血(Hb < 100 g/L);③血小板减少(< 100×10^9/L)或增多(> 350×10^9/L);④血清白蛋白 < 35 g/L;⑤ eGFR <60 mL/min/1.73 m^2 或蛋白尿(尿总蛋白 > 150 mg/24 h 或 100 mg/L);⑥血清 IgG >17 g/L。临床标准包括:①全身症状:盗汗、发热(>38 ℃)、体重下降(≥ 10%)或乏力(影响工具性日常活动);②肝大和 / 或脾大;③水肿或浆膜腔积液;④皮肤樱桃血管瘤或紫罗兰样丘疹;⑤淋巴细胞性间质性肺炎。

诊断为 iMCD 的患者,还应进一步分为 iMCD- 非特指型和 iMCD-TAFRO 亚型。诊断 iMCD-TAFRO 亚型需要符合以下所有主要标准和≥ 1 个"次要标准":主要标准(3 条):① ≥ 3/5 个 TAFRO 相关症状(5 个症状包括:血小板减少、重度水肿、发热、骨髓纤维化、肝脾肿大),②无明显的外周血中免疫球蛋白升高,③淋巴结肿大不明显;次要标准(2 条):①骨髓中巨核细胞不少;② ALP 升高但转氨酶升高不明显。

本例患者病理诊断为(右盆腔)Castleman 病,透明血管型,HHV-8(-)。并且除外了其他感染性疾病、自身免疫性疾病及肿瘤性疾病。PET-CT 提示双侧侧髂脉区多发结节及肿物,大小约 5.5 cm×3.6 cm。诊断为特发性多中心 Castleman 病 - 非特指型。

【专家点评】

CD 临床属于罕见病范畴,病因和发病机制尚未完全明确,IL-6 和 HHV-8 被认为与疾病发生发展关系密切,由其衍生的抗 IL-6 靶向治疗和抗 HHV-8 病毒治疗在临床上取得较好疗效。综合目前研究 CD 是一组高度异质性疾病,不同 CD 亚型存在不同的病因和发病机制,依据疾病类型和严重程度进行分层治疗显得尤为重要,如手术切除是 UCD 患者的标准方案,不能完全切除时可辅以放化疗等手段;抗 IL-6 治疗在 iMCD 患者中处于一线地位,难治的非重症患者可考虑利妥昔单抗、西罗莫司、TCP 方案化疗等替代方案,重症患者应尽早考虑联合化疗防止细胞因子风暴;HHV-8 相关性 MCD 的治疗方案主要包括 CD20 靶向治疗和抗病毒复制治疗。由于发病率低,该病的诊疗模式尚不成熟,应加强对 CD 机制的进一步研究,从而为指导临床治疗提供有效依据。

由于 IL-6 拮抗剂 - 司妥昔单抗在中国未上市,此例患者先后给予利妥昔单抗联合 CHOP 方案、R2 方案、托珠单抗、激素治疗,前期效果并不佳,后期应用西罗莫司治疗,疾病得到基本控制。

【文献复习】

Castleman 病(Castleman disease, CD)又称巨大淋巴结增生症或血管滤泡性淋巴组织增生,是一组罕见的、性质未定的慢性淋巴组织增生性疾病,发病率约为 1/50 000,2018 年 5 月被收录于中国《第一批罕见病目录》。CD 具有高度异质性,根据病灶分布情况分为单中心型 CD(unicentric Castleman disease, UCD)和多中心型 CD(multicentric Castleman disease, MCD),后者基于人类疱疹病毒 -8(HHV-8)及人类免疫缺陷病毒(HIV)的感染状态再细分为 HHV-8 相关性 MCD 和特发性 MCD(idiopathic multicentric Castleman disease, iMCD)。HHV-8 阳性 MCD 往往与 HIV 感染有关,对利妥昔单抗治疗的反应好。而 HHV-8 阴性 MCD 又可进一步分为无症状性 MCD 和特发性 MCD(iMCD):前者除淋巴结肿大外,无全身症状和高炎症表现;后者则伴有全身症状和 / 或脏器损伤表现 [2]。iMCD 的病因尚不完全明确,预后差, 5 年死亡率高达 23%~49%。根据临床表现的不同, iMCD 又可进一步分为 iMCD- 非特指型和 iMCD-TAFRO 亚型。2010 年 Takai 等人首次报道了 iMCD-TAFRO 亚型,这是一种特殊的临床综合征,以血小板减少(thrombocytopenia),全身水肿(anasarca),发热(fever),骨髓纤维化(reticulin fibrosis),肝脾肿大(organomegaly)为主要表现。不符合 TAFRO 综合征诊断的 iMCD 患者则被归类为 iMCD- 非特指型 [3]。

UCD 一般通过手术完整切除病灶可达到长期生存,在不能全切的情况下,部分切除可以降低复发率。有学者利用该病淋巴结高度血管化的特性采取栓塞治疗取得较好疗效。若存在手术禁忌证,可考虑单纯或联合放化疗。一项针对 71 例 UCD 患者治疗方案的回顾性研究显示:中位随访 22 个月, 5 年总生存(OS)率为 98.4%,虽然手术被认为是标准治疗,但该研究中只有 38 例(54%)患者接受了一线手术切除,其中 95% 治愈。21 例患者采用非手术方案,包括放疗、化疗、血管栓塞、靶向药物治疗等,有效率达 55%。由于相关不良反应,放射治疗仅用于 8 例,4 例完全缓解(CR),4 例部分缓解(PR)。对 13 例无症状患者进行长期的观察随访,11 例患者疾病稳定长达 17 年。

iMCD:司妥昔单抗(Siltuximab)是抗人 IL-6 人 - 鼠嵌合单克隆抗体,能有效阻断 IL-6 信号通路。一项临床试验将 79 例 iMCD 患者随机分配给司妥昔单抗组和安慰剂组,结果显示有 34%(1 例 CR,17 例 PR)的司妥昔单抗组患者获得持久的临床疗效,安慰剂组患者均无反应,且两组不良事件的发生率相似,提示司妥昔单抗具有良好的安全性和有效性。基于此项研究,司妥昔单抗获得 FDA 批准用于治疗 iMCD 患者。2019 年 ASH 也报道了 56 例 iMCD 患者,其使用司妥昔单抗治疗的反应率高达 63%,优于前文数据。但仍有部分 iMCD 患者抗 IL-6 治疗无效,为建立一个疗效预测模型,Morra 等对 iMCD 患者的 38 个基线实验室参数进行分析后发现,与司妥昔单抗反应性有关的参数(纤维蛋白原、免疫球蛋白 G、血红蛋白、C 反应蛋白)都与 IL-6 和急性炎症有关,提示具有炎症反应的 iMCD 患者可优先考虑司妥昔单抗治疗。托珠单抗(Tocilizumab)是重组人源化抗人 IL-6R 单克隆抗体,一项多中心前瞻性 Ⅱ 期研究共纳入了 28 例 MCD 患者,经托珠单抗治疗 16 周后,23 例患者(基线淋巴结直径 ≥ 10 mm)中有 10 例淋巴结直径缩至 10 mm 以下,同时 18 例(64.3%)和 20 例(71.4%)患者 C 反应蛋白和纤维蛋白原完全恢复正常,生化指标、抗核抗体、肝脾肿大、营养状况等均有所改善。故有学者提出,针对 IL-6 信号通路的司妥昔单抗或托珠单抗,无论是否合并使用类固醇激素,均为 iMCD 首选一线治疗方案[4]。

利妥昔单抗(Rituximab)是一种人鼠嵌合抗 CD20 单克隆抗体。研究显示,利妥昔单抗单药或联合用药作为一线方案治疗 iMCD 患者的 CR 率和 PR 率分别为 20% 和 48%,虽然司妥昔单抗组较利妥昔单抗组有更好的生存趋势,但两者无进展生存(PFS)率的差异无统计学意义。Dong 等对 27 例 iMCD 患者进行回顾性分析发现利妥昔单抗和环磷酰胺方案总有效率为 55.5%(CR 率 33.3%,PR 率 22.2%),5 年 OS 率为 81%,5 年 PFS 率为 43%,14 例复发难治型 iMCD 的总有效率为 42.9%(CR 率 14.3%,PR 率 28.6%),提示在司妥昔单抗无效的 iMCD 病例中,可考虑以利妥昔单抗为基础的治疗方案。

西罗莫司通过抑制雷帕霉素靶蛋白(mTOR)的激酶活性发挥抗肿瘤作用。Fajgenbaum 等对 3 例抗 IL-6 治疗无效的 TAFRO 综合征患者进行研究发现其 PI3K/Akt/mTOR 通路活性增高,予西罗莫司治疗后 3 例患者均有应答,病情持续缓解时间分别为 66 个月、19 个月和 19 个月,该研究提示 PI3K/Akt/mTOR 信号通路可能是难治性 iMCD 的药物靶点[5]。Zhang 等纳入了 25 例初诊 iMCD 患者,使用 TCP(沙利度胺 + 环磷酰胺 + 泼尼松)方案口服治疗,其中 48% 的患者达到了持续的肿瘤和症状学缓解,12% 疾病稳定,40% 治疗失败,1 年 OS 率为 88%,1 年 PFS 率为 60%,所有患者治疗后症状评分、IL-6、血红蛋白、红细胞沉降率、白蛋白等均有显著改善(P<0.05),TCP 方案为 iMCD 的治疗提供了新的化疗选择[6]。

免疫调节剂或免疫抑制剂等多为非重症 iMCD 患者的三线用药,包括环孢素 A、沙利度胺、来那度胺、硼替佐米、IL-1 受体拮抗剂、维甲酸衍生物和 α- 干扰素等,部分病例报告提示这些药物不良反应较化疗药物小,有相似的疗效[7]。非重症 iMCD 患者应避免使用细胞毒性药物,对司妥昔单抗联合大剂量类固醇激素治疗 1 周后仍无改善的重症 iMCD 患者,应尽早考虑多药化疗以避免过度激活的免疫系统引起细胞因子风暴,其化疗方案的选择多基于恶性淋巴瘤的治疗经验,最常用的方案包括 COP(环磷酰胺＋长春新碱＋泼尼松)、CHOP(环磷酰胺＋多柔比星＋长春新碱＋泼尼松)、CVAD(环磷酰胺＋多柔比星＋长春新碱＋地塞米松)、BCD(硼替佐米＋环磷酰胺＋地塞米松)等[8]。

（天津市肿瘤医院淋巴瘤科　郎鸣晓）

【参考文献】

[1] MUNSHI N, MEHRA M, VAN DE VELDE H, et al. Use of a claims database to characterize and estimate the incidence rate for Castleman disease[J]. *Leuk Lymphoma*, 2015, 56（5）:1252-1260..

[2] FAJGENBAUM DC, ULDRICK TS, BAGG A, et al. International, evidence-based consensus diagnostic criteria for HHV-8-negative/idiopathic multicentric Castleman disease[J]. *Blood*, 2017,129(12):1646-1657.

[3] VAN RHEE F, VOORHEES P, DISPENZIERI A, et al. International, evidence-based consensus treatment guidelines for idiopathic multicentric Castleman disease[J]. *Blood*, 2018,132(20):2115-2124.

[4] VAN RHEE F, WONG RS, MUNSHI N, et al. Siltuximab for multicentric Castleman's disease: a randomised, double-blind, placebo-controlled trial[J]. *Lancet Oncol*, 2014, 15（9）:966-974.

[5] NISHIMOTO N, KANAKURA Y, AOZASA K, et al. Humanized anti-interleukin-6 receptor antibody treatment of multicentric Castleman disease[J]. *Blood*, 2005, 106（8）: 2627-2632.

[6] LIU AY, NABEL CS, FINKELMAN BS, et al. Idiopathic multicentric Castleman's disease: a systematic literature review[J]. *Lancet Haematol*, 2016, 3（4）:e163-175.

[7] DISPENZIERI A, ARMITAGE JO, Loe MJ, et al. The clinical spectrum of Castleman's disease[J]. *Am J Hematol*, 2012,87（11）: 997-1002.

[8] PIERSON SK, STONESTROM AJ, SHILLING D, et al. Plasma proteomics identifies a 'chemokine storm' in idiopathic multicentric Castleman disease[J]. *Am J Hematol*, 2018, 93（7）: 902-912.

病例51　单形性嗜上皮性肠道 T 细胞淋巴瘤一例

【背景知识】

随着研究的深入,人们对肠道 T 细胞淋巴瘤的认识经历了从认为是一种单一类型到实为一组异质性肿瘤性疾病的过程。在 2008 版《WHO 造血与淋巴组织肿瘤分类》中将肠病相关 T 细胞淋巴瘤(Enteropathy-Associated T-Cell Lymphoma, EATL)分为 EATL Ⅰ 型和 EATL Ⅱ 型),其中 EATL Ⅰ 型多见于北欧人群,多有乳糜泻相关肠病,在 2016 版 WHO 淋巴组织肿瘤分类中重新命名为 EATL。而 EATL Ⅱ 型多见于亚洲人群,如中国、日本及菲律宾等国家,表现为腹部包块、腹痛、腹泻和发热,无乳糜泻,在 2016 版分类中被命名为"单形性嗜上皮性肠道 T 细胞淋巴瘤（Monomorphic Epitheliotropic Intestinal T-Cell Lymphoma, MEITL）"。除发病地域、临床特点不同外，两型在病理特征、包括免疫表型及分子遗传学等方面也各有不同特点。

1. 病理特征

（1）病理学大体观察：MEITL 病变部位以回肠最多见，其次为空肠、十二指肠、胃、结肠及胃肠道外罕见。肉眼观，送检肠管多表现为多发性的黏膜糜烂或溃疡性病变，严重者可见单灶或多灶性穿孔形成；部分病例以占位性病变为主，并导致不同程度的肠腔狭窄及不完全性肠梗阻。

（2）病理学镜下表现：表现为单一的异型淋巴样细胞弥漫分布，或呈梁索状浸润肠壁全层，可有坏死形成，坏死多位于溃疡或穿孔处；肿瘤细胞中等大小或中等略偏小，核圆或椭圆形，染色质深染，粗颗粒状，部分伴核周空晕，胞质中等量，淡染或嗜酸性；间质常有少量嗜酸性粒细胞、成熟浆细胞、小淋巴细胞浸润；肿瘤处及其附近肠黏膜内均可见上皮内淋巴细胞（IEL，采用肠病普遍使用的标准，即 ≥ 30 个 /100 个肠上皮细胞），导致肠绒毛萎缩，肠隐窝增生，偶尔可见淋巴上皮样病变。

（3）免疫表型：EATL 和 MEITL 均表达 T 淋巴细胞标记物，增殖指数 Ki-67 较高，均不表达上皮性标记物，也不表达 B 淋巴细胞标记物。MEITL 一般表达 CD56、CD8，而在 EATL 中则表达阴性。免疫组织化学 LMP-1 标记及原位杂交 EBER 检测均提示 MEITL 与 EB 病毒感染无关。

（4）分子遗传学：EATL 和 MEITL 均可出现 TCRβ 和 TCRγ 基因重排，也可见 9q31.3-qter 获得或 16q12.1 缺失。EATL 存在 HLA-DQ8、HLA-DQ2 或 HLA-DQB1 基因型，多显示 1q32.2-q41 和 5q34-q35.2 获得，而在 MEITL 中无此现象；8q24（c-myc）扩增多见于 MEITL。

2. 临床表现　患者多为中老年人，主要表现为腹痛、腹泻或腹部占位，可出现急性或慢性肠穿孔，伴发热、盗汗、消瘦等症状，表现为侵袭性的临床经过，早期即可伴有腹腔脏器的扩散，往往无乳糜泻或乳糜泻样肠病的临床证据。患者多在 1 年内因肿瘤进展或并发症而死亡。

3. 诊断及鉴别诊断　EATL 和 MEITL 从临床表现、病理特征、免疫表型和遗传学方面都互有差异，较易鉴别。除此之外，MEITL 还要注意与胃肠道的其他类型淋巴瘤、癌及恶性黑色素瘤等进行鉴别诊断。

（1）黏膜相关淋巴组织结外边缘区 B 细胞淋巴瘤（extranodal marginal zone B-cell lymphoma of mucosa-associated lymphoid tissue, MALT lymphoma）：属惰性 B 细胞淋巴瘤，多与幽门螺杆菌（Hp）感染有关。镜下主要由小至中等大小单核样 B 细胞、中心细胞样细胞组成。免疫组织化学表达 B 淋巴细胞抗原，增殖指数较低。

（2）弥漫性大 B 细胞淋巴瘤（Diffuse Large B-cell Lymphoma, DLBCL）：属 B 细胞淋巴瘤。镜下瘤细胞中等偏大，由免疫母细胞、中心母细胞样细胞组成。免疫组织化学表达 B 淋巴细胞抗原，增殖指数较高。

（3）结外鼻型 NK/T 细胞淋巴瘤：与 EB 病毒感染有关。镜下瘤细胞形态多样，多形、异型血管浸润,大片状坏死多见,且背景中炎细胞种类繁杂。免疫组织化学表达 CD3、CD56、穿孔素及 LMP-1 等,原位杂交 EBER 阳性。

（4）非特殊类型外周 T 细胞淋巴瘤:不能归入任何特殊类型的 T 细胞淋巴瘤,属排他性诊断。一般无典型的 EATL 临床表现及分子遗传学改变。瘤细胞可单形或多形,小血管内皮细胞增生明显。

（5）恶性黑色素瘤:镜下瘤组织呈器官样排列,瘤细胞体积较大,胞质丰富,可含黑色素;胞核大,可见红染嗜酸性大核仁。免疫组织化学表达 S-100、HMB45 和 Melan-A,不表达 B 或 T 淋巴细胞标记物。

4.治疗及预后　目前针对 EATL 和 MEITL 是否手术治疗并无统一标准,不过手术对减少肠穿孔或缓解肠梗阻等并发症有积极意义。术后可采用 CHOP 方案进行化疗。但大多预后不良,EATL 多死于营养吸收不良,MEITL 多死于肠穿孔、腹膜炎等并发症。

综上,MEITL 是多见于中老年人小肠的一种高侵袭性、预后较差的 T 细胞淋巴瘤。临床主要表现为长期慢性腹泻、腹痛、发热及腹部包块。镜下瘤细胞中等大小,形态单一,肠绒毛萎缩。表达 CD3、CD56 等 T 淋巴细胞免疫标记物,EB 病毒检测阴性。结合临床表现病理特征、免疫表型及遗传学特征,可准确诊断 MEITL。

【病例简介】

患者男性,54 岁,主因"确诊小肠单形性嗜上皮性肠道 T 细胞淋巴瘤 1 年"就诊。

现病史:患者于 2021 年 3 月中旬突发腹部疼痛,无恶心、呕吐、腹泻等不适,无发热、盗汗及体重减轻,就诊当地医院,完善腹部 CT 检查,诊断为①肠穿孔;②小肠肿物性质待定。急症予以"小肠肿物切除＋小肠穿孔修补术"治疗。2021.3.29 术后病理经北京博仁医院会诊示:①镜下所见,送检小肠组织,可见全层,被覆上皮及腺体均可见。局部见溃疡面,部分浆膜面见炎性渗出物。异常细胞弥漫增生,浸润全层,细胞体积中等或略偏小,胞浆透明,核类圆,染色质粗,核仁不明显,易见分裂像。②免疫组化,CD3（＋）,CD43（＋）,CD56（＋）,CD8（＋）,Bcl-2（90%＋）,Bcl-6（-）,CD5（-）,CD10（-）,CD20（40% 弱 ＋）,CD23（-）,CD30（-）,CD79a（-）,CyclinD1（-）,EMA（-）,GramB（＋）Ki67（60%＋）,MUM1（-）,TIA-1（＋）,PAX-5（-）,CD4（-）,CD7（90%＋）,CD2（-）,TdT（-）。③特殊检查,原位杂交结果:EBV-EBER（-）;PCR-TCR 结果:TCRB A（＋）,TCRB B（-）,TCRB C（-）,TCRG A（＋）,TCRG B（-）。病理会诊意见:支持小肠单形性嗜上皮性肠道 T 细胞淋巴瘤诊断。完善 PET-CT 检查,示:①符合"小肠淋巴瘤切除术后"改变,吻合口壁稍厚,邻近腹膜稍增厚,代谢稍高（SUVmax 3.3）,考虑术后改变,前腹壁瘢痕周围腹壁代谢轻度增高（SUVmax 2.9）,考虑术后炎性反应;小肠术区、肠系膜间及腹主动脉旁多发小淋巴结,代谢不高;②两肺间质纹理增多;两肺上叶多发索条,考虑慢性炎症或陈旧病变;左肺尖小结节,未见代谢增高,考虑良性病变;③前列腺密度不均并钙化灶。完善骨髓细胞形态学示:三系增生骨髓象。骨髓病理示:未见明确肿瘤性病变。骨髓流式细胞学检测示:未检测到明显的免疫表型异常的淋巴细胞。为进一步治疗入我院。

既往史:否认高血压、冠心病、糖尿病病史。否认肝炎、结核传染病病史及接触史。否认重大外伤史。否认输血史。否认食物药物过敏史。否认发热、咳嗽、咳痰、腹泻症状。

个人史:生于原籍,否认疫区牧区旧居史。否认烟酒嗜好。

家族史:否认肿瘤家族史。否认遗传病家族史。

入院体格检查:表浅淋巴结未触及明显肿大。腹软,腹正中可见长约 20 cm 手术瘢痕,愈合可。未见胃肠型及蠕动波,无压痛、反跳痛及肌紧张。肝脾肋下未触及,未及异常肿物。移动性浊音阴性,肠鸣音存在,无亢进或减弱。心肺查体未见异常。

入院实验室检查:血常规:WBC 3.85×10^9/L,HGB 147 g/L,PLT 213×10^9/L。生化检测:LDH 178U/L,β_2-MG 1.67 mg/L。凝血功能:D-Dimer 503.12ng/mL。肝功、肾功、心肌损伤标志物、尿常规检测均正常。

诊疗经过及疗效:明确诊断为:小肠单形性嗜上皮性肠道 T 细胞淋巴瘤;临床分期:IIE 期 A(原发胃肠道淋巴瘤 Lugano 分期)。治疗经过:2021.3.31 至 5.31 行"IFO+THP+VP-16"方案化疗 4 周期。2021.6.16 至 7.5 行大剂量 MTX 单药化疗 2 周期。2021.7.26 至 8.16 行"IFO+THP+VP-16"方案化疗 2 周期。2021.10.27 至 11.22 行自体造血干细胞移植支持下的大剂量化疗(BEAM 方案)巩固疗效。现患者治疗结束,定期归院复查。

【病例特点及分析】

病例特点:①患者中年男性,表现为突发腹痛、肠穿孔;②病变局限于小肠,行手术切除;③该病病理类型恶性度高,预后差;④术后 PET-CT 示无明显肿瘤病灶;⑤各项实验室检查结果无明显异常。

该患者首发症状为肠穿孔,急症手术后送检小肠手术切除标本切片,镜下可见异常 T 细胞弥漫增生,异型明显,侵犯全层,并见上皮内及腺体浸润,结合 TCR 基因重排检测,支持非霍奇金 T 细胞淋巴瘤诊断,该细胞表达 CD8、CD56,EBER 阴性,除外了 NK/T 细胞淋巴瘤,明确诊断"小肠单形性嗜上皮性肠道 T 细胞淋巴瘤"。

【专家点评】

MEITL 发病率低、恶性度高、预后差,目前无统一标准治疗方案,CHOP 方案治疗完全缓解率较低,临床通常采用较强烈的治疗方案,如 CHOPE、EPOCH、ESHAP 等。该病易发生消化道局部复发,亦会发生中枢神经系统复发。不良预后因素包括患者年龄超过 55 岁、体质状况差、Lugano 分期晚(IIE-IV)、治疗未达到 CR 以及未进行自体造血干细胞移植(Autologous Stem Cell Transplantation, ASCT)。对于该患者治疗方案的选择,我们充分评估了患者的病情及不良预后因素,并结合患者的体质,给予了"IFO+THP+VP-16"方案化疗, 4 周期化疗后,完善 PET-CT 中期评估,患者病情未见复发进展征象,处于 CR 状态,在此病情稳定基础上,为预防中枢神经系统复发,给予了 2 个周期的大剂量 MTX 单药化疗。后续再予 2 周期"IFO+THP+VP-16"方案化疗。给予 PET-CT 终末评估,患者病情仍为 CR 状态。为巩固治疗效果、降低复发风险并延长生存,给予了 ASCT。由于患者相对年轻、体质较好,对治疗的毒副作用耐受性好,治疗过程顺利,目前病情稳定。

【文献复习】

据文献报道,MEITL 在诊断时,大约 31.6%~33% 的患者处于 Lugano 晚期 III~IV 期[1],

23%~24% 的患者处于 Ann-Arbor III~IV 期 [2-4]。最近的一项回顾性病例资料显示，中位总生存期为 14.8 个月（范围：2.4~27.2 个月）[4]，1 年、3 年和 5 年的生存率分别为 36%~57%、26%~32% 和 32%[2-4]。

目前，MEITL 的标准化治疗指南尚未建立。在临床治疗中，CHOP 方案被广泛采用，但治疗效果不佳。CHOP 方案治疗的 CR 率为 37%，而接受其他方案化疗的患者 CR 率为 71%（P=0.095）[4]。这些非 CHOP 方案包括 CHOEP（CHOP+ 依托泊苷）、ICE（异环磷酰胺、卡铂和依托泊苷）、IMVP-16（异环磷酰胺、甲氨蝶呤、依托泊苷和泼尼松）、EPOCH（依托泊苷、泼尼松龙、长春新碱、环磷酰胺和多柔比星）以及 ESHAP（依托泊苷、甲基强的松龙、阿糖胞苷和顺铂）[4]。Tse 等报道基于 L- 天冬酰胺酶的方案比基于 CHOP 或蒽环类方案治疗 CR 率高（60% vs 35%）[2]。Liu 等报道了两例 MEITL 患者应用西达本胺（组蛋白去乙酰化酶抑制剂）联合化疗治疗的效果，生存时间略有改善 [5]。

对于接受 ASCT 治疗（前期和挽救治疗）的患者，1 年和 5 年的总生存率（OS）分别为 100% 和 28%，ASCT 改善了该部分患者的预后 [4]。MEITL 患者常见的复发为消化道局部复发，部分患者亦会出现中枢神经系统复发（约占 10%）[4, 6]。对于外周 T 细胞淋巴瘤（Peripheral T-cell Lymphoma，PTCL）的患者一般不推荐初期中枢神经系统预防性化疗，但对 MEITL 患者，初期中枢神经系统预防性化疗可能是有益的。病情达到 CR 及进行 ASCT 可能对改善 MEITL 患者的预后至关重要。

在临床实践中，由于许多患者无法耐受治疗带来的毒副作用，因此需要进一步研究以明确 MEITL 的适当诱导疗法。Roberti 等人报道 SETD2、STAT5B 或 JAK3 突变在 MEITL 患者中频繁出现 [7]。Küçük 等人也发现 STAT5B 和 STAT3 突变在 MEITL 患者中富集 [8]。或许，我们可以期待在不久的将来可以研发出一种针对这些途径的靶向药物用于 MEITL 患者的治疗。

（天津市肿瘤医院淋巴瘤科　邱立华）

【参考文献】

[1] CHESON B, FISHER R, BARRINGTON S, et al. Recommendations for initial evaluation, staging, and response assessment of Hodgkin and non-Hodgkin lymphoma：The Lugano classification[J]. *J Clin Oncol*. 2014, 32（27）：3059-3068.

[2] TSE E, GILL H, LOONG F, et al. Type II enteropathy- associated T-cell lymphoma：A multicenter analysis from the Asia Lymphoma Study Group[J]. *Am J Hematol*, 2012, 87（7）：663-668.

[3] TAN S, CHUANG S, TANG T, et al. Type II EATL（epitheliotropic intestinal T-cell lymphoma）：A neoplasm of intra-epithelial T-cells with predominant CD8alphaalpha phenotype[J]. *Leukemia*, 2013, 27（8）：1688-1696.

[4] YI J, LEE G, DO Y, et al. Multicenter retrospective analysis of the clinicopathologic features of monomorphic epitheliotropic intestinal T-cell lymphoma[J]. *Ann Hematol*, 2019, 98（11）：2541-2550.

[5] LIU T，ZHENG Y，ZHANG Z，et al.Chidamide based combination regimen for treatment of monomorphic epitheliotropic intestinal T cell lymphoma following radical operation：Two case reports[J]. *World J Clin Cases*，2020，8（7）：1278-1286.

[6] NATO Y，MIYAZAKI K，Imai H，et al. Early central nervous system relapse of monomorphic epitheliotropic intestinal T-cell lymphoma after cord blood transplantation[J]. *Int J Hematol*，2021，114（1）：129-135.

[7] ROBERTI A，DOBAY MP，BISIG B，et al.Type II enteropathy- associated T-cell lymphoma features a unique genomic profile with highly recurrent SETD2 alterations[J]. *Nat Commun*，2016，7：12602.

[8] KUCUK C，JIANG B，HU X，et al. Activating mutations of STAT5B and STAT3 in lymphomas derived from γδ-T or NK cells[J]. *Nat Commun*，2015，6：6025.

病例 52　NK/T 细胞淋巴瘤一例

【背景知识】

NK/T 细胞淋巴瘤（ENKTL）一种高度恶性的非霍奇金淋巴瘤,由于细胞形态的多样性,以及肿瘤细胞的嗜血管性,且常伴有血管的破坏和坏死,历来命名比较混乱,曾被命名为恶性肉芽肿和血管中心性淋巴瘤等。2001WHO 作为有独立临床病理特征的 NHL 首次被命名。该病多见于亚洲东部（中国、日本和韩国等）和中南美洲,占 NHL 的 3%~8%,欧美发病率低。中位发病年龄 40~50 岁,男性好发[1]。临床常以鼻塞、鼻衄为首发症状。鼻腔是最常见原发部位,其次为鼻咽、扁桃体和口咽等上呼吸消化道器官,也可发生于皮肤、胃肠道、睾丸等结外器官[1]。

ENKTL 的诊断依赖于组织病理学检查,如形态学、免疫组化、流式细胞术和 T 细胞受体 TCR 重排研究。活检标本坏死通常会导致组织病理学诊断延迟,而切开或切除活检可增加初始诊断的准确性,只有当切除活检不可用以及确认复发时,才选择芯针活检。细胞通常为细胞毒性分子（穿孔素、颗粒酶 B、T 细胞内抗原 1、TIA1）、CD2、CD3ε 和 EBER 表型阳性。对于怀疑患者应进行 TCR 重排检查以明确细胞来源。

根据 WHO 淋巴瘤分类标准,存在 EBV 感染是 NK/T 细胞淋巴瘤的诊断必要条件。

【病历简介】

患者男性,61 岁,主因"确诊鼻腔 NK/T 细胞淋巴瘤 5 天"入院。

现病史：2022.1.26 患者主因"鼻塞伴流涕头痛"就诊于邯郸市第一医院,入院后完善相关检查,CT 示副鼻窦炎、右侧筛窦及鼻腔软组织肿物、鼻中隔偏曲、鼻咽顶后壁软组织增厚,请结合临床。2022.1.27 全麻下行经鼻内镜下鼻窦手术,术后病理（右侧小鼻甲黏膜、右侧上鼻道息肉、右侧鼻中隔黏膜）：结合形态及免疫组化结果,考虑淋巴造血系统肿瘤,符合结外 NK/T 细胞淋巴瘤,鼻型。MR：左侧基底节区及左侧枕叶多发微出血灶,脑内多发缺血灶,全组副鼻窦炎并息肉形成、左侧乳突炎。患者为进一步诊治就诊于我院门诊,会诊病理（右下鼻甲、右上鼻道及右鼻中隔活检）：结外 NK/T 细胞淋巴瘤,鼻型（NK/T-NL）.IHC（原单

位 ）: CD3(+), CD56(+), Ki67(70%+), TIA1(+), GrB(+), CD5(-), CD4(-), CD8(-), CD20(-), CD79a(-), PAX5(-), CD21(-), CK(-); ISH(原单位): EBER(+)。PET-CT: 1. 鼻腔及两侧筛窦内软组织填充,两侧咽隐窝及鼻咽顶后壁,代谢显著增高;前纵隔软组织结节,代谢增高;肝实质内多发斑片状稍低密度影,代谢增高;胰腺实质多发斑片状代谢增高区;两侧肾上腺形态饱满,代谢增高;左侧咽旁间隙、两侧颌下间隙、左侧颈后三角区、肝门区、右侧腹股沟区多发小淋巴结,代谢增高;两侧肱骨、两侧肩胛骨、两侧锁骨、胸骨、右侧第1-11 肋骨、左侧第 3-10、12 肋骨、斜坡、寰椎、颈 3-5、7 椎体、胸 2、3、9、12 椎体及附件、胸 10 椎体、腰 1-5 椎体、两侧髋骨、两侧股骨多发斑片状代谢增高;以上符合"淋巴瘤"弥漫性浸润表现。患者为进一步治疗收住我院。

既往史:既往体健,否认高血压、糖尿病、冠心病史,否认肝炎、结核等传染病史,否认外伤及重大手术史,否认药物及食物过敏史。

个人史:生于原籍,无牧区及疫区长期居住史。否认吸烟及饮酒病史。

家族史:否认家族成员肿瘤疾病史及遗传病史。

入院体格检查如下。

T:36.5 ℃,P:80 次 / 分,R:14 次 / 分,BP:120/80 mmHg,KPS:80 分,BSA:1.87 ㎡。

发育正常,营养中等,神情语利,自动体位,查体合作。全身皮肤黏膜无黄染、出血点。全身浅表淋巴结未触及肿大。头颅五官无畸形,双瞳孔等大正圆,对光反射灵敏。颈软,咽无充血,双扁桃体不大,气管居中,双甲状腺无肿大。双胸廓对称无畸形,双侧呼吸动度一致,触觉语颤无增强或减弱,叩诊为清音,双肺呼吸音清,未闻及干湿罗音,心音有力,律齐,心脏各瓣膜听诊区未闻及病理性杂音。腹软,无压痛,无胃肠型及蠕动波,无反跳痛及肌紧张,肝脾肋下未及,移动性浊音(-),肠鸣音存在,无亢进或减弱。脊柱四肢无畸形,双下肢无水肿。未见异常。膝腱及跟腱反射存在,病理反射未引出。

专科情况:鼻黏膜水肿,下鼻甲肥大,鼻中隔左偏双侧鼻道可见白色分泌物及息肉样组织。

入院后化验及检查如下。

实验室检查包括:全血细胞计数、血清生化,此外血浆 EBV-DNA 监测可提供初始肿瘤负荷的信息,也是治疗反应的生物标志物。由于乙型肝炎病毒在淋巴瘤患者中的发病率较高,因此乙型肝炎病毒检测也非常重要,并在化疗期间和化疗后给予阳性患者抗病毒治疗。鼻 NK/T 细胞淋巴瘤患者 UADT 内镜检查也是必要的,而骨髓活检是确定是否发生骨髓浸润的必要条件。

血常规:白细胞计数 9.19×10^9/L;红细胞计数 4.16×10^{12}/L,血红蛋白 120 g/L;血小板 324×10^9/L。肝肾功能:大致正常。心功能:正常。血凝常规: D-Dimer 895ng/mL。流病检查:HBV(-),HIV(-),梅毒抗体(-)。EBV-DNA:阴性。

病理(右下鼻甲、右上鼻道及右鼻中隔活检):结外 NK/T 细胞淋巴瘤,鼻型(NK/T-NL)。IHC(原单位): CD3(+), CD56(+), Ki67(70%+), TIA1(+), GrB(+), CD5(-), CD4(-), CD8(-), CD20(-), CD79a(-), PAX5(-), CD21(-), CK(-); ISH(原单位): EBER(+)。骨

穿：未见明确肿瘤性病变。肠镜：未见异常。

　　PET-CT：鼻腔及两侧筛窦内软组织填充，两侧咽隐窝及鼻咽顶后壁，代谢显著增高；前纵隔软组织结节，代谢增高；肝实质内多发斑片状稍低密度影，代谢增高；胰腺实质多发斑片状代谢增高区；两侧肾上腺形态饱满，代谢增高；左侧咽旁间隙、两侧颌下间隙、左侧颈后三角区、肝门区、右侧腹股沟区多发小淋巴结，代谢增高；两侧肱骨、两侧肩胛骨、两侧锁骨、胸骨、右侧第 1-11 肋骨、左侧第 3-10、12 肋骨、斜坡、寰椎、颈 3-5、7 椎体、胸 2、3、9、12 椎体及附件、胸 10 椎体、腰 1-5 椎体、两侧髂骨、两侧股骨多发斑片状代谢增高；以上符合"淋巴瘤"弥漫性浸润表现。

　　诊疗经过如下。

　　明确诊断为：结外 NK/T 细胞淋巴瘤，鼻型；分期：Ⅳ期。给予信迪利单抗联合 GEMOX 方案（具体用药：信迪利单抗 200 mg，静注，d1；GEM 1.4，静注，d1；d5 L-OHP 150 mg，静注，d2）化疗。

【病历特点及分析】

　　病例特点：患者为老年男性，起病隐匿，初诊时即为晚期；临床表现为鼻塞伴流涕、头痛；查体可见鼻腔内肿物；PET-CT 显示多脏器受累。

　　诊断及分期如下。

　　活检注意事项：本病常发生大片坏死、继发感染及肉芽组织增生，因此取材表浅、送检组织较少时，散在分布的较小的肿瘤细胞容易被忽视而误诊为炎症。因此取材时建议采用"咬切法"，避免挤压，同时活检标本应包含病变的边缘，必要时应反复多次活检。

　　目前免疫组化染色仍是淋巴瘤病理诊断、治疗靶点检测、预后评估的重要手段。ENKTL 常用免疫组化染色组合：CD20，CD3，CD56，Ki67，CD8，GrB，TIA-1，CD123，EBER，CD30。

　　分期（CA 分期系统）：①Ⅰ期，病灶局限鼻腔或鼻咽，无局部侵犯（鼻旁窦，骨，皮肤）；②Ⅱ期，病灶局限鼻腔或鼻咽伴局部侵犯，或非鼻型病变；③Ⅲ期，局部性病灶伴淋巴结侵犯；④Ⅳ期，横隔两侧病灶或广泛播散性病灶。

　　诊断：鼻腔 NK/T 细胞淋巴瘤 前纵隔软组织、肝脏、胰腺、双侧肾上腺、左侧咽旁间隙、两侧颌下间隙、左侧颈后三角区、肝门区、右侧腹股沟区多发淋巴结受累，多发骨受累。

　　病理（右下鼻甲、右上鼻道及右鼻中隔活检）：结外 NK/T 细胞淋巴瘤，鼻型（NK/T-NL）。

　　分期：Ⅳ期。

　　PINK-E：3 分。

【专家点评】

　　结外 NK/T 细胞淋巴瘤（ENKTL）是侵袭性非霍奇金淋巴瘤（NHL）的一种独特亚型，在亚洲、中南美洲和墨西哥土著居民中患病率特别高。超过 80% 的 ENKTL 发生在鼻、鼻咽、口咽、韦氏环和上呼吸消化道（UADT）部分位置，临床上将其称为鼻型 NK/T 细胞淋巴瘤；约 10%~20% 的淋巴瘤发生在非鼻腔部位，如皮肤、睾丸、胃肠道、肌肉和唾液腺等，称为非鼻型 NK/T 细胞淋巴瘤。ENKTL 通常会发生噬血细胞性淋巴组织细胞增生症(HLH)。

结外 NK/T 细胞淋巴瘤的常见症状包括鼻塞、鼻出血、发热、面部浮肿和颈部肿块,鼻外 NK/T 细胞淋巴瘤临床侵袭性更强。ENKTL 发病年龄通常约为 40~50 岁,以男性为主,男女比例为 2~3:1。分期方面,约 70%~90% 的患者为 I 期或 II 期淋巴瘤。

由于本病以结外侵犯为主,局限期较多,且局部侵犯重,IPI 对本病预后判断有一定局限性。不良预后因素包括年龄 >60 岁,B 症状,ECOG $\geq$ 2,LDH 升高,区域淋巴结侵犯,局部肿瘤侵犯(包括骨质受侵、穿孔或皮肤侵犯),Ki-67 $\geq$ 65%,EBV-DNA 滴度升高($\geq 6.1 \times 10^7$copies/mL),伴噬血细胞综合征等。目前尚无标准治疗,推荐参加临床研究。但是局限期患者,门冬酰胺酶及局部放疗是治愈该病的两个关键因素。约 20%~30% 的 ENKTL 患者为晚期,III/IV 期或 R/R 疾病患者预后较差。

【文献复习】

一项回顾性研究中,以天冬酰胺酶为基础的化疗是主要治疗,巩固放射治疗与疾病控制和生存获益改善相关。在一项关键性 II 期试验中,38 例初治的 IV 期(n=20)或 R/R ENKTL(n=18)患者接受了 SMILE 方案治疗,2 周期后 ORR 为 79%,CR 为 45%;1 年 OS 和 PFS 分别为 55% 和 53%;但该方案耐受性较差,所有患者均发生 III/IV 级中性粒细胞减少,2 例患者死于感染。

另一种含左旋门冬酰胺酶的治疗方案 -AspaMetDex 则显示出较好的耐受性。3 个周期化疗后,18 例患者中 11 例(61%)达到 CR,中位 OS 和 PFS 均为 12.2 个月。8 例患者(44.4%)出现 III/IV 级中性粒细胞减少。

聚乙二醇化天冬酰胺酶在 ENKTL 中进行了探索。在一项 35 例发病即为晚期的初治或 R/R ENKTL 的回顾性研究中,P-GemOx 治疗取得较好效果。治疗完成后的 ORR 为 80%(包括 51% CR),安全性优于 SMILE 方案。

另一项随机对照研究中,初治的晚期 ENKTL 中对比 DDGP(地塞米松、顺铂、吉西他滨和培门冬酶)和 SMILE,表明 DDGP 改善可治疗反应和生存获益,并降低了毒性。

中山大学肿瘤医院一项 II 期研究中,研究者给予 GAD-M(吉西他滨、培门冬酰胺酶、地塞米松和甲氨蝶呤)治疗初治的 36 例 ENKTL,共给药 199 周期,中位随访 54.5 个月。给药 2 周期后,III-IV 期患者的 ORR 为 60.0%(3/5),其中 CR 为 20.0%(1/5);给药 6 周期后,40.0%(2/5)获得 ORR,均为 CR;3 年 PFS 为 40.0%,5 年 PFS 率为 20.0%,3 年 OS 率为 60.0%,5 年 OS 率相似[2]。

总的来说,尽管大多数晚期或 R/R ENKTL 患者在以左旋门冬酰胺酶为基础的联合治疗后获得临床缓解,但长期 OS 仍较差。对含天冬酰胺酶治疗失败的患者常规化疗可能无效,对这些患者也尚无合适治疗,而免疫疗法则体现出较好疗效。在当前的早期试验和回顾性研究中,PD-1/PD-L1 在以天冬酰胺酶为基础的治疗失败的 ENKTL 中显示出良好的单药治疗疗效和良好的耐受性,ORR 约为 38%~68%,CR 率约为 24%~36%,但 PFS 和 DOR 仍相对较短,联合其他治疗可提高疗效。

PD-1 单抗(9 例患者中有信迪利单抗,也有特瑞普利单抗、卡瑞利珠单抗、帕博利珠单抗)联合 P-GEMOX 治疗新诊断的晚期 ENKTL 的 ORR 为 88.9%(8/9),包括 7 例 CR(77.8%)和 1 例 PR;1 年 PFS 率为 66.7%,1 年 OS 率为 100%。

2020 年 ASH 口头报告,PD-1 单抗(信迪利单抗)联合西达本胺的无化疗方案在 R/R ENKTL 中也产生了极好的疗效和安全性,CR 率为 44.4%(16/37),中位 PFS 超过 9.2 个月,预估 1 年 OS 率为 79.1%,1 年 PFS 率为 66.0%,均显著高于既往 PD1/PD-L1 单抗或 HDAC 抑制剂单药治疗的数据 [3]。西达本胺是治疗 R/R ENKTL 的有效药物,但单药疗效较弱,与免疫治疗的联合策略可产生协同抗肿瘤作用。

2021 年 ASH 口头报告,初治 III-IV 期 ENKTL 患者给予 PD-1 单抗(信迪利单抗)联合西达本胺治疗及 P-GemOx,4 例(44.4%)患者达到缓解(1 例获得 CR),3 例(33.3%)患者在 SC 部分发生疾病快速进展(RPD)。CR 患者选择继续 SC 治疗。6 例(66.7%)患者进入 P-GemOx 部分,包括 1 例 RPD 患者,所有(100%)患者均达到 CR。末次随访时,ORR 为 100%(7/7),CR 为 100% [4]。

ENKTL 的特征是 JAK3-STAT 信号通路的异常激活,一项在 ENKTL 中评价芦可替尼对 JAK 抑制作用的临床试验正在进行中(NCT02974647)[5]。

(天津市肿瘤医院淋巴瘤科　赵静)

【参考文献】

[1] HE X, GAO Y, LI Z, et al. Review on natural killer /T-cell lymphoma[J]. *Hematol Oncol*, 2021 Nov 3. doi: 10.1002/hon.2944.

[2] WANG Y, WANG C, SUN P, et al. Phase II Study of Gemcitabine, Peg- Asparaginase, Dexamethasone and Methotrexate Regimen for Newly Diagnosed Extranodal Natural Killer/ T-Cell Lymphoma, Nasal Type: Final Analysis with Long-Term Follow-Up and Rational Research for the Combination[J]. *Front Oncol*, 2022, 12:796738.

[3] Anti-PD-1 Antibody (Sintilimab) Plus Histone Deacetylase Inhibitor (Chidamide) for the Treatment of Refractory or Relapsed Extranodal Natural Killer/T Cell Lymphoma, Nasal Type (r/r-ENKTL): Preliminary Results from a Prospective, Multicenter, Single-Arm, Phase Ib/II Trial (SCENT).2020 *ASH*, Abstract 644.

[4] Novel Induction Therapy for Newly Diagnosed Extranodal Natural Killer/T Cell Lymphoma (ENKTL) Treated by Anti-PD-1 Antibody Plus Histone Deacetylase Inhibitor Followed By P-GemOx Regimen. 2021 *ASH*, Abstract 137.

[5] Study of Ruxolitinib in Relapsed or Refractory T or NK Cell Lymphoma. (NCT02974647). https://clinicaltrials.gov/ct2/show/NCT02974647

病例 53　复发难治性 NK/T 细胞淋巴瘤一例

【背景知识】

NK/T 细胞淋巴瘤(NK/T cell lymphoma)是起源于成熟 NK/T 细胞的淋巴系统恶性肿瘤。NK 细胞和 T 细胞具有共同的祖细胞,两者在功能和某些抗原的表达上具有相似之处,

NK/T 细胞淋巴瘤因起源于这两种细胞而得名。结外 NK/T 细胞淋巴瘤中位发病年龄 40-50 岁,男性好发。与其他类型的淋巴瘤类似,进行性无痛性淋巴结肿大是最常见的临床表现。鼻腔是 NK/T 细胞淋巴瘤常见的结外原发部位,可表现为鼻塞、鼻出血、面部肿胀等,同时伴有恶臭和面中线部结构的坏死性改变。其次是皮肤,主要表现为分布于躯干或四肢的多发性斑块或肿块,可伴有溃疡形成。部分患者还可伴有发热、盗汗、体重下降等全身症状。噬血综合征常见。本病病因不明。先天性或获得性免疫功能缺陷可能是 NK/T 细胞淋巴瘤发病的潜在因素。此外,致瘤病毒的感染也可促进本病的发生,如 90% 以上患者的肿瘤组织中可检测到 EB 病毒阳性。在治疗方面,目前没有统一的治疗标准,但基于对大样本量患者的回顾性分析,正逐渐形成共识:早期患者局限在鼻腔和颈部,主要采用放疗 ± 化疗;中晚期患者采用以化疗为主的综合治疗,主要为以培门冬酶为基础的化疗方案。对晚期患者而言,现有的治疗后仍有相当一部分会发展为复发难治性患者,这部分患者的中位 OS 仅为 6.4 个月,亟须探索新的更有效的方法来提高和改善这部分 NK/T 淋巴瘤患者的疗效和预后。

【病例简介】

患者男,68 岁,主因"确诊鼻腔 NK/T 细胞淋巴瘤 11 年"入院。

现病史:患者于 2010 年因"鼻塞、牙龈肿胀溃疡"就诊于当地医院,CT 提示:鼻腔肿物;颈部淋巴结受累。遂行鼻腔肿物咬检术,术后病理:NK/T 细胞淋巴瘤。分期:III 期 A。自 2010.11-2011.1 在当地医院行 CHOPE 方案 3 周期,后 2011.2 行鼻咽 + 颈部放疗,剂量为 5600cGy,2011.5 给予 1 周期 CHOPE 巩固化疗。2011.7 复查 PET-CT 未见阳性病灶。2011.12 右面颊出现多发隆起肿物,当地医院行面颊肿物切检,术后病理:(面颊)NK/T 细胞淋巴瘤,鼻型。IHC:CD3(+),CD2(+),CD56(+),TIA(+),Ki-67,CD20(-),CD7(-),PAX-5(-)。考虑疾病复发。遂更换二线治疗方案,2012.1 至 2012.4 给予 GND 方案 4 周期,2 周期评效 PR,4 周期评效 PD。2012 年 7 月为进一步治疗就诊我科,2012.7 至 2013.3 给予 p-GEMOX 方案化疗 8 周期,评效 CR。经全科会诊建议行自体造血干细胞移植,患者拒绝。后患者定期复查。2021.8 再次出现鼻塞、颜面部肿胀,CT 提示双侧鼻腔肿物,再次行鼻腔肿物咬检术,术后病理:(右侧上颌窦、右侧中鼻甲、左侧鼻顶)结外 NK/T 细胞淋巴瘤,鼻型;免疫组化:CD3(+),CD56(+),CD20(-),CD21(-),CD30(-),CK(-),Ki-67(40%+);免疫杂交:EBER(+)。为进一步诊治再次就诊我科。针对该例多线治疗反复复发的难治性患者,经全科讨论建议入组"评价盐酸米托蒽醌脂质体注射液单药对比西达本胺单药治疗复发/难治外周 T 细胞淋巴瘤的随机、开放、阳性对照、多种心 III 期临床研究",根据随机原则,患者 2021.9 至 2022.3 接受米托蒽醌脂质体治疗 6 周期,2 周期 PR,4 周期 CR,6 周期维持 CR。为进一步治疗入院。

既往史:否认高血压、糖尿病、肝炎、结核等病史。

个人史:否认药物过敏史。无烟酒嗜好。

家族史:家族中无遗传病、先天性疾病及类似疾病史。

入院体格检查:颜面部肿胀伴疼痛、鼻塞流涕,浅表淋巴结未触及肿大,余查体未见异常。

入院后化验及检查：β_2-MG3.40 mg/L，EBV-DNA<400 基因拷贝/mL，余血常规、血生化、血凝常规无异常。2021.9 病理：（右侧上颌窦、右侧中鼻甲、左侧鼻顶）结外 NK/T 细胞淋巴瘤，鼻型；免疫组化：CD3（+）， CD56（+）， CD20（-），CD21（-），CD30（-），CK（-），Ki-67（40%+）；免疫杂交：EBER（+）。2021.9 PET-CT：左眼内眦、鼻根部及双侧鼻腔内软组织影，PET 显像可见放射性浓聚，SUV 值 10.3，符合恶性淋巴瘤。

诊疗经过及疗效：明确诊断为：鼻腔 NK/T 细胞淋巴瘤，右侧硬腭、下鼻道、左眼内眦、鼻根部及双侧鼻腔受累，颈部淋巴结受累；Lugano 分期：III 期 A；PINK-E 评分：2 分。该患者先后接受 CHOPE 联合放疗后达 CR，后病情首次复发，给予 GND 方案 4 周期，2 周期 PR，4周期 PD，给予 p-GEMOX 方案化疗 8 周期，评效 CR，后病情再次复发，给予米托蒽醌脂质体治疗 6 周期，2 周期 PR，4 周期 CR，6 周期维持 CR。

【病例特点及分析】

病例特点：①患者老年男性，反复复发；②患者主要表现鼻塞、颜面部肿胀；③查体可见颜面部肿胀；④结外 NK/T 细胞淋巴瘤，鼻型；免疫组化：CD3（+），CD56（+），CD20（-），CD21（-），CD30（-），CK（-），Ki-67（40%+）；⑤ PET-CT：左眼内眦、鼻根部及双侧鼻腔内软组织影，PET 显像可见放射性浓聚，SUV 值 10.3，符合恶性淋巴瘤。

1. 病理诊断　ENKL 组织病理学特征为弥漫性淋巴瘤细胞浸润，呈血管中心性、血管破坏性生长，导致组织缺血坏死以及黏膜溃疡。免疫组化染色包括 cCD3ε、CD56、CD2、CD4、CD5、CD7、CD8、CD20、PAX5、TIA-1、granzyme B、Ki-67 等和 EBV-EBER 原位杂交。典型 NK/T 细胞淋巴瘤为 CD2（+）、CD3ε（+）、CD56（+）、TIA-1（+）、granzyme B（+）和 EBV-EBER（+）。

2. 治疗原则

（1）原发鼻腔的 I 期、无不良预后因素患者，可选择单纯放疗、序贯化放疗或同步放化疗。

（2）原发鼻腔的 I 期、有不良预后因素和 II 期患者，可选择同步化放疗或序贯化放疗。

（3）原发鼻腔的 IV 期和原发鼻腔外的 I、II 和 IV 期患者，可选择同步化放疗或以左旋天门冬酰胺酶（或培门冬酶）为主的联合化疗 ± 放疗。

治疗方案：可以选择左旋门冬酰胺酶联合吉西他滨、甲氨喋呤、异环磷酰胺、铂类、依托泊苷和皮质醇激素等。自体或异基因造血干细胞移植治疗可考虑用于初治高危和复发难治的患者。

该患者是一个多线治疗反复复发的患者，病史长、接受方案多，由于自身原因未接受造血干细胞移植，最后入组临床研究并获益。

【专家点评】

患者为 68 岁老年男性，确诊结外 NK/T 细胞淋巴瘤，鼻型 III 期 A，初始给予化疗序贯放疗再化疗巩固的"三明治"方案规范治疗后 PET-CT 疗效评价 CR，5月后患者面颊出现多发隆起肿物，经切检仍为 NK/T 细胞淋巴瘤，鼻型，先后予以 GND 方案、P-Gemox 方案化疗获得完全缓解,建议行自体造血干细胞移植,患者拒绝。5 个月后病情再次复发,再次行鼻腔肿物咬检术,术后病理仍为结外 NK/T 细胞淋巴瘤,鼻型,后给予盐酸米托蒽醌脂质体单药治疗 6 周期,再次达 CR。此患者为多次复发 / 难治性结外 NK/T 细胞淋巴瘤,对于此类患者有多种挽救性治疗方案,目前还没有大样本的随机对照研究明确哪一种方案可以作为最优选来指导实践。在一项旨在评估盐酸米托蒽醌脂质体注射液治疗复发 / 难治性的外周 T 细胞和结外 NK/T 细胞淋巴瘤(NKTCL)有效性和安全性的单臂、多中心 Ⅱ 期研究中,盐酸米托蒽醌脂质体单药在治疗复发 / 难治性 PTCL,以及结外 NK/T 细胞淋巴瘤中均显示出良好的抗肿瘤效果。其中在复发 / 难治性 PTCL 患者中,客观缓解率(ORR)为 41.7%,完全缓解率(CR)为 23.1%,≥ 3 个月的持续缓解时间(DoR)比率为 84.4%,无进展生存期(PFS)为 8.5 个月,中位 OS 未达到,最长 OS 为 26.4 月,6 个月的 OS 率为 75%,9 个月 OS 率为 68.2%。在结外鼻型 NK/T 细胞淋巴瘤同样显示出了优异的抗肿瘤效果,单药 ORR 达 42.9%,这一数据突破了既往临床经验中 NK/T 细胞淋巴瘤对蒽环类药物天然耐药的局限性。基于上述关键性数据,盐酸米托蒽醌脂质体于 2022 年初获批上市申请,用于复发或难治性外周 T 细胞淋巴瘤患者。该例患者为老年、男性,多次复发难治的患者,接受米托蒽醌脂质体治疗,同样显示出很好的疗效,4 周期 CR,6 周期维持 CR。该例患者后续的治疗也给我们提出了诸多的思考;①目前患者已达完全缓解,后续治疗的选择? ②米托蒽醌脂质体是否有最大累积剂量? 等等。

【文献复习】

结外 NK/T 细胞淋巴瘤是一种侵袭性较高的恶性肿瘤,其分布具有显著的地域特征,在亚洲有超过 20% 的外周 T 细胞淋巴瘤属于结外 NK/T 细胞淋巴瘤。复发或难治性 NK/T 细胞淋巴瘤目前没有有效的治疗药物,总生存期仅 6 个月左右,存在巨大的未满足的医学需求。针对晚期 NK/T 细胞淋巴瘤治疗方案的探索,近十年在国内外专家的共同努力下取得了较多有意义的进展。日本最早使用的 SMILE 方案很好地开创了该领域的治疗模式,效果显著,ORR 达到 67%~77%,CR 率达 50%~66%,5 年 OS 为 52.3%,4 年 PFS 为 68.2%;但该方案骨髓抑制明显,92% 患者出现 Ⅳ 级中性粒细胞减少,60% 出现了 Ⅲ 度级以上感染,治疗相关死亡率高达 10%[1-2]。欧洲的 AspaMetDex 方案疗效与 SMILE 相当,安全性较好。2013 年我国学者首次推出无大剂量 MTX 的 P-Gemox 方案,其简单、安全、有效。多项随机对照、前瞻性研究以及真实世界研究均显示:P-GemOx 方案的治疗效果与 SMILE 和 Aspa-Metdex 方案相似,而毒性明显减少,易执行,性价比高。郑大一附属张明智教授团队提出的 DDGP 化疗方案在晚期结外 NK/T 细胞淋巴瘤同样显示出高效低毒的效果,被 2020 版美国国立综合癌症网络 NCCN 指南采纳,成为 NCCN 指南推荐的治疗 NK/T 细胞淋巴瘤的一线化疗方案[3-4]。ORIENT-4 研究是国际上首个公布结果的 PD-1 单抗用于复发 / 难治性结外 NK/T 细胞淋巴瘤治疗的前瞻性 Ⅱ 期临床研究,研究结果显示,共有 19 例患者获得了客观缓解(ORR 为 67.9%),疾病控制率(DCR)达到 85.7%,2 年生存率为 78.6%[5],提示 PD1 单抗单药或联合治疗有望为该类患者带来获益。采用 PD1 单抗联合 P-GemOx 方案治疗初治 Ⅲ-Ⅳ 期 NK/T 细胞淋巴瘤,疗效优于 P-GemOx 方案,且耐受性良好,不良反应可控[6-7]。一项 II 期研究显示组蛋白去乙酰化抑制剂西达本胺治疗部分患者获得较好疗效,可作为复发难治患者的选择之一 [8]。SCENT 研究报道,在复发难治 NK/T 细胞淋巴瘤患者中,Sintilimab 联合 Chidamide 的 ORR 为 58.3%,CR 率为 44.4%,并显示出较高的安全性,也是复发难治患者新的治疗选择之一 [9]。

对于复发难治性 NK/T 细胞淋巴瘤,单纯常规化疗预后差,尽管自体造血干细胞移植的确切价值仍存在争议,但多个回顾性研究表明,晚期或敏感复发患者,获得高质量缓解后,可从自体移植获益。异基因移植目前处于探索阶段,因其治疗相关风险较大,可尝试自体移植治疗后复发的难治性患者。

（天津市肿瘤医院淋巴瘤科　喻经纬）

【参考文献】

[1] KWONG YL, KIM WS, LIM ST, et al. SMILE for natural killer/ T-cell lymphoma: analysis of safety and efficacy from the Asia Lymphoma Study Group[J]. *Blood*, 2012, 120（15）: 2973-2980.

[2] YAMAGUCHI M, KWONG YL, KIM WS, et al. Phase II study of SMILE chemotherapy for newly diagnosed stage IV, relapsed, or refractory extranodal natural killer（NK）/T-cell lymphoma, nasal type: the NK-Cell Tumor Study Group study[J]. *J Clin Oncol*, 2011, 29（33）:4410-4416.

[3] 中国临床肿瘤学会指南工作委员会. 中国临床肿瘤学会（CSCO）淋巴瘤诊疗指南 2021. 北京:人民卫生出版社,2021,184-206.

[4] JACCARD A, GACHARD N, MARIN B, et al.Efficacy of L-asparaginase with methotrexate and dexamethasone（AspaMetDex regimen）in patients with refractory or relapsing extranodal NK/T-cell lymphoma, a phase 2 study[J]. *Blood*, 2011,117（6）: 1834-1839.

[5] TAO R, FAN L, SONG Y, et al. Sintilimab for relapsed/refractory（r/r）extranodal NK/T cell lymphoma（ENKTL）: A multicenter, single-arm, phase 2 trail（ORIENT-4）[J]. *Signal Transduct Target Ther*,2021,6（1）:365.

[6] CAI J, LIU PP, HUANG HQ, et al. Combination of anti-PD-1 antibody with P-GEMOX as a potentially effective immunochemotherapy for advanced natural killer/T cell lymphoma[J]. *Sig Transduct Target Ther*,2020,5（1）:289.

[7] LI X, CHENG Y, ZHANG M, et al. Activity of pembrolizumab in relapsed/refractory NK/T-cell lymphoma[J]. *J Hematol Oncol*, 2018, 11（1）:15.

[8] LEE J, AU WY, PARK MJ, et al. Autologous hematopoietic stem cell transplantation in extranodal natural killer/T cell lymphoma: a multinational, multicenter, matched controlled study. *Biol Blood Marrow transplant*, 2008, 14（2）: 1356-1364.

[9] KWONG YL. High-dose chemotherapy and hematopoietic SCT in the management of natural killer cell malignancies. *Bone Marrow Transplant*, 2009, 44（11）: 709-714.

病例 54 难治性血管免疫母细胞 T 细胞淋巴瘤一例

【背景知识】

血管免疫母细胞性 T 细胞淋巴瘤（AITL）是外周 T 细胞淋巴瘤的一种亚型,起源于表达 CXCL13、CD10 和 PD-1 的 T 滤泡辅助细胞 [1],临床较为罕见,仅占外周 T 细胞淋巴瘤的 15%~20%,非霍奇金淋巴瘤的 1%~2%。我国一项多中心淋巴瘤亚型分布的研究显示,AITL 在所有淋巴瘤的构成比中仅占 2.66%[2]。尽管发病率低, AITL 却具有进展快、侵袭性高、死亡率及复发率高等特点,预后较差,患者 5 年总生存率低于 40%, 5 年无进展生存率大约 20%。此外,国际 T 细胞淋巴瘤项目的一项大型研究发现, AITL 的 5 年 OS 和 PFS 率分别为 44% 和 32%。目前尚无统一的标准治疗方案及明确的影响预后的因素。血管免疫母细胞性 T 细胞淋巴瘤患者男女比例约为 1:1,中位年龄 65~70 岁,其主要表现包括 B 症状（盗汗、发热、体重减轻）和淋巴结肿大,诊断时可见肝肿大和脾肿大。此外,20%~50% 的患者先前可存在皮疹。EBV 感染的 B 细胞可呈递 EBV 蛋白,进而刺激相应 T 细胞恶性转化,与 AITL 的发病高度相关。此外, AITL 患者多有免疫功能激活及缺陷并存,溶血性贫血、循环免疫复合物、类风湿因子和抗血管平滑肌抗体的存在,证实 AITL 与自身免疫异常有关。

【病例简介】

患者男性,77 岁,主因"发现右侧颈部肿物 3 月"入院。

现病史:入院前 3 月患者无明显诱因出现颈部淋巴结肿大,伴有高热,体温最高达 40 ℃,体温大致波动于 38.2~39.7 ℃,伴咳嗽、咳白痰,呼吸困难,伴纳差、腹胀,无胸闷、憋气,无腹痛、腹泻。于当地医院就诊（具体诊疗不详）,症状未明显缓解。现为进一步治疗收入我科。患者自发病以来精神睡眠差,二便正常,体重无著变。

既往史:高血压病史 20 余年,最高 180/100mmHg,服用"苯磺酸氨氯地平 1 片,每日 1 次";发现糖尿病 6 月余,应用"门冬胰岛素早 8u、午 10u、晚 10u,甘精胰岛素 8u qn ,阿卡波糖 100 mg 与餐同服",血糖控制欠佳。否认冠心病等病史。否认痢疾、伤寒、疟疾、肺结核、肝炎传染病史。否认外伤史,否认手术史。否认输血史。否认食物、药物过敏史。预防接种史不详。

个人史:无烟酒嗜好。

家族史:家族中无遗传病、先天性疾病及类似疾病史。

入院体格检查:周身散在皮疹,鲜红色、直径多为 2~3 mm、圆形斑疹,压之不退色,胸腹背部为著。全身浅表淋巴结肿大,颈部、腋下、腹股沟淋巴结肿大,较大者直径约 2.4 cm × 1.9 cm,活动度差,局部皮肤无异常。颈软无抵抗,双侧呼吸音粗,两肺未闻及湿啰音,无胸膜摩擦音。心率 77 次 / 分,心律齐,各瓣膜听诊区未闻及明显杂音,未听到心包摩擦音。腹部平坦,腹软,无压痛及反跳痛。双下肢无水肿。四肢肌力 V 级。双侧腱反射存在,双侧病理征未引出。

入院后化验及检查:入院血常规:白细胞 11.93×10^9/L,血色素 117 g/L ,血小板 114×10^9/L;生化示:直接胆红素 61.48μmol/L ,间接胆红素 16.17μmol/L ,乳酸脱氢酶

282.6U/L。EB 病毒 DNA 2.03×10^3 copies/ mL。腹部彩超:肝门部多发低回声结节(考虑肿大淋巴结),胆囊多发结石,胆囊多发黏膜小结石,慢性胆囊炎,脾大,腹腔积液。泌尿彩超:前列腺钙化斑。心脏彩超:主动脉瓣钙化伴关闭不全(轻度),三尖瓣反流(轻度),心包积液(少量)。头颈胸腹盆 CT:双侧基底节区多发性腔隙性梗塞及软化灶,右肺上叶结节,双肺多发索条,脾大。骨穿示:骨髓增生明活,骨髓粒系增高,红系稍低,巨核增生。骨髓流式阴性。骨髓活检示:骨髓造血组织增生明显活跃,局部极度活跃,粒红比例增高,粒系多为中晚幼细胞,杆状和分叶核比例减少,嗜酸粒细胞明显增多,红系减少,以中晚幼细胞为主,散在近成熟巨核,另见轻度增多的 T 淋巴细胞,免疫组化 MPO 较多阳性,CD3 疏松散在阳性,CD20、PAX5、C D19 阴性,CD426 零散阳性。患者 EBV 阳性,提示 EBV 相关淋巴细胞增殖性疾病。右颈部淋巴组织活检示(病理号 BD314968):(右颈部淋巴结)血管免疫母细胞性 T 细胞淋巴瘤。免疫组化:CD3(+)、CD30(斑驳+),CD21(不规则+),Bcl -2(部分+),CD43(+),CD5(+),CD10(部分+),Ki -67(index50%),CD79a(-),Bc1-6(-),CD15(-),CD30(-),CDla(-),CD34(-)。

诊疗经过及疗效:诊断为①血管免疫母细胞性 T 细胞淋巴瘤(Ⅲ 期 B,EBV 阳性,PIAI 评分 3 分,高危组);②高血压(3 级 很高危);③ 2 型糖尿病。2021.5 给予西达本胺 +COP。

2021.6 因"周身大面积皮疹加重、双下肢及双颌面部肿胀"再次就诊。

2021.6-2021.7 给予阿扎胞苷 0.1 g d1-5+ 西达本胺 20 mg biw+CHOP 共 2 周期,患者皮疹消退不显著,肺部新增实变影,考虑本病进展累及(图 4-54-1)。患者口服西达本胺无法耐受,予以停用。

2021.8-BV(维布妥昔单抗)50 mg d0+ 阿扎胞苷 0.1 g d1-5+CHP。

2021.9-BV(维布妥昔单抗)50 mg d0+ 阿扎胞苷 0.1 g d1-5+CHP。

2021.11-BV 50 mg d0+ 阿扎胞苷 0.1 g d1-5+CHP

2021.12-BV 50 mg d0+ 阿扎胞苷 0.1 g d1-5+CHP

完成化疗后肠梗阻显著,禁饮食、胃肠减压、液体石蜡口服后好转。

2022.1-BV 50 mg d0+ 阿扎胞苷 0.1 g d1-5

2022.2-BV 50 mg d0+ 阿扎胞苷 0.1 g d1-5

2022.3-PET-CT 评价疗效 CR,现口服西达本胺 5 mg biw 维持治疗(图 4-54-2)。

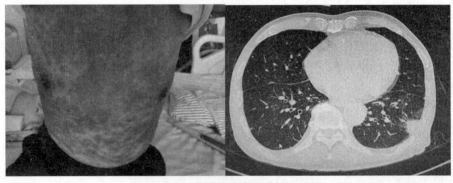

图 4-54-1　患者皮疹及胸部 CT 平扫

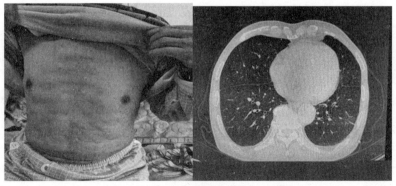

图 4-54-2 患者皮疹及胸部 CT 好转

【病例特点及分析】

患者急性起病,病情危重,经一线治疗后效果欠佳。PTCL 的治疗虽有多种药物,但尚无特异性针对 AITL 特异性的药物。甲基化调控异常为 AITL 常见突变,故去甲基化药物或去乙酰化药物在 AITL 中可以进行尝试,如西达本胺、罗米地辛、Belinostat、5- 氮杂胞苷等。AITL 特异细胞表面抗原维布妥昔单抗(CD30 单抗,AITL 表达率为 43%)也是值得推荐的 ADC 类药物。

【专家点评】

AITL 考虑来源于 Tfh 细胞,与肿瘤微环境中生发中心 B 细胞及肿瘤树突状细胞有多种联系。Tfh 细胞并不是 AITL 肿瘤组织侵袭性进展的主要原因,微环境的作用占据了 90%。

细胞富集:Tfh 细胞释放细胞因子及趋化因子,富集免疫细胞,如 CD4 及 CD8 T 细胞,B 细胞,嗜酸性粒细胞,滤泡树突细胞等。细胞间信号转导:Tfh 通过 IL-21,IL-4 富集 B 细胞,并通过 CXCR5,PD1,ICOS 等表面抗原连接生发中心 B 细胞。血管生成:肥大细胞释放 VEGF,生成血管并募集内皮细胞。Tfh 细胞及肿瘤微环境中共同构成 AITL。除传统化疗外,现多种治疗手段可以考虑,例如完全替代患者免疫系统 allo-HCT、靶向杀伤肿瘤细胞 - 单抗或免疫偶联药、恢复抗肿瘤 T 细胞功能 - 免疫检查点抑制剂、引起肿瘤抗原的免疫应答 - 通过 toll 样受体刺激免疫系统、过继性免疫治疗 -CAR-T[3-5]。

【文献复习】

据文献报道 [6],ECHELON-2 是首项显示所评估治疗方案与现有 PTCL 标准治疗方案(CHOP)相比具有总生存期获益的前瞻性试验。尤其重要的是,在获得这些生存改善的同时,并未观察到毒性反应的增加。与 CHOP 相比,BV+CHP 具有良好的耐受性和可控的安全性特征。根据该研究,2019NCCN 指南更新 PTCL 一线治疗推荐:ALCL 优选 BV+CHP,也推荐于其它任何 CD30+ 的组织学亚型。

（天津市第一中心医院血液内科 张欢）

【参考文献】

[1] CHIBA S,SAKATA-YANAGIMOTO M. Advances in understanding of angioimmunoblastic T-cell lymphoma[J]. *Leukemia*,2020,34(10):2592-2606.

[2] 李小秋,李甘地,高子芬,等.中国淋巴瘤亚型分布:国内多中心性病例 10002 例分析 [J].诊断学理论与实践,2012,11(2):111-115.

[3] MHAIDLY R, KRUG A, GAULARD P, et al. New preclinical models for angioimmuno-blastic T-cell lymphoma: filling the GAP[J]. *Oncogenesis*, 2020, 9(8):73.

[4] YABE M, DOGAN A, HORWITZ SM, et al. Angioimmunoblastic T-Cell Lymphoma[J]. *Cancer Treat Res*. 2019, 176:99-126.

[5] GHIONE P, MOSKOWITZ AJ, DE PAOLA NEK, et al. Novel Immunotherapies for T Cell Lymphoma and Leukemia[J]. *Curr Hematol Malig Rep*, 2018, 13(6):494-506.

[6] HORWITZ S, O'CONNOR OA, PRO B, et al; ECHELON-2 Study Group. Brentuximab vedotin with chemotherapy for CD30-positive peripheral T-cell lymphoma(ECHELON-2): a global, double-blind, randomised, phase 3 trial[J]. *Lancet*, 2019, 393(10168):229-240.

病例 55　华氏巨球蛋白血症一例

【背景知识】

淋巴浆细胞淋巴瘤 / 华氏巨球蛋白血症(LPL/WM)是一种少见的惰性成熟 B 细胞淋巴瘤,在非霍奇金淋巴瘤中所占比例 <2%[1]。LPL/WM 是由小 B 淋巴细胞、浆细胞样淋巴细胞和浆细胞组成的淋巴瘤,常常侵犯骨髓,也可侵犯淋巴结和脾脏,并且不符合其他可能伴浆细胞分化的小 B 细胞淋巴瘤诊断标准。LPL 侵犯骨髓同时伴有血清单克隆性 IgM 丙种球蛋白时诊断为 WM[1]。90%~95% 的 LPL 为 WM,仅小部分 LPL 患者分泌单克隆性 IgA、IgG 成分或不分泌单克隆性免疫球蛋白[1-2]。

LPL/WM 无特异的形态学、免疫表型及遗传学改变,故 LPL/WM 的诊断是一个排他性诊断,需要紧密结合临床表现及病理学等检查结果进行综合诊断。有研究者报道 MYD88 L265P 突变在 WM 中的发生率高达 90% 以上[3],但其阳性检出率与检测方法和标本中肿瘤细胞的比例等有关,MYD88 L265P 突变也可见于其他小 B 细胞淋巴瘤、弥漫大 B 细胞淋巴瘤等。因此 MYD88 L265P 突变是 WM 诊断及鉴别诊断的重要标志,但非特异性诊断指标。

有治疗指征患者的一线选择主要依据患者年龄、主要症状以及是否行自体造血干细胞移植(ASCT)等来选择。伴有症状性高黏滞血症、冷球蛋白血症的患者,建议先行血浆置换 2~3 次后续以化疗。并避免直接应用利妥昔单抗(R)化疗,建议先以硼替佐米或氟达拉滨为主的方案降低 IgM 水平,再考虑应用含 R 的方案或其他方案化疗。主要症状为 WM 相关的血细胞减少或器官肿大者,首选含 R 为基础的方案化疗,如 RCD(利妥昔单抗 + 环磷酰胺 + 地塞米松)方案或苯达莫司汀 +R,可以较快降低肿瘤负荷[4]。伴有 IgM 相关的神经性病变患者,首选含 R 的方案化疗,应避免使用有潜在神经毒性的药物如长春新碱、硼替佐米和沙利度胺等。利妥昔单抗维持治疗在 WM 中的地位尚不明确,有研究表明部分患者可能获益[5],随着对 MYD88 突变信号的深入了解,WM 的重要驱动因素布鲁顿酪氨酸激酶(BTK)成为了治疗靶点。BTK 抑制剂(BTKi)伊布替尼也成为了治疗 WM 的有效药物之一。对于考虑进行维持治疗者,可选择利妥昔单抗 375 mg/m²,每 3 个月 1 次,连用 2 年。

【病例简介】

患者男,66 岁,主因"发现脾大 3 年,血小板减少 1.5 年"入院。

现病史:患者 3 年前体检发现脾大(4.4 cm × 12.4 cm),未行特殊诊治。2020 年 5 月,体检发现血小板 85 × 10⁹/L,后间断复查,血小板波动于(78~92) × 10⁹/L。2021.10.28 查腹部超声,脾脏 4.9 cm × 14.1 cm。1 周前于我院门诊就诊,查血常规:WBC 4.76 × 10⁹/L,Hb 132 g/L,PLT 82 × 10⁹/L(↓),NEUT 3.56 × 10⁹/L,RET% 2.25%(↑),RET 0.0878 × 10¹²/L(↑)。生化全套:AST/ALT 2.27(↑),GGT 175.1U/L(↑),TBIL 47.1μmol/L(↑),DBIL 14.2μmol/L(↑),IBIL 32.9μmol/L(↑),GLu 6.22mmol/L(↑)。血浆结合珠蛋白测定 HP 0.375 g/L(↓)。红细胞渗透脆性试验 EOF:完全溶血 - 患者 <0.24(↓),开始溶血 - 患者 0.4(↓)。酸化甘油试验 AGLT50>290 s 正常。为进一步诊治收我科。患者自发病以来,精神、饮食、睡眠可,大小便正常,体重无明显变化。

既往史:平素体健,否认病毒性肝炎、肺结核病史,否认高血压、糖尿病、高血脂病史,否认脑血管疾病、心脏病史,否认精神病史、地方病史、职业病史。否认外伤、中毒、手术史,否认药物、食物过敏史,预防接种史不详,无输血史。

个人史:无化学、放射物质、有毒物质接触史,无冶游、吸毒史,无吸烟、饮酒史。

家族史:否认家族及遗传病病史,否认类似疾病病史。

入院体格检查:ECOG 0 分。无贫血貌,周身皮肤无皮疹、黄染、出血点,浅表淋巴结无肿大。咽部无充血,扁桃体无肿大。胸骨无压痛,双肺呼吸音清,未闻及干湿罗音。心率 58 次 / 分,律齐,各瓣膜听诊区未闻及病理性杂音。腹部平坦,无压痛及反跳痛,肝肋下未触及,脾肋下未触及。双下肢无浮肿。

入院后化验及检查:

血液相关化验:血常规:WBC 4.19 × 10⁹/L,HGB 134 g/L,PLT 71 × 10⁹/L(↓),NEUT# 3.42 × 10⁹/L,RET% 2.39%)(↑),RET# 0.0942 × 10¹²/L(↑)。免疫球蛋白定量 + 风湿三项:免疫球蛋白 A 0.71 g/L(↓),免疫球蛋白 M 23.8 g/L(↑),补体 C3 0.68 g/L(↓),补体 C4 0.141 g/L(↓)。免疫球蛋白游离轻链(Kappa 和 Lambda):游离 KAP 轻链 43.2 mg/L(↑),rFLC(κ-FLC:λFLC)1.71(↑)。β₂ 微球蛋白 2.84 mg/l(↑)。免疫固定电泳血标本全项:免疫固定电泳血 GAMκλ 在 γ 区可见一条单克隆 IgMκ 成分。血清蛋白电泳:β 球蛋白 9.47%(↓),γ 球蛋白 31.78%(↑),M 片段 22.22%。直接抗人球蛋白(外周血)亚型 - 试验:直接抗人球蛋白试验 IgG1 阴性。 流式细胞因子检测:IL-4 3.77pg/mL(↑),IL-6 6.33pg/mL(↑),IL-8 38.04pg/mL(↑),IL-10 9.47pg/mL ↑。淋巴细胞亚群(Th1/2)+ 淋巴细胞亚群(Treg)+ 淋巴细胞亚群(T 细胞免疫功能):中央记忆 CD4+T 细胞占 T 淋巴细胞 30.99%(↑),初始 CD8+T 细胞占 T 淋巴细胞 2.41%(↓),中央记忆 CD8+T 细胞占 T 淋巴细胞 0.97%(↓),效应记忆 CD8+T 细胞占 T 淋巴细胞 3.33%(↓),调节 T 细胞占 T 淋巴细胞 5.76%(↑),记忆调节 T 细胞占 T 淋巴细胞 4.54%(↑),活化调节 T 细胞占 T 淋巴细胞 2.38%(↑),TH2(CD3+CD4+CD183-CD196-)36.25%(↓)。凝血、甲功、病毒、肿标、PNH

未见异常。

骨髓相关化验如下。

1. 骨髓分类　髂骨增生活跃,粒系、红系比例减低,形态大致正常;淋巴细胞比例增高,易见不典型淋巴细胞,胞体小,胞质少,染色质凝集;全片巨核 36 个。意见:淋巴细胞比例增高(63.5%),易见不典型淋巴细胞骨髓象,淋巴瘤待除外。

2. CD41 酶标　全片巨核 42 个,正常 40 个。

3. 骨髓活检　增生活跃 80%,异常淋巴细胞广泛增生(30%~40%),呈间质性分布,胞体小至中等大,胞浆量少,胞核椭圆形或略不规则,核染色质粗。巨核不少。少量浆细胞散在或小簇分布,多数表达 KAPPA,MF-1 级。免疫组化示异常淋巴细胞:CD20+、PAX5+、CD3-、CD5-、CD10-、CD23 少量 +、CyclinD1-;浆细胞:CD138+、KAPPA 多数 +、LAMBDA 少量 +。

4. 骨髓流式　异常细胞占有核细胞 19.69%,表达 CD19 /CD20 /CD200 /CD22 /CD79b;弱表达 CD25/slgD/slgM/Kappa;不表达 CD5 / CD10 /CD103 /CD23 /FMC7 /CD11c /CD38 / CD81 /Lambda;为 CD5-CD10- 小 B 细胞淋巴瘤,不符合 HCL 表型。免疫分型 -LGL:T-LGL 占淋巴细胞 4.06%,表型如上,未见明显异常,T 淋巴细胞 CD3+CD4+/CD3+CD8+=8.05,比值增高。

5. 二代测序　热点突变:MYD88 p.L265p 8.6%;CXCR4 p.S338 6.6%;可能相关突变:KIT p.R946 50.1%;IGLL5 7.3%;CBLB p.T369I 8%;其他:ATM p.S1414 C 50.8%;

6. WT1　0.29%;

7. 彗星试验　阴性。

8. 染色体检查　核型描述:46,XY[20]。

9. 造血祖细胞培养　红系祖细胞集落培养 CFU-E 60/10⁵ BMMNC ↓,红系爆氏集落培养 BFU-E 40/10⁵ BMMNC ↑,粒 - 单系祖细胞集落培养 CFU-GM 20/10⁵ BMMNC,混合祖细胞集落培养 CFU-Mix 0/10⁵ BMMNC。

影像学检查:彩色多普勒 - 消化系(肝胆脾胰):肝脏:上界于右锁骨中线第 5 肋间,肋下 0 cm,左叶前后径 7.0 cm,右叶最大斜径 13.9 cm,门静脉主干直径 1.2 cm 胆囊:6.5 cm × 3.3 cm,壁厚 0.6 cm,胆总管直径 0.4 cm 胰腺:头厚 1.6 cm,体厚 1.2 cm,尾厚 1.4 cm,主胰管 0.2 cm 脾脏:长 13.9 cm 厚 4.9 cm 脾门部脾静脉 0.8 cm 肋下 0 cm 肝脏大小形态正常,包膜光滑,下缘锐利,实质回声稍粗强,分布均匀,肝内胆管无扩张。肝内血管走行清晰,血流通畅。胆囊大小正常,壁厚毛糙,内回声不均匀,腔内未见异常回声。胰腺大小形态正常,实质回声均匀,主胰管无扩张。脾脏增大,包膜光滑,实质回声均匀。检查结论:胆囊壁厚,脾轻度大,肝胰未见异常。

诊疗经过及疗效:患者外周血检测到单克隆性的 IgM,骨髓活检及骨髓流式免疫分型示:CD19+CD5-CD10-CD103-,考虑为 CD5-CD10- 小 B 细胞淋巴瘤。二代测序示 MYD88 p.L265p 8.6%;CXCR4 p.S338 6.6%。诊断:华氏巨球蛋白血症(伴 MYD88 p.L265P、CXCR4 p.S338* 突变,中危组)。2021.12.17 开始予泵滴 CD20 单抗利妥昔单抗 375 mg/m² × 1 d

（700 mg），同时口服 BTK 抑制剂泽布替尼 160 mg，口服，每日 2 次。后于 2021.12.24、2021.12.31、2022.01.07 予第 2~4 疗程利妥昔单抗治疗，期间规律服用泽布替尼早 160 mg 晚 160 mg。治疗期间规律复查免疫球蛋白定量、血清固定电泳、β_2 微球蛋白、免疫球蛋白游离轻链等。2022-01-07 免疫球蛋白定量：免疫球蛋白 G 9.52 g/L，免疫球蛋白 A 0.68 g/L（↓），免疫球蛋白 M 24.2 g/L（↑），补体 C3 0.65 g/L（↓），补体 C4 0.12 g/L（↓）。血清蛋白电泳：β 球蛋白 9.67%（↓），γ 球蛋白 31.84%（↑），M 片段 23.35%。免疫球蛋白游离轻链（Kappa 和 Lambda）：游离 KAP 轻链 38 mg/L↑，rFLC（κ-FLC：λFLC）2.13（↑）。β_2 微球蛋白 2.83 mg/l（↑）。目前患者疾病病情稳定，疗效评估暂为 NR，可能还需要更长的治疗时间评估疗效。拟继续口服泽布替尼 160 mg bid。并定期复查，前 2 年每 3 个月随访 1 次，随后 3 年每 4~6 个月随访 1 次，以后每年随访 1 次。随访内容包括病史、体格检查、血生化检查及 IgM 定量。并根据病情变化制定后续维持治疗方案。

【病例特点及分析】

患者①外周血检测到单克隆性的 IgM；②外周血常规示血小板减少；③骨髓活检及骨髓流式免疫分型示：CD19+CD5-CD10-CD103-，考虑为 CD5-CD10- 小 B 细胞淋巴瘤；④二代测序示 MYD88 p.L265p 8.6%；CXCR4 p.S338 6.6%；⑤存在轻度脾大。可以明确诊断为华氏巨球蛋白血症。

WM 诊断标准为排他性诊断，主要包括以下几个诊断要点：①血清中检测到单克隆性的 IgM；②骨髓中浆细胞样或浆细胞分化的小淋巴细胞呈小梁间隙侵犯；③免疫表型：CD19（+），CD20（+），sIgM（+），CD22（+），CD25（+），CD27（+），FMC7（+），CD5（+/-），CD10（-），CD23（-），CD103（-）。除外其他已知类型的淋巴瘤；④ MYD88 L265P 突变（90% 以上，非特异性）。免疫表型方面可依照《B 细胞慢性淋巴增殖性疾病诊断与鉴别诊断 中国专家共识（2018 年版）》[6] 中的 B 细胞慢性淋巴增殖性疾病的免疫表型和细胞 / 分子遗传学鉴别诊断流程图进行鉴别诊断（图 4-55-1）。

但 10%~20% 的患者可部分表达 CD5、CD10，或 CD23，此时不能仅凭免疫表型排除 WM。

WM 的国际预后指数（ISSWM）是目前 WM 公认的预后判断系统，该预后系统包括 5 个独立预后因素：年龄 >65 岁，HGB ≤ 115 g/L，PLT ≤ 100×10^9/L，β_2 微球蛋白 >3 mg/L，血清单克隆免疫球蛋白 >70 g/L，以上各项为 1 分，依据这 5 个因素可将 WM 患者分为预后不同的 3 个危险组：低危组：0 或 1 分且年龄 ≤ 65 岁；中危组：2 分或年龄 >65 岁；高危组：>2 分。该患者年龄 >65 岁，为中危组。

无症状的 WM 患者目前认为不需要治疗。WM 治疗指征为：B 症状；症状性高黏滞血症；周围神经病变；器官肿大；淀粉样变；冷凝集素病；冷球蛋白血症；疾病相关的血细胞减少（HGB ≤ 100 g/L、PLT<100×10^9/L）；髓外病变，特别是中枢神经系统病变（Bing-Neel 综合征）；巨大淋巴结；或有证据表明疾病转化时。需要注意单纯血清 IgM 水平升高 不是本病的治疗指征。

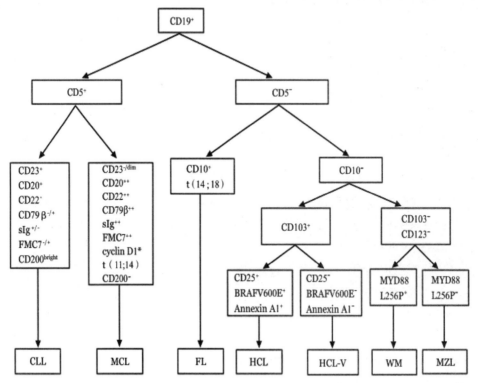

图 4-55-1   B 细胞慢性淋巴增殖性疾病的免疫表型和细胞 / 分子遗传学鉴别诊断流程图(*;免疫组织化学)

该患者 WM 诊断明确,且目前存在外周血疾病相关的血小板减低、脾脏肿大的治疗指征。根据最新临床试验结果 [7],该患者存在 MYD88/CXCR4 双突变的情况,该亚群患者治疗推荐使用 BTK 抑制剂合并 CD20 利妥昔单抗治疗。

基于基因突变的初诊 WM 治疗流程 [8] 如图 4-55-2。

【专家点评】

WM 是一种少见的血清单克隆 IgM 为主要特征的惰性淋巴细胞肿瘤,其发病率较低,临床表现高度异质,容易引起漏诊和误诊。WM 的诊断核心要素包括①血清单克隆 IgM 阳性;②骨髓中存在 CD5-CD10- 单克隆 B 细胞;③存在 WM 相关临床症状。如果只存在血清单克隆 IgM,则诊断为 Ig-MGUS,如果符合前 2 条,则诊断为冒烟型 WM。IgM 需要通过血清免疫固定电泳证实,且以 IgM-κ 更为常见(约占 70%)。骨髓涂片可见到典型形态的淋巴浆细胞,免疫表型可见到骨髓中 3 种淋巴浆细胞表型:单纯的单克隆 B 细胞;单克隆浆细胞和单克隆 B 细胞混合;伴有浆细胞分化标记的单克隆 B 细胞。WM 的临床表现具有高度异质性,其主要是由淋巴浆细胞增殖 / 侵犯和血清 IgM 两部分造成,贫血(84%)、B 症状(67%)、淋巴结肿大(61%)、乏力(60%)和肝脾大(44%)最为常见。Bing-Neal 综合征是指淋巴浆细胞累及中枢神经系统,是 WM 的罕见并发症,发生率 <1%。MYD88 L265P 是 WM 的重要分子标记物,约 90%~100% 的 WM 患者都存在该位点突变,可用于与其他惰性淋巴

瘤尤其是边缘区淋巴瘤进行鉴别诊断。CXCR4WHIM 是 WM 的另一个分子标记,约 30%~40% 的 WM 患者携带该位点突变。有研究表明携带突变会影响伊布替尼的疗效,包括 VGPR 率下降以及缓解所需时间更长。但也有研究表明伊布替尼联合利妥昔单抗治疗的 PFS 与 MYD88 和 CXCR4 突变状态无关。因此目前双突变的患者仍首选伊布替尼联合利妥昔单抗治疗。该患者年龄较大,且携带 MYD88 和 CXCR4 双突变,建议优选利妥昔单抗和 BTK 抑制剂联合方案治疗。治疗过程中需密切监测 BTK 抑制剂相关不良反应如房颤、凝血系统异常、感染等。

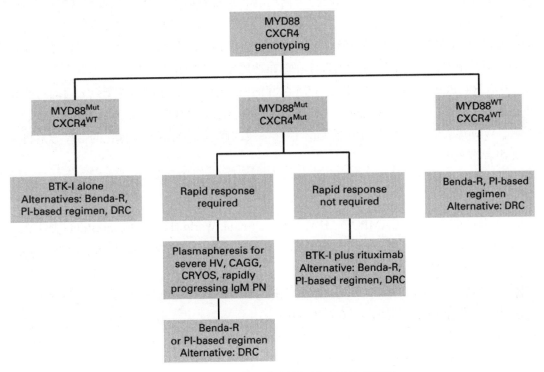

图 4-55-2　基于基因突变的初诊 WM 治疗流程

【文献复习】

WM 是一种罕见的非霍奇金淋巴瘤亚型,其特征为恶性淋巴浆细胞聚集在骨髓和其他器官中并分泌单克隆 IgM。MYD88 突变和 CXCR4 突变在 WM 患者中的发生率分别为 90% 和 40%。WM 经典的治疗选择包括烷化剂与利妥昔单抗、蛋白酶体抑制剂与利妥昔单抗联合应用。这些方案治疗 WM 的总缓解率(ORR)为 90%,中位无进展生存期(PFS)为 4~6 年。随着对 MYD88 突变信号的深入了解,WM 的重要驱动因素布鲁顿酪氨酸激酶(BTK)成为了治疗靶点。INNOVATE 研究纳入 150 例 WM 患者,随机分配至伊布替尼联合利妥昔单抗治疗组或安慰剂联合利妥昔单抗组。中位随访 50 个月后,伊布替尼联合利妥昔单抗治疗组与安慰剂联合利妥昔单抗治疗组患者相比,前者未达到中位 PFS,后者为 20.3 个月,PFS 受益与之前的治疗状态、MYD88 和 CXCR4 突变状态或关键患者特征无关。并且伊布替尼联合利妥昔单抗治疗组具有更高的主要缓解率(72% vs 32%),同时也具有更高的 30 个月 PFS 率（82% vs 28%），至下一次治疗的中位时间方面，伊布替尼 - 利妥昔单抗组没有达到，而安慰剂 - 利妥昔单抗组为 18 个月。两组的中位总生存率均未达到。伊布替尼 - 利妥昔单抗组的安全性可控。这项研究结果也曾促使美国 FDA 在 2018 年批准伊布替尼联合利妥昔单抗治疗 WM[7]。

尽管 WM 的治疗取得了巨大进步，但该疾病仍无法通过标准治疗方案获得治愈，患者通常会面临疾病复发。新型共价 BTKi 泽布替尼、奥布替尼、阿卡替尼和 Tirabrutinib 用于治疗 WM 的研究正在积极进行中。ASPEN 研究纳入 201 例 WM 患者，随机分配至泽布替尼或伊布替尼治疗组，研究结果显示两种药物均能非常有效地诱导 WM 患者出现持久缓解；泽布替尼和伊布替尼治疗组患者的主要缓解率分别为 77% 和 78%，研究的主要终点非常好的部分缓解（VGPR）率分别为 28% 和 19%，18 个月 PFS 率分别为 84% 和 85%，导致治疗中断的不良事件尤其是心血管相关毒性在泽布替尼治疗组中相对少见。[8]。

CXCR4、PI3K、CD38 和 HCK 是 WM 治疗的研究中广受关注的治疗靶点。目前有研究正在评估 CXCR4 抑制剂 ulocuplumab 与伊布替尼联合治疗 CXCR4 突变 WM 患者的疗效 [9]。总之，WM 患者的治疗在不断更新，随着诊疗手段的逐渐发展，更加个体化的治疗方案将为 WM 患者带来更多的福音。

（中国医学科学院血液病医院再生医学诊疗中心　毛进）

【参考文献】

[1] SWERDLOW SH, CAMPO E, HARRIS NL, et al. World Health Organization Classification of Tumours of Haematopoietic and Lymphoid Tissue[M]. 4th ed. Lyon：*IARC Press*, 2008：194-195.

[2] 邹德慧, 易树华, 刘慧敏, 等. 非 IgM 型淋巴浆细胞淋巴瘤临床及生物学特征研究 [J]. 中华血液学杂志, 2015, 36(6):493-496.

[3] TREON SP, XU L, YANG G, et al. MYD88 L265P somatic mutation in Waldenström's macroglobulinemia[J]. *N Engl J Med*, 2012, 367(9):826-833.

[4] 淋巴浆细胞淋巴瘤 / 华氏巨球蛋白血症诊断 与治疗中国专家共识(2016 年版)[J]. 中华血液学杂志, 2016, 37(9):729-734.

[5] TREON SP, HANZIS C, MANNING RJ, et al. Maintenance Rituximab is associated with improved clinical outcome in rituximab naïve patients with Waldenstrom Macroglobulinaemia who respond to a rituximab- containing regimen[J]. *Br J Haematol*, 2011, 154(3)：357-362.

[6] B 细胞慢性淋巴增殖性疾病诊断与鉴别诊断中国专家共识(2018 年版)[J]. 中华血液学杂志, 2018,39(5):359-365.

[7] CHRISTIAN B, ALESSANDRA T, JUDITH T, et al. Ibrutinib Plus Rituximab Versus Placebo Plus Rituximab for Waldenstrom's Macroglobulinemia：Final Analysis From the Randomized Phase III iNNOVATE Study[J]. *J Clin Oncol*, 2022, 40(1)：52-62.[8] Steven P. T, Lian X, Maria LG, et al. Genomic Landscape of Waldenstrom Macroglobulinemia and

Its Impact on Treatment Strategies[J]. *J Clin Oncol*. 2020，38：1198-1208.

[8]　BUSKE C，TEDESCHI A，TROTMAN J，et al. A randomized phase 3 trial of zanubrutinib vs ibrutinib in symptomatic Waldenström macroglobulinemia：the ASPEN study[J]. *Blood*，2020，136（18）：2038-2050.

[9]　TREON SP，MEID K，HUNTER ZR，et al. Phase 1 study of ibrutinib and the CXCR4 antagonist ulocuplumab in CXCR4-mutated Waldenström macroglobulinemia[J].*Blood*，2021，138（17）：1535-1539.

病例 56　发热伴淋巴结肿大一例

【背景知识】

淋巴瘤是一组起源于淋巴结或其他淋巴组织的异质性血液系统恶性肿瘤,包括霍奇金淋巴瘤和非霍奇金淋巴瘤,其中弥漫性大 B 细胞淋巴瘤（DLBCL）是一类异质性明显的淋巴系统恶性肿瘤,也是最常见的非霍奇金淋巴瘤（NHL）亚型。经过标准 R-CHOP 方案（利妥昔单抗联合环磷酰胺、阿霉素、长春新碱和泼尼松）治疗,超过 60% 患者的生存期显著提高,然而仍有约 30%~40% 患者出现疾病复发或难治,预后很差,如何延长复发 / 难治性 DLBCL 患者的生存期,改善患者预后已成为目前国内外的研究热点。

利妥昔单抗（R）时代前,标准一线治疗方案能使大约 50%~60% DLBCL 患者达到并维持完全缓解（CR）。R-CHOP 治疗方案应用于临床后显著提高了患者的 CR 率、无事件生存率（EFS）和总生存期（OS）。然而仍有部分患者出现治疗无应答或疾病复发,被认为是复发 / 难治性 DLBCL（R/R DLBCL）。R/R DLBCL 患者预后差,其中只有 20%~30% 左右的患者对二线治疗有应答,OS 仅为 4 个月,中位无进展生存期（PFS）仅为 3 个月。由于 DLBCL 遗传学复杂的异质性,多重耐药分子机制在 R/R DLBCL 耐药中发挥重要作用。通过研究耐药分子机制、相关信号通路传导机制,优化挽救性化疗方案,探索新型靶向药物、新型治疗方法,为 R/R DLBCL 带来更好的生存希望。靶向治疗模式信号转导途径的新型靶向药物主要包括布鲁顿酪氨酸激酶（BTK）抑制剂,PI3K/AKT/mTORC1 信号通路抑制剂,单克隆抗体,蛋白酶体抑制剂,免疫调节剂以及 B 细胞淋巴瘤 -6（BCL-6）、B 细胞淋巴瘤 -2（BCL-2）抑制剂等。

【病例简介】

患者女性,53 岁,主因"间断发热 2 月余"入院。

现病史:患者于入院前 2 月余无明显诱因开始出现发热,体温最高 39.4 ℃,不伴畏寒、寒战,无咳嗽、咳痰,无尿频、尿急、尿痛,无腹痛、腹泻,无消瘦,无盗汗,就诊于当地医院,血常规示：WBC 17.09×10^9/L，RBC 3.05×10^{12}/L，HB 67 g/L，PLT344 $\times 10^9$/L,中性粒细胞百分比 89.9%,经抗感染治疗（具体药物不详）后体温无明显下降。为求进一步诊治就诊于我科门诊,复查血常规,外周血白细胞分类:单核细胞比例 17%,浆细胞样异性淋巴细胞 10%。腹部 B 超可见右肾下极错构瘤? 生化结果:球蛋白 47 g/L，CRP 277.21 mg/L，PCT 3.10ng/mL，EBV-IgG 阳性,ANA 阳性（1：80,核颗粒型）。患者为求进一步诊治收住我科。自本次发病以来,精神尚可,食欲正常,睡眠尚可,大小便正常。体重未见明显下降。

既往史:患者既往体健,否认肝炎、结核等传染性疾病史,否认近期结核患者接触史。

个人史:否认药物过敏史。无烟酒嗜好。

家族史:家族中无遗传病、先天性疾病及类似疾病史。

入院体格检查:体温 36.8 ℃ 脉搏 88 次 / 分 呼吸 20 次 / 分 血压 120/75mmHg。自主体位,神清语利,贫血貌,全身皮肤黏膜无黄染,全身浅表淋巴结未触及肿大,巩膜无黄染,结膜苍白,口腔黏膜无破溃,咽无充血,双侧扁桃体不大,齿龈无增生,颈软无抵抗,胸骨无压痛,双肺呼吸音粗,双肺可闻及湿啰音,心音可,律齐,心脏各瓣膜区未及病理性杂音,腹软无压痛,肝脾肋下未触及,双下肢不肿。生理反射正常,病理反射未引出。

入院后化验及检查:血常规:白细胞计数 16.89×10⁹/L,红细胞计数 3.05×10¹²/L,血红蛋白 77 g/L,血小板计数 348×10⁹/L,中性粒细胞百分比 68.0%,淋巴细胞百分比 16.90%,单核细胞百分比 14.8%。生化:乳酸脱氢酶 113.0U/L,白蛋白 15 g/L,球蛋白 36 g/L,谷草转氨酶 361U/L,谷丙转氨酶 286U/L,碱性磷酸酶 135U/L,γ- 谷氨酰转肽酶 50U/L,$β_2$ 微球蛋白 6.54 mg/L。肌酐 39μmol/L,尿素 2.8mmol/L,尿酸 121μmol/L,葡萄糖 6.4mmol/L,钙 2.01mmol/L,二氧化碳结合力 32mmol/L。铁蛋白 2000ng/mL。乙肝脱氧核糖核酸 1.180E+06IU/mL。胸部 CT:颈根部及纵隔内多发肿大淋巴结影,考虑肿瘤性病变,两肺间质纹理增多,间质病变,左肺尖钙化结节并索条影,考虑陈旧性病变,心影饱满,心腔密度减低。心脏彩超:左心增大,二尖瓣反流,三尖瓣反流,左室舒张功能轻度下降。腹部 B 超:肝、胆、胰、脾未见明显异常,双肾实质回声稍增强,右肾中强回声团,右肾囊肿。腹部淋巴结 B 超:多发异常肿大淋巴结。浅表淋巴结 B 超:双侧颈部 I-VI 区多发淋巴结异常肿大,双侧腋下多发淋巴结轻度肿大,双侧腹股沟区多发淋巴结轻度肿大。

骨髓细胞学:(髂骨)骨髓粒系、红系增生,巨核增多,骨髓及外周血浆细胞易见;(胸骨)骨髓粒系增高,红系增生,巨核增多,骨髓及外周血浆细胞易见。骨髓淋巴细胞表型:R2:8.60% R3:5.57% R474.72% R6 9.92%,其中 R2 表达 CD3+(88%)、CD7+(83%)、CD5+(70%)、CD38+(66%)。骨髓病理:增生较活跃,粒红比例大致正常,以偏成熟细胞为主,未见幼稚细胞增多(CD117、CD34 偶见阳性,Lysozyme 广泛阳性,MPO 散在多阳);未见淋巴细胞浆细胞增多(CD20 偶见阳性,CD3、CD138 散在少阳);巨核细胞形态数量未见特殊(CD61 阳性)(图 4-56-1、4-56-2)。

左颈部淋巴结切除活检术,病理结果:淋巴结淋巴组织增生性疾病,以 B 细胞增生为主,免疫组化染色示 PAX5、CD79a、CD20、CD3 相应 B、T 细胞阳性,CD21 不规则的 FDC 网,Bcl-2、CD38、Bcl-6 部分阳性,CD45、CD30、OCT2、Mum-1 散在阳性,CK、EMA、ALK、CD138、CD15、CD10、CyclinD1、Eber 阴性,ki-67 index 约 40%,结合临床,淋巴细胞源性肿瘤不能完全除外,建议行基因重排和专科医院会诊。

天津医科大学附属肿瘤医院病理科会诊淋巴结病理结果:淋巴结结构部分存在,滤泡周围可见较多浆细胞及散在淋巴较大细胞,免疫组化示浆细胞呈 Kappa 限制性表达,Ki67 指数较高。骨髓流式检测亦可见异常淋巴及浆细胞,但 IgH 基因重排不成功,MYD88 未见突变,综上,支持淋巴结不典型增生伴有单克隆浆细胞增生。

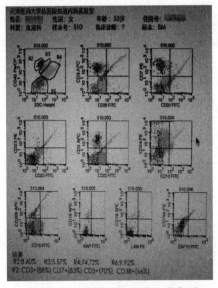 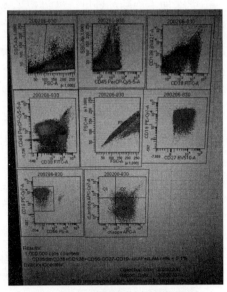

图 4-56-1 骨髓淋巴细胞免疫表型　　图 4-56-2 骨髓浆细胞免疫表型

诊疗经过及疗效:明确诊断为① B 细胞淋巴瘤;②乙型病毒性肝炎。2020.2.21 行第一疗程 CEOP 化疗治疗(环磷酰胺 1.0 g D1,长春瑞滨 40 mg D1,依托泊苷 0.1 g D2、5,地塞米松 10 mg D1-5),化疗第 6 天患者体温逐渐控制正常,化疗第 14 天患者再次出现发热,体温最高 39 度,单用皮质激素体温下降不明显,故于 2020.3.7 行第二疗程 CHOPE 化疗治疗(环磷酰胺 1.0 g D1,表柔比星 80 mg D1,长春瑞滨 40 mg D1,依托泊苷 0.1 g D2、4、6,地塞米松 10 mg D1-5),后患者症状明显好转,未再发热。复查淋巴结 B 超提示较前有所缩小,治疗有效。

【病例特点及分析】

(1)中年女性,急性起病。

(2)不明原因发热为首要症状,伴多发浅表及腹腔淋巴结肿大体征。

(3)血象提示白细胞升高,单核细胞比例升高,无明确感染灶及微生物学依据,且抗感染效果欠佳,故肿瘤性病变可能性比较大。

(4)经完善骨髓及淋巴结病理、免疫表型(淋巴表型 + 浆细胞表型),综合诊断为淋巴结不典型增生伴有单克隆浆细胞增生,结合患者临床症状及体征,最终确诊为淋巴系统肿瘤。

【专家点评】

淋巴瘤是一种来源于淋巴造血系统的恶性肿瘤,近年来发病率上升较快,目前已经位居十大恶性肿瘤之列。病理诊断是淋巴瘤诊断的"金标准"。但是淋巴瘤的病理诊断是各系统病理诊断中最复杂和最困难的,这和全身淋巴系统的生理和免疫学特点有关。淋巴瘤病理诊断之所以困难,主要有以下几个原因:①正常淋巴细胞与肿瘤性淋巴细胞难以鉴别,有些惰性淋巴瘤细胞与正常淋巴细胞大小相似,而有些反应性增生淋巴组织细胞异型性大,类似肿瘤细胞形态。②淋巴细胞本身具有游走性,通常肿瘤生物学转移的概念不适用于淋巴瘤诊断。③淋巴组织形态变化与机体免疫状态及细菌、病毒等的感染密切相关,尤其 EB 病毒感染更增加了诊断的难度。④淋巴瘤本身的复杂性。淋巴瘤的病理诊断具有不同于其他肿瘤的特点,例如,对于宫颈鳞状细胞癌、胃腺癌等,有经验的病理科医师通过 HE 切片便会做出准确的病理诊断。而淋巴瘤则不同,通常不是单一因素决定的,单凭 HE 切片,通常很难做出准确的病理诊断,还要通过免疫组化染色,并且结合临床病史、实验室及影像学检查等情况,有的甚至还要进行分子遗传学检查,经综合分析后才能得出一个正确的诊断。

我们回到该病例,患者骨髓活检及淋巴结活检病理类型均不典型(Bcl-2、CD38、Bcl-6 部分阳性,免疫组化示浆细胞呈 Kappa 限制性表达,Ki67 指数较高),但结合流式细胞学、淋巴表型及浆细胞表型(骨髓流式检测可见异常淋巴及浆细胞),最终确诊为淋巴瘤伴浆细胞分化。考虑患者合并乙型病毒性肝炎,故给予了传统化疗方案 CHOP 治疗,并未选择利妥昔单抗,以避免病毒复燃。经化疗治疗后,患者体温恢复正常,且淋巴结明显缩小,后行 PET-CT 显示疾病完全缓解,提示治疗有效。患者共行 1 疗程 CEOP 和 5 疗程 CHOPE 方案化疗。于 2020.7.7 行 PET-CT 检查:体部显像未见典型恶性肿瘤征象,结合病史,符合淋巴瘤治疗后图像特征。综上,评价疗效为完全缓解,故于 2020.7.17 应用来那度胺维持治疗。后期随访:患者目前病情稳定,一般情况良好,无发热等不适症状,目前应用来那度胺 25 mg 口服 D1-21 维持治疗中。该病例的临床表现是典型的淋巴瘤特征(发热,淋巴结肿大),但其病理不典型,最终诊断依赖于临床表现、病理学及流式细胞学多种诊断方法的结合。

【文献复习】

淋巴瘤是一组起源于淋巴结或其他淋巴组织的异质性血液系统恶性肿瘤,包括霍奇金淋巴瘤和非霍奇金淋巴瘤,其中弥漫性大 B 细胞淋巴瘤(Diffuse large B-cell lymphoma, DL-BCL)是一类异质性明显的淋巴系统恶性肿瘤,也是最常见的非霍奇金淋巴瘤(non-Hodgkin's lymphoma, NHL)亚型。经过标准 R-CHOP 方案(利妥昔单抗联合环磷酰胺、阿霉素、长春新碱和泼尼松)治疗,超过 60% 患者的生存期显著提高,然而仍有约 30%~40% 患者出现疾病复发或难治,预后很差,如何延长复发 / 难治性 DLBCL 患者的生存期,改善患者预后已成为目前国内外的研究热点。

目前淋巴瘤的治疗已经进入新时代,中国淋巴瘤患者总体生存在逐步改善,但依然处于较低水平, ASCT 是治疗复发难治淋巴瘤的重要途径[1, 2]。同时,以肿瘤细胞表面抗原或受体为靶点的药物[3,4],以细胞内信号通路及免疫微环境为治疗靶点的新药及体内调控免疫效应细胞的治疗方法也在研究中或已应用于临床中[5, 6]。目前代表性药物包括 Pola+BR 方案、Nivolumab 单药或联合 BV 等方案,上述治疗均已取得较好疗效,尤其对于复发难治性病例。新靶点新手段的治疗方案如 CAR-T 等可能是未来治疗的重要途径[7,8]。随着对发病机制的深入研究,新药的不断研发与合理干预,为改善淋巴瘤患者的不良预后提供了新思路和新方向。

(天津医科大学总医院血液内科　李丽燕)

【参考文献】

[1]　CRUMP M, KURUVILLA J, COUBAN S, et al. Randomized comparison ofgemcitabine,

dexamethasone, and cisplatin versus dexamethasone, cytarabine, and cisplatin chemotherapy before autologous stem-cell transplantation for relapsed and refractory aggressive lymphomas: NCIC-CTG LY.12[J]. *J Clin Oncol*, 2014, 32(31): 3490-3496.

[2] GOPAL AK, PRESS OW, SHUSTOV AR, et al. Efficacy and safety of gemcitabine, carboplatin, dexamethasone, and rituximab in patients with relapsed/refractory lymphoma: a prospective multi-center phaseIIstudy by the Puget Sound Oncology Consortium[J]. *Leuk Lymphoma*, 2010, 51(8): 1523-1529.

[3] MORIN RD, GASCOYNE RD. Newly identified mechanisms in B-cell non- Hodgkin lymphomas uncovered by next-generation sequencing[J]. *Semin Hematol*, 2013, 50(4): 303-313.

[4] WILSON WH, YOUNG RM, SCHMITZ R, et al. Targeting B cell receptor signaling with ibrutinib in diffuse large B cell lymphoma[J]. *Nat Med*, 2015, 21(8): 922-926.

[5] PANJWANI PK, CHARU V, DELISSER M, et al. Programmed death-1 ligands PD-L1 and PD-L2 show distinctive and restricted patterns of expressionin lymphoma subtypes[J]. *Hum Pathol*, 2018, (71): 91-99.

[6] XU-MONETTE ZY, ZHOU J, YOUNG KH. PD-1 expression and clinical PD-1blockade in B-cell lymphomas[J]. *Blood*, 2018, 131(1): 68-83.

[7] KERSTEN MJ, SPANJAART AM, THIEBLEMONT C.CD19-directed CAR T-cell therapy in B-cell NHL[J].*CurrOpin Oncol*, 2020, 32(5): 408-417.

[8] RIEDELL PA.Advances in CAR T-Cell Therapy for Aggressive B-NHL[J].*Clin Lymphoma Myeloma Leuk*, 2020, 20 Suppl 1: S94-S97.

病例 57 发热伴尿色加深

【背景知识】

溶血性贫血是由于红细胞破坏速率增加(寿命缩短),超过骨髓造血的代偿能力而发生的贫血。

导致溶血的原因很多,大致可以分为红细胞自身异常和红细胞外部因素两大类。

1. 红细胞自身异常

(1)红细胞膜缺陷:如遗传性球形红细胞增多症、遗传性椭圆形红细胞增多症,阵发性睡眠性血红蛋白尿症(PNH)。

(2)红细胞酶缺陷:如葡萄糖 -6- 磷酸脱氢酶(G-6-PD)缺乏症,丙酮酸激酶缺乏症,核苷酸代谢酶系、氧化还原酶系等缺陷。

(3)珠蛋白合成障碍:如异常血红蛋白病、珠蛋白生成障碍性贫血(即地中海贫血)。

2. 红细胞外部因素

(1)免疫性溶血性贫血:自身免疫性溶血性贫血(如温抗体型或冷抗体型溶血性贫血、原发性或继发性溶血性贫血),同种免疫性溶血性贫血(如血型不相容性输血反应、新生儿溶血性贫血）。

（2）微血管性溶血性贫血：如血栓性血小板减少性紫癜、溶血尿毒症综合征、弥散性血管内凝血（DIC）、恶性高血压、败血症。

（3）物理或机械因素：如大面积烧伤、人工心脏瓣膜、行军性血红蛋白尿。

（4）生物或感染因素：如原虫感染（如疟疾、弓形虫病、利什曼原虫病），细菌感染（如巴尔通体病、梭状芽孢杆菌败血症、霍乱、伤寒）。

（5）化学或药物因素：如氧化性药物和化学物、非氧化性药物和化学物、蛇毒咬伤、毒蕈中毒。

（6）其他：如脾功能亢进。

【病例简介】

患者，女性，64岁，主因"间断发热、尿色加深3周"入院。

现病史：患者3周前无明显诱因出现发热，体温最高39.6℃，伴畏寒、寒战、咳嗽、咳痰，咳白色黏痰；尿色加深，呈红茶色，晨起为著，伴头晕、耳鸣、活动后心悸，无胸闷、胸痛，无喘息、气促；无恶心、呕吐，无腹痛、腹泻，无尿急、尿频、尿痛，无腰痛及四肢关节疼痛，无脱发，无皮疹，无口腔溃疡。1周前患者就诊于我院急诊，查血常规：WBC 6.11×10^9/L，RBC 1.55×10^{12}/L，Hb 48 g/L，PLT 165×10^9/L，N 69.6%，L 18%，Ret 15.17%；肝功能：TP 56 g/L（↓），ALB 28 g/L（↓），LDH 1472U/L（↑），TBIL 58.4μmol/L（↑），DBIL 21.1μmol/L（↑）；电解质：K 3.2mmol/L（↓）；血液三项：Fer 1471.87ng/mL（↑），Fol 1.71ng/mL（↓）；余 CK、CK-MB、TnT、NT-proBNP、肾功能未见异常。腹部 B 超：肝实质回声增粗；胆囊壁欠光滑、略厚；脾大（厚 4.7 cm，最大长径 13.3 cm），脾静脉略宽（0.9 cm）；左肾体积增大，左肾囊肿。胸 CT：两肺间质纹理增多，间质病变；两肺下叶透过度不均，呈马赛克衰减，考虑小气道病变或肺血分布不均；两肺散在少许索条影，考虑慢性炎症或陈旧性病变；右肺中叶小囊样透亮影，考虑局限性气体潴留；纵膈内多发淋巴结，部分增大；心影增大，两肺支气管血管束增粗，心腔密度减低，急诊予对症退热、抗感染及红细胞输注支持，为进一步治疗收治入我科。自发病以来，精神、饮食、睡眠稍差，尿色加深，尿量如常，大便如常，体重未见明显下降。

既往史：平素健康状况良好。否认高血压、糖尿病、冠心病病史，否认传染病病史及接触史，无手术及外伤史，否认食物及药物过敏史。预防接种史按规定。

体格检查：T 37.3 ℃，P 105 次/分，R 18 次/分，BP 118/72mmHg。神清语利，查体合作。重度贫血貌，皮肤巩膜黄染，无肝掌以及蜘蛛痣。无颈静脉充盈，气管位置居中，胸廓正常，颈部、腋窝下、腹股沟淋巴结未触及明显肿大。无肋间隙增宽，叩诊双肺呈清音，呼吸音清音，未闻及啰音，未闻及哮鸣音，心界叩诊无扩大，心律齐，无杂音。腹部柔软，无压痛、反跳痛及肌紧张，肝脾触诊不满意。四肢无水肿。

入院后化验及检查如下。

血常规：WBC 3.24×10^9/L（↓），RBC 2.04×10^{12}/L（↓），Hb 67 g/L（↓），PLT 118×10^9/L（↓），Ret 16.90%（↑）。凝血功能：D-Dimer 5015ng/mL（↑）。肝肾功能、电解质：TP 53 g/L（↓），ALB 27 g/L（↓），LDH 936.0U/L（↑），TBIL 25.7μmol/L（↑），DBIL 11.6μmol/L

（↑），Ca 2.00mmol/L（↓），K 3.2mmol/L（↓），Cr 48μmol/L（↓）。甲功五项：T₃ 0.46nmol/L（↓），FT3 1.60pmol/L（↓），TSH 0.148μIU/mL（↓）。肿标：Fer >2000.00ng/mL（↑），HE4 164.14pmol/L（↑）。免疫全项：C3 67.3 mg/dL（↓），C4 6.63 mg/dL（↓），CRP 6.92 mg/dL（↑），ANA 阳性（着丝点型 1∶160,胞浆型 1∶160），抗着丝点蛋白 B 抗体阳性。尿常规：BLD（+-），PRO（+）。

超声心动：双房增大；三尖瓣反流（中度）、二尖瓣反流（轻 - 中度）；肺动脉高压（轻度）；左室舒张功能减低、收缩功能正常。浅表淋巴结 B 超：双侧颈部 I~Ⅲ 区多发淋巴结显示（左：2.1 cm×0.4 cm,右：1.4 cm×0.3 cm；形态及回声未见明显异常）；左侧腋下多发淋巴结显示（最大 1.2 cm×0.5 cm；形态及回声未见明显异常），右侧腋下未及明显肿大淋巴结；双侧腹股沟区多发淋巴结肿大（左：3.1 cm×0.8 cm,右：2.8 cm×0.8 cm；形态及回声未见明显异常）。

血液科专科检查：直接抗人球蛋白试验（+），抗 C3（+），PNH 克隆（-）。游离血红蛋白 52.5 mg/L（↑），结合珠蛋白 <0.125 g/L（↓）。骨髓涂片：（髂骨）粒红巨三系增生（E 21.5%,晚幼红为主）；（胸骨）红巨两系增生，粒系比例减低（E 62.5%,中晚幼红为主）。BMMNC-Ab（-），MDS 表型（-），小组化（-）。染色体：45-46,XX。髂骨活检：骨髓增生活跃，粒红比例大致正常，以偏成熟细胞为主，巨核细胞数量、形态未见特殊，未见淋巴细胞显著增多，免疫组化染色示 MPO 和 Lysozyme 散在部分阳性，CD138、CD117 偶见阳性，CD20、CD3、CD79a、CD7 散在个别细胞阳性,CD5 散在阳性,CD61 巨核细胞阳性。

诊疗经过及疗效：明确诊断为：自身免疫性溶血性贫血。治疗上予甲泼尼龙控制溶血、洗涤红细胞输注支持、抗感染治疗,辅以利胆去黄、碱化水化、抑酸、补钙、纠正电解质紊乱、补充白蛋白等支持治疗。

【病例特点及分析】

该患者急性起病,以发热、尿色加深、黄疸为主要临床表现,其血清 LDH 升高,间接胆红素升高为主,游离血红蛋白升高,结合珠蛋白下降,提示红细胞破坏增加；外周血网织红细胞增高,骨髓提示红系造血增生,为红系代偿性增生证据,溶血性贫血诊断明确。

患者老年起病,无血液系统疾病家族史,红细胞渗透脆性试验、酸化甘油溶血试验、高铁血红蛋白还原试验、G6PD 活力、PK 活力、HbF 测定均未见异常,故考虑为后天获得性溶血性贫血。结合病史,除外物理性（人工瓣膜置换、行军性 Hb 尿）、感染性（原虫、微生物、支原体）及化学性（药物、毒素等）病因,临床考虑免疫性、膜缺陷补体溶血敏感（阵发性睡眠性血红蛋白尿）可能性大。应用流式细胞术检测外周血 GPI 锚连蛋白缺失细胞细胞数量是诊断 PNH 最直接、最敏感的方法,该例患者外周血成熟红细胞及粒细胞未见 CD55 及 CD59 缺失,可除外 PNH。患者直接抗人球蛋白试验（+）,抗 C3（+）,C3 d 10 分,无遇冷后皮肤青紫、网状青斑等特殊表现,进一步除外冷凝集素综合征,明确诊断为温抗体型 - 单独抗补体 C3 型 AIHA。治疗上给予一线用药——糖皮质激素。

患者治疗疗效欠佳,贫血及溶血症状均无明显改善,并出现临床无法解释的血小板进行性下降。另外,入院 1 周后患者出现神经系统症状,初期表现为幻听、幻视等症状,后逐渐加重,患者认知能力下降,夜间自言自语、意识清,接触被动配合差,无自知力。查体未见视物模糊,无肢体无力,病理征均阴性。完善头 MRI,提示脑桥梗塞、轻度脑萎缩、双侧筛窦炎。

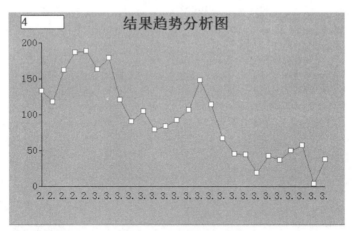

图 4-57-1　血小板变化趋势

溶血性贫血、血小板减少、神经系统异常,以上三大表现高度提示血栓性血小板减少性紫癜可能。完善外周血涂片,可见破碎红细胞 3%;ADAMTS-13 活性检测提示下降(27.4%)。此患者诊断为血栓性血小板减少性紫癜。立即调整治疗方案为血浆置换、糖皮质激素及抗 CD20 单抗。同时积极寻找 TTP 上游病因,常见有自身免疫性疾病、感染、肿瘤、药物等(图 4-57-1)。

完善 PET-CT,提示:①扫描范围内骨髓代谢异常增高,考虑为恶性病变。淋巴血液系统来源可能性大;②甲状腺形态饱满,代谢弥漫增高,考虑甲状腺炎性病变可能性大。

PET-CT 高度提示肿瘤性疾病,我们开展了多学科会诊以指导下一步诊疗(图 4-57-2)。

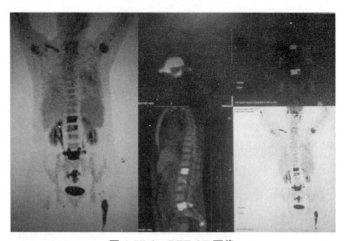

图 4-57-2　PET-CT 图像

行 MDT 讨论目的,细致读片,进一步明确代谢异常增高的病灶部位、形态改变及功能代谢特征;探讨病灶病理活检可行性并优选病理取材部位。

根据多学科会诊意见,考虑到普通骨髓活检无法探及病灶,于骨科行第 5 腰椎病理活检提示:骨髓增生活跃,见多量小 - 中等大小淋巴样细胞浸润,免疫组化:CD20、CD79a、Bcl-2 阳性,MPO、Lysozyme、CD61、CD33、CD3、CD38、CD138 偶见阳性,CK、CD10、MUM1、CD117、CD34、CD99、TdT、CyclinD1、Bcl-6、CD23、κ、λ 阴性,局灶 Ki-67 index 约 40%,结合临床,考虑 B 细胞源性肿瘤。

最终诊断:① B 细胞淋巴瘤;②血栓性血小板减少性紫癜。拟行 R-CHOP 方案化疗,患者家属拒绝并转院。

【专家点评】

溶血性贫血约占全部贫血的 5%,可发生于各个年龄段,是由于红细胞破坏速率增加,寿命缩短,骨髓造血功能失代偿而造成的贫血。根据溶血的速度、程度、部位和患者的代偿能力,患者的临床表现差别极大,自无明显症状直至危及生命的急重症不等。诊断溶血性贫血除临床表现外,还应根据需要进行筛检和特殊检查,包括红细胞破坏增加的证据、红系造血代偿性增生的证据、针对不同溶血性贫血的特殊检查。前两者属于溶血筛查试验,后者用于确立病因和鉴别诊断。

其病因和发病机制纷繁复杂,大体分为红细胞固有或内在缺陷和外部因素异常两大类。前者几乎全部是遗传性疾病,主要包括红细胞膜缺陷、红细胞酶缺陷、珠蛋白结构异常和合成障碍,常见有遗传性球形红细胞增多症、葡萄糖 -6- 磷酸脱氢酶缺乏症、地中海贫血、镰状细胞贫血综合征等。后者为后天获得性溶血性贫血,常见有免疫性因素、物理和创伤性因素、生物因素、化学因素及一种特殊的获得性细胞酶缺陷所致的溶血病——阵发性睡眠性血红蛋白尿。

PNH 为一种较为少见的血液病,发病高峰年龄 20~40 岁,亦可见于儿童和老人,男性多于女性。临床表现以溶血性贫血为主,同时具有血栓倾向及骨髓衰竭表现。典型患者有特征性间歇发作的睡眠后血红蛋白尿,这也是命名的由来。本病系后天获得性造血干细胞 X 染色体上基因发生突变,造成造血干细胞膜 GPI 锚合成障碍所致。GPI 锚可将多种功能蛋白连接于细胞表面,这些功能蛋白被称之为 GPI 锚连蛋白,其中 CD55、CD59 是机体免于补体旁路途径异常攻击、形成自身耐受的重要因子。GPI 锚连蛋白缺失,红细胞对补体敏感性增加,是 PNH 发生血管内溶血的基础。应用流式细胞术检测外周血 GPI 锚连蛋白缺失细胞细胞数量,是诊断 PNH 最直接、最敏感的方法 [1]。

自身免疫性溶血性贫血系指由各种原因刺激人体产生抗自身红细胞抗体导致红细胞破坏溶血的贫血。可见于各个年龄组,但以成人为多。国外资料显示 AIHA 的年发病率为 (0.8~3.0)/10 万。抗球蛋白试验为确诊 AIHA 的经典方法,直接抗人球蛋白试验检测被覆红细胞膜上的不完全自身抗体和补体;间接抗人球蛋白试验检测血清中游离抗体或补体。依据红细胞自身抗体检测结果,分为自身抗体阳性型和自身抗体阴性型。自身抗体阴性型 AIHA 临床符合溶血性贫血,除外其他溶血性贫血而免疫抑制治疗有效。依据自身抗体与红细胞结合所需的最适温度分为温抗体型、冷抗体型(包括冷凝集素综合征、阵发性冷性血红蛋白尿症)和混合型,温抗体型最为常见,约占 70%。AIHA 的病因学诊断至关重要,依据病因明确与否,分为继发性和原发性两类。常见病因有淋巴系统增殖性疾病、实体瘤/卵巢皮样囊肿、自身免疫性疾病、感染、免疫缺陷、药物、血型不合、同种免疫等。甄别病因,去除或控制病因,AIHA治疗才有好的效果[2]。

血栓性血小板减少性紫癜是一种弥散性血栓性微血管病。主要表现为微血管病性溶血、血小板减少以及微血管血栓形成,造成中枢神经系统、肾脏以及其他各器官的可逆性损害。既往TTP的诊断主要依据患者的临床表现。典型TTP的临床表现包括五联征,即微血管病性溶血、血小板减少、神经系统症状及体征、肾损害、发热。然而,"五联征"对TTP诊断的敏感性和特异性均存在显著的不足。事实上,仅有5%的TTP患者具有所有的"五联征",约1/3患者并无神经系统表现,肾功能损害和发热在多数TTP患者亦并不突出。"五联征"的同时出现常常已代表疾病进入晚期或危重阶段,因此并不利于患者的早期诊断。由于TTP起病急骤,病情凶险,死亡率高,如能早期诊断并尽早给予血浆置换治疗,可显著改善患者的预后。因此,目前TTP的诊断强调只要患者具有MAHA和血小板减少,且无其他病因可以解释,即应该高度怀疑TTP的可能,并尽早开始包括血浆置换在内的治疗措施[3]。

本例患者在诊断自身免疫性溶血性贫血后,予糖皮质激素控制溶血,治疗疗效却欠佳,同时出现两大病情变化,一是无法解释的血小板进行性下降;二是新发一过性、反复性和多变性神经系统表现。患者症状逐渐显性,为临床医生敲响警钟,需及时调整诊疗思路。外周血涂片发现红细胞碎片及ADAMTS-13活性检测后,该患者TTP诊断明确。并且,对于TTP患者的诊断,需注意"刨根问底",进一步排查淋巴系统增殖性疾病、实体肿瘤、自身免疫性疾病、感染等诱因,最终才能拨云见日,一窥疾病真相[4]。

同时,在本例患者诊疗过程中,骨科、肿瘤科、影像科同仁均给予极大帮助,再次向我们证明,MDT模式能极大解决临床难题,打破学科间壁垒,有效推进学科建设,实现医生、科室和医院的共同提高。

【文献复习】

血栓性血小板减少性紫癜(TTP)是一种罕见的危及生命的血栓性微血管病,年发病率为(3~11)/100万,是由于先天性或获得性血管性血友病因子(vWF)裂解蛋白酶ADAMTS-13活性缺乏,血浆中VWF不能被正常剪切,超大VWF多聚体(ULVWF)异常累积导致的一类血栓性微血管病。它以微血管病性溶血性贫血和血小板减少为基本特征,可同时伴有多脏器(如中枢神经系统、肾脏、消化道、心脏等)缺血性损伤等相应临床表现。可发生于任何年龄,多为15~50岁,女性多见[5]。

目前认为TTP的发病机制主要涉及血管内皮细胞受损、vWF质量异常、ADAMTS-13缺乏、血小板异常活化等。其中,ADAMTS-13缺乏是TTP发病中心环节。

TTP分为遗传性和获得性两种,后者根据有无原发病分为特发性和继发性。少数患者是由于ADAMTS-13等位基因纯合或复合杂合突变所导致的先天性缺乏,为遗传性TTP,常在感染、应激或妊娠等诱发因素下发病。特发性TTP多因患者体内产生了针对ADAMTS-13的中和性或非中和性自身抗体,又称免疫性TTP,是主要的临床类型。继发性

TTP 是因感染、药物、肿瘤、自身免疫性疾病、造血干细胞移植等因素引发,发病机制复杂,预后不佳[6]。

2012 年 TTP 诊治中国专家共识中[7],主要列有以下诊断要点:①具备 TTP 临床表现;②典型的血细胞计数变化;③血浆 ADAMTS-13 活性显著降低;④排除 Evans 综合征、溶血尿毒综合征、不典型溶血尿毒综合征、弥散性血管内凝血、HELLP 综合征等疾病。

对所有疑诊 TTP 患者均应进行 ADAMTS-13 活性及相应抑制物的测定[8]。如患者血浆 ADAMTS-13 活性显著降低或同时检出抑制物,则可确定 TTP 的诊断。需注意的是,并非所有 ADAMTS-13 活性下降者都是 TTP,在妊娠、肝硬化、尿毒症和炎症等情况下 ADAMTS-13 活性也可减低,但多 >10%[9]。

目前,获得性 TTP 的标准治疗方案为血浆置换和免疫抑制疗法[3]。血浆置换可补充功能性 ADAMTS-13 并移除 vWF 因子及自身抗体,使血小板计数恢复正常。免疫抑制剂如糖皮质激素、利妥昔单抗可抑制作用于 ADAMTS-13 的自身抗体。由于 ADAMTS-13 活性及抑制物检测结果并不能早期获得,对于临床高度怀疑 TTP 患者,不应被动等待实验室结果回报,而应尽早开始血浆置换及免疫抑制治疗。后期根据 ADAMTS-13 活性测定再进一步修正 TTP 诊断,做出继续或停止血浆置换治疗的决定。

未接受治疗的 TTP 患者,病死率可高达 90%。作为威胁生命的急重症,提高对该疾病的意识、早期诊断和足够强度的治疗是挽救患者生命的关键。

(天津医科大学总医院血液内科 陈瑾)

【参考文献】

[1] 付蓉.阵发性睡眠性血红蛋白尿症抗补体治疗现状 [J]. 中国实用内科杂志,2020,40(9):722-727.

[2] LACOMBE V,LOZAC' HP,Orvain C,et al.Treatment of ITP and AIHA in CVID:A systematic literature review[J].*Rev Med Interne*,2019,40(8):491-500.

[3] JAMME M,RONDEAU E.The PLASMIC score for thrombotic thrombocytopenic purpura[J].*Lancet Haematol*,2017,4(4):e148-e149.

[4] JOLY BS,COPPO P,VEYRADIER A.Thrombotic thrombocytopenic purpura[J].*Blood*,2017,129(21):2836-2846.

[5] SADLER JE. Pathophysiology of thrombotic thrombocytopenic purpura[J].*Blood*,2017,130(10):1181-1188.

[6] E ROOSE,NAG GRAA,G SINKOVITS,et al. Immunogenic hotspots in the spacer domain of ADAMTS13 in immune-mediated thrombotic thrombocytopenic purpura[J].J thromb haemost,2021,19(2):478-488.

[7] 中华医学会血液学分会血栓与止血学组. 血栓性血小板减少性紫癜诊断与治疗中国专家共识(2012 年版)[J]. 中华血液学杂志,2012,33(11):983-984.

[8] LEE SJ,KIM JE,HAN KS,et al.Thrombotic risk of reduced ADAMTS13 activity in patients with antiphospholipid antibodies[J].*Blood Coagul Fibrinolysis*,2016,27(8):907-912.

[9] TERSTEEG C, VERHENNE S, ROOSE E, et al.ADAMTS13 and anti-ADAMTS13 auto-antibodies in thrombotic thrombocytopenic purpura-current perspectives and new treatment strategies[J].*Expert Rev Hematol*,2016,9（2）:209-221.

第二节　浆细胞及 M 蛋白相关疾病

病例 58　一例以肠梗阻为首发表现的多发性骨髓瘤病例

【背景知识】

多发性骨髓瘤（multiple myeloma，MM），是一种克隆性浆细胞异常增殖的恶性疾病。异常浆细胞及其产物导致 MM 患者一系列靶器官功能异常和临床表现，包括骨痛及骨折、肾功能损害、贫血、高钙血症和容易罹患感染，其他少见症状有凝血功能异常、神经损害及高黏滞血症等。

肠梗阻（intestinal obstruction），是指由于病理因素发生肠内容物在肠道内通过受阻，为临床常见急腹症之一，常以腹痛为首发症状，多为阵发性绞痛，早期出现反射性呕吐，后期表现为反流性呕吐，低位小肠或结肠梗阻晚期常有显著的全腹膨胀，完全性肠梗阻时，患者排便和排气现象消失，容易发生体液和电解质的丢失，若处理不当可造成肠壁循环障碍、坏死和继发感染，最后可致毒血症、休克，甚至死亡。按梗阻发生的原因可分为三类：

1. 机械性肠梗阻　最为常见，是指肠壁本身、肠腔内或肠管外的各种器质性疾病造成肠腔狭窄或闭塞，致使肠内容物通过受阻。

2. 动力性肠梗阻　是指各种原因导致肠壁肌肉舒缩紊乱，失去蠕动能力，肠内容物不能有效排出而产生的梗阻，而肠壁本身并无解剖上的病变。

（1）麻痹性肠梗阻：亦称无动力性肠麻痹，因感染、中毒、低钾血症、脊髓炎、甲状腺功能减退、腹部手术等原因影响到肠道自主神经功能，致使肠道平滑肌收缩障碍，使肠管扩张、蠕动消失，肠内容物无法推进。

（2）痉挛性肠梗阻：任何原因引起的肠道副交感神经兴奋，而使肠道处于异常的高动力状态致痉挛，肠内容物不能运行，多为短暂性。

（3）缺血性肠梗阻：是指由于肠系膜血管病变引起肠壁缺血，继而引起蠕动障碍造成肠梗阻

【病例简介】

患者女,67 岁,主因"腹痛腹胀 1 月伴停止排便 10 天"入院。

现病史:患者近 1 月无明显诱因出现腹胀,伴腹痛,为胀痛,少量排便后症状稍有缓解,伴食欲下降、纳差,伴乏力,未予重视,10 天前出现恶心、呕吐,呕吐物为胃内容物,无咖啡样物质混杂,且出现腹痛、腹胀较前加重,伴有停止排便,有少量排气,无发热,无咳嗽、咳痰,无胸闷、心慌,无喘息、呼吸困难,间断腰痛,无尿痛、尿色加深,无肢体麻木,遂就诊于我院门诊,以"腹痛待查 - 肠梗阻"收入我院肝胆胃肠外科。患者自发病以来,精神、进食差,大便如

上述,小便基本正常,近期体重下降约 5 kg。

既往史:患者既往有高血压病史 10 余年,最高 145/90mmHg,予口服倍他乐克控制血压,自诉血压控制可,否认糖尿病、冠心病、脑血管病病史。否认肝胆胃肠道疾病史,否认外伤、手术及输血史。否认食物药物过敏史。

个人史:否认疫区居住史,无烟酒嗜好。

家族史:家族中无遗传病、先天性疾病及类似疾病史。

入院体格检查:T 37 ℃,P 76 次 / 分,R 19 次 / 分,BP 140/70mmHg,神清,慢病面容,贫血貌,营养中等,呼吸平稳,查体合作。全身皮肤黏膜无黄染、出血点,周身浅表淋巴结未及肿大。结膜苍白,巩膜无黄染,双侧扁桃体不大。双肺呼吸音清,未闻及干湿性啰音。心音可,律齐,各瓣膜听诊区未及杂音。腹部稍膨隆,双侧对称,未见胃肠型、蠕动波,腹部散在轻压痛,无明显反跳痛及肌紧张,全腹未及明确肿物,肝脾肋下未及,叩诊呈鼓音,移动性浊音阴性,肝浊音界存在,肝肾区无叩击痛,听诊肠鸣音减弱,未闻及高调肠鸣及气过水声。

入院后化验及检查:患者入我院肝胆胃肠外科后查血常规:白细胞(WBC)2.77×10⁹/L,血红蛋白(Hb)63 g/L,血小板(PLT)119×10⁹/L。生化:肌酐 655 μmol/L,尿素氮 23.8 mmol/L,钙 3.56 mmol/L,钾 3.3 mmol/L,尿酸 730 μmol/L。心脏超声:左室收缩、舒张功能大致正常,左室射血分数 60%。腹部 CT 示广泛肠管积气、肠梗阻。胸部 CT 示两肺磨玻璃样密度影,两侧多发肋骨、胸椎、胸骨、肩胛骨多发骨质破坏区,伴局部病理性骨折。腰椎平片:腰 3-4 椎体骨折。给予反复保留灌肠,配合血液透析、输血及营养支持等治疗后症状稍缓解,鉴于患者存在高钙血症、肾功能不全、贫血及病理性骨折,高度怀疑多发性骨髓瘤,进一步查血清蛋白电泳可见 M 蛋白条带,占比 0.96%。血尿免疫固定电泳示单克隆免疫球蛋白类型为 λ 游离轻链型,血清游离 λ 轻链 7100 mg/L,尿免疫球蛋白 λ 轻链 219 mg/L,考虑多发性骨髓瘤遂转入我科。查肝功能等:白蛋白 29 g/L ↓,球蛋白 18 g/L,肌酐 679 μmol/L,尿素氮 19.4 mmol/L,二氧化碳结合力 18.1 mmol/L。乳酸脱氢酶 156U/L,血 β₂ 微球蛋白 9.1 mg/L,N 端脑钠肽前体 8564pg/mL。24 小时尿蛋白定量 0.799 g。白细胞显微镜分类正常。骨髓细胞学:骨髓增生减低,浆细胞占 70.5%,易见原幼浆细胞,流式:可见约 27.82% 的单克隆浆细胞(免疫表型为 CD38++,CD138 部分 +,CD19-,CD56+,胞内免疫球蛋白 Lambda 轻链限制性表达)。FISH 检测:P53(17p13.1)基因缺失。染色体核型:46,XX[20](图 4-58-1~4-58-4)。

诊疗经过及疗效:明确诊断为:①多发性骨髓瘤 -λ 轻链型(DS 分期Ⅲ期 B;ISS 分期Ⅲ期;R-ISS 分期Ⅲ期)骨髓瘤骨病;②肾功能衰竭;③高血压级 1 级 高危;④高钙、低钾血症;⑤低蛋白血症;⑥高尿酸血症。予 VD 方案化疗(硼替佐米 2 mg d1、8、15、22;地塞米松 10 mg d1-2、8-9、15-6、22-23),并规律肾脏替代、输血支持及降压、平衡电解质等治疗,期间出现肺部感染,予广谱抗生素抗感染治疗。1 疗程结束后评估疗效:骨穿:骨髓增生活跃,浆细胞占 0.5%。血清蛋白电泳:未发现 M 蛋白。血尿免疫固定电泳未发现单克隆条带,评估达完全缓解,后继续上述方案规律化疗,未再出现肠梗阻症状。

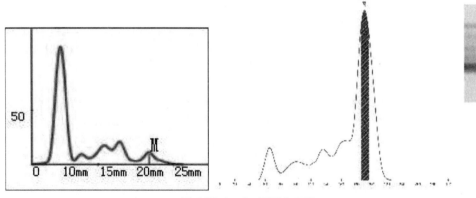

图 4-58-1　血、尿蛋白电泳

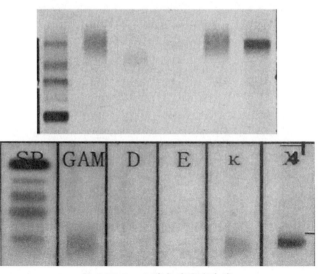

图 4-58-2　血清免疫固定电泳

图 4-58-3　尿免疫固定电泳

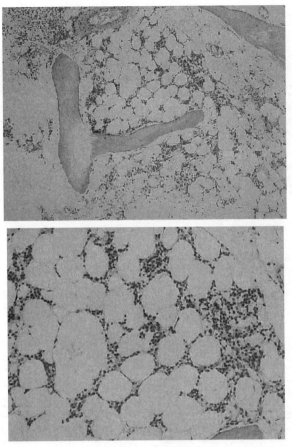

图 4-58-4　骨髓活检

【病例特点及分析】

病例特点:①患者老年女性,起病隐匿;②患者首发表现为肠梗阻;③查体贫血貌,结膜苍白,腹部散在轻压痛,听诊肠鸣音弱;④患者骨髓幼稚浆细胞比例 >10%,血清出现 λ 轻链型 M 蛋白且合并高钙血症、肾功能不全、贫血、骨破坏。

MM 诊断标准:有症状(活动性)骨髓瘤的诊断标准(需满足第 1 条及第 2 条,加上第 3 条中任 1 项):①骨髓单克隆浆细胞 ≥ 10% 或组织活检证实髓外浆细胞瘤;②血清和(或)尿出现单克隆 M 蛋白;③存在以下至少 1 项的骨髓瘤相关事件,即 CRAB-SLiM 症状之一:高钙血症(C);肾功能不全(R),肌酐 >2 mg/dl(>117μmol/L)或肌酐清除率 <40mL/min;贫血(A);骨质破坏(B),骨骼 X 线、CT 或 PET/CT 检查提示 1 处或多处病变;骨髓单克隆浆细胞 ≥ 60%(S);不正常的轻链比值 ≥ 100(累及 κ 链)或 ≤ 0.01(累及 λ 链)(Li);骨骼(B),MRI 检查发现 1 个以上 ≥ 5 mm 病灶。

MM 诊断分期: MM 的 Durie-Salmon 分期体系、ISS、R-ISS 分期体系(表 4-58-1、表 4-58-2)。

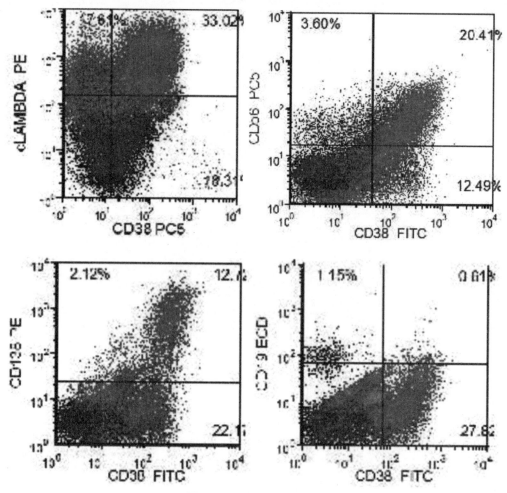

图 4-58-5　骨髓细胞流式

表 4-58-1　Durie-Salmon 分期体系

分期	分期标准
Ⅰ期	满足以下所有条件：
	1. 血红蛋白≥ 100 g/L
	2. 血清钙≤ 2.65mmol/L
	3. 骨骼 X 线片:骨骼结构正常或孤立性骨浆细胞瘤
	4.(1)IgG<50 g/L;(2)IgA<30 g/L;(3)本周蛋白 <4 g/24 h
Ⅱ期	不符合 Ⅰ 期和Ⅲ期
Ⅲ期	满足以下 1 个或多个条件：
	1. 血红蛋白 <85 g/L
	2. 血清钙 >2.65 mmol/L
	3. 骨骼检查中溶骨病变大于 3 处

分期	分期标准
	4.（1）IgG>70 g/L；（2）IgA>50 g/L；（3）本周蛋白 >12 g/24 h
亚型	
A 亚型	肌酐清除率 >40 mL/min 或血清肌酐水平 <177 umol/L
B 亚型	肌酐清除率 ≤ 40 mL/min 或血清肌酐水平 ≥ 177 umol/L

表 4-58-2　国际分期体系（ISS）及修订的国际分期体系（R-ISS）

分期	ISS 的标准	R-ISS 的标准
Ⅰ期	β_2-MG<3.5 mg/L 和白蛋白 ≥ 35 g/L	ISS Ⅰ期和非细胞遗传学高危患者同时 LDH 水平正常
Ⅱ期	不符合 ISS Ⅰ和Ⅲ期的所有患者	不符合 R-ISS Ⅰ和Ⅲ期的所有患者
Ⅲ期	β_2-MG ≥ 5.5 mg/L	ISS Ⅲ期同时细胞遗传学高危患者[a]或者 LDH 高于正常水平

注：细胞遗传学高危指 FISH 检出 del（17p），t（4；14），t（14；16）

该患者骨髓幼稚浆细胞比例 >10%，血清出现 λ 轻链型 M 蛋白，合并高钙血症、肾功能不全、贫血、骨破坏，因此诊断多发性骨髓瘤 -λ 轻链型；综合上述分期系统，因此评价 DS、ISS 及 R-ISS 分期均为Ⅲ期，且 FISH 检测示 P53（17p13.1）基因缺失，故评价为高危组。

该患者以肠梗阻为首发表现就诊，肠梗阻并非多发性骨髓瘤典型临床表现，根据上述肠梗阻发生的病因，我们分析导致该患者肠梗阻可能原因如下：①低钾血症，引起麻痹性肠梗阻；②骨痛后长期卧床导致肠蠕动减弱进一步加剧肠梗阻；③腰椎骨折压迫脊髓；④ M 蛋白导致的淀粉样变性累及胃肠道组织；⑤肿瘤呈高侵袭性时，大量瘤细胞增殖造成肠道浸润。

本病例虽以肠梗阻表现首诊于胃肠外科，但因其存在高钙血症、肾功能不全、贫血及骨痛之多发性骨髓瘤典型临床表现，故引起外科医生高度重视，请我科会诊后进一步完善 M 蛋白检查，提示单克隆免疫球蛋白存在，高度可疑多发性骨髓瘤，转入我科后完善骨髓相关检查加以证实，从而进行针对性化疗，为争取疾病早期缓解、临床获益奠定基础。

【专家点评】

多发性骨髓瘤（MM）是一种克隆性浆细胞异常增殖的恶性疾病。由于该病起病隐匿，临床表现复杂多样，并发症多，当临床表现不典型或以某一系统症状为突出表现时，极易误诊误治，延误救治时机。患者首诊科室可为肾内科、心内科、呼吸科、骨科、内分泌科等，因此需要各科室医生充分提高警惕，深化对 MM 的认识，不轻易遗漏对异常指标的进一步筛查，仔细进行鉴别诊断，这样才能大大降低 MM 的误诊率及漏诊率。

该患者此次入院突出的临床表现为腹痛、腹胀及停止排便等肠梗阻征象，进一步询问病史可知平素有乏力、腰痛等表现，但未引起足够重视，入院后完善血液学检查提示贫血、肾功能不全及高钙血症，随后进一步完善 M 蛋白及骨髓相关检查后确诊多发性骨髓瘤，兼顾肾功能予 VD 方案化疗达疾病缓解。

多发性骨髓瘤中以消化道症状为首发表现所占比例不多，且多数表现为肝大、脾大、腹痛、腹泻、纳差及消瘦等,以肠梗阻为首发表现的报道极少,根据肠梗阻疾病成因,分析骨髓瘤患者发生肠梗阻原因可为肠壁或肠腔内浆细胞瘤浸润导致机械性肠梗阻;电解质紊乱、脊髓压迫及免疫力低下导致重症感染、毒素肠道累积等影响肠道平滑肌收缩导致动力性肠梗阻;机体肿瘤高凝状态致肠系膜血管病变引起肠壁缺血,继而引起肠蠕动障碍所致缺血性肠梗阻等,故若患者 CRAB 表现不甚典型,而以肠梗阻表现为主时需仔细斟酌,想到多发性骨髓瘤这一复杂多变疾病,尽量以一元论进行病情解释分析,这样才能大大降低 MM 的误诊率和漏诊率。

【文献复习】

肠梗阻是引起急性腹痛最常见的原因之一,由于肠梗阻成因很多,例如术后腹腔内肠管粘连、肠系膜血管栓塞、电解质紊乱等,导致病因诊断困难。Yuchen Guo[1] 等人报道了一例 MM 患者高钙危象引发肠梗阻,高钙血症为 MM 最常见的代谢相关并发症,约发生于三分之一病例中,严重者可产生高钙危象危及生命。Tsai[2] 等人也报道了一例继发于高钙血症的急性肠梗阻病例,随着血钙水平下降,患者肠梗阻症状很快得到缓解,然而具体的致病机制还不甚明确,需要进一步探索。

Aubrey A[3] 等人报道了一例首发表现为肠梗阻的 MM 病例,腹平片显示腹部及骨盆部位一直径约 5.4 cm 对比增强的软组织团块,腹腔镜下显示小肠套叠,切除肿块病理检查示浆细胞瘤,指出肠套叠是髓外浆细胞瘤导致肠梗阻的常见病因。Lynna Alnimer[4] 等人报道了一例左髋关节孤立浆细胞瘤且经过放射治疗 3 年后表现为肠梗阻的患者,行腹部强化 CT 显示小肠肠腔内多个软组织肿物引发小肠不完全梗阻,小肠镜下病理组织活检示浆细胞瘤,随后进行 M 蛋白及骨穿相关检查明确诊断多发性骨髓瘤。髓外浆细胞瘤可先于或继发于 MM 出现,文献指出小肠浆细胞瘤一般首先出现,可能与其表现偏惰性有关,但由于肿瘤所在部位、大小及受累范围不同临床表现各异,这就需要我们发散思维、早期识别。

Mehrnaz Asadi[5] 报道了 1 例初始表现为腹痛 4 月,最终诊断病因为多发性骨髓瘤导致小肠肠系膜淀粉样变性的病例。淀粉样变性为不可溶性蛋白纤维胞外沉积所致,其中轻链型淀粉样变性最为常见,可累及肾脏、心脏及胃肠道等,而消化系统表现多为体重减轻、出血、吸收不良、排便习惯改变等,但对于以腹膜及大网膜肿块干扰肠腔循环所致肠梗阻报道不多,且该部位标本不易获得,所以急需引起临床关注和重视。

(天津市第四中心医院肿瘤血液科　冯青青)

【参考文献】

[1]　GUO Y, HE L, LIU Y, et al. A rare case report of multiple myeloma presenting with para-lytic ileus and type II respiratory failure due to hypercalcemic crisis[J]. *Medicine*, 2017, 96（52）:e9215.

[2]　TSAI WC, CHUANG TY, CHEN MC, et al. Ogilvie syndrome: a potentially life-threat-ening phenotype of immobilization hypercalcemia[J]. *Am J Emerg Med*, 2014, 32（7）:816.e1-3.

[3]　AUBREY A. Plasmacytoma as a cause of small bowel obstruction in a virgin abdomen in a

patient with multiple myeloma: a case report[J]. *J Med Case rep*, 2019, 13(1): 148.

[4] ALNIMER L, ZAKARIA A, Alshare B, et al. A Rare Case of Small Bowel Extramedullary Plasmacytomas Presenting With Intestinal Obstruction[J]. *Cureus*, 2021, 13(6): e15704.

[5] ASADI M. Mesenteric amyloid deposition as the initial presentation of multiple myeloma[J]. *BMJ Case Rep*, 2011; doi: 10.1136/bcr.05.2010.2977.

病例59 1例多发性骨髓瘤合并急性肾衰竭、肾性脑病、阑尾脓肿的综合治疗

【背景知识】

多发性骨髓瘤（multiple myeloma, MM），也称为浆细胞瘤，是仅次于非霍奇金淋巴瘤的第二大血液系统恶性肿瘤，占全部血液系统肿瘤的10%以上，病死率占所有肿瘤的1%，其特征为骨髓中单克隆浆细胞异常增生，骨髓瘤细胞分泌大量单克隆免疫球蛋白而损害组织器官。多发性骨髓瘤患者起病时常见的"CRAB"症状包括：贫血导致的乏力、头晕等；肾功能不全导致排尿异常、水肿等；高钙血症导致的嗜睡、昏迷、厌食、心慌等；骨质破坏导致的骨痛、病理性骨折等。除此之外，单克隆免疫球蛋白沉积可累及周围神经、肾脏、皮肤、心脏、肺脏、肝脏等，从而出现一系列症状。

急性肾衰竭（acute renal failure, ARF）是指肾小球滤过率突然或持续下降，引起氮质废物体内储留，水、电解质和酸碱平衡紊乱，所导致各系统并发症的临床综合征。急性肾衰竭的病因多种多样，可分为肾前性、肾性和肾后性三类。肾前性ARF的常见病因包括血容量减少（如各种原因的液体丢失和出血）、有效动脉血容量减少、低心排血量、肾内血流动力学改变（包括肾脏血管收缩、扩张失衡）和肾动脉机械性阻塞等。肾后性ARF的病因主要是急性尿路梗阻。肾性ARF是指肾实质损伤，常见的是肾缺血或肾毒性物质损伤肾小管上皮细胞（如急性肾小管坏死，ATN），也包括肾小球疾病、肾血管病和间质病变所伴的肾功能急剧下降。多发性骨髓瘤患者因为肾脏中的浆细胞分泌大量免疫球蛋白，免疫球蛋白的轻链不能结合到免疫球蛋白中，而是通过血管排出时经过血液循环进入到肾脏中，通过肾小球滤过而加重肾脏负担，因而造成肾功能衰竭。当急性肾衰竭的患者因水、电解质、酸碱平衡失调，致使一些有毒的物质在体内蓄积而引起神经系统功能障碍时，称之为肾性脑病。

阑尾周围脓肿指在阑尾急性炎症下，阑尾周围所形成的脓肿或炎性包块，位置可因阑尾位置而不同，最常见的部位是右下腹髂窝部。临床表现有腹胀、腹痛、腹膜刺激征象，压痛性包块和全身感染中毒症状等。阑尾脓肿发生率占急性阑尾炎的4%~10%。

【病例简介】

患者，男性，52岁，主诉"腰痛1月，加重伴恶心乏力1周，口腔出血1天"。

现病史：患者2021年5月无明显诱因出现腰痛，活动后加重，疼痛进行性加重难以忍受，伴下肢麻木、疼痛，自行口服镇痛药物无效。2021年6月2日就诊于当地医院，查腰椎CR提示"腰椎退行性病变"，未予重视。后患者疼痛进行性加重，完全卧床，伴乏力、恶心、纳差，进食困难，再次就诊于当地医院查腰椎MR：腰2/3-4/5椎间盘膨出，腰椎骨质增生。血常规：血红蛋白（Hb）89 g/L，肾功能提示：肌酐（Cr）269μmol/L、尿素氮（BUN）22mmol/L。

为行进一步治疗 2022 年 6 月 22 日就诊于血液病医院,复查血常规:Hb 74 g/L、血小板(PLT)63 × 10⁹/L,肾功能:Cr 517μmol/L、BUN 33mmol/L,考虑"多发性骨髓瘤？急性肾功能衰竭",予补液治疗,夜间患者出现牙龈出血,常规止血治疗无效,伴乏力疼痛明显。2021 年 6 月 23 日就诊我院肾内科。

既往史:既往体健,否认高血压、糖尿病、冠心病、脑血管病等病史。慢性乙型病毒性肝炎携带者,长期口服恩替卡韦抗病毒治疗。

个人史:否认药物过敏史。无烟酒嗜好。

家族史:家族中无遗传病、先天性疾病及类似疾病史。

入院体格检查:右下腹压痛,无反跳痛及肌紧张,肠鸣音正常。余查体未见明显异常。

入院后化验及检查:腹部 CT:①考虑急性阑尾炎,建议行全腹部增强 CT 检查,除外阑尾周围脓肿形成可能;②脂肪肝、肝Ⅶ段小囊肿;③升结肠憩室;④双肺下叶炎症,建议行胸部 CT 检查。PET-CT:①临床提示"骨髓瘤",骨质疏松,全身骨髓弥漫代谢增高,SUV-max6.9(高于肝血池),提示肿瘤弥漫浸润,但未见明确实体瘤病灶;胸 5-6、胸 12- 腰 2 锥体细微病理骨折,部分伴骨痂修复改变;②考虑急性阑尾炎、阑尾周围脓肿形成。完善骨穿检查结果待回报,予抗感染、抑酸护胃、营养支持等治疗。2021.6.25 患者出现谵妄、躁动,不除外肾性脑病,转入 MICU 进一步治疗,予生命体征监护,予悬浮红细胞纠正贫血,予床旁血液净化稳定内环境,并积极抗感染、化痰、扩冠加强营养支持等治疗。查尿本周氏蛋白电泳:免疫球蛋白 GAM、κ 轻链、κ 游离轻链泳道发现沉淀条带,尿本周氏蛋白阳性,类型为 κ 游离轻链型。尿蛋白电泳:M 130.53 mg/24 h。尿游离轻链:游离 κ183 mg/L、游离 κ/λ 22.6766。血清免疫固定电泳:免疫球蛋白类型为 IgG-κ。血清蛋白电泳:M 63.1188 g/L。血清游离轻链:游离 κ 64.78 mg/L、游离 κ/λ 9.3613。血清免疫球蛋白定量:IgG 90.91 g/L、TP 118.2 g/L。骨髓形态:浆细胞骨髓瘤骨髓象,幼浆占 25%,成熟浆细胞 0.5%。骨髓流式:可见约 67.52% 单克隆浆细胞。骨髓活检:结合免疫组化,考虑多发性骨髓瘤(浆细胞 >95%),免疫组化:CD38 多 +、CD138 多 +、CD56 多 +、κ 多 +、λ-、E-cad 少 +、MPO 少 +。FISH:13q14.3+、CKS1B(1q21)+、CCND1-、CCND3-、FGFR+、MAFB-、MAF-、RB1+、P53-。

诊疗经过及疗效:患者明确诊断为多发性骨髓瘤(IgG-κ 型 ISS 期:Ⅲ期 R-ISS 期:Ⅲ期中危组)。2021.7.1 患者丙泊酚镇静状态,生命体征相对稳定,转入我科继续治疗。排除禁忌, 2021.7.2-2021.7.13 予硼替佐米联合地塞米松方案化疗。患者谵妄、躁动,予咪达唑仑持续静脉泵入、奥氮平及利培酮口服镇静。患者肺部感染、胸腔积液、阑尾炎、阑尾周围脓肿,予亚胺培南、替加环素、卡泊芬净联合抗感染治疗。治疗后患者腰痛好转,意识状态好转,未再谵妄躁动,复查血常规:HB 78 g/L、WBC 3.65 × 10⁹/L、PLT 71 × 10⁹/L;生化:Cr 84μmol/L、BUN 11.2mmol/L、ALT 18U/L、AST 21U/L; 1, 3-β-D 葡聚糖:129.2pg/mL;复查胸腹 CT 示肺部感染较前好转,阑尾肿胀较前减轻,未见脓肿形成。患者生命体征平稳,意识清楚,一般情况可,顺利出院。

【病例特点及分析】

病例特点:①患者中年男性,腰痛起病。②血清 M 蛋白 63.1188 g/L,尿 M 蛋白

130.53 mg/24 h。③骨髓形态：浆细胞骨髓瘤骨髓象，幼浆占 25%，成熟浆细胞 0.5%。骨髓流式：可见约 67.52% 单克隆浆细胞。骨髓活检：结合免疫组化，考虑多发性骨髓瘤（浆细胞 >95%）。④患者骨痛剧烈，PET-CT 提示胸腰椎多发骨质破坏；贫血，血红蛋白 74 g/L。⑤肌酐 517μmol/L，并出现谵妄、躁动等神经系统症状。⑥右下腹疼痛，腹部 CT 及 PET-CT 提示急性阑尾炎、阑尾脓肿。

MM 诊断标准：有症状（活动性）骨髓瘤的诊断标准（需满足第 1 条及第 2 条，加上第 3 条中任 1 项）：①骨髓单克隆浆细胞 ≥ 10% 或组织活检证实髓外浆细胞瘤；②血清和（或）尿出现单克隆 M 蛋白；③存在以下至少 1 项的骨髓瘤相关事件，即 CRAB-SLiM 症状之一：高钙血症（C）；肾功能不全（R），肌酐 >2 mg/dL（>117μmol/L）或肌酐清除率 <40mL/min；贫血（A）；骨质破坏（B），骨骼 X 线、CT 或 PET/CT 检查提示 1 处或多处病变；骨髓单克隆浆细胞 ≥ 60%（S）；不正常的轻链比值 ≥ 100（累及 κ 链）或 ≤ 0.01（累及 λ 链）（Li）；骨骼（B），MRI 检查发现 1 个以上 ≥ 5 mm 病灶。

患者骨髓单克隆浆细胞 >10%，且血清 M 蛋白类型为 IgG-κ 型，同时有贫血、骨病所致骨痛等症状，明确诊断为多发性骨髓瘤，但起病时合并症复杂，在行化疗治疗多发性骨髓瘤之前，予地塞米松预治疗，早期行血液净化或血液透析治疗急性肾衰竭，同时予米达唑仑、丙泊酚镇静。患者病情危重，急性阑尾炎及阑尾脓肿暂不考虑手术及穿刺引流，积极予亚胺培南抗感染，待病情稳定行阑尾切除术。

【专家点评】

多发性骨髓瘤（MM）是一种克隆性浆细胞异常增殖的恶性疾病。由于该病起病隐匿，临床表现复杂多样，并发症多，当临床表现不典型或以某一系统症状为突出表现时，极易误诊误治，延误救治时机。该患者起病时腰痛剧烈，化验示肾功能不全，就诊于肾内科，但患者病情进展迅速，短时间内发展为急性肾功能衰竭、肾性脑病，转入重症监护病房行床旁血液净化；与此同时患者合并阑尾脓肿，无法行手术治疗，积极予内科对症支持治疗。该患者起病时十分复杂，且病情危重，极易耽误治疗时机，通过快速甄别判断，完善多发性骨髓瘤相关化验检查的同时积极治疗并发症，明确诊断后尽早治疗原发病，使得患者从"生死一线"抢救成功，病情稳定顺利出院。

【文献复习】

多发性骨髓瘤患者的常见治疗包括蛋白酶体抑制剂（如硼替佐米、卡非佐米、伊沙佐米）、免疫调节剂（如沙利度胺、来那度胺和泊马度胺）、针对骨髓瘤细胞表面抗原的单克隆抗体（如达雷妥尤单抗、elotuzumab 和 isatuximab）和自体造血干细胞移植。在美国，无论患者适合移植或不适合移植，新诊断多发性骨髓瘤患者的标准一线治疗均为硼替佐米、来那度胺、地塞米松。但来那度胺最常见的不良反应为血小板减少症（21.5%）和中性粒细胞减少症（42.2%），其他较常见的不良反应还包括腹泻、瘙痒、皮疹、便秘、恶心、下肢静脉血栓等，因此该患者诱导治疗时并未加入来那度胺治疗。

急性肾衰竭治疗包括以下几个方面：①积极控制原发病因、去除加重急性肾损伤的可逆因素：对于各种严重外伤、心力衰竭、急性失血等都应进行相应的治疗，包括扩容，纠正血容量不足、休克和控制感染等。停用影响肾灌注或肾毒性药物。注意调整药物剂量。②维持机体的水、电解质和酸碱平衡:患者容易出现水负荷过多,极易导致肺水肿,严重者还可出现脑水肿。应密切观察患者的体重、血压和心肺症状与体征变化,严格计算患者 24 小时液体出入量。补液时遵循"量入为出"的原则。出现高钾血症时,应密切检测心率和心电图,并紧急药物处理,或尽早进行透析治疗。对于无症状性低钙血症,不需要处理。纠正酸中毒后,常因血中游离钙浓度降低,导致手足抽搐,可给予 10% 葡萄糖酸钙稀释后静脉注射。③控制感染:积极使用有效抗生素治疗,可根据细菌培养和药物敏感试验选用对肾无毒性或毒性低的药物,并按肌酐清除率调整剂量。④血液净化治疗:血液净化在急性肾衰竭的救治中起到关键的作用,常用模式有血液透析、血液滤过和腹膜透析三大基本类型。对纠正氮质血症、心力衰竭、严重酸中毒及脑病等症状均有较好的效果。对于多发性骨髓瘤合并急性肾衰竭的患者,通过早期、及时透析治疗并降低原发病肿瘤负荷,这种肾功能衰竭是可逆的。

阑尾炎、阑尾周围脓肿的治疗包括:①禁食,胃肠减压,保证充分休息。②严密观察体征变化以及包块情况,包括包块大小,压痛轻重及肌紧张的范围是否缓解,中毒症状是否改善。③药物治疗:覆盖需氧菌和厌氧菌的广谱抗生素。④手术治疗:若发现右下腹炎性肿块继续扩大达 10 cm,并伴有明显压痛,体温、脉搏和白细胞计数、嗜中性粒细胞百分比都继续升高,需手术治疗。

该患者为初诊多发性骨髓瘤,合并急性肾衰竭、肾性脑病、急性阑尾炎、阑尾脓肿。起病时病情危重,早期、及时、联合治疗至关重要。在行化疗治疗多发性骨髓瘤之前,予地塞米松预治疗,早期行血液净化或血液透析治疗急性肾衰竭,同时予米达唑仑、丙泊酚镇静。患者病情危重,急性阑尾炎及阑尾脓肿暂不考虑手术及穿刺引流,积极予亚胺培南抗感染,待病情稳定行阑尾切除术。经治疗后患者腰痛、腹痛症状好转,意识清楚,复查腹部 CT 示炎症吸收、阑尾周围未见脓肿形成,生命体征平稳,顺利出院。

(天津市人民医院肿瘤诊疗中心　王雪　赵邢力)

【参考文献】

[1] DICKRAN K. Multiple myeloma epidemiology and survival, a unique malignancy [J]. *Semin Oncol*, 2016, 43(6): 676-681.

[2] KUMAR SK, CALLANDER NS, ALSINA M, et al. NCCN Guidelines Insights: Multiple Myeloma, Version 3.2018 [J]. *J Natl Compr Canc Netw*, 2018, 16(1): 11-20.

[3] LUDWIG H, MIGUEL JS, DIMOPOULOS MA, et al. International Myeloma Working Group recommendations for global myeloma care. *Leukemia*, 2014, 28(5): 981-992.

[4] 中国多发性骨髓瘤诊治指南(2022 年修订)[J]. 中华内科杂志, 2022, 61(5): 480-487.

[5] 李晓玫. 慢性肾脏病基础上急性肾衰竭的诊断与防治 [J]. 中华肾脏病杂志, 2006, 22(11): 3.

[6] 齐辰利, 成秀芬, 李荣山, 等. 血液灌流对急性肾衰竭患者微炎症状态的影响 [J]. 中国血液净化, 2006, 5(8): 4.

[7] 刘安重, 史陈让, 张兆林, 等. 阑尾周围脓肿的手术时机和手术方法对疗效和预后的影

响(附 138 例临床分析)[J]. 骨科, 2001, 25(006):329-330.

病例60 多发性骨髓瘤一例

【背景知识】

多发性骨髓瘤(MM)是一种克隆浆细胞异常增殖的恶性疾病,在很多国家是血液系统第 2 位常见恶性肿瘤,多发于老年,目前仍无法治愈。其以骨髓浆细胞克隆性增殖,血尿中出现单克隆免疫球蛋白或其片段(又称 M 蛋白)及肾、骨髓、骨骼等相关的靶器官功能损害为特征。MM 常见的症状包括骨髓瘤相关器官功能损伤的表现,即"CRAB"症状 [血钙增高,肾功能损害,贫血,骨病] 以及继发淀粉样变性等相关表现。目前 MM 仍被认为是不可治愈的疾病,因此其治疗的主要目标仍是降低肿瘤负荷,延缓疾病复发及延长总生存期。近年来,自体造血干细胞移植的发展及相继出现的抗骨髓瘤药物(如:蛋白酶体抑制剂:卡非佐米、伊沙佐米;免疫调节剂:来那度胺、沙利度胺;泊马度胺;单克隆抗体:CD38 抗体:Darzalex;CS1 单抗:埃罗妥珠单抗)使得 MM 的治疗效果获得了里程碑式的进展,骨髓瘤的中位生存时间已经从 3~5 年延长至 5~8 年。

【病例简介】

患者男,62 岁,主因"乏力 3 个月"入院。

现病史:患者 3 个月前无明显诱因出现双下肢无力,无发热,无咳嗽、咳痰,无腹痛、腹泻,无恶心、呕吐,无盗汗,无骨骼疼痛,可见泡沫尿,无尿频、尿急、尿痛,患者未在意,未就诊。患者乏力逐渐加重, 2021.12.20 就诊于我院门诊,查血常规:WBC $2.78 \times 10^9/L$(↓),HGB 88 g/L(↓), PLT $115 \times 10^9/L$, LYMPH 44.6%(↑)。电解质六项 + 肝肾心功能:TP 111.7 g/L(↑), QDBGLU 66.9 g/L(↑), Cr 74.8μmol/L, LDH 80.6U/L。血 $β_2$ 微球蛋白 5.46 mg/L(↑)。血免疫球蛋白 G 2.83 g/L(↓),免疫球蛋白 A 64.2 g/L(↑),免疫球蛋白 M 0.05 g/L(↓),轻链 K 定量 205 mg/dL(↓),轻链 L 定量 1810 mg/dL(↑),游离 LAM 轻链 2020 mg/L(↑),尿轻链 K 定量 4.17 mg/dL(↑),轻链 L 定量 1280 mg/dL(↑), K:L 0.0033(↓)。血免疫固定电泳:在 β 区可见一条单克隆 IgAλ 成分。尿免疫固定电泳:在 β 区可见一条单克隆轻链 λ 成分。尿 M 片段 159.89%。2021-12-21 骨髓涂片(髂骨):浆细胞比例明显增高(24%)骨髓象,考虑多发性骨髓瘤可能性大,请结合临床、流式细胞学及免疫固定电泳等检查。2021-12-23 骨髓病理:异常浆细胞比例增高,散在或灶性分布,胞体大,胞浆丰富,胞核偏位,部分可见核仁;粒红比例略减小,粒红系各阶段细胞可见,均以中幼及以下阶段细胞为主,巨核细胞不少,分叶核为主;网状纤维染色(MF-1 级);浆细胞肿瘤,考虑浆细胞骨髓瘤,建议结合临床及其它检查进一步确诊。考虑诊断为多发性骨髓瘤(IgAλ),为求进一步诊疗入院。患者饮食睡眠可,大小便通畅,体重减轻约 2kg。

既往史:平素体健,否认病毒性肝炎、肺结核病史,否认高血压、糖尿病、高血脂病史,否认脑血管疾病、心脏病史,否认精神病史、地方病史、职业病史。2014 年因甲状腺结节行甲状腺切除后,术后口服"优甲乐"治疗,否认药物、食物过敏史,预防接种史不详,否认输血史。

个人史：否认药物过敏史。无烟酒嗜好。

家族史：无家族及遗传病病史。

入院体格检查：无贫血貌，主动体位，查体合作。周身皮肤无皮疹、黄染、出血点，浅表淋巴结无肿大。头颅未见畸形，眼睑无浮肿，眼球无突出，结膜无苍白，巩膜无黄染，角膜未见异常，瞳孔等大等圆，对光反射灵敏。耳廓无畸形，外耳道无异常分泌物，乳突无压痛。鼻腔通气良好，各副鼻窦区均无压痛。口唇无紫绀，伸舌居中，牙龈无增生，咽部无充血，扁桃体无肿大。颈静脉无怒张，颈软，甲状腺无肿大，气管居中。胸廓对称无畸形，双侧呼吸动度一致，语颤正常，胸骨压痛无，双肺叩诊呈清音，肝上界位于右锁骨中线第 V 肋间，双肺呼吸音清，未闻及干湿罗音。心前区无隆起，无细震颤，心界不大，心率 82 次 / 分，律齐，各瓣膜听诊区未闻及病理性杂音。腹部平坦，未见肠形、蠕动波及腹壁静脉曲张，腹软，无压痛及反跳痛，肝肋下未触及，脾肋下未触及，移动性浊音阴性，肠鸣音正常。肛门及外生殖器未查。脊柱四肢无畸形，四肢活动正常，双下肢无浮肿。膝腱反射正常，布氏征阴性，巴氏征阴性，克氏征阴性。

入院后化验及检查如下。

血液相关化验：血常规：WBC 3.17×10^9/L（↓），RBC 2.75×10^{12}/L（↓），HGB 84 g/L（↓），PLT 133×10^9/L，NEUT 1.7×10^9/L（↓），RET% 1.03%。生化：TP 108.3 g/L（↑），QD-BGLU 64.7 g/L（↑），A/G 0.67（↓），DBIL 4.9umol/L（↑），UA 435.4umol/L（↑），a-HBDH 44.9U/L（↓），CHO 1.93mmol/L（↓），HDL 0.71mmol/L（↓），LDL 0.94mmol/L（↓），AMY 29.1U/L（↓），Cl 100.2mmol/L（↓），Ca 2.62mmol/L。尿常规：PRO（尿蛋白）1+，BLO（隐血）1+，镜检红细胞 3 个 /μL，镜检白细胞 1 个 /μL，B 型钠尿肽（BNP）65.2pg/mL。甲状腺功能五项：甲状腺素 49.18nmol/L（↓），三碘甲状腺原氨酸 1.12nmol/L，游离三碘甲状腺原氨酸（FT3）7.17pmol/L，游离甲状腺素（FT4）8.75pmol/L，促甲状腺激素（TSH）3.11uIU/mL。贫血五项筛查：维生素 B_{12} 115pmol/L（↓），铁蛋白 22.9ng/mL（↓），促红细胞生成素 43.25mIU/mL（↑），内因子抗体 2.12AU/mL（↑）。尿微量蛋白：微量总蛋白 2.384 g/24 h（↑）。凝血八项：凝血酶原时间（PT）14.4 s（↑），国际标准化比率（INR）1.23（↑），部分凝血活酶时间（APTT）57.1 s（↑），凝血酶时间（TT）25.3 s（↑），纤维蛋白原 0.99 g/L（↓），抗凝血酶 III 活性测定 70.7%。血免疫球蛋白 G 2.65 g/L（↓），免疫球蛋白 A 69 g/L（↑），免疫球蛋白 M 0.05 g/L（↓），轻链 K 定量 196 mg/dL（↓），轻链 L 定量 1710 mg/dL（↑），K：L 0.1146（↓），游离 LAM 轻链 2077.5 mg/L（↑），rFLC（κ-FLC：λFLC）0（↓）。血免疫固定电泳：在 β 区可见一条单克隆 IgAλ 成分。尿免疫固定电泳：在 β 区可见一条单克隆轻链 λ 成分。尿 M 片段 189.2%。血 M 片段 126.64%。肿瘤标记物：癌胚抗原 5.4ng/mL（↑）。

骨髓相关化验：骨髓涂片：浆细胞约占 41%，可见原幼浆细胞，符合多发性骨髓瘤骨髓象。染色体荧光原位杂交（FISH）：IGH 基因重排阳性；RB-1、1 号染色体相关 CKS1B 和 CDKN2 C 基因未见异常；TP53 基因缺失阴性，56% 细胞提示 +17。免疫分型 -MM（静脉血）：成熟淋巴细胞占有核细胞的 34.74%，CD19+B 细胞占淋巴细胞的 6.29%，cKappa/cLambda=1.15，未见浆细胞，请结合临床及其他检查结果。免疫分型 -MM（骨髓）：异常细胞群约占有核细胞的 5.28%,强表达 CD38,CD138,CD200,CD56,cLambda,弱表达 CD27,CD81,CD20,CD117,CD45,不表达 CD19,CD28,cKappa,符合异常浆细胞表型。2021-12-31 骨髓病理:送检骨髓增生大致正常(40%~50%),异型浆细胞弥漫增多(约 50%),可识别的粒红系细胞散在分布,巨核细胞不少,分叶核为主;网状纤维染色(MF-0 至 1 级);免疫组化示 CD138+,Kappa-,Lambda+,CD56+,CD19-,CD20-,CD117-;结论为多发性骨髓瘤。

其他检查:胸部 CT:①两肺间质病变、间质纹理增多;②气管内索条影,考虑痰栓可能性大;③胸廓诸骨骨质密度不均,右侧第 4-6 前肋及左侧第 5 肋局部骨折;④动脉硬化。全身骨骼低剂量 CT 平扫:①头颅、脊柱、胸廓、盆腔、两侧肱骨、股骨诸骨改变,请结合临床;两侧肱骨、股骨髓腔多发软组织密度影;②颈椎、胸椎、腰椎骨质增生;③动脉硬化;心脏增大;④两侧上颌窦炎,肝脏低密度影,两肾考虑小结石;⑤阴囊内低密度影。心脏超声:三尖瓣少量反流;肺动脉瓣少量反流;二尖瓣少量反流;左心室舒张功能减低。泌尿系超声:双肾未见明显异常。腹部彩色超声:肝胆胰脾未见异常。

诊疗经过及疗效:患者确诊为:①多发性骨髓瘤(IgA-λ 型,DS 分期 III 期 A,ISS 分期 II 期,IgH 重排阳性);②甲状腺术后,于 2021.12.29 开始给予第一疗程 VRD 方案化疗(硼替佐米 2.2 mg d1、4、8、11,来那度胺 25 mg d1-21,地塞米松 10 mg d1、4、8、11),辅以护肝护胃营养神经等对症治疗,后患者相继完成 4 个疗程的 VRD 化疗方案(硼替佐米 2.2 mg d1、8、15、21,来那度胺 25 mg d1-21,地塞米松 10 mg d1、8、15、22),期间定期复查血常规,2022-06-08:WBC 2.69×10⁹/L(↓),RBC 4.47×10¹²/L(↓),HGB 134 g/L(↓),PLT 208×10⁹/L,NEUT 1.53×10⁹/L(↓)。

【病例特点及分析】

病例特点:①老年男性,起病缓,病程 3 个月;②患者临床表现以乏力为主,伴蛋白尿。③查体:双下肢无浮肿,周身皮肤无出血点,胸骨无压痛。④患者骨髓浆细胞约占 41%,可见原幼浆细胞。血免疫固定电泳血 GAMκλ 在 β 区可见一条单克隆 IgAλ 成分。尿免疫固定电泳尿 GAMκλ 在 β 区可见一条单克隆轻链 λ 成分。血红蛋白:84 g/L。患者无骨骼疼痛,全身骨骼低剂量 CT 平扫:头颅、脊柱、胸廓、盆腔、两侧肱骨、股骨诸骨改变,请结合临床;两侧肱骨、股骨髓腔多发软组织密度影。

MM 诊断标准如下。

无症状(冒烟型)骨髓瘤诊断标准(需满足第 3 条 + 第 1 条 / 第 2 条):①血清单克隆 M 蛋白 ≥ 30 g/L,24 h 尿轻链 ≥ 0.5 g;②骨髓单克隆浆细胞比例 10%~59%;③无相关器官及组织的损害(无 SLiM-CRAB 等终末器官损害表现)。

有症状(活动性)骨髓瘤的诊断标准(需满足第 1 条及第 2 条,加上第 3 条中任 1 项):①骨髓单克隆浆细胞 ≥ 10% 或组织活检证实髓外浆细胞瘤;②血清和(或)尿出现单克隆 M 蛋白 [a];③骨髓瘤引起的相关表现。

靶器官损害表现(CRAB)[b]:

[C] 校正血清钙 [c]>2.75 mmol/L。

[R] 肾功能损害(肌酐清除率 <40 mL/min 或血清肌酐 >177 μmol/L)。

[A] 贫血（血红蛋白低于正常下限 20 g/L 或 <100 g/L）。

[B] 溶骨性破坏,通过影像学检查（X 线片、CT 或 PET-CT）显示 1 处或多处溶骨性病变。

无靶器官损害表现,但出现以下 1 项或多项指标异常（SLiM）:

[S] 骨髓单克隆浆细胞比例 ≥ 60%[d]。

[Li] 受累/非受累血清游离轻链比 ≥ 100[e]。

[M]MRI 检查出现 >1 处 5 mm 以上局灶性骨质破坏。

[注: a 无血、尿 M 蛋白量的限制,如未检测出 M 蛋白（诊断不分泌型 MM）,则需骨髓瘤单克隆浆细胞 ≥ 30% 或活检为浆细胞瘤;b 其他类型的终末器官损害也偶有发生,若证实这些脏器的损害与骨髓瘤相关,可进一步支持诊断和分类;c 校正血清钙（mmol/L）＝血清总钙（mmol/L）－ 0.025× 血清白蛋白浓度（g/L）＋ 1.0（mmol/L）,或校正血清钙（mg/dl）＝血清总钙（mg/dl）－血清白蛋白浓度（g/L）＋ 4.0（mg/dl）;d 浆细胞单克隆性可通过流式细胞术、免疫组化、免疫荧光的方法鉴定其轻链 κ/λ 限制性表达,判断骨髓浆细胞比例应采用骨髓细胞涂片和骨髓活检方法而不是流式细胞术进行计数,在穿刺和活检比例不一致时,选用浆细胞比例高的数值;e 需要受累轻链数值至少 ≥ 100 mg/L]

MM 诊断分期包括 MM 的 Durie-Salmon 分期体系、ISS、R-ISS 分期体系（表 4-60-1、4-60-2）。

表 4-60-1　Durie-Salmon 分期体系

分期	标准
Ⅰ 期	满足以下所有条件:
	1. 血红蛋白 ≥ 100 g/L
	2. 血清钙 ≤ 2.65 mmol/L（11.5 mg/dl）
	3. 骨骼 X 线片:骨骼结构正常或孤立性骨浆细胞瘤
	4. 血清或尿骨髓瘤蛋白产生率低:（1）IgG<50 g/L;（2）IgA<30 g/L;（3）本周蛋白 <4 g/24 h
Ⅱ 期	介于 Ⅰ 期和Ⅲ期之间
Ⅲ 期	以下任何一项或几项:
	1. 血红蛋白 <85 g/L
	2. 血清钙 >2.65 mmol/L（11.5 mg/dl）
	3. 骨骼检查中溶骨病变大于 3 处
	4. 血清或尿骨髓瘤蛋白产生率高:（1）IgG>70 g/L;（2）IgA>50 g/L;（3）本周蛋白 >12 g/24 h
亚型	
A 亚型	肾功能正常 [肌酐清除率 >40 mL/min 或血清肌酐水平 <177 umol/L（2.0 mg/dl）]
B 亚型	肾功能不全 [肌酐清除率 ≤ 40 mL/min 或血清肌酐水平 ≥ 177 umol/L（2.0 mg/dl）]

表 4-60-2 国际分期体系(ISS)及修订的国际分期体系(R-ISS)

分期	ISS 的标准	R-ISS 的标准
Ⅰ期	β2-MG<3.5 mg/L 和白蛋白≥ 35 g/L	ISS Ⅰ期和非细胞遗传学高危患者同时 LDH 水平正常
Ⅱ期	不符合 ISS Ⅰ和Ⅲ期的所有患者	不符合 R-ISS Ⅰ和Ⅲ期的所有患者
Ⅲ期	β2-MG ≥ 5.5 mg/L	ISS Ⅲ期同时细胞遗传学高危患者 [a] 或者 LDH 高于正常水平

注:β2-MG 为 β2 微球蛋白;LDH 为乳酸脱氢酶;a 细胞遗传学高危指间期荧光原位杂交检出 del(17p)、(t 4;14)、(t 14;16)

患者骨髓涂片浆细胞约占 41%,可见原幼浆细胞,血清和尿液出现 IgA-λ 型 M 蛋白,患者血红蛋白 84 g/L,因此诊断多发性骨髓瘤 IgA-λ 型,血红蛋白 84 g/L,肾功能正常符合 D-S 分期Ⅲ期 A 诊断标准。$β_2$-MG 5.46 mg/l, ISS 分期为 Ⅱ期。染色体荧光原位杂交 IGH:检测 IGH 基因重排阳性。

乏力为多发性骨髓瘤的非特异性全身症状, 70% MM 患者诊断时存在贫血症状,骨髓瘤细胞浸润骨髓,其产生的多种细胞因子包括 IL-1、TNF-α、TGF-β、IFN 等均可使 EPO 产生相对不足及红系祖细胞数量减少导致贫血。此外,部分患者因肾功能不全而引起 EPO 不足也会导致贫血。但多种血液及非血液系统的疾病均可以引起贫血症状,在完善骨髓,血、尿相关检查后,患者最终明确诊断 1. 多发性骨髓瘤(IgA-λ 型, DS 分期 Ⅲ 期 A, ISS 分期 Ⅱ 期,IgH 重排阳性)。

【专家点评】

多发性骨髓瘤(MM)是一种克隆浆细胞异常增殖的恶性疾病,其临床表现具有很强的异质性,主要表现为骨髓瘤相关器官功能损伤的表现,即"CRAB"症状 [血钙增高,肾功能损害,贫血,骨病] 以及继发淀粉样变性等,患者诉 3 个月前无明显诱因出现乏力症状,且进行性加重,至我院门诊查血常规示红细胞、白细胞减少,说明患者乏力症状由贫血引起,因此按照"贫血待查"的临床思路考虑,后完善血液,尿液,骨髓及全身骨骼低剂量 CT 平扫,随着免疫球蛋白含量增高,血、尿免疫固定电泳血 GAMκλ 在 β 区可见一条单克隆 IgAλ 成分尿标本初诊:尿 M 片段 189.2%。血标本初诊:M 片段 126.64%,骨髓浆细胞约占 41% 可见原幼浆细胞的发现,患者的诊断逐渐明朗。

超过 90% 的 MM 患者在疾病发展过程中会出现贫血症状,而贫血又是血液系统疾病的一个常见症状,因此对于贫血待查的患者一定要充分完善血尿便常规、肝肾功能及电解质等基本项目的检查,同时不要遗漏对于血免疫球蛋白升高的筛查,这样才能减少 MM 的误诊率。

【文献复习】

根据最新的全球癌症观察站(global cancer observatory, GLOBOCAN)统计, 2018 年全球估计有 16 万例 MM 病例,占所有癌症诊断的 0.9%,男性的发病率为女性的 1.5 倍左右。从 1990 年到 2016 年,全球 MM 发病率增加了 126%。

贫血的病因可以分为三大类:红细胞生成减少,红细胞破坏过多,红细胞丢失过多。而红细胞生成减少的原因也可以大致分为三类:造血原料缺乏,如:缺铁性贫血,巨幼细胞性贫血;造血干细胞异常:如骨髓增生异常综合症,白血病,骨髓纤维化,多发性骨髓瘤,淋巴瘤等引起的贫血。造血调节异常:如肾性贫血等。

贫血是骨髓瘤最常见的症状,可由肿瘤细胞浸润抑制骨髓造血功能,肾功能不全导致促红细胞生成素分泌不足,出血以及化疗药物抑制引起,贫血程度与肿瘤负荷有一定的相关性。对于 MM 贫血可以给予促红细胞生成素治疗,通常起始剂量为 1 万 U 皮下注射,3 周一次,若无效果可在 3 周后增加剂量。对于新诊断的 MM 患者首先要根据其年龄、一般状况和合并症情况考虑患者是否适合进行 ASCT,对于适合 ASCT 的患者来说,应首先接受 4~6 个疗程的诱导治疗获得最大疗效后进 ASCT,后进入巩固和维持治疗阶段;对于不适合 ASCT 的患者,经过 4~6 个疗程的诱导治疗后直接进入巩固和维持治疗阶段。对于年龄小于 65 岁且不伴有重要脏器功能损害的骨髓瘤患者首先呢考虑使用含有新药沙利度胺、来那度胺、硼替佐米的诱导方案,然后进行 ASCT 以获得高质量的缓解,后继续维持治疗。

(中国医学科学院血液病医院再生医学诊疗中心　杨斐　方力维)

【参考文献】

[1] PADALA SA, BARSOUK A, BARSOUK A, et al. Epidemiology, Staging, and Management of Multiple Myeloma[J]. *Med Sci*,2021;9(1):3.

[2] NEWHALL DA, OLIVER R, LUGTHART S. Anaemia:A disease or symptom[J]. *Neth J Med*, 2020;78(3):104-110.

[3] 中国多发性骨髓瘤诊治指南(2020 年修订)[J]. 中华内科杂志, 2020, 59(05): 341-346.

病例61　皮肤紫癜一例

【背景知识】

皮肤黏膜出血是因机体止血或凝血功能障碍所引起,通常以全身性或局限性皮肤黏膜自发性出血或损伤后难以止血为临床特征。其基本病因有三个因素,即血管壁功能异常、血小板数量或功能异常及凝血功能障碍。

1.血管壁功能异常:当毛细血管壁存在先天性缺陷或受损时不能正常的收缩发挥止血作用,而致皮肤黏膜出血。常见于如下情况。

(1)遗传性出血性毛细血管扩张症、血管性假性血友病。

(2)过敏性紫癜、单纯性紫癜、老年性紫癜、机械性紫癜。

(3)严重感染、化学物质或药物中毒及代谢障碍,维生素 C 或维生素 PP 缺乏、尿毒症、动脉硬化等。

因血管壁功能异常引起的出血特点为皮肤黏膜的瘀点、瘀斑,如过敏性紫癜表现为四肢或臀部有对称性、高出皮肤(荨麻疹或丘疹样)紫癜,可伴有痒感、关节痛及腹痛,累及肾脏时可有血尿。老年性紫癜常为手、足的伸侧瘀斑;单纯性紫癜为慢性四肢偶发瘀斑,常见于女性病人月经期。

2.血小板异常　血小板磷脂在磷脂酶作用下释放花生四烯酸,随后转化为血栓烷,进一

步促进血小板聚集,并由强烈的血管收缩作用,促进局部止血。当血小板数量或功能异常时均可引起皮肤黏膜出血。常见于:

(1)血小板减少:① 血小板生成减少,如再生障碍性贫血、白血病、感染、药物性抑制等;② 血小板破坏过多,如免疫性血小板减少症、药物性血小板减少症;③ 血小板消耗过多,如血栓性血小板减少性紫癜、DIC 等。

(2)血小板增多:① 原发性:原发性血小板增多症;② 继发性:继发于慢性粒细胞白血病、脾切除后、感染、创伤等。此类疾病血小板数虽然增多,但由于活动性凝血活酶生成迟缓或伴有血小板功能异常,仍可引起出血。

(3)血小板功能异常:① 遗传性:血小板无力症(聚集功能异常)、血小板病(血小板第 3 因子异常)等;② 继发性:继发于药物、尿毒症、肝病、异常球蛋白血症等。

血小板减少出血的特点为同时有出血点、紫癜和瘀斑、鼻出血、牙龈出血、月经过多、血尿及黑便等,严重者可致脑出血。

3. 凝血功能障碍　凝血过程中任何一个凝血因子缺乏或功能不足均可引起凝血障碍,导致皮肤黏膜出血。

(1)遗传性:血友病、低纤维蛋白血症、凝血酶原缺乏症、低凝血酶原血症、凝血因子缺乏等。

(2)继发性:严重肝病、尿毒症、维生素 K 缺乏。

(3)循环血液中抗凝物质增多或纤溶亢进:异常蛋白血症类肝素抗凝物质增多、抗凝药物治疗过量、原发性纤溶或弥散性血管内凝血所致的继发性纤溶。

因凝血功能障碍引起的出血表现有内脏、肌肉出血或软组织血肿,亦常有关节腔内出血,且常有家族史或肝脏病史。

(三)病例简介

患者男,60 岁,主因"间断牙龈出血 4 年,皮疹及皮肤出血点 2 年,乏力半年"入院。

现病史:4 年前患者间断出现刷牙后牙龈出血,不易止血,偶有血块,后至口腔门诊洁牙后症状好转。2 年前患者双下肢膝盖以下出现点状红色皮疹,自诉不高于皮面,伴瘙痒,常于喝酒及食海鲜后加重,无晨轻暮重表现。至外院皮科就诊予"芦丁、维生素 C"处理,患者未遵医嘱服用,自诉 1 年多前上述症状自行缓解。1 年前患者颜面部及躯干部出现多处自发性出血点,伴瘙痒,于挠抓后出血点增多。患者于外院就诊查血常规:Hb 119 g/L,RBC 3.96×10^{12}/L,PLT 191×10^9/L,WBC 5.84×10^9/L,肝功能 GLO 46.5 g/L(↑),未予特殊处理。半年前患者感乏力、体力下降,并感皮肤出血点及瘙痒加重,至我院变态反应科就诊。查血常规:Hb 111 g/L,RBC 3.54×10^{12}/L,PLT 194×10^9/L,WBC 6.29×10^9/L,行过敏原检测对"蟑螂"过敏。1 个月余前,患者乏力加重、体力下降明显,活动后出现憋气。外院尿常规:尿蛋白(+),尿潜血(±)。我院门诊血常规:Hb 105 g/L,RBC 3.37×10^{12}/L,PLT 190×10^9/L,WBC 6.52×10^9/L,凝血功能、铁三项及血液三项均未见异常,花生四烯酸诱导血小板聚集率 2%(56%~82%),ADP 诱导血小板聚集率 45%(57%~83%),凝血因子活性测定 FXⅡ 31.9%(50%~120%),遂以"紫癜待查"收入我科。

既往史：患者既往有高血压病史 10 余年，最高 180/120 mmHg，予替米沙坦、苯磺酸氨氯地平控制血压，血压控制在 140~150/90~95 mmHg。糖尿病史 7 年，予二甲双胍、伏格列波糖、维格列汀降糖治疗，空腹血糖维持在 7~8 mmol/L。否认出凝血疾病家族史，否认食物药物过敏史。

个人史：否认药物过敏史。无烟酒嗜好。

家族史：家族中无遗传病、先天性疾病及类似疾病史。

入院体格检查：额头、腹部、背部、手部皮肤散在出血点（图 4-61-1），余查体未见异常。

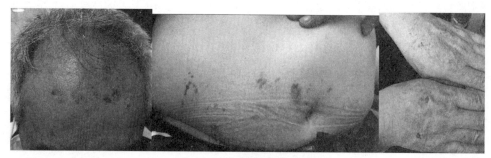

图 4-61-1　患者皮肤出血点

入院后化验及检查：复查凝血功能未见异常。血常规：Hb 104 g/L，RBC 3.37×10^{12}/L，PLT 202×10^9/L，WBC 6.66×10^9/L。肝功能：ALB 34 g/L（↓），GLO 50 g/L（↑）。BNP 1370pg/mL（↑，0~100pg/mL）；NT-proBNP 3459pg/mL。血管性血友病因子抗原（vW-F：Ag）正常。风湿免疫全项：IgA 4150 mg/dL，明显升高，IgG 及 IgM 减低，风湿抗体阴性。血清蛋白电泳（SPE）以及免疫固定电泳（IFE）检查发现 M 蛋白，其成分为 IgA-λ（图 4-61-2）。游离轻链比值 Fκ/Fλ = 8.09/108。狼疮抗凝物（-）。β_2 微球蛋白 3.55 mg/L（↑）。心脏彩超：考虑高血压性心肌病合并心肌淀粉样变，左心受累为主。血钙、肌酐正常。PET/CT：体部显像未见典型恶性肿瘤征象，心影增大，双侧胸腔少量积液，双侧肩关节周围炎性病变。骨穿：幼稚浆细胞 33.5%。MM-FISH 未见异常。

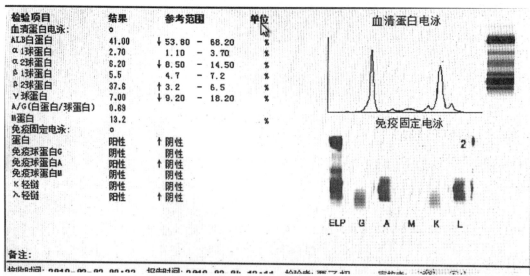

检验项目	结果	参考范围	单位
血清蛋白电泳：	o		
ALB白蛋白	41.00	↓53.80 - 68.20	%
α1球蛋白	2.70	1.10 - 3.70	%
α2球蛋白	8.20	↓8.50 - 14.50	%
β1球蛋白	5.5	4.7 - 7.2	%
β2球蛋白	37.6	↑3.2 - 6.5	%
γ球蛋白	7.00	↓9.20 - 18.20	%
A/G(白蛋白/球蛋白)	0.69		
M蛋白	13.2		%
免疫固定电泳：	o		
蛋白	阳性	↑阴性	
免疫球蛋白G	阴性	阴性	
免疫球蛋白A	阳性	↑阴性	
免疫球蛋白M	阴性	阴性	
κ轻链	阴性	阴性	
λ轻链	阳性	↑阴性	

备注：

图 4-61-2　SPE、IFE 报告

诊疗经过及疗效:明确诊断为:①多发性骨髓瘤 IgA-λ 型(D-S 分期ⅡA 期; ISS 分期Ⅱ期; R-ISS 分期Ⅱ期);②心肌淀粉样变性 [高血压性心肌病,心功能Ⅱ级(NYHA 分级)];③高血压 3 级(极高危);④ 2 型糖尿病。予伊沙佐米联合地塞米松联合化疗,并降压、降糖治疗。

【病例特点及分析】

病例特点:①患者老年男性,起病隐匿;②患者主要表现为皮肤出血点;③查体可见皮肤紫癜;④患者骨髓幼稚浆细胞比例 >10%,血清出现 IgA-λ 型 M 蛋白;血红蛋白减低。

MM 诊断标准:有症状(活动性)骨髓瘤的诊断标准(需满足第 1 条及第 2 条,加上第 3 条中任 1 项):①骨髓单克隆浆细胞 ≥ 10% 或组织活检证实髓外浆细胞瘤;②血清和(或)尿出现单克隆 M 蛋白;③存在以下至少 1 项的骨髓瘤相关事件,即 CRAB-SLiM 症状之一:高钙血症(C);肾功能不全(R),肌酐 >2 mg/dl(>117 μmol/L)或肌酐清除率 <40 mL/min;贫血(A);骨质破坏(B),骨骼 X 线、CT 或 PET/CT 检查提示 1 处或多处病变;骨髓单克隆浆细胞 ≥ 60%(S);不正常的轻链比值 ≥ 100(累及 κ 链)或 ≤ 0.01(累及 λ 链)(Li);骨骼(B),MRI 检查发现 1 个以上 ≥ 5 mm 病灶。

MM 诊断分期:MM 的 Durie-Salmon 分期体系、ISS、R-ISS 分期体系(表 4-61-1、表 4-61-2)。

表 4-61-1　Durie-Salmon 分期体系

分期	分期标准
Ⅰ 期	满足以下所有条件:
	1. 血红蛋白 ≥ 100 g/L
	2. 血清钙 ≤ 2.65 mmol/L(11.5 mg/dl)
	3. 骨骼 X 线片:骨骼结构正常或孤立性骨浆细胞瘤
	4. 血清或尿骨髓瘤蛋白产生率低:(1)IgG<50 g/L;(2)IgA<30 g/L;(3)本周蛋白 <4 g/24 h
Ⅱ 期	不符合 Ⅰ 期和Ⅲ期的所有患者
Ⅲ 期	满足以下 1 个或多个条件:
	1. 血红蛋白 <85 g/L
	2. 血清钙 >2.65 mmol/L(11.5 mg/dl)
	3. 骨骼检查中溶骨病变大于 3 处
	4. 血清或尿骨髓瘤蛋白产生率高:(1)IgG>70 g/L;(2)IgA>50 g/L;(3)本周蛋白 >12 g/24 h
亚型	
A 亚型	肾功能正常 [肌酐清除率 >40mL/min 或血清肌酐水平 <177 umol/L(2.0 mg/dl)]
B 亚型	肾功能不全 [肌酐清除率 ≤ 40mL/min 或血清肌酐水平 ≥ 177 umol/L(2.0 mg/dl)]

表 4-61-2　国际分期体系(ISS)及修订的国际分期体系(R-ISS)

分期	ISS 的标准	R-ISS 的标准
Ⅰ 期	β_2-MG<3.5 mg/L 和白蛋白 ≥ 35 g/L	ISS Ⅰ期和非细胞遗传学高危患者同时 LDH 水平正常
Ⅱ 期	不符合 ISS Ⅰ和Ⅲ期的所有患者	不符合 R-ISS Ⅰ和Ⅲ期的所有患者
Ⅲ 期	β_2-MG ≥ 5.5 mg/L	ISS Ⅲ期同时细胞遗传学高危患者[a] 或者 LDH 高于正常水平

注:β_2-MG 为 β_2 微球蛋白;[a] 细胞遗传学高危指间期荧光原位杂交检出 del(17p),t(4;14),t(14;16)

该患者骨髓幼稚浆细胞比例 >10%,血清出现 IgA-λ 型 M 蛋白;存在贫血症状,因此诊断多发性骨髓瘤 IgA-λ 型;IgA 41.5 g/L,不满足 I 期条件,但是也不符合 III 期所需的任一条件因此评价 D-S 分期为 II 期;β_2 微球蛋白 3.55 mg/L, ALB 34 g/L, LDH 水平正常, FISH 未见细胞遗传学高危指标,因此评价 ISS 及 R-ISS 分期均为 II 期。

MM 的皮肤表现可以分成特异性和非特异性皮损。特异性皮损表现包括髓外皮肤和黏膜瘤细胞浸润所致的皮肤肿瘤。非特异性表现包括由于 M 蛋白沉积、血细胞减少或内脏器官(肾脏、肺、神经、神经节)受损而引起的皮肤异常改变。部分病例以皮肤为首发表现而就诊于皮肤科(包括坏疽性脓皮病、白细胞碎裂性血管炎、Sweet 综合征、角层下脓疱、扁平黄瘤、苔藓性黏液水肿等),往往通过皮肤活检发现存在异常浆细胞浸润或淀粉样物质沉积,后进一步完善检查诊断为浆细胞病,但是该患者的皮肤表现是典型的出血表现。

出血并非 MM 常见的首发症状,任何疾病导致出血都离不开引起出血的三大因素:血管壁、血小板、凝血因子, MM 也不例外。结合本患者具体病史:无出血性疾病家族史,血小板数目以及凝血功能未见异常却有出血表现,该表现常见原因包括血管壁因素、血小板质异常、AvWD、获得性 FXII 缺乏、异常纤维蛋白原血症、纤溶酶抑制物缺乏。

本病例我们完善了 vWF:Ag 及血小板聚集功能检测,提示血小板聚集功能是降低的,凝血因子活性检测 FXII 活性减低,未行 FXIII 活性检测。FXII 的作用除激活 FXI 外,也激活纤溶系统和补体系统。大部分 FXII 缺乏病例因 APTT(活化部分凝血活酶时间)延长而得到诊断,少数患者因血栓而确诊,血栓形成可能是由于 FXII 缺乏导致纤溶活性降低有关,因此本病例中患者 APTT 正常,其出血症状与 FXII 下降无关。考虑该患者皮肤出血点主要与血小板聚集功能下降及 M 蛋白损伤血管壁有关,而其根本还在于本病 MM。

【专家点评】

多发性骨髓瘤(MM)是一种克隆性浆细胞异常增殖的恶性疾病。由于本病起病隐匿,临床表现多种多样,当临床表现不典型或以某一系统症状为突出表现时,极易误诊误治,延误救治时机。

患者自诉 4 年前便出现牙龈出血, 1 年前出现下肢皮疹,曾就诊于皮科、变态反应科,皮疹反复发作。因患者至我科就诊时,下肢皮疹已经完全消失,无法判断当时其下肢是皮疹还是出血点。

该患者此次入院突出的症状为皮肤出血点以及活动后憋气,因此临床上按照"出血性疾病合并心功能不全待查"临床思路考虑,但是随着球蛋白高、SPE 及 IFE 阳性、骨穿发现幼稚浆细胞增多、心脏彩超提示心肌淀粉样变性等异常被逐一发现,患者诊断逐渐明朗,心功能不全症状也得以合理解释。

出血并非 MM 常见的首发症状,任何疾病导致出血都离不开引起出血的三大因素:血管壁、血小板、凝血因子, MM 也不例外。结合本患者具体病史:无出血性疾病家族史,血小板数目以及凝血功能未见异常却有出血表现,该表现常见原因包括血管壁因素、血小板质异常、AvWD、获得性 FXII 缺乏、异常纤维蛋白原血症、纤溶酶抑制物缺乏。

本病例我们完善了 vWF:Ag 以及血小板聚集功能检测,提示血小板聚集功能是降低的,凝血因子活性检测 FXII 活性减低,未行 FX III 活性检测。FXII 的作用除激活 FXI 外,也激活纤溶系统和补体系统。大部分 FXII 缺乏病例因 APTT(活化部分凝血活酶时间)延长而得到诊断,少数患者因血栓而确诊,血栓形成可能是由于 FXII 缺乏导致纤溶活性降低有关,因此本病例中患者 APTT 正常,其出血症状与 FXII 下降无关。考虑该患者皮肤出血点主要与血小板聚集功能下降及 M 蛋白损伤血管壁有关,而其根本还在于本病 MM。

纵观患者病史,4 年前开始出现牙龈出血,但无任何检查资料,且之后通过洁牙便缓解,因此无法判断是牙龈局部原因引起还是已有 MM 参与引起。1 年前有客观化验资料显示轻度贫血、球蛋白高,但未引起非血液科医师足够重视未再行进一步检查。

这也提示年轻大夫以及非血液专科医师,MM 临床表现多种多样,需要我们尽可能完善门诊接诊患者的血、尿、便常规以及肝肾功能电解质等基本项目的检查,并且不轻易遗漏对球蛋白升高、尿蛋白阳性等异常指标的进一步筛查,这样才能大大降低 MM 的误诊率和漏诊率。

【文献复习】

据文献报道,华氏巨球蛋白血症患者以出血为首发症状的比例约为 19%,系统性轻链淀粉样变性患者眶周瘀斑为首发症状的占 15%,而 MM 以出血为首发症状的比例不到 2%,以皮肤出血为首发症状的比例更是少之又少了。以皮肤损害为首发症状的 MM 占 1.22%。可见,无论以皮肤损害还是以皮肤出血点为首发症状的 MM 都不常见。

任何疾病导致出血都离不开引起出血的三大因素:血管壁、血小板、凝血因子,MM 也不例外。

(1)高黏滞综合征导致的血管损伤。单克隆 M 蛋白或其组成成分沉积于血管壁,使得血管壁脆性增加、收缩能力降低,导致出血。值得一提的是,本病例患者之前在外院曾被怀疑其下肢皮疹为过敏性紫癜(HSP),由于患者至我科就诊时下肢皮疹已经完全消失,是否有 HSP 的病史已无从考证。但是自 1980 年至今国内外共报道 4 例 MM 合并 HSP 病例,均为 IgA 型,其中 2 例患者血清 IgA 分子的铰链区 O- 聚糖存在半乳糖缺陷,而 HSP 发病机制之一即为体内产生针对半乳糖缺陷 IgA 的抗体进而引起血管损伤。

(2)血小板异常。初治 MM 患者血小板减少的发生率仅为 5%,且多数为轻度减低,并非造成出血的主要原因。血小板聚集功能的下降是引起出血的主要原因。大多是由于 M 蛋白与血小板非特异性结合导致血小板聚集功能降低,也有报道发现 MM 患者体内存在针对血小板表面抗原 GPIIIaA 及 GPIbb 的特异性抗体。

(3)获得性凝血因子缺乏。M 蛋白可干扰纤维蛋白单体的交联聚集,进而不能形成正常血凝块而致出血;MM 患者体内存在针对凝血因子的特异性抗体;MM 患者循环肝素样抗凝物质增多,如硫酸乙酰肝素和硫酸软骨素。

(4)获得性血管性血友病(AvWD)。MM 患者 AvWD 的发生率约 9%,但是由于许多医生对 AvWD 认识不足,常导致漏诊。AvWD 的表现与 vWD-2A 型类似,表现为血小板正常、vWF：Ag 正常或轻度减少、vWF 活性明显降低。

(天津医科大学总医院血液内科　郝山凤)

【参考文献】

[1] EBY C.Pathogenesis and management of bleeding and thrombosis in plasma cell dyscrasias[J].Br J Haematol,2009,145（2）:151-163.

[2] COPPOLA A，TUFANO A，DI CAPUA M，et al.Bleeding and thrombosis in multiple myeloma and related plasma cell disorders[J].*Semin Thromb Hemost*,2011,37（8）:929-945.

[3] BHUTANI M,SHAHID Z,SCHNEBELEN,et al.Cutaneous manifestations of multiple myeloma and other plasma cell proliferative disorders[J].*Semin Oncol*,2016,43（3）:395-400.

[4] 中国医师协会血液科医师分会,中华医学会血液学分会,中国医师协会多发性骨髓瘤专业委员会.中国多发性骨髓瘤诊治指南（2017年修订）[J].中华内科杂志，2017，56（11）:866.

第三节　骨髓增殖性疾病

病例62　血小板增多一例

【背景知识】

血小板增多可以是反应性的,也可以是骨髓增殖性肿瘤的表现。根据临床表现及血小板计数通常很难区分反应性血小板增多和骨髓增殖性肿瘤引起的血小板增多。然而,它们在发病机理、病理特征及治疗等方面有着根本的不同。需结合基础疾病、临床特征和实验室检查等进行综合判断。

1. 反应性血小板增多　血小板增多最常见的原因是反应性或称继发性血小板增多症。最常见的潜在原因是手术、感染、癌症和慢性炎症造成的组织损伤。反应性血小板增多症是由内源性白细胞介素-6、血小板生成素（TPO）、其他细胞因子或儿茶酚胺水平升高引起的,这些因素可能伴随炎症、感染、癌症、缺铁性贫血、脾切除术后等出现。

2. 家族性血小板增多症　家族性血小板增多症最初被描述为一种常染色体显性遗传性疾病,即TPO基因的突变导致了TPO的过度生产。因此,在这些受影响的家庭成员中,血清TPO水平明显升高。然而,现在也认识到了其他遗传方式,即TPO水平正常的遗传方式,因此家族性血小板增多症是一种遗传异质性疾病。

3. 骨髓增殖性肿瘤　骨髓增殖性肿瘤（myeloproliferative neoplasms，MPNs）是由突变的造血干祖细胞恶性克隆性扩增引起的一组以成熟阶段髓系细胞异常增殖为特征的血液系统疾病,其中经典的费城染色体阴性的MPN包括原发性血小板增多症（essential thrombocythemia，ET）、真性红细胞增多症（polycythemia vera，PV）和原发性骨髓纤维化（primary myelofibrosis,PMF）,其中ET以血小板增多为突出表现,其他类型MPN中也可有血小板增多,特别是PV中。红细胞比容、骨髓病理等是鉴别ET、PV、PMF的重要指标。另外部分费城染色体阳性的MPN,即慢性粒细胞白血病也可以血小板增多为突出表现,细胞分子遗传学等检查有助于诊断和鉴别诊断。

【病例简介】

患者女,31 岁,主因"体检发现血小板增高 5 年余"入院。

现病史:患者于 5 年前孕期体检时发现血小板增多:600×10^9/L 以上,白细胞及红细胞无明显异常,凝血功能正常。无心悸、胸闷,无头晕、头痛等不适。未进一步诊治,后多次复查血小板均明显增高,均在 600×10^9/L 左右,未特殊治疗。1 年前因月经淋漓不净就诊于当地医院妇科,查血常规提示 WBC 11.21×10^9/L,NEUT# 7.52×10^9/L,Hb 165 g/L,PLT 810×10^9/L。子宫附件超声提示子宫内膜增厚。未予特殊治疗,建议血液科进一步就诊,患者未重视。2 周前无明显诱因出现头痛,为钝痛,无恶心呕吐,无意识障碍及言语不清,无行走及肢体活动障碍,无畏寒及发热,无咳嗽及咳痰,无明显乏力,无皮肤黏膜紫癜及自发性出血。未就诊及服药治疗,1 周后头痛自行缓解。2 天前当地卫生所复查血常规:WBC 9.7×10^9/L,NEUT# 7.0×10^9/L,Hb 154 g/L,PLT 721×10^9/L。因"血小板持续增高"入院进一步诊治。

既往史:患者平素体健,否认病毒性肝炎、肺结核病史,否认高血压、糖尿病病史,否认脑血管疾病、重大心肺疾病或肾病史。5 年前有剖宫产史,否认外伤、输血史,否认药物、食物过敏史,预防接种随社会。

月经史:14 岁初潮,近半年月经淋漓不尽,且量多。

个人史、婚育史:无特殊。

家族史:父亲体健,母亲患有高血压。家族中无遗传病、先天性疾病及类似疾病史。

入院体格检查:体格检查:35.9 ℃,P:79 次 / 分,R:20 次 / 分,BP:19.55/11.84 kPa（147/89mmHg）。无贫血貌,周身皮肤无皮疹、黄染、出血点,浅表淋巴结无肿大。咽部无充血,扁桃体无肿大。胸骨无压痛,双肺呼吸音清,未闻及干湿罗音。心率 79 次 / 分,律齐,各瓣膜听诊区未闻及病理性杂音。腹部平坦,无压痛及反跳痛,肝肋下未触及,脾肋下未触及。双下肢无浮肿。

入院后化验及检查:血常规:WBC 9.97×10^9/L,NEUT# 7.31×10^9/L,RBC 5.17×10^{12}/L,Hb 152 g/L,PLT 988×10^9/L,RET% 2.07%。

铁代谢相关指标、血脂、电解质、肿瘤标记物、ANA+ENA 抗体谱 + 抗中性粒细胞胞浆抗体系列检测、腹部超声、凝血、B 型钠尿肽、肝肾功能:未见明显异常。

免疫球蛋白定量 + 风湿三项:补体 C3 0.71 g/L,抗链球菌溶血素 O 155IU/mL。

颅脑 CT 平扫:脑沟、脑裂变浅,余未见异常。

骨髓穿刺:三系增生骨髓象。骨髓及外周血血小板多见,请结合骨髓活检及分子生物学检查。

骨髓病理:骨髓增生约 60%,巨核细胞增多,网状纤维染色（MF-0 级）,未见淋巴细胞增多或异常淋巴细胞,符合骨髓增殖性肿瘤。

免疫组织化学染色（CD41）:全片可见巨核细胞 82 个,均为正常巨核细胞。

组化三项:中性粒细胞碱性磷酸酶阳性率 61%,中性粒细胞碱性磷酸酶阳性指数 86,铁染色细胞外铁阳性,铁染色铁粒幼红细胞阳性率 76%。

染色体核型:46,XX[20],未见克隆性异常。

JAK2 V617 F 基因突变:阳性,突变频率:8.55%。余基因突变阴性。

诊疗经过及疗效:明确诊断为 ET,给予阿司匹林肠溶片 100 mg 每日一次 口服治疗,嘱患者定期复查血常规。

【病例特点及分析】

患者青年女性,病史 5 年,以体检发现血小板增高为主诉,有头痛相关症状,血常规示血小板增高,无明显肝脾肿大,骨髓活检示增生活跃骨髓象,JAK2 V617 F 基因突变阳性,BCR-ABL 阴性。综合患者的血常规、骨穿及活检结果,基因突变结果,诊断考虑为 ET。

ET 是最常见的 MPN 之一,多见于 50 至 70 岁患者。主要的临床表现是头痛、头晕、血栓栓塞及出血等。大多数患者存在 JAK2 V617 F、CALR、MPL 等基因突变,费城染色体及 BCR-ABL 融合基因阴性。需排除 PV、慢性粒细胞白血病(CML)、原发性骨髓纤维化(PMF)、骨髓增生异常综合征(MDS)、反应性血小板增多症等疾病。

具体鉴别如下:① ET:是一种主要累及巨核细胞系的 MPN,主要特征是血常规示血小板持续 ≥ 450 × 10⁹/L,骨髓中成熟巨核细胞增多,患者可有栓塞或出血等症状,费城染色体及 BCR-ABL 融合基因为阴性,大多数患者可出现 JAK2 V617 F,CALR 或 MPL 基因突变阳性,少数患者可能向骨髓纤维化或白血病转化。② PMF:为造血干细胞异常引起的慢性骨髓增殖性疾病。起病隐匿,以脾大为主要临床表现,也可出现低热、乏力、盗汗、体重下降等症状,外周血可见幼红、幼粒细胞。血常规可能会出现 Hb 下降等异常。骨髓纤维化前期血清乳酸脱氢酶(LDH)水平经常升高。本例患者外周血无幼红、幼粒细胞,LDH 正常,骨髓活检示网状纤维染色(MF-0 级),不考虑该疾病。③ CML:慢性病程,可出现巨脾,外周血中性粒细胞显著增多,嗜酸、嗜碱粒细胞增多,可见幼稚粒细胞。骨髓 BCR-ABL 融合基因阳性。部分患者可仅表现为血小板增高,需要与 ET 进行鉴别,该患者 BCR-ABL 融合基因阴性,结合骨穿及病理结果,不考虑该疾病。④其他血液系统疾病所致的血小板增多:如 MDS 中的 5q- 综合征、骨髓增生异常综合征 / 骨髓增殖性肿瘤伴环状铁粒幼红细胞和血小板增多等,可表现为骨髓病态造血,可出现 MDS 相关染色体异常,部分患者可出现 SF3B1 突变。本例患者血常规骨髓涂片未见病态造血或原始细胞,未出现 SF3B1 突变,考虑本病可能性小。⑤反应性血小板增多:感染、风湿免疫病、肿瘤、缺铁性贫血等可导致反应性血小板增多,多为血小板轻度增高。该类患者常见于发育期儿童和育龄期女性。该患者血小板升高,无相关既往病史,无缺铁性贫血表现及相关指标异常,无明确感染、风湿免疫病、肿瘤等导致血小板增高的因素,且 JAK2 V617 F 基因突变阳性,结合骨髓病理结果,考虑本病可能性小。

ET 的诊断标准:建议采用 WHO(2016)诊断标准:符合 4 条主要标准或前 3 条主要标准和次要标准即可诊断 ET。主要标准:①血小板计数 ≥ 450 × 10⁹/L;②骨髓活检示巨核细胞高度增生,胞体大、核过分叶的成熟巨核细胞数量增多,粒系、红系无显著增生或左移,且网状纤维极少轻度(1 级)增多;③不能满足 BCR-ABL⁺CML、PV、PMF、MDS 和其他髓系肿瘤的 WHO 诊断标准;④有 JAK2、CALR 或 MPL 基因突变。次要标准:有克隆性标志或无反应性血小板增多的证据。

ET 血栓国际预后积分系统:在患者确诊 ET 后首先应按该积分系统对患者发生血栓的风险作出评估:年龄 >60 岁(1 分),有心血管危险因素(1 分),此前有血栓病史(2 分),JAK2 突变阳性(2 分)。依累计积分分组:低危(0~1 分)、中危(2 分)和高危(≥ 3 分)。

本例患者血小板计数≥ 450×10^9/L,骨髓活检满足诊断标准,且存在 JAK2 基因突变,可排除 CML、PV、PMF、MDS 等其他疾病,故诊断明确。该例患者为年轻女性,无心血管危险因素,此前无血栓病史,JAK2 突变为阳性,按 ET 血栓国际预后积分系统评分为中危患者。

【专家点评】

患者青年女性,病史 5 年,以体检发现血小板增高为主要表现,患者 5 年前体检时已发现血小板升高,但患者未重视,后出现头痛症状,就诊于我院。

患者的血常规示血小板增高,最高达 988×10^9/L,无明显肝脾肿大,骨髓病理示巨核细胞增多,网状纤维染色(MF-0 级),符合骨髓增殖性肿瘤。骨髓涂片:三系增生骨髓象,骨髓及外周血血小板多见。JAK2 V617 F 基因突变阳性,余阴性。本患者炎症、风湿免疫、肿瘤及贫血相关指标未见明显异常,无相关病史,无可导致继发性血小板增高的原因。患者 BCR-ABL 融合基因检测为阴性,除外 CML。我院骨髓病理示无粒系极度增生,网状纤维染色(MF-0 级),患者无贫血、无 LDH 增高,外周血无幼红、幼粒细胞,故可除外 PMF。患者骨髓未见病态造血,无原始细胞增多,除 JAK2 V617 F 基因突变外无 SF3B1 等突变,暂不考虑 MDS。综上所述,患者诊断 ET 明确。

患者完善颅脑 CT 平扫后未见明显异常,结合患者骨穿、病理及基因突变等结果,考虑患者头痛是微循环障碍所致。故在血小板增多患者的病史询问中,必须询问患者有无头痛、头晕、视物模糊、四肢感觉异常等微循环障碍症状,有无心血管高危因素(如高血压、高血脂、糖尿病、吸烟和心力衰竭),有无动脉、静脉栓塞病史等。

ET 诊断明确后,需要对患者进行血栓危度分组,血栓是影响 ET 患者生活质量和降低患者寿命的主要原因,低危、中危和高危的患者血栓年发生率分别为 1.03%、2.35% 和 3.56%。

ET 的并发症:①血管并发症(15 年血栓形成的累积风险从 10% 到 25% 不等,其中伴 JAK2 突变的患者比伴 CALR 突变的患者风险高);②进展为骨髓纤维化(15 年的累积风险平均约为 10%);③向白血病转化(15 年累积风险平均约 3%),需要对患者进行密切监测。

ET 患者治疗的目标是减少血栓形成风险,改善疾病负担,延缓疾病的进展。对于该患者而言,该患者无明确的血栓病史,为年轻女性,存在 JAK2 V617 F 基因突变,无心血管危险因素,予阿司匹林 100 mg,每日 1 次治疗。

【文献复习】

据文献报道,在一项对某三级医院 801 例成人血小板增多症患者的回顾性研究中,5.2% 的患者确诊为 ET;其他病因包括感染(47.9%)、创伤或手术后状态(24.5%)、其他癌症

（10.7%）和缺铁性贫血（7.4%）。可见，血小板增多的鉴别诊断十分重要，诊断 ET 时需要排除导致血小板增多的其他疾病。

ET 以骨髓巨核细胞的过度增殖从而引起血小板增高为主要表现。约 60% 的患者伴有 JAK2 V617 F 基因突变阳性、约 20% 的患者伴有 CALR 基因突变阳性，约 3% 的患者伴有 MPL 基因突变阳性。本病主要的并发症为动静脉血栓形成、出血、进展为骨髓纤维化或白血病等。

ET 的治疗目标是预防和治疗血栓等并发症，小剂量阿司匹林是用于降低血栓形成风险的治疗基石。降细胞治疗适用于高危患者。当需要进行降细胞治疗时，羟基脲或干扰素被认为是一线选择。对于年龄 <40 岁的患者降细胞治疗首选干扰素，在干扰素治疗效果不佳或者不能耐受的情况下可以考虑使用羟基脲或者二线用药。研究显示，芦可替尼，为一种 JAK1/2 抑制剂，在对羟基脲难治或不耐受的 ET 患者群体中具有良好的耐受性，并且可以降低大多数患者血小板计数和改善患者疾病相关症状。对于 ET 后骨髓纤维化的患者，该药可以缩脾和改善相关症状，显著延长患者的总体生存期。

（中国医学科学院血液病医院血栓止血诊疗中心　徐圆　孙婷）

【参考文献】

[1]　RUMI E, CAZZOLA M. How I treat essential thrombocythemia[J]. *Blood*, 2016, 128（20）:2403-2414.

[2]　TEFFERI A, PARDANANI A. Essential Thrombocythemia[J]. *N Engl J Med*, 2019, 381（22）:2135-2144.

[3]　GUGLIELMELLI P, VANNUCCHI A M. Current management strategies for polycythemia vera and essential thrombocythemia[J]. *Blood Rev*, 2020, 42:100714.

[4]　SMITH C J, THOMAS J W, RUAN G, et al. A Population - Based Study of Outcomes in Polycythemia Vera, Essential Thrombocythemia, and Primary Myelofibrosis in the United States from 2001–2015: Comparison with Data from a Mayo Clinic Single Institutional Series[J]. *Am J Hematol*, 2021, 96(12):E464-E468.

[5]　SCHAFER AI. Thrombocytosis[J]. *N Engl J Med*, 2004, 350(12):1211-9

[6]　中华医学会血液学分会白血病淋巴瘤学组. 原发性血小板增多症诊断与治疗中国专家共识(2016 年版)[J]. 中华血液学杂志, 2016, 37(10):833-836.

[7]　张磊. 如何治疗原发性血小板增多症 [J]. 临床血液学杂志, 2018, 31(6):824-827.

病例 63　红细胞增多一例

【背景知识】

红细胞增多症是指单位容积血液中红细胞数量及血红蛋白含量高于参考值上限。红细胞增多首先可以分为相对性和绝对性增多，后者可分为原发性与继发性两大类。根据红细胞增多的时间分为先天性和后天获得性。

1. 相对性增多　是指血浆容量减少，使红细胞容量相对增多。见于严重呕吐、腹泻、大量出汗、大面积烧伤、慢性肾上腺皮质功能减退、尿崩症、甲状腺功能亢进、糖尿病酮症酸中毒等，补充血容量后红细胞增多可被纠正。

2. 继发性红细胞增多症　是血中的红细胞生成素（EPO）增多所致，EPO 增多可以是先天性的，也可以后天因素造成。

（1）后天性 EPO 增多　常见下述原因：①红细胞生成素代偿性增加：因血氧饱和度减低所引起。红细胞增多的程度与缺氧程度成正比。生理性 EPO 代偿性增加见于胎儿及新生儿、高原地区居民。病理性增加见于严重的慢性心、肺疾患如阻塞性肺气肿、肺源性心脏病、发绀型先天性心脏病、慢性一氧化碳中毒、大量吸烟、长期使用睾酮等药物。② EPO 非代偿性增加，通常表现为 EPO 显著增高：如肾癌、肝细胞癌、卵巢癌、肾胚胎癌、肾动脉狭窄、肾上腺皮质腺瘤、子宫肌瘤以及肾积水、多囊肾、肾移植后红细胞增多症、TEMPI 综合征（浆细胞副瘤综合征）等。

（2）先天性 EPO 增多　见于先天性 2，3- 双磷酸甘油酸缺乏导致的先天性高亲和力血红蛋白生成，或调控红细胞生成的 HIF2A、PHD2 基因突变，或 Von Hippel-Lindau 综合征等。

需要注意的是，以上疾病少数患者也可表现为 EPO 正常。

3. 原发性红细胞增多症　本病主要表现为 EPO 的降低。

（1）先天性原发性红细胞增多症　由于 EPO 受体基因突变引起，使红细胞生成增加。

（2）获得性原发性红细胞增多症　即真性红细胞增多症（Polycythemia vera, PV），是慢性骨髓增殖性肿瘤（MPN）的一种亚型，是一种以红细胞异常增生为主要表现的克隆性疾病，99% 以上的患者中可检测到 JAK2 基因突变。主要表现为血栓或出血并发症，部分患者可能进展为骨髓纤维化或急性白血病。

【病例简介】

患者女，56 岁，主因"检查发现红细胞及血小板增多 6 个月"入院。

现病史：患者于 6 月前（2017 年 10 月）突发一侧肢体无力，至当地检查，诊断为"脑梗死"，同时检查血常规：WBC 13.37×10^9/L，RBC 8.45×10^{12}/L，HGB 214 g/L，PLT 474×10^9/L，经阿司匹林等药物治疗后肢体无力好转（具体药物不详），未遗留后遗症，红细胞及血小板增多未进一步检查治疗。2018 年 3 月出现双下肢肢端麻木，无肢端疼痛、皮肤瘙痒，无雷诺现象、间歇性跛行，无发热、寒战、乏力、盗汗，无头晕、头痛，无胸闷、胸痛，无恶心、呕吐，无呕血、黑便、血尿，就诊于佳木斯大学附属第一医院查血常规（2018-03-24）：WBC 18.00×10^9/L，RBC 6.5×10^{12}/L，HGB 194 g/L，PLT 759×10^9/L。凝血：PT 11.9S，APTT 39S，PT% 81.4%，INR 1.02，TT 15.6S，D 二聚体 1.41 mg/L。骨髓细胞学检查（2018-03-29）：三系增生骨髓象。继续口服阿司匹林 0.1 g qd，未予其他药物治疗。现为进一步诊治收入我院，起病以来，精神一般，饮食、睡眠正常，大小便正常，体重无明显增减。

既往史：高血压病史 9 年，最高血压 220/110mmHg，平时口服硝苯地平控释片 30 mg，每日 1 次，监测血压波动于 150~160/100mmHg。腰椎间盘突出病史 6 个月，曾行"小针刀"治疗，效果不佳。否认病毒性肝炎、肺结核病史，否认糖尿病病史，否认心脏病史，否认精神病史、地方病史、职业病史。否认外伤、输血、中毒、手术史，诉青霉素、罗红霉素过敏，用药后出现皮疹。否认食物过敏史,预防接种史不详。

个人史、婚育史、月经史:无特殊。

家族史:父母已故,姐姐、妹妹均患高血压,哥哥患心肌梗死,无其他家族及遗传病病史。

入院体格检查:体温 35.8 ℃ 脉搏 83 次 / 分 呼吸 21 次 / 分 血压 176/103mmHg 一般情况可,无贫血貌,周身皮肤无皮疹、黄染、出血点,浅表淋巴结无肿大。咽部无充血,扁桃体无肿大。胸骨无压痛,双肺呼吸音清,未闻及干湿罗音。心率 83 次 / 分,律齐,各瓣膜听诊区未闻及病理性杂音。腹部平坦,无压痛及反跳痛,肝肋下未触及,脾肋下 3 cm 可触及,质韧无压痛,双下肢无浮肿。

入院后化验及检查:血细胞分析:WBC 17.27×10^9/L(↑),ANC 14.72×10^9/L(↑),RBC 6.3×10^{12}/L(↑),HGB 190 g/L(↑),HCT 57.4%(↑),PLT 969×10^9/L(↑),Ret 4.24%(↑)。骨髓细胞形态学:骨髓增生明显活跃,G=65%、E=29%、G/E=2.24/1,粒系比例增高,以中晚幼粒及杆状核粒细胞为主,形态无明显异常。嗜酸性粒细胞易见。红系比例正常,以中晚幼红为主,偶可见双核红、分裂象、嗜点彩红细胞。成熟红细胞大小不一。淋巴细胞比例减低,形态未见明显异常。全片共见巨核 576 个。分类 25 个,其中原始巨核细胞 1 个、幼稚巨核细胞 1 个、成熟有血小板形成巨核细胞 9 个、成熟无血小板形成巨核细胞 13 个、裸核 1 个。血小板散在、大堆分布。血片白细胞比例增高。粒细胞比例增加,形态未见明显异常,嗜酸、嗜碱粒细胞比例增加。成熟红细胞大小不等,计数 100 个白细胞未见有核红细胞。淋巴细胞比例减低,形态未见明显异常。血小板大堆分布,结论:骨髓增殖性肿瘤骨髓象,结合融合基因及临床。骨髓病理:HE 及 PAS 染色示骨髓增生较活跃(60%),粒红比例略减小,粒系各阶段细胞可见,红系以中晚幼红细胞为主,巨核细胞增多,散在分布,形态多样,网状纤维染色(MF-0 至 1 级),结论:骨髓增殖性肿瘤(真性红细胞增多症不除外)。血液系统肿瘤基因突变初筛:JAK2 V617 F 基因突变阳性,突变频率 70.4%。白血病融合基因:融合基因 BCR/ABL P210、BCR/ABL P190、BCR/ABL P230 及不典型 BCR/ABL 阴性。促红细胞生成素 1.6mIU/mL(↓)。VWF 抗原 60%,VWF 活性 56%,消化系超声:肝大,脂肪肝,脾中度大,胆胰未见异常。

诊疗经过及疗效:明确诊断为真性红细胞增多症(高危组)、高血压 3 级 很高危、陈旧性脑梗死、腰椎间盘突出。行红细胞单采治疗,共单采 530mL,予干扰素(IFN-α)300 万 IU,隔日 1 次,皮下注射降细胞治疗,阿司匹林 100 mg,每晚 1 次,抗血小板聚集,辅以降血压、碱化尿液等支持治疗,复查血细胞分析:WBC 4.39×10^9/L,ANC 3.29×10^9/L,RBC 4.61×10^{12}/L,HCT 43.5%,HGB 151 g/L(↑),PLT 119×10^9/L,Ret 0.8%。病情好转,准予出院。

【病例特点及分析】

病例特点:①患者中老年女性,起病隐匿,因脑梗死发现白细胞、红细胞及血小板均增多;②患者同时伴有微循环障碍症状,即肢端麻木。③患者 HGB>160 g/L,HCT>48%,骨髓活检提示骨髓增殖性肿瘤,JAK2 V617 F 基因突变频率 70.4%,血清 EPO 降低。消化系超声示脾中度大。

根据 2016 年 WHO 标准，PV 的诊断需满足 3 条主要标准或第 1、2 条主要标准和次要标准。主要标准：①男性 HGB>165 g/L，女性 HGB>160 g/L，或男性 HCT>49%、女性 HCT>48% 或红细胞容量（RCM）升高。②骨髓活检示与年龄不符的细胞过多伴三系增生（全骨髓增生），包括显著红系、粒系、巨核系增生并伴有多形性成熟巨核细胞（细胞大小不等）。③JAK2V617F 或 JAK2 第 12 号外显子基因突变。次要标准：血清 EPO 低于正常参考值水平。本患者符合 3 条主要标准及次要标准，因此，PV 诊断明确。

PV 最常见的并发症为血栓栓塞，少数患者可能进展为骨髓纤维化或急性白血病。目前 PV 治疗的主要目标为预防血栓并发症，根据欧洲白血病网制定的血栓危险度分层：年龄>60 岁或有血栓病史即为高危，二者均无为低危。本患者既往脑梗死病史，因此，诊断 PV 高危组明确。因此，应在予低剂量阿司匹林、放血或红细胞单采治疗的基础上联合降细胞治疗，将 HCT 控制于 45% 以下。降细胞治疗首选药物为羟基脲或 IFNα。羟基脲是核苷酸还原酶的抑制剂，并发症包括可逆的骨髓抑制和口腔黏膜或小腿溃疡形成，用于 MPN 是否有致白血病或第二肿瘤作用仍存在争议，因此一般在年龄较大的患者中使用。IFNα 可以有效控制红细胞和血小板数量，因其无致白血病或第二肿瘤作用，为较年轻患者的首选治疗药物。本患者年龄小于 60 岁，而且考虑到 IFNα 较羟基脲有更强的诱导分子生物学缓解的疗效，因此，给予 IFNα 降细胞治疗。监测血常规变化调整药物用量，经治疗患者血象明显恢复，治疗有效。

【专家点评】

PV 是起源于造血干 / 祖细胞的慢性骨髓增殖性肿瘤，通常为偶然情况下发现红细胞计数增高后被确诊，多数患者伴有白细胞及血小板的增高。部分患者存在红细胞增多相关症状，包括血栓栓塞、出血或微循环障碍等症状。本患者因脑梗死发现白细胞、红细胞及血小板增高，除了脑梗死，还伴有微循环障碍的症状，即肢端麻木，符合 PV 表现。

目前 PV 的诊断主要采用 2016 年 WHO 标准。2016 年 WHO 标准在 2008 年 WHO 标准的基础上做了修订，在 2008 年世界卫生组织的 PV 标准中，男、女 HGB 分别超过 18.5 g/dL、16.5 g/dL 的阈值被视作红细胞质量增加的替代标志物。但研究发现一部分患者具有 JAK2 突变、骨髓病理学与 PV 一致、男性 Hb 水平介于 16.0 至 18.4 g/dL 之间、女性为 15.0 至 16.4 g/dL 之间、血栓发生率较 ET 高，这部分患者被称为"隐匿性 PV（mPV）"。因此，为了区分 mPV 和原发性血小板增多症（ET），Barbui 等人进行了 ROC 分析，并新确定的最佳 HGB 和 HCT 临界值分别为男性 16.5 g/dL 和 49%，女性为 16.0 g/dL 和 48%，这些结果在修订后的 2016 年 WHO PV 标准中采用。另外，骨髓病理学从次要标准升级到主要标准，再次证明了骨髓病理在 PV 诊断中的重要价值。PV 的病理特点为三系高度增生伴多形性巨核细胞，ET 的骨髓活检示巨核细胞高度增生，胞体大、核过分叶的成熟巨核细胞数量增多，粒系、红系无显著增生或左移，二者在骨髓增生程度、增生系列、巨核细胞形态、分布等方面存在差异。95% 以上的 PV 患者可见 JAK2 V617F 突变，另 3%~5% 的患者可见 JAK2 第 12 号外显子突变，目前认为可能是基因突变导致红细胞异常增殖。本患者为女性，HGB>160 g/L，HCT>48%，骨髓活检示三系高度增生伴多形性巨核细胞，JAK2V617F 突变阳性,血清 EPO 低于正常参考值水平,因此,PV 诊断明确。需要注意的是,本患者同时伴有血小板增多,但如达到了 PV 的诊断标准,优先诊断 PV,而不是 ET。

　　PV 患者如无严重并发症时,生存期可达 10~15 年以上。患者 PV 明确诊断及危险分层后,治疗目的为避免初发或复发的血栓形成、控制疾病相关症状、预防骨髓纤维化或急性白血病转化。治疗目标是控制 HCT<45%。

　　静脉放血及红细胞单采术:静脉放血可在短时间内使血容量降至正常,症状减轻。放血后可维持疗效 1 个月以上。较年轻患者如无血栓并发症可单独采用。但需注意放血后有引起红细胞及血小板反跳性增高的可能,反复放血会加重缺铁,对老年及有心血管疾病患者,放血有诱发血栓形成的风险。有条件可采用血细胞分离机进行治疗性红细胞单采术。

　　降细胞治疗:血栓高危患者应接受降细胞治疗。静脉放血不能耐受或需频繁放血、有症状或进行性脾脏肿大、有严重的疾病相关症状、PLT>1500×10⁹/L 以及进行性白细胞增高亦为降细胞治疗指征。羟基脲或 IFN-α 为首选药物,在年轻患者(<40 岁)中,羟基脲应慎用。年长患者(>70 岁)如不能耐受羟基脲,可考虑间断口服白消安。

　　对症治疗:皮肤瘙痒多随着骨髓增生被抑制后减轻或消失,否则嘱患者减少洗澡次数或避免用过热的水洗澡。阿司匹林有一定疗效。有高尿酸血症者可用别嘌呤醇;如合并痛风性关节炎可用秋水仙碱、糖皮质激素。

　　预防血栓:首选口服低剂量阿司匹林,不耐受可服用潘生丁。需要注意的是,红细胞增多及血小板增多的患者,可能出现获得性 VWF 功能障碍,如血小板极度增高 >1000×10⁹/L 或 VWF 活性 <30%,避免使用抗血小板聚集药物。

　　本患者年龄小于 60 岁,既往有脑梗死病史,属于血栓高危患者,VWF 活性 >30%,因此,采用红细胞单采、IFN-α 降细胞联合阿司匹林抗血小板聚集治疗。

　　【文献复习】

　　PV 的年发病率为(0.4~1.6)/10 万,中老年发病多见,男性稍多于女性。起病缓慢,通常病变若干年后才出现症状或者偶然检查时发现。

　　近年来,该病在分子生物学领域的研究取得了突破性进展,对 PV 的发病机制的阐述、诊断标准的制定、预后判断及靶向治疗的发展至关重要。95% 以上的 PV 患者可见 JAK2 V617F 突变,另 3%~5% 的患者可见 JAK2 第 12 号外显子突变。JAK2 基因是一种胞浆酪氨酸激酶,参与了巨核细胞及血小板生成信号通路。JAK2 V617F 突变后,编码序列第 1849 位碱基由鸟嘌呤变为胸腺嘧啶,导致其编码的第 617 位氨基酸由缬氨酸变为苯丙氨酸。由于突变发生在被认为具有抑制 JH1 激酶活性的 JH2 假激酶域,使得 JAK2 的激酶持续活化,使 JAK-STAT 传导路径及部分其他信号传导途径异常激活,最终导致细胞增殖增加、细胞因子高敏感、细胞因子非依赖性分化和凋亡受抑。在约 30%~40% 左右的 PV 患者中,存在除了 JAK2 突变之外的非特异性基因突变,这些突变不仅局限于 MPN 患者,在骨髓增生异常综合征、急性髓系白细胞或其他血液肿瘤中也会出现。这些突变可能与 JAK2 基因突变共存,也可能出现于 JAK2 阴性 PV 患者中。这些突变不一定是初始的致病基因,但在 PV 的发生和进展中起到了一定的推动作用,涉及基因包括转录因子基因(如 NFE2)、表观遗传基因（如 TET2、DNMT3 A、ASXL1）以及剪接基因（如 SF3B1、SRSF2）等。

血栓栓塞是 PV 患者死亡的重要原因之一，30% 左右的 PV 患者可能发生血栓栓塞。血栓栓塞可以影响到动脉和静脉以及微血管，其中又以中枢神经系统（脑卒中、短暂性脑缺血发作）和心血管系统（心肌梗死、外周动脉闭塞等）多见。静脉血栓事件可见于肺栓塞（无下肢静脉血栓形成病史）、下肢深静脉血栓形成，PV 的静脉血栓易于发生于少见部位的栓塞，如肝静脉、门静脉、脑静脉窦、肠系膜静脉栓塞等。患者可合并高血压，血液黏滞度增高可致血流缓慢和组织缺氧，表现为头痛、眩晕、多汗、疲乏、健忘、耳鸣、眼花、视力障碍、肢端麻木与刺痛等症状。患者约 40%~50% 有肝大、70%~90% 有脾大，是本病的重要体征。

PV 的诊断目前建议使用 2016 年 WHO 标准，需要鉴别的疾病如下：

（1）慢性髓系白血病：多数此病病程慢，临床症状轻微，可有明显脾大，甚至巨脾，外周血中性粒细胞显著增多，可见各阶段粒细胞，嗜酸、嗜碱粒细胞增多，骨髓 BCR/ABLP210 融合基因（＋）。行基因检测可排除。

（2）继发性红细胞增多症：由于组织慢性缺氧，导致红细胞代偿性增多，如高山病、慢性肺部疾病、高铁血红蛋白血症等，通过监测血氧饱和度可鉴别。或由于发生可以产生 EPO 的良性或恶性病变，如肾血管狭窄、肾癌等，以及服用促使 EPO 产生增多的激素制剂，但此类患者 EPO 水平多高于正常，且 JAK2 V617 F 或 JAK2 外显子 12 突变阴性。

（3）相对性红细胞增多症：由血液浓缩导致的红细胞相对增多，常见于脱水、烫伤等暂时性体液丢失，以及吸烟、饮酒和高血压所导致的慢性相对红细胞增多。通过询问病史和骨髓活检、基因检测可鉴别。

（4）遗传性红细胞增多症：此类患者可能存在家族史，部分患者自幼红细胞增高，部分患者随年龄增长出现红细胞增多症状，可能由于 EPO 受体突变、先天性 2，3- 双磷酸甘油酸缺乏、Von Hippel-Lindau 综合征或其它调控红细胞发育及形成的基因突变所致，一般需要行基因检测及 EPO 水平测定来鉴别。

预后分层分为生存预后和血栓预后。总体生存预后方面，既往认为影响生存的因素包括年龄、白细胞计数以及既往静脉血栓病史。因此，Tefferi 等提出了预后分组积分系统：依年龄（≥ 67 岁为 5 分，57~66 岁为 2 分）、WBC>15×10⁹/L（1 分）和静脉血栓（1 分），分为低危组（0 分）、中危组（1 或 2 分）和高危组（≥ 3 分）。随着二代测序技术在临床的使用，近期越来越多的研究发现有些基因突变也是影响生存的危险因素，因此 Tefferi 等提出了新的基于二代测序的预后分组积分系统，即 MIPSS 积分系统，危险因素包括：SRSF2 突变（2 分）；年龄 >60 岁（4 分）；异常染色体核型（1 分）；WBC>11×10⁹/L（1 分）。依累计积分预后危度分组：低危组（0~1 分），中危 -1 组（2 分），中危 -2 组（3 分），高危组（≥ 4 分）。各危度组患者中位生存期依次为 25.3 年、18 年、10 年和 5.4 年。血栓预测分层方面，根据欧洲白血病网制定的血栓危险度分层：年龄 >60 岁或有血栓病史即为高危，二者均无为低危。

PV 的治疗目标为预防血栓为主，控制 HCT<45%。血栓高危患者应接受降细胞治疗，对静脉放血不能耐受或需频繁放血、有症状或进行性脾脏肿大、有严重的疾病相关症状、PLT>1500×10⁹/L 以及进行性白细胞增高亦为降细胞治疗指征。

羟基脲或 IFNα 为降细胞治疗的一线药物。聚乙二醇干扰素 α 为醇化后的干扰素制剂,半衰期较 IFN-α 延长,可以延长至每周一次用药。最近,一种新的聚乙二醇干扰素 α(ropeginterferon)半衰期更长,可以每 2~4 周一次用药,且已显示出有效性和安全性与其他聚乙二醇化干扰素相似,在国外羟基脲耐药 / 不耐受的 PV 患者中已获得适应症。相比于羟基脲,干扰素制剂的优势在于不仅可使患者获得相当的血液学缓解率,而且能降低 JAK2 V617 F 或 CALR 的基因突变负荷。既往两项研究显示聚乙二醇干扰素 α 治疗 PV 和 ET 的血液学缓解率为 80% 左右,同时伴有 JAK2 V617 F 等位基因负荷的降低,其中完全分子学缓解率为 5%~10%。另外,在羟基脲耐药或不耐受的患者中,醇化干扰素也显示出较好的疗效。

芦可替尼(一种 JAK1/2 抑制剂)也被证明对羟基脲耐药 / 不耐受性 PV 有效。在一项 3 期研究中,比较了卢可替尼(n = 110)与最佳可用疗法(n = 112),接受卢可替尼治疗的患者中,60%/40% 的患者实现了血细胞比容 / 脾脏控制,而其他标准疗法患者为 20%/0.9%;80 周的随访显示,83% 的患者仍在接受卢可替尼治疗,而 88% 接受其他标准治疗的患者转为卢可替尼。在随后的一项随机但非盲法研究(RESPONSE-2)中,对需要二线治疗的无脾肿大的 PV 患者进行的血细胞比容控制与其他标准疗法具有相似的优越性(62% vs 19%)。

新药如下。

PTG-300 是一种铁调素模拟物,其作用机制包括限制红细胞产生的铁的可用性(即铁的负调节)。2020 年 EHA 演示摘要纳入了 35 例患者,包括 16 例低危 PV 患者。PTG-300 治疗导致放血需求显著减少;在治疗至少 28 周的 13 名患者中,10 名患者仍然没有放血,并且在大多数情况下伴随的缺铁被逆转,与症状的改善有关。PTG-300 报告的副作用包括短暂的低级注射部位反应。值得注意的是,PTG-300 似乎不影响白细胞或血小板计数。

Idasanutlin 是一种 MDM2 拮抗剂,在一项 2 期研究中评估了其在羟基脲耐药 / 不耐受 PV 患者中的疗效。Idasanutlin 每天给药一次,每 28 天周期的第 1~5 天给药。在基线脾肿大(n = 13)的应答者中,9 名(69%)获得了脾脏体积减小,其中 1 名达到了血细胞比容控制。总共有 9 名患者(56%)达到血细胞比容控制,8 名患者(50%)达到临床血液学缓解。JAK2 V617 F 等位基因负荷降低发生在早期(3 个周期后),中位降低 76%,与实现临床血液学缓解和血细胞比容控制相关。总体而言,idasanutlin 给药方案在羟基脲耐药 / 不耐受 PV 患者中显示出疗效并迅速降低了 JAK2 等位基因负荷,但与低度胃肠道毒性相关,导致长期耐受性差。

Givinostat 是一种组蛋白去乙酰化酶(HDAC)抑制剂,选择性靶向 JAK2 突变的克隆。在一系列早期研究中,50 例 PV 患者口服 givinostat,单独使用或与羟基脲联合使用(n = 15)。在最近一次长期结局分析时,中位药物暴露为 2.8 年,62% 的患者仍在积极治疗。在随访期间,只有 10% 的 PV 患者报告了 3 级治疗相关不良事件。在 PV 患者中,随访期间的总体反应率大于 80%。总之,givinostat 在 PV 患者中表现出良好的安全性和有效性,数据支持在该人群中长期使用。

（中国医学科学院血液病医院血栓止血诊疗中心　曹璇　付荣凤）

【参考文献】

[1] ALVAREZ-LARRÁN A, ANCOCHEA A, Angona A, et al. Red cell mass measurement in patients with clinically suspected diagnosis of polycythemia vera or essential thrombocythemia[J]. *Haematologica*, 2012, 97(11):1704-1707.

[2] IURLO A, GIANELLI U, CATTANEO D, Tet al. Impact of the 2016 revised WHO criteria for myeloproliferative neoplasms, unclassifiable: comparison with the 2008 version[J]. *Am J Hematol*, 2017, 92(4): E48-E51.

[3] BARBUI T, THIELE J, CAROBBIO A, et al. Discriminating between essential thrombocythemia and masked polycythemia vera in JAK2 mutated patients[J]. *Am J Hematol*, 2014, 89(6): 588-590.

[4] ARBER DA, ORAZI A, HASSERJIAN R, et al. The 2016 revision to the World Health Organization classification of myeloid neoplasms and acute leukemia[J]. *Blood*, 2016, 127(20):2391-405.

[5] TEFFERI A, RUMI E, FINAZZI G, et al. Survival and prognosis among 1545 patients with contemporary polycythemia vera: an international study[J]. *Leukemia*, 2013, 27(9): 1874-1881.

[6] 肖志坚. 真性红细胞增多症诊断与治疗中国专家共识(2016年版)[J]. 中华血液学杂志, 2016, 37(04):265-268.

[7] TEFFERI A, VANNUCCHI AM, BARBUI T. Polycythemia vera: historical oversights, diagnostic details, and therapeutic views[J]. *Leukemia*, 2021, 35(12):3339-3351.

[8] YACOUB A, MASCARENHAS J, KOSIOREK H, et al. Pegylated interferon alfa-2a for polycythemia vera or essential thrombocythemia resistant or intolerant to hydroxyurea[J]. *Blood*, 2019, 134:1498-509.

[9] VANNUCCHI AM, KILADJIAN JJ, GRIESSHAMMER M, et al. Ruxolitinib versus standard therapy for the treatment of polycythemia vera[J]. *N Engl J Med*, 2015, 372:426-35.

[10] VERSTOVSEK S, VANNUCCHI AM, GRIESSHAMMER M, et al. Ruxolitinib versus best available therapy in patients with polycythemia vera: 80-week follow-up from the RESPONSE trial[J]. *Haematologica*, 2016, 101:821-829.

[11] MCMULLIN MF, HARRISON CN, ALI S, et al; BSH Committee. A guideline for the diagnosis and management of polycythaemia vera. A British Society for Haematology Guideline[J]. *Br J Haematol*, 2019, 184(2):176-191.

[12] KREMYANSKAYA M, GINZBURG Y, KUYKENDALL AT, et al. PTG-300 eliminates the need for therapeutic phlebotomy in both low and high-risk polycythemia vera patients[J]. *Blood*, 2020, 136. 10.1182/blood-2020-137285.

[13] MASCARENHAS J, PASSAMONTI F, BURBURY K, et al. MDM2 antagonist idasanutlin in patients with polycythemia vera: results from a single-arm phase 2 study[J]. *Blood*

Adv, 2022,6(4):1162-1174.

[14] CHIFOTIDES HT, BOSE P, VERSTOVSEK S. Givinostat: an emerging treatment for polycythemia vera[J]. *Expert Opin Investig Drugs*, 2020,29(6):525-536.

病例 64　骨髓增殖性疾病 –aCML

【背景知识】

不典型慢性髓系白血病(atypical chronic myeloid leukemia, aCML)是一种主要累及中性粒细胞系别的白血病性疾病。其特征是外周血白细胞数增多,主要是不成熟和成熟中性粒细胞,而且有明显发育异常的形态学表现。但白血病细胞没有 Ph 染色体和 BCR-ABL 融合基因。aCML 确切发病率不详,本病与 BCR-ABL 阳性 CML 之比约为 100∶1~2。主要发生于老龄人,中位发病年龄为 70~90 岁。男女患者之比为 1~2.5∶1。 aCML 预后极差,中位生存时间 <20 个月。25%~40% 的患者演变为急性白血病。其余患者常死于骨髓衰竭。aCML 患者可有肝脾肿大。可有与贫血、血小板减少或脾脏肿大的相关临床症状。到目前为止,对 aCML 的治疗经验很少,尚无满意的治疗方法。初步临床试验表明伊马替尼治疗本病无效。目前有报道应用地西他滨治疗 aCML,7 例患者中有 4 例获得血液学改善,主要不良反应是重度骨髓抑制。根治本病的唯一方法是造血干细胞移植,对于尚未发生急变的aCML 患者异基因造血干细胞移植是唯一可能治愈本病的手段,但因报道皆为个案,尚无法统计其有效率或者治愈率。

【病例简介】

患者男,50 岁,主因"脾大 4 年,贫血血小板减少 1.5 月"入院。

现病史:患者 4 年前查体发现脾大,未予重视。患者 2 月前感冒后出现四肢肿痛,自行服用感冒药后自觉症状缓解不明显,就诊于当地医院,查血常规(2021.9.3):WBC:$16.9 \times 10^9/L$、Hb: 104 g/L、PLT: $76 \times 10^9/L$、ANC: $13.94 \times 10^9/L$。2021.9.12 患者出现发热,最高体温 38.7 ℃,伴咳嗽咳痰,CT 示左肺下叶炎症,予抗感染治疗后好转。患者间断发热,体温波动于 37~38 ℃,伴四肢肿痛、脾区疼痛。腹部 B 超:肝脏轻度肿大,门静脉增宽,脾大(厚6.4 cm)。规律复查血常规(Hb: 104 → 70 → 77 → 82,PLT: 76 → 73 → 38 → 30 → 18,ANC: 13.94 → 8.40 → 8.98 → 15.15),查自免肝抗体:线粒体 M2 亚型、SP100、LKM-1、PML、gp210、LC-1、SLA/LP、Scl-70+。T-SPOT、病毒、抗 CCP、肿标未见明显异常。后患者就诊于山东省省立医院,查血常规(2021.10.05):Hb 74 g/L, PLT: 19×10^9/L, ANC 11.20×10^9/L。2021.10.01 骨髓涂片:骨髓增生活跃,粒系增生活跃,原始粒细胞 1%,早幼粒 5%,以中晚幼粒为主,中晚幼粒细胞比值增高,部分细胞胞浆颗粒缺如。红系增生活跃,中心淡染区扩大,铁染色:外铁(++),内铁:Ⅰ 型 16%,Ⅱ 型 4%,全片见巨核 6 个,颗粒巨 3 个,裸核 1 个,双圆巨核 1 个,多圆巨核 1 个,血小板可见。血片:原始粒细胞 1%,幼稚粒细胞较多见,NAP 阳性率 44%,积分 62, MDS/MPN, aCML 待排。2021-9-30 骨髓活检:骨髓增生较活跃(>90%),粒红比例增大,粒系各阶段细胞可见,以中幼及以下阶段细胞为主,红系各阶段细胞可见,以中晚幼红细胞为主,巨核细胞较易见,部分胞体小、分叶少;少量淋巴细胞散在分布,网状纤维染色,MF-1 级。免疫组化:CD20 个别 +,PAX5 个别 +,CD3 少量 +,CD5 少量 +,CD34 个别 +,CD117 个别 +,CD42b 巨核细胞 +。流式:髓系原始细胞比例不高,HLA-DR 聚集表达,粒系比例增高,SSC 偏小,淋巴细胞未见异常表型。染色体: 46,XY[15]。BCR-ABL 融合基因 -,骨髓增殖性肿瘤相关基因突变检测 -。白血病相关 43 种基因筛查 -。二代测序基因突变:Ⅰ类突变:CBLp.K389E 85.8%,SF3B1p.K666Q 47.9%。Ⅱ类突变:SH2B3。Ⅲ类突变:IDH1、MYB、SLC22 A1。其他:PIK3CD、SETD2、TET2。2021.10.14 ~ 2021.10.15 予血小板输注共 2 个单位治疗量。现患者为求进一步诊治就诊我院门诊。血常规(门诊):WBC 22.23 × 10^9/L, Hb 64 g/L, PLT 12 × 10^9/L, ANC 19.3 × 10^9/L, RET% 2.57%。发病以来,睡眠可,食纳欠佳,大小便正常,夜间盗汗明显,近 1 月自觉脾区疼痛较前明显,活动稍受限制,近半年体重下降 20 斤。

既往史:平素体健,否认病毒性肝炎、肺结核病史,否认高血压、糖尿病、高血脂病史,否认脑血管疾病、心脏病史,否认精神病史、地方病史、职业病史。否认外伤、中毒、手术史,否认药物、食物过敏史,预防接种史不详,末次输血时间 2021.10.15。

个人史:无化学、放射物质、有毒物质接触史,无冶游、吸毒史,无吸烟、饮酒史。

家族史:父母健在,否认家族及遗传病病史,否认类似疾病病史。

入院体格检查:发育正常,营养中等,神志清醒,中度贫血貌,主动体位。周身皮肤无皮疹、黄染、出血点,浅表淋巴结无肿大。双肺叩诊呈清音,肝上界位于右锁骨中线第Ⅴ肋间,双肺呼吸音清,未闻及干湿罗音。心前区无隆起,无细震颤,心界不大,心率 110 次 / 分,律齐,各瓣膜听诊区未闻及病理性杂音。腹部平坦,未见肠形、蠕动波及腹壁静脉曲张,腹软,无压痛及反跳痛,肝肋下未触及,脾脏 Ⅲ 度肿大,脾肋下 15 cm,超前正中线,移动性浊音—,肠鸣音正常。四肢活动正常,双下肢有轻度凹陷性浮肿。

入院后化验及检查如下。

血液相关化验:血细胞分析 + 网织:WBC 19.25 × 10^9/L(↑), HGB 64 g/L(↓), PLT 10 × 10^9/L(↓), NEUT# 16.07 × 10^9/L(↑), BASO% 0.2%, BASO# 0.03 × 10^9/L, RET% 3.06%(↑),RET# 0.0704 × 10^{12}/L。生化全套:ALB 36.4 g/L, ALT 5.7U/L, AST 4.3U/L, GGT 12.5U/L, TBIL 12.2μmol/L, DBIL 2.5μmol/L, IBIL 9.7μmol/L, Cr 72.6μmol/L, GLu 4.33mmol/L, K 3.93mmol/L, Na 138.7mmol/L, Cl 102.6mmol/L, TPO-Ab 18.1IU/mL(↑), Ferritin 401.6ng/mL(↑),EPO 363.37mIU/mL(↑)。免疫球蛋白定量 + 风湿三项:补体 C3 0.67 g/L(↓),C 反应蛋白 15.4 mg/L(↑)。抗核抗体滴度 +ENA 抗体谱 + 抗中性粒细胞胞浆抗体系列检测:抗 scl-70 弱阳性(+),抗核抗体滴度阳性(1 : 100)。转铁蛋白: 1.21 g/L。冷凝集素实验、库姆分型实验、血红蛋白组分分析未见明显异常。免疫固定电泳阴性。感染相关标志物未见明显异常。造血干细胞计数(流式细胞仪法):CD34+ 细胞占有核细胞 0.59%。

骨髓相关化验如下。

(1)骨髓分类:骨髓涂片细胞形态学分析:①取材、涂片、染色良好。粒(-)油(+);②增生活跃,G=79.5%, E=13%, G/E=6.12/1;③粒系比例增高,偶见核浆发育不平衡及胞浆颗粒减少或缺失粒细胞。嗜碱粒细胞易见;④红系比例减低,以中晚幼红为主。成熟红细胞大小不一;⑤淋巴细胞比例减低,为成熟淋巴细胞;⑥全片未见巨核细胞。血小板单个、散在分布,少见。外周血涂片细胞形态学分析:①白细胞数增多;②粒细胞比例增高,易见幼稚粒细胞;③成熟红细胞大小不一。计数 100 个白细胞未见有核红细胞;④淋巴细胞比例减低,为成熟淋巴细胞;⑤血小板单个、散在分布,少见。诊断意见:粒系比例增高,红系比例减低,未见巨核细胞骨髓象。外周血易见幼稚粒细胞,请结合临床及分子生物学检查。

（2）组化三项:环形铁粒幼红细胞阳性率 %8,铁染色铁粒幼红细胞阳性率 96%, PAS 阴性,NAP 阳性率 40%。

（3）免疫分型 -MDS/MPN:髓系原始细胞比例偏高占 2.01%,粒系比例增高,嗜酸、嗜碱性粒细胞可见;红系比例减低;各系表型未见明显异常,请结合形态及遗传学除外 MPN。

（4）免疫组织化学染色(CD41):正常巨核细胞(胞体 >40μm)3 个,大单元核小巨核细胞(胞体 25~40μm)6 个,单元核小巨核细胞(胞体 12~25μm)14 个,全片巨核 23 个。

（5）基因分型 -WT1 定量检测:定量结果为 15.36%。

（6）白血病融合基因筛查检测(56 种):WT1(表达)弱阳性(＋)。

（7）CML 融合基因筛查:BCR/ABL190、210、230 融合基因低于检测灵敏度。

（8）白血病融合基因分型 -BCR/ABL 非典型:阴性。

（9）白血病融合基因筛查检测(56 种):WT1 弱阳性。

（10）染色体荧光原位杂交: +8、D5S721/EGR1、D20S108、CEP7/D7S486、P53/CEP17、PDGFRA、PDGFRB 未见异常。

（11）染色体检查:46,XY[20]。

（12）造血祖细胞培养:未见明显异常。

影像学检查: 彩色多普勒 - 消化系(肝胆脾胰):肝脏:上界于右锁骨中线第 5 肋间,肋下 0 cm, 左叶前后径 6.9 cm, 右叶最大斜径 15.4 cm, 门静脉主干直径 1.7 cm 胆囊: 7.3 cm×2.6 cm, 壁厚 0.2 cm, 胆总管直径 0.4 cm 胰腺: 头厚 1.4 cm, 体厚 1.2 cm, 尾厚 1.6 cm, 主胰管 0.2 cm 脾脏: 长 21.5 cm, 厚 6.5 cm, 脾门部脾静脉 1.0 cm 肋下 11.5cm×5.9 cm 肝脏体积增大,包膜光滑,肝实质回声增粗增强,分布尚均匀,肝内胆管无扩张。肝内血管走行欠清晰,血流通畅。 胆囊大小正常,壁薄光滑,腔内未见异常回声。 胰腺大小形态正常,实质回声均匀,主胰管无扩张。 脾脏增大,包膜光滑,实质回声均匀。检查结论:肝大,肝实质回声增强,门静脉增宽,脾重度大,胆胰未见明显异常。

诊疗经过及疗效

诊断患者为不典型慢性粒细胞白血病。2021-10-25 开始予羟基脲 1 g 口服治疗。治疗过程中定期检测血常规 2021-10-28: WBC 13.5×10⁹/L(↑), HGB 62 g/L(↓), PLT 12×10⁹/L(↓), NEUT 11×10⁹/L(↑), BASO% 0.2%, BASO# 0.03×10⁹/L, RET% 3.06%(↑), RET 0.0704×10¹²/L。

【病例特点及分析】

患者①外周血 WBC 计数 ≥ 13×10⁹/L 且以中性粒细胞增高为主;②外周血中性粒细胞前体细胞(早幼粒细胞、中幼粒细胞、晚幼粒细胞)比例 ≥ 10%;③无费城染色体或 BCR-

ABL1 融合基因且不符合 PV、ET、PMF 诊断标准；④单核细胞绝对值稍升高，但占白细胞比例 <10%；⑤嗜酸性粒细胞占白细胞比例 <2%；⑥无 PDGFRA，PDGFRB，FGFR1 重排，或者 PCM1-JAK2；⑦存在粒系发育异常；⑧骨髓原始细胞 <20%。根据以上诊断患者为不典型慢性粒细胞白血病（aCML）。治疗上目前 aCML 仍缺乏标准化治疗方案，根治本病的唯一方法是造血干细胞移植，对于尚未发生急变的 aCML 患者异基因造血干细胞移植是唯一可能治愈本病的手段，该患者目前缺乏合适的供者，且一般状况较差，存在症状性脾大，需要积极干预，但异基因造血干细胞移植可行性有限，与患者沟通后暂予羟基脲降白治疗，后期定期复查血常规、消化道 B 超等，根据检查结果再行调整治疗方案。

【专家点评】

aCML 是一种罕见的骨髓增生异常综合征（MDS）/ 骨髓增殖性肿瘤（MPN）。与 BCR-ABL1 阳性的 CML 不同，aCML 患者可见明显的粒细胞异常增生，如获得性 Pelger-Huet 核异常；核分裂象增多、核突起和核染色质异常聚集以及细胞质颗粒减少，有时可观察到多系发育异常。外周血中发现未成熟骨髓细胞（早、中、晚幼粒细胞）≥ 10% 和 / 或异型增生是区分 aCML 和 CML 的关键特点，后者无此表现。aCML 嗜碱性粒细胞数量极少（占白细胞总数的 <2%）、单核细胞增多（占白细胞总数的 <10%），这一特征有助于与区分 BCR-ABL1 阳性的 CML 和慢性粒单核细胞白血病（CMML）。aCML 的诊断首先需要检测 Ph 染色体和 / 或 BCR-ABL1 融合基因以排除 CML。标准核型分析、荧光原位杂交（FISH）和髓系突变检测作为形态学检查的补充，还可为靶向治疗提供依据。

【文献复习】

WHO 提供的 aCML 诊断标准[1]如下：

（1）中性粒细胞及其前体数量增加，伴明显粒细胞生成异常，外周血白细胞 ≥ 13×10^9/L。

（2）中性粒细胞前体（早、中、晚幼粒细胞）占白细胞总量 ≥ 10%。

（3）无 Ph 染色体或 BCR-ABL1 融合基因，且不符合 PV、ET 或 PMF 标准。

（4）无 PDGFRA、PDGFRB、FGFR1 重排或 PCM1-JAK2 融合基因。

（5）嗜碱性粒细胞绝对计数极低，通常占白细胞总数 <2%。

（6）无或极轻度单核细胞增多；通常占白细胞总数 <10%。

（7）骨髓细胞过多伴粒细胞增殖和发育不良，伴或不伴红系和巨核细胞系发育不良。

（8）血液和骨髓中原始细胞 <20%。

aCML 是一类罕见的 MDS/MPN 且预后差的疾病，目前临床上无标准治疗方案。该病患者中位生存期仅约 14~29 个月。大约有 40% 左右的患者会转化为急性髓系白血病，且一般在发病 11.2~18 个月左右出现疾病转化，该类患者中位生存约 1 年。结合患者一般状况、供者情况等因素，异基因造血干细胞移植是目前该病的首选方案。

aAML 和 BCR-ABL1 阳性 CML、CMML、CNL、MDS/MPN，U 的鉴别诊断是临床的难题。虽然 aCML 不存在类似 CML 中 BCR-ABL1 的特征基因，但 aCML 中存在一些发生率相对高的基因突变，如发生率 >20% 的突变：SETBP1，ASXL1，N/K-RAS，SRSF2 和 TET2；

也存在发生率 <10% 的突变：CBL, CSF3R, JAK2 和 ETNK1。约 50% 左右的患者存在染色体异常，包括 +8, del（20q）, -7/7q-, 或等臂染色体 17q [i17[q)]。

aCML 的诊断流程 [2] 如图 4-64-1。

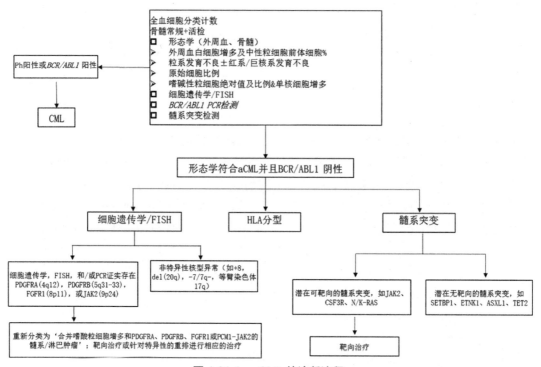

图 4-64-1 aCML 的诊断流程

治疗上目前 aCML 仍缺乏标准化治疗方案，此外，没有共识或基于风险的治疗标准流程方案来指导观察等待或者积极干预治疗的选择。但如果患者出现进行性白细胞增多、贫血和 / 或血小板减少，或出现症状性脾肿大或与疾病相关的体质症状应及时治疗。考虑到该疾病的不良预后，建议对有合适供体且符合条件的患者尽早进行移植评估及适时进行 HSCT。如果无法立即获得供体和 / 或建议进行肿瘤细胞减灭术，建议根据髓系基因突变的检测结果评价有无临床试验或超说明书使用靶向治疗的机会——如芦可替尼用于 CSF3R/JAK2 突变患者，MEK 抑制剂用于 RAS 突变患者等。此外，无论是否存在基因突变，都可进行去甲基化药物治疗。此外，应用于 MDS 或 MPN 的治疗策略，也可根据具体情况应用，包括 聚乙二醇干扰素 α（ PEG-IFN-α ）、羟基脲和 / 或 红系造血刺激剂（ ESA ）。

治疗流程 [2]（ 如图 4-64-2 ）。

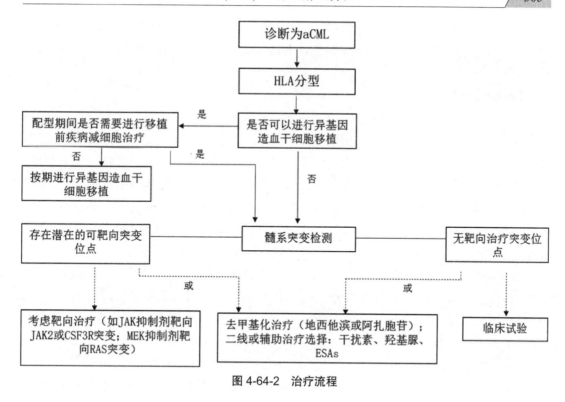

图 4-64-2 治疗流程

（中国医学科学院血液病医院再生医学诊疗中心 毛进 方力维）

【参考文献】

[1] VARDIMAN JW, THIELE J, ARBER DA, et al.The 2008 revision of the World Health Organization（WHO）classification of myeloid neoplasms and acute leukemia：rationale and important changes[J].*Blood*,2009,114（5）:937-951.

[2] GOTLIB J. How I treat atypical chronic myeloid leukemia[J]. *Blood*, 2017, 129（7）: 838-845.

病例 65 aCML 一例

【背景知识】

非典型慢性髓系白血病（aCML），BCR-ABL1（-），是一种罕见的血液恶性肿瘤,属于 WHO 骨髓肿瘤分类中的骨髓增生异常 / 骨髓增殖性肿瘤（MDS/MPN）。aCML 患者表现出骨髓增生特征,包括白细胞增多和脾肿大,可伴有贫血和血小板减少。其特征包括：WBC 计数 ≥ 13×10^9/L；外周血中存在至少 10% 的未成熟粒细胞（包括早幼粒细胞、中幼粒细胞和晚幼粒细胞）,以重度粒细胞生成障碍为特征；不存在单核细胞增多（外周血单核细胞 < 白细胞分类的 10%,单核细胞计数 <1×10^9/L）；外周血中的嗜碱性粒细胞 <2%；骨髓和外周血中原始细胞（包括幼单核细胞 ）<20%[1]。

aCML 形态学特点：外周血表现为严重粒细胞异型增生。特征性表现包括中性粒细胞的染色质过度聚集以及核分裂象异常,如核低分叶（假 Pelger-Huet 核）或多分叶,胞浆可呈颗粒减少甚至异常增大。骨髓细胞过多,以粒细胞为主,呈明显异型增生。半数以上病例有红系发育不良和一定程度的巨核细胞发育不良。此外,可见不同程度的网硬蛋白纤维增加[2]。

【病例简介】

患者郭某,男,64 岁,主诉:乏力、发现白细胞升高 1 月。

现病史:患者于 1 月前无明显诱因出现乏力,活动后加重,不伴胸痛、气促,不伴鼻衄、齿龈出血,无黑便,无尿色加深,曾就诊于外院,查血常规示:Hb: 130 g/L, WBC: 39.5 × 10⁹/L, N:78%,PLT:211 × 10⁹/L,RBC:3.9 × 10¹²/L,未特殊治疗,现为求进一步诊治收入院。患者自本次发病以来,精神尚可,食欲正常,睡眠尚可,大便如常,小便如常,体重未见明显下降。

入院体格检查:体温 36.4 ℃,脉搏 83 次 / 分,呼吸 16 次 / 分,血压 130/82mmHg。神志清醒,正常面容,皮肤黏膜无黄染,无肝掌,无蜘蛛痣,无贫血貌。全身浅表淋巴结无肿大。无巩膜黄染,口唇红润,颈软,颈静脉无怒张,肝颈静脉回流征阴性,双侧甲状腺无肿大。双肺呼吸音粗,双肺未及干啰音、湿啰音。心率 83 次 / 分,心律齐,腹壁柔软,无压痛,无反跳痛,肝肋下未触及,脾肋下未触及。无肝区叩击痛,无肾区叩击痛,移动性浊音(-)。四肢活动自如,双下肢无浮肿。

入院后化验及检查:2021/4/21 血常规:WBC 39.22 × 10⁹/L,RBC 4.36 × 10¹²/L,Hb 121 g/L, PLT 216 × 10⁹/L,中性分叶核粒细胞 47%,中性杆状核粒细胞 8%,中性晚幼粒细胞 4%,中性中幼粒细胞 21%,淋巴样细胞 6%,嗜酸性分叶核粒细胞 3%,嗜碱性分叶核粒细胞 5%,淋巴细胞 4%,单核细胞 2%。凝血功能:纤维蛋白原 1.62 g/L,血浆 D- 二聚体测定 - 定量 822ng/mL。肾功、电解质、游离甲功、免疫固定电泳、免疫全项、风湿抗体(-)。肝功:β2 微球蛋白 2.53 mg/L,乳酸脱氢酶 513.4U/L,γ- 谷氨酰转酞酶 128U/L。促红细胞生成素 3.93mIU/ mL。血三项:铁蛋白 550.01ng/mL,叶酸 3.12ng/mL,维生素 B₁₂ > 2000.00pg/mL。肿瘤全项:铁蛋白 562.40ng/mL。抗 EB 病毒核抗原 IgG 抗体:可疑阳性。

影像学检查:腹部超声提示脾大,最大长径 12 cm,副脾。浅表淋巴结 B 超:双侧颈部左 1.5 cm × 0.5 cm, 右 2.2 cm × 0.8 cm, 双侧腋下多发淋巴结肿大左 2.1 cm × 0.8 cm, 右 2.2 cm × 0.8 cm,双侧腹股沟区多发淋巴结肿大左 2.4 cm × 0.7 cm, 右 2.2 cm × 0.7 cm(以上淋巴结形态回声未见明显异常)。超声心动:LVEF 0.64,右心增大,二尖瓣、三尖瓣反流(轻度)。头 MR:头部左额顶叶交界区及左侧额叶缺血灶,左侧基底节区及半卵圆中心软化灶,脑白质稀疏,脑萎缩,板障短 T1 信号欠均,右侧上颌窦、双侧筛窦炎。胸 CT:两肺间质纹理增多,左肺下叶胸膜下微结节。

骨髓相关检查:骨髓涂片:髂骨:增生极度活跃,粒系 82.5%,原粒 1%,红巨系增生;胸骨:增生极度活跃,粒系 70.5%。骨髓病理:骨髓增生极度活跃,粒红比例增加,粒系细胞增多,各阶段细胞可见,未见幼稚细胞增多,可见多量分叶核粒细胞,巨核细胞增多,未见纤维化,免疫组化:MPO 散在阳性,Lysozyme 散在多量阳性,E-cadherin 少许阳性,CD117 和 CD34 极少许阳性,CD61 巨核细胞阳性,CD20 偶见阳性,CD3 和 CD138 极少许阳性,网染 Grade0,疑为 CML。白血病 56 种融合基因、MPN 融合基因(-)及 BCR-ABL(-)。白血病表型：异常细胞群：15.4%，部分表达 CD117、CD33、CD64、MPO、HLA-DR、CD13，考虑髓系来源早阶段幼稚细胞。白血病预后基因：一级变异包括 KRAS：49.38%；TET2：49.75%；ASXL1：24.5%；二级变异 SETBP1：49.66%；三级变异 EZH2：91.5%；CSF3R 未见变异。MDS-FISH 及染色体：45，XY，-7[15]。小组化：N-ALP：31%，阳性指数：43；有核红糖原(-)，铁染色：外铁(+)，铁粒幼红细胞：50%。

诊疗经过及疗效：患者诊断为不典型慢性粒细胞性白血病、肝功能异常、陈旧性脑梗死、脑缺血灶、鼻窦炎。2021-5-19 行第 1 疗程化疗，具体方案为地西他滨 38 mg d1-5（体表面积 1.92 ㎡），间断应用羟基脲降白细胞治疗。辅助保护脏器治疗。化疗后患者出现发热，肺部感染予哌拉西林他唑巴坦、伏立康唑抗感染治疗，及促造血、输成分血支持、对症治疗。化疗前，患者白细胞已升至 70×10⁹/L，第一疗程化疗后，白细胞降低至（4~5）×10⁹/L。第一疗程化疗后，复查骨髓：增生活跃，粒系 79%，原粒 6%，中幼粒可见核浆发育不平衡，巨系增生，红系减低。外周血嗜碱性粒细胞比例增加，14%。白血病表型：异常细胞群：13.22%，部分表达 CD117、CD33、CD34、CD64、MPO、HLA-DR、CD13，考虑髓系来源早阶段幼稚细胞。分析病情，仍考虑为 aCML，给予第二疗程地西他滨 36 mg d1-d5 化疗，患者化疗后骨髓抑制期，合并新发脑梗，出院就诊于神经内科继续治疗。

【病例特点及分析】

区分 aCML 与某些 BCR-ABL1(-) 的 MPNs（CNL，原发性骨髓纤维化 [PMF]）和 MDS/MPN（CMML 和 MDS/MPN-U）具有挑战性：

（1）MPN 既往史可排除 aCML 的诊断。

（2）骨髓活检发现典型的 MPN 形态学结果（尤其是在没有显著粒细胞发育不良的情况下）和 MPN 相关突变（在 JAK2、CALR 或 MPL 中）时，不倾向 aCML，提示 PMF、真性红细胞增多症（PV）或原发性血小板增多症（ET）。

（3）提示性的突变特征（如 SETBP1/ETNK1 突变）且具有符合诊断标准的特征有助于证实 aCML。

（4）外周血中单核细胞的百分比是区分 aCML 和 CMML 的重要特征，在 aCML 中始终低于 10%（很少 >2%）。细胞化学染色，如非特异性酯酶（NSE）有助于在疑难病例中检测单核细胞。

（5）另一个更主观的形态学区别是 aCML 存在更严重的粒细胞发育不良，尽管缺乏评估发育不良严重程度的具体指南。需要进行铁染色以排除伴有环形铁粒幼细胞和血小板增多的 MDS/MPN-RS-T。

（6）在以增殖特征为主，且以中性粒细胞为主的患者中，CSF3R 突变应强烈提示 CNL。

区分 aCML 与 MDS/MPN-U 较为困难。aCML 患者的中位 WBC 计数显著升高，但非绝对特征。持续性单核细胞增多提示 CMML。TET2+SRSF2 突变对 CMML 具有相对特异性，尽管两者在 aCML 中均可见。

【专家点评】

诊断 aCML 应基于识别其特征性的形态学、实验室和遗传学特征，排除具有明确遗传学改变的其他髓系恶性肿瘤。本例患者白细胞增多,骨髓增生极度活跃,可见原粒细胞,且粒细胞具有核浆发育不平衡,流式细胞术检测可见 10% 以上的早阶段髓系来源的异常细胞,无 BCR-ABL1 融合,无 PDGFRA、PDGFRB、FGFR1,或 PCM1-JAK2 融合,骨髓病理未见骨髓纤维化,染色体可见 7 号染色体缺失,基因测序发现以下基因突变阳性:KRAS 阳性;TET2 阳性;ASXL1 阳性;SETBP1 阳性;EZH2 阳性;CSF3R 未见变异。经过一个疗程的去甲基化治疗,血象较前有所恢复,但是骨髓中原始细胞有趋势,并未达到缓解,结合以上特征,可明确诊断为 aCML,但是患者第二个化疗过程中合并新发脑梗转科而失访,无法继续追踪疗效。

【文献复习】

如何区分 aCML 与其他骨髓增殖性肿瘤:区分 aCML 与某些 BCR-ABL1(-)的 MPNs(CNL、原发性骨髓纤维化 [PMF]、MDS/MPN(CMML 和 MDS/MPN-U)具有挑战性,可参考以下内容:① MPN 既往史可排除 aCML 的诊断;②骨髓活检发现典型的 MPN 形态学结果(尤其是在没有显著粒细胞发育不良的情况下)和 MPN 相关突变(在 JAK2、CALR 或 MPL 中)时,不倾向 aCML,提示 PMF、真性红细胞增多症(PV)或原发性血小板增多症(ET);③具有提示性的基因突变(如 SETBP1/ETNK1 突变)且具有符合诊断标准的特征有助于证实 aCML;④外周血中单核细胞的百分比是区分 aCML 和 CMML 的重要特征,在 aCML 中始终低于 10%(很少 >2%);⑤另一个更主观的形态学区别是 aCML 存在更严重的粒细胞发育不良,尽管目前还是缺乏评估发育不良严重程度的具体指南。需要进行铁染色以排除伴有环形铁粒幼细胞和血小板增多的 MDS/MPN-RS-T;⑥在以增殖特征为主,且以中性粒细胞为主的患者中,CSF3R 突变应强烈提示 CNL;⑦区分 aCML 与 MDS/MPN-U 较为困难,aCML 患者的中位 WBC 计数显著升高,但非绝对特征。持续性单核细胞增多提示 CMML。TET2+SRSF2 突变对 CMML 具有相对特异性,尽管两者在 aCML 中均可见 [2]。

aCML 的细胞遗传学特征:尽管根据定义,aCML 缺乏费城染色体及 BCR-ABL1 重排,但约一半的 aCML 病例存在细胞遗传学畸变,包括 8 号染色体三体、Y 染色体缺失、20 号染色体长臂部分缺失(20q-)、17 号等臂染色体、涉及 12、13、14、17 号染色体的缺失和复杂核型。然而这些细胞遗传学异常均非 aCML 所特有,且相当多的病例(高达 80%)可具有正常的核型。aCML 的复发性基因突变。aCML 中最常见的突变基因是 ASXL1、NRAS、SETBP1、SRSF2 和 TET2。69% 的 aCML 病例在表观遗传修饰基因 TET2、IDH1/2、DNMT3A、EZH2 和 / 或 ASXL1 中携带至少一种突变。图 4-65-1 总结了 aCML 中最常见的突变 [3]。

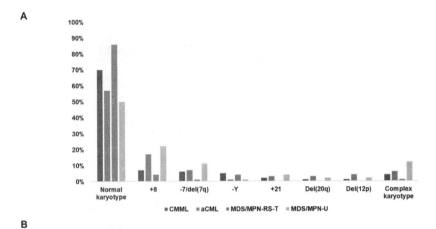

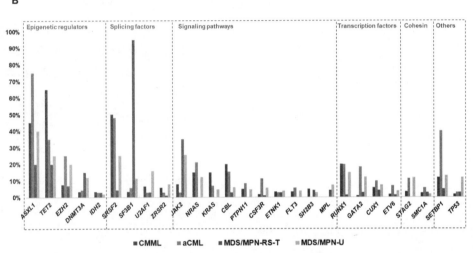

图 4-65-1 aCML 中最常见的突变

由于发病率低、诊断标准不断更新和缺乏分子遗传学的特征,aCML 一直是一种难以诊断的 MDS/MPN。随着对基因组大数据的不断挖掘,结合实验室和形态学结果来区分 aCML 和其他费城阴性骨髓增殖性肿瘤。然而突变的同时发生是否会改变 aCML 的疾病表型和治疗反应尚需进一步观察。

(天津医科大学总医院血液内科　董喜凤)

【参考文献】

[1] SWERDLOW SH, CAMPO E, HARRIS NL, et al. WHO Classification of Tumours of Hematopoietic and Lymphoid Tissues, 4th ed[M]. *IARC*: *Lyon*, *France*, 2017.

[2] PATNAIK MM, BARRACO D, LASHO TL, et al. Targeted next Generation Sequencing and Identification of Risk Factors in World Health Organization Defined Atypical Chronic Myeloid Leukemia[J]. *Am J Hemato*, 2017, 92, 542–548.

[3] PALOMO L, ACHA P, SOLÉ F. Genetic Aspects of Myelodysplastic/ Myeloproliferative Neoplasms[J]. *Cancers*, 2021, 13(9), 2120.

第五章　造血干细胞移植

病例 66　挽救性造血干细胞移植治疗复发难治急性髓系白血病一例

【背景知识】

难治／复发急性髓系白血病（AML）预后差，目前缺乏统一的治疗方案，需根据患者的疾病特征、既往的治疗反应、个体因素、治疗意愿等进行个体化治疗。随着分子生物学、靶向药物及免疫治疗的发展，这部分难治／复发 AML 患者有了更多可选择的治疗方案，例如：伴有 FLT3-ITD、FLT3-TKD 突变患者可采用吉瑞替尼，针对 IDH1/IDH2 突变的患者可以选用 Ivosidenib/Enasidenib，针对 CD33 阳性的患者可采用 Gemtuzumab ozogamicin 单抗，针对耐受性差的患者可采用维奈托克联合去甲基化药物的方案，此外还有针对 CLL1、CD33、CD123、NKG2D 等靶点的 CAR-T 细胞可用于 AML 的治疗 [1, 2]。然而，有部分患者应用上述治疗后仍不能达到完全缓解（CR）或仅能获得短暂的 CR，对于这部分患者，造血干细胞移植仍是目前最有效的治疗手段。

【病例简介】

患者女性，52 岁，主因"确诊急性髓系白血病 M5 3 年"入院。

现病史：患者于入院前 3 年（2018.1）因乏力就诊于天津市某医院，查血常规示：白细胞 37.43×10^9/L，血红蛋白 53 g/L，血小板 88×10^9/L，骨髓涂片细胞分类：骨髓增生活跃，原粒细胞占 65%，考虑急性髓系白血病 M2？；免疫分型：异常髓系幼稚细胞占 55.5%，异常表达 CD7；43 种融合基因阴性；染色体：46，XX，-7，+mar[10]/46，XX[10]；二代测序：PTPN11 p.A72 V、KRAS p.G12S 突变阳性。诊断为急性髓系白血病 M5b（高危组），2018.2.28 予 HAD 诱导，骨髓形态 CR，流式可见 0.01% 残留，WT1 0.28%；2018.4 予地西他滨 +CAG 方案，复查骨髓涂片细胞分类 CR，MRD 阴性；2018.5.9 予地西他滨联合 AA 方案，住院期间行 2 次腰穿 + 鞘内注射，第一次腰穿脑脊液可见 66% 的异常髓系原始细胞，第二次腰穿脑脊液流式、生化均正常，后未规律诊治。

2019.5 患者因胸闷、憋气再次就诊，查骨髓涂片细胞分类：原始单核细胞占 83%；FISH：del（7q31）89.5%；二代测序：ETV6 6.44% 突变型，FLT3-TKD 4.15% 突变型；头 CT：左侧基底节区，左侧眼眶眶上外侧区软组织密度影与边界分界不清；胸 CT：大量胸腔积液，纵隔软组织密度影；胸水流式：异常髓系幼稚细胞 95.29%；乳腺穿刺活检考虑髓系肉瘤。综合以上考虑 AML-M5 复发、髓外乳腺、胸膜、眼眶侵犯。于 2019.5.15 予地西他滨 +IA 方案，复查骨髓未缓解；2019.6.20 予地西他滨 +FLAG-I 方案，复查骨穿 CR，流式 MRD 0.93%，WT1 2.64%，纵隔及左眼眶肿物较前减小。于 2019.8.2、2019.10.1、2019.12.10 行 3 周期地西他滨 +FLAG-I 方案巩固，后未再复查骨穿及进一步化疗。

2020.6.10 再次就诊,复查骨髓涂片细胞分类示:原始单核细胞占 59%,幼稚单核细胞占 1%;二代测序: GATA2 50.41%, TET2 48.33%。2020.6.24 再次给予地西他滨 +FLAG-I,后查外周血仍可见原始幼稚细胞,患者自动出院。2020.9.24 为求进一步治疗就诊于我院,查骨髓涂片细胞分类:原始单核细胞占 10%,幼稚单核细胞占 30%;流式:异常髓系原始细胞占 85.38%;二代测序:TET2 c.3804-1G>A 1.2%,ETV6 c.255delC 13.2%,ETV6 c460dupG 26.4%,ETV6c.257-259del 13.25%; WT1 13.17%。考虑患者急性髓系白血病复发两次再次原方案化疗后未缓解,于 2020.9.28 开始阿扎胞苷 +CAG 方案,d22 复查骨穿:原单占 24%,幼单占 21%;流式:可见 71.65% 异常髓系原始细胞。2020.11.12 应用地西他滨 + 硼替佐米 + 维奈托克化疗后复查骨髓仍未缓解。患者为求进一步治疗以"急性髓系白血病"收入我科。

既往史:既往身体状态良好,否认慢性疾病病史。否认食物、药物过敏史。

个人史:无烟酒嗜好。

家族史:否认遗传病、先天性疾病及类似疾病家族史。

入院体格检查:慢性病面容,余无明显阳性体征。

入院后化验及检查:血常规:白细胞 7.19×10^9/L,血红蛋白 52 g/L,血小板 23×10^9/L,中性粒细胞 0.53×10^9/L。

骨髓形态:骨髓增生减低(+),骨髓原始粒细胞 16%。

骨髓流式(2021.1.8):可见 77.34% 异常髓系原始细胞,表型为 $CD117^+CD34^+HLA-DR^+CD33^+CD7^{dim}CD123^+CLL1^+$,部分 $CD15^+CD96^+CD19^-CD56^-CD14^-CD11b^-$。

诊疗经过及疗效如下。

患者为复发难治 AML,多线方案治疗后仍未缓解,患者及家属自愿加入 CLL1、CD123 CART 临床试验治疗恶性血液肿瘤临床试验,于 2021.1.9 予 FC 方案预处理 2 天,2021.1.12 输注 CLL1-CART 细胞 1×10^6/kg,2021.1.20 输注 CD123-CART 细胞 1×10^6/kg。2021.2.1 复查骨髓形态未缓解,流式:71.78% 异常髓系原始细胞;2021.2.2 行 PET-CT 示(图 1 A):① 所示全身骨骼代谢不均匀性增高,符合白血病表现;②ⓐ子宫肌瘤,子宫肌层内多发异常高代谢结节,子宫内膜区代谢不均匀异常增高;ⓑ双侧乳腺腺体不均匀增厚,代谢不均匀轻度增高,左侧为著;ⓒ脾大,代谢不均匀轻度增高;ⓓ双肺多发小结节,代谢未见明显异常;以上请结合临床,不除外白血病髓外侵犯。患者骨髓未缓解且 PET-CT 显示髓外多发浸润,患者及家属强烈要求行挽救性异基因造血干细胞移植。移植预处理方式联合放疗进行:TBI 3Gy -7、-6、-5,CTX 2800 mg -4,ATG 共 500 mg -5、-4、-3、-2,C1a 9 mg -4、-3、-2,Ara-c 6 g -3、-2,2021.02.15 输注其子外周血造血干细胞共计 305 ml(子供母,HLA 6/10 相合,AB^+ 供 A^+),输注单个核细胞 9.10×10^8/Kg,$CD34^+$ 细胞数为 5.85×10^6/kg,2021.02.17 输注第三方脐血干细胞。粒细胞于 +10 d 植入,血小板于 +14 d 植入。移植后 +13 d 出现出血性膀胱炎,+92 d 出现 I 度 aGVHD(皮肤、口腔黏膜炎、结膜炎)。2021.4.29 给予地西他滨 +BCL2 抑制剂,2021.5.20 出 III 度 GVHD(皮肤 2 级,肝脏 2 级),将激素加量至 40 mg q12 h × 5 d 联合西罗莫司、芦可替尼效果不佳,后加用 CD25 单抗、血浆置换后皮疹逐渐好转、转氨酶较前下降,复查骨穿持续 CR,+3.5M 复查 PET-CT 未见异常代谢信号(图 5-66-1)。2021.11.2 给予阿扎胞苷 100 mg d1-3 联合维奈托克 200 mg，每日 1 次，维持治疗。目前患者移植后 +13 月，骨髓及髓外病变处于持续缓解。

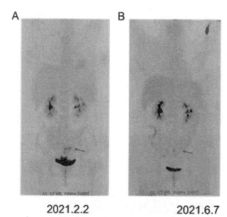

2021.2.2　　　　　　2021.6.7

图 5-66-1　造血干细胞移植前(A)及移植后(B)PET-CT 结果

【病例特点及分析】

患者中年女性，急性起病，初诊时染色体示 -7，中枢浸润，给予诱导及巩固化疗后 MRD 持续阳性，为 AML 预后不良组。患者未规律化疗，停药后第一次复发时出现乳腺、胸膜、眼眶等髓外多器官浸润，二次复发后出现子宫浸润，应用高强度化疗方案、靶向药物、CLL1 及 CD123 CAR-T 等多线治疗后仍未缓解。患者此时行化疗、靶向药物及免疫治疗再诱导 CR 的成功概率小，挽救性造血干细胞移植可能是达到根治疾病的最有效手段，通过选择 TBI/CTX /ATG/Cla 的预处理方案进行子供母的半相合移植，移植后应用以靶向药物为主的方案进行维持治疗，患者获得持续缓解。

【专家点评】

参照我国 2017 版复发难治 AML 的诊断标准，本病例初始经 HAD 方案诱导化疗 1 个疗程达到 CR，后多次停药后反复出现骨髓及髓外多脏器复发，再次应用包括化疗、靶向药物及免疫治疗的方案均诱导失败，为继发耐药的难治 AML[3]。对于此类患者，挽救性造血干细胞移植可能是最佳根治疾病的方法，主要原因是患者已尝试包括化疗、靶向药物及免疫治疗方案，再诱导的成功概率低，另外继续应用化疗药物诱导治疗可能会对脏器造成进一步损伤及增加感染和出血的风险，甚至导致患者丧失移植的机会。在移植预处理方案选择方面，由于患者有子宫等髓外脏器的浸润情况，因此我们选择了含 TBI 的方案进行预处理。移植后复发仍是挽救性造血干细胞移植失败的主要原因，因此在移植后继续给予该患者以靶向药物为主的维持治疗方案，患者获得持续的缓解。

【文献复习】

尽管近些年来新的靶向药物及免疫治疗的快速发展为复发难治 AML 患者提供了很多选择，但目前仍有部分患者应用上述治疗不能达到 CR。对于这部分患者，挽救性异基因造血干细胞移植是可能治愈疾病的有效手段，有数据表明在诱导失败的患者中有 30%~45% 左右对挽救性造血干细胞移植有效，而移植后复发是挽救性造血干细胞移植失败的主要原

因 [4-6]。

既往研究表明移植后个体化应用预防性免疫治疗,如 DC-CIK、DC-CTL 可改善复发难治 AML 患者的总生存率,提示我们移植后预防性应用靶向药物、CAR-T 等免疫疗法可能有助于减少移植后的复发 [7]。我们中心前期研究显示,小剂量地西他滨联合维奈托克用于移植后高危 AML 的患者是安全和有效的,可提高 AML 患者的总生存率及无事件生存率,因此此例病人移植后采用了地西他滨联合维奈托克的方案进行维持治疗并取得了非常好的疗效 [8]。此外,CAR-T 在 AML 患者的治疗中也取得了一定的疗效,很可能成为最有前景的移植后维持治疗方案。

(天津市第一中心医院血液内科 卢文艺)

【参考文献】

[1] 吴彤. 难治 / 复发急性髓性白血病的挽救性造血干细胞移植 [C]. 第四届全国血液肿瘤学术大会暨第七届全国淋巴肿瘤诊治进展研讨会论文汇编, 2014.

[2] NCCN clinical practice guidelines in oncology acute myeloid leukemia[R/OL]. *Version*3. 2021.

[3] 中华医学会血液学分会白血病淋巴瘤学组. 复发难治性急性髓系白血病中国诊疗指南(2017 年版)[J]. 中华血液学杂志,2017,38(3):183-184.

[4] 苏秀华,梁晨,李刚,等. 异基因造血干细胞移植治疗难治 / 复发急性髓系白血病的疗效及预后因素分析 [J]. 中华血液学杂志, 2017, 38(12):1024-1030.

[5] WANG ZY, GAO WH, ZHAO HJ, et al. Chemotherapy or Allogeneic Stem Cell Transplantation as Salvage Therapy for Patients with Refractory Acute Myeloid Leukemia:A Multicenter Analysis[J]. *Acta Haematol*, 2022:1-11.

[6] WANG J, YUAN L, CHENG H, et al. Salvaged allogeneic hematopoietic stem cell transplantation for pediatric chemotherapy refractory acute leukemia[J]. *Oncotarget*, 2017, 9 (3):3143-3159.

[7] 王静波,高雁群,周葭蕤,等. 挽救性异基因造血干细胞移植治疗 45 例复发难治性急性髓系白血病疗效分析 [J]. 中华血液学杂志, 2012, 33(6):467-470.

[8] WEI Y, XIONG X, LI X, et al. Low-dose decitabine plus venetoclax is safe and effective as post-transplant maintenance therapy for high-risk acute myeloid leukemia and myelodysplastic syndrome[J]. *Cancer Sci*. 2021,112(9):3636-3644.

病例 67 挽救性造血干细胞移植联合供者 CAR-T 细胞序贯输注治疗复发难治 B-ALL 一例

【背景知识】

近年来,肿瘤免疫治疗进展迅速,嵌合抗原受体 T(Chimeric antigen receptor, CAR-T)细胞是一种新型肿瘤免疫治疗方法,通过基因修饰使 T 淋巴细胞表达特定的 CAR,可以特异性识别靶抗原、杀伤靶细胞 [1],已经产生了令人兴奋的结果,特别是在治疗 B 细胞恶性肿瘤中。以 CD19 为靶点的 CAR-T 细胞已成功地用于治疗复发难治急性 B 淋巴性白血病[2]，在接受 CAR-T 细胞治疗的成人和儿童患者中，观察到 67%~90% 的有效率[2, 3]。然而一部分患者因不能采集到足够的 T 细胞而不能进行 CAR-T 细胞治疗，目前通用型 CAR-T 尚未进入临床，异基因 CAR-T 细胞治疗尚有待解决的难题，主要用于异基因造血干细胞移植后患者。这里，我们报告了一例通过挽救性造血干细胞移植联合供者 CAR-T 细胞序贯输注成功治疗复发难治急性 B 淋巴细胞白血病（B-acute lymphocytic leukemia，B-ALL）一例，为复发难治 B-ALL 提供一种治疗选择。

【病例简介】

患者女性，14 岁，主因"间断发热 1 月"入院。

现病史：患者在 2017 年 8 月被诊断为 B-ALL，接受诱导化疗并完全缓解，后续又进行了巩固和维持治疗，2020 年 4 月复发后接受两个疗程的挽救治疗，效果不佳，并且合并中枢神经系统白血病。2020 年 8 月 18 日因乏力不适就诊于我院血液科，实验室检查结果如下：（i）白细胞（WBC）8.78×10^9/L，血红蛋白（Hb）96 g/L，血小板（Plt）69×10^9/L；（ii）骨髓（BM）涂片显示幼稚淋巴细胞占 54.5%（图 5-67-1A）；（iii）流式免疫表型分析显示，恶性细胞占 42.83%，表达模式为 CD19+CD22+CD34+CD38+，CD10-CD20-（图 5-67-1B）；（iv）脑脊液流式术检测到 7.69% 恶性 B 细胞；（v）二代测序显示 CDKN2A 基因缺失和 P53 基因缺失；（vi）常规细胞遗传学分析为 46，XX[20]。基于以上检查结果，患者被诊断为复发难治 B-ALL，中枢神经系统白血病。患者参加了 CAR-T 临床试验（ChiCTR ONN-16009862），于 2020 年 8 月 18 日采集自体外周血细胞以制备 CD19 CAR-T 细胞，8 月 24 至 26 日予以 FC 方案（氟达拉滨 30 mg/m², d1-3；环磷酰胺 300 mg/m² d1-3）预处理，8 月 28 日和 29 日分别输注 CD19 CAR-T 细胞，剂量为 1.5×10^6/kg 和 3.5×10^6/kg，输注后出现发热，体温最高 38.9 ℃，评估细胞因子释放综合征（Cytokine release syndrome，CRS）等级为 1 级。流式细胞术未检测到 CAR-T 细胞在体内增殖，9 月 10 日复查骨穿涂片：幼稚淋巴细胞占 96.5%，流式细胞术检测结果为 CD19 阳性。CD19 CAR-T 细胞治疗失败，考虑原因可能为患者多次化疗，自体 CAR-T 细胞功能不良。后续该患者经过 CLAG 方案（克拉屈滨，阿糖胞苷，粒细胞集落刺激因子）和根据体外药敏选择的 BVDR 方案（苯达莫司丁，硼替佐米，来那度胺和地塞米松），10 月 13 日复查骨穿涂片，幼稚细胞比例 44%，仍未缓解。

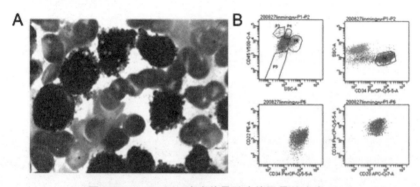

图 5-67-1　CAR-T 治疗前骨髓涂片及骨髓流式

既往史:既往体健。

个人史:否认药物过敏史。无烟酒嗜好。

家族史:家族中无遗传病、先天性疾病及类似疾病史。

诊疗经过及疗效如下。

患者为难治复发 B-ALL,多线方案治疗后仍未缓解,家属自愿选择挽救性造血干细胞移植,预处理方案为 TBI+CTX+FLU+ATG 方案,供者为其母亲, HLA 配型为 5/10, 2020 年 11 月 4 日输注外周血干细胞数量为单个核细胞 5.78×10^8/kg, CD34+ 细胞数为 5.52×10^6/kg,给予环孢素,吗替麦考酚酯,小剂量甲氨蝶呤预防移植物抗宿主病,干细胞输注后 +15 d 粒细胞植入, +16 d 血小板植入,复查骨穿涂片:幼稚淋巴细胞仍有 30%,减少环孢素用量,停用吗替麦考酚酯,移植 +28 d 复查骨穿结果提示仍有 10% 的原始幼稚淋巴细胞,嵌合状态分析 STR 为 93.90%;+42 d,原始幼稚细胞增长至 17.5%,停用免疫抑制剂。+47 d,患者出现腹泻不适,诊断为肠道移植物抗宿主病(Graft versus host disease, GVHD)1 度,加用西罗莫司治疗后腹泻好转,+56 d 复查骨穿幼稚细胞占 7.5%,STR:99.78%。+68 d,患者出现骶尾部及后背部疼痛,复查骨穿流式细胞术显示 2.06% 为异常克隆 B 细胞,表达 CD19+CD22+CD34+CD38dim, CD10-CD20-。考虑患者为难治复发 B-ALL,造血干细胞移植术后出现髓外浸润,且患者合并肠道 GVHD,选择应用 CAR-γδT 细胞,减少 GVHD 发生,按照梯度输注方案,分别于 +72 d, +77 d, +84 d 输注 CD19 CAR-γδT 细胞 1×10^6/kg, 3×10^6/kg, 12×10^6/kg,输注后患者出现发热,体温最高为 38.9 ℃,CRS 为 1 级,非甾体类药物治疗后体温降低,腹泻好转。+89 d 复查骨穿流式细胞学提示未检测到原始幼稚淋巴细胞。但患者仍诉腰骶部疼痛,并且出现血尿,伴大量血块,考虑膀胱炎 4 级, +107 d 复查 PET-CT 提示髋骨,股骨多发高代谢灶,双肾代谢弥漫增高,考虑白血病细胞浸润(图 5-67-2 A),+114 d 给予腰骶部,双肾区局部放疗,共 2Gy×6 次, +123 d 输注供者来源的 CD19 CAR-T 细胞 1×10^6/kg,此次为 αβT 细胞。输注后出现发热,体温最高 40.1 ℃,伴血压下降,予以托珠单抗及糖皮质激素治疗后好转,同时患者血尿逐渐好转。+145 d 复查 PET-CT 结果提示上述代谢增高灶代谢程度明显减低(图 5-67-2B),流式细胞术检测 CAR-T 细胞体内扩增高峰为回输后第 8 天, CAR-T 细胞占 T 细胞的 9.08%,随访至 +231 d 患者体内仍检测到 CAR-T 细胞,复查 PET-CT 阴性,骨穿阴性,STR:99.57%。

【病例特点及分析】

此患者为多次复发,多线化疗以及自体 CAR-T 细胞治疗后未缓解患者,行挽救性造血干细胞治疗后患者仍残留幼稚细胞,停用免疫抑制剂联合供者 CAR-T 细胞输注治疗。早期患者停用免疫抑制剂后出现移植物抗宿主病,应用 CAR-γδT 细胞治疗,此种 CAR-T 细胞与 αβT 细胞不同,γδT 细胞能识别其目标抗原而不受 MHC 限制,并介导抗肿瘤反应,从而不会引起移植物抗宿主病。使用 CAR-γδT 细胞治疗后骨髓微小残留病转阴,但是髓外复发,应用局部放疗联合 CAR-T 细胞治疗后髓外好转。

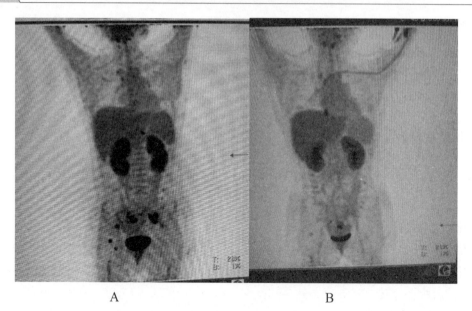

图 5-67-2　患者造血干细胞移植后供者 CAR-T 细胞治疗前(A)和治疗后(B)PET-CT

【专家点评】

异基因造血干细胞移植是急性淋巴细胞白血病的一种治疗手段,仍有部分患者移植后复发, CAR-T 细胞治疗对于此部分患者是一种有效的选择。GVHD 是异基因造血干细胞移植的一种主要并发症,应用 CAR-T 细胞治疗可能使 GVHD 发生率增高,而 γδT 细胞能识别其目标抗原而不受 MHC 限制,理论上不会引起 GVHD,是此类患者的理想选择,尚需要临床试验证实此项技术的安全性和有效性。髓外复发是急性白血病治疗的难题,文献报道 CAR-T 细胞对髓外病变包括中枢神经系统白血病治疗有效,此患者局部放疗联合供者 CAR-T 细胞治疗取得了良好的效果。

【文献复习】

人的 T 淋巴细胞根据其细胞表面受体(TCR)结构的不同,可以分为 αβ 和 γδT 细胞两大类。相比患者自体免疫细胞,来自健康人的同种异体免疫细胞具有更大的优势,而 γδT 细胞由于其对癌细胞的识别不需 MHC 分子的参与,可以直接选择性识别、杀伤癌细胞,更重要的是,不同人来源的 γδT 细胞没有排异性[4]。基于 γδT 细胞的免疫治疗非常有吸引力,这些细胞在体外和小鼠模型中对各种类型的癌症都显示出强烈的细胞毒性作用。然而,临床试验显示临床效益有限。新的方法,包括 γδT 细胞和免疫检查点抑制剂联合免疫治疗,双特异性抗体和 CAR — γδT 细胞都是有望克服目前治疗局限性的新策略。肿瘤微环境对 γδT 细胞免疫抑制作用的进一步研究,以及抗癌药物联合治疗、分子靶向药物、表观遗传药物、双特异性抗体以及 CAR — γδT 细胞的临床研究,将为未来 γδT 细胞免疫治疗的临床应用奠定基础[5]。

（天津市第一中心医院血液内科　肖霞）

【参考文献】

[1]　FIGUEROA JA, REIDY A, MIRANDOLA L, et al. Chimeric antigen receptor engineer-

ing：a right step in the evolution of adoptive cellular immunotherapy[J]. *Int Rev Immunol*，2015，34（2）：154-187.

[2]　GRUPP SA，KALOS M，BARRETT D，et al. Chimeric antigen receptor-modified T cells for acute lymphoid leukemia[J]. *N Engl J Med*，2013，368：1509-1518.

[3]　LEE DW，KOCHENDERFER JN，STETLER-STEVENSON M，et al. T cells expressing CD19 chimeric antigen receptors for acute lymphoblastic leukaemia in children and young adults：a phase 1 dose-escalation trial[J]. *Lancet*，2015，385：517-528.

[4]　SILVA-SANTOS B，SERRE K，NORELL H，et al. γδ T cells in cancer[J]. *Nat Rev Immunol*，2015，15（11）：683-691

[5]　MIYASHITA M，SHIMIZU T，ASHIHARA E，et al. Strategies to Improve the Antitumor Effectof γδT Cell Immunotherapy for Clinical Application[J]. *Int J Mol Sci*，2021，22（16）：8910.

病例 68　造血干细胞移植相关血栓性微血管病一例

【背景知识】

移植相关血栓性微血管病（TA-TMA）是一类以微血管性溶血性贫血、血小板减少、微血栓形成和多器官功能障碍为主要临床表现的造血干细胞移植后严重并发症。TA-TMA 在异基因造血干细胞移植中的发生率较高，各单位的数据差异较大，发生率在 0.5%~64% 之间，如未及时诊断及治疗，其病死率可达 50%~90%。

1. TMA 发生的危险因素　①移植前因素：多个补体基因的突变（≥ 3 个）、非洲裔美国人、CD40 L 基因突变、HLA-DRB11 携带者、女性、严重再生障碍性贫血、慢性溶血性疾病等因素；②移植相关危险因素：先前进行过造血干细胞移植、HLA 不匹配供者、应用外周血造血干细胞、ABO 血型次要不合、清髓预处理方案、全身放疗、氟达拉滨（Flu）、无抗胸腺细胞球蛋白（ATG）；③移植后危险因素：钙调磷酸酶抑制剂（CNI）尤其 CNI 联合西罗莫司预防移植物抗宿主病（GVHD）、II-IV 级急性移植物抗宿主病（aGVHD）发生、类固醇难治 aGVHD、感染［多次菌血症；真菌，特别是曲霉菌；双链 DNA 病毒感染；巨细胞病毒（CMV）、HHV-6、BK 病毒］。

2. 发病机制　TA-TMA 的发病机制目前尚不清楚，目前认为与预处理、感染、免疫抑制剂、GVHD、炎症因子、补体激活等因素可能相关，以上因素可引起血管内皮细胞损伤、继而导致微血栓形成，最终导致 TA-TMA 发生。目前的"二打击假说"认为 TA-TMA 的发生主要经历以下过程：具有潜在补体激活倾向或预先存在内皮损伤的患者接受毒性预处理方案，导致内皮损伤（一次打击），然后 CNI 和雷帕霉素靶蛋白（mTOR）、GVHD、感染等因素作用下会引发额外的损伤（二次打击）。内皮细胞活化以产生促凝血状态，同时激活抗原呈递细胞和淋巴细胞，以及激活补体经典途径和补体活化的旁路途径。补体活化的经典途径参与了血管内皮的直接损伤，损伤的内皮进一步激活了补体活化的旁路途径，介导了血管内皮的再损伤，最终导致微血栓形成及 TA-TMA 的发生（图 5-68-1）[1]。

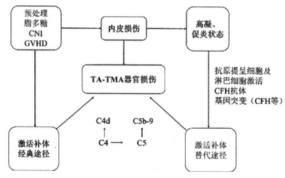

图 5-68-1　TA-TMA 的发病机制

CNI:钙调磷酸酶抑制剂,GVHD:移植物抗宿主病,CFH:补体因子 H

【病例简介】

患者女性，49 岁，主因"诊断骨髓增生异常综合征 7 月,同胞全合造血干细胞移植术后 3 月余,腹痛、腹泻 3 天"入院。

现病史：患者于入院前 7 月（2020.5）因头晕、乏力就诊于当地医院，查血常规示:白细胞 1.67×10^9/L,血红蛋白 48 g/L, 血小板 102×10^9/L, 后就诊于天津某医院完善骨穿等检查明确诊断为"骨髓增生异常综合征（RAEB-2,伴 P53 缺失）", 给予 DAC+CAG 诱导化疗。患者与同胞弟弟 HLA 高分辨配型 10/10 位点全相合,行同胞全相合外周血造血干细胞移植,预处理方案为:地西他滨 +Bu+CTX+Flu+Ara-c+ATG（猪）,应用他克莫司联合甲氨蝶呤预防 GVHD,分别于 2020.11.25 及 2020.11.26 输注同胞外周血造血干细胞（弟供姐，O^+ 供 O^+）,共输注单个核细胞 13.45×10^8/kg,CD34$^+$ 细胞数绝对值 2.20×10^6/kg。移植 +12 d 粒细胞植入转出层流病房。

+29 d 出现口腔溃疡,不除外 aGVHD,甲强龙加量至 20 mg,每日 1 次,加用芦可替尼后好转。

+33 d CMV DNA 1008 拷贝 /mL,加用更昔洛韦及丙球治疗,后复查 CMV DNA 转阴。

+60 d EB 病毒（EBV）及 CMV DNA 阳性,伴浅表淋巴结肿大,给予更昔洛韦及丙球后 EBV DNA 定量最高升至 68234 拷贝 /mL, CMV DNA 定量最高升至 6712 拷贝 /mL, +68 d 因血小板明显下降停用芦可替尼,给予利妥昔单抗 600 mg 静点；+74 d 复查 EBV 及 CMV DNA 定量转阴。

+70 d 开始出现胃痛、反酸、纳差,予以抑酸、静脉营养治疗后好转。

+81 d 再次出现口腔黏膜炎、舌下溃疡,加用芦可替尼,甲泼尼龙 8 mg,每日 1 次,他克莫司口服;后出现发热,胸 CT 提示双肺感染性病变,查 T-SPOT 阳性,血病原体二代测序（NGS）可见结核分枝杆菌,口服异烟肼、利福喷丁、乙胺丁醇、左氧氟沙星治疗。

患者移植后复查骨髓涂片、骨髓免疫分型、骨髓 STR 均未见明显异常。

+102 d 即本次入院前 3 天（2021.3.9）开始出现腹痛伴腹泻,约 3 次 / 天,伴纳差,伴恶心、呕吐。为求进一步治疗收入我科。

既往史:否认慢性疾病病史。否认食物、药物过敏史。

个人史:无烟酒嗜好。

家族史:家族中无遗传病、先天性疾病及类似疾病史。

入院体格检查:贫血貌,周身皮肤散在瘀点、瘀斑,可见口腔黏膜多发溃疡,腹软,脐周轻压痛,无反跳痛。双下肢无水肿。

入院后化验及检查:血常规:白细胞 3.16×10^9/L,血红蛋白 95 g/L,血小板 73×10^9/L,中性粒细胞 1.99×10^9/L;生化:谷丙转氨酶 79U/L,谷草转氨酶 63U/L,乳酸脱氢酶 675U/L,肌酐 145.1μmol/L;他克莫司血药谷浓度 29.19ng/mL;CMV DNA <400copies/mL;EBV DNA 8.12×10^2 copies/mL。骨髓涂片:骨髓增生重度减低,考虑骨髓增生异常综合征治疗后骨髓象。骨髓免疫分型:未见明显异常;AML/MDS 疾病相关基因突变筛查阴性;骨髓 STR 98.42%。胸 CT:双肺散在小结节影。

诊疗经过及疗效:患者入院时腹痛、腹泻、间断恶心、呕吐,口腔黏膜溃疡,考虑 GVHD,给予甲泼尼龙 20 mg,每日 1 次,芦可替尼抗排异;患者他克莫司血药浓度高,予以停药后改为西罗莫司抗排异,并给予抗病毒、丙球支持治疗。

2021.3.21 出现发热,体温最高 37.9 ℃,伴腹泻加重;血 NGS 示:盲肠球菌 + 米曲霉菌,予以伏立康唑、利奈唑胺、美罗培南抗感染后体温逐渐好转。患者腹泻加重,黑褐色便,外周血三系血细胞下降,血压升高,LDH 升高,伴有间断头痛,曾有他克莫司浓度升高病史。查尿微量总蛋白 0.32 g/24 h(↑),补体 C5b-9:430ng/mL(72~252)高风险,aGVHD 六因子:高风险、肠道高风险。考虑 TA-TMA 的可能,于 2021.3.21 将西罗莫司改为静脉吗替麦考酚酯,甲泼尼龙加量至 20 mg,每 12 h 1 次,应用去纤苷 3.125 mg/kg,每 6 h 1 次,利妥昔单抗 200 mg 静脉滴注,患者排便次数减少,白细胞及血红蛋白较前升高。

2021.3.26 出现胡言乱语,复查胆红素及肌酐升高,总胆红素 66.74μmol/L,直接胆红素 55.6μmol/L,头 MRI 未见明显异常,予以甲泼尼龙 40 mg,每 12 h 1 次,丙球 15 g,每日 1 次,×5 d,患者乏力加重,排黑红色便,约 8 次/日,量约 1000mL,考虑 TMA 合并 aGVHD(肠道、肝脏),加用血浆置换(TPE)、间充质干细胞(MSC)治疗,治疗后便血好转,后激素逐渐减量、加用芦可替尼。期间出现发热,体温最高 38 ℃左右,调整抗感染药物为美罗培南、头孢哌酮钠舒巴坦、利奈唑胺、伏立康唑、抗痨药物。

2021.4.7 血压升高至 170/90 mmHg,后排暗红色血便增多,约 350 mL/d,肝功能:总胆红素 169μmol/L,直接胆红素 145 μmol/L,aGVHD:高风险;sC5b-9:777.2 ng/mL,肌酐:140μmol/L,乳酸脱氢酶(LDH):775U/L,分别于 2021.4.10、2021.4.17 应用依库珠单抗 600 mg 各 1 次,2021.4.10 应用抗 CD25 单抗 1 次,患者喘憋未见好转,心、肝、肾等多脏器功能不全,消化道出血加重,外周血三系血细胞进行性下降,治疗效果欠佳,于 2021.4.18 自动出院。

【病例特点及分析】

病例特点:①患者中年女性,急性起病;②患者骨髓增生异常综合征(RAEB2)、造血干细胞移植术后,反复口腔黏膜炎、病毒感染、结核感染,此次以间断腹痛、腹泻、恶心、呕吐为主要症状入院,后出现便血、头痛等症状;③查体可见四肢多发散在瘀点、瘀斑;④化验检查提示三系血细胞进行性下降,LDH升高,肌酐及尿蛋白升高,查sC5b-9升高。

TA-TMA的诊断标准:TA-TMA目前有多个诊断标准,包括2005年骨髓移植临床试验网制定的BMT-CNT标准,2007年欧洲国际工作组提出的第二套诊断标准,及Cho等人于2010年提出TA-TMA诊断的Overall-TMA标准,然而,这三个诊断标准缺乏特异性的排除性指标,且未将最新的研究成果纳入标准中。TA-TMA的明确诊断依靠组织活检,Jodele等人2015年提出了TA-TMA的新诊断标准[2],这一标准将sC5b-9及组织病理特点等均纳入指标中,具有较高的可靠性及实用性,因此被TA-TMA中国专家共识指南采用。其中涉及的指标包括LDH水平、蛋白尿、高血压、新发的血小板减少、新发的贫血、微血管病变证据、sC5b-9(表5-68-1)。如组织活检有微血栓证据或满足以上7项实验室或临床指标中的5项可考虑诊断TA-TMA,其中高血压、蛋白尿、LDH升高是TA-TMA的早期诊断指标,如合并蛋白尿和sC5b-9升高,则提示患者预后较差,1年生存率仅为20%。

此例患者移植后早期出现aGVHD(口腔黏膜、胃肠道),后期反复出现消化道症状,并且出现头痛、血象下降、LDH升高、高血压、蛋白尿等表现,sC5b-9升高,根据Jodele诊断标准,此例患者符合TA-TMA的诊断标准。患者存在蛋白尿及补体升高,提示预后差。在我们诊断明确后立刻给予更换CNI及mTOR抑制剂等药物,加强抗排异、抗感染,并应用去纤苷、TPE、依库珠单抗、MSC等治疗方案。

表5-68-1　TA-TMA的诊断标准

组织活检有微血栓证据或满足以下7项实验室或临床指标中的5项
1. 乳酸脱氢酶超过正常值上限
2. 蛋白尿(随机尿蛋白超过正常值上限或随机尿蛋白/肌酐≥2 mg/kg)
3. 高血压(年龄小于18岁,血压高于同年龄、性别和身高的健康人群正常参考值的上限;年龄≥18岁:血压≥140/90 mmHg)
4. 新发的血小板减少(血小板计数<50*10^9/L或血小板计数较基线水平减少≥50%)
5. 新发的贫血(血红蛋白低于正常参考值下限或输血需求增加)
6. 微血管病变证据(外周血中存在破碎红细胞或组织标本的病理学检查结果提示微血管病)
7. 终末补体活化(血浆sC5b-9值高于健康人群正常值上限)

注:sC5b-9:可溶性补体膜攻击复合物;1、2、3:考虑TA-TMA诊断,需密切监测;2+7:提示预后差,考虑及早干预。

【专家点评】

TA-TMA是造血干细胞移植术后的严重血栓并发症,病死率高,由于其表现形式多样,当临床症状不典型时极容易漏诊,延误疾病诊治,增加患者死亡风险。TA-TMA常见的临床表现为微血管病性溶血,血小板减少,肾脏、胃肠道、中枢神经系统、肺脏等脏器损伤及多浆膜腔积液。

TA-TMA的发生往往与预处理、感染、免疫抑制剂、GVHD等因素相关,研究显示,移植早期(≤100天)发生TA-TMA的患者血中CNI药物浓度往往较高,并且常合并aGVHD的发生,而晚期(>100天)发生TA-TMA的患者常伴有cGVHD,两组患者的3年OS率无显著差异[3]。此例患者移植后早期出现口腔黏膜炎,后出现胃肠道症状、便血、胆红素升高等 aGVHD 的表现,并且移植后出现 CMV 和 EBV 感染、细菌及真菌感染等表现,这些都是 TA-TMA 的独立危险因素。另外,在移植后应用他克莫司抗排异,且监测他克莫司血药浓度提示水平过高, CNI 类药物的应用可对血管内皮细胞进一步造成损伤,促进 TA-TMA 的发生,结合以上临床特征提示该患者具有 TA-TMA 发病的高危因素。该患者加强抗排异药物期间,再次反复出现消化道症状,此时需将 TA-TMA 与肠道感染、菌群紊乱、GVHD 等相鉴别,此患者的临床表现及实验室检查相对典型,有 LDH 水平升高、蛋白尿、高血压、血小板减少及贫血加重、sC5b-9 升高,考虑 TA-TMA 的诊断明确。

TA-TMA 一旦诊断后需立刻开始治疗,根据 2021 年中国专家对 TA-TMA 的推荐, TA-TMA 的一线治疗主要以去除病因和支持治疗为主,包括及时减停 CNI/mTOR 抑制剂、GVHD、控制感染、控制高血压。如一线治疗失败,根据是否存在补体因子 H 及合并蛋白尿和 sC5b-9,推荐联合二线治疗,如 TPE、去纤苷、利妥昔单抗、依库珠单抗等治疗,如治疗疗效不佳,则需要再次评估有无合并感染、GVHD 等情况(图 5-68-2)。

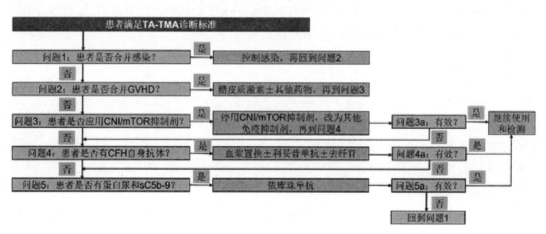

图 5-68-2 TA-TMA 的治疗流程

CNI:钙调磷酸酶抑制剂,mTOR:雷帕霉素靶蛋白,CFH:补体因子 H。

【文献复习】

TA-TMA 的早期诊断及治疗可降低疾病死亡风险,其主要治疗原则包括以去除病因和支持治疗为主的一线治疗及其它二线药物。

目前一线治疗主要包括及时减停 CNI/mTOR 抑制剂、GVHD、控制感染等。移植后应用 CNI 是 TA-TMA 发生的独立危险因素,有数据表明移植后第 22~28 天的 FK 峰值浓度增高(≥ 13.5ng/mL)可显著增加内皮损伤并发症的发生率,针对应用 CNI 的 TA-TMA 患者应强调及时停用相关药物。另外, GVHD 患者常合并 TA-TMA,在类固醇难治性 GVHD 患者中更容易发生 TA-TMA,有时二者往往难以鉴别,可通过组织活检及通过测定末端补体复合物 sC5b-9 进行鉴别[4]。对于合并 GVHD 的 TA-TMA 患者,其预后往往较差,可采用糖皮质激素、霉酚酸酯、抗 CD25 单抗、MSC 及芦可替尼进行抗 GVHD 的治疗以解除诱发因素。

　　可选择的二线治疗包括 TPE、去纤苷、利妥昔单抗、依库珠单抗等，目前二线治疗无优先顺序，需根据患者及各中心情况进行选择。① TPE，主要通过清除 CFH 抗体和炎症因子发挥治疗作用，其治疗 TA-TMA 的有效率约为 59%，治疗 GVHD 合并 TA-TMA 的有效率为22%，明显低于单纯 TA-TMA 组，早期应用可使患者受益[5]。②去纤苷，是一种单链寡聚脱氧核糖核苷酸复合物，能稳定并保护内皮细胞，具有促纤溶、抗血栓形成、抗缺血、抗炎的作用，其治疗 TA-TMA 的有效率可达 65%~77%，尽管其安全性高，但使用时需注意出血风险。③利妥昔单抗：主要通过靶向 CD20 阳性的 B 细胞抑制抗体产生来发挥作用，其治疗 TA-TMA 的缓解率可达 67%~80%，可与 TPE、去纤苷联合使用。④依库珠单抗，补体过度激活是高危 TA-TMA 的特征，补体末端活化可升高补体膜攻击复合物 sC5b-9，该指标升高是预测 TA-TMA 发生的新标记物。sC5b-9 水平升高的 TA-TMA 患者死亡风险明显增加，依库珠单抗是一种人源型抗 C5 单克隆抗体，可用于阻断补体膜攻击复合物 C5b-9，针对 sC5b-9水平升高的病人推荐早期使用依库珠单抗，使用该药物的缓解率可高达 50%~93%，并可显著提高移植后 1 年 OS 率至 66%，是治疗 TA-TMA 极具潜力的药物[6]。然而，该药物不宜与TPE 和利妥昔单抗联合应用，TPE 清除抗体并不断补充 C5，从而消除其作用，而利妥昔单抗的治疗依赖补体，二者联用可减弱利妥昔单抗的功效。

（天津市第一中心医院血液内科　卢文艺）

【参考文献】

[1] 中华医学会血液学分会造血干细胞应用学组. 造血干细胞移植相关血栓性微血管病诊断和治疗中国专家共识（ 2021 年版 ）[R/OL]. 中华血液学杂志, 2021, 42（ 3 ）:8.

[2] JODELE S, LASKIN BL, DANDOY CE, et al. A new paradigm: Diagnosis and management of HSCT-associated thrombotic microangiopathy as multi-system endothelial injury[J]. *Blood Rev*, 2015, 29（ 3 ）:191-204.

[3] HEYBELI C, SRIDHARAN M, ALKHATEEB HB, et al. Characteristics of late transplant-associated thrombotic microangiopathy in patients who underwent allogeneic hematopoietic stem cell transplantation[J]. *Am J Hematol*, 2020 Jul 2. doi: 10.1002/ajh.25922.

[4] WALL SA, ZHAO Q, YEARSLEY M, et al. Complement-mediated thrombotic microangiopathy as a link between endothelial damage and steroid-refractory GVHD[J]. *Blood Adv*, 2018, 2（ 20 ）:2619-2628.

[5] KENNEDY GA, KEAREY N, BLEAKLEY S, et al. Transplantation-associated thrombotic microangiopathy: effect of concomitant GVHD on efficacy of therapeutic plasma exchange[J]. *Bone Marrow Transplant*, 2010, 45（ 4 ）:699-704.

[6] JODELE S, DANDOY CE, LANE A, et al. Complement blockade for TA-TMA: lessons learned from a large pediatric cohort treated with eculizumab[J]. *Blood*, 2020, 135（ 13 ）: 1049-1057.

病例 69 B 淋巴母细胞淋巴瘤异基因移植后复发心肌浸润一例

【背景知识】

淋巴母细胞淋巴瘤（LBL）是一种高度恶性的非霍奇金淋巴瘤，好发于儿童和青少年，男性多见，70~80% 起源于 T 前体细胞，20%~25% 起源于 B 前体细胞，并依据其免疫表型分为 T 淋巴母细胞淋巴瘤（T-LBL）和 B 淋巴母细胞淋巴瘤（B-LBL）。T-LBL 主要临床表现为纵隔肿块、胸腔积液、上腔静脉综合征、气道阻塞等；B-LBL 主要累及皮肤、软组织、骨及淋巴结，纵隔及胸膜累及少见 [1]。根据 WHO（2016）血液系统肿瘤分类，淋巴母细胞淋巴瘤与白血病同属一种疾病，骨髓原始细胞小于 25% 定义为淋巴母细胞淋巴瘤，大于 25% 为淋巴母细胞白血病 [2]。

目前来说，异基因造血干细胞移植（allo-HSCT）仍然是治愈 B-LBL 的唯一选择，经过诱导及巩固化疗后获得缓解尽早地进行 allo-HSCT 极大地改善了患者的长期生存 [3]，即使是对于复发 / 难治患者，allo-HSCT 仍然是预后良好的重要因素。虽然多数化疗后处于缓解状态的患者可以从 allo-HSCT 中获益，但移植后复发的患者难以获得二次缓解或者部分缓解，预后极差，长期生存率低，是移植后患者死亡的主要原因 [4]。

嵌合抗原受体（chimeric antigen receptor，CAR）修饰的 T 细胞（CAR-T）治疗血液肿瘤疾病是近年来发展十分迅速的一种细胞免疫治疗 [5, 6]。CAR 的结构一般包含四个部分：抗原结合结构域、铰链区、跨膜区、胞内信号传导结构域，通过基因工程技术可以将上述四个部分依次串联融合表达于 T 细胞膜上，从而赋予 T 细胞靶向性和特定肿瘤组织的杀伤活性，以及 T 细胞自身持久的扩增能力 [7]。依据血液系统肿瘤细胞表面的抗原表达差异性，不同的 CAR-T 细胞产品相继问世，其中抗 CD19 的 CAR-T 细胞治疗（CART19）针对难治 / 复发的 B-LBL 安全且有效，缓解率可达 90% 以上，明显地延长了患者的无病生存期，为移植后复发的患者带来了一线曙光 [8, 9]。

B-LBL 发病率低，报道案例偏少，心脏累及则更为罕见，现报道一例 B-LBL 患者经过异基因造血干细胞移植后复发累及心脏，并进行相关文献复习。

【病例简介】

患者女，41 岁，因"确诊 B 淋巴母细胞淋巴瘤 2 年余，四肢水肿 2 周余"入院。

现病史：患者 2 年前因右髋部反复疼痛至当地医院，查全身 PET-CT：双肾多发稍高密度结节，葡萄糖代谢高，考虑恶性肿瘤（淋巴瘤？），胰头部及左侧髂外血管旁多发结节，考虑肿瘤累及，左侧髋臼、左侧髂骨、双侧胫骨及右侧腓骨骨质破坏，考虑肿瘤累及。行肾脏穿刺活检，病理：（左肾）淋巴瘤，结合免疫组化符合 B 淋巴母细胞淋巴瘤，骨髓细胞学及流式均未见异常细胞群。予 2 个疗程的 Hyper CVAD Part A，B 交替方案。入我院淋巴瘤科，复查 PET-CT：淋巴瘤治疗后图像改变，未见典型恶性肿瘤征象。骨髓细胞学：三系增生，可见约 10% 分类不明细胞骨髓象；MRD：异常 B 淋巴母细胞约 3.83%，强表达 CD81，表达 CD10、CD38、CD19，弱表达 CD45，不表达 CD20、CD34、CD33；染色体：46，XX，t（1；19）（q23；p13），-4，+mar[18]/46，XX[2]；血液病基因筛查：E2 A/PBX1（+）。先后予 VDCLP、CAM、

VICD 方案化疗，骨髓细胞学缓解，E2 A/PBX1 持续（＋），共行 6 次腰穿及鞘注，脑脊液检查未见明显异常。复查 PET-CT：肿瘤治疗后图像改变，病情稳定。Deauville 评分 5 分，骨髓常规：原始淋巴细胞 47%，MRD：异常 B 淋巴母细胞约 4.96%，染色体：46，XX，der（4），t（1；4）（q25；q12），add（10）（q11.2），der（19）？　t（1；19）（q23；p13.3）add（1）（q32）[5]/46，XX[17]，E2 A/PBX1：45.55%，诊断：B 淋巴母细胞白血病 / 淋巴瘤移植前骨髓复发。准备行造血干细胞移植治疗，予 TBI+CTX+Flu+IDA+ATG 预处理，0 d 复查骨髓评估 CR，2021/6/3，6/4 行外周血造血干细胞输注（胞姐，全相合），+13 d，+28 d 复查骨髓评估 CR，STR 完全嵌合。移植后 1 月复查 PET-CT：1.B 淋巴母细胞性白血病治疗后，考虑疾病缓解，Deauville 评分 1 分，2. 心包微量积液 3. 肝大，脂肪肝，肝囊肿。移植后 3 月诉左侧乳腺疼痛，B 超示：左乳外上象限 2 点可见一约 4.7 cm×3.7 cm×1.9 cm 低回升团（BI-RADS 4a-4b 类），可见丰富血流信号，左乳内上象限 10 点可见两个低回升团，较大者约 0.7 cm×0.4 cm（BI-RADS 4a 类），未见血流信号，左乳 12 点可见一约 0.5 cm×0.3 cm 低回升团（BI-RADS 3a 类），未见血流信号。PET-CT 示：1.B 淋巴母细胞性白血病治疗后 2. 左侧乳腺外上象限不规则软组织密度肿块影，考虑为淋巴瘤浸润 3. 右侧第 5 后肋、左侧耻骨、左侧股骨近端多发高代谢灶，考虑淋巴瘤浸润可能性大。考虑疾病进展，Deauville 评分 5 分。复查骨髓未见累及，STR 完全嵌合。（左）乳腺肿块穿刺病理：符合 B 淋巴母校淋巴瘤。诊断：B 淋巴母细胞性白血病 / 淋巴瘤同胞全相合移植后髓外复发，予地西他滨 +FLAG 化疗，2021/9/28 回输冻存供者干细胞，期间复查乳腺 B 超未见异常团块。但回输后 1 月复查 B 超示：左乳腺体 12 点、2 点、右乳腺体 12 点分别可见一约 0.7 cm×0.3 cm、0.6 cm×0.2 cm、0.5 cm×0.2 cm 低回声结节，为 BI-RADS 3 类，未见血流信号。PET-CT：左侧股骨骨髓腔高代谢灶（SUVmax 3.4），考虑肿瘤浸润可能性大，Deauville 评分 4 分，双乳未见异常软组织密度影。考虑患者原发病情较前好转，制备供者 CAR-T 细胞拟行 CART19 细胞免疫治疗。2020/11/13 予 FC 方案化疗，复查骨髓评估 CR，4 天后回输 CAR-T 细胞（2.5×10^6/kg），期间有反复发热，体温可至 40 ℃，CRS 2 级，回输后 2 周、3 个月骨髓评估 CR，2021/4 月 PET-CT：未见明显肿瘤征象。7 月前患者（2021/5 月）诉心前区反复疼痛，深吸气时为著，胸痛逐渐加重，不能平卧，心电图、心肌酶谱未见异常，心脏彩超：EF 75%，左室后壁后方最大宽度 2.5 cm，心尖部最大宽度约 2.6 cm，提示：大量心包积液。2021/5/21 予心包穿刺引流，引流液为血性液体，心包积液常规、生化、抗酸染色、培养、病理、MRD 均未见明显异常，（2021/5/21 心包积液）流式及 PCR 均未见 CAR-T 细胞，流式细胞因子示 IL-6：35742.86pg/mL，IL-8：1514.66pg/mL，IL-10：122.41pg/mL，IL-12P70：3.71pg/mL，IL-17：0.36pg/mL，IFN-γ：8.74pg/mL，TNF-α：7.76pg/mL，IL-18：370.70pg/mL。2021/6/3 外周血 CD19+CAR-T 细胞为 1.3×10^5/L，PCR 检测到每微克基因组中 CAR DNA 的拷贝数为 6.79×10^1，2021/6/7 复测心包积液，流式细胞学仍未发现 CAR-T 细胞，但 PCR 检测到每微克基因组中 CAR DNA 的拷贝数为 1.92×10^1，期间复查心脏彩超，心包积液逐渐减少后于 2021/6/8 拔除置管。2021/7/14 复查骨髓评估 CR，2021/8/4 复查心脏彩超：未见心包积液。2021/8/5PET-CT：B 淋巴母细胞性白血病治疗后，未见明显肿瘤征象，考虑治疗有效，疾病缓解，Deauville 评分 1 分。本次入院前 2 周前患者未控制饮水情况下逐渐出现四肢水肿,精神萎靡,全身乏力,复查时发现(静脉血)巨细胞病毒(+),遂以"B淋巴母细胞白血病/淋巴瘤"入院。

既往史:无特殊。

个人史:否认药物过敏史。无烟酒嗜好。

家族史:家族中无遗传病、先天性疾病及类似疾病史。

入院体格检查:神志清,精神软,贫血貌,四肢明显凹陷型水肿,其它无特殊。

入院后化验及检查:2021/11/25血常规:WBC 1.16×10^9/L, Hb 77 g/L, PLT 25×10^9/L; BNP 352pg/mL。肝功能:ALT 59.1U/L, GGT 296.2U/L。高敏肌钙蛋白I定量:0.059, CK-MB 7.5ng/mL。胸部CT:①两肺间质病变,间质炎症;②心脏增大 心包积液;③两侧胸腔少量积液;④部分胸椎旁软组织密度影,右侧第二前肋陈旧骨折。心脏彩超:EF约49%,左心室收缩功能减低 左心室舒张功能减低 。2021/12/6复查骨穿:流式可见异常B淋巴母细胞占有核细胞0.15%,E2 A/PBX1阳性,染色体及骨髓形态学未见异常。2021/12/7 PET-CT:①临床提示淋巴瘤治疗后;②右心房及右心室间新发不规则软组织肿块影(6.0×4.4 cm),与周围结构分界不清, SUVmax为10.5,纵隔内多发饱满淋巴结,代谢异常增高,结合病史,考虑淋巴瘤复发, Deauville评分5分。③心包弥漫性增厚,肝脏代谢性弥漫增高,SUVmax为10.5,肿瘤浸润不除外。④脑部葡萄糖代谢显像未见确切肿瘤征象。2021/12/3外周血流式及PCR未发现CAR-T细胞;骨髓流式检测到CD19+CAR-T细胞为 7.81×10^5/L, PCR检测到每微克基因组中CAR DNA的拷贝数为 1.4×10^2, 2021/12/8 BNP 1571.45pg/mL。2021/12/10血培养:大肠埃希菌(美罗培南敏感)。

诊疗经过及疗效:明确诊断为:①B淋巴母细胞白血病/淋巴瘤[同胞全相合移植后髓外复发 CAR-T治疗后髓外复发(心肌,肝脏)];②心力衰竭;③败血症(大肠埃希菌);④巨细胞病毒血症(治疗后)。患者入院时神志清,嗜睡,口齿清晰,对答不流畅,精神萎靡,四肢水肿,鼻导管2 L/min吸氧下SpO₂ 96%,予地塞米松、芦可替尼、沙利度胺免疫抑制治疗,同时加强利尿,并予抗病毒、预防真菌、护胃等对症支持治疗;(静脉血)流式细胞因子示细胞因子水平升高,不能除外CRS脑病,予托珠单抗480 mg×2次静滴,基本情况明显好转,复查CK-MB指标正常,高敏肌钙蛋白I定量逐渐下降;PET-CT示明确累及心脏,考虑疾病髓外复发,骨穿结果发现MRD阳性,基因定量升高,予VCP(VDS 2 mg d1, d8, CTX 200 mg d1,d8,泼尼松70 mg d1-14)方案化疗,2021/12/9发热伴畏寒,体温37.5 ℃,2 h后突发血压、血氧下降及心动过速,血压61/29mmHg, SpO₂ 88%,心率125次/min,予无创呼吸机辅助通气及新活素、去甲肾上腺素、肾上腺素升压,美罗培南、卡泊芬净、泊沙康唑抗感染等联合对症治疗后效果不佳,患者自动出院。

【病例特点及分析】

病例特点:①患者中年女性,初诊症状典型,治疗过程复杂;②患者治疗过程中多次复发,化疗后复发,异基因造血干细胞移植后复发, CAR-T细胞治疗后复发;③患者在CAR-T治疗后6个月第一次出现胸痛不适,心脏彩超发现大量心包积液,引流液未检测到CAR-T细胞,但PCR可检测到CAR DNA拷贝,细胞因子升高,不除外CAR-T治疗引起心包积液或者已有肿瘤细胞浸润可能;④患者本次入院主要表现为精神萎靡,嗜睡,全身乏力,氧和降低;⑤查体可见四肢水肿,精神萎靡,口齿清,对答不流畅;⑥患者本次骨穿示复查 MRD 阳性,基因定量升高,PET-CT 提示:右心房及右心室间新发不规则软组织肿块影(6.0 cm×4.4 cm),SUVmax 为 10.5,心包弥漫性增厚,肝脏代谢性弥漫增高,SUVmax 为 10.5,肿瘤浸润不除外。

B 淋巴母细胞白血病/淋巴瘤或者 CAR-T 细胞治疗引起大量心包积液的病例均为罕见,患者第一次出现胸痛,大量心包积液,对心包积液完善了常规、生化、抗酸染色、培养、病理、MRD 等检查未见异常,心包积液可检测到 CAR DNA 拷贝及细胞因子明显异常升高,当时虽未有明确的肿瘤细胞残留依据,但考虑到外周血 CAR-T 细胞的持续存在及炎症因子的异常升高不能排除肿瘤细胞浸润心肌后 CAR-T 活动可能。

患者本次入院后心脏彩超示心脏射血能力下降,无心包积液,BNP、CK-MB 及血清肌钙蛋白定量升高,连续监测细胞因子发现炎症因子呈升高趋势,骨髓内检测到 CAR-T 细胞持续存在,托珠单抗治疗后病情明显好转,复查骨髓发现分子生物学复发,PET-CT 发现心脏肿块及心肌、肝脏浸润,考虑患者入院时即有心脏累及,CAR-T 细胞在患者体内发挥抗肿瘤作用后病情好转,但限于 CAR-T 细胞的扩增能力,未能完全清除肿瘤细胞最终疾病进展。

【专家点评】

B 淋巴母细胞白血病/淋巴瘤是一种好发于年轻人群的高侵袭行血液系统肿瘤,初诊表现各异,常见多累及皮肤、骨骼等,累及心脏实属罕见,当患者的临床表现无特异性时,容易漏诊误诊,延误治疗时机。

患者既往病史复杂,化疗后复发,同胞全相合移植后髓外复发,CAR-T 细胞免疫治疗后可达到持续缓解,第一次出现胸痛及大量心包积液后,外周血及心包积液可检测到 CAR DNA 拷贝,细胞因子明显异常升高,考虑 CAR-T 细胞靶向杀伤浸润心肌的肿瘤细胞,释放炎症因子从而引起大量心包积液。

本次发病以来,患者精神萎靡,心脏射血能力下降,骨髓内可检测到 CAR-T 细胞,外周血细胞因子持续增高,托珠单抗应用后病情好转,均证明 CAR-T 细胞仍在体内持续存在,但由于 CAR-T 细胞回输后已 1 年,CAR-T 细胞持续扩增能力可能较前减弱,肿瘤细胞可能已发生 CD19 抗原丢失,无法发挥既往显著的靶向杀伤肿瘤细胞能力,致使肿瘤浸润速度明显加快,形成心脏肿块,多次复发的患者再次进行化学治疗极难缓解,病情急剧恶化。

分析患者病史可发现,患者 2 次心脏不适的临床表现均无明显特异性,初次心脏不适时主要表现为心前区疼痛,心脏彩超明确为心包积液,其它检查未见异常;本次入院主要表现为心衰症状,四肢水肿及精神萎靡,血氧饱和度下降,CK-MB 及血清肌钙蛋白定量升高,但心脏彩超未发现心脏肿块,这也提醒血液疾病临床工作人员,当 B-LBL 患者早期出现胸痛、胸闷、心脏射血分数的下降需及时考虑到肿瘤细胞浸润心肌可能,除了完善心电图、心肌酶谱、血清肌钙蛋白、BNP、电解质、心脏彩超等基本项目检查,PET-CT 检查可以快速地发现潜在的肿瘤浸润部位,提高病灶检出率,这样才能及时明确疾病病因,挽救患者生命。

【文献复习】

B 淋巴母细胞淋巴瘤诊断时最常见的部位是皮肤、骨以及软组织,也可累及各种结外部位,如乳房、结肠、胃、卵巢、胰腺或肾脏[10, 11],本例患者初诊时发现骨骼及肾脏累及,移植后第一次复发是在乳腺,是典型的 B 淋巴母细胞淋巴瘤表现。

B 淋巴母细胞淋巴瘤 / 白血病浸润心肌罕见,仅有少数的个案病例报道[12]。一名 51 岁的急性淋巴细胞白血病患者,在接受骨髓移植后的第 4 个月时出现进行性呼吸困难,呼吸急促,超声心动图发现心包积液和心脏肿块,提示早期心脏填塞;心脏受累为该例急性淋巴细胞白血病复发的唯一表现,虽然接受了姑息性放射治疗,但最终因疾病进展去世。2011 年 Manabe 报道一例初诊 B 淋巴母细胞淋巴瘤伴心脏肿块及心肌浸润的 17 岁年轻患者,初发症状为胸痛,心电图可发现 T 波在 I、aVL 和 V4-6 导联倒置,超声心动图示右心房肿块,左室壁增厚,EF61%,CT 及 PET-CT 显示右心房、胰腺、第十二胸椎和双侧肾脏的异常肿块;诱导化疗后行自体移植,长期缓解超过 5 年[13]。在急性白血病中,肿瘤细胞浸润心肌可能会导致心脏传导系统异常和节律紊乱[14],因此当心脏受累时,心电图也会有所异常;胸痛、呼吸急促、呼吸困难等表现不具有特异性,心包积液、纵隔肿块、呼吸系统疾病等均可有上述表现,因此血液科医生需及时鉴别临床症状的真实病因,CT、PET-CT 等检查手段也能给予重要的提示。

尽管抗 CD19 的嵌合抗原受体 T 细胞治疗(CART19)在血液系统肿瘤取得了惊人的效果,但是复发仍是需要攻克的难题。根据复发时的细胞表型可以分为 CD19 阳性复发与阴性复发,CD19 阳性复发的特征是虽然肿瘤细胞表面仍然存在 CD19,但是 CAR-T 细胞缺乏持续扩增能力导致无法完全清除肿瘤细胞;CD19 阴性复发则是肿瘤细胞表面 CD19 的缺失使肿瘤细胞可以逃避 CAR-T 细胞识别和清除,多数病人在 CAR-T 细胞治疗后因抗原丢失而复发,而抗原丢失最常见的原因是基因突变,CD19 的 2-5 外显子发生突变,跨膜结构域的编码始于第 5 外显子, CD19 的 2 号外显子也经常被剪切掉,导致可以被 CART19 的抗原结合部分 FMC63 识别的 CD19 表位消失,因此 2-5 外显子的变异会导致 CD19 抗原丢失,帮助肿瘤细胞成功躲避 CAR-T 细胞发生逃逸[15, 16]。另外有文献报道[17],肿瘤细胞发生谱系转换也是 CD19 阴性复发的潜在机制,持续存在的 CD19 CAR-T 细胞免疫压力可以诱导细胞发生谱系转换从而对 CAR 产生抵抗性致使疾病快速复发,但更多的是发生在混合谱系白血病中,患者在接受 ALL 特异性治疗后转变为 AML,并且在小鼠模型中得到了明确的验证结果。

随着对细胞免疫治疗的深入探索,研究发现多数接受了 CART19 治疗后发生抗原逃逸的患者仍有抗原 CD22 表达,而且 CART22 细胞治疗后的复发通常不是抗原丢失所致,而是与 CD22 的位点密度减少相关,CD19/CD22 CAR-T 细胞可以靶向杀伤含有任一抗原的肿瘤细胞,避免了肿瘤细胞发生抗原丢失逃逸现象,在一定程度上克服了白血病细胞对单靶 CAR-T 细胞的耐受性,同时极大地提高 B-ALL 缓解的持久性[16, 18]。

(中国医学科学院血液病医院干细胞移植中心　曹易耕)

【参考文献】

[1] BURKHARDT B, HERMISTON ML. Lymphoblastic lymphoma in children and adoles-cents: review of current challenges and future opportunities [J]. *Br J Haematol*, 2019, 185 (6): 1158-1170.

[2] SWERDLOW SH, CAMPO E, PILERI SA, et al. The 2016 revision of the World Health Organization classification of lymphoid neoplasms [J]. *Blood*, 2016, 127(20): 2375-90.

[3] D'SOUZA A, FRETHAM C, LEE S J, et al. Current Use of and Trends in Hematopoietic Cell Transplantation in the United States [J]. *Biol blood marrow transplant*, 2020, 26(8): e177-e182.

[4] ZHANG M, HYANG H. How to Combine the Two Landmark Treatment Methods-Alloge-neic Hematopoietic Stem Cell Transplantation and Chimeric Antigen Receptor T Cell Thera-py Together to Cure High-Risk B Cell Acute Lymphoblastic Leukemia? [J]. *Front Immu-nol*, 2020, 11:611710.

[5] LARSON RC, MAUS MV. Recent advances and discoveries in the mechanisms and func-tions of CAR T cells [J]. *Nat rev Cancer*, 2021, 21(3): 145-161.

[6] JUNE CH, O'Connor RS, Kawalekar OU, et al. CAR T cell immunotherapy for human cancer [J]. *Science*, 2018, 359(6382): 1361-1365.

[7] KOCHENDERFER JN, ROSENBERG SA. Treating B-cell cancer with T cells expressing anti-CD19 chimeric antigen receptors [J]. *Nat Rev Clin Oncol*, 2013, 10(5): 267-76.

[8] JIANG H, LI C, YIN P, et al. Anti-CD19 chimeric antigen receptor-modified T-cell thera-py bridging to allogeneic hematopoietic stem cell transplantation for relapsed/refractory B-cell acute lymphoblastic leukemia: An open-label pragmatic clinical trial [J]. *Am J Hema-tol*, 2019, 94(10): 1113-1122.

[9] GARDNER RA, FINNEY O, ANNESLEY C, et al. Intent-to-treat leukemia remission by CD19 CAR T cells of defined formulation and dose in children and young adults [J]. *Blood*, 2017, 129(25): 3322-3331.

[10] LIN P, JONES D, DORFMAN DM, et al. Precursor B-cell lymphoblastic lymphoma: a predominantly extranodal tumor with low propensity for leukemic involvement [J]. *Am J Surg Pathol*, 2000, 24(11): 1480-1490.

[11] MAITRA A, MCKENNA RW, WEINBERG AG, et al. Precursor B-cell lymphoblastic lymphoma. A study of nine cases lacking blood and bone marrow involvement and review of the literature [J]. *Am J Clin Pathol*, 2001, 115(6): 868-875.

[12] KAHWASH R, RUGG SS, SMITH MD. Relapsing B-cell lymphoblastic leukemia in an adult presenting as an infiltrative cardiac mass with tamponade [J]. *J Am Soc Echocardiogr*, 2007, 20(11): 1319 e1-2.

[13] MANABE M, YOSHII Y, MUKAI S, et al. Precursor B-lymphoblastic lymphoma involv-

ing an intracardiac mass and myocardial infiltration: a case report [J]. *Intern Med*, 2012, 51(3): 315-319.

[14] ROBERTS WC, BODEY GP, WERTLAKE PT. The heart in acute leukemia. A study of 420 autopsy cases [J]. *Am J Cardiol*, 1968, 21(3): 388-412

[15] RUELLA M, MAUS MV. Catch me if you can: Leukemia Escape after CD19-Directed T Cell Immunotherapies [J]. *Comput Struct Biotechnol J*, 2016, 14(357-62.

[16] BROWN CE, MACKALL CL. CAR T cell therapy: inroads to response and resistance [J]. *Nat rev Immunol*, 2019, 19(2): 73-4.

[17] JACOBY E, NGUYEN SM, FOUNTAINE TJ, et al. CD19 CAR immune pressure induces B-precursor acute lymphoblastic leukaemia lineage switch exposing inherent leukaemic plasticity [J]. *Nat Commun*, 2016, 7:12320.

[18] ORLANDO EJ, HAN X, TRIBOULAY C, et al. Genetic mechanisms of target antigen loss in CAR19 therapy of acute lymphoblastic leukemia [J]. *Nat Med*, 2018, 24(10): 1504-1506.

病例70　DSA阳性所致单倍体造血干细胞移植后原发性植入失败一例

【背景知识】

1. 植入失败定义 [1] 异基因造血干细胞移植（allo-HSCT）是将供者的造血干细胞移植到患者体内，起到重建造血和免疫系统的作用，从而达到治疗血液系统恶性肿瘤及某些先天性血液系统疾病的目的。供者造血干细胞在受者体内的稳定植入是移植取得成功的基础。临床上造血干细胞成功植入表现为髓系、红系和巨核系细胞的恢复，其定义为：①中性粒细胞植活的定义：连续3天中性粒细胞大于$0.5×10^9$/L；②血小板植活的定义：连续7天血小板不低于$20×10^9$/L且脱离血小板输注；③红细胞植活的定义：血红蛋白不低于70 g/L且脱离输注。

植入失败（GF，graft failure）指造血干细胞移植后未能成功获得造血恢复。根据植活时间，GF可分为原发性GF和继发性GF。原发性GF是指移植后28天时中性粒细胞、血小板和血红蛋白均未达到植活标准；继发性GF是指在已经获得植入的基础上再次出现三系中至少两系的造血细胞计数下降。原发性GF是allo-HSCT后的一种致死性事件。

2. 植入失败的发生率和危险因素　不同文献所报道的GF的发生率差异较大，allo-HSCT后GF的发生率总的来说为0~20%。近年单倍体相合供者越来越多地成为替代供者来源，单倍体相合造血干细胞移植（haplo-HSCT）的原发性GF发生率约为10%~20%[2]。原发性GF发生的可能原因包括：HLA相合程度、非清髓性预处理、MNC、CD34+数量不足、移植物类型及是否去T、长期输血产生非HLA抗体、骨髓微环境、原发疾病类型及疾病状态、病毒感染、骨髓抑制性药物以及供者特异性抗HLA抗体（DSA）等。其中，在haplo-HSCT中，DSA阳性患者的植入率明显低于DSA阴性患者，而且DSA抗体强度与植入失败和移植相关死亡呈正相关 [3-5]。

3. 植入失败的治疗　仅少数 GF 的患者可以出现自身造血恢复,绝大部分需要干预。其干预手段包括:备存的自体干细胞解救、造血生长因子、二次移植、供者干细胞再次输注、免疫抑制剂的调整、间充质干细胞、纯化 CD34+ 细胞输注等,其中二次移植为患者提供了获得长期生存的可能 [1]。对于 DSA 阳性所致原发性 GF 的患者,二次移植的供者选择应更换为 DSA 阴性的供者,如没有 DSA 阴性的合适供者可替换,为了促进供者干细胞的植入,应采取相应的措施以降低 DSA 水平,包括:加大供者 MNC/CD34+ 干细胞的输入量、静脉丙种球蛋白输注、血浆置换、利妥昔单抗、硼替佐米、供者血小板输入等 [2, 6]。

【病例简介】

主诉:发现白细胞、血红蛋白减少 20 天。

现病史:患者 20 天前于健康体检时发现血象异常:WBC 2.11×10^9/L、RBC 2.01×10^{12}/L、Hb 76 g/L、PLT 112×10^9/L、ANC 0.72×10^9/L。于当地医院行进一步检查,骨髓形态:增生明显活跃,粒系比例增高,各阶段细胞均见,原粒占 7.5%,部分胞浆可见 Auer 小体,幼稚阶段细胞可见颗粒减少或缺失,成熟阶段部分细胞可见分叶过少,P-H 畸形多见;红系比例大致正常,以中晚幼红为主,部分细胞可见核固缩、核出芽、核碎裂、双核、奇数核、巨幼样变,成熟红细胞大小不等。淋巴及单核细胞未见明显异常;全片共见巨核细胞 58 个,可见少数多圆核及核碎裂细胞。血片示:原始粒细胞占 3%;意见为 MDS-RAEB-II 骨髓象。骨髓病理:造血组织增生极度活跃、粒系可见疑似幼稚前体细胞灶性分布,成熟阶段少见,幼红细胞增生减低、巨核细胞未见明显异常,考虑 MDS 可能。MDS 常见 14 种基因突变筛查:检测到 ETV6、TET2、RUNX1、TP53、ASXL1、EZH2、SRSF2、ASXL1、EZH2、SF3B1、RUNX1 基因突变,突变位点均为非热点突变。染色体核型检查结果尚未回报,综上检查诊断为 MDS-RAEB-II。患者遂来我院要求进一步治疗。起病以来:精神、饮食、睡眠如常。体力可、近 1 年体重减轻约 10 kg。

既往史:平素体健,否认肺结核病史,否认高血压、糖尿病、高血脂病史,否认脑血管疾病、心脏病史,否认精神病史、地方病史、职业病史。否认外伤、中毒史,1996 年行剖腹产,有输血史。否认药物、食物过敏史,预防接种史不详。

个人史:出生在原籍,久居九江市,生活起居尚规律,否认化学物质、放射物质、有毒物质接触史,否认冶游、吸毒史,否认吸烟、饮酒史。

家族史:父母健在,1 弟身体健康,否认家族性遗传病及类似本病病史。

入院体格检查:中度贫血貌,余查体未见异常。

入院后化验及检查:白细胞 3.18×10^9/L,嗜中性粒细胞绝对值 1.51×10^9/L,红细胞 1.96×10^{12}/L,血红蛋白 75 g/L,血小板 119×10^9/L,网织红细胞比例 3.87%。丙型肝炎病毒 RNA <1000IU/mL。骨髓形态学:周血及骨髓涂片易见原始粒细胞、Auer 小体可见,三系病态造血明显,符合 MDS-RAEB2 骨髓象。染色体核型分析:46,XX[20]。染色体 FISH:TP53 基因未见异常。血液系统疾病基因突变筛查全套检测结果:热点突变:① WT1 基因编码序列中发现 S381X 突变,频率 29.42%;② NPM1 基因编码序列发现 g.960dupTCTG 突变,频率大于 10%。非热点突变:① NOTCH2 基因编码序列发现 I1689 F 突变,突变频率

51.81%;②NOTCH1 基因编码序列发现 R1608H 突变,突变频率 45.69%;③CREBBP 基因编码序列发现 A254T 突变,突变频率 50.44%。ECG:窦性心律不齐,异常心电图,ST-T 改变。肺部 CT:①右肺上叶、两肺下叶间质病变;②右侧乳腺内多发结节影。腹部 B 超无明显异常。

诊疗经过及疗效:结合患者既往及我院上述检查及化验结果,明确诊断为 MDS-EB 2(IPSS:中危 -1、WPSS:高危、IPSS-R:高危),先后予 DAC 去甲基化治疗(DAC 20 mg/m² × 5 d)3 个疗程,复查骨穿评价疗效为 CR,流式残留病阴性。患者预后评分属于较高危组,有行异基因造血干细胞移植的适应证,其无同胞全相合及无关全相合供者,与其子 HLA 高分辨配型 5/10 位点半相合,拟行单倍体造血干细胞移植以期治愈本病。预处理方案:白消安(BU)3.2 mg/(kg·d)× 3 d;环磷酰胺(CTX)40 mg/(kg·d)× 2 d;氟达拉滨(Flu)30 mg/(m²·d)× 3 d;阿糖胞苷(Ara-C)2 g/(m²·d)× 3 d;猪抗人淋巴细胞免疫球蛋白(ALG)20 mg/(kg·d)× 4 d。移植物抗宿主病(GVHD)的预防采用环孢素 A(CSA)+ 短程甲氨蝶呤(MTX)+ 吗替麦考酚酯(MMF)的方案。于 2016.9.19 回输儿子周血造血干细胞,MNC 数:8 × 10⁸/kg,CD34+ 细胞数:3.2 × 10⁶/kg。输注干细胞时患者出现了严重的输液反应,表现剧烈的寒战,抗过敏治疗后症状好转。移植后骨髓抑制期,患者出现粒缺性发热,右眶周感染,先后予头孢哌酮舒巴坦、美罗培南、利奈唑胺、替加环素等抗感染治疗后逐渐好转。患者血小板无效输注,先后出现下消化道出血、出血性膀胱炎,予止血、碱化尿液治疗后逐渐减轻。移植后 +25 d,ANC > 0.5×10⁹/L,但为一过性,血小板尚未植活,复查骨穿,骨髓形态:增生重度减低,未见异常幼稚细胞;流式 MRD:未见异常髓系表型;染色体 FISH X/Y:100%XX,0%XY;STR:0%。移植后 +32 d,再次复查骨穿,骨髓形态:增生重度减低,未见异常幼稚细胞;流式 MRD:未见异常髓系表型;染色体 FISH X/Y:100%XX,0%XY;STR:0%。期间 ANC 再次低于 0.5×10⁹/L。故明确诊断为原发性 GF。于我中心标本库寻找到患者移植 0 d 回输供者造血干细胞前的外周血标本,检测 PRA 提示 HLA-I、II 类抗体均强阳性(图 5-70-1),进一步检测 DSA 提示患者存在针对供患者不相合的 HLA 位点的特异性抗体,其中 4 个为强阳性,1 个为弱阳性(图 5-70-2)。遂明确导致原发性 GF 的原因为患者存在针对供者的特异性抗 HLA 抗体(DSA)。患者无同胞全相合及无关全相合供者,经对比,患者与其胞弟 HLA 高分辨配型 5/10 位点半相合,针对不合的 5 个位点,患者亦存在阳性 DSA,其中 2 个强阳性,1 个弱阳性(图 5-70-3)。故采用患者胞弟作为二次 haplo-HSCT 的供者。二次移植中降低 DSA 的措施包括:以 TBI(10Gy)代替 Bu 进行清髓,预处理 -8 d 应用利妥昔单抗 375 mg/m² 1 次抑制新生 DSA,预处理 -1 d 输入供者单采血小板 2 个治疗量,并于移植 0 d 回输供者造血干细胞之前应用丙球(400 mg/kg)中和已有 DSA。预处理方案:TBI 10Gy;环磷酰胺(CTX)40 mg/(kg·d)× 3 d;氟达拉滨(Flu)30 mg/(m²·d)× 3 d;阿糖胞苷(Ara-C)1 g/m²/d × 3 d;兔抗人胸腺细胞免疫球蛋白(ATG)2.5 mg/kg/d × 4 d。于 2017.3.31 回输胞弟周血造血干细胞,MNC 数:8.07 × 10⁸/kg,CD34+ 细胞数:4.5 × 10⁶/kg。二次移植后 +21 天,ANC > 0.5×10⁹/L,粒系植活。复查骨穿,骨髓形态:增生减低,未见异常幼稚细胞;流式 MRD:未见异常髓系表型;染色体 FISH X/Y:0%XX,100%XY,STR:99.73%。移植后

+48 d,血小板植活。之后按期复查骨穿,流式 MRD 持续阴性,STR 持续供者完全嵌合。目前为二次移植后 4 年 8 月余,无病无 GVHD 生存。

抗体类型	结果判读	最高MFI值	第三高MFI值	最高NBG比值
HLA-I类	强阳性	18644.83	17824.93	373.8562
HLA-II类	强阳性	16230.26	14265.08	325.3256
MICA	阴性	112.76	57.29	2.8338

图 5-70-1　患者 PRA 检测结果

HLA	A		B		C		DRB1		DQB1	
患者	2901	3101	0702	0705	0702	1505	0101	0701	0202	0501
儿子(5/10)	1101	3101	0702	5101	0702	1402	0101	1101	0301	0501

儿子	位点	DSA-MFI值	结果判定
HLA-A	1101	3192.84	弱阳
HLA-B	5101	16680.91	强阳性
HLA-C	1402	10118.14	强阳性
HLA-DRB1	1101	11095.33	强阳性
HLA-DQB1	0301	12644.43	强阳性

DSA-MFI值判读:

强阳性:　>10000

阳性:　　5000-10000

弱阳性:　500-5000

阴性:　　<500

图 5-70-2　患者及其子 HLA 配型结果及 DSA 结果

HLA	A		B		C		DRB1		DQB1	
患者	2901	3101	0702	0705	0702	1505	0101	0701	0202	0501
胞弟(5/10)	1101	2901	0702	5102	1502	1505	0701	0802	0202	0402

胞弟	位点	DSA-MFI值	结果判定
HLA-A	1101	3192.84	弱阳
HLA-B	5102	17688.29	强阳性
HLA-C	1502	202.56	(--)
HLA-DRB1	0802	11128.43	强阳性
HLA-DQB1	0402	268.35	(--)

DSA-MFI值判读:

强阳性:　>10000

阳性:　　5000-10000

弱阳性:　500-5000

阴性:　　<500

图 5-70-3　患者及其胞弟 HLA 配型结果及 DSA 结果

【病例特点及分析】

病例特点:患者为中年女性,行骨穿及活检确诊为 MDS-EB 2,按预后积分系统为较高危组,有行异基因造血干细胞移植的适应症。首次移植因存在供者的阳性 DSA 而导致原发性 GF,但因其无同胞全相合及无关全相合供者,虽二次移植更换了半相合供者,但仍存在针对更换后的供者的阳性 DSA,我们使用多种手段降低了 DSA 水平,从而使二次移植的供者造血干细胞顺利植入,挽救了患者的生命,使其达到了长期生存。

1. 移植适应证　患者确诊为 MDS-EB 2(IPSS- 中危 -1、WPSS- 高危组、IPSS-R- 高危组),按预后积分系统分至较高危组,其治疗目标是延缓疾病进展、延长生存期和治愈。治疗手段包括:①去甲基化药物:可降低患者向 AML 进展的风险、改善生存;②allo-HSCT:是目前唯一能根治 MDS 的方法,其适应证为:①年龄 <65 岁、较高危组 MDS 患者;②年龄 <65 岁、伴有严重血细胞减少、经其他治疗无效或伴有不良预后遗传学异常(如 -7、3q26 重排、TP53 基因突变、复杂核型、单体核型)的较低危组患者。拟行 allo-HSCT 的患者,如骨髓原始细胞≥ 5%,在等待移植的过程中可应用化疗或去甲基化药物或二者联合桥接 allo-HSCT,但不应耽误移植的进行 [7]。本例患者明确诊断后即给予了去甲基化药物治疗(DAC 20 mg/m² × 5 d),治疗期间患者及家属决定行 allo-HSCT,在进行移植前准备过程中再行 DAC 去甲基化药物治疗 2 个疗程,共行 DAC 治疗 3 个疗程,移植前评价疗效为 CR,流式 MRD 转阴。

2. 原发性 GF 原因 患者首次移植后 28 天时中性粒细胞、血小板和血红蛋白均未达到植活标准,且嵌合度检测提示无供者造血,诊断为原发性 GF。进一步寻找导致原发性 GF 的原因:①患者采取的是我中心常规的 BU+CY+Flu+Ara-C 的清髓性预处理方案,并因其为亲缘性半相合移植,故加用猪抗人淋巴细胞免疫球蛋白(ALG)预防 GVHD 的同时,也增强了预处理的免疫抑制强度,故并非为清髓力度不足导致原发性 GF;②首次移植患者回输儿子周血周血干细胞,MNC: 8 ×10⁸/kg,CD34+ 细胞数: 3.2 ×10⁶/kg,输注数量达标,排除为回输细胞数不足所致原发性 GF;③首次移植预处理应用 ALG 体内去 T,故移植物排斥的风险小于移植物体外去 T;④患者原发疾病 MDS-EB2 经 DAC 去甲基化治疗 3 个疗程达 CR,流式 MRD 转阴,且植入失败后复查骨穿 MRD 持续阴性,亦排除原发病未缓解所致;⑤患者病史不长,治疗期间输红细胞及血小板支持治疗并不频繁,不太可能因长期输血产生非 HLA 抗体;⑥患者骨髓抑制期出现粒缺伴发热、软组织感染,经积极抗感染治疗后均好转,亦无侵袭性真菌病证据,移植期间定期监测 CMV/EBV-DNA 均为阴性,GF 后检测微小病毒 B19 亦为阴性,故排除细菌、真菌、病毒感染所致骨髓抑制;⑦未应用特殊或者超剂量的骨髓抑制性药物。综上所述,考虑原发性 GF 的原因可能为供者特异性抗 HLA 抗体(DSA)。患者在首次移植前未行 PRA 及 DSA 检测,在首次移植发生原发性 GF 后于标本库中寻找到移植 0 d 回输供者造血干细胞前的外周血标本,检测 PRA 提示 HLA-I、II 类抗体均强阳性(图 5-70-1),进一步检测 DSA 提示患者存在针对供患者不相合的 HLA 位点的特异性抗体,其中 4 个为强阳性, 1 个为弱阳性(图 5-70-2)。遂明确导致原发性 GF 的原因为患者存在针对供者的特异性抗 HLA 抗体(DSA)。

3. 二次移植对于 DSA 的处理 对于 DSA 阳性的患者,应首先考虑更换为 DSA 阴性的供者 [8]。本例患者因 DSA 阳性导致原发性 GF,故二次移植时必须更换供者。于是我们再次检索了中华骨髓库和慈济骨髓库,但是均无合适的无关供者。所以我们只能更换为患者唯一的胞弟作为二次移植的供者,但是经对比,针对与其胞弟不合的 5 个位点,患者亦存在阳性 DSA,其中 2 个强阳性, 1 个弱阳性(图 5-70-3)。既然 DSA 不能避免,我们就想办法处理存在的 DSA。由于该患者 DSA 既有 HLA-I 类抗体也有 HLA-II 类抗体,故我们采取了如下措施以降低 DSA 水平:①预处理中以 TBI(10Gy)代替 Bu 进行清髓,利用了 TBI 对淋巴细胞的清除作用更强、可以抑制新生 DSA 的特点;②预处理 -8 d 应用利妥昔单抗

375 mg/m² 1 次抑制新生 DSA；③预处理 -1 d 输入供者单采血小板 2 个治疗量，并于移植 0 d 回输供者造血干细胞之前应用丙球（400 mg/kg）中和已有 DSA。在二次移植的过程中，我们亦监测了多个时间点上 DSA 的滴度（图 5-70-4），可以看到经过上述处理后，患者 DSA 水平有所下降，二次移植干细胞顺利植活，回输后 1 月 DSA 明显下降，2 月全部转阴。

	HLA-A:1101位点 DSA-MFI值	HLA-B:5102位点 DSA-MFI值	HLA-DRB1: 0802位点 DSA-MFI值
二次移植前	3192.84	17688.29	11128.43
回输干细胞前	432.38	16226.5	8108.77
移植后1月	44.49	3303.41	178.38
移植后2月	0	588.54	111.71

图 5-70-4　二次移植前后 DSA 滴度变化

【专家点评】

近年来单倍体相合供者越来越多地成为替代供者来源，然而 haplo-HSCT 的原发性 GF 的发生率较同胞全相合及无关全相合移植仍高，一旦发生将严重威胁患者生命。研究显示 DSA 阳性患者的植入率明显低于 DSA 阴性患者，而且 DSA 抗体强度与植入失败和移植相关死亡呈正相关[3-5]。

本例患者首次移植因 DSA 阳性导致原发性 GF，而针对二次移植更换的供者仍 DSA 阳性，故必须对阳性的 DSA 进行处理。对于阳性 DSA 的处理策略有：①清除已有的 DSA：可应用血浆置换（Plasma Exchange，PE）来清除。PE 会影响预处理药物的作用，所以应选择在预处理前进行，但是 PE 的作用维持时间较短，在 PE 和干细胞回输之间的这段时间里，淋巴细胞仍在产生新的 DSA，有可能起不到在输入干细胞时降低 DSA 水平的作用；②中和已有的 DSA：可应用静脉丙球（IVIg）非特异性中和，或供者特异性的 HLA 抗原去特异性进行中和 DSA。因为白细胞表面存在 HLA-I 类及 II 类抗原，血小板表面亦存在 HLA-I 类抗原，所以可应用照射后供者白细胞，或者单采的供者血小板来提供相应的供者特异性 HLA 抗原；③抑制新的 DSA 产生：可应用杀伤 B 细胞的美罗华及清除浆细胞的硼替佐米来抑制。本例患者的 DSA 既有 HLA-I 类抗体也有 HLA-II 类抗体，且均为强阳性，故我们应用供者单采血小板和 IVIg 去中和已有 DSA，应用利妥昔单抗去抑制新生 DSA，同时改为 TBI 清髓以加强对淋巴细胞的清除去间接抑制新生 DSA。因预处理后患者血小板水平低，且我中心当时无法于层流室行床旁 PE，故未行 PE 去清除已有的 DSA。使用供者血小板去特异性中和已有 DSA 的方法从理论上不会增加 GVHD 发生率，并且可输注提前采好并冻存备用的供者血小板，故能保证输注 PLT 的时间及数量，是一种很好的办法，其局限性是对于供受者 ABO 血型不合者则无法实现，并且需要注意的是血小板不 表达 HLA-II 类抗原，无法消耗针对 HLA-II 类的 DSA，即供者血小板输入仅能降低 HLA-I 类 DSA。具体输注的剂量为 1~2 个治疗量即可，输注时间选择在预处理 -1 d 是考虑到回输干细胞当天的胶体入量已经较大，为减少患者液体负荷，选择在回输前 1 天进行供者血小板输注。应用 IVIg 的剂量为 400 mg/kg，如果患者体重较大，为避免回输当天液体负荷较大，亦可将 IVIg 总量分为 2 天分别输注。

在二次移植过程中,我们对 DSA 的滴度进行了监测,在应用上述处理后,患者 DSA 水平有所下降,其中 HLA-A 位点 DSA 由强阳性转为阴性,HLA-B 位点仍为强阳性,数值由 17688.29 降为 16226.5,HLA-DRB1 位点由强阳性转为弱阳性。虽然回输前 DSA 仍部分阳性,但是二次移植干细胞顺利植活。在移植后 1 月复查 HLA-B 位点由强阳性转为弱阳性,HLA-DRB1 位点由弱阳性转为阴性,在移植后 2 月所有 DSA 均转阴。

从本例患者的先后两次移植的过程中我们可以得到如下结论,选择 haplo-HSCT 供者时必须常规检测 DSA,尽量避免选择 DSA 阳性供者;如无其他合适 DSA 阴性供者,那么在回输干细胞前采取相应措施,以降低 DSA 水平,仍可获得供者干细胞的成功植入。

【文献复习】

HLA 抗体分为供者特异性抗体(donor-specific anti-HLA antibodies,DSAs)和非供者特异性抗体(non-donor-specific anti-HLA antibodies,non-DSAs)。HLA 抗体产生是异基因免疫的结果,主要包括:妊娠、输血和异基因移植等。妊娠是产生 HLA 抗体的主要原因之一,3 次以上妊娠,HLA 抗体阳性率高达 32.2%;输血是产生 HLA 抗体的又一个主要原因之一,输血后半年,HLA 抗体阳性率高达 50%。输注去除白细胞血制品可以降低 HLA 抗体阳性率;异基因造血干细胞移植也是产生 HLA 抗体的主要原因之一,有研究显示,接受 HLA 不合无关供者移植患者,移植后新检出 HLA 抗体率高达 33.3%[9]。

其中,供者特异性抗 HLA 抗体(donor-specific anti-HLA antibodies,DSAs)指受者具有的与供者非分享 HLA 抗原特异性起反应的抗 HLA 抗体。在实体器官移植中,人们首先发现 DSAs 和移植物失功相关;近年在 HLA 不合 allo-HSCT 中,DSAs 和原发性 GF 的相关性也为人们重视。Chang 等 [5] 观察了 342 例 haplo-HSCT 患者,DSA 阳性率为 11.3%;将所有患者分为 DSA 阴性组和 DSA<2000、2000~<10000、≥ 10000MFI 4 组,3 组 DSA 阳性患者的原发性 GF 率分别为 3.2%、31.6%、60.0%。Ciurea 等 [10] 报道了 122 例 haplo-HSCT 患者的 DSA 检测结果,22 例患者为阳性,其中 7 例患者发生 GF,GF 发生率远高于 DSA 阴性患者 [32%(7/22)对 4%(4/98)]。我中心 [2]2016 年 6 月至 2017 年 5 月间拟行 haplo-HSCT 患者 92 例,16 例(17.4%)在移植前检出群体反应性抗体(PRA)阳性,其中 DSA 阳性 6 例(6.5%),non-DSA 阳性 10 例。92 例患者中,32 例行 haplo-HSCT,其中 DSA 阴性 26 例(PRA 阴性 25 例、non-DSA 阳性 1 例),DSA 阳性 6 例。26 例 DSA 阴性患者中,2 例发生原发性 GF,24 例(92.3%)获得供者细胞植入,中性粒细胞植入中位时间为 12(10~22)d;血小板植入的中位时间为 17(10~210)d。6 例 DSA 阳性患者中,4 例采用常规清髓性预处理进行 haplo-HSCT,3 例发生原发性 GF,植入率低于 DSA 阴性组 [25.5% 对 92.3%,P=0.004]。多因素分析结果显示,DSA 是影响植入的唯一因素 [OR=12.0(95%CI 1.39~103.5),P=0.024],与供受者性别、年龄、HLA 相合程度、血型相合程度、疾病状态、干细胞来源、回输干细胞数量等因素无关。

在不同的移植类型中,患者 DSA 水平不同对植入的影响也不同。在移植物去 T 细胞的 haplo-HSCT 中,DSA 水平即使低于 1500MFI 也会发生很高的植入失败率 [11]。在非去 T

细胞的 haplo-HSCT 中，DSA 一般高于 5000MFI 易出现 GF[3]。HLA-A、B、C、DRB1 全合 的无关供者移植中，针对供者 DPB1 的 DSA 水平高于 2500MFI 就可能导致 GF[12]。而脐血 干细胞移植中，导致 GF 的 DSA 水平仅为 1000MFI[13]。

目前可选择的降低 DSA 水平的方法包括加大供者单个核细胞 / CD34 干细胞的输入量、静脉丙种球蛋白输注、血浆置换、利妥昔单抗、硼替佐米、供者血小板输入等。Yoshihara 等研究发现，DSA 抗体滴度 5000~10000MFI 者，可以通过增加供者单个核细胞数来中和患者体内的 DSA，减轻 DSA 对供者干细胞的作用，从而达到植入的目的[3]。Costa 等采用预处理 -3、-1 d 进行 2 次血浆置换并输注静脉丙种球蛋白（1000 mg/kg）的方法，明显降低供者体内针对 HLA-DPB1 的 DSA，使得原发 GF 患者的二次移植获得干细胞植入[14]。Ciurea 等采用移植前 2 周进行 2 次血浆置换，同时联合每周应用 1 次利妥昔单抗 375 mg/m² 连用 2 次的方法抑制 B 细胞产生新的抗体，结果发现 4 例患者中有 2 例经过上述处理后 DSA 明显降低或转为阴性，供者细胞顺利植入，而 GF 的 2 例患者在供者干细胞输入前的 DSA 水平仍然较高[11]。Narimatsu 等最早报道了 1 例 34 岁急性白血病的女性患者仅有一个兄弟可作为单倍体相合供者，但是患者存在针对供者不合位点 HLA-A2 的特异性抗体，因此在 -2 d 输入供者血小板 40u，获得供者干细胞顺利植入[15]。目前各移植中心采取的减低 DSA 的方法各有千秋，但大部分还都是联合应用。经过处理后，DSA 水平大部分有明显下降，并顺利植入。

综上所述，选择 haplo-HSCT 供者时必须常规检测 DSA，尽量避免选择 DSA 阳性供者；如无其他合适 DSA 阴性供者，那么在回输干细胞前采取相应措施，以降低 DSA 水平，仍可获得供者干细胞的成功植入。

（中国医学科学院血液病医院干细胞移植中心　郑晓辉　张荣莉）

【参考文献】

[1] 黄晓军. 实用造血干细胞移植 [M]. 北京：人民卫生出版社，2014 年：213-219.

[2] 张荣莉，郑晓辉，周卢琨，等. 供者特异性 HLA 抗体对单倍体相合造血干细胞植入的影响 [J]. 中华血液学杂志，2018，39（3）：190-195.

[3] YOSHIHARA S, MARUYA E, TANIGUCHI K, et a1. Risk and prevention of graft failure in patients with preexisting donor-specific HLA antibodies undergoing unmanipulated haploidentical SCT[J]. *Bone Marrow Transplant*, 2012, 47（4）：508-515.

[4] KONGTIM P, CAO K, CIUREA SO. Donor specific anti-HLA antibody and risk of graft failure in haploidentical stem cell transplantation[J]. *Adv Hematol*, 2016, 2016：4025073.

[5] CHANG YJ, ZHAO XY, XU LP, et al. Donor-specific anti-human leukocyte antigen antibodies were associated with primary graft failure after unmanipulated haploidentical blood and marrow transplantation: a prospective study with randomLy assigned training and validation sets[J]. *J Hematol Oncol*, 2015, 8：84.

[6] ZHANG R, HE Y, YANG D, et al. Combination treatment of rituximab and donor platelets infusion to reduce donor-specific anti-HLA antibodies for stem cells engraftment in hap-

loidentical transplantation[J]. *J Clin Lab Anal*, 2020, 34: e23261.

[7] 中华医学会血液学分会. 骨髓增生异常综合征中国诊断与治疗指南（2019 年版）[J]. 中华血液学杂志, 2019, 40（2）: 89-97.

[8] 中华医学会血液学分会干细胞应用学组. 中国异基因造血干细胞移植治疗血液系统疾病专家共识（Ⅰ）——适应证、预处理方案及供者选择（2014 年版）[J]. 中华血液学杂志, 2014, 35（8）: 775-780.

[9] KOCLEGA A, MARKIEWICZ M, SIEKIERA U, et al. The Presence of Anti-HLA Antibodies before and after Allogeneic Hematopoietic Stem Cells Transplantation from HLA-Mismatched Unrelated Donors[J]. *Bone Marrow Res*, 2012, 2012: 539825.

[10] CIUREA SO, THALL PF, MILTON DR, eta1. Complement-binding donor-specific anti-HLA antibodies and risk of primary graft failure in hematopoietic stem cell transplantation[J]. *Biol Blood Marrow Transplant*, 2015, 21（8）: 1392-1398.

[11] CIUREA SO, DE LIMA M, CANO P, et a1. High risk of graft failure in patients with anti-HLA antibodies undergoing haploidentical stem-cell transplantation [J]. *Transplantation*, 2009, 88（8）: 1019-1024.

[12] CIUREA SO, THALL PF, WANG X, et a1. Donor specific anti-HLA Abs and graft failure in matched unrelated donor hematopoietic stem cell transplantation[J]. *Blood*, 2011, 118（22）: 5957-5964.

[13] TAKANASHI M, ATSUTA Y, FUJIWARA K, et a1. The impact of anti-HLA antibodies on unrelated cord blood transplantations[J]. *Blood*, 2010, 116（15）: 2839-2846.

[14] COSTA LJ, MOUSSA O, BRAY RA, eta1, Overcoming HLA-DPB1 donor specific antibody-mediated haematopoietic graft failure [J]. *Br J Haematol*, 2010, 151（1）: 94-96.

[15] Narimatsu H, Wake A, Miura Y, et a1. Successful engraftment in crossmatch-positive HLA-m ismatched peripheral blood stem cell transplantation after depletion of antidonor cytotoxic HLA antibodies with rituximab and donor platelet infusion[J]. *Bone Marrow Transplant*, 2005, 36（6）: 555-356.

病例 71 单倍体移植治疗原发性骨髓纤维化一例

【背景知识】

原发性骨髓纤维化（PMF）是一种罕见的、具有侵袭性的 BCR/ABL 基因阴性的骨髓增殖性肿瘤（MPN），其主要表现是不同程度的骨髓网状纤维化、特征性基因突变、脾脏肿大、髓外造血、贫血，以及外周血中常常出现幼稚红细胞、幼稚粒细胞。世界卫生组织新分类于 2016 年将 PMF 分为早前期 PMF 和明显期 PMF，并根据国际预后积分系统（IPSS）、动态国际预后积分系统（DIPSS）及 DIPSS-plus 预后积分系统对患者进行预后分组。患者总体生存率低，易向急性白 血病转化。疾病进展和向急性髓系白血病转化仍是 PMF 患者预后不良的重要原因及治疗的重点和难点。多数 PMF 患者存在 JAK2 V617 F、CALR 或 MPL 突变,约 10% 患者无基因突变,其预后更差。有研究表明,PMF 患者整体中位生存时间 5.7 年,高危患者仅 2.3 年。治疗主要包括常规支持治疗、异基因造血干细胞移植及靶向治疗等。

【病例简介】

患者男,44 岁,主因"腹胀 3 年余"于 2020.3.31 第一次入院。

现病史:患者于 2017 年年初患者开始出现腹胀,无发热、乏力、皮肤瘀斑等不适,未在意,后患者反复腹胀且呈加重趋势,2017.3.8 就诊于福建医科大学附属协和医院,查血象:WBC 41.11×10^9/L、HB 123 g/L、PLT 452×10^9/L,幼稚细胞 7%;超声:肝脾大、慢性胆囊炎伴胆囊多发结石、右肾结石、肝囊肿;肺 CT:双侧支气管扩张伴感染,双侧叶间裂增厚,多发结节,左侧胸腔少量积液;骨髓形态:原始粒细胞占 5%,考虑骨髓增殖性疾病,请结合骨髓病理,NAP 阳性率 13%、积分 16 分;融合基因 BCR/ABL P190、P210 及 MPL W515 L/K 基因突变、JAK2 基因 V617 F 突变型均阴性。CALR 基因 9 号外显子发生缺失变异:c.1092_1143del(p.L367fs*46)。病理:骨髓纤维化,MF-2 级。诊断为原发性骨髓纤维化,予羟基脲、沙利度胺口服治疗,2017 年 10 月开始加用芦可替尼(20 mg,每日 2 次)治疗。监测脾脏超声显示呈增大趋势(2018.1.26 厚约 7.0 cm、长约 20.8 cm;2018.3.16 厚约 7.4 cm、长约 22.4 cm)。2018 年 4 月开始加用干扰素联合芦可替尼及间断予羟基脲治疗。期间监测脾脏超声显示呈缩小趋势(2019.5.23 厚约 6.3 cm、长约 16.9 cm);监测血象:WBC($13.65\sim41.59$)$\times 10^9$/L,血红蛋白、血小板大致正常。2019 年 7 月开始觉腹胀较前加重,监测血红蛋白呈进行性下降趋势。2019.9.25 当地医院查血象:WBC 15.34×10^9/L、HB 81 g/L、PLT 305×10^9/L;骨髓形态:原始粒细胞占 3%,外周血原始粒细胞占 2%;病理:符合原发性骨髓纤维化伴骨髓硬化症,MF-2 级。继续芦可替尼、羟基脲治疗。2019.11.14 就诊于北京大学人民医院查超声:肝脏增大(锁骨中线肋下 4.6 cm),门静脉增宽,胰腺后方低回声,内部及周围见多发血管迂曲扩张,巨脾(厚 9.6 cm、长径约 22 cm),脾门处脾静脉曲张,胆囊结石,胆囊颈部结石嵌顿不除外,胆囊稍大;胸腹 CT:双肺散在小实性结节灶(考虑良性/陈旧灶),双下肺支气管轻度扩张,双侧叶间裂及双侧胸膜结节样增厚,巨脾,脾门及脾周多发血管,胰腺显示欠佳,建议增强扫描进一步检查,盆腔少量积液,肝门区多发钙化灶;超声心动检查未见明显异常。2019.12.25 于福建医科大学附属协和医院查血象:WBC 13.39×10^9/L、HB 77 g/L、PLT 284×10^9/L。骨髓形态:增生活跃,原始粒细胞占 7.5%;外周血原始粒细胞占 4%、有核红细胞 13 个/100 个,成熟红细胞大小不一,可见泪滴形红细胞;提示原始粒细胞占 7.5%。流式免疫分型:原始髓系细胞占 4.8%。染色体核型:46,XY,t(11;12)(q23;q24)[20]。2019.12.27-2020.01.02 予 AZA+ 半量 HAG 方案化疗(阿扎胞苷 134 mg d1-7;阿糖胞苷 18 mg q12 h d1-7;高三尖杉酯碱,2 mg d1-7;G-CSF 300μg d1-7)。2020.1.8 加量芦可替尼至 25 mg,每日 2 次。2020.2.5~2020.2.11 再次予 AZA+ 半量 HAG 方案化疗,2020.3.2 当地医院复查骨髓形态:增生活跃,原始粒细胞占 9%;外周血原始粒细胞占 9%、有核红细胞 18 个/100 个,成熟红细胞大小不一,泪滴样红细胞意见;符合骨髓纤维化。病理:骨髓纤维化伴骨硬化(骨硬化分级 2~3 级)。患者与其女儿 HLA 配型示 6/10 位点半相合,拟行移植来我院治疗。

既往史:平素体健,否认病毒性肝炎、肺结核病史,否认高血压、糖尿病、高血脂病史,否认脑血管疾病、心脏病史,否认精神病史、地方病史、职业病史。患者 2019 年曾行皮下小囊肿(直径约 1.5 cm)切除术,否认其他外伤、中毒、手术史,否认药物、食物过敏史,预防接种史不详,有输血史。

个人史:无化学物质、放射物质、有毒物质接触史,吸烟史 20 余年,每天吸烟 40 支,已戒烟 1 年,无酗酒史。

家族史:家族中无遗传病、先天性疾病及类似疾病史。

入院体格检查:中度贫血貌,腹部明显膨隆,脾肋下可触及,甲乙线 21 cm,甲丙线 24 cm,丁戊线 7 cm,余查体未见异常。

入院后化验及检查:血细胞分析:WBC 24.66×10⁹/L(↑), NEUT 14.98×10⁹/L(↑), HGB 68 g/L(↓),PLT 221×10⁹/L。生化:TP 55.7 g/L(↓),ALB 34.5 g/L(↓),ALT 39U/L, AST 29.7U/L, GGT 102.6U/L(↑), TBIL 14.2μmol/L, DBIL 3.8μmol/L, IBIL 10.4μmol/L, LDH 1960.3U/L(↑),Urea 3.2 mmol/L,Cr 66.2μmol/L,EPO 137.59mIU/mL(↑)。C 反应蛋白 9.86 mg/L(↑)。肿瘤标记物:正常。PNH 克隆检测、免疫球蛋白定量 + 风湿三项、抗核抗体滴度 +ENA 抗体谱阴性。胸部 CT:考虑两肺感染性病变,心包增厚,两侧胸膜、叶间胸膜多发结节影,胸椎旁条带软组织密度影,两侧胸腔积液,脾大,脾周积液,胸廓诸骨骨质密度增高并密度欠均匀。彩色多普勒:左心室舒张功能减低,二尖瓣、三尖瓣、主动脉瓣、肺动脉瓣少量反流, EF71%,肝大,肋下 1.6 cm,肝实质回声增强(请结合临床),胆囊内胆汁淤积,脾重度大,肋下约 19.7cm×8.4 cm,胰腺、双肾未见明显异常。心电图:窦性心律,异常心电图,房性早搏。骨髓细胞形态学:结合病史,为骨髓纤维化治疗后,骨髓(11%)及外周血(10%)易见原始细胞。WT1 定量 30.99%。白血病 43 种融合基因筛查检测:阴性。细胞化学染色提示原、幼单核细胞占有核细胞 13%。组化三项:中性粒细胞碱性磷酸酶(N-ALP)阳性率 22%(↓),中性粒细胞碱性磷酸酶(N-ALP)阳性指数 26(↓),有核红 PAS(PAS)阳性率 0%,有核红 PAS(PAS)阳性指数 0,铁染色(Fe)细胞外铁 ++(粒少),铁染色(Fe)铁粒幼红细胞阳性率 90%。免疫组织化学染色(CD41):大单元核小巨核细胞 6 个,单元核小巨核细胞 16 个,双元核小巨核细胞 1 个,淋巴样小巨核细胞 1 个,全片巨核 24 个。骨髓活检:HE 及 PAS 染色示送检均为骨质,骨质增宽,增粗,造血细胞少见,网状纤维染色(MF-0级);骨髓增殖性肿瘤不除外。染色体荧光原位杂交检测 TP53 基因未见异常。免疫分型 -MDS/MPN:髓系原始细胞群 9.52%,结论:髓系原始细胞比例增高, CD34 表达增强, CD117 表达减弱;红系 CD71 表达减弱。染色体检查:46,XY,der(11;12)(p10;q10)[20]。血液系统疾病基因突变筛查全套检测报告:与疾病密切相关的热点突变位点检测结果突变基因 CALR(chr19)、突变位置 exon9、突变频率 19.60%。

诊疗经过及疗效:明确诊断为:①原发性骨髓纤维化(明显纤维化期)治疗后;②肺部感染;③胸腔积液(两侧);④胆囊结石;⑤脾大。患者入院后因为肺部感染,及后续出现肛周脓肿、多浆膜腔积液、药物性肝损害,给予积极抗感染、补蛋白利尿、保肝等治疗。因患者一般状况很差,直接进仓移植风险大,继续口服芦可替尼 20 mg,每日 2 次,待肺感染、肛周感染较前改善后,先后于 2020.4.24 予地西他滨 + 阿克拉霉素 + 阿糖胞苷化疗、2020.5.26 予阿克拉霉素 + 阿糖胞苷化疗 2 疗程,脾脏较前略有缩小,一般状态改善后,完善移植前检查,2020.6.23 腹部 B 超:肝肋下 1.4 cm,脾肋下 12.5 cm × 6.3 cm,2020.6.22 骨髓形态:增生减低,原始细胞占 7%,免疫分型 -MDS/MPN:髓系原始细胞群 8.17%,白血病融合基因分型 TCRD 重排阴性。脱氧核糖核酸测序 -CALR-EXON9:脱氧核糖核酸测序 -CALR-EXON9 p. L367fsx46。目的基因 WT1/ 内参基因 ABL 86.64%,骨髓活检:HE 及 PAS 染色示送检少量骨髓增生极度低下,骨小梁增宽,骨髓腔内脂肪细胞增多,造血细胞少见。网状纤维染色(MF-0 至 1 级)。2020.6.24 开始将芦可替尼逐渐减量,预处理前减停。2020.6.29 起行预处理,预处理方案为 TBI 3GY -7 d; Flu 30 mg/(m² · d)-6,-5,-4,-3,-2 d; Mel 115.6 mg(/m² · d)-6 d; CY 30 mg/(kg · d)-3,-2 d; ATG(兔)2.5 mg/(kg · d)-5,-4,-3,-2 d; GVHD 预防为 CSA+MMF+ 短疗程 MTX。2020.7.6 及 2020.7.7 顺利输注单倍体供者外周血造血干细胞(女供男,女儿供父亲,血型 A+ 供 B+),两天共计输注 MNC 15.54 × 10⁸/kg,CD34+ 细胞数 3.26 × 10⁶/kg。+11 d 粒系植入,+83 d 血小板植入。移植后出现急性移植物抗宿主病(Ⅱ 度,肠道 1 级,肝脏 1 级,皮肤 3 级),抗 GVHD 治疗后好转。移植后定期复查骨髓形态均示完全缓解,MRD 阴性,脱氧核糖核酸测序 -CALR-EXON9 阴性,STR 示供者完全嵌合。移植后 +6 月起骨髓活检网状纤维染色均示 MF-0 级。定期复查脾脏逐渐回缩,移植后 +18 月腹部 B 超示脾脏肋下 5.8 cm × 4.4 cm。

【病例特点及分析】

病例特点:①患者中年男性,病史长;②患者主要表现为腹胀、脾重度大;③患者骨髓可见原始细胞(<20%),CALR 基因突变,骨髓活检示网状纤维(MF-3 级)。

PMF 诊断标准:采用 WHO (2016)诊断标准:包括纤维化前 / 早期 PMF (表 5-71-1)和明显纤维化期 PMF(表 5-71-2)[8]。

PMF 预后判断标准:PMF 患者确诊后应根据 IPSS、DIPSS 或 DIPSS-plus 预后积分系统对患者进行预后分组(表 5-71-3)[8]。

表 5-71-1　纤维化前 / 早期原发性骨髓纤维化诊断标准

诊断需符合 3 条主要标准和至少 1 条次要标准:	
主要标准	①有巨核细胞增生和异形巨核细胞,无明显网状纤维增多(≤ MF-1),骨髓增生程度年龄调整后呈增高,粒系细胞增殖面红系细胞常减少 ②不能满足真性红细胞增多症、慢性髓性白血病(BCR-ABL 融合基因阴性)、骨髓增生异常综合征(无粒系和红系病态造血)或其他髓系肿瘤的 WHO 诊断标准 ③有 JAK2、CALR 或 MPL 基因突变,或无这些突变但有其他克隆性标志,或无继发性骨髓纤维化证据
次要标准	①非合并疾病导致的贫血 ② WBC ≥ 11 × 10⁹/L ③可触及的脾脏肿大 ④血清乳酸脱氢酶水平增高

表 5-71-2 明显纤维化期原发性骨髓纤维化诊断标准

诊断需符合以下 3 条主要标准和至少 1 条次要标准:	
主要标准	①巨核细胞增生和异形巨核细胞,常伴有网状纤维或胶原纤维(MF-2 或 MF-3) ②不能满足真性红细胞增多症、慢性髓性白血病(BCR-ABL 融合基因阴性)、骨髓增生异常综合征(无粒系和红系病态造血)或其他髓系肿瘤的 WHO 诊断标准 ③有 JAK2、CALR 或 MPL 基因突变,或无这些突变但有其他克隆性标志,或无继发性骨髓纤维化证据
次要标准	①非合并疾病导致的贫血 ② WBC ≥ 11 × 10⁹/L ③可触及的脾脏肿大 ④幼粒幼红血象 ⑤血清乳酸脱氢酶水平增高

表 5-57-3 国际预后积分系统(IPSS)和动态国际预后积分系统(DIPSS)

预后因素	IPSS 积分	DIPSS 积分	DIPSS-Plus 积分
年龄 >65 岁	1	1	—
有体质性症状	1	1	—
HGB<100 g/L	1	2	—
WBC>25>10⁹/L	1	1	—
外周血原始细胞 ≥ 1%	1	1	—
PLT<100 × 10⁹/L	—	—	1
需要红细胞输注	—	—	1
预后不良染色体核型	—	—	1
DIPSS 中危 -1	—	—	1
DIPSS 中危 -2	—	—	2
DIPSS 高危	—	—	3

注:不良预后染色体核型包括复杂核型或涉及 +8、-7/7q-, i(17q)、-5/5q-、12p-、inv(3)或日 q23 重排的单个或 2 个异常。IPSS 分组:低危(0 分)、中危 -1(1 分)、中危 -2(2 分)、高危(≥ 3 分)。DIPSS 分组:低危(0 分)、中危 -1(1 或 2 分)、中危 -2(3 或 4 分)、高危(5 或 6 分)。DIPSS-Plus 分组:低危(0 分)、中危 -1(1 分)、中危 -2(2 或 3 分)、高危(4-6 分)

【专家点评】

纵观患者病史,患者病史 3 年余,白细胞增高、腹胀、脾重度大、骨髓及外周血可见原始细胞(<20%)、合并 CALR 基因突变,骨髓活检示网状纤维(MF-3 级),明确诊断为原发性骨髓纤维化(明显纤维化期),先后应用芦可替尼、羟基脲、沙利度胺、干扰素及去甲基化药物化疗等,治疗效果不佳,血象无改善,骨髓原始细胞比例增高,脾脏反复增大,一般状态很差,后入我院后因肺部感染、肛周脓肿、多浆膜腔积液、肝功能损害等多种问题暂时对症支持治疗,一般情况改善后完成单倍体移植,移植后粒系造血重建顺利,血小板延迟植入,骨髓持续完全缓解, +6 月开始多次骨髓活检均示网状纤维(MF-0 级)。这个患者的治疗最终是成功的,但是患者病史较长,移植前并发症比较多,状态很差,也提示我们如果在患者一般状态尚可的情况下早点行移植治疗是否更好,这里就需要我们还要进一步思索原发性骨髓纤维化

患者移植时机的问题。

【文献复习】

原发性骨髓纤维化是 BCR-ABL 阴性的骨髓增殖性肿瘤中最具侵袭性的疾病,以脾大、全身症状、血细胞减少和总体生存期不佳为突出特点,随着骨髓纤维化患者 JAK2 V617 F 等突变基因的发现,靶向药物获得了突破性进展,使骨髓纤维化患者的生活质量得以改善,生存期得以延长,目前,造血干细胞移植仍是治愈该疾病的唯一方法,与此同时,靶向药物与造血干细胞移植的联合应用为骨髓纤维化的治疗带来了新思路。

(1)PMF 患者常常存在 JAK2、CALR 及 MPL 基因突变,而 10% 患者为三阴性。CALR 基因突变与较高生存率相关[1],与存在 JAK2、CALR 基因突变患者比较,三阴性的 PMF 患者更易于发展为白血病,且其总生存率更低,提示预后不良[2]。

(2)芦可替尼可以显著改善 PMF 患者脾脏肿大、全身症状和生活质量,有研究表明[3-6],芦可替尼可延长患者生存期,在临床应用中取得了良好效果,芦可替尼后续桥接移植可使部分 PMF 患者生存获益。

(3)造血干细胞移植是目前唯一可能治愈骨髓纤维的治疗,疾病本身的异质性及移植并发症等问题,使得造血干细胞移植的应用存在一定程度的限制。有研究发现[7],采用减低强度预处理方案较清髓性预处理方案更能有效改善患者预后。

(中国医学科学院血液病医院干细胞移植中心　陈书连　庞爱明)

【参考文献】

[1] ALSHEMMARI SH, RAJAN R, Emadi A. Molecular pathogenesis and clinical significance of driver mutations in primary myelofibrosis: a review[J].*Med Princ Pract*, 2016, 25(6): 501-509.

[2] TEFFERI A, LASHO TL, FINKE C, et al. Type 1 vs type 2 calreticulin mutations in primary myelofibrosis: differences in phenotype and prognostic impact[J].*Leukemia*, 2014, 28(7): 1568-1570.

[3] VERSTOVSEK S, MESA RA, GOTLIB J, et al. A double-blind, placebo-controled trial of ruxolitinib for myelofibrosis[J].*N Engl J Med*.2012, 366(9): 799-807.

[4] HARRISON C, KILADJIAN JJ, AL-ALI HK, et al. JAK inhibition with ruxolitinib versus best available therapy for myelofibrosis[J].*N Engl J Med*, 2012, 366(9): 787-798.

[5] CERVANTES F, VANNUCCHI AM, KILADJIAN J J, et al. Three-year efficacy, safety and survival findings from COMFORT-II, a phase 3 study comparing ruxolitinib with best available therapy for myelofibrosis[J].*Blood*, 2013, 122(25): 4047-4053.

[6] VERSTOVSEK S, GOTLIB J, MESA RA, et al. Long-term survival in patients treated with ruxolitinib for myelofibrosis: COMFORT-I and -II pooled analyses[J]. *J Hematol Oncol*, 2017, 10(1)156.

[7] ABELSSON J, MERUP M, BIRGEGARD G, et al.The outcome of allo-HSCT for 92 patients with myelofibrosis in the Nordic Countries[J].*Bone Marrow Transplant*, 2012, 47

（3）：380-386.

[8] 原发性骨髓纤维化诊断与治疗中国指南（2019 年版)[J]. 中华血液学杂志，2019，40（1）：1-7.

病例 72　骨髓增生异常综合征异基因移植后合并韦尼克脑病一例

【背景知识】

造血干细胞移植后神经系统并发症是移植后危及生命的严重并发症，通常发生在移植后第一年，其发病率较高（8%~70%）且病情危重，按累计部位分为中枢神经系统（CNS）和外周神经系统（PNS）。HSCT 后 NS 并发症包括 CNS 感染、脑血管病、代谢性脑病、药物相关性病变、免疫介导性病变等。

韦尼克脑病（WE）或 Wernicke-Korsakoff 综合征是慢性酒精中毒常见的代谢性脑病，是维生素 B1（硫胺素）缺乏引起的一种严重且危及生命的急性或亚急性神经系统疾病。非酒精性 WE 病因包括营养不良、胃肠手术、慢性腹泻、妊娠剧吐、全肠外营养（TPN）、血液透析、恶性肿瘤和其他全身性疾病等。WE 临床症状多样化，典型表现为眼球运动麻痹、共济失调和意识精神障碍三联征，最常见的是精神状态异常，包括淡漠迟钝、定向力、记忆力、学习力障碍、嗜睡、昏迷等。

【病例简介】

患者女，36 岁，主因 "骨髓增生异常综合征 EB2 半倍体造血干细胞移植后 12 天" 入院。

现病史：患者 19 年 4 月诊断 MDS-EB1（IPSS 1.5 分 中危 -2，WPSS 3 分 高危，IPSS-R 5.5 分 高危），口服环孢素、达那唑等治疗 2 月，与其子 HLA 配型 5/10 位点相合，2019 年 7 月移植前查体，疾病进展至骨髓增生异常综合征 EB2。患者无明显移植禁忌症，19 年 8 月 3 日开始预处理，方案：地西他滨 + 白消安 + 克拉屈滨 + 阿糖胞苷 + 环磷酰胺 +ATG（兔）。GVHD 预防：CsA+MTX+MMF。移植 0 天骨髓形态学可见 10% 原始细胞，流式 MRD 2.97%；WT1：47.44%。8 月 12、13、14 日分别输注半倍体骨髓和外周血造血干细胞（子供母），共输注 MNC 10.29×10^8/kg，CD34+ 细胞数 3.54×10^6/kg。期间发现血糖增高，考虑与激素应用相关，予阿卡波糖控制血糖。移植后 +10 天粒细胞 $>0.5 \times 10^9$/L，血小板 $>20 \times 10^9$/L。+12 天出隔离仓再次入院。

既往史：患者 1 年前行 "畸胎瘤 + 子宫肌瘤切除术"；高血压病（1 级）5 月，口服氨氯地平治疗。

个人史：否认药物过敏史。无烟酒嗜好。

家族史：家族中无遗传病、先天性疾病及类似疾病史。

入院体格检查：贫血貌，余查体未见异常。

入院后化验及检查：移植 +28 天、+42 天、+68 天、+4 月骨髓形态学示增生活跃，完全缓解骨髓象。流式 MRD 阴性，STR>99% 供者带型。

诊疗经过及疗效：患者移植后 34 天，出现消化道反应，予抑酸护胃、止吐等对症治疗，停用莫西沙星，并停用泊沙康唑，予卡泊芬净预防真菌；患者出现巨细胞病毒血症，予更昔洛韦、丙种球蛋白等抗病毒治疗后好转。患者移植后 40 天恶心呕吐症状仍重,不除外 aGVHD 所致,加用甲强龙 40 mg/ 日治疗,加强免疫抑制治疗。头部 CT 示左侧颞叶深部小片状低密度影,遂行头 MR 检查未见异常。消化科会诊,行腹平片、腹部 CT、胃镜检查,未发现器质性病变。激素治疗 2 周效果欠佳,遂减量至甲强龙 20 mg/d。移植 +56 天患者出现窦性心动过速、舌尖、肢端麻木,神经系统查体阴性,头 CT 未见异常,考虑药物副反应,予环孢素、伏立康唑等可能相关药物减量,监测环孢素浓度、伏立康唑浓度处于正常范围。+57 d 患者出现谵妄,头 MRI 提示腔隙性脑梗塞、轻度脱髓鞘改变,神经内科会诊考虑患者神经系统症状为药物副反应。+59 d 患者谵妄症状未减轻,遂行腰穿脑脊液检查,未发现中枢神经系统感染、本病髓外浸润证据。+59 d 夜间患者出现嗜睡,意识障碍症状逐渐加重,复查 MRI 检查发现两侧额顶叶、侧脑室周围白质及半卵圆中心脱髓鞘改变,高度怀疑中枢神经系统 GVHD 或药物性脑病所致,停用环孢素等药物,甲强龙加量 160 mg/ 日及丙种球蛋白等治疗。移植后 +62 d 患者处于轻度昏迷状态,完成头强化 MRI 检查,神经内科会诊:眼肌麻痹,精神障碍原因待查。患者长期营养风险,不除外营养代谢障碍性疾病导致精神症状,完善维生素 B_1、B_{12} 水平等检查,予补充维生素 B_1 及 B_{12} 等治疗。予静脉补充维生素 B1 500 mg,患者神志恢复。患者移植后因恶心呕吐等消化道症状,饮食缺乏,长期 TPN 治疗,出现眼肌麻痹、意识精神障碍,补充维生素 B_1 治疗有效,诊断韦尼克脑病,但其 MRI 影像学表现不典型,维生素 B_1 水平检测(正常)。静脉给药维生素 B_1 500 mg 2/ 日,症状改善后减量至 250 mg/ 日维持治疗。激素逐渐减量,环孢素预防 GVHD。维生素 B1 治疗 1 周后患者神志恢复,眼肌麻痹症状好转。后患者出现间断烦躁、幻觉、记忆力障碍及认知功能下降等症状,眼球震颤症状反复,肌力下降,持续静脉补充维生素 B_1 治疗 2 月后症状逐渐好转。治疗期间患者出现肺炎、肠道感染、巨细胞病毒血症、不完全性肠梗阻、带状疱疹、压疮等,治疗后好转。患者移植后 4 月,饮食逐渐恢复,精神状态好转,但仍有认知力差、记忆力减退,准予出院,院外口服口服甲钴胺、维生素 B_1 等治疗。

【病例特点及分析】

病例特点:①患者青年女性,HSCT 后长时间恶心呕吐,接受 TPN;②患者神经系统主要表现为精神障碍以及眼肌麻痹;③疾病早期 CT 及 MRI 影像学表现不典型。

WE 临床诊断标准(至少有以下两个特征符合):饮食不足、眼部体征(眼肌麻痹、动眼神经异常)、小脑功能障碍(共济失调)、轻度记忆障碍或精神状态改变。

该患者为营养风险的高危人群,神经系统早期表现为谵妄,是代谢性脑病的临床特征,疾病快速进展,出现嗜睡、昏迷等严重精神障碍,并出现眼肌麻痹。经停用可疑药物,结合脑脊液、影像学等检查,排除其他 HSCT 后常见的,如感染、出血、栓塞、免疫相关、药物不良反应、移植物抗宿主病等引起的中枢神经系统并发症。给予维生素 B1 治疗后患者症状快速改善,明确诊断 WE。经过数周的高剂量维生素 B1 治疗,患者眼部及精神障碍症状逐渐消退,但残留认知力差、记忆力减退等症状(Korsakoff 综合征)。神经内科医生建议其进行理疗,以改善行动能力。患者的恢复比预期的慢,可能是因为其频繁呕吐,限制了饮食中维生素 B1 的替代。

【专家点评】

韦尼克脑病（WE）的诊断困难,典型临床症状不完全, MRI 表现不典型,缺少生物标志物。精神状态改变是 WE 最普遍的症状,非酒精性 WE 临床表现单一,可只表现为谵妄或昏迷。目前临床诊断 WE 主要以临床表现、头颅 MRI 和治疗后转归为依据。两个临床特征符合即可临床诊断。对于疑似患者应行头颅 MRI 检查,病变部位出现对称性斑片状或大片状 T1 加权像低信号、T2 加权像高信号和 Flair 高信号的特征性表现,可支持诊断。部分疑似患者无异常 MRI 表现时,给予维生素 B_1 试验性治疗后出现症状改善,也可诊断。

当影像学不典型或以某一症状为突出表现时,极易误诊,延误救治时机。尤其是 HSCT 后患者,中枢神经系统受累并不少见,需要与相关疾病进行鉴别。本例患者完善 MRI 影像学检查、脑脊液检查,排除可逆性脑白质后部综合征,亦未发现明确感染证据。停用可疑药物后临床症状无改善,药物性脑病证据不足。患者无其他 GVHD 表现,脑脊液副肿瘤抗体、周围神经损伤等检查结果阴性,排除中枢神经系统免疫性损伤。

WE 除了典型中枢神经系统症状,维生素 B1 缺乏还会累及周围神经系统、消化系统、循环系统,该患者出现周围神经炎、肠梗阻、窦性心动过速等相应的表现。

移植科医生应对此病有高度警觉性,不是出现特异性症状及影像学改变再诊断,而是尽量避免出现维生素 B_1 缺乏的情况,或者在出现相关症状时及时想到这个疾病,并尽早采取静脉给药,可能逆转 WE 的早期症状,避免出现不可逆的脑损伤。

【文献复习】

1881 年 Carl Wernicke 首先报道了以眼球麻痹、意识障碍、共济失调三联症为主要表现的综合征（WE）。1897 年 Sergei Korsakoff 发现长期饮酒患者可出现记忆力受损。两者都是由于维生素 B_1 缺乏相同的病因,导致的不同结果,统称为 Wernicke- Korsakoff 综合征。大约一半 WE 幸存患者存在残余症状,目前认为 Korsakoff 综合征是 WE 病人残余症状的慢性综合征。

维生素 B_1 即硫胺素,是水溶性维生素,动物无法合成硫胺素,只能从外界摄取获得,经过十二指肠吸收,其在十二指肠吸收过程中需要载体介导并且需要镁离子作为辅助因子。肝脏是主要的储存库,体内储存期可达 18 天。人类每天需要从饮食中摄取 1-2 mg 硫胺素,体内硫胺素总量约 30~50 mg。缺乏硫胺素的饮食可能导致人体在 18 天到 6 周之间的任何时间耗尽储存。人类脑中硫胺素的浓度与其他动物相比要低得多（20 pmol/mg）,对硫胺素缺乏有明显的易感性。WE 脑损伤的确切原因尚不清楚,但可能与局灶性乳酸酸中毒、血脑屏障破坏、神经细胞兴奋性毒性、炎症或细胞 ATP 量不足有关。硫胺素是三羧酸（TCA）循环过程中的重要辅酶,是所有细胞能量代谢所必需的。在代谢旺盛的脑和心脏组织中,大量的维生素 B_1 参与葡萄糖和丙酮酸的代谢,因此大脑被认为是主要的损伤部位。当脑硫胺素水平下降到低于基线 20% 时,就会出现硫胺素缺乏的临床症状。持续硫胺素缺乏超过 4 天会导致神经毒性水肿以及代谢和氧化应激的生化级联反应。这个过程发生在亚细胞水平,如果不能及时补充,会发展为神经元坏死和血脑屏障功能障碍。

造血干细胞移植（HSCT）患者需要接受大剂量预处理放化疗,易发生厌食、恶心、呕吐、腹泻,导致重度营养不良;另外移植后感染、移植物抗宿主病、移植相关血栓性微血管病所致的胃肠道反应,都易加重维生素 B_1 缺乏。HSCT 患者由于造血和早期免疫重建过程中对维生素 B1 的高代谢需求,再加上慢性维生素 B_1 替代不足,导致机体处于维生素 B_1 相对耗尽状态。欧洲神经病学协会联盟(EFNS)总结 625 例非酒精性 WE 病例中 HSCT 患者比例占 2.2%。一项研究对 180 例接受骨髓移植患者进行回顾性尸检分析,结果显示约 5.5% 的病例脑部病变与 WE 相关,提示 WE 在 HSCT 后并不是罕见并发症。接受长期 TPN 和含葡萄糖静脉溶液的患者需要大量的维生素 B1 来代谢摄入的碳水化合物,这会迅速消耗维生素 B1 的储存,延长的 TPN 是 HSCT 相关 WE 的主要危险因素。

WE 是根据临床症状和体征做出的临床诊断,但全部典型的三联征仅发生在约 10%~16% 的病例中。回顾性研究表明,精神障碍是最普遍的临床症状(82%),其次是眼球震颤、视乳头水肿或凝视麻痹为表现的眼部症状(29%)和共济失调(23%)。Caine 等人提出了 WE 诊断标准,除了经典的三联征外,还包括饮食缺乏,该标准诊断 WE 的敏感性为 94%,特异性为 99%。目前还没有可用于确认诊断或量化 WE 严重程度的生物标志物。当怀疑 WE 和给与治疗前,检测全血或红细胞中的硫胺素含量是对疑似 WE 患者一种非常有用的确认试验。但游离硫胺素在血液中的半衰期仅为 96 分钟,且根据不同的饮食习惯和环境因素,个人和地区之间参考范围存在一些差异。WE 患者的脑脊液、CT、脑电图没有特异性异常, MRI 是目前支持诊断的最有价值的检查。头颅 MRI 检查的典型表现见于 58% 的 WE 患者:丘脑、乳头体、顶盖板和导水管周围区域的双侧对称的 T1 加权像低信号, T2 加权、FLAIR 高信号。MRI 诊断本病的灵敏度为 53%,特异度为 93%,但头颅 MRI 未见异常也不能完全排除 WE。因为在治疗开始后大脑异常会迅速逆转, MRI 应在给予治疗之前进行。

未治疗的 WE 因疾病的快速进展,会造成严重后果(永久性脑损伤、长期住院和死亡),建议在任何怀疑维生素 B_1 缺乏的情况下,甚至在做出明确诊断之前就开始使用维生素 B_1 治疗。对于高危疑似患者,应立即开始静脉给药维生素 B_1 治疗,口服给药不足以预防永久性脑损伤。维生素 B_1 的不良反应风险极低,及时给予足够剂量的肠外维生素 B_1 是一种安全、简单的治疗方法。对于维生素 B_1 的给药最佳剂量、方式、持续时间目前尚未达成共识,EFNS 指南建议静脉给药每次 200 mg,每天 3 次(100mL 生理盐水或 5% 葡萄糖稀释,输注时间大于 30 分钟)。而英国学者建议给药剂量 500 mg/ 每天 3 次,持续 3 天,然后每天剂量减半。持续给药时间直到临床症状不再改善。有学者建议在治疗反应不佳的患者中,静脉给予更高剂量以实现维生素 B_1 脑内有效浓度。如治疗后症状无改善,应注意检查有无低镁血症。当体内维生素 B_1 缺乏时,葡萄糖不能进入三羧酸循环,丙酮酸增多,会加重细胞酸中毒,所以在维生素 B_1 缺乏时,补充大量葡萄糖溶液后,可能会诱发医源性病情加重。在发病初期给予硫胺素治疗后可在 1 周内观察到症状改善,但治疗通常需要 1~3 月,且常可遗留相关神经系统功能障碍。

一旦发生 WE,治疗不及时或维生素 B_1 用量不足,可能导致不可逆脑损伤。尽管几乎所有 WE 患者在替代治疗后都表现出一定程度的改善,但只有约 20% 的患者完全康复,治疗延迟时死亡率明显增加,而及时治疗的幸存者仍有 50% 发展为 Korsakoff 综合征,其中出现心力衰竭、休克、昏迷等常提示预后不良。早期补充维生素 B$_1$ 治疗可改善预后。神经系统并发症在 HSCT 患者中不少见,其中 WE 较为罕见,该病常因忽略病因而漏诊,不易与其他中枢神经系统并发症鉴别,治疗不及时可导致严重不良预后,应重在预防、早期诊断、及时治疗,对于 HSCT 后长期依靠全胃肠外营养而没有足够口服摄入量的患者,提供多种维生素和维生素 B1 预防 WE,对于 HSCT 后中枢神经系统并发症,应考虑 WE 可能性。

(中国医学科学院血液病医院干细胞移植中心 龚明 魏嘉璘)

【参考文献】

[1] ALEXANDRA F, MACALUSO M, D'EMPAIRE I, et al. Wernicke's Encephalopathy: Increasing Clinician Awareness of This Serious, Enigmatic, Yet Treatable Disease[J]. *Prim Care Companion CNS Disord*, 2015, 17(3): 10.4088/PCC.14r01738.

[2] KOHNKE S, MEEK CL. Don't seek, don't find: The diagnostic challenge of Wernicke's encephalopathy[J]. *Ann Clin Biochem*, 2021, 58(1): 38-46.

[3] GALVIN R, BRÅTHEN G, IVASHYNKA A, et al. EFNS guidelines for diagnosis, therapy and prevention of Wernicke encephalopathy[J]. *Eur J Neurol*, 2010, 17(12): 1408-1418.

[4] SECHI G, SERRA A[J]. Wernicke's encephalopathy: new clinical settings and recent advances in diagnosis and management. *Lancet Neurol*, 2007, 6(5): 442-455.

[5] CAINE D, HALLIDAY GM, KRIL JJ, et al. Operational criteria for the classification of chronic alcoholics: identification of Wernicke's encephalopathy[J]. *J Neurol Neurosurg Psychiatry*, 1997, 62(1): 51–60.

[6] OTT M, WERNEKE U. Wernicke's encephalopathy - from basic science to clinical practice. Part 1: Understanding the role of thiamine[J]. *Ther Adv Psychopharmacol*, 2020, 10: 2045125320978106.

[7] BAEK JH, SOHN SK, KIM DH, et al. Wernicke's encephalopathy after allogeneic stem cell transplantation[J]. *Bone Marrow Transplant*, 2005, 35: 829-830.

[8] BLEGGI-TORRES LF, DE MEDEIROS BC, OGASAWARA VS, et al. Iatrogenic Wernicke's encephalopathy in allogeneic bone marrow transplantation: a study of eight cases[J]. *Bone Marrow Transplant*, 1997, 20(5): 391-395.

病例 73 选择性 CD34$^+$ 细胞输注联合 TPO 受体激动剂治疗移植物功能不良一例

【背景知识】

异基因造血干细胞移植(allo-HSCT)是治疗某些恶性或非恶性造血系统疾病的重要甚至唯一手段。多数患者在异基因造血干细胞移植后能够获得造血功能的恢复,而少部分患者则可能发生移植物衰竭(GF)。GF 主要包括移植物排斥和移植物功能不良(PGF),二者主要区别在于嵌合状态。PGF 根据病程特点又可分为原发性和继发性,原发性 PGF 是指移植后不完全植入,而继发性 PGF 则指初始植入的丧失。与继发性 PGF 患者相比,原发性 PGF 患者对治疗的反应率较低,预后较差。

目前认为, PGF 的危险因素包括低 CD34$^+$ 细胞输注数目、巨细胞病毒(CMV)感染、移植物抗宿主病(GVHD)、供者特异性抗体(DSA)、铁过载、脾大等。此外, CMV 感染和 GVHD 与继发性 PGF 的相关性更高。

(1)CD34$^+$ 细胞输注数目:既往研究发现, CD34$^+$ 细胞的注输数目对异基因造血干细胞移植后的造血和免疫恢复至关重要。较高的 CD34$^+$ 细胞输注数目(5.5×10^6/kg vs. 2.21×10^6/kg)与较低的 PGF 发生风险具有显著相关性(2.89% vs. 5.6%;P=0.015)[1]。

(2)DSA: DSA 存在与否和无关供者 / 单倍体相合 HSCT 移植失败的风险增加有关。据报道,与 DSA 阴性的患者相比, DSA 阳性患者更可能发生原发性 PGF(31% vs. 3.2%;P=0.000)[2];甚至, DSA 是植入失败的唯一风险因素(OR=34.0; 95%CI 2.648–436.545; p=0.007)[3]。

(3)铁过载:铁过载可导致活性氧(ROS)积聚,对骨髓微环境和 CD34$^+$ 细胞的分化产生抑制作用,从而破坏造血。血清铁蛋白(SF)是铁储存的一种形式,已被广泛用作铁过载的生物标志物。SF >2000 ng/mL 被报道是原发性 PGF 的独立危险因素(OR=4.147;95%CI: 1.452–11.845;p=0.008)[1]。

(4)脾大:脾大也是原发性 PGF 的危险因素,其中机制可能是脾脏增大会捕获和破坏造血细胞。在这里,脾大可定义为脾脏厚度 >4 cm 或长度 >12 cm。

(5)CMV 感染: CMV 感染是异基因造血干细胞移植后常见的并发症,发生率约 30%~70%。CMV 可通过感染骨髓直接抑制造血,亦或感染基质细胞间接抑制造血。此外, CMV 感染的治疗药物,尤其是更昔洛韦,具有骨髓损伤抑制作用。临床资料显示,异基因造血干细胞移植后出现 CMV 感染的患者发生 PGF 的风险较高(OR=9.146; 95%CI 1.513~ 55.276;P=0.016)[4]。

(6)GVHD:目前发现, GVHD 患者的骨髓微环境处于受损状态。II 级及以上急性 GVHD(aGVHD)与 PGF 的发生密切相关。

PGF 的传统治疗方法包括造血生长因子、冻存供者干细胞输注和二次 allo-HSCT,但疗效有限。粒细胞集落刺激因子(G-CSF)和促红细胞生成素(EPO)可改善中性粒细胞数目和血红蛋白水平,但通常在短期内有效。相比之下,冻存供者干细胞输注和二次 allo-HSCT 疗效较为确切,然而可能导致严重 GVHD,并不能显著改善长期生存率。为了降低急性和慢性 GVHD 的发生风险,选择性 CD34$^+$ 细胞输注(SCB)成为更适合治疗 PGF 的选择。此外,随着对 PGF 发病机制的深入了解,骨髓间充质干细胞(MSCs)输注和其他新策略业已被临床医生采纳应用,并显示出良好的疗效和耐受性。

(1)选择性 CD34$^+$ 细胞输注(SCB): SCB 是治疗 PGF 的重要选择之一,疗效确切且耐受性好。不过, SCB 的实现需要供者再次进行外周血干细胞(PBSC)动员和采集,这就限制了 SCB 的可行性。事实上,冻存供者干细胞也可以成为选择 CD34$^+$ 细胞的来源。

(2)间充质干细胞(MSCs): MSCs 作为骨髓微环境中不可缺少的组成部分,在维持和调节造血功能中起着至关重要的作用。因此，MSCs 输注也被应用于 PGF 的治疗。MSCs 输注相比 SCB 更为方便，无免疫原性，且无须供者再次捐献。

（3）新策略：近年来，新的治疗策略也在不断发展。新型口服血小板生成素（TPO）受体激动剂，如艾曲波帕、海曲泊帕、阿伐曲波帕等，能够刺激 HSC 和巨核细胞的 TPO 受体，促进巨核细胞和血小板的生成，已用于治疗再生障碍性贫血和移植后血小板减少症。前文提及，铁过载是 PGF 发生的危险因素，因此，去铁治疗可能促进造血重建。此外，有研究表明，阿托伐他汀能够在体外改善 PGF 患者的骨髓内皮祖细胞的数目和功能，可能会使 PGF 患者受益[5]。

【病例简介】

患者女，36 岁，主因"骨髓增生异常综合征移植后全血细胞减少 3 年"入院。

现病史：患者 3 年半（2018.01）前于"南方医科大学深圳医院"确诊为骨髓增生异常综合征（MDS-U，IPSS 中危 2），口服"环孢素（CSA）、达那唑等"药物治疗，不能脱离输血。后于"广州市第一人民医院"进行异基因造血干细胞移植，2018.06.24 开始预处理：Bu 0.8 mg/kg，每 6 h1 次 ×2 d + CTX 160 mg/kg（分 4 天输入）+ ATG 10 mg/kg（分 4 天输入），2018.07.02-07.03 输注供者（同胞全合，A^+ 供 A^+）单个核细胞 10.94×10^8/kg（实际体重），$CD34^+$ 细胞 5.79×10^6/kg（实际体重），应用 CSA 进行 GVHD 预防，骨髓造血顺利重建后出院。2018.08.08 患者出现"巨细胞病毒感染"，返"广州市第一人民医院"治疗后转阴。2018.10（移植后 +3 个月）起患者出现白细胞、红细胞、血小板逐渐减少，需间断输注成分血支持。2018.10.16 骨髓示：增生活跃，红/巨核系增生，粒系比例减低，全片共见 15 个巨核细胞，颗粒型 11 个，产板型 2 个，裸核 2 个；给予 CSA、糖皮质激素、丙球等治疗，血象恢复欠佳。2018.12.29 骨髓示：粒红巨系增生骨髓象，全片共见巨核细胞 9 个，其中颗粒型 7 个，裸核 2 个，血小板少。2019.03.22 骨髓示：骨髓增生活跃，红系增生，粒系比例减低，全片共见 6 个颗粒型巨核细胞；FISH-8 号染色体：4%。患者仍血象恢复不良，分别于 2019.03.25、2019.04.01、2019.04.08、2019.04.15 输注利妥昔单抗 100 mg，疗效欠佳。2019.08.22 髂骨骨髓示：增生活跃，红系增生，粒系比例减低，未见巨核细胞；胸骨骨髓示：增生尚活跃，红系增生，粒/巨核系增生减低，全片共见 1 个颗粒型巨核细胞，血小板少见；FISH-8 号染色体：4%。2020.01.10 骨髓示：增生明显活跃，粒红巨系增生，全片见巨核细胞 17 个，其中幼稚型 1 个、颗粒型 14 个，产板型 2 个，血小板少。2020.02.20 起应用伊布替尼 140 mg/ 天，血象改善不佳，04.03 停用。2020.03.27 骨髓示：增生活跃（+），粒系比例偏高，红、巨两系增生减低，全片共见 3 个颗粒型巨核细胞，血小板少见；染色体核型：46，XX[20]；免疫分型：未检测到急性白血病和高危 MDS 相关免疫表型异常证据；FISH-8 号染色体：阴性。2020.07.06~07.16 于中山大学附属第七医院复查，骨髓示：增生活跃，粒系可见部分粒细胞体积偏大，全片共见 1 个颗粒型巨核细胞，血小板少见；骨髓病理：增生稍低下（有核细胞约占骨髓腔面积 30%~40%），造血细胞分布不均，粒红比例基本正常，均以偏成熟阶段为主，未见巨核细胞，未见明确肿瘤细胞，口服"CSA、泼尼松、艾曲波帕、十一酸睾酮"治疗，效果不佳。2020.11.02 骨髓示：增生减低，红系比例正常，粒、巨两系减少或缺如，全片未见巨核细胞；骨髓病理：镜下见骨髓增生低下,造血组织容积约 5%~30%,细胞挤压明显,可见少量粒红细胞,未见巨核细胞,间质未见明显纤维化;AML/MPN/MDS 突变基因筛查:RUNX1 50.4%,SH2B3 55.30%,MPL 51.90%,TET2 48.30%;FISH-8 号染色体:阴性。2021.07.16 于"中山大学附属第七医院"复查,骨髓示:增生活跃,粒系比例减低,红系比例明显增高,全片见巨核 23 个,其中颗粒型巨核细胞 18 个,产板巨核细胞 3 个,裸核 2 个;骨髓病理:骨小梁之间以脂肪组织为主,仅见个别造血细胞散杂分布,未见明确肿瘤。2021.08.18 骨髓示:分叶 > 杆状核骨髓象;骨髓病理:增生极低下,造血容积约 5%~10%,造血组织挤压变形,仅见少许粒红系细胞,未见巨核细胞,局灶纤维组织轻度增生,未见肿瘤。自 2021.08.21 起 CSA 减停,予泽布替尼 160 mg/ 天,08.25 起增量至 320 mg/ 天,血象改善不明显。患者移植后检测骨髓 STR 均为完全供者嵌合状态。为进一步诊治来我院。

既往史:否认慢性病病史,否认传染病病史,否认手术、外伤史,否认食物药物过敏史

个人史:无烟酒嗜好。

家族史:家族中无遗传病、先天性疾病及类似疾病史。

体格检查:贫血貌,余查体未见异常。

入院后化验、检查如下。

血常规: WBC 1.73×10⁹/L(↓), HGB 61 g/L(↓), PLT 9×10⁹/L(↓), NEUT# 0.74×10⁹/L(↓),RET% 0.81%。

肝肾功能: ALT 61.70U/L(↑), AST 80.20U/L(↑), GGT 106.00U/L(↑), TBIL 8.50μmol/L,DBIL 2.00μmol/L,IBIL 6.50μmol/L,Cr 51.0μmol/L。

凝血功能:纤维蛋白原 4.51 g/L(↑),D- 二聚体 0.26 mg/L。

感染相关标志物:乙肝表面抗体 775.7mIU/mL,乙肝核心抗体 0.92COI,其余未见异常。

铁蛋白:2621ng/mL。

ANA + ENA 抗体谱:阴性。

T-SPOT:阴性。

血小板特异性和 HLA 抗体检测:阴性。

病毒 [人类细小病毒 B19、BKV-DNA、人疱疹病毒 6 型、人类疱疹病毒 8 型、JCV-DNA、单纯疱疹病毒、水痘带状疱疹病毒、腺病毒(F 型)、腺病毒(B/C 型)]:均阴性。

EBV-DNA、CMV-DNA、HBV-DNA、HCV-RNA:阴性。

髂骨骨髓示:增生活跃 -, G 62.5%, E 14%,巨核细胞未见;骨髓病理:送检骨髓增生大致正常,粒红系细胞增生,未见巨核细胞;免疫分型 -MDS/MPN:髓系原始细胞罕见;粒系核左移;红系比例减低;T 淋巴细胞比值减低;染色体核型:46,XX [20],未见克隆性异常;染色体荧光原位杂交 8 号染色体三体:阴性;WT1 定量: 0.44%;白血病融合基因筛查(56 种):阴性;血液病基因突变筛查全套:未检测到与疾病密切相关或可能相关的突变位点;骨髓 STR: 97.60%;外周血分选 STR:T 细胞 90.99%,B 细胞 90.65%,NK 细胞 89.96%;

肝胆胰脾 B 超、肺部 CT 平扫:未见脾大或其他异常。

治疗过程及疗效:明确诊断:骨髓增生异常综合征同胞全合造血干细胞移植后,植入物

功能不良。09.27 予环磷酰胺 1 g 治疗后，09.28 输注供者采集物 19mL（MNC 0.56×10^8/kg，CD34+ 细胞比例 0.50%），选择性 CD34+ 细胞 120mL（MNC 4.8×10^6/kg，CD34+ 细胞比例 71.63%），输注过程顺利。输注后 2 周加用 TPO 15000 iu/ 天皮下注射促进血小板植入，输注后 4 周复查骨髓示：增生活跃，G29.5%，E52%，巨核细胞 4 个，其中颗粒巨核细胞 3 个，裸核 1 个。其后开始加用 TPO 受体激动剂阿伐曲波帕 60 mg/ 天口服联合 TPO 促进血小板植入，患者于选择性 CD34+ 细胞输注后 6 周血小板植入，输注后 8 周复查骨髓示：增生明显活跃，G 40.5%，E 46%，巨核细胞 12 个，其中颗粒巨核细胞 11 个，裸核 1 个。患者无不适，血常规 WBC 3.07×10^9/L，HGB 84 g/L，PLT 30×10^9/L，NEUT 1.21×10^9/L，RET% 6.01%，予出院。

【病例特点及分析】

病例特点：①中年女性，诊断为骨髓增生异常综合征（MDS-U），同胞全相合异基因造血干细胞移植后三年余；②移植后血细胞植入后再次出现输血依赖；③查体无脾大；④血常规示三系减低，骨髓增生减低，未见巨核，未见幼稚细胞，MRD 阴性，STR 为完全供者嵌合；⑤病毒、风湿免疫、血小板抗体均阴性；⑥无 GVHD 等表现；⑦对促造血、利妥昔单抗等治疗效果不佳。

目前，移植物功能不良的诊断依据：

至少两系细胞减少程度来定义：①中性粒细胞绝对计数（ANC）≤ 0.5×10^9/L；②血小板计数 ≤ 20×10^9/L；③移植 + 28 天后，连续 3 天以上血红蛋白（HB）≤ 70 g/L，或需要输血支持的再生障碍性贫血样骨髓状态，需除外严重移植物抗宿主病（GVHD）和复发。

该患者外周血血象达到上述血红蛋白和血小板减低阈值，无任何 GVHD 表现，排除 CMV 感染，复查骨髓形态除外复发，具备充分的诊断依据，明确诊断为：骨髓增生异常综合征同胞全合造血干细胞移植后植入物功能不良。

【专家点评】

PGF 是一种危及生命的移植后并发症，生存率明显低于造血恢复良好的患者。持续的白细胞和血小板减少增加了感染和出血的风险，从而提高了死亡率。PGF 的发病率约为 5%~27%，随着单倍体 HSCT 的发展，越来越成为异基因 HSCT 后的重要问题。

患者原发病为骨髓增生异常综合征，药物治疗效果欠佳，不能脱离输注成分血，接受同胞全合且血型相合造血干细胞移植治疗，移植后顺利恢复造血功能。然而，患者在移植后 + 1 月出现 CMV 感染，随后白细胞、血红蛋白、血小板逐渐减低，我们检测了 CMV、其他病毒、骨髓增生异常综合征复发相关化验，均为阴性，符合继发性 PGF 特点。患者先后接受糖皮质激素、丙种球蛋白、利妥昔单抗、伊布替尼、泽布替尼治疗，疗效均欠佳，因此基本除外免疫性因素所致血细胞减少的可能。

SCB 用于治疗 PGF 的疗效已经得到广泛的肯定。TPO 受体激动剂，如艾曲泊帕、海曲泊帕或阿伐曲泊帕等，用于治疗 PGF 也得到了越来越多的重视。此患者应用 SCB 联合 TPO 受体激动剂，达到较好疗效，在选择性 CD34+ 细胞输注后 6 周血小板植入，造血完全恢复。

【文献复习】

自我更新和定向分化是造血干细胞（HSC）的两个主要特性。骨髓微环境，也称 HSC 龛，可以维持和调节 HSC 行为。越来越多的研究表明，大多数 HSC 位于血管周围和血管丰富的骨内膜区域。由于 HSC 位于血管附近，因此研究血管周围微环境（包括基质细胞、细胞因子等）有助于揭示 PGF 发病机制。血管周围基质细胞主要包括 MSCs、内皮细胞（ECs）、脂肪细胞、巨核细胞、巨噬细胞、调节性 T 细胞（Tregs）和成骨细胞。目前认为，骨髓微环境在 PGF 的发生发展过程中至关重要，其中机制包括：

（1）ECs 是血管周围重要的基质细胞。在小鼠模型中，内皮祖细胞（EPCs）可以加速骨髓血管和细胞的恢复，促进造血和免疫重建[6]。骨髓 ECs 的损伤可能与异基因造血干细胞移植后 PGF 的发生有关。

（2）MSCs 是支持和调节 HSC 龛的重要组成部分。骨髓 MSCs 的损伤可能导致 PGF 患者的造血维持能力不足。因此，骨髓 MSCs 成为一种有潜力的治疗策略。

（3）HSC 龛通常处于缺氧状态。保护 HSC 龛免于氧化应激刺激有利于维持 HSC 的基本功能。据报道，ROS 水平升高与异基因造血干细胞移植后 PGF 患者的骨髓 $CD34^+$ 细胞耗竭有关[7]。

（4）越来越多的研究表明，骨髓免疫微环境对造血的调节也是至关重要的。在 PGF 患者的骨髓中，骨髓巨噬细胞的增殖、迁移和吞噬功能受损[8]。此外，T 细胞免疫应答紊乱也可能导致 HSCT 后 PGF 的发生[9]。

（中国医学科学院血液病医院干细胞移植中心　刘丽　陈欣）

【参考文献】

[1] ZHAO Y, GAO F, SHI J, et al. Incidence, Risk Factors, and Outcomes of Primary Poor Graft Function after Allogeneic Hematopoietic Stem Cell Transplantation[J]. *Biol Blood Marrow Transplant*, 2019, 25(9): 1898-1907.

[2] ZHANG R, HE Y, YANG D, et al. Combination treatment of rituximab and donor platelets infusion to reduce donor-specific anti-HLA antibodies for stem cells engraftment in haploidentical transplantation[J]. *J Clin Lab Anal*, 2020, 34(7): e23261.

[3] SUN YQ, HE GL, CHANG YJ, et al. The incidence, risk factors, and outcomes of primary poor graft function after unmanipulated haploidentical stem cell transplantation[J]. *Ann Hematol*, 2015, 94(10): 1699-1705.

[4] XIAO Y, SONG J, JIANG Z, et al. Risk-factor analysis of poor graft function after allogeneic hematopoietic stem cell transplantation[J]. *Int J Med Sci*, 2014, 11(6): 652-657.

[5] KONG Y, WANG YT, HU Y, et al. The bone marrow microenvironment is similarly impaired in allogeneic hematopoietic stem cell transplantation patients with early and late poor graft function[J]. *Bone Marrow Transplant*, 2016, 51(2): 249-255.

[6] ZENG L, CHEN C, SONG G, et al. Infusion of endothelial progenitor cells accelerates hematopoietic and immune reconstitution, and ameliorates the graft-versus-host disease after hematopoietic stem cell transplantation[J]. *Cell Biochem Biophys*, 2012, 64(3): 213-222.

[7] KONG Y, SONG Y, HU Y, et al. Increased reactive oxygen species and exhaustion of quiescent CD34-positive bone marrow cells may contribute to poor graft function after allotransplants[J]. *Oncotarget*, 2016, 7(21): 30892-30906.

[8] ZHAO HY, LYU ZS, DUAN CW, et al. An unbalanced monocyte macrophage polarization in the bone marrow microenvironment of patients with poor graft function after allogeneic haematopoietic stem cell transplantation[J]. *Br J Haematol*, 2018, 182(5): 679-692.

[9] KONG Y, WANG YT, CAO XN, et al. Aberrant T cell responses in the bone marrow microenvironment of patients with poor graft function after allogeneic hematopoietic stem cell transplantation[J]. *J Transl Med*, 2017, 15(1): 57.

病例 74 异基因造血干细胞移植成功治疗伴多部位感染 VSAA 一例

【背景知识】

再生障碍性贫血（AA）是一种骨髓造血衰竭（BMF）综合征,分为先天性及获得性。先天性 AA 罕见,主要为范可尼贫血（FA）、先天性角化不良（DKC）、先天性纯红细胞再生障碍（DBA）、Shwachmann-Diamond 综合征（SDS）等。绝大多数 AA 属获得性。AA 应与其他引起全血细胞减少的疾病相鉴别,如:阵发性睡眠性血红蛋白尿症、低增生性 MDS/AML、自身抗体介导的全血细胞减少、原发性骨髓纤维化等等。

AA 的诊断标准:①血常规检查:全血细胞（包括网织红细胞）减少,淋巴细胞比例增高。至少符合以下三项中两项: HGB<100 g/L; PLT<50 × 10⁹/L;中性粒细胞绝对值（ANC）<1.5 × 10⁹/L。②骨髓穿刺:多部位（不同平面）骨髓增生减低或重度减低;小粒空虚,非造血细胞（淋巴细胞、网状细胞、浆细胞、肥大细胞等）比例增高;巨核细胞明显减少或缺如;红系、粒系细胞均明显减少。③骨髓活检（髂骨）:全切片增生减低,造血组织减少,脂肪组织和（或）非造血细胞增多,网硬蛋白不增加,无异常细胞。④除外检查:必须除外先天性和其他获得性、继发性 BMF。

重型 AA（SAA）的诊断标准:①骨髓细胞增生程度 < 正常的 25%;如≥正常的 25% 但 <50%,则残存的造血细胞应 <30%。②血常规:需具备下列三项中的两项:ANC<0.5 × 10⁹/L;网织红细胞绝对值 <20 × 10⁹/L;PLT<20 × 10⁹/L。③若 ANC<0.2 × 10⁹/L 为极重型 AA（VSAA）。

【病例简介】

患者余某,男,32 岁,主因"皮肤淤点 2 周"于 2016.08.29 入住我院。

现病史:患者 2 周前无明显诱因出现皮肤淤点,体温正常,无明显乏力, 2016.08.14 外院就诊查血常规: WBC 1.20 × 10⁹/L, NEUT# 0.34 × 10⁹/L, RBC 3.24 × 10¹²/L, HGB 103 g/L, PLT 8 × 10⁹/L, RET% 0.26%。外院行髂骨骨穿,骨髓形态学:增生减低,巨核未见,符合 AA;骨髓活检示增生低下,巨核细胞未见。外院诊断为"重型再生障碍性贫血",给予环孢素 250 mg/d 治疗,期间给予间断输注血小板支持治疗。现患者为进一步治疗就诊我院。

既往史:既往体健。

个人史:吸烟史 10 余年,20 支 / 日。

家族史:父母健在,兄弟姐妹 2 人,否认家族及遗传病病史。

入院体格检查:中度贫血貌,余无殊。

入院后化验及检查:血常规:WBC 0.77×10^9/L,NEUT# 0.14×10^9/L,HGB 85 g/L,PLT 29×10^9/L。凝血功能未见异常。PNH 克隆检测:红细胞、成熟粒细胞未检测到 PNH 克隆。髂骨髓及胸骨骨穿,骨髓形态学均示增生减低;髂骨骨髓活检:骨髓增生重度低下,造血细胞少见,未见巨核细胞,可见灶性纤维组织增生,MF-2 至 3 级。免疫组织化学染色(CD41)(含图):全片巨核 0 个。流式免疫分型:粒、红系比例减低,淋巴细胞比例增高,各系表型未见明显异常。染色体核型分析(R 带 +G 带):ND。造血祖细胞培养:红系祖细胞集落培养 CFU-E 8/10^5BMMNC(↓),粒 - 单系祖细胞集落培养 CFU-GM 1/10^5BMMNC(↓),红系爆氏集落培养 BFU-E 2/10^5BMMNC(↓),混合祖细胞集落培养 CFU-Mix 0/10^5BMMNC。

诊疗经过及疗效:患者明确诊断:VSAA。给予康力龙、环孢素、左旋咪唑、G-CSF 等治疗,患者血象恢复不明显,间断输注红细胞和血小板支持治疗。

患者 2016.9.4 出现发热,Tmax 38 ℃,伴畏寒,无咽痛、咳嗽等不适,抽取血培养,经验性加用亚胺培南西司他丁钠抗感染治疗,患者体温控制;后血培养结果回报:铜绿假单胞菌,药敏结果示对亚胺培南西司他丁钠敏感。应用近 1 月后将亚胺培南西司他丁钠降阶梯为头孢哌酮钠他唑巴坦,患者再次出现发热,再次更换为静脉输注亚胺培南西司他丁钠治疗后体温控制。

患者完善 HLA 配型,与弟弟 HLA 高分辨 10/10 位点相合,拟行同胞全相合造血干细胞移植,2016.10.24 转入移植科。

转科后患者反复发热,体温最高 38 ℃,2016.10.26 胸部 CT:左上叶可见片状实变影,内可见空气支气管征;余肺内多发粟粒、小斑片影,以两上叶为著(图 5-74-1)。行 T-SPOT 检查示阴性。多次完善痰培养未见致病菌,痰涂片回报:可见酵母样真菌孢子未见菌丝。考虑肺部感染,不除外真菌感染,加伏立康唑抗真菌感染,调整抗细菌药物为亚胺培南西司他丁钠联合利奈唑胺、依替米星抗感染。

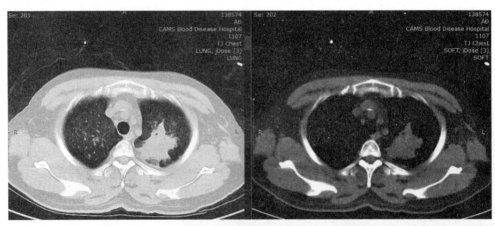

图 5-74-1　2016.10.26 胸 CT:左上叶可见片状实变影,内可见空气支气管征;余肺内多发粟粒、小斑片影,
以两上叶为著

2016.11.09 患者出现臀部皮下肿块伴疼痛,肛周拭子回报:大肠埃希菌, PCT:1.69ng/mL。外科会诊考虑肛周感染,抗生素调整为美罗培南＋哌拉西林舒巴坦＋利奈唑胺＋伏立康唑。

2016.11.17 复查胸 CT:两肺感染性病变较前好转(图 5-74-2)。

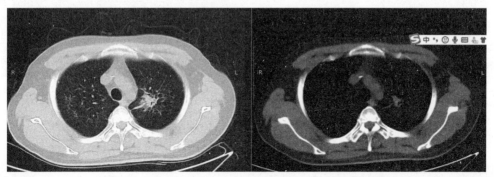

图 5-74-2　2016.11.17 胸 CT:左肺上叶尖段实变影较前体积缩小,两肺多发树芽征及小斑片影较前减少

2016.11.22　患者新出现颜面皮肤破溃,肛周破溃未愈,抗生素为美罗培南＋替加环素＋伏立康唑,仍有间断发热,体温最高 38.5 ℃,复查 PCT 正常。

患者 2016.11.22 入仓行同胞全相合周血干细胞移植,入仓时体温未控制,继续予美罗培南＋替加环素＋伏立康唑抗感染。2016.11.23 开始预处理,方案为: ATG(猪抗人)20 mg/kg -5~-1 d;Flu 30 mg/m² -5~-1 d;CTX 60 mg/kg -4~-3 d。GVHD 预防为 CSA+ 短疗程 MTX。患者预处理应用 ATG 第 1 天发热 2 次,Tmax 38.5 ℃,予对症退热处理后体温降至正常。之后输注 ATG 过程中未再发热。预处理期间肛周破溃及颜面部破溃予加强局部换药。2016.11.28 输注同胞周血造血干细胞(男供男,弟供兄,血型 O+ 供 O+)1 袋 140mL(2016.11.28 采集),MNC 8.0×10⁸/kg,CD34+ 细胞占 0.46%,输注过程顺利。移植后 +4 d 肛周拭子培养回报为肺炎克雷伯杆菌(CRE),调整抗生素为亚胺培南西司他丁 0.5 g,每 6 h1 次＋替加环素 50 mg,每 12 h1 次依替米星 0.1 g,每 12 h1 次。骨髓抑制期患者病情相对平稳,体温持续正常,肛周、眶周感染无加重趋势,肛周疼痛减轻,加强对症支持治疗。+5 d 予 G-CSF 刺激造血。+11 d 将亚胺培南调整为环丙沙星,继续应用替加环素、依替米星联合口服伏立康唑抗感染。+14 d ANC>0.5×10⁹/L,粒系植入,血小板尚未脱离输注。白细胞上升后患者感染症状明显好转,左眶周皮损愈合,肛周脓肿创口逐渐愈合。

2016.12.26　复查胸 CT:肺部感染较前好转(图 5-74-3)。

患者移植后 1.5 月仍未脱离血小板输注,予 TPO 皮下注射, +45 d 回输冻存供者干细胞,MNC3.16×10⁸/kg,后监测血常规,逐渐脱离血小板输注。住院期间曾出现巨细胞病毒血症,予膦甲酸钠＋丙球治疗后巨细胞病毒转阴。+73 d 患者好转出院。后定期随访,目前移植后 5 年余,血象正常,无明显不适,已回归社会。

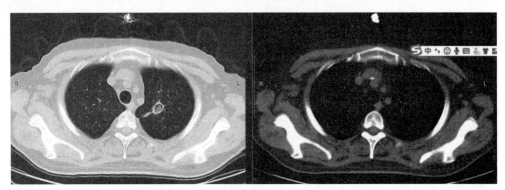

图 5-74-3　2016.12.26 胸 CT：左上叶尖后段实变影缩小，内出现空洞影，余两上叶斑片影略缩小

【病例特点及分析】

病例特点：①患者青年男性，急性起病；②完善骨穿等检查明确诊断为 VSAA；③患者有 HLA 相合同胞供者；④患者重度粒细胞缺乏，先后出现败血症、肺部感染、肛周感染、皮肤软组织感染，积极抗感染治疗仍不能完全控制。

AA 的治疗选择：根据再生障碍性贫血诊断与治疗中国专家共识（2017 年版）[1]，AA 一旦确诊，应明确疾病严重程度，尽早治疗。重型 AA 的标准疗法是对年龄 >35 岁或年龄虽 ≤ 35 岁但无 HLA 相合同胞供者的患者首选 ATG/ALG 和环孢素 A（CsA）的免疫抑制治疗（IST）；对年龄 ≤ 35 岁且有 HLA 相合同胞供者的重型 AA 患者，如无活动性感染和出血，首选 HLA 相合同胞供者造血干细胞移植（HSCT）。HLA 相合无关供者造血干细胞移植仅用于 ATG/ALG 和 CsA 治疗无效的年轻重型 AA 患者。造血干细胞移植前必须控制出血和感染。输血依赖的非重型 AA 可采用 CsA 联合促造血（雄激素、造血生长因子）治疗，如治疗 6 个月无效则按重型 AA 治疗。年龄超过 35 岁的重型 AA 患者，在 ATG/ALG 联合 CsA 治疗失败后，也可采用 HLA 相合同胞供者造血干细胞移植。非输血依赖的非重型 AA，可应用 CsA 和（或）促造血治疗（图 5-74-4）。

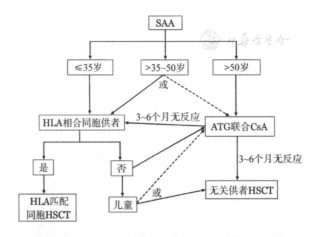

图 5-74-4　重型再生障碍性贫血（SAA）的治疗选择

【专家点评】

异基因造血干细胞移植是 SAA 的重要治疗方法,感染是 SAA 患者常见的并发症,如何选择抗感染方案,及如何确定患者的移植时机至关重要。再生障碍性贫血诊断与治疗中国专家共识(2017 年版)指出,造血干细胞移植前必须控制出血和感染。然而在临床实践中,部分 SAA 的患者因严重中性粒细胞缺乏,予积极抗感染治疗后感染仍不能控制,可能永远丧失移植的治疗机会,那么活动性感染是否构成 SAA 患者行异基因造血干细胞移植的禁忌症?

有国外学者证实,近年来 IST 治疗中对 ATG 无反应病例的存活率已经显著提高,主要原因就在于重度感染导致的死亡率已经明显降低,是否合并感染可能不应当作为 SAA 选择治疗方式的决定因素[2]。欧洲干细胞移植指南[3]也来将感染列为选择移植的前提条件。VSAA 患者长期重度粒细胞缺乏的条件下,若积极抗感染后感染仍不能完全控制,此时及时进行异基因造血干细胞移植,移植后若顺利获得造血重建,则有助于进一步控制感染。参照粒缺伴发热指南,本病例患者符合严重中性粒细胞缺乏的高危患者标准,反复发热伴多部位感染。考虑到患者可能错失移植机会甚至最终危及生命,监测患者肺部感染病灶缩小,PCT明显下降,尽快进行了同胞全合造血干细胞移植治疗,后患者顺利获得造血重建,感染控制。

在临床实践中,VSAA 患者病情进展迅速,有同胞全合供者的患者应尽早移植,对于有活动性感染的患者应权衡利弊,尽可能明确病原体,根据体温变化、感染指标、病灶变化综合判断,不要错失治疗良机。

【文献复习】

据文献报道,回顾性分析单中心 2003 年 1 月至 2012 年 12 月接受同胞全合造血干细胞移植的 70 例 SAA 患者的临床资料,5 例移植前侵袭性真菌感染(IFD)未控制,移植后 5 年OS 率为(40 ± 21.9)%,单因素分析显示疗效显著低于移植前无 IFD 及 IFD 获得控制的患者(82.1 ± 5.0)%($P = 0.05$)。8 例患者移植前发生严重感染,且 3 例患者在感染未控制的情况下进行移植治疗,但移植后中位随访 17 个月(3~119 个月),仍存活 12 例,受者 5 年 OS率为(63.2 ± 11.1)%[4]。

有文献统计了 36 例合并感染的 SAA 患者在抗感染治疗 2 周即有效控制感染,达到移植条件,而且移植后顺利获得造血重建,移植后 3 年 OS 率达 86.1%,全相合同胞移植与单倍型移植两组的 OS 率差异无统计学意义(90.9% 对 84.0%,$P=0.069$),HLA 全相合同胞移植组的粒细胞植入优于单倍型移植组;单倍型移植组急性 GVHD 的发生率高于 HLA 全相合同胞移植组,但在血小板植入时间、中重度慢性 GVHD 发生率方面,两组均无显著性差异[5]。

(中国医学科学院血液病医院干细胞移植中心　郑亚伟　翟卫华)

【参考文献】

[1] 付蓉. 再生障碍性贫血诊断与治疗中国专家共识(2017 年版)[J]. 中华血液学杂志,2017,38(1):5.

[2] VALDEZ JM, SCHEINBERG P, NUNEZ O, et al. Decreased Infection-Related Mortality

and Improved Survival in Severe Aplastic Anemia in the Past Two Decades[J]. *Clin Infect Dis*, 2011,52(6):726-35.

[3] SUREDA A, BADER P, CESARO S, et al. Indications for allo- and auto-SCT for haematological diseases, solid tumours and immune disorders: current practice in Europe, 2015[J]. *Bone Marrow Transplant*, 2015,50(8):1037-56.

[4] 陈欣,魏嘉磷,黄勇,等.异基因造血干细胞移植治疗重型再生障碍性贫血70例的疗效分析[J].中华器官移植杂志,2014,35(2):6.

[5] 王涛,马梁明,朱秋娟,等.异基因造血干细胞移植治疗合并感染重型再生障碍性贫血36例临床分析[J].中华血液学杂志,2019,40(11):3.

病例75　机不可失——异基因造血干细胞移植治疗合并 HSV1 感染 VSAA 患者一例

【背景知识】

单纯疱疹病毒1型(herpes simplex virus type 1, HSV-1)是疱疹病毒科家族成员。HSV病毒体拥有一个含有 DNA 的中心电子致密核心,一个包绕核心的20面体衣壳,以及一层刺突包膜包绕的被膜。

1. 流行病学　HASV1 感染发生在世界各地,男女感染率无明显差异,没有季节性变化。低收入和中等收入国家的 HSV-1 感染率偏高。血清阳性率随年龄的增长而升高。当既往未感染过 HSV-1 的人接触到含有 HSV-1 的疱疹病变、黏膜分泌物或皮肤时,则可能会发生HSV-1 的传播。HSV-1 通常的传播方式包括口 - 口、口 - 生殖器或生殖器 - 生殖器接触,以及感染性口腔分泌物污染皮肤擦伤。

2. 感染机制　初始感染 HSV1 后,病毒在接触部位迅速复制。病毒通过 HSV-1 表面糖蛋白与细胞 HSV 受体之间的相互作用而附着在上皮细胞上,随后进入细胞。病毒随后进入感觉神经末梢,并通过逆行运输方式进入感觉神经节。根据感染的初始部位,HSV-1 可在三叉神经节或骶神经节中建立起终生潜伏感染。

在 HSV 复发周期中, HSV 可在三叉神经节或骶神经节神经元中经历从潜伏复制到裂解复制的再激活,并沿轴突顺行运输至上皮细胞。病毒会在上皮细胞复制,并可能出现无症状 HSV 排出或者也可以伴有临床上明显的溃疡。

3. 临床表现　HSV-1 感染的临床表现取决于受累的解剖部位,以及临床发作是由原发性感染还是疾病再激活所致。

无症状感染:很多原发性 HSV-1 感染者并无症状。

口腔感染:龈口炎和咽炎是原发性 HSV-1 感染最常见的临床表现,而唇疱疹是病毒再激活最常见的征象。原发感染中常伴随其他相关症状和体征,包括发热、不适、肌痛和淋巴结肿大等。复发性 HSV-1 感染者很少出现全身症状。

生殖器感染:原发性生殖器 HSV-1 感染患者通常表现为双侧生殖器溃疡和疼痛性淋巴结肿大,同时也可出现发热、头痛和肌痛等全身症状。生殖器 HSV-1 病变可能会复发(平均每月发作 0.02 次）。复发感染比原发感染症状轻，损伤自愈时间更短。

皮肤感染：HSV1 皮肤感染可引起多种临床症状。发生于手指的感染称为疱疹性瘭疽。多发生在运动员的面部、颈部和手臂上的感染称为外伤性疱疹。另外，HSV1 感染还可表现为多形性红斑、疱疹性湿疹。

眼部感染：眼部 HSV 感染仅发生于不到 5% 的患者，但可导致视力丧失和失明等严重的并发症。HSV-1 感染最常见的眼科并发症是角膜炎和急性视网膜坏死。

严重表现：HSV-1 感染可导致严重疾病。发生严重疾病的危险因素包括：细胞免疫缺陷、恶性肿瘤、营养不良、高龄等。能导致脑炎、脑膜炎、暴发性肝炎、肺炎、食管炎等。

4. 治疗　阿昔洛韦、伐昔洛韦、喷昔洛韦、泛昔洛韦等抗病毒药物被广泛用于治疗皮肤黏膜和生殖器疱疹及反复发作症状的长期抑制病例。新生儿疱疹、疱疹性脑炎和免疫功能低下患者的严重感染需要及时应用静脉抗病毒药物治疗。

【病例简介】

患者，女，33 岁，主因"月经量增多，伴头晕、乏力、牙龈出血 2 周"入院。

现病史：患者 2 周前月经量增多，未按期停止，且伴头晕、乏力、气短、牙龈渗血，后于当地医院查血常规：WBC：2.58×10^9/L、RBC：1.49×10^{12}/L、Hb：49 g/L、PLT：3×10^9/L、Ret% 0.44%，Ret 0.01×10^{12}/L，ANC：0.55×10^9/L。骨髓形态：增生减低，骨髓红系比例减低，粒细胞少，巨核细胞及血小板少，淋巴细胞及浆细胞少，可见少量不典型淋巴细胞。骨髓活检：骨髓组织较少，增生较低下，部分区域增生极度低下，巨核细胞未见。骨髓流式：淋巴细胞比例增高，表型未见异常。染色体：46,XX[20]。诊断为再生障碍性贫血（非重型）。开始予环孢素 50 mg，每日 3 次，同时联合 G-CSF、成分输血支持治疗。患者为进一步治疗入我院，门诊以"三系降低"收入院。

既往史：平素体健，否认病毒性肝炎、肺结核病史，否认高血压、糖尿病、高血脂病史，否认心脑血管疾病，否认精神病史、地方病史、职业病史。否认外伤、中毒、手术史。否认食物、药物过敏史。

个人史：无化学物质、放射物质、有毒物质接触史，无冶游、吸毒史，无吸烟、饮酒史。

家族史：家族中无遗传病、先天性疾病及类似疾病史。

入院体格检查：生命体征平稳，重度贫血貌，余查体未见异常。

入院后化验及检查：血细胞分析：WBC 1.03×10^9/L，HGB 53 g/L，PLT 15×10^9/L，NEUT# 0.02×10^9/L，RET% 0.14%，RET# 0.0025×10^{12}/L。抗磷脂抗体检测全套：正常。完善骨穿，骨髓涂片：胸骨增生重度减低，三系减低，淋巴细胞及浆细胞增高骨髓象；髂骨增生重度减低，三系减低，淋巴细胞及浆细胞比例增高骨髓象。免疫组织化学染色（CD41）：全片巨核 0 个。髂骨骨髓活检：HE 及 PAS 染色示送检骨髓增生极度低下（约 10%），未见巨核细胞；淋巴细胞散在或簇状分布；浆细胞较易见，散在或簇状分布，易见含铁血黄素沉积。网状纤维染色（MF-0 级）。骨髓免疫分型 -MDS/MPN：骨髓中造血细胞少见，以成熟淋巴细胞为主，各系表型未见明显异常。染色体荧光原位杂交 8 号染色体三体、D5S721/EGR1、D20S108、CEP7/D7S486、P53/CEP17：未见异常。染色体检查：46,XX[8]。彗星细胞率 16%，未见凋亡细胞。PNH 克隆检测:患者红细胞未检测到 PNH 克隆,粒细胞 PNH 克隆大小为 40.0%,单核细胞 PNH 克隆大小为 30.6%。CRP >320 mg/L。溶血相关化验未见异常。

诊疗经过及疗效:明确诊断为:极重型再生障碍性贫血伴 PNH 克隆。入院后予环孢素 50 mg bid 联合 G-CSF、TPO 支持治疗。入院当天(2021.08.16)发热,Tmax 39.5 ℃,予美罗培南联合卡泊芬净抗感染。体温峰值下降,仍波动于 38 ℃。08.25 患者开始出现鼻翼红肿,鼻腔内可见黄色分泌物及结痂,皮肤黏膜交界处破溃有脓性分泌物,加用达托霉素 0.5 g 1/ 日继续抗感染治疗。多次鼻拭子、血培养:未分离出细菌、真菌。患者局部鼻组织肿胀未缓解(图 5-75-1a),09.06 查副鼻窦 CT:左侧上颌窦、右侧筛窦及蝶窦黏膜局部增厚,鼻前庭可见软组织密度影,周围软组织肿胀,未见骨质破坏(图 5-75-1b)。09.08 体温明显升高,予两性霉素 B 全身及局部治疗。09.09 患者鼻拭子培养示:脑膜败血伊丽莎白菌,停用美罗培南、卡泊芬净,据药敏试验加用环丙沙星 0.4 mg,每 12 h1 次治疗。仍发热,局部症状缓解不明显,09.15 停用达托霉素,加用头孢他啶 + 替加环素抗感染。09.17 患者咽 + 牙龈拭子培养回报:嗜麦芽糖寡养单胞菌,综合药敏试验予停用头孢他啶,加用利奈唑胺抗球菌,继续替加环素抗感染。考虑患者低血钾持续危急值,予停用二性霉素 B,改为伏立康唑继续抗真菌感染。2021.09.19 全自动血培养(需氧真菌)回报:阿萨希丝孢酵母,伏立康唑敏感。经环丙沙星 + 替加环素 + 利奈唑胺 + 伏立康唑抗感染治疗后,体温逐步控制。鼻部仍肿胀,持续分泌物溢出。9.29 取结痂及肉芽组织交界处组织,送检 mNGS、培养、革兰氏染色。mNGS 回报:HSV1 712459 序列,余结果阴性。予停用环丙沙星、替加环素,调整为特治星联合利奈唑胺抗细菌,静脉阿昔洛韦联合丙种球蛋白抗病毒,卡泊芬净抗真菌治疗 2 d,鼻翼红肿好转(图 5-75-2a),复查副鼻窦 CT,鼻窦黏膜增厚程度减轻。患者与同胞哥哥 HLA 配型 10/10 位点相合,于 2021.10.01 开始预处理,具体:BU 3.2 mg/(kg·d) -7~-6 d; Flu 30 mg/(m²·d) -5~-1 d; ATG(猪)20 mg/(kg·d) -5~-1 d; CTX 总 150 mg/kg -4~-1 d; GVHD 预防为 FK506+MTX,移植后予伏立康唑预防真菌治疗。于 2021.10.08 输注同胞周血造血干细胞:MNC 11.07×10⁸/kg,CD34+ 细胞 0.86%,9.5202×10⁶/kg。+12 d,患者发热,Tmax 38.9 ℃,伴畏寒、咽痛,咽拭子、肛周拭子、血培养回报:嗜麦芽窄食单胞菌,针对嗜麦芽窄食单孢菌给予多粘菌素 B+ 复方新诺明,因仍处于粒缺发热期,故保留美罗培南抗感染治疗。经治疗后患者体温峰值下降,局部症状缓解。+16 d 患者 ANC>0.5×10⁹/L,粒系植活;+24 d,血小板 >20×10⁹/L,血小板植活。出仓时鼻部病变明显好转(图 5-75-2b),复查副鼻窦 CT(图 5-75-2c):两侧上颌窦、右侧蝶窦黏膜增厚减轻,鼻前庭未见软组织密度影,周围软组织肿胀减轻;肺部 CT(图 5-75-3a):肺部感染,综合病史,考虑嗜麦芽窄食单孢菌肺炎可能,继续予复方磺胺甲恶唑片、多黏菌素 B 全身及局部雾化治疗,肺部感染明显好转(图 5-75-3b)。目前患者移植后定期复查期间,鼻部恢复(图 5-75-4),血象正常,定期复查骨穿无异常。

【病例特点及分析】

病例特点:①患者青年女性,以月经量增多起病,结合患者外周血及骨髓相关检查化验,原发病诊断极重型再生障碍性贫血(VSAA)伴 PNH 克隆明确;②起病后并发严重软组织感染、败血症;③患者有同胞 HLA 配型 10/10 位点全相合供者,异基因造血干细胞移植指征明确;④造血重建前并发耐药菌败血症、肺部感染。

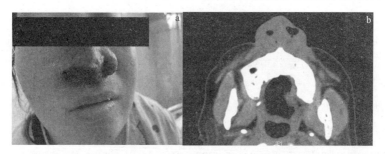

图 5-75-1　患者 2021.09.06 鼻局部感染灶(a)及鼻局部 CT(b)

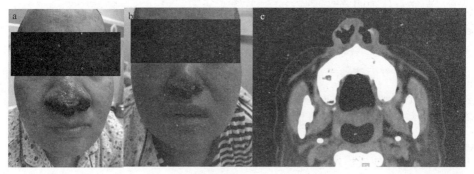

图 5-75-2　加用抗病毒治疗后入仓时患者鼻局部感染灶(a)、2021.10.25 出仓时患者鼻局部感染灶(b)及
鼻局部 CT(c)

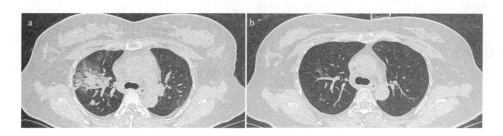

图 5-75-3　患者 2021.10.25 出仓时肺部 CT(a)及治疗后 2021.11.22 出院时肺部 CT(b)

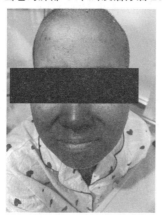

图 5-75-4　患者 2021.11.22 出院时鼻部

移植前感染：该患者自起病后，粒细胞重度缺乏，入院后即发热，很快发生鼻部软组织感染，通过传统培养，初始所能获得的局部病原学证据包括：①鼻拭子 脑膜败血伊丽莎白菌；②咽＋牙龈拭子 嗜麦芽糖寡养单胞菌，获得血培养证据：阿萨希丝孢酵母。先后予美罗培南、达托霉素、环丙沙星、替加环素、利奈唑胺抗细菌，卡泊芬净、两性霉素 B、伏立康唑抗真菌。如此强效的抗感染治疗下患者体温控制，但是鼻部感染仍未能控制。取坏死、肉芽组织交界处标本，一方面送检传统培养，同时送检组织病原体二代测序。传统培养结果仍阴性，mNGS（ metagenomic next-generation sequencing，宏基因组学二代测序技术)回报了明确的病原体：HSV1，经抗病毒治疗 2 天鼻塞减轻、分泌物明显减少，至此活动性感染得以控制。整个抗感染过程充分体现明确病原菌对于治疗至关重要，幸运的是，除了传统检测方法，我们现在还拥有新的检测技术：mNGS。mNGS 相较传统的检测技术对于病原菌的检出率更高、覆盖面更广、时效性强，本例患者对于传统方法检测不敏感的病毒更显出独特优势。该患者感染的最终控制一方面获益于前期传统微生物学指导下广谱抗生素的治疗，另一方面也得益于 mNGS 技术明确鼻翼局部为 HSV1 感染并进行相应治疗。

移植时机的选择：患者诊断极重型再生障碍性贫血伴 PNH 克隆明确，有同胞 HLA 配型 10/10 位点全相合供者，对于原发病的治疗推荐尽快行异基因造血干细胞移植。移植时机的选择非常关键，是鼻部软组织感染初步控制即进仓，还是待感染愈合？考虑到对于 VSAA 患者，对症支持治疗即使加上环孢素甚至 ATG 均无法在短时间内使患者恢复造血，解决粒细胞缺乏这一随时可以引起致命感染的问题，而造血干细胞移植可能在干细胞回输后 2~3 周有效重建造血，使中性粒细胞恢复，从而最大限度的缩短粒细胞缺乏时间。所以，即使患者鼻局部软组织仍红、肿、热、痛，伴少量分泌物（ 图 5-75-2a ），我们还是选择在特治星、利奈唑胺、阿昔洛韦、丙种球蛋白、卡泊芬净联合保驾护航下入仓行异基因移植。

移植后骨髓抑制期感染：患者长期广谱抗生素治疗，入仓前即出现：嗜麦芽糖寡养单胞菌定植，并且在骨髓抑制期入血，同时伴肺部感染。综合药敏试验，一方面了患者静脉多粘菌素 B+ 复方新诺明＋利奈唑胺全身抗感染，联合后续多黏菌素 B 局部雾化治疗肺部感染，同时伴随着患者粒细胞的植入，移植后的感染也得到了有效控制。序贯或者联合局部雾化治疗，不仅进一步控制局部病灶，同时减少了全身用药的药物副作用，是治疗医院获得性肺炎一项不可忽略的方法。

【专家点评】

患者原发病诊断明确：极重型再生障碍性贫血伴 PNH 克隆，33 岁，有同胞 HLA 配型 10/10 位点全相合供者，根据 2017 版再生障碍性贫血诊断与治疗中国专家共识治疗上首选同胞全相合异基因造血干细胞移植。对于该患者诊疗过程中存在两个关键的问题：移植前感染的控制和移植时机的选择。

患者粒细胞缺乏期发热，感染复杂，病程长，部位涉及全身感染、局部感染，病原体涉及耐药细菌、真菌、病毒。前期在传统检测方法辅助下，虽然控制了患者的体温，但是鼻局部感染控制不理想，考虑局部仍存在我们不能明确的病原体。mNGS 较传统检测手段对于病原体覆盖面广，可以将细菌、真菌、病毒等尤其罕见、新发病原体一网打尽。宏基因组高通量测序技术应用于感染性疾病病原检测中国专家共识指出:传统病原学检测的结果不能解释临床表现的全貌或/和抗感染治疗的反应,怀疑同时存在其他病原感染时,建议进一步完善更多检测技术的同时或在其基础上,开展 mNGS。基于此共识,我们取鼻部局部坏死及肉芽组织交界处标本,同时送检培养及 mNGS。幸运的是,找到了抗感染制胜的最后一环:HSV1。HSV1 发生在免疫正常人群,多数导致可控的局部感染,但是,如果发生在严重免疫缺陷患者中,不及时控制可能发生严重危及生命并发症。总之,该病例移植前感染的控制,始于前期传统培养及药敏结果下广谱抗生素的治疗,完美收官于后续 mNGS 指导下阿昔洛韦的治疗,两者互为补充,是对于复杂感染患者诊治的精彩演绎。同时提醒临床医生,在免疫缺陷患者中,不仅考虑常见的细菌、真菌等病原体,同时不能忽视病毒的存在。

对于该合并活动性感染的 VSAA 患者如何选择异基因造血干细胞移植时机? 2009 年英国再生障碍性贫血治疗指南及我国 2017 年再生障碍性贫血诊疗指南均提出,对于 AA 患者移植前建议首先控制感染及出血。但是在 2016 版英国再障诊疗指南及 2014 版我国异基因造血干细胞移植指南中并未再提及移植前需控制感染。活动性感染是否构成 VSAA 的禁忌症? 2019 年回顾 36 例合并感染 SAA 患者的临床资料,提出行造血干细胞移植是促进粒细胞恢复、控制疾病的有效治疗方式。对于该患者明确 HSV1 后,是继续治疗至鼻组织局部红、肿、热、痛、分泌物消失后进仓? 还是即刻进仓? 鉴于患者中性粒细胞极低,新发感染风险高,后续行异基因造血干细胞移植是促进粒细胞恢复最快捷的方式。即便患者鼻局部仍活动性感染状态(图 5-75-2a),但是,拥有有效治疗药物,且一般情况好,ECOG 评分 1 分,我们选择了快速进仓。移植后骨髓抑制期尽管发生耐药菌感染,但是根据明确的药敏试验指导治疗及患者粒细胞的恢复,感染被顺利控制。感染是 VSAA 患者常见的并发症,不能机械地列为造血干细胞移植禁忌症,而应综合患者体力评分、移植共患病指数及围移植期 3~4 周粒细胞缺乏阶段感染不可控的风险等因素,果断的确立移植时机,提高治疗成功率。

【文献复习】

感染是 VSAA 常见并发症,其中病毒感染是容易被忽视的一类。HSV1 感染发生在世界各地,多数为局部感染,但是在特殊人群中可引起危及生命的疾病。免疫缺陷人群中,HSV1 感染可发生于皮肤或黏膜上任何部位,并且感染可能会扩展至皮肤更深层,从而导致皮肤破损和组织坏死。近期体外实验证实 HSV1 感染可以穿透人下鼻甲基底膜,导致鼻腔上皮细胞损伤,从而促进金黄色葡萄球菌侵袭、破坏鼻腔黏膜。对于免疫力缺陷患者,强效、广谱抗生素治疗仍然不能控制感染时,需要考虑病毒、非典型病原体等微生物的参与。

(中国医学科学院血液病医院干细胞移植中心 赵小利 何祎)

【参考文献】

[1] LOOKER KJ, MAGARET AS, MAY MT, et al. Global and Regional Estimates of Prevalent and Incident Herpes Simplex Virus Type 1 Infections in 2012[J]. *PLoS One*, 2015, 10(10):e0140765.

[2] 王辉,马筱玲,钱渊等. 临床微生物学手册 [M]. 北京:中华医学电子音像出版社,2021,1637-1640.

[3] 宏基因组高通量测序技术应用于感染性疾病病原检测中国专家共识 [J]. 中华检验医学杂志,2021,44(02):107-120.

[4] MARSH JC, BALL SE, CAVENAGH J, et al. Guidelines for the diagnosis and management of aplastic anaemia[J]. *Br J Haematol*, 2009,147(1):43-70.

[5] 付蓉. 再生障碍性贫血诊断与治疗中国专家共识(2017 年版)[J]. 中华血液学杂志,2017,38(01):1-5.

[6] KILLICK SB, BOWN N, CAVENAGH J, et al. Guidelines for the diagnosis and management of adult aplastic anaemia[J]. *Br J Haematol*, 2016,172(2):187-207.

[7] 许兰平. 中国异基因造血干细胞移植治疗血液系统疾病专家共识(Ⅰ)——适应证、预处理方案及供者选择(2014 年版)[J]. 中华血液学杂志,2014,35(08):775-780.

[8] 王涛,马梁明,朱秋娟,等. 异基因造血干细胞移植治疗合并感染重型再生障碍性贫血 36 例临床分析 [J]. 中华血液学杂志,2019(11),959-961.

[9] GLORIEUX S, BACHERT C, FAVOREEL HW, et al. Herpes simplex virus type 1 penetrates the basement membrane in human nasal respiratory mucosa[J]. *PLoS One*, 2011, 6(7):e22160.

第六章　CAR-T治疗

病例76　BCMA CAR-T治疗浆细胞白血病一例

【背景知识】

多发性骨髓瘤是一种克隆性浆细胞异常增殖的恶性疾病,在很多国家是血液系统第2位常见恶性肿瘤,我国发病率约为1.6/10万。该病多发生于老年人,目前仍无法治愈。其特征是骨髓中有克隆性浆细胞的恶性增生,因绝大部分病例存在单克隆免疫球蛋白或其片段(M蛋白)的分泌,从而导致相关器官或组织损伤。常见临床表现是骨骼损害、贫血、肾功能损害、高钙血症、感染等。

浆细胞白血病分为原发性浆细胞白血病(primary plasma cell leukemia, PPCL)和继发性浆细胞白血病(secondary plasma cell leukemia, SPCL)。原发性浆细胞白血病(PPCL)属白血病独立类型,临床表现与急性白血病相似。继发性浆细胞白血病大多数继发于多发性骨髓瘤(MM),临床病理与MM基本相似,为MM的一种终末期表现。发病占MM的1.6%~2%,国内报道占MM的8%,也有少数继发于巨球蛋白血症、淋巴瘤、慢性白血病和淀粉样变。起病时外周血浆细胞数>20%,或浆细胞绝对值>2.0×10^9/L,且有形态学异常,往往就可诊断PCL。PCL目前总体治疗效果不满意,治疗困难,疗效差,目前还没有很好的治疗选择,尚无标准治疗方案或最佳化疗方案。

【病例简介】

患者女性,63岁,主因"乏力10月"入院。

现病史:患者于入院前10月,无明显诱因出现轻度乏力,休息后不能缓解,无头晕、头痛,无发热、咳嗽、咳痰等不适,未予特殊重视。于入院前8月余,自觉乏力症状加重,无咳嗽、咳痰,无骨折、骨痛,无麻木等不适。就诊于当地医院查血常规:白细胞22.07×10^9/L,血红蛋白56 g/L,血小板57×10^9/L;生化示:球蛋白94.3 g/L,肌酐92μmol/L;血β_2微球蛋白32.3 mg/L;免疫全项示:IgA 50.9 g/L,IgG 2.17 g/L,IgM 0.10 g/L。胸CT示:左肺上叶小片炎症病灶。当地医院考虑贫血、肺炎入院。予哌拉西林他唑巴坦4.5g,每8h1次抗感染治疗7天,输注悬浮红细胞4u后乏力好转,但仍有咳嗽、咳黄痰,遂于2021-2-5为求进一步治疗首次来我科住院治疗。患者自发病以来饮食差,精神、睡眠差,二便正常,体重无著变。

既往史:既往高血压病史4年余,血压最高180/100mmHg,间断口服苯磺酸氨氯地平降压治疗,血压控制在130/80 mmHg;冠心病史10月,目前无口服药物。

个人史:否认药物过敏史。无烟酒嗜好。

家族史:家族中无遗传病、先天性疾病及类似疾病史。

入院体格检查:贫血貌。神志清楚,查体合作。全身浅表淋巴结肿大。颈软无抵抗,双侧呼吸音粗,两肺未闻及湿罗音,无胸膜摩擦音。心率 97 次 / 分,心律齐,各瓣膜听诊区未闻及明显杂音,未听到心包摩擦音。腹部平坦,腹软,无压痛及反跳痛。双下肢无水肿。四肢肌力 V 级。双侧腱反射存在,双侧病理征未引出。

入院后化验及检查:入院血常规: WBC 22.07×10^9/L, Lym 13.32×10^9/L, Neu 8.14×10^9/L,Hb 66 g/L,MCV 85Fl,MCH 20.7pg,MCHC 323 g/L,PLT 57×10^9/L。生化示:ALT 7.0U/L,AST 15.0U/L;CCr 57mL/sec;NT-proBNP 1029pg/mL,Alb 22.9 g/L,Glb 94.3 g/L;β_2- 微球蛋白 32.3 mg/L ,血清 Ca 1.99mmol/L;LDH259.1U/L 。尿常规未见异常。24 h 尿蛋白定量 0.01 g/24 h。超声心动:二、三间瓣轻度反流。头颈胸腹盆 CT:肺炎,脾大,腋下、纵膈、腹腔多发淋巴结影。血免疫固定电泳:在 β 区可见一条单克隆 IgAλ 成分,在 Y 区伴一条单克隆轻链 λ 成分;M 蛋白占 62.3%,定量为 95.7 g/L;血清游离轻链: lambda 4300 mg/L, kappa : lambda0.0013;尿游离轻链: lambda 4300 mg/L , kappa: lambda 0.0019。外周血涂片:浆细胞比例约 38%。骨髓形态学检查:骨髓增生活跃,幼稚浆细胞占 47%,考虑浆细胞肿瘤。骨髓活检: HE 及 PAS 染色体骨髓增生极度活跃,异常浆细胞广泛增生,胞体小,胞浆丰富,胞核圆形,染色体粗;粒红系细胞散在分布,巨核细胞偏少见,网状纤维染色(MF -2 级,灶性)。流式细胞学检查:可见单克隆浆细胞占有核细胞的 39.78%,强表达 CD38,表达 CD138、CD200、CD56、clambda,弱表达 CD27、CD117、CD45,不表达 CD19、CD81、CD20、cKappa,符合浆细胞肿瘤表型。 FISH 示: MAFB 基因缺失, 17 号染色体单体。骨髓染色体: 46, XX。2021.2 诊断为浆细胞白血病。

诊疗经过及疗效如下。

诊断:浆细胞白血病 IgAλ 型(DS 分期 III 期 A,ISS 分期 III 期,R-ISS 分期 III 期,LDH 升高,MAFB 基因缺失,17 号染色体单体,高危组)。

2021.2.VRD:硼替佐米 2 mg,d1、4、8、11,来那度胺 25 mg qod,地塞米松 20mg,d1、2、4、5、8、9、11、12。第 3 剂硼替佐米后因出现不完全肠梗阻及消化道出血而暂停治疗。

2021.3 评价病情 SD。

2021.3.ID: 伊沙佐米 4 mg d1、8、15、22,地塞米松 20 mg d1、2、8、9、15、16、22、23。第 1 剂伊沙佐米后再次出现消化道症状,停药。

2021.3. CD38 单抗联合地塞米松:CD38 单抗 400 mg,d1、2,800 mg d8、15、22;地塞米松 20 mg d1、2、8、9、15、16、22、23。

2021.4. 评价病情 SD。

2021.4.27FC 预处理 1 天:氟达拉滨 50 mg d1,环磷酰胺 0.8 g d1。

2021.4.29 输注人源化 BCMA-CART 1.5×10^7/kg。

2021.6. 评价病情 sCR。

2021.12. 开始口服来那度胺 25 mg d1~14/ 月维持治疗。

【病例特点及分析】

多发性骨髓瘤是一种浆细胞来源的恶性肿瘤,占血液系统恶性肿瘤的 13%,绝大多数患者终会面临复发,至今仍无法治愈,预后较差。B 细胞成熟抗原(B cell maturation antigen,

BCMA)是肿瘤坏死因子超家族成员[1],BCMA 主要表达于晚期 B 细胞、短寿命增殖浆细胞和长寿命浆细胞表面,而在初始 B 细胞、CD34 阳性造血干细胞和其他正常组织细胞中不表达。凭借特异性的表达能力,BCMA 成为多发性骨髓瘤良好的治疗靶点。[2]。该患者经过两种蛋白酶体抑制剂治疗后均无法耐受,再次调整为 CD38 单抗后疗效欠佳,综合多种因素考虑尝试 BCMA CAR-T 免疫治疗,取得 sCR 疗效。

【专家点评】

复发已成为 RRMM 患者接受 BCMA CAR-T 治疗后面临的主要挑战之一,获得 sCR/CR 的患者 1 年持续缓解率通常为 70%。因此 CAR-T 细胞治疗后复发是有待解决的难题之一。到目前为止,CAR-T 治疗后是否应维持治疗或者如何维持治疗无明确的循证医学证件。维持治疗是 CAR-T 治疗后未来一段时间重度探索的方向之一,包括造血干细胞移植、免疫调节剂、纠正免疫微环境等。根据该患者既往治疗时间较短,疗程不足等情况,采取维持治疗。维持时间选取在 CAR-T 输注后 6 月,因此时外周血及骨髓中 CAR-T 比例已然检测不到,否则过早加入来那度胺会抑制 CAR-T 活性,影响疗效。

【文献复习】

BCMA 全称为 B 细胞成熟抗原,也称 CD269,较多表达在成熟 B 细胞表面,是一种重要的 B 细胞生物标记物。BCMA 属于 TNF 受体超家族成员,该受体优先在成熟 B 淋巴细胞中表达,对 B 细胞发育和自身免疫应答起着重要作用[3]。该受体特异性结合肿瘤坏死因子(配体)超家族成员 13b,并导致 NF-kB 和 MAPK8/JNK 活化。该受体还与各种 TRAF 家族成员结合,介导细胞存活和增殖的信号。在多发性骨髓瘤中 BCMA 的表达增加,促增殖信号增强,最终癌化。多发性骨髓瘤细胞上 BCMA 的表达水平显著高于健康的浆细胞,因此 BCMA 是 CAR-T 治疗较为理想靶点[4-6]。

(天津市第一中心医院血液内科 张欢)

【参考文献】

[1] LEE H C, RAJE N S, LANDGREN O, et al. Phase 1 study of the anti-BCMA antibody-drug conjugate AMG 224 in patients with relapsed/refractory multiple myeloma[J]. *Leukemia*, 2020: 1-4.

[2] GAVRIATOPOULOU M, NTANASIS-STATHOPOULOS I, DIMOPOULOS M A, et al. Anti-BCMA antibodies in the future management of multiple myeloma[J]. *Expert Rev Anticancer Ther*, 2019, 19(4): 319-326.

[3] SHAH N, CHARI A, SCOTT E, et al. B-cell maturation antigen(BCMA)in multiple myeloma: rationale for targeting and current therapeutic approaches[J]. *Leukemia*, 2020: 1-21.

[4] MACKAY F, BROWNING J L. BAFF: a fundamental survival factor for B cells[J]. *Nat Rev Immunol*, 2002, 2(7): 465-475.

[5] TAI Y T, ANDERSON K C. B cell maturation antigen(BCMA)-based immunotherapy for multiple myeloma[J]. *Expert Opin Biol Ther*, 2019, 19(11): 1143-1156.

[6] CHO S F, ANDERSON K C, TAI Y T. Targeting B cell maturation antigen(BCMA)in

multiple myeloma: potential uses of BCMA-based immunotherapy[J]. *Front immunol*, 2018, 9: 1821.

病例 77　Ph⁺ALL 移植后复发经 CAR–T 细胞序贯二次移植一例

【背景知识】

成人急性淋巴细胞白血病(acute lymphoblastic leukemia，ALL)约占成人急性白血病的 15%~20%，通过联合化疗完全缓解率可达 70%~90%，但复发率高，长期生存率只有 30%~40%。异基因造血干细胞移植(allo-HSCT)目前已成为治疗成人 ALL 的有效手段之一，但移植后复发仍是影响长期生存的主要因素之一，其出现提示预后较差[1-2]。目前，运用嵌合抗原受体(chimeric antigen receptor，CAR)T 细胞疗法治疗复发难治性 B-ALL 患者取得了一定进展，多项临床试验表明采用异基因 CD19 CAR-T 治疗可使经 allo-HSCT 后复发的 ALL 患者达到完全缓解(CR)，但 CR 后是否需要进行二次移植目前仍没有定论。我们报道了一例具有高危因素的移植后复发的 Ph⁺ALL 病例，该患者在 CAR-T 细胞治疗序贯二次移植后 1 年余仍处于疾病缓解状态。

【病例简介】

患者男性，45 岁，主因"发热 2 天"2020 年 3 月首次就诊。

现病史：患者在 2020 年 3 月主因"发热 2 天"就诊于外院，查血常规：白细胞（WBC）24.77 × 10⁹/L，血红蛋白（Hb）144 g/L，血小板（Plt）252 × 10⁹/L；经骨穿、白血病免疫分型和融合基因等检查，诊断为"Ph⁺ 急性 B 淋巴细胞白血病"，给予 VIP 联合氟马替尼方案诱导缓解治疗，复查骨穿示完全缓解，予以 Hyper-CVAD 方案巩固治疗。患者于 2020 年 6 月行同胞全合异基因造血干细胞移植，予环孢素预防移植物抗宿主病，术后定期检测骨髓及短串联重复序列(short tandem repeat, STR)。2020 年 9 月患者出现"乏力"不适，查骨穿：增生明显活跃，原始淋巴细胞比例 65.5%。STR：混合嵌合状态：供者细胞占 54.98%；融合基因 BCR/ABL p190：62.35%，染色体：46,XY,i(8)(q10)，t(9; 22)(q34; q11.2)[17]/46,XY[3]。基因突变：NF1：p.L581Ffs 56.2%，ABL1：p.T315I 31.3%，SF3B1：p. Y44H 29.7%，ASXL1：p. P994R 28.7%；WHSC1：p. P1343R：24.1%，诊断为急性 B 淋巴细胞白血病造血干细胞移植后复发，给予 VIP 联合口服博纳替尼方案化疗未缓解，为进一步诊治就诊于我院。

既往史：既往体健。

个人史：否认药物过敏史。无烟酒嗜好。

家族史：家族中无遗传病、先天性疾病及类似疾病史。

入院体格检查：贫血貌，余未见异常。

入院后化验及检查：2020 年 9 月 21 日血常规：白细胞（WBC）3.32 × 10⁹/L，血红蛋白（Hb）86 g/L，血小板（Plt）31 × 10⁹/L。骨髓涂片：原始细胞：84.5%，流式细胞学：78.2% 细胞为异常表型原始 B 淋巴细胞，表达 CD19+CD22+CD10bri,CD34-CD38-CD20-。

诊疗经过及疗效：患者诊断急性 B 淋巴细胞白血病，造血干细胞移植后半年内复发，患者自愿加入 CAR-T 细胞治疗复发难治急性淋巴细胞白血病临床试验。患者为异基因造血干细胞移植后,采集供者细胞制备异基因 CAR-T 细胞。9 月 25 日采集供者外周血单个核细胞制备 CD19 CAR-T 细胞。10 月 2 日给予 FC 方案预处理,10 月 6 日输注 CD19 CAR-T 细胞总数 2×10^6/kg,输注后出现发热,评价细胞因子风暴为 1 级,予以非甾体类抗炎药治疗后好转。10 月 16 日复查骨穿:增生减低,未见原始淋巴细胞。流式细胞学未见异常表型原始淋巴细胞。BCR/ABL p190 定量: 0%。11 月 5 日:骨髓:缓解期骨髓象;流式细胞学:阴性。STR: 99.87%,表现为完全嵌合状态。患者诊断为急性 B 淋巴细胞白血病 CR2(CAR-T 细胞后),考虑患者短期内复发,且伴有多项基因突变,再次复发风险高,行子供父半倍体异基因造血干细胞移植,移植预处理方案为 TBI+CY+FLU+Ara-C 方案,12 月 17 日输注单个核细胞 3.82×10^8/kg, CD34+ 细胞 6.22×10^6/kg,常规予环孢素、小剂量甲氨蝶呤、吗替麦考酚酯预防 GVHD。+10 d 粒细胞植入,+14 d 血小板植入,患者移植后无明显 GVHD 表现,遂逐渐减停吗替麦考酯和环孢素。+2 月开始给予口服普纳替尼治疗。目前患者移植后 15 个月,仍处于疾病缓解状态。

【病例特点及分析】

患者急性 B 淋巴细胞白血病同胞全合造血干细胞移植后半年内复发,存在 T315I 在内的多种突变,CAR-T 缓解后仍有很高的复发风险,结合患者身体状况,考虑给予子供父半倍体二次移植。二次移植患者的器官功能因为受第一次移植打击,对第二次移植耐受能力降低,容易发生严重的器官功能不全。我们根据患者情况制定了更适合患者的二次移植预处理方案以及后续治疗方案,患者顺利地完成了二次移植,并一直无病生存,取得了良好的疗效。

【专家点评】

造血干细胞移植复发后, CAR-T 细胞挽救治疗后是否需要二次移植,仍没有定论。这类患者 CAR-T 治疗后有一部分患者无病生存。CAR-T 治疗后需要监测体内的 CAR-T 细胞数量、B 细胞数量及 MRD 水平,如果 MRD 不能转阴或阴性后又转阳、CAR-T 细胞很快消失、B 细胞很快恢复、存在高危的染色体及基因或供者免疫功能有缺陷则需要考虑二次移植。如果需要二次移植,需在细胞因子释放综合征(CRS)消失,无严重的感染及 GVHD 时进行。二次移植的方案设计应遵循个体化的原则,要根据病人的疾病状态、病程长短、既往治疗及首次移植方案选择等因素综合考虑。对于在二次移植前达到缓解的病人,为减轻脏器毒性,应该适当降低治疗强度,在移植后对于符合适应症的病人可使用靶向药物维持疗效。

【文献复习】

自体 CAR-T 细胞治疗难治复发 B-ALL 其缓解率较高,但在长期无白血病生存方面的价值有限 [3]。梅恒等 [3] 报道 CAR-T 疗法与异基因造血干细胞移植桥接是复发难治 B-ALL 患者一种安全有效的治疗策略,可能延长患者的无病生存期,尤其是当具有微小残留病阳性或者较差的预后标志物时。对于造血干细胞移植后复发的患者, CAR-T 疗法仍然是有效的治疗手段。文献报道供者 CD19 CAR-T 细胞治疗是 B-ALL 患者接受 allo-HSCT 后复发的可选治疗手段,疗效和安全性得到初步肯定,但对伴髓外复发患者疗效不佳且再复发风险高，由于样本量少，研究结果仍需大样本临床试验进一步验证[4,5]。有关在异基因 CAR-T 细胞治疗后是否需要再移植这一问题目前报道不一。黄晓军[6]等报道了 35 例急性 B 淋巴细胞白血病患者异基因造血干细胞移植复发后接受 CAR-T 细胞的生存率。在 34 例患者中，30 例获得微小残留病阴性的完全缓解，总 CR 率为 85.7%。在中位随访 20.7 个月后，发现 17 名患者复发，中位复发时间为 4.5 个月（2~34 个月）。研究表明，对于 HSCT 后复发的患者，尽管 CR 率很高，但 CAR-T 治疗后长期疗效不理想。有必要优化额外治疗，包括靶向药物，二次 HSCT，以进一步提高 CAR-T 输注后的长期疗效。

（天津市第一中心医院血液内科　肖霞）

【参考文献】

[1] FIELDING AK, ROWE JM, RICHARDS SM, et al. Prospective outcome data on 267 unselected adult patients with Philadelphia chromosome-positive acute lymphoblastic leukemia confirms superiority of allogeneic transplantation over chemotherapy in the pre-imatinib era: results from the International ALL Trial MRC UKALLXII/ECOG2993[J]. *Blood*, 2009, 113(19): 4489-4496.

[2] FIELDING AK, RICHARDS SM, CHOPRA R, et al. Outcome of 609 adults after relapse of acute lymphoblastic leukemia (ALL): an MRC UKALL12/ECOG 2993 study[J].*Blood*, 2007, 109(3): 944-950

[3] JIANG H, LI C, YIN P, et al. Anti-CD19 chimeric antigen receptor-modified T-cell therapy bridging to allogeneic hematopoietic stem cell transplantation for relapsed/refractory B-cell acute lymphoblastic leukemia: An open-label pragmatic clinical trial[J]. *Am J Hematol*, 2019, 94(10): 1113-1122

[4] MA RZ, HE Y, YANG DL, et al. Allogeneic donor-derived CD19 CAR-T therapy of relapsed B-cell lmphoblastic leukemia after allogeneic hematopoietic stem cell transplantation[J].*Zhonghua Xue Ye Xue Za Zhi*, 2021, 42(5): 383-389

[5] HUA J, ZHANG J, WU X, et al. Allogeneic Donor- Derived Anti-CD19 CAR T Cell Is a Promising Therapy for Relapsed/ Refractory B- ALL After Allogeneic Hematopoietic Stem-Cell Transplantation[J]. *Clin Lymphoma Myeloma Leuk*, 2020, 20(9): 610-616.

[6] CHEN Y, ZHANG X, CHENG Y, et al. Long-term follow-up of CD19 chimeric antigen receptor T-cell therapy for relapsed/refractory acute lymphoblastic leukemia after allogeneic hematopoietic stem cell transplantation [J].*Cytotherapy*, 2020, 22(12): 755-761

病例 78　CD19 CAR-T 细胞治疗后重度 ICANS 的诊治

【背景知识】

近年 CAR-T 细胞介导的免疫疗法在治疗急性淋巴细胞白血病、非霍奇金淋巴瘤及多发性骨髓瘤等血液系统恶性肿瘤的多项临床研究中均呈现出卓越的疗效，抗 CD19 CAR-T 细胞治疗复发难治性急性淋巴细胞白血病的完全缓解率可高达 70%~93%。然而，在 CAR-T

细胞 治疗过程中会出现多种不良反应，CAR-T 治疗毒副反应可以总结为两大部分：急性毒性反应和慢性毒性反应。急性毒性反应主要包括细胞因子释放综合征（cytokine release syndrome，CRS）、免疫效应细胞相关神经毒性综合征（immune effector cell-associated neuro-toxicity syndrome，ICANS）、肿瘤细胞溶解症（TLS）、噬血细胞综合征（HLH/MAS）；慢性毒性反应主要包含持续血小板或白细胞减少、感染、低免疫球蛋白血症、乙肝病毒激活。

CRS 是一种由免疫效应细胞过度激活和多种超生理水平促炎细胞因子诱导的全身性疾病。CRS 通常开始表现为发热、肌痛、乏力、恶心等，继而开始出现低血压、缺氧等全身症状，少数甚至引起患者出现多器官功能障碍、死亡。轻症 CRS 患者大多只需对症处理即可自愈，但对于中重度患者则需尽早识别、即时干预。CRS 可能相关的发生机制[1]包括：① CAR-T 细胞激活和靶细胞焦亡是根本因素；②活化的巨噬细胞是关键介质；③ IL-6 和内皮细胞活化是核心途径。

ICANS 首先通常表现为嗜睡、失语等症状，在更严重的病例中，可以观察到癫痫、脑水肿等。大多数 ICANS 都会伴发或继发于 CRS。在炎症状态下，血脑屏障的完整性遭到破坏，大量免疫细胞和细胞因子浸润中枢神经系统，加重炎症级联反应，导致 ICANS 患者症状的产生。另外，与 CRS 相似，ICANS 在大多数患者中是可逆的。可能相关的发生机制[1]包括：①脑血管内皮活化及血脑屏障破坏；②血脑屏障其他成分功能障碍及炎症级联放大；③炎症细胞浸润及神经元功能障碍；此外，最近的一项研究表明，CD19 CAR-T 细胞的脱靶效应也与血脑屏障的破坏有关。CD19 CAR-T 细胞直接攻击表达 CD19 的大脑壁细胞，破坏血脑屏障，可能是 CD19 CAR-T 细胞疗法导致高 ICANS 发生率的原因。

【病例简介】

患者男性，46 岁，主因"确诊 B 淋巴母细胞白血病 / 淋巴瘤 7 月、复发 2 月"入院。

现病史：2021 年 3 月患者因无明显诱因出现腰背部疼痛，无发热，无鼻衄及皮肤黏膜出血，就诊外院，完善相关检查，血常规：白细胞 13.4 × 10⁹/L、血红蛋白 91 g/L、血小板 113 × 10⁹/L，肝肾功能、电解质均未见异常，骨髓涂片：增生极度活跃、原幼淋 91.5%；流式：88.66% 为异常表型 B 淋巴细胞，表达 CD19、cCD79a、CD38、HLA-DR、CD58、CD123，部分表达 CD34、CD10、CD20、CD13、CD4；白血病 55 种融合基因阴性；突变：IKZF1 定量 32.39%、TP53 c.845G>T（p. R282 L）突变 44. 12%、SH2B3 c.922 C>T（p.R308X）突变 91.81%、NRAS c.38G>A（p. G13D）] 突变 9.30%；染色体：49，XY，+X，+6，del（20）（q11.2），+22 [3] /46，XY[4]；PET-CT：提示全身多发骨浸润，考虑淋巴瘤累及骨髓，综合考虑为 B 淋巴母细胞白血病 / 淋巴瘤。给予 VICLP 方案诱导治疗后取得完全缓解，之后予以 CAM、CAML 巩固治疗，骨髓持续完全缓解状态。2021 年 8 月复查骨穿提示 MRD 阳性，予 HD-MTX+L-asp 方案化疗，化疗休息期复查骨穿原始细胞增多。2021 年 9 月患者为求进一步诊治收入我科，患者自发病以来，饮食睡眠可，大小便正常，近半年体重无明显变化。

既往史：高血压病史 10 余年，血压最高 170/90mmHg，口服拜新同降压，血压控制在正常范围，否认冠心病、脑血管病、糖尿病病史，否认传染病史及手术史，有输血史，否认食物药物过敏史，预防接种史随当地。

个人史:无烟酒嗜好。

家族史:家族中无遗传病、先天性疾病及类似疾病史。

入院体格检查:神志清楚,周身皮肤黏膜无黄染及出血点,胸骨无压痛,浅表淋巴结未及肿大,心肺听诊无殊,肝脾肋下未触及,双下肢无水肿。

入院后化验及检查:血常规:白细胞 1.07×10^9/L、血红蛋白 95 g/L、血小板 93×10^9/L、中性粒细胞 0.23×10^9/L、网织红细胞比值 1.9%;肝肾功能、电解质未见显著异常;乙肝 PCR 阴性;EB 及 CMV 病毒拷贝阴性;血清细胞因子检测示 IL-6 8.08pg/mL(正常参考值 <6.61 pg/mL)、IL-2 1.83 pg/mL(正常参考值 <4.13 pg/mL)、TNF-α<5.41pg/mL(正常参考值 <33.27pg/mL)、IFN-γ<9.89pg/mL(正常参考值 <20.06pg/mL)。

骨穿:骨髓增生明显活跃 -,淋巴细胞比例增高,见较多异常偏原始淋巴细胞;免疫分型:B 淋巴细胞占有核细胞比例约 56.51%,其中 35.32% 细胞表达 CD10⁺CD34⁺CD22⁺CD-10ᵇʳⁱCD38ᵈⁱᵐCD81⁺,CD20⁻CD33⁻cTDT⁻,考虑为异常表型原始 B 淋巴细胞;PH-Like 突变基因筛查未检出相关基因突变;并完成腰穿及鞘内注射阿糖胞苷 + 甲氨蝶呤 + 地塞米松,脑脊液压力 150mmH₂0,脑脊液蛋白 42.90 mg/ dL(正常参考值 15~45 mg/ dL),脑脊液细胞学及流式未见异常。

胸部 CT:右肺中叶、左肺及左侧斜裂多发小结节;上腹部 + 盆腔 CT:腹主动脉硬化;头 CT:右侧中耳乳突炎。

诊疗经过及疗效　结合患者入院后骨穿检查,考虑疾病复发,在签署 CAR-T 细胞治疗知情同意书后,采取患者外周血用于制备自体 CAR-T 细胞。9 月 24 日起予以 FC(氟达拉滨 30 mg/m² + 环磷酰胺 300 mg/m²)方案预处理化疗 2 d,9 月 27 日(第 0 天)行患者自体 CAR-T 细胞输注,输注 CAR-T 细胞量 1×10^6/kg。患者于 9 月 30 日(第 4 天)开始出现发热且体温逐渐增高,体温最高达 39 ℃,血清细胞因子检测示 IL-6 40.7pg/mL(正常参考值 <6.61 pg/mL)、IL-2 4.31pg/mL(正常参考值 <4.13 pg/mL)、IFN-γ 53.29pg/mL(正常参考值 <20.06pg/mL),给予对症退热药物体温可降至正常,生命体征稳定。10 月 2 日(第 6 天)患者呈持续高热,体温最高达 39.8 ℃,给予对乙酰氨基酚口服及物理降温等措施均退热效果不佳。10 月 3 日(第 7 天)患者持续高热不退,突然出现不自主肢体抖动,每次持续约 1 min,谵妄、烦躁不安,后突发四肢强直伴双眼上吊、意识不清,每次持续 3 min~5 min,之后反复发作,发作间期意识不清状态,考虑癫痫持续状态。予以地西泮、苯巴比妥交替镇静,甘油果糖脱水,丙戊酸钠抗癫痫,地塞米松(10 mg 每 6 h1 次)静脉滴注,托珠单抗(4 mg/kg)静脉滴注,体温无明显下降,与此同时,当日患者出现无尿,血清细胞因子检测示 IL-6 1721.89pg/mL(正常参考值 <6.61 pg/mL)、IL-2 7.31pg/mL(正常参考值 <4.13 pg/mL)、TNF-α 60.4pg/mL(正常参考值 <33.27pg/mL)、IFN-γ8590.8pg/mL(正常参考值 <20.06pg/mL),生化:二氧化碳 7.6mmol/L、尿素氮 5.94mmol/L、肌酐 134 μmol/L、乳酸脱氢酶 2277U/L、铁蛋白 51731ng/mL,血气分析示代谢性酸中毒。因癫痫持续状态、无尿,当日转至重症监护室,予以地塞米松治疗 CRS 及 ICANS、丙戊酸钠及左乙拉西坦抗癫痫、镇静、血浆置换及床旁血液滤过治疗,芦可替尼控制 CART 细胞增殖。患者意识转清,尿量逐渐增多,肾功能

恢复,10 月 30 日(第 34 天)复查血常规:白细胞 $3.99 \times 10^9/L$、血红蛋白 77 g/L、血小板 $92 \times 10^9/L$、中性粒细胞 $2.7 \times 10^9/L$;尿素氮及肌酐水平均正常,血清细胞因子: IL-6、IL-2、TNF-α 及 IFN-γ 基本正常范围,骨穿未见幼稚细胞,流式 MRD 阴性,好转出院。

【病例特点及分析】

病例特点:①患者中年男性,急性起病;②患者诊断 B 淋巴母细胞白血病 / 淋巴瘤 预后不良组,治疗过程期间出现复发,应用 CD19 CAR-T 细胞治疗,获得完全缓解;③ CAR-T 细胞治疗后出现严重 CRS、ICANS,糖皮质激素、IL-6 单抗治疗效果不理想,联合血浆置换、芦可替尼获得有效缓解。

CAR-T 细胞治疗相关 CRS 的分级目前临床上主要是根据 Lee 等[2] 对免疫治疗所致 CRS 相关不良事件评估标准(NCI CTC AE 4.0)加以修正以适用于 T 细胞治疗所致 CRS 的评估标准进行评定(表 6-78-1)。

表 6-78-1　细胞因子释放综合征分级标准

分级	毒性
1 级	无危及生命的症状,只需对症治疗,如发热、恶心、疲劳、头痛、肌痛、不适
2 级	症状需要适度干预并缓解:需氧量 <40%,或低血压(仅需补液或一种低剂量升压药物),或 2 级器官毒性
3 级	症状需要积极干预才能缓解:需氧量 ≥ 40%,或低血压(需大剂量或多种升压药物),或 3 级器官毒性,或 4 级转氨酶升高
4 级	危及生命的症状:需要机械通气或 4 级器官毒性(不包括转氨酶升高)
5 级	死亡

CAR-T 细胞相关性脑病综合征(CRES)是指 CAR-T 细胞治疗后出现的神经系统功能失调及相关病理性变化,2019 年美国移植和细胞治疗学会(ASTCT)进一步提出了"免疫效应细胞相关神经毒性综合征(ICANS)"的概念,即包括 CAR-T 细胞在内的免疫治疗后,患者内源性或外源性 T 细胞和(或)其他免疫效应细胞激活参与而引起的一系列神经系统异常的临床表现,相对 CRES,ICANS 的定义更为广泛,ASTCT 临床评分标准见表 6-78-2。

表 6-78-2　ASTCT 的 ICANS 一致性评估体系

神经毒性表现	1 级	2 级	3 级	4 级	5 级
成人及 ≥ 12 岁儿童(ICE 评分*)	7~9	3~6	0~2	0(患者无法唤醒完成 ICE 评分)	死亡
<12 岁儿童(CAPD 评分)	1~8	1~8	≥ 9	不能完成 CAPD 评分	死亡
意识障碍	持续清醒	能被声音唤醒	能被触觉唤醒	无法被反复的触觉唤醒昏迷	死亡

神经毒性表现	1 级	2 级	3 级	4 级	5 级
抽搐	N/A	N/A	任何临床表现为局部发展或全身大发作,且很快被干预后缓解,或仅有脑电图改变且在干预后消失	威胁生命的持续性癫痫发作(>5min);或反复的临床抽搐表现或脑电图改变,且抽搐间期未恢复至基线	死亡
运动障碍 Y	N/A	N/A	N/A	轻偏瘫或下肢轻瘫	死亡
颅内压升高 / 脑水肿	N/A	N/A	影像学上局部或局限的水肿 #	影像学上广泛的颅内水肿;或去大脑皮质状态;或去大脑皮质强直;或第 VI 颅神经麻痹;或视乳头水肿;或 Gushing 三联征	死亡

注:* 患者如果无法唤醒导致 ICE 评分为 0 的定义为 4 级,患者可唤醒评分 0 级分为 3 级。Y 运动障碍需要排除其他原因引起的可能,如果静药物的使用。# 颅内出血相关的水肿需要从 ICANS 评级中排除,其评级参考 CTCAE5.0 版

本例患者在 CAR-T 细胞输注后出现持续发热、神经系统异常改变、无尿,多种血清细胞因子浓度增高,疾病进展迅速且凶险,为癫痫持续状态,评定为 ICANS 4 级,本例患者在发生 ICANS 前无任何头痛及精神异常等先兆症状,说明部分患者 ICANS 的发生可呈跳跃式进展,需要引起临床医师的高度警惕和重视。

【专家点评】

典型的 CRS 临床表现包括发热、乏力、厌食及腹泻等全身症状和心血管、呼吸道、肝肾、胃肠道、血液和神经系统等局部脏器毒性症状。实验室可检测到患者血清 IL-6、IL-2、IL-10、IL-8、TNF-α 及 IFN-γ 等多种细胞因子浓度的增高,其中以 IL-6、IL-10 和 IFN-γ 的增高最为显著。除此之外,实验室还可检测到类似噬血细胞淋巴细胞增多症 / 巨噬细胞活化综合征的异常指标:血清铁蛋白、转氨酶、LDH 和三酰甘油水平的增高,低纤维蛋白原血症等。

在 CAR-T 细胞输注后 3 周内,若出现下列症状之一则应考虑可能发生 CRS:体温 ≥ 38 摄氏度;低血压(收缩压 <90 mmHg);低氧血症;脏器毒性反应。因这些症状也可以在其他合并症如肿瘤溶解综合征和败血症等出现,因此要注意鉴别。肿瘤溶解综合征发生过程中细胞因子的释放虽然也可导致炎症、低血压及急性肾损伤,但溶瘤综合征常发生的一些代谢异常如高尿酸、高钾、高磷及低钙血症在 CRS 早期并不多见。败血症的临床表现可以类似 CRS,如发热、低血压、心动过速、肝功能异常等,可通过微生物学的培养及抗体检测、二代测序等手段有助于鉴别微生物感染,尽管大多重症感染患者 IL-6 水平可以增高,而 IFN-γ 增高并不常见。ICANS 的发生形式呈双相性:第一阶段在 CAR-T 细胞输注后的早期发生,与高热及其他 CRS 症状同时出现;第二阶段发生在高热和其他 CRS 症状消失之后,通常在 CAR-T 细胞输注后的第 6 天以后。ICANS 的病因尚不明确,可能与脑脊液中细胞因子浓度增高有关,高肿瘤负荷、内皮细胞激活、颅内血管组织表达 CD19 及血脑屏障通透性的增高也是可能导致 ICANS 的机制。

鉴于 ICANS 的临床表现多样，推荐多学科联合诊疗模式进行临床诊疗，尤其是在疾病早期神经系统毒性症状不典型时，要重视全面的神经系统检查。对于既往有中枢神经系统疾病病史，或者肿瘤累及中枢的患者，CAR-T 细胞输注后建议运用 CARTOX-10 或 ICE 评分量表，进行每日 2 次神经系统评估。ICANS 的诊断依据包括：患者在 CAR-T 细胞治疗后出现神经和（或）精神症状及相应体征；经 CSF、头颅 MRI、脑电图等检查，符合 ICANS 表现；排除其他神经系统疾病，主要包括有颅内感染、颅内出血及原发病中枢累及。

严重的 CRS 是影响患者预后的重要因素，处理不当将导致患者死亡，早期识别及有效控制严重 CRS 对提高 CAR-T 细胞治疗的疗效至关重要。反复高热、较高的疾病负荷及快速升高的 IL-6 和铁蛋白均提示患者可能发生严重 CRS 及 ICANS，早期予以托珠单抗、及时使用激素和血浆置换对控制 CRS、ICANS 的进一步发展、改善预后起重要作用。

【文献复习】

文献报道[3]，CAR-T 回输后出现 ICANS 的中位时间为 4~5 d，中位持续时间约 5 d。ICANS 可与 CRS 同时发生，亦可在 CRS 消退后独立出现，单独出现时 ICANS 症状通常较轻微。ICANS 早期常表现为头痛、疲劳、震颤、视听幻觉、语言表达困难、书写障碍、轻度嗜睡、注意力不集中等，严重时可进展为全面失语、大小便失禁、严重意识及运动障碍、癫痫发作和昏迷性脑水肿。对于 CAR-T 细胞输注后发生 ICANS，应按照分级处置原则[4]。

1 级 ICANS 主要以支持治疗和密切检测为主，糖皮质激素是首选的治疗方案，托珠单抗血脑屏障渗透性差，对 ICANS 的疗效有限，且有促进和加重 ICANS 的风险，故仅在 ICANS 合并 CRS 时使用。

2~3 级 ICANS，推荐使用地塞米松（10 mg，静脉注射，q6 h），可根据患者症状调整剂量。

4 级 ICANS 可考虑静脉滴注大剂量甲泼尼龙 1 g/d，连续治疗 3 d，临床症状缓解应迅速减停，目前已证实短疗程激素不会影响 CART 的疗效。对于 3~4 级 ICANS 患者应注重多学科合作，建议在重症监护病房进行管理，必要时可行插管、机械通气保护气道。除大剂量皮质激素外，可同时使用甘露醇或高渗盐降低颅内压，推荐使用左乙拉西坦抗癫痫。

连续性静 - 静脉血液滤过（CVVH）可以清除多余水平、中小分子炎症介质、稳定内环境，为已受损器官的恢复创造条件；血浆置换可以清除体内各种炎症介质、毒素及铁蛋白等大、中、小分子，调节细胞及体液免疫，恢复损伤网状内皮细胞的吞噬功能，在重型 ICANS 处理时可以合理选择使用 CVVH 及血浆置换。

经托珠单抗和激素治疗后病情无明显改善的 CRS 和 ICANS，文献报道[5]可以通过靶向参与 CRS、ICANS 的重要细胞因子如 IL-6、IL-1、GM-CSF 及 TNF-α 以及重要通路如 JAK 信号通路的药物发挥特异性抗炎作用，比如阿那白滞素（anakinra）阻断 IL-1 受体，GM-CSF 抑制剂（lenzilumab）[6]、酪氨酸激酶抑制剂（达沙替尼）等治疗临床前研究也有报道。有证据表明内皮激活和血脑屏障破坏在 ICANS 发展过程中起重要作用，去纤苷是被 FDA 批准的用于治疗肝小静脉闭塞性疾病的药物，虽然目前尚无去纤苷对 CART 相关毒性影响的临床数据，已有研究在尝试使用去纤苷[7]保护内皮细胞用于预防 CART 治疗后 ICANS。

（天津市第一中心医院血液内科　蒲业迪）

【参考文献】

[1] PORTER D, FREY N, WOOD PA, et al. Grading of cytokine release syndrome associated with the CAR T cell therapy tisagenlecleucel[J]. *J Hematol Oncol*, 2018, 11（1）：35-47.

[2] LEE DW, GARDNER R, PORTER DL, et al. Current concepts in the diagnosis and management of cytokine release syndrome[J]. *Blood*, 2014, 124（2）：188-195.

[3] KARSCHNIA P, JORDAN JT, FORST DA, et al. Clinical presentation, management, and biomarkers of neurotoxicity after adoptive immunotherapy with CAR T cells[J]. *Blood*, 2019, 133（20）：2212-2221.

[4] CART 细胞治疗 NHL 毒副作用临床管理专家共识 [J]. 转化医学杂志，2021，10（1）：1-10.

[5] LIU D, ZHAO J. Cytokine release syndrome：grading, modeling, and new therapy[J]. *J Hematol Oncol*, 2018, 11（1）：121.

[6] STERNER RM, SAKEMURA R, COX MJ, et al. GM-CSF inhibition reduces cytokine release syndrome and neuroinflammation but enhances CAR-T cell function in xenografts. *Blood*, 2019, 133（7）：697-709.

[7] KLEIN OR, CHOI S, HAILE A, et al. Defibrotide modulates pulmonary endothelial cell activation and protects against lung inflammation in pre-clinical models of LPS-induced lung injury and idiopathic pneumonia syndrome. Biol Blood Marrow Transplant 2020 Mar 1;26（3）：S138–9.

病例 79 CLL1 CAR–T 桥接单倍体异基因造血干细胞移植治疗急性髓系白血病一例

【背景知识】

急性髓系白血病（AML）是起源于造血干细胞的恶性克隆性疾病，白血病细胞出现增殖失控、分化障碍、凋亡受阻，大量蓄积于骨髓和其他造血组织，从而抑制骨髓正常造血功能并浸润淋巴结、肝、脾等组织器官。

1. 临床表现　AML 的临床表现主要分为两类，一类是正常造血抑制导致的骨髓衰竭相关的临床表现，如贫血、白细胞减少导致的感染、血小板减少导致的出血。另一类是白血病细胞浸润组织器官引起的临床表现，如肝脾肿大、绿色瘤等。

2. 诊断标准　参照 WHO 2016 造血和淋巴组织肿瘤分类标准，外周血或骨髓原始细胞 ≥ 20% 是诊断 AML 的必要条件。当患者被证实有克隆性重现性细胞遗传学异常 t（8；21）（q22；q22）、inv（16）（p13q22）或 t（16；16）（p13；q22）以及 t（15；17）（q22；q12）时，即使原始细胞 <20%，也应诊断为 AML。

3. 不良预后因素　年龄 ≥ 60 岁；此前有骨髓增生异常综合征（MDS）或骨髓增殖性肿瘤（MPN）病史；治疗相关性 / 继发性 AML；高白细胞（WBC ≥ 100×10^9/L）；合并中枢神经系统白血病（CNSL）；合并髓外浸润（除外肝、脾、淋巴结受累）。

【病例简介】

患者男性,28 岁,主因"确诊急性髓系白血病 M4 近 2 月"入院。

现病史:患者入院前 2 月余因颈部肿物 2 月加重伴发热入我科,完善血常规:WBC 45.12×10⁹/L, Hb 90 g/L, Plt 18×10⁹/L; T-spot 阴性;颈部 CT:右侧颈部 II-IV 区混杂密度肿块,伴双侧颈部 I-III 区多发增大淋巴结;骨穿:增生明显活跃 +,原粒 30%,原单 50%,考虑 AML-M4;免疫分型: 82.47% 细胞表达 CD17$^+$CD34$^+$CD33$^+$HLADR$^+$CD7$^+$CD13$^+$ CD123$^+$C-D38$^+$CD19^{dim}CD15^{dim}cMPO$^+$CLL1$^+$,为异常表型髓系原始细胞;56 种融合基因阴性;染色体正常核型;二代测序: FLT3-ITD 突变 2.43%,FLT3-TKD 突变 2.73%,TET2 突变 47.98%。予以 HAD 方案诱导,化疗第 7 天复查骨穿:增生减低 +,原粒 14%,原单 31%;流式: 54.81% 为异常髓系原始细胞。化疗休息第 8 天复查骨穿:增生明显活跃,原单 7.5%,幼单 20.5%,红系极高 70.5%;流式: 49.99% 为异常髓系原始细胞。考虑诱导治疗失败,后予以索拉菲尼 +DAC+CAG 双诱导;后复查骨穿:增生活跃(+),原粒 2%,原单 2.0%,幼单 3.5%, AML-M4 化疗后骨髓象;流式: 8.69% 为异常表型髓系原始细胞。病情稳定出院。今为继续治疗再次入院。

既往史:否认高血压、冠心病、糖尿病病史,否认痢疾、伤寒、结核病史,否认手术、外伤史。

个人史:否认药物过敏史。无烟酒嗜好。

家族史:家族中无遗传病、先天性疾病及类似疾病史。

入院体格检查:无特殊异常。

入院后化验及检查:骨穿:增生活跃,原粒 2%,原单 1%,幼单 14%;骨髓流式: 9.46% 为异常表型髓系原始细胞, 4.21% 为偏幼稚阶段单核细胞;腰穿:脑脊液蛋白 25.40 mg/dL,脑脊液流式 26.53%(182 个细胞)为异常表型髓系原始细胞;PET-CT:与颈部 CT 比,右侧颈部 II-IV 区混杂密度肿块基本消失,局部代谢未见异常,右肺中叶、下叶多发小结节,代谢未见异常。

诊疗经过及疗效:考虑难治 AML 合并 CNSL。结合家属意愿,入 CLL1 治疗恶性血液肿瘤临床试验,桥接异基因造血干细胞移植。予以地西他滨 + 维奈托克降低肿瘤负荷,复查腰穿,脑脊液流式肿瘤细胞转阴,同时制备并培养 CART 细胞,予以 FC 方案预处理,化疗结束后第 2 天输注 CLL1 CAR-T 细胞 1.5×10⁶/kg。CAR-T 治疗后 10 天评估骨髓:增生减低 +,粒系缺如,红系极高;流式 MRD 转阴;予以激素控制炎症反应,行异基因造血干细胞移植,后随访至今 7 月,持续完全缓解。

【病例特点及分析】

病例特点:患者为青年男性,初诊以颈部肿物并发热入院,合并白细胞高、贫血、血小板减低,行骨穿示 AML-M4,染色体正常核型,融合基因阴性,存在低频 FLT3-ITD、低频 FLT3-TDK 及 TET2 突变,根据急性髓系白血病遗传学预后分组(表 6-79-1),为预后中等组。

表 6-79-1　急性髓系白血病患者的预后危险度

预后等级	细胞遗传学	分子遗传学
预后良好	inv（16）（p13q22）或 t（16;16）（p13;q22）t（8;21）（q22;q22）	NPM1 突变但不伴有 FLT3-ITD 突变，或伴有低等位基因比 FLT3-ITD 突变[a] CEBPA 双突变
预后中等	正常核型 t（9;11）（p22;q23） 其他异常	inv（16）（p13q22）或 t（16;16）（p13;q22）伴有 C-kit 突变[b] t（8;21）（q22;q22）伴有 C-kit 突变[b] NPM1 野生型但不伴有 FLT3-ITD 突变，或伴有低等位基因比 FLT3-ITD 突变[a]（不伴有遗传学预后因素） NPM1 突变伴有高等位基因比 FLT3-ITD 突变[a]
预后不良	单体核型 复杂核型（≥ 3 种），不伴有 t（8;21）（q22;q22）、inv（16）（p13;q22）或 t（16;16）（p13;q22）或 t（15;17）（q22;q12） -5 -7 5q- -17 或 abn（17p） 11q23 染色体易位，除外 t（9;11） inv（3）（q21q26.2）或 t（3;3）（q21q26.2） T（6;9）（p23;q34） T（9;22）（q34.1;q11.2）	TP53 突变 RUNX1（AML1）突变[c] ASXL1 突变[c] NPM1 野生型伴高等位基因比 FLT3-ITD 突变[ac]

[a] 低等位基因比为 <0.5，高等位基因比为 ≥ 0.5。如没有进行 FLT3 等位基因比检测，FLT3-ITD 阳性应按照高等位基因比对待。[b]C-kit D816 突变对 t（8;21）（q22;q22）、inv（16）（p13;q22）或 t（16;16）（p13;q22）患者预后具有影响，其他的突变位点对预后没有影响，仍归入预后良好组。[c] 这些异常如果发生于预后良好组时，不应作为不良预后标志。单体核型：两个或两个以上常染色体单体，或一个常染色体单体合并至少一个染色体结构异常。DNMT3a、RNA 剪接染色质修饰基因突变（SF3B1、U2AF1、SRSF2、ZRSR2、EZH2、BCOR、STAG2）在不同伴有 t（8;21）（q22;q22）、inv（16）（p13q22）或 t（16;16）（p13;q22）或 t（15;17）（q22;q12）时，预后不良。但其循证医学证据级别不能等同于 TP53、ASXL1、RUNX1 等突变，暂不作为危险度分层的依据

　　患者合并有髓外浸润，预后不良，且予以 HAD 及索拉菲尼 + 地西他滨 +CAG 双诱导后骨髓评价 PR，并发 CNSL，预后差。常规治疗方案效果差，获得患者及家属知情同意后入组 CLL1 CAR-T 临床试验，获得骨髓及中枢缓解，后行减低剂量预处理的父供子单倍体异基因造血干细胞移植，于造血干细胞前应用激素控制体内炎症反应，最终移植过程顺利，患者获得随访期内持续缓解。

【专家点评】

　　目前年轻复发难治 AML 治疗方案首选临床试验，合并有 FLT3、IDH1 等突变位点者可选取靶向治疗，如无特异性靶位，可行挽救化疗后行异基因造血干细胞移植，尽管新的治疗方法层出不穷，异基因造血干细胞移植仍为难治 AML 的最终治疗方案。

　　该例患者存在 FLT-3 低频突变，前期化疗应用索拉菲尼效果欠佳，同时合并有中枢受累，预后极差，患者恶性细胞合并有 CLL1 表达，故而患者及家属同意后入组 CLL1 CAR-T 临床试验，经 CAR-T 治疗后骨髓缓解，合并粒细胞缺乏、骨髓粒系缺如，予以减低剂量预处理后行父供单倍体异基因造血干细胞移植，移植后随访至今完全缓解。

　　CLL1 于白血病干细胞表达，而正常造血干细胞不表达，故为较好的 CAR-T 治疗白血

病的靶点之一。我们前期研究发现，CLL1 CAR-T 输注后存在长期粒细胞缺乏，易并发感染等并发症，于 CAR-T 治疗 AML 完全缓解后短期内桥接造血干细胞移植，以尽早恢复造血，可减少患者临床并发症，提高临床缓解，为一种有效且安全的治疗方案。

【文献复习】

近年来出现不少 AML 的治疗新药，这类新药为一些复发难治 AML 患者带来再次获得缓解的机会。即便如此，复发难治白血病的疗效依然欠佳、预后差，同时结合我国国情，新药往往费用昂贵，给患者及家属带来沉重经济负担，且相当多的 AML 患者无合适新药治疗靶点，给治疗带来困难。

CLL1 是 C 型凝集素样分子 1，是一种含有细胞外、跨膜和细胞质结构域的泛髓样抗原。CLL1 在单核细胞、树突细胞和粒细胞上表达，同时 CLL1 表达于白血病干细胞，而正常造血干细胞表面不表达，故而 CLL1 成为 CAR-T 治疗 AML 的靶点之一。近些年，靶向 CLL1 CAR-T 在白血病细胞系的体内试验及体外试验取得良好疗效，而 CLL1 CART 在儿童复发难治及二次肿瘤中疗效满意。

CLL1 CAR-T 治疗后最常见不良反应为全血细胞减少、粒细胞缺乏等，而 CAR-T 治疗后桥接异基因造血干细胞移植可有效促使造血恢复、更快达到临床缓解，为难治复发 AML 的治疗提供了有效的治疗方法，具有良好的临床应用前景。

（天津市第一中心医院血液内科　孟娟霞）

【参考文献】

[1] ZHANG H，WANG P，LI Z，et al. Anti-CLL1 Chimeric Antigen Receptor T-Cell Therapy in Children with Relapsed/Refractory Acute Myeloid Leukemia[J]. *Clin Cancer Res*，2021，27（13）：3549-3555；

[2] MA H. Targeting CLL-1 for acute myeloid leukemia therapy[J]. *J Hematol Oncol*，2019，12（1）：41.

[3] ZHANG H. Successful anti CLL1 CAR T-cell therapy in secondary acute myeloid leukemia[J]. *Front Oncol*，2020，10：685.

[4] 中国复发难治性急性髓系白血病诊疗指南（2021 年版）[J]. 中华血液学杂志，2021，42（8）：624-627.

[5] 中国成人急性髓系白血病（非急性早幼粒细胞白血病）诊疗指南（2021 年版）[J]. 中华血液学杂志，2021，42（8）：617-623.

第七章　感染

病例 80　鼻 – 眶型毛霉感染一例

【背景知识】

毛霉菌病是一类由毛霉目真菌引起的侵袭性真菌感染。毛霉目真菌分类较多,既往称为接合菌,现统一称为毛霉菌,可分为:横梗霉科、毛霉科、根霉科、枝霉科、小克银汉霉科等多个致病种属。毛霉感染临床表现多样,可表现为局灶性感染或全身播散性感染。其中播散性感染多见于免疫功能低下患者,如移植患者、恶性肿瘤患者等。此外,感染部位也与基础疾病密切相关,移植受者及恶性肿瘤患者约 50% 的感染部位为肺部,而免疫功能相对正常的患者则以皮肤受累最多见。毛霉感染发病率较低,多数研究报道发病率低于 1/ 百万,但是病死率可达 40%~80%。该感染进展迅速,治疗延迟数天即可导致死亡率增高。

【病例简介】

患者,男, 40 岁,主因"诊断急性髓系白血病 2 年 5 月,造血干细胞移植术后 1 年 6 月,左面颊疼痛 1 周"入院。

现病史:患者入院前 2 年 5 月因颈部疼痛入当地医院诊治,完善骨穿等相关检查后诊断急性髓系白血病 -M5,给予 IA 诱导化疗后达到完全缓解,后给予 DA、大剂量阿糖胞苷及地西他滨 +CAG 方案巩固强化治疗,骨髓流式微小残留病阴性。1 年 6 月前患者入我院,行单倍体造血干细胞移植(子供父),过程顺利,+13 天造血植入。移植后患者出现 3 度急性移植物抗宿主病,加强抗排异治疗后好转。患者院外规律服用曲安西龙、芦可替尼等药物抗排异治疗。入院前 1 周患者出现左侧面颊部持续性胀痛,伴有左侧头痛。无畏寒发热,无咳嗽咳痰,无恶心呕吐,无视物异常,无肢体活动不利。患者为进一步诊治再次入我科。病程中,患者精神尚可,睡眠可,饮食不佳,近期体重无明显增减。

既往史:既往诊断 2 型糖尿病 2 年,规律服用药物,血糖控制不佳。否认高血压、冠心病等慢性病史,否认痢疾、伤寒、肝炎、结核等感染病史。有输血史,否认药物、食物过敏史。

个人史:无烟酒嗜好。

家族史:家族中无遗传病、先天性疾病及类似疾病史。

入院体格检查:左眼肿胀,头部及左侧面颊部压痛阳性;余查体未见异常。

入院后化验及检查:

血常规:WBC 5.4 × 10⁹/L、Hb 120 g/L、PLT 55 × 10⁹/L、ANC 3.9 × 10⁹/L。

凝血功能:PT 11.5 s、APTT 77.7 s、TT 13.6 s、Fib 3.9 g/L、D-dimer 0.35μg/mL。

肝肾功能:ALB 38.6 g/L、GLO 22.4 g/L、ALT 49.1U/L、AST 39.8U/L、Cr 42.5μmol/L。

降钙素原:0.26 ng/mL(0.05~0.1 ng/mL)、G 试验、GM 试验均为阴性。

抗核抗体及 ENA 抗体谱:未见异常。

胸 CT:双肺多发小结节影;双肺下叶胸膜下可见条索影。

鼻窦 CT:双侧上颌窦、筛窦、蝶窦及额窦密度增高影,感染?

鼻窦 MRI:双侧上颌窦、筛窦、蝶窦异常信号影,性质待定;颅底骨质为见明显破坏。

眼眶 MRI:未见明显异常。

鼻拭子宏基因组二代测序(mNGS):米根霉。

鼻窦清扫术后病理:黏膜息肉增生伴急性坏死,可见多量成熟中性粒细胞。

骨穿:急性髓系白血病治疗后完全缓解骨髓象;骨髓流式:未见异常髓系原始细胞。

诊疗经过及疗效:

患者鼻拭子 NGS 回报米根霉,结合患者面颊肿痛症状,考虑鼻 - 眶型毛霉感染(米根霉)可能,遂入耳鼻喉科行鼻窦清扫术。术后病理提示组织坏死,大量中性粒细胞浸润。根据患者临床症状、NGS 及病理结果,诊断鼻 - 眶型毛霉(米根霉)感染。予泊沙康唑片联合两性霉素 B 脂质体抗真菌治疗,患者肿痛症状明显好转,左眼肿胀消退,目前定期随访中。

【病例特点及分析】

病例特点:①该患者以颜面部疼痛为主要临床表现,症状较为典型。②该患者根据临床症状、手术病理及二代测序结果明确诊断侵袭性鼻 - 眶型毛霉感染。③该患者在怀疑毛霉感染后,迅速联合手术科室进行外科清创,显著提高治疗疗效。

分析如下。

(1)该患者为中年男性,血液系统基础疾病为急性髓系白血病,异基因造血干细胞移植术后,目前仍口服糖皮质激素等免疫抑制剂,且患者合并糖尿病,考虑存在多项毛霉感染的危险因素。该患者以颜面部肿痛为主要临床表现,同时伴有同侧眼睛肿胀、疼痛为典型鼻 - 眶型毛霉感染表现。

(2)该患者根据临床症状首先考虑局部感染,侵袭性真菌感染待除外,因而首先进行了鼻拭子的二代测序检测,待结果回报为可见米根霉序列,并且未发现其他致病细菌时,结合患者症状,已高度怀疑毛霉感染。行手术清创后,术后病理提示坏死及中性粒细胞浸润。结合上述结果我们认为患者可确诊毛霉菌感染。

(3)该患者疗效显著,目前为定期随访中,未再出现局部感染复燃表现。回顾该患者治疗过程,我们认为疑诊毛霉菌病后,第一时间联系耳鼻喉科行鼻窦清扫术,进行手术清创是治疗的关键。同时我们还联合了泊沙康唑及两性霉素 B 的药物治疗,这种手术 + 药物的综合治疗是提高患者预后的关键措施。

【专家点评】

毛霉菌感染是一类进展迅速,死亡率较高的侵袭性真菌病。不同免疫状态的患者,其临床表现及感染部位会有较大差异。血液系统恶性肿瘤患者,特别是接受造血干细胞移植的患者,因其免疫功能低下,是重要的易感人群。对于毛霉感染,因其进展非常迅速,数天内即可导致患者死亡率骤升,因而强调诊断和治疗需要迅速决断,一旦怀疑,可以采用边诊断边治疗的策略,以免贻误治疗时机。手术清创 + 药物治疗是首选的治疗方式,手术清创既可以迅速去除感染组织,降低真菌负荷,同时也可以提供病理学证据,为明确诊断提供重要依据。此外联合足量、足疗程的抗真菌药物也是有效控制此类感染的重要治疗手段。

【文献复习】

侵袭性毛霉菌病,既往称为接合菌感染,是由毛霉目真菌所诱发的感染性疾病。毛霉目种属分类较多,最常见的致病菌种属依次为:根霉属、毛霉属和横梗霉属以及根毛霉属[1]。不同免疫状态的患者,毛霉感染的临床表现也不尽相同。免疫功能正常的患者毛霉菌感染多继发于外伤、手术或烧伤等因素,临床表现也以皮肤肿胀、溃疡、局部脓肿为主。糖尿病患者通常表现为鼻 - 眶 - 脑毛霉菌感染,较少累及肺部。而免疫功能低下,特别是粒细胞缺乏的患者中,主要受累部位为肺部,这一表现与吸入真菌孢子导致感染有关。

毛霉菌感染的诊断依赖于影像学、组织病理以及病原学证据的综合诊断[2]。有研究报道诊断到治疗之间的间隔超过 6 天,患者的死亡率将由 48% 增长至 82%,这一结果表明对于疑似毛霉感染的患者,需尽快启动治疗[3]。目前毛霉感染的首选治疗方式为手术清创联合药物治疗。多项研究表明手术治疗可以显著提高患者治愈率,一项入组 929 例患者的大宗回顾性研究显示接受手术治疗的患者,与未接受手术治疗的患者想相比,其死亡率风险比为 0.24,另一项研究得出的风险比为 0.31[1,4],这些研究均表明手术治疗可以极大的提高患者的存活率。此外毛霉菌感染手术治疗需尽可能切除病灶,以减少感染复燃可能,必要时可多次手术治疗。

药物治疗是治愈毛霉感染的另一大基石。目前对毛霉具有抗菌活性的药物主要有两性霉素 B,泊沙康唑以及艾沙康唑。由于两性霉素 B 胆酸盐制剂具有严重的副作用,并且毛霉感染疗程需求普遍较长,因而仅在无法获得脂质体两性霉素 B 的情况下才考虑应用这种胆酸盐制剂。两性霉素 B 脂质体则是治疗毛霉感染的重要药物。多项研究显示两性霉素 B脂质体单药或联合治疗,可有效提高毛霉感染患者生存率[5]。其剂量范围可在 1 -10 mg/kg 之间,一般而言,更大剂量可以提高疗效,但相应的肝肾毒性、电解质紊乱等并发症也需要兼顾。艾沙康唑及泊沙康唑可具有与两性霉素 B 相当的疗效,且副作用相对较小[6],因而也可用于毛霉感染的首选治疗。

(天津市第一中心医院血液内科　王钊）

【参考文献】

[1] RODEN MM, ZAOUTIS TE, BUCHANAN WL, et al. Epidemiology and outcome of zy-gomycosis: a review of 929 reported cases[J]. *Clin Infect Dis*, 2005, 41: 634-653.

[2] BRUNET K, RAMMAERT B. Mucormycosis treatment: Recommendations, latest advances, and perspectives[J]. *J Mycol Med*, 2020, 30(3): 101007.

[3] CHAMILOS G, LEWIS RE, KONTOYIANNIS DP. Delaying amphotericin B-based front-line therapy significantly increases mortality among patients with hematologic malignancy who have zygomycosis[J]. *Clin Infect Dis*, 2008, 47(4): 503-509.

[4] LANTERNIER F, DANNAOUI E, MORIZOT G, et al. A global analysis of mucormyco-sis in France: the RetroZygo Study (2005-2007)[J]. *Clin Infect Dis*, 2012, 54 Suppl 1:

S35-43.

[5] SKIADA A, PAGANO L, GROLL A, et al. Zygomycosis in Europe: analysis of 230 cases accrued by the registry of the European Confederation of Medical Mycology（ECMM）Working Group on Zygomycosis between 2005 and 2007[J]. *Clin Microbiol Infect*，2011，17:1859-1867.

[6] MARTY FM, OSTROSKY-ZEICHNER L, Cornely OA, et al. Isavuconazole treatment for mucormycosis: a single-arm open-label trial and case-control analysis[J]. *Lancet Infect dis*，2016,16:828-837.

病例 81　播散性曲霉中枢感染一例

【背景知识】

由于免疫抑制剂的使用不断增加,特别是在包含造血干细胞移植在内的移植受者中,侵袭性曲霉病的发病率在过去十年中处于逐步上升的趋势。曲霉通过孢子播散方式进行传播,孢子经由呼吸道吸入后沉积在肺部,从而导致肺脏成为曲霉最常见的受累器官,其次受累部位则为鼻窦;但是部分患者也可出现中枢神经系统受累,特别是免疫功能低下患者。大多数中枢神经系统曲霉感染与烟曲霉有关,但其他曲霉种属的发病率(黄曲霉、黑曲霉、土曲霉等)也在逐渐增加。中枢神经系统曲霉菌病主要有两大感染途径:第一种是由于曲霉具有血管侵袭性,因而患者感染后,病原体可经循环系统血行播散至颅内,这也是曲霉中枢感染的主要传播途径;另一种感染途径为曲霉感染鼻窦后,凭借其高侵袭性直接突破颅底,蔓延至颅内。曲霉累及中枢是曲霉感染的重症表现,病死率高达80%,病程凶险且进展迅速,患者可能在出现神经症状后数天内死亡。其临床表现多样,缺乏特异性症状,根据颅内受累的程度,患者可能会出现头痛、局灶性神经功能缺损、精神状态改变、癫痫发作或意识改变等症状。

【病例简介】

患者,男,48岁,主因"诊断骨髓增生异常综合征5年,左眼失明3周"入院。

现病史:患者入院前5年于外院诊断骨髓增生异常综合征,规律服用"环孢素""沙利度胺"等药物维持治疗。监测血常规示白细胞、血红蛋白大致正常,血小板波动于 $50\sim60\times10^9$/L。入院前3周,患者无明显诱因下出现左眼肿痛,进而出现失明,并伴有间断发热,体温最高 38.7 ℃,无咳嗽咳痰、胸闷憋气等伴随症状。患者入眼科诊治,考虑眼内炎,未行手术等治疗。后患者因反复发热,入我科继续诊治。

既往史:既往体健。否认高血压、糖尿病、冠心病等慢性病史,否认痢疾、伤寒、肝炎、结核等感染病史。否认输血史,否认药物、食物过敏史。

个人史:无烟酒嗜好。

家族史:家族中无遗传病、先天性疾病及类似疾病史。入院体格检查:左眼玻璃体混浊,无光感。余查体未见异常。

入院后化验及检查如下。

血常规：WBC 6.9×10⁹/L、Hb 71 g/L、PLT 47×10⁹/L。

凝血功能：PT 16.5 s、APTT 37.7 s、TT 14.2 s、Fib 4.1 g/L、D-dimer 3.5ug/mL。

肝肾功能：ALB 32.5 g/L、GLO 15.8 g/L、ALT 114U/L、AST 105U/L，余皆正常。

抗核抗体及 ENA 抗体谱：未见异常。

脑脊液常规：无色、透明、球蛋白定性＋；白细胞数 40 个/μL，中性粒细胞 26 个。

脑脊液生化：微量蛋白 1199 mg/L，葡萄糖 1.86 mmol/L，氯化物 96.9 mmol/L。

胸 CT：左肺上叶舌段及下叶背段炎症。

头 MRI：双侧额叶、双侧侧脑室前角旁、胼胝体膝部、双侧半卵圆中心多发片状异常信号；双侧侧脑室壁及脉络丛多发点片装异常信号，感染性病变？

外周血宏基因组二代测序（mNGS）：曲霉属，构巢曲霉。

脑脊液宏基因组二代测序（mNGS）：曲霉属，构巢曲霉。

骨穿：骨髓增生异常综合征治疗后骨髓象；骨髓流式：未见异常髓系原始细胞。

诊疗经过及疗效：

患者明确诊断为：①骨髓增生异常综合征治疗后；②中枢曲霉感染；③眼内炎。予伏立康唑 0.2 g，每 12 h1 次联合两性霉素 B 脂质体 150 mg，每日 1 次抗真菌治疗，并给予鞘内注射两性霉素 B。治疗期间，患者体温控制，一般状态好转，后因突发脑干梗塞死亡。

【病例特点及分析】

病例特点：①起病较为隐匿，以视神经受损为首发表现。②通过二代测序等检测技术，诊断明确。③患者死于脑干梗塞，疑为菌栓播散所致。

分析如下。

（1）该患者为中年男性，血液系统基础疾病为骨髓增生异常综合征，且长期口服环孢素等免疫抑制剂，无其他基础合并症，考虑存在曲霉中枢感染的危险因素。该患者以失明为首发临床表现，起病较为隐匿，并无明显头痛、意识障碍等中枢感染表现。提示我们曲霉中枢感染表现多样，且缺乏典型症状，对于存在危险因素的人群，需要提高这方面的鉴别诊断意识。

（2）该患者通过脑脊液及外周血的宏基因组 2 代测序检测，明确发现曲霉中枢感染病原学证据，并且可以精准定位至病原体种属，结合患者失明的临床表现以及头 MRI 多发点片状异常信号改变等影像学证据，从而对这一少见感染做出明确诊断。

（3）该患者最终并未治疗成功，而是死于脑干梗塞。在明确诊断后，我们根据文献报道，选用伏立康唑联合鞘内注射两性霉素 B 进行抗真菌治疗。患者眼睛肿痛症状一度好转，但治疗期间患者突发一侧肢体无力，头 MRI 结果显示脑干新发片状高密度影，且与定位体征相符，考虑脑干梗塞。其后患者一般状态迅速恶化，2 天后出现意识障碍及呼吸节律异常，最终死亡。该患者的脑干梗塞不排除真菌栓子脱落可能，这一表现与曲霉中枢感染易并发颅内多发播散的特点相符，也体现了该感染病程凶险的特点。

【专家点评】

中枢神经系统真菌感染是一类发病率较低但病死率极高的感染性疾病。免疫功能低下是该类感染最重要的危险因素,凡是能引起免疫功能减低的因素,如移植受者、中性粒细胞减少症、遗传性免疫缺陷、淋巴瘤、糖尿病、长期激素及免疫抑制剂治疗等均可增加患者感染风险。目前中枢曲霉感染的首选治疗药物为伏立康唑,该药物对曲霉具有强大抗菌活性,同时又具有良好的血脑屏障渗透性。但是仅药物治疗有时不能挽救患者生命,联合外科手术干预(包括病灶切除、脓肿抽吸等)可有效提高患者生存率,并缩短治疗疗程。

【文献复习】

在中枢真菌感染患者中,曲霉感染占比约为 10%,免疫功能低下是最重要危险因素,同时也是影响患者预后的重要因素。有研究报道免疫功能正常的患者,其病死率低于 50%,但是免疫功能低下患者,其死亡率可高达 80%~100%[1];表明中枢曲霉感染是一种发病率较低,但是病程凶险,死亡率较高的感染性疾病。特别是对于存在免疫功能缺陷因素的患者,需要尤其注意该感染的可能。

中枢曲霉感染的临床症状根据中枢受累程度可表现不同的症状。有研究报道最常见的症状为头痛,约 40% 的患者可出现该症状,另一个较为常见的症状即为发热,多数患者体温峰值 >38 ℃,仅少数患者表现为低热。约 25% 的患者出现精神状态改变,10% 的患者可出现全身性癫痫发作。局灶性神经异常可见于 28.5% 的患者,表现为偏瘫、颅神经麻痹以及视力改变[2]。此外还有研究显示发生中枢曲霉感染的患者中,约半数的患者应用免疫抑制剂或糖皮质激素治疗,这一结果表明不仅需要注意因原发病导致免疫功能低下的患者,如造血干细胞移植受者等,同时因长期接受激素及免疫抑制剂治疗导致免疫功能低下的患者也是重要的易感人群。

目前有多项研究表明手术干预联合药物治疗是中枢曲霉感染的一线治疗方案。一项大宗回顾性分析显示与未接受手术的患者相比,接受手术干预的患者的生存率明显提高,并且手术治疗并不局限于完整切除病灶,即使部分切除感染灶或者是局部引流也可使患者受益[3]。目前美国感染病学会(IDSA)指南也明确建议尽可能给予手术干预,但需要权衡手术创伤与患者获益[4]。中枢曲霉感染药物治疗可选择空间较小,两性霉素 B 是治疗曲霉感染的重要药物,但是由于其分子量较大,血脑屏障透过性较差,因而对中枢曲霉的疗效有限。目前两性霉素脂质体已应用于临床,但针对脂质体对中枢曲霉的疗效尚缺乏研究证实。中枢曲霉感染目前公认的一线治疗为伏立康唑,该药物具有良好的血脑屏障透过性,为药物发挥疗效提供坚实基础。临床研究也显示伏立康唑可明显提高患者治愈率及存活率[5]。

总之,随着包括二代测序等新型诊断方法的出现以及免疫抑制剂的广泛使用,中枢神经系统曲霉菌病逐渐被我们所认知。一旦诊断后,迅速给予手术联合药物治疗是提高患者疗效的关键。

(天津市第一中心医院血液内科 王钊)

【参考文献】

[1] KLEINSCHMIDT-DEMASTERS BK. Central nervous system aspergillosis: a 20-year retrospective series[J]. *Human pathology*, 2002, 33: 116-124.

[2] MEENA DS, KUMAR D, BOHRA GK, et al. Clinical manifestations, diagnosis, and

treatment outcome of CNS aspergillosis: A systematic review of 235 cases[J]. *Infect Dis Now*, 2021,51(8):654-660.

[3] SCHWARTZ S, REISMAN A, TROKE PF. The efficacy of voriconazole in the treatment of 192 fungal central nervous system infections: a retrospective analysis[J]. *Infection*, 2011,39:201-210.

[4] PATTERSON TF, THOMPSON GR, DENNING DW, et al. Practice Guidelines for the Diagnosis and Management of Aspergillosis: 2016 Update by the Infectious Diseases Society of America[J]. *Clin Infect Dis*, 2016,63:e1-e60.

[5] HERBRECHT R, DENNING DW, PATTERSON TF, et al. Voriconazole versus amphotericin B for primary therapy of invasive aspergillosis[J]. *New Engl J Med*, 2002, 347(6):408-415.

病例 82 白血病化疗后持续高热、皮肤黄染一例

【背景知识】

血液病患者由于本身疾病原因,或接受放化疗、免疫抑制治疗,经常伴有中性粒细胞缺乏(粒缺),和 / 或免疫抑制,是感染的高危人群。超过 80% 的血液肿瘤患者会发生粒缺有关的发热,且常有较高的死亡率,血流感染(BSI)的相关死亡率达 7.1%~42%。

致病菌以革兰阴性杆菌为主,占 50% 以上。病原谱因感染部位和危险因素不同存在差异,成人 BSI 以革兰阴性杆菌为主,最常见的病原菌为大肠埃希菌、肺炎克雷伯菌、铜绿假单胞菌,革兰阳性球菌中最常见的是葡萄球菌属。

粒缺伴发热患者的临床表现常不典型,感染部位不明显或难以发现,病原菌培养阳性率低。能明确感染部位者仅仅占 50% 左右,最常见的感染部位是肺,其后依次为上呼吸道、肛周和 BSI 等。仔细查体,同时运用多种病原学检测方法明确病原菌,对于精准治疗,提高疗效非常重要。

尽管相当一部分的粒缺伴发热患者最终无法明确致病原,但此类患者病情严重、病死率较高,必须尽早的开始覆盖假单胞菌的合适抗菌药物治疗,以改善预后。

【病例简介】

患者男性,19 岁,因"诊断急性淋巴细胞白血病 5 月"于 2015.1.14 入院。

现病史:患者 5 月前因"间断腰背疼痛伴发热 1 月"在当地医院查血常规:WBC 17×10^9/L, PLT 29×10^9/L, Hb 不详,行骨髓穿刺涂片:增生极度活跃,原幼淋 94.5%, ALL 骨髓象,流式细胞仪免疫分型:异常细胞为 96.1%, Common-B-ALL 可能性大, 40 种白血病融合基因筛查(我院检测):未见异常,染色体核型: 46, XY[20],确诊为"急性淋巴细胞白血病(Common-B 型)",外院先后行 3 疗程(VDCLP 方案、MA 方案、DECPM 方案)化疗,一直未缓解。

入院时为停 DECPM 化疗方案第 5 天,无发热、乏力、腹痛、骨痛等不适。

既往史:无药物过敏史,无肝炎、结核等传染病史。

个人史：无烟酒嗜好。

家族史：家族中无遗传病、先天性疾病及类似疾病史。

入院后化验及检查：入院后血常规：WBC 0.42×10^9/L，Hb 105 g/L，PLT 86×10^9/L，骨髓涂片：增生明显活跃，原幼淋 77.5%，为 ALL-NR 骨髓象。免疫分型：异常细胞 50.3%，表达 CD34、HLA-DR、CD123、CD19、CD22、CD9、cCD79a、TdT，部分表达 CD33、CD10，不表达 CD117、CD38、CD7、CD13、cCD3、CD56、CD20、sIgM、cIgM，符合 Common-B-ALL 表型，40 种融合基因筛查、染色体核型：均正常。腹部 B 超未见异常，胸部 CT 未见异常。

诊疗经过及疗效：明确诊断：急性淋巴细胞白血病（Common-B 型，高危组，治疗后未缓解），于 2015 年 1 月 26 日予 VMCLP 方案（28 d）诱导化疗。患者于 2 月 3 日，化疗第 9 d 即发生中性粒细胞缺乏，中性粒细胞绝对值最低为 0，粒缺持续时间长达 41 d。

患者于 2015-2-14（化疗第 20 d）出现发热，体温 39.6 ℃，无畏寒、寒战，伴恶心、呕吐、上腹部剧烈疼痛、间断腹泻，查体剑突下压痛明显，左脚拇趾趾甲周围红肿，压痛明显，急查淀粉酶等均正常，排除急腹症，予头孢哌酮舒巴坦经验抗感染及对症治疗，当时肝功能正常（TBIL 7.6μmol/L，DBIL 2.0μmol/L，IBIL 5.6μmol/L，ALT 4.8μ/L）。患者消化道症状及甲沟炎渐缓解，但仍反复高热，为进一步明确感染部位，于 2015-2-19（发热第 6 d）行头、胸、腹部 CT 平扫，未见异常，大便培养阴性、多次血培养（2015-2-14、2015-2-19、2015-2-21）均阴性，更换抗菌素为美罗培南、万古霉素，加卡泊芬净经验抗真菌治疗。经上述处理后，患者仍反复高热，呈弛张热型，体温最高达 40.4 ℃，伴畏寒、寒战，无恶心、腹痛、腹泻，且逐渐出现皮肤、巩膜发黄，查体精神差，皮肤、巩膜黄染，肝肋下及边，肝区叩痛可疑阳性，查肝功 TBIL 59.6μmol/L，DBIL 27μmol/L，IBIL 32.6μmol/L，ALT 383u/L，ALB 26.5 g/L，C 反应蛋白 >200 mg/L，降钙素原检测 2.79，G 和 GM 实验均阴性，肝炎相关病毒阴性。

为进一步寻找感染灶，于 2015-2-26（发热第 13 d）再次行头、胸、腹部 CT 平扫，上腹部 CT 示"肝右叶可见片状低密度灶，大小约 3.5 cm × 2.4 cm"（图 7-82-1），B 超示"肝大，右叶实质内探及一稍低回声团，大小约 5.7 cm × 3.6 cm，边界不清，内部回声欠均匀，未见明显无回声区，周边及内部可见血流信号，胆囊不大，胆囊壁增厚"，临床高度怀疑"肝脓肿"。为进一步获得病原学证据，多次行血培养检查，结果连续 4 次血培养（2015-2-26、2015-2-28、2015-3-1、2015-3-2）均为枯草芽孢杆菌（图 7-82-2），抗菌素药敏结果如下：MIC 利奈唑胺 2 mg/L，万古霉素 1 mg/L，替加环素 0.25 mg/L，复方新诺明 ≥ 320 mg/L，苯唑西林 ≥ 4 mg/L，头孢唑林 ≥ 64 mg/L，头孢吡肟 ≥ 64 mg/L，哌拉西林他唑巴坦 64 mg/L，亚胺培南 8 mg/L，环丙沙星 ≤ 0.5 mg/L，左氧氟沙星 ≤ 0.12 mg/L。结合患者临床症状、体征及相关检查，明确患者发热原因为"枯草芽孢杆菌败血症"，"肝脓肿"所致。追问病史，患者未服用过活菌制剂。根据药敏结果，于 2015-2-27（发热第 14 d）调整抗菌素为亚胺培南、利奈唑胺，继续应用卡泊芬净。

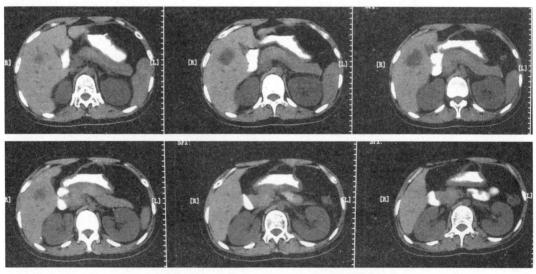

图 7-82-1　2 月 26 日肝右叶片状低密度灶

患者病情危重，仍持续高热，最高体温 40.3 ℃，皮肤巩膜黄染进行性加重，出现双小腿肌肉剧烈疼痛，无法下地行走，腓肠肌处压痛明显，肝功能恶化，酶胆分离，2015-2-28（发热第 15 d）肝功 TBIL 214μmol/L，DBIL 149.8μmol/L，IBIL 64.2μmol/L，ALT 140μ/L，ALB 23.2 g/L，CK 6419μ/L。2015-3-3（发热第 18 d）最严重时肝功：TBIL 361.7μmol/L，DBIL 184.7μmol/L，IBIL 177μmol/L，ALT 134μ/L，ALB 25.2 g/L，CK1057U/L。继续原方案抗感染，积极予胸腺肽、丙种球蛋白、血浆、白蛋白、白膜等对症支持治疗，患者双小腿肌痛开始减轻。2015-3-4（发热第 19 d），调整抗生素用药 5 天后血培养阴性，C 反应蛋白仍 >200 mg/L，发热频率及体温高峰开始下降，最高体温 39.3 ℃，双下肢肌痛明显好转，肝功能好转，复查肝脏 CT 示"肝右叶片状低密度影增大，最大面约 5.1 cm×3.6 cm"（图 7-82-3）。2015-3-15（发热第 30 d）肝功 TBIL 166.7μmol/L，DBIL 99.1μmol/L，IBIL 67.6μmol/L，ALT 18μ/L，ALB 37.4 g/L，复查骨髓象为白血病完全缓解（微小残留病 MRD 0.4%），肝脏 CT 及 B 超提示肝脓肿已经部分液化（图 7-82-4）。2015-3-16（发热第 31 d）患者粒缺纠正，一般情况明显改善，但仍发热，每日 2-3 次，最高体温 39.4 ℃，肝区叩痛阴性，C 反应蛋白仍 >200 mg/L。因患者体温仍高，利奈唑胺已用 2 周，且输注利奈唑胺时伴恶心呕吐，根据药敏结果换为万古霉素，继续联合亚胺培南抗感染，停用卡泊芬净。2015-3-18（发热第 33 d）在 B 超引导下行肝脓肿穿刺引流术，抽出约 30mL 黄白色脓液，送检涂片未见细菌、真菌，5 天需氧、厌氧细菌培养阴性，30 天真菌培养阴性（图 7-82-5）。术后患者持续引流，仍发热，最高体温 39.5 ℃，但发热频率降至每日 1-2 次。2015-3-28（发热第 43 d）停用亚胺培南（已应用 1 月），根据药敏结果调整抗菌素为左氧氟沙星，继续应用万古霉素，发热渐控制，最高体温 38.5 ℃，每日或隔日发热 1 次，至 2015-4-4 体温完全正常（共发热 50 d），复查肝功 TBIL 36.7μmol/L，DBIL 16.6μmol/L，IBIL 20.1μmol/L，ALT 11.4μ/L，ALB 33.5 g/L，2015-4-7 停用万古霉素，单用左氧氟沙星抗感染及持续引流，患者病情平稳，多次复查肝脏 CT 及 B 超，肝脏低密度区持续减小，于 4 月 30 日拔除引流管，停用抗菌素（图 7-82-6，7-82-7，7-82-8）。

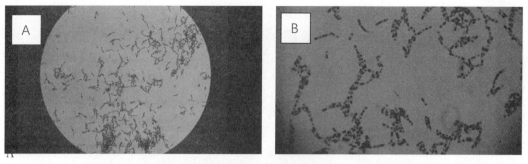

图 7-82-2　血培养：枯草芽孢杆菌,革兰氏阳性杆菌　A:400×;B:1000×

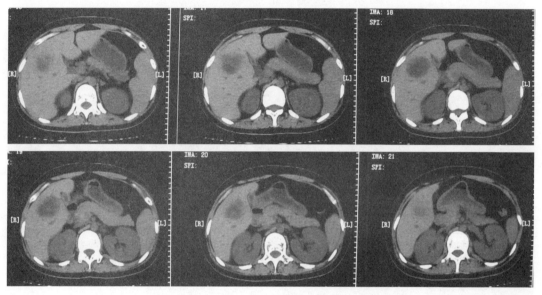

图 7-82-3　3 月 4 日肝右叶片状低密度影增大

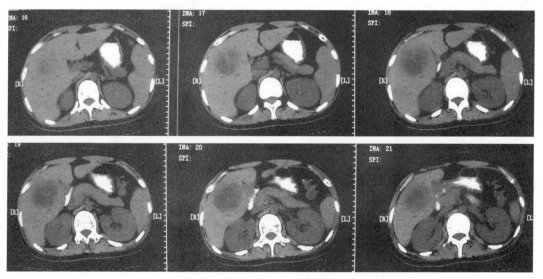

图 7-82-4　3 月 15 日肝右叶大片低密度影,内见更低密度影及不规则分隔

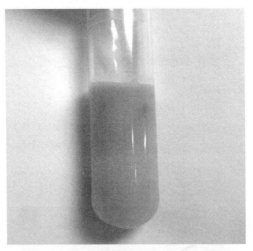

图 7-82-5   肝脓肿穿刺液:黄白色脓液

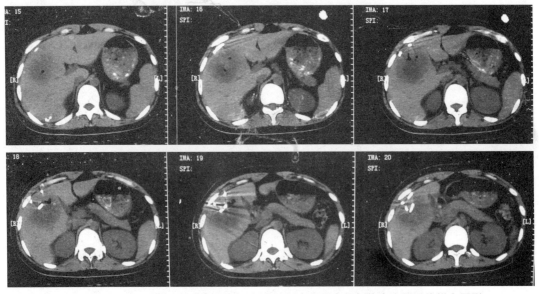

图 7-82-6   3 月 23 日肝脓肿引流术后,右叶低密度影内见气体密度影及线样金属影

患者多次复查骨髓象,均提示 CR,但 MRD 持续阳性,于 2015.4.22-5.5、2015.5.23-6.19 分别予 VMCP、VMCP 方案化疗,持续 CR,MRD 持续阳性。患者于 2015.8.1 行 10/10 HLA 配型相合同胞供者异基因造血干细胞移植(姐供弟,B 供 A),预处理方案:TBI 3.3 Gy/d,-9,-8,-7 d,CY 40 mg/(kg·d),-6,-5 d,Flu 30 mg/(m²·d),-4,-3,-2 d,Ara-c 2 g/(m²·d),-4,-3,-2 d,2015.8.10、8.11 两次输入供者 PBSC,MNC 总量 11.12×10^8/kg,CD34+ 细胞总量 2.52×10^6/kg,CD3+T 细胞总量 1.14×10^8/kg。移植后 +13 d 起连续 3 天 ANC $>0.5 \times 10^9$/L,+16 d 起连续 7 天 PLT $>20 \times 10^9$/L。整个移植过程未发生枯草芽孢杆菌血流感染,未发生肝脓肿。

移植后 +5 月患者发生 III 度急性 GVHD(肝脏 III 级)、+6 月发生 CMV-DNA 血症、+9 月发生耶氏肺孢子菌肺炎,均经治疗好转。目前为移植后 6 年半,仍持续完全缓解。

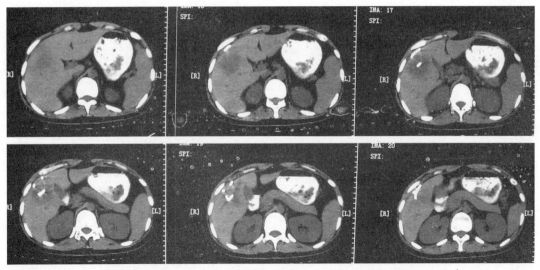

图 7-82-7　4 月 7 日肝脓肿引流术后,右叶圆形低密度影缩小

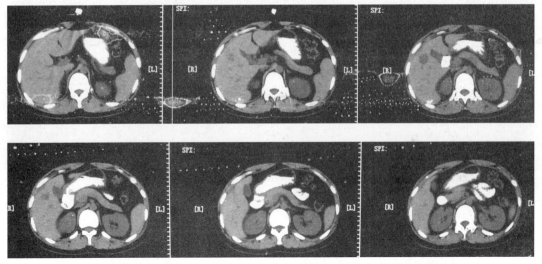

图 7-82-8　5 月 21 日肝右叶圆形低密度影范围明显缩小,线样金属影消失

【病例特点及分析】

病例特点:①青年男性,急性病程;②以持续高热、皮肤巩膜黄染为主要症状;③肝脏CT:肝右叶片状低密度灶;肝脏 B 超:肝右叶实质低回声团;④连续多次血培养:枯草芽孢杆菌;⑤亚胺培南、利奈唑胺、万古霉素、左氧氟沙星抗感染治疗有效。

诊治策略分析如下。

本病例重点在于探讨急性白血病患者粒缺期感染的诊治。该患者发生重度粒细胞缺乏,开始出现发热时,有口腔感染、胃肠炎、甲沟炎症状,经验性加覆盖大多数革兰氏阳性、阴性菌的头孢哌酮舒巴坦经验抗感染,患者感染部位症状减轻,但持续高热,提示仍有感染存在,于是进行头胸腹 CT 检查,未发现明确的感染灶,遂采用美罗培南＋万古霉素＋卡泊芬净广覆盖细菌真菌抗感染治疗。此后患者仍反复高热,一般情况较差,并出现严重的肝损伤,后者可能是感染引起,也可能是化疗药物或者抗感染药物所致,结合患者 CRP、PCT 明显增高,肝炎相关病毒检测阴性,考虑上述情况主要是感染所致。再次行全身 CT 检查,发现肝脏新出现低密度灶,诊断"肝脓肿",但是患者无胆道疾病,肝脓肿的病因在哪? 患者此阶段的发热伴随着畏寒、寒战等症状,虽然此前多次血培养结果均阴性,但高度提示患者可能有血流感染,于是对患者进行连续血液培养,结果连续 4 次的血培养均有大量枯草芽孢杆菌生长。患者仍重度粒细胞缺乏,结合药敏结果,我们选用了亚胺培南 + 利奈唑胺抗感染,同时继续应用卡泊芬净预防真菌感染,后因输注利奈唑胺时患者恶心呕吐,利奈唑胺应用 2 周后改为万古霉素,粒缺期度过后停用卡泊芬净。很快患者血液中枯草芽孢杆菌得到清除,临床症状改善,度过粒缺期后,经过持续引流和左氧氟沙星抗感染,患者肝脓肿痊愈。

【专家点评】

恶性血液病患者需要接受化疗、分子靶向药物或免疫调节药物治疗,或者进行移植,是粒缺发热的高危人群。

粒缺发热患者临床特点包括:严重感染的发病率高,中性粒细胞缺乏的程度及粒缺持续的时间与感染的严重程度及预后密切相关,粒缺发热患者病程进展迅速。中性粒细胞缺乏的病人早期感染症状、体征经常难以察觉,患者可突然发生脓毒血症(Sepsis),甚至可在获得明显微生物学感染证据前死亡。值得注意的是,中性粒细胞缺乏的感染和癌症病人免疫抑制状态下非中性粒细胞减少的感染风险同等。非中性粒细胞减少的免疫抑制病人,风险水平更难确定。

由于中性粒细胞缺乏伴发热患者的炎症症状和体征往往不明显或缺如,发热常为严重潜在感染的唯一征象。在我国中性粒细胞缺乏伴发热患者中,不明原因发热(FUO)、临床证实的感染(CDI)和微生物学证实的感染(MDI),分别占 32.3%、54.7% 和 13%。最常见的感染部位依次是肺(49.5%),上呼吸道(16.0%)、肛周组织(9.8%)、血流(7.7%)。中心静脉置管、胃肠道黏膜炎、既往 90 d 内暴露于广谱抗生素和粒缺持续时间 >7 d 是粒缺伴发热的独立危险因素。病原谱因感染部位和危险因素不同存在差异,因此,对于粒缺发热患者,潜在感染部位的寻找尤为重要。本例患者,就是经过临床认真查看患者,在利用多次血培养、重复影像学检查等各种方法,最终明确了血液、肝脏的感染部位,并成功锁定枯草芽孢杆菌为致病菌,经过多学科配合,经过长达两个半月的抗感染治疗,成功治愈这一罕见枯草芽孢杆菌引起的血流感染和肝脓肿,并最终通过移植成功治愈患者。

总之,对于持续发热的粒缺患者,重复多次行血液培养和影像学检查,积极获取感染病灶相关标本送检有助于感染的诊治。枯草芽孢杆菌可以导致化疗后的急性白血病患者发生严重的血液感染,甚至导致肝脓肿。

临床诊治过程中反复追问患者及家属,患者从未服用益生菌药物,该患者发生枯草芽孢杆菌败血症和肝脓肿的原因,仍未明确。

【文献复习】

枯草芽孢杆菌造成的临床感染非常罕见。枯草芽孢杆菌是一种革兰阳性需氧芽孢杆菌,广泛分布于土壤、尘土、空气、水中,其可以维持肠道菌群平衡,临床上常常作为益生菌用于治疗或防止肠道功能紊乱。通常认为枯草芽孢杆菌是非致病菌,因此,在临床标本中即便是血液标本中分离到,也往往会被认为是污染菌。但是,在一些特殊人群,如癌症、免疫缺陷患者,严重外伤或烧伤尤其是有酗酒和糖尿病史的患者,也有发生严重的枯草芽孢杆菌感染的个案报道。所有患者均有血液感染,伴高热,部分患者有腹泻,部分患者有服用含枯草芽孢杆菌成分药物(enterogermina、bactisubtil)的病史。治疗方案各异,包括亚胺培南、头孢曲松、头孢哌酮、克林霉素、莫西沙星、万古霉素、替考拉宁等,半数患者或由于原发病或由于枯草芽孢杆菌感染死亡。本例患者有脓毒血症症状、连续多次血培养均为枯草芽孢杆菌,可以明确枯草芽孢杆菌对于该患者而言为致病菌,而非污染菌,"枯草芽孢杆菌败血症"诊断成立。虽然肝脓肿穿刺液未培养出枯草芽孢杆菌,但从发病的时间顺序及治疗反应分析,该患者肝脓肿应为枯草芽孢杆菌肝脓肿,并且引起了继发的枯草芽孢杆菌败血症。

(中国医学科学院血液病医院干细胞移植中心　孙佳丽　李刚　杨栋林)

【参考文献】

[1] 中华医学会血液学分会、中国医师协会血液科医师分会中国中性粒细胞缺乏伴发热患者抗菌药物临床应用指南(2020 年版)[J]. 中华血液学杂志,2020,41(12):969-978

[2] 闫晨华,徐婷,郑晓云,等 中国血液病患者中性粒细胞缺乏伴发热的多中心、前瞻性流行病学研究 [J]. 中华血液学杂志,2016,37(3): 177-182.

[3] RICHARD V, AUWERA PV, SNOECK R, et al. Nosocomial bacteremia caused by bacillus species[J]. *Eur J Clin Microbiol Infect Dis*, 1988, 7: 783-785.

[4] OGGIONI MR, POZZI G, VALENSIN PE, et al. Recurrent septicemia in an immunocompromised patient due to probiotic strains of bacillus subtilis[J]. *Clin Microbiol*, 1998, 36: 325-326.

[5] JEON YL, YANG JJ, KIM MJ, et al. Combined bacillus licheniformis and bacillus subtilis infection in a patient with oesophageal perforation[J]. *J Med Microbiol*, 2012, 61: 1766-1769.

病例 83　造血干移植后确诊肺毛霉病一例

【背景知识】

毛霉病是由毛霉目真菌感染人体所致的一种机会真菌病。毛霉菌广泛存在于自然界中,对正常人通常无致病力,为一种机会性感染真菌。毛霉病具有侵袭力强、进展快、致死率高的特点。根据累及的器官不同,毛霉病可分为鼻脑型、肺型、胃肠型、播散型、皮肤型以及其他混合类型。其中肺毛霉病发生率仅次于鼻脑型,多见于血液系统恶性肿、器官移植或者造血干细胞移植受者。肺毛霉病病死率高,治疗难度大,及早明确诊断,积极抗真菌治疗及联合外科手术治疗有助于降低病死率,提高疗效。

【病例简介】

患者陈XX,男, 48 岁,以"急性髓系白血病(AML)移植后 9 月,肺部感染治疗 3 周"入院。

现病史:患者 2019 年 12 月中旬开始出现头晕、乏力、胸闷、气促、心悸,活动后加重,无鼻衄、牙龈出血,无咯血、呕血、黑便、酱油样尿、骨痛,于 2019.12.20 就诊于北京某医院,查血常规示:WBC 2.17×10^9/L,NEUT 1.07×10^9/L,HB 71 g/L,PLT 97×10^9/L。行骨穿,骨髓形态学示:取材部分稀释,偶见原始粒细胞,巨核细胞未见。流式细胞学检查示:异常早期髓系细胞占非红细胞的比例为 13.9%,主要表达 CD33,CD13,CD34,CD117,CD123,cMPO,HLA-DR。AML/MPN/MDS-DNA 测序示:SF3B1、RUNX1 突变。染色体检测:46,XY[20],诊断为骨髓增生异常综合征,先后予安雄、G-CSF 及 EPO、司坦唑醇、葡醛内酯、益肾生血片、青黄散及中药口服。此后复查血常规提示贫血仍进行性加重,需间断输注悬浮红细胞治疗。2020 年 5 月 7 日来我院就诊,完善相关检查,查血细胞分析:WBC 3.31×10^9/L,NEUT 1.71×10^9/L,RBC 1.56×10^{12}/L,HGB 47 g/L,PLT 98×10^9/L。骨髓细胞形态学检查:增生活跃 -,G=48.5%,E=1%,粒系比例正常,可见胞质颗粒减少及核质发育不平衡,偶见假 P-H 畸形;原单 22%,幼单 11.5%,诊断意见:急性白血病,不除外 M5 骨髓象。免疫分型 -MDS/MPN:一异常细胞群占有核细胞的 16.6%,强表达 CD117,CD34,表达 CD13,部分表达 CD7,弱表达 CD33,HLA-DR,CD38,不表达 CD11b,CD15,CD4,CD64,CD36,为异常髓系原始细胞表型。另一异常细胞群约占有核细胞的 15.88%,强表达 CD33,HLA-DR,表达 CD13,CD15,CD64,CD36,CD38,部分表达 CD14,弱表达 CD11b,CD35,不表达 CD16,CD7,为幼稚单核细胞表型;结论 可见两群异常髓系细胞,表型如上,粒细胞 SSC 偏小,CD13/CD16、CD13/CD11b 分化抗原表达异常;符合 AML 表型,AML-M4/5?请结合形态及遗传学检查。细胞化学染色提示计数中、晚幼粒细胞,髓系原始细胞占有核细胞 6%。免疫组织化学染色(CD41):正常巨核细胞(胞体 >40μm)143 个,双核巨核细胞(胞体 >40μm)52 个,多核巨核细胞(胞体 >40μm)36 个,大单元核小巨核细胞(胞体 25~40μm)40 个,单元核小巨核细胞(胞体 12~25μm)28 个,全片巨核 305 个。组化三项(小组化):中性粒细胞碱性磷酸酶(N-ALP)阳性率 10%(↓),中性粒细胞碱性磷酸酶(N-ALP)阳性指数 12(↓),有核红 PAS(PAS)阳性率 4/10,有核红 PAS(PAS)阳性指数 +4,铁染色(Fe)细胞外铁 +,铁染色(Fe)铁粒幼红细胞阳性率 10/10(计数 10 个有核红细胞可见 2 个环铁,内铁颗粒增多)。染色体检查:46,XY,inv(3)(q21q26.2)[16]/46,XY[4]。白血病 43 种融合基因筛查检测:阴性。血液系统疾病基因突变筛查:检测到与疾病密切相关的热点突变位点 SF3B1 45.9%,ASXL1 29.9%,RUNX1 37%。骨髓活检:急性髓系白血病。结合患者慢性病程,诊断为患者急性髓系白血病 -M5(MDS 转化)(伴 inv(3)(q21q26.2))。入院后予以红细胞输注纠正贫血,为控制疾病进展,于 2020.5.26 予地西他滨 +IA 方案 [地西他滨(DAC)40 mg d1-5,去甲氧柔红霉素(IDA)20 mg d6-8,阿糖胞苷(Ara-c)0.2 g d6-10])诱导化疗。2020.6.5 复查骨穿,形态提示骨髓增生明显低下,未见明显原始细胞,停用化疗。2020.06.27 复查骨髓细胞形态学检查示增生活跃 -,可见约 12% 原始及幼稚单核细胞。WT1 定量检测:27.08%,间断输注血制品。2020 年 7 月 7 日复查骨穿,骨髓形态:急性髓系白血病治疗后,原幼单核细胞比例增高骨髓象,原始单核细胞 3%,幼稚单核细胞 9.5%。WT1 定量:17.70%。FISH-EVI1(3q26):阳性。SF3B1(K700E)突变阳性,染色体:46,XY,inv(3) （q21q26.2）[19]/ 46，XY[1]。评价疗效为 PR。2020.7.10 起予第 2 疗程化疗，具体为 DAC+-CAG 方案 [DAC 40 mg d1-5，阿克拉霉素（Acla）20 mg d6-10，Ara-C 25 mg q12 h d6-12，G-CSF 300 μg d5 起]。血象恢复后行骨穿评价疗效为 CRi。患者与同胞妹妹行 HLA 配型 10/10 相合，完善移植前检查示患者无移植禁忌证。2020.9.5 起行预处理，预处理方案：白消安（BU）3.2 mg/（kg·d）-9~-7 d；克拉屈滨 10 mg/d -6~-4 d；Ara-C 2 g/（m²·d）-6~-4 d；环磷酰胺（CTX）40 mg/（kg·d）-3~-2 d；抗淋巴细胞球蛋白（猪 ALG）25 mg/（kg·d）-3~-2 d；GVHD 预防为 CSA+MTX，预处理期间予卡泊芬净，移植后予伏立康唑预防真菌治疗。预处理期间出现消化道反应等症状，予对症处理后好转。2020.9.14-9.15 分别输注同胞全相合周血造血干细胞（女供男，妹供兄，血型 O+ 供 B+），共计输注 MNC 11.62×10⁸/kg，CD34+ 细胞数 2.05×10^6/kg。+15 d 粒系植入，血小板植入。移植后病情稳定，门诊定期随访调整用药。移植后定期复查骨穿，形态学示完全缓解，流式 MRD 阴性，STR 均为完全供者嵌合状态，间断复查胸部 CT 示两肺纹理规整。2021.2 及 2021.5 免疫抑制剂减量过程中两次出现肝脏急性移植物抗宿主病（aGVHD）（III 度，肝脏 3 级）、铁过载（Ferritin 11232ng/mL），排除药物性肝损伤及肝炎，先后予甲泼尼龙 1.5 mg/kg/d×10 天（后逐渐减量），环孢菌素加量、CD25 单抗、肿瘤坏死因子受体抗体，继续予环孢素口服免疫抑制及保肝褪黄、伏立康唑预防真菌感染、预防病毒感染、预防卡肺等治疗，后监测患者肝功能逐渐恢复正常。治疗期间诊断类固醇性糖尿病，积极控制血糖。2021.5.27 常规监测 SpO2 95%，患者无发热、明显胸闷憋气，无咳嗽、咳痰，复查胸 CT：左肺下叶背段新见条片样实变影，周围浅淡磨玻璃影，多次 G/GM 试验阴性，考虑肺真菌病（未确定型）可能性大，停用伏立康唑片，改泊沙康唑片 300 mg 1/日（首日 300 mg，2 次 /d）抗菌治疗。患者无发热，间断咳少量陈旧性血性痰，2021-06-18 胸部 CT 示左肺下叶背段片样实变影范围增大（图 7-83-1），周围浅淡磨玻璃影较前增多，肺部真菌感染较前进展，泊沙康唑片改为两性霉素 B 胆固醇硫酸酯复合物抗真菌感染。多次痰涂片回报丝状无隔菌丝（图 7-83-2），考虑患者肺部感染为毛霉菌肺炎可能性大，予两性霉素 B 胆固醇硫酸酯复合物 150 mg/ 天联合口服泊沙康唑片抗真菌感染，继续予止血、血小板输注等支持治疗。

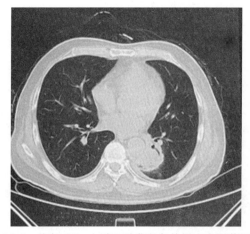

图 7-83-1　胸部 CT：左肺下叶背段条片样实变影范围增大

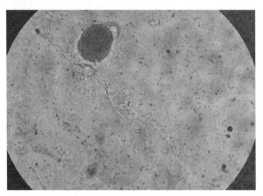

图 7-83-2　多次痰涂片见无隔菌丝

既往史:平素体健,否认病毒性肝炎、肺结核病史,否认高血压、糖尿病、高血脂病史,否认脑血管疾病、心脏病史,否认精神病史、地方病史、职业病史。否认其他外伤、中毒、手术史,否认药物、食物过敏史,预防接种史不详,有输血史。

个人史:无化学物质、放射物质、有毒物质接触史,无吸烟史,无饮酒史。

家族史:家族中无遗传病、先天性疾病及类似疾病史。

入院体格检查:无贫血貌,心肺腹阴性,双下肢不肿。

入院后化验及检查:血细胞分析:WBC 2.35×10^9/L, HGB 127 g/L, PLT 95×10^9/L。2021-06-18 胸部 CT 示左肺下叶背段片样实变影范围增大(图 7-83-1),周围浅淡磨玻璃影较前增多,多次查 G 试验阴性。GM 试验阴性。多次痰涂片示无隔菌丝,痰培养提示根霉属真菌生长。

诊疗经过及疗效:为进一步明确诊断和防止致命大咯血,2021.06.28 在天津医科大学总医院呼吸科行气管镜检查,床旁快速涂片见无隔菌丝(图 7-83-3),镜下见坏死及空洞,病灶侵犯左侧肺门(图 7-83-4),术中予局部注射两性霉素 B 及止血凝胶治疗,后肺泡灌洗液(BALF)离心沉淀涂片可见丝状无隔菌丝,BALF 培养可见根霉(图 7-83-5),肺坏死组织病原微生物宏基因组:小孢根霉、HCMV,BALF 病原微生物宏基因组:小孢根霉、HCMV。

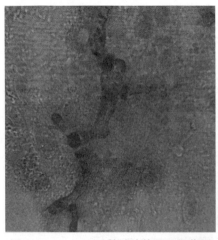

图 7-83-3　ROSE 快速涂片见无隔菌丝

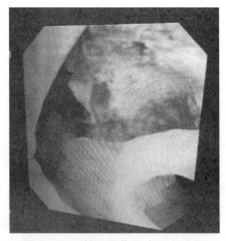

图 7-83-4　镜下见菌丝、坏死及空洞

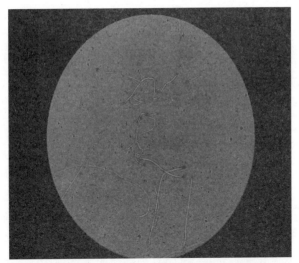

图 7-83-5　支气管肺泡灌洗液培养可见根霉

　　确诊为毛霉菌(小孢根霉)肺炎,继续两性霉素 B 胆固醇硫酸酯复合物 200 mg/d 联合泊沙康唑片抗真菌,同时患者痰培养示大肠埃希菌、恶臭假单胞菌,据药敏加用特治星抗感染。患者血小板减低,仍偶咳陈旧性血痰,2021-07-15 复查胸 CT 示左下叶后基底段新出片状实变影,继续予停用特治星,升级为美罗培南抗感染。07.28 停用美罗培南。同时共三次行气管镜局部注射两性霉素 B 治疗。患者口服环孢素联合甲泼尼龙免疫抑制,激素逐渐减量至停用。08.12 复查胸 CT:左下叶实变影范围减小,停用两性霉素 B 胆固醇硫酸酯复合物(共应用 56 天,总量 10.4 g),继续口服泊沙康唑片抗真菌治疗。治疗期间患者血小板进行性下降,PLT 最低至 9×10^9/L,先后予 TPO、艾曲波帕、海曲泊帕等促进血小板增殖治疗后血小板恢复至(80~90)× 10^9/L。2021.8.27 胸部 CT 平扫:左下叶实变影范围进一步减小(图7-83-6),继续泊沙康唑片抗真菌治疗,

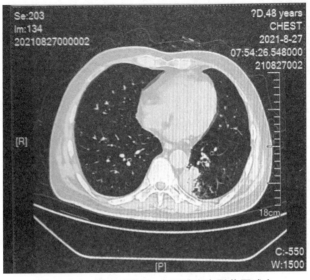

图 7-83-6　胸部 CT 示:左下叶实变影范围减小

2021.9.1 转至天津医科大学总医院胸外科拟行左肺下叶切除术,但患者血小板缓慢下降至(60~80)×10⁹/L,肝功能再次出现明显异常,ALT 598 IU/l,TBIL 89 μmol/L,9.23 转回我移植中心继续治疗,综合考虑患者上述情况为 GVHD 所致,在小剂量环孢菌素基础上联合芦可替尼治疗,因患者要做手术,未加用激素。经环孢菌素、芦可替尼、海曲泊帕等处理,患者肝功能逐渐降至正常,血小板逐渐升至 100×10⁹/L 以上。患者于 10.9 突发咯鲜血痰,总量约 20mL,无发热、胸闷、胸痛等不适,予垂体后叶素等药物止血治疗后症状控制,后间断咳少量暗红色血性痰。2021.10.29 患者在天津医大总医院胸外科行胸腔镜下左下肺叶切除术(图 7-83-7),术程顺利,切除肺叶标本大小 14 cm×8 cm×5 cm,切面见一灰黄色囊实性结节,大小 3 cm×2.5 cm×2.5 cm。肺切除术后切口恢复良好,按时拆线。血液病医院微生物室肺组织印片镜检:见大量宽大无隔菌丝(图 7-83-8),切除肺组织病理示灰黄色囊实性结节(图 7-83-9),大小 3 cm×2.5 cm×2.5 cm,六胺银染色阳性,糖原染色阳性,抗酸染色阴性,提示肉芽肿性病变伴化脓性炎症,考虑真菌病。明确诊断为肺毛霉(小孢根霉)病。目前患者移植后 15 月,继续泊沙康唑 300 mg,每日 1 次抗真菌,芦可替尼减量至 5 mg,隔日 1 次,环孢素 20 mg,每 12 h1 次,已停用海曲泊帕,无咳嗽咳痰,血常规正常,肝功能正常。

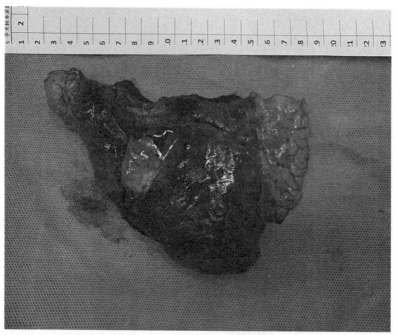

图 7-83-7　胸腔镜手术切除的左下肺叶组织,切面见一灰黄色囊实性结节,大小 3 cm×2.5 cm×2.5 cm

【病例特点及分析】

患者造血干细胞移植后 5 月尚未停用免疫抑制剂,出现肺部感染,结合痰涂片、纤维支气管镜检查明确诊断为肺毛霉病,应用两性霉素 B 胆固醇硫酸酯复合物联泊沙康唑片联合抗真菌治疗,后持续口服泊沙康唑片,病灶逐渐缩小后趋于稳定,但患者仍间断咯血,最终建议患者行肺叶切除病灶。术后患者恢复良好,未再咯血。这个病例提示我们对于有免疫缺陷基础疾病的患者,临床上经正规抗生素治疗效果欠佳或常规真菌预防的基础上出现突破性感染时,一定要考虑毛霉病,尽快行影像学检查及有创检查、分子生物检查寻找病原菌。对于临床疑似或者确诊毛霉病患者,应该尽早给予有效的抗毛霉菌治疗,病情许可情况下应选取合适时机积极行外科手术干预清除病灶,改善预后,提高生存率。

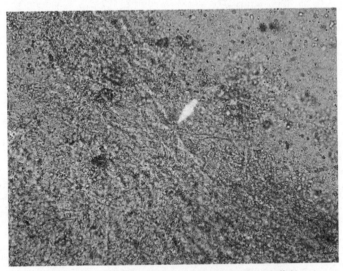

图 7-83-8　肺组织印片镜检:见大量宽大无隔菌丝

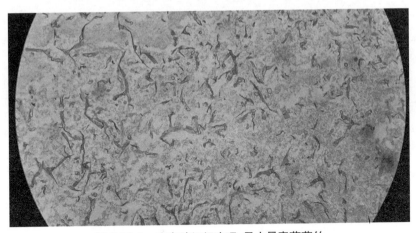

图 7-83-9　病变肺组织病理:见大量真菌菌丝

【专家点评】

本例患者行同胞全相合周血造血干细胞移植,移植后免疫抑制剂尚未停用,且具有类固醇性糖尿病、大剂量糖皮质激素的使用、血清铁蛋白显著升高、细胞免疫缺陷等多个导致肺毛霉病的危险因素。在临床治疗过程中,临床医师积极改善患者免疫状态,重视病原学查找,临床诊断了肺部毛霉病。治疗方案采取两性霉素 B 胆固醇硫酸酯复合物联合泊沙康唑片抗真菌治疗,肺部病灶稳定缩小,并在合适的时机采取外科手术介入,最终取得治疗成功,并获得了确诊肺部毛霉病的病理证据。此病例是非常成功的肺毛霉病的诊治病例。

【文献复习】

毛霉菌属为毒性较低的机会致病菌,在自然界广泛存在,健康人接触此类菌一般不发病。根霉属和毛霉属是毛霉病的主要致病真菌。毛霉菌目真菌菌丝粗大、短小、壁厚,菌丝壁的厚度及形状不规则,菌丝内少隔膜,与分支成直角或钝角。毛霉菌可经由呼吸道、消化道、手术、介入治疗、破损皮肤等进入人体而致病,侵袭力极强。当机体的固有免疫或适应性免疫受损时,可能致病,发病时病情多迅速发展,其特征为血管壁破坏、血栓形成,组织坏死形成黑痂,死亡率高。高危人群有:①免疫抑制人群,持续中性粒细胞减少、血液系统恶性肿瘤、皮质类固醇或者免疫抑制剂使用患者;②控制不良的糖尿病,尤其糖尿病酮症酸中毒患者;③铁超负荷,并使用去铁胺治疗;④器官移植及造血干细胞移植受体;⑤其他:吸毒、艾滋病、营养不良、烧伤或者外伤等。由于接受化学疗法、癌症免疫疗法、造血干细胞移植的患者数量增加,毛霉菌的发生率有所提高。

肺毛霉病临床表现缺乏特异性,咯血和胸痛是比较突出和有诊断参考价值的症状。目前缺乏特异性实验室诊断方法,早期诊断困难。肺部 CT 检查在毛霉病的早期诊断中发挥重要作用。肺毛霉病的影像学表现多样,其肺部主要影像表现为:炎性渗出、楔形实变、多发结节、大而厚壁空洞、晕轮征、空气新月征、胸腔积液、反晕征,但仍缺乏特异性,且肺毛霉病影像学表现与血管侵袭性肺曲霉病更具有一定的相似性。两者的鉴别相对困难。通常认为,当患者满足以下几点特征时,肺毛霉病可能性大:①肺部结节 >10 个,伴有胸腔积液;②足量伏立康唑治疗后,肺部无好转;③ G 试验、GM 试验阴性;④大面积片状高密度影伴中心坏死;⑤反晕轮征;⑥肺脓肿形成。有研究表明,预防性伏立康唑治疗是肺毛霉菌感染的独立危险因素之一。

毛霉菌真菌培养阳性率低,故临床早期诊断常较困难。毛霉病诊断金标准为组织病理诊断,显微镜下可见到宽大、透明、无隔或少隔、直角分枝、不规则形态的菌丝以及特征性病理改变(浸润、血栓形成和坏死)。肺毛霉病组织标本可通过经皮肺穿刺、纤维支气管镜检等有创手段获取。目前临床上尚无毛霉菌特征性血清学试验,G 试验和 GM 试验多为阴性,而阳性虽具有一定的排除意义,但需警惕同时有两种真菌感染可能。一项临床研究回顾性分析 24 位组织学证明的侵袭性毛霉病患者资料,旨在评估毛霉病的临床特点死亡率等,研究证实延时诊断是患者死亡的独立危险因素(OR=12.34, 95% CI, 1.43~10.64; P=0.022)。提高早期诊断率有助于提高毛霉病患者生存率。随着分子生物技术的发展,包括 DNA 测序和 PCR 等分子技术可用于早期辅助诊断。由于毛霉菌的致病特点是迅速扩散至周围组织并侵犯血管,可导致毛霉菌早期血行性传播。毛霉病患者的血液中有可能存在着毛霉菌 DNA,使用 qPCR 技术检测血清 / 血液中循环毛霉菌 DNA 可能是早期诊断毛霉病的方法。多数技术仍处于实验室应用阶段,尚未用于临床常规诊断。

成功的毛霉病治疗需要多方面综合治疗,积极治疗原发疾病或去除危险因素、及早给予抗毛霉菌药物及手术彻底清除感染组织均是影响毛霉菌病预后的关键。欧洲临床微生物和感染病学会(ESCMID)及欧洲医学真菌联合会(ECMM)正式联合发布的 2019 毛霉病临床诊疗指南为毛霉病的诊疗提供了较可靠依据。指南推荐一线治疗药物为二性霉素 B 脂质体 5~10 mg/kg,如果出现肾毒性,可根据酌情减少剂量,但建议剂量不低于 5 mg/(kg·d)。二性霉素 B 脂质体剂量不应缓慢在几天内增加,而应该从第一个治疗日开始就应用足量剂量。雾化吸入两性霉素 B 治疗肺毛霉病的经验有限,在安全性及有效性方面尚存在争议。泊沙康唑及艾莎康唑作为三唑类的抗真菌药物,其抗毛霉菌的活性强于其他唑类药物,可用于毛霉病的序贯、联合治疗或者挽救性治疗。目前联合抗真菌治疗无循证医学证据支持。

毛霉病治疗疗程目前尚无明确标准,需结合病情及实验室指标综合判断,建议持续治疗直到影像学完全吸收。由于毛霉菌有亲血管性,易引起肺血管栓塞及组织坏死,从而导致抗真菌药物在病变部位的通透性降低,难以到达病变组织。因此对于药物治疗不理想、危险因素难以去除且病灶较局限者,在患者身体条件允许的情况下,外科手术清创或直接切除病灶是治疗毛霉病最有效的治疗手段之一。研究显示,单用药物治疗毛霉感染患者,其病死率仍有 68%,而联合外科治疗可使病死率下降至 11%。选择手术清创的时间应根据患者感染毛霉病的类型、病情进展速度以及患者免疫状态综合考虑,选择恰当手术时机,提高生存率。

总之,肺毛霉病病情进展快,死亡率高,治疗成功的关键在于临床上早期发现,一旦确诊后及早二性霉素 B 抗真菌为基础的单药或者多种抗真菌药联合治疗,选择合适时机手术清创可以提高患者的生存率。

(中国医学科学院血液病医院干细胞移植中心 曹文彬 杨栋林)

【参考文献】

[1] VALLABHANENI S, BENEDICT K, DERADO G, et al.Trends in Hospitalizations Related to Invasive Aspergillosis and Mucormycosis in the United States, 2000-2013[J].*Open Forum Infect Dis*, 2017,4(1):ofw268.

[2] CORNELY QA, ALASTRUEY-IZQUIERDO A, ARENZ D, et al.Global guideline for the diagnosis and management of mucormycosis: an initiative of the European Confederation of Medical Mycology in cooperation with the Mycoses Study Group Education and Research Consortiu[J]. *Lancet Infect Dis*, 2019,19(12):e405-e421.

[3] SKIADA A, LASS-FLOERL C, KLIMKO N, et al. Challenges in the diagnosis and treatment of mucormycosis[J]. *Med Mycol*, 2018,56(suppl_1):93-101.

[4] JEONG W, KEIGHLEY C, WOLFE R, et al.The epidemiology and clinical manifestations of mucormycosis: a systematic review and meta-analysis of case reports[J]. *Clin Microbiol Infect*, 2019,25(1):26-34.

[5] JEONG SJ, LEE JU, SONG YG, et al. Delaying diagnostic procedure significantly increases mortality in patients with invasive mucormycosis[J].*Mycoses*, 2015,58(12):746-752.

[6] SPRINGER J, LACKNER M, EESINGER C, et al. Clinical evaluation of a Mucorales-specific realtime PCR assay in tissue and serum samples[J]. *J Med Microbiol*, 2016, 65:1414-1421.

[7] ZAMAN K, RUDRAMURTHY SM, DAS A, et al. Molecular diagnosis of rhinoorbito-cerebral mucormycosis from fresh tissue samples[J]. *J Med Microbiol*, 2017, 66:1124–

1129.

[8] MIHARA T, KAKEYA H, IZUMIKAWA K, et al. Efficacy of aerosolized liposomal amphotericin B against murine invasive pulmonary mucormycosis[J]. *J Infect Chemother*, 2014, 20（2）：104-108.

[9] FREDERIC TISSOT F, SAMIR AGRAWAL S, LIVIO PAGANO L, et al. ECIL-6 guidelines for the treatment of invasive candidiasis, aspergillosis and mucormycosis in leukemia and hematopoietic stem cell transplant patients[J]. *Haematologica*. 2017, 102（3）433-444.

[10] CHRETIEN M-L, LEGOUGE C, PAGÈS P-B, et al. Emergency and elective pulmonary surgical resection in haematological patients with invasive fungal infections: a report of 50 cases in a single centre[J]. *Clin Microbiol Infect*, 2016, 22（9）：782-787.

病例 84　移植后隐球菌脑膜脑炎一例

【背景知识】

隐球菌是一种机会性致病真菌。隐球菌属至少有 30 多个种,其中新型隐球菌及格特隐球菌多引起人类感染并致病。隐球菌感染常发生于免疫功能不全人群,如人类免疫缺陷病毒（HIV）感染者、接受免疫抑制治疗、恶性肿瘤、先天性免疫功能缺陷患者及移植患者,也可发生于免疫正常者。隐球菌主要引起中枢神经系统、肺组织及皮肤等部位感染。隐球菌性脑膜脑炎是隐球菌侵犯脑膜所引起的炎症,常与脑实质感染同时存在,是一种极为凶险的中枢神经系统感染性疾病,即使在经抗真菌治疗后隐球菌脑膜脑炎患者的死亡率仍可20%~30%。隐球菌脑膜脑炎死亡率高有以下原因,抗真菌药物毒副作用大、治疗周期长,患者难以耐受;存在耐药菌株的感染,导致抗真菌治疗效果不佳。早期诊断、联合长期抗真菌治疗、控制颅内高压对治疗隐球菌脑膜脑炎十分重要。

【病例简介】

患者男性,12 岁,因"重型再生障碍性贫血单倍体移植后 3 月余,突发抽搐 5 小时"于2016.12.21 入院。

现病史:患者 2016.5 无明显诱因出现皮肤出血点,就诊于当地医院,查血常规示全血细胞减少,骨穿示增生重度减低,未见巨核细胞,骨髓小粒细胞面积 30%~40%,以非造血细胞为主。骨髓活检示造血组织容量小于 30%,染色体核型 46, XY[3]。彗星试验结果:患者骨髓细胞 DNA 存在损伤,彗星细胞率 27%,未见凋亡细胞。MMC 结果未见明显异常,诊断重型再生障碍性贫血（SAA）。患者与其同胞姐姐行 HLA 配型高分辨 6/10 位点相合,为行异基因移植治疗入院。2016.8.30 开始预处理,具体方案为：ATG+ 氟达拉滨（Flu）+ 环磷酰胺（CTX）,ATG 2.5 mg/（kg·d）,-9、-8、-7、-6、-5 d;Flu,30 mg/m^2.d, -9、-8、-7、-6、-5d;CTX 总量150 mg mg/kg,分四天应用,1.4 g/1.4 g/1.4 g/1.0 g, -5、-4、-3、-2 d。2016.9.8 输注单倍体骨髓造血干细胞（女供男,姐供弟,血型 A+ 供 A+）有核细胞数（NC）4.16×10^8/kg, CD34+ 细胞占 0.86%, CD34+ 细胞数 3.58×10^6/kg。9 月 9 日输注单倍体周血造血干细胞,单个核细胞数（MNC）4.0×10^8/kg, CD34+ 细胞占 0.27%, CD34+ 细胞数 1.08×10^6/kg。+12 d 中心粒细

胞绝对值（ANC）>0.5×10⁹/L，粒系植入；+16 d 血小板 >20×10⁹/L，巨核系植入。移植后
1 m 患者出现尿路刺激症状，肉眼血尿，经碱化利尿后好转。移植后 2 m 患者出现躯干部皮
疹，考虑不除外皮肤 GVHD，予甲强龙 40 mg，每日 12 次静点后皮疹逐渐消退。移植后
1.5 m、3 m 骨穿示移植后恢复期骨髓象，STR>99%。患者院外规律门诊复查，无特殊不适。
5 小时前患者无明显诱因突发抽搐，家属诉患儿意识丧失，双眼上翻，牙关紧咬，约 3 分钟后
意识恢复，于我院急诊就诊，T 36.2 ℃，Bp 141/80mmHg，SpO₂ 100%，HR 82 次/分，行颅脑
CT 示（图 7-84-1）：双侧脑质多发低密度影，不排除感染性病变。给予美罗培南抗感染治
疗。现为进一步治疗收住我科。

既往史：有鸽子接触史，无药物过敏史，无肝炎、结核等传染病史。

个人史：无烟酒嗜好。

家族史：家族中无遗传病、先天性疾病及类似疾病史。

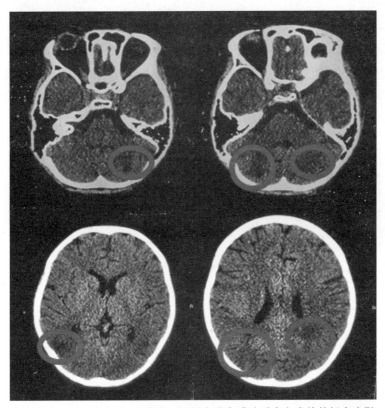

图 7-84-1　　2016-12-21 颅脑 CT：两侧大脑半球脑质内多发片状低密度影。

入院后化验及检查：入院后血常规：WBC 11.37×10⁹/L，ANC 10.1×10⁹/L，HGB 125 g/
L，PLT 256×10⁹/L；血液 CRP：1.4 mg/L，正常；肝肾功能正常。

诊疗经过及疗效：患儿入院后予吸氧、心电监护，查体：HR 80~90 次/分，BP140~
150/100~110mmHg，SpO₂100%（吸氧 4 L/min），左侧巴氏征阳性，患儿再次发作抽搐 2 次，
予苯巴比妥 0.1 g、地西泮 5 mg 静推，约 2-3 min 后抽搐停止。结合颅脑 CT 检查，癫痫发作
原因考虑：①感染性因素；②血管性因素，不排除移植相关血栓性微血管病 3. 应用激素治疗

后血压增高导致高血压脑病,故予阿昔洛韦、美罗培南、伏立康唑抗感染,咪达唑仑及苯巴比妥控制癫痫发作,甘油果糖脱水降颅压,积极控制血压等治疗,患儿未再抽搐。12.22 行头颅MRI 检查示两侧大脑、小脑半球散布沿脑沟走形异常信号,累及皮层及皮层下区,结合病史,考虑炎性病变,感染性病变?免疫性炎性反应?颅脑 MRA 未见明显异常。12.27 患儿一般情况稳定后,行腰穿检查,脑脊液墨汁染色阳性(图 7-84-2),生化及常规正常;血液 G、GM 试验,隐球菌荚膜多糖抗原阴性,明确诊断为隐球菌脑膜脑炎。予氟康唑 400 mg qd 静点,联合脂质体两性霉素(锋克松)B 1~2 mg/(kg·d)治疗隐球菌感染,患儿出现肾功能损害,肌酐进行性升高。考虑二性霉素 B 副作用,停用二性霉素 B 后肌酐逐渐降至正常。治疗两周后(2017.1.9)复查腰穿,墨汁染色仍阳性,再次加用小剂量脂质体二性霉素 B 0.6 mg/kg/d,患者再次出现肾功能损害,停用二性 B,单用氟康唑静点抗真菌治疗。2017.1.22 复查颅脑 CT(图 7-84-3):与 2016-12-21 比较,两侧大脑半球脑质内多发片状低密度影较前减少,仅两侧半卵圆中心后部残留对称性片状稍低密度影。患者经静脉氟康唑 400 mg,每日 1次治疗(2016-12-27 至 2017-2-20),症状好转,1.23、2.17 先后 2 次复查脑脊液,墨汁染色转阴,于 2017-2-20 出院,院外口服氟康唑 400 mg,每日 1 次巩固治疗,2 周后改为 300 mg,每日 1 次口服巩固治疗(2017-3-13),1 月后(2017-4-10)改为 200 mg,每日 1 次口服维持治疗,2017-10-27 再次复查颅脑 CT(图 7-84-4):两侧半卵圆中心后部对称性仍有片状稍低密度影,患者无不适,于 2018-3-5 停用氟康唑。隐球菌脑膜脑炎共治疗 14.5 月。

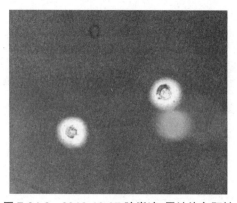

图 7-84-2　2016-12-27 脑脊液:墨汁染色阳性

【病例特点及分析】

病例特点:①小儿男性,单倍体移植术后,急性病程,有鸽子接触史;②以癫痫为主要症状;③颅脑 CT:两侧大脑半球脑质内多发片状低密度影;头颅 MRI 检查,结果示:两侧大脑、小脑半球散布沿脑沟走形异常信号,累及皮层及皮层下区;颅脑 MRA(磁共振血管成像)检查:未见明显异常;④脑脊液:墨汁染色阳性;血 G 试验、GM 试验阴性;⑤氟康唑+脂质体两性霉素 B 抗感染治疗有效。

诊治策略分析如下。

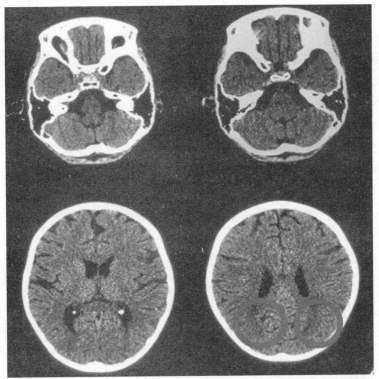

图 7-84-3 2017-01-22 颅脑 CT:与 2016-12-21 比较,两侧大脑半球脑质内多发片状低密度影较前减少,仅两侧半卵圆中心后部残留对称性片状稍低密度影,局部脑裂、脑沟略增宽,脑室系统无明显扩大

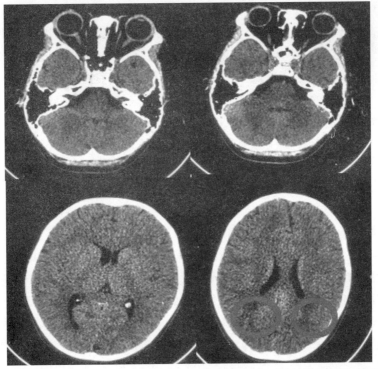

图 7-84-4 2017-10-27 颅脑 CT:两侧半卵圆中心后部对称性片状稍低密度影

本病例重点在于探讨移植后发生神经系统症状疾病的诊治。该患者于移植后出现癫痫,需考虑①感染性因素? ②血栓性微血管病(TMA)? ③高血压脑病? ④可逆性后部脑病综合征(PRES)? ⑤脑出血或脑梗塞?,患者入院时查体血压略高,血小板正常,头CT检查示多发片状低密度影提示不排除感染性病变,因此考虑颅内感染可能性更大,首先予脱水降颅压,积极控制血压,镇静,阿昔洛韦抗病毒、美罗培南抗细菌及口服伏立康唑抗真菌治疗(覆盖病毒、细菌及真菌)并继续积极查找原因,如果是感染,是真菌、细菌还是病毒;同时,颅脑CT可能对初步排查脑出血更有利,还需进一步完善其他影像学检查。之后完善头颅MRI检查提示炎性病变,感染性病变? 免疫性炎性反应? 颅脑MRA未见异常,因此排除了脑出血、脑梗死。而TMA、高血压脑病、PRES的影像学表现有时并无特异性的改变,需要首先排除感染等其他原因并结合患者的症状或检查结果。例如诊断TMA还需结合患者LDH、尿蛋白、外周血破碎红细胞、血压、sC5b-9水平等。另外,追问患者病史也十分重要,该患者既往有鸽子接触史,之后患者检测血液G、GM试验阴性,腰穿脑脊液墨汁染色阳性,因此明确诊断隐球菌脑膜脑炎。遂予氟康唑400 mg,每日1次静点,联合脂质体两性霉素B 1.0~2 mg/(kg·d)治疗隐球菌脑膜脑炎,患者先后两阶段共应用12天(8天和4天)两性霉素B,但每次均出现肾功能损伤,鉴于患者一直未再发作癫痫,意识清楚,病情稳定,故主要单用静脉氟康唑400 mg,每日1次治疗。患者之后复查颅脑CT提示多发片状低密度影较前减少,脑脊液墨汁染色转阴,隐球菌脑膜脑炎共治疗14.5月。

【专家点评】

侵袭性真菌病(invasive fungal disease, IFD)是指真菌侵入人体组织、血液,并在其中生长繁殖导致组织损害、器官功能障碍和炎症反应的病理改变及病理生理过程。IFD是一种机会性感染,好发于免疫低下人群,尤其是血液系统肿瘤及造血干细胞移植(HSCT)患者中国血液病患者IFD流行病学研究(CAESAR研究)显示IFD在血液肿瘤化疗患者中发生率为2.1%,而在allo-HSCT患者中发生率达7.7%。IFD病死率仍高达30%,在中枢部位甚至可达90%,而新型隐球菌脑膜脑炎是是中枢神经系统最常见的真菌感染。移植过程中有效地预防真菌感染是保证allo-HSCT成功的重要因素之一。

移植后患者出现中枢神经系统症状需要尽早进行鉴别诊断并给与治疗。常见的病因包括感染,尤其是病毒,例如HHV-6,CMV,EBV,HSV,VZV等;其他还包括脑弓形虫病,李斯特菌脑膜炎及隐球菌脑膜脑炎等。在判断病原学方面,首先需要追问患者病史,例如花草、鸽子、猫狗接触史;其次,除了完善脑脊液生化、常规、墨汁染色等特殊病原学检查外,脑脊液NGS对病原学诊断也有一定的提示作用。而常见的非感染性因素除了脑出血、脑梗塞外,还包括氟达拉滨的药物毒性,PRES(典型的临床综合征包括:头痛、意识模糊、视觉症状和癫痫发作,典型的MRI表现符合皮质下白质血管源性水肿,主要累及脑后部)及TA-TMA(可表现为乳酸脱氢酶(LDH)超过正常值上限;蛋白尿;高血压;新发的血小板减少、贫血;外周血中存在破碎红细胞;终末补体活化)等。

隐球菌脑膜脑炎的治疗常需联合用药且治疗周期长。儿童治疗该病的方案为两性霉素B[1.0 mg/(kg·d),静脉给药]+ 氟胞嘧啶[100 mg/(kg·d),分4次口服],治疗2周;之后口服氟康唑 10~12 mg/（ kg · d ）治疗 8 周。如果患者不能耐受两性霉素 B，则可换用两性霉素 B 脂质制剂。维持治疗为口服氟康唑 6 mg/（ kg·d ），为期 12 个月。

本例患者，就是经过完善影像学检查，脑脊液病原学等各种方法，最终明确了隐球菌脑膜脑炎的诊断，经过长达 1 年多的规范规律抗真菌感染治疗，成功治愈。

【文献复习】

隐球菌性脑膜脑炎为临床上常见的难治性中枢神经系统感染，死亡率和致残率较高。临床主要表现包括发热，渐进性头痛，精神和神经症状。颅内压增高往往比较明显，病情进展可能累及脑神经，脑实质受累可出现运动、感觉障碍，脑功能障碍，癫痫发作和痴呆等临床表现。查体可有脑膜刺激征。中枢神经系统感染可同时伴发肺部或其他播散性感染。伴新型隐球菌病的移植受体中约 25% 有真菌血症。对于任何伴有鸽子接触史，发热、头痛以及中枢神经系统相关体征或症状的免疫功能受损患者，均应考虑新型隐球菌脑膜脑炎的可能。需进一步行腰椎穿刺检查，放射影像学检查，通过脑脊液培养、墨汁染色和（或）隐球菌抗原检测来对脑脊液仔细评估应能明确诊断。

隐球菌脑膜脑炎的治疗包括抗真菌治疗（诱导、巩固和维持阶段）、控制颅内压和减少免疫抑制治疗。在诱导治疗阶段采用两性霉素 B 联合氟胞嘧啶治疗。为了减少毒性并尽量降低治疗中断的风险，首选两性霉素 B 脂质制剂 [3~4 mg/（ kg · d ）]，诱导治疗至少持续 2 周。诱导治疗后，推荐使用氟康唑进行巩固治疗，应给予氟康唑巩固治疗 8 周，每日口服 400~800 mg（ 6~12 mg/kg ），然后给予氟康唑维持治疗（口服 200~400 mg/d ）。诊断后通常予以 1 年的唑类维持治疗。

对隐球菌性脑膜炎持续感染（指在给予有效抗真菌药物及有效剂量抗真菌治疗 4 周后脑脊液培养持续阳性）和复发（指经过治疗脑脊液培养已经转阴性，再次出现培养阳性，且感染的症状和体征在消失后又再次出现）的患者，一旦诊断，需立即重新开始更长时间（ 4~10 周）的诱导治疗，仍首选两性霉素 B 和氟胞嘧啶。同时应测定持续感染和复发菌株的最小抑菌浓度，必要时更换新的三唑类药物与两性霉素 B 或氟胞嘧啶联合，如伏立康唑、泊沙康唑。完成再次诱导治疗后，考虑使用高剂量氟康唑（ 800~1200 mg/d ）或伏立康唑、泊沙康唑巩固治疗 10~12 周。同时可考虑采用免疫调节辅助治疗，例如 γ 干扰素。

同时，及时有效控制颅内高压是决定隐球菌性脑膜炎结局最为关键的因素之一。颅高压者需要积极降压治疗。常用降颅压方法有药物降压、腰椎穿刺引流、腰大池置管引流、留置 Ommaya（ 贮液囊 ）、侧脑室外引流、脑室 - 腹腔分流术等。

减少免疫抑制治疗有助于控制隐球菌感染，但同时必须考虑到器官排斥反应和免疫重建的可能性。

（中国医学科学院血液病医院干细胞移植中心　　吕梦楠　杨栋林）

【参考文献】

[1] 孙于谦, 黄晓军. 侵袭性真菌病：中国医师面临的老问题、新困惑 [J]. 中华血液学杂志, 2019, 40（ 7 ）: 537-540.

[2] HARRISON N, MITTERBAUER M, TOBUDIC S, et al. Incidence and characteristics of

invasive fungal diseases in allogeneic hematopoietic stem cell transplant recipients：a retrospective cohort study[J]. *BMC Infect Dis*，2015，15（1）：584.

[3]　中华医学会感染病学分会.隐球菌性脑膜炎诊治专家共识[J].中华传染病杂志，2018，36（4）：193-199.

[4]　中华医学会血液学分会造血干细胞应用学组.造血干细胞移植相关血栓性微血管病诊断和治疗中国专家共识（2021年版）[J].中华血液学杂志，2021，42（3）：177-184.

[5]　MARLENE，FISCHE，ERICH，et al. Posterior reversible encephalopathy syndrome[J]. *J Neurol*，2017，264（8）：1608-1616.

[6]　PERFECT JR，DISMUKES WE，DROMER F，et al. Clinical practice guidelines for the management of cryptococcal disease：2010 update by the infectious diseases society of america[J]. *Clin Infect Dis*，2010，50：291.

病例85　单倍体造血干细胞移植后巨细胞病毒肠炎一例

【背景知识】

近年来,随着造血干细胞移植(HSCT)技术的发展,急性白血病的治疗方法及疗效有了很大的进步,尤其是配型不全相合异基因移植技术的广泛开展,为急性白血病患者的治疗提供了更多的选择。异基因造血干细胞移植(allo-HSCT)是治疗多种血液系统疾病的有效方法,单倍型造血干细胞移植(haplo-HSCT)的成功使我国造血干细胞移植病例数量快速增长。

移植物抗宿主病(GVHD)是指由异基因供者细胞与受者组织发生反应导致的临床综合征。美国国立卫生研究院(NIH)的定义将急性GVHD分为经典急性GVHD和晚发急性GVHD：经典急性GVHD一般指发生在移植后100 d(+100 d)以内,且主要表现为皮肤、胃肠道和肝脏三个器官的炎性反应；晚发急性GVHD指具备经典急性GVHD的临床表现、但发生于+100 d后的GVHD。胃肠道是急性GVHD第二位受累的靶器官,上消化道和下消化道均可累及。上消化道急性GVHD主要表现厌食消瘦、恶心呕吐,下消化道急性GVHD表现为水样腹泻、腹痛、便血和肠梗阻。下消化道急性GVHD与移植后非复发相关死亡密切相关。当患者食欲不振、恶心和呕吐时,可能为上消化道急性GVHD,仅表现上消化道症状时需要和念珠菌病、疱疹病毒感染和非特异性胃炎相鉴别[1-3]。

巨细胞病毒(CMV)是一种常见的疱疹病毒。根据国外对正常血液捐献者的血清学阳性率调查,50%~80%的正常成人会感染CMV,而发展中国家的感染阳性率接近100%。HSCT后60%~80%的移植前血清学阳性的患者或者有血清学阳性供者的受者可发生CMV重新激活。CMV重新激活可以累及器官成为CMV病,表现为肺炎、肠炎、肝炎、视网膜炎和脑炎等,其中肺炎最为常见,肠炎其次。CMV肠炎可以引起肠道出血、穿孔、腹膜炎等,病死率很高,早期诊断和治疗非常重要[4]。

【病例简介】

患者女,35岁,主因"急性髓系白血病单倍体移植10月,复发3月"入院。

现病史:患者于入院前 10 月我科诊断为急性髓系白血病(M5),融合基因初筛复查 -MLL-AF10 弱阳性,诱导及巩固化疗后复查骨髓形态示 CR,流式 MRD 阴性,染色体核型 46,XX[9],FISH -7 阴性,WT 定量 1.9%,融合基因初筛复查 -MLL-AF10 阴性。患者有 allo-HSCT 适应症,且与其胞弟 HLA 高分辨 7/10 位点相合。2020.11.10 开始预处理〔地西他滨 20 mg/(m² · d) -9~-5 d;BU 3.2 mg/(kg · d) -9~-7 d;Flu 30 mg/(m² · d) -6~-4 d;IDA 12 mg/(m² · d)-6~-4 d;CTX 40 mg/(kg · d)-3~-2 d;ATG(兔)2.47 mg/(kg · d)-4~-1 d〕,2020.11.19-11.20 共输注亲缘供者半相合周血造血干细胞(男供女,弟供姐,血型 O+ 供 O+)2 袋,共 309mL(2020.11.19、11.20 采集),MNC12.24 × 10⁸/kg,CD34+ 细胞占 0.40%,总 CD34+ 细胞数 2.57 × 10⁶/kg,+10 d 粒系植入。

入院前 3 月(2021.6.15)复查骨髓涂片:急性髓系白血病 M5 移植后,可见 21% 原始细胞骨髓象,考虑为复发。流式 MRD:异常髓系原始细胞占有核细胞 4.89%,DfN 为 CD34-CD117++HLADRdimCD38dimCD13-CD33++CD19+。融合基因初筛复查 -MLLAF10:阳性(+)。WT1 定量:136.42%,STR:98.48%。2021.6.22 开始予 AZA 联合维奈克拉化疗(AZA 100 mg ih,每日 1 次连用 5 d,维奈克拉 100 mg d1-21)。2021.7.28 骨髓形态:原始细胞占 7%,流式 MRD-AML:异常幼稚单核细胞占有核细胞 19.32%,强表达 CD33,表达 HLA-DR、CD38、CD13,部分表达 CD117、CD11b,弱表达 CD15、CD19,不表达 CD34、CD14,请结合临床。STR:91.07%,染色体荧光原位杂交 MLL:阳性信号百分率 15.5%。综合上述检查结果考虑本病未缓解,2021.8.5 开始予行 FLAG+CTX 方案化疗 + 供者淋巴细胞输注(具体方案:Flu 45 mg d1-3,Arac 1.5 g d1-3,CTX 1 g d2,DLI d5,G-CSF 300μg -1 d 开始,根据白细胞水平调整),2021.8.10 充分抗过敏治疗后回输 2020.11.20 采集的半相合供者淋巴细胞(男供女,弟供姐,血型 O+ 供 O+)1 袋 60mL,MNC 2.6 × 10⁸/kg,CD34+ 细胞占 0.18%。2021.8.27 患者周身皮疹,伴瘙痒,考虑皮肤 GVHD,将环孢素加量至 20 mg,每 8 1 次口服,加强免疫抑制治疗,后皮疹减轻,期间肝功能异常,予保肝、退黄等治疗后,肝损害减轻。患者好转出院,院外环孢素 20 mg,每 8 h1 次抗 GVHD,9.10 及 9.12 予干扰素 150wu,皮下注射,09.16 号周身皮疹加重,伴有四肢水肿,遂于 09.17 号就诊我院急诊,予以甲泼尼龙 40 mg,每日 1 次加强抗皮肤 GVHD 治疗,患者皮疹及四肢水肿明显消退,嘱其甲泼尼龙 16 mg,口服,每日 1 次继续治疗,患者自行未用甲泼尼龙 1 天半,皮疹及四肢水肿加重,遂于 09.19 号自行服用甲泼尼龙 12 mg,每日 1 次,09.20 号开始出现腹泻,2~4 次 / 日,伴有腹痛、腹泻、胃痛、绿色糊状便,伴发热,体温最高 38.4 ℃,09.23 号腹泻加重,7~8 次 / 日,绿色稀水便,约 800~1200mL/ 日,伴有纳差,09.24 号再次就诊我院急诊,予以甲泼尼龙口服调整为静脉用药,且加量至 40 mg,口服,继续环孢素 20 mg,每 8 h1 次抗 GVHD 治疗,同时予以美罗培南 1 g,每 12 h1 次抗感染,泊沙康唑口服液 5mL tid 预防真菌治疗,同时予以止泻补液对症治疗,患者体温恢复正常,皮疹及四肢水肿较前有所好转,但腹泻症状无明显改善,遂以 "腹泻待查" 收入我科。

既往史:平素体健,否认病毒性肝炎、肺结核病史,否认高血压、糖尿病、高血脂病史,否认脑血管疾病、心脏病史,否认精神病史、地方病史、职业病史。否认外伤、中毒、手术史,否认药物、食物过敏史,预防接种史不详,有输血史。

个人史:出生在原籍,久居新疆米泉县,生活起居尚规律,无化学物质、放射物质、有毒物质接触史,无冶游、吸毒史,无吸烟、饮酒史。

家族史:父母健在,无家族及遗传病病史

入院体格检查:T36.6 ℃,P 92 次 / 分,R 23 次 / 分,BP 94/57mmHg。发育正常,营养中等,神志清醒,重度贫血貌,主动体位,查体合作。周身皮肤散在脱屑,部分色素沉着,无皮疹、黄染、出血点,浅表淋巴结无肿大。巩膜无黄染,颈静脉无怒张,颈软,甲状腺无肿大,气管居中。胸廓对称无畸形,双肺呼吸音清,未闻及干湿罗音。心率 92 次 / 分,律齐,各瓣膜听诊区未闻及病理性杂音。腹部平坦,未见肠形、蠕动波及腹壁静脉曲张,腹软,无压痛及反跳痛,肝肋下未触及,脾肋下未触及,移动性浊音—,肠鸣音正常。四肢活动正常,双下肢无浮肿。膝腱反射正常,布氏征阴性,巴氏征阴性,克氏征阴性。

入院后化验及检查:血常规 + 网织:WBC $2.39 \times 10^9/L$(↓),HGB 65 g/L ↓,PLT $52 \times 10^9/L$(↓),NEUT# $2.21 \times 10^9/L$,RET%1.1%。生化:ALB 33 g/L(↓),ALT 10.5U/L,AST 27U/L,GGT 181.9U/L(↑),TBIL 37.8umol/L(↑),DBIL 21umol/L(↑),IBIL 16.8umol/L,Cr 23umol/L(↓),GLu 6.11mmol/L(↑),K 3.62mmol/L。骨髓形态:可见 1% 原始细胞,融合基因初筛复查 -MLL-AF10:弱阳性(+),流式 MRD 阴性,STR:99.92%,WT1:3.66%。GVHD 六因子回报为高风险。

诊疗经过及疗效:患者腹泻(墨绿色稀水便,8~10 次 / 日、总量约 1500~2000mL)伴腹痛,DLI 治疗后,诊断考虑 aGVHD,9.28 将甲泼尼龙加量至 40 mg,每日 2 次静脉滴注,腹泻未见好转,间断排鲜血便,9.29 加用芦可替尼 5mg,每日 2 次,环孢素改为静脉点滴加强抗GVHD;10.2 患者发热,体温最高 38.5 ℃,考虑合并肠道感染,加用阿米卡星联合抗感染。患者仍腹痛、腹泻,间断血便,10.4 开始加用抗 CD25 人源化单克隆性抗体 50mg d1,25 mg,d4、8、15,腹痛稍有减轻,仍间断腹泻伴鲜血便,10.8 便巨细胞病毒 DNA22245 拷贝 /mL(↑),血 CMV DNA1123 拷贝 /mL,诊断考虑 aGVHD 合并 CMV 肠炎,加用膦甲酸钠3gq12 h 联合高效价免疫球蛋白抗病毒治疗,后血 CMV DNA 最高 3581 拷贝 /mL,便 CMV DNA 最高 309829 拷贝 /mL,后患者体温正常,腹泻减轻,10.27 停用 CSA,继续抗 CD25 人源化单克隆性抗体(25 mg/ 次,10.24 第五次,11.3 第六次)联合甲强龙抗 GVHD。后患者腹泻明显好转,大便墨绿色糊状。复查血、便 CMV 均示阴性。

【病例特点及分析】

病例特点:①患者青年女性,急性髓系白血病(M5 亚型)单倍体周血造血干细胞移植治疗后复发,化疗联合 DLI 治疗后;②患者主要表现为间断痉挛性腹痛、腹泻、水样便、血便;③查体腹部压痛,无反跳痛、肌紧张;④患者外周血巨细胞病毒 DNA 3581 拷贝 /mL,便巨细胞病毒 DNA 309829 拷贝 /mL(图 7-85-1)。

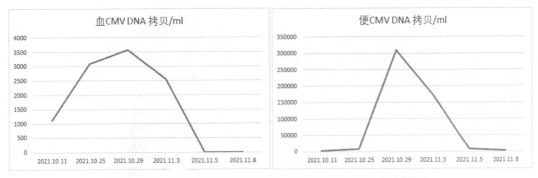

图 7-85-1　治疗期间血、便 CMV DNA（拷贝 /mL）变化趋势图

肠道急性 GVHD 临床表现：胃肠道是急性 GVHD 第二位受累的靶器官，上消化道和下消化道均可累及。上消化道急性 GVHD 主要表现厌食消瘦、恶心呕吐，上消化道急性 GVHD 的诊断包括食欲不振伴体重下降、恶心持续至少 3 d，或每天至少 2 次呕吐持续至少 2 d。确诊需要胃或十二指肠活检病理结果。下消化道急性 GVHD 表现为水样腹泻、腹痛、便血和肠梗阻。下消化道急性 GVHD 与移植后非复发相关死亡密切相关。急性 GVHD 的分级标准见表 7-85-1。

当腹泻为急性 GVHD 初始表现时，应注意与引起腹泻的其他原因相鉴别，包括感染（艰难梭菌、巨细胞病毒、EB 病毒、腺病毒、轮状病毒等）、药物不良反应、预处理毒性、血栓性微血管病、消化性溃疡等。近年有研究将生物标志物 ST2、REG3α 或 Elafin 等 4 因子组合应用于胃肠道急性 GVHD 的鉴别诊断及预后判断 [5,6]，在常规应用于临床前尚需进一步研究。

表 7-85-1　急性移植物抗宿主病（GVHD）国际联盟（MAGIC）分级标准

分级	皮疹（仅活动性红斑）	肝脏	上消化道	下消化道（排便）
0 级	无活动性（红斑）GVHD 皮疹	总胆红素 <2mg/dL	无或间歇性恶心、呕吐或厌食	成人：<500mL/d 或 <3 次 /d 儿童：<10mL/（kg·d）或 <4 次 /d
1 级	<25%	总胆红素 2~3mg/dL	持续性恶心、呕吐或厌食	成人：500~999mL/d 或 3~4 次 /d 儿童：10~19.9mL/（kg·d）或 4~6 次 /d
2 级	25%~50%	总胆红素 3.1~6mg/dL		成人：1000~1500mL/d 或 5~7 次 /d 儿童：20~30mL/（kg·d）或 7~10 次 /d
3 级	>50%	总胆红素 6.1~15mg/dL		成人：>1500mL/d 或 >7 次 /d 儿童：>30mL/（kg·d）或 >10 次 /d
4 级	全身红斑（>50%）伴水疱形成或表皮剥脱（>5%）	总胆红素 >15mg/dL		严重腹痛伴或不伴肠梗阻或梗血（无论排便量如何）

注：整体临床分级（基于最严重的靶器官受累）：0 度：无任何器官 1~4 级；Ⅰ度：1~2 级皮肤，无肝脏、上消化道或下消化道受累；Ⅱ度：3 级皮疹（或）1 级肝脏和（或）1 级上消化道和（或）1 级下消化道；Ⅲ度：2~3 级肝脏和（或）2~3 级下消化道，0~3 级皮肤和（或）0~1 级上消化道；Ⅳ度：4 级皮肤、肝脏或下消化道受累，0~1 级上消化道受累。儿童：≤ 14 岁

【专家点评】

异基因造血干细胞移植（allo-HSCT）后常见胃肠道（GI）并发症。尽管胃肠移植物抗宿主病（GI-GVHD）仍然是胃肠道并发症的主要原因，并且一些患者在发生 GI-GVHD 前后都

有皮肤和／或肝脏 GVHD 表现,但应与感染、移植前预处理方案、药物和血栓性微血管病进行区分。异基因造血干细胞移植后胃肠移植物抗宿主病和巨细胞病毒肠炎临床表现极其相似,临床工作中也难以区分。在某些情况下, CMV 感染是随着 GVHD 的发生而存在的,而在其他情况下,继发性 CMV 感染是在抗 GVHD 治疗期间发生的。由于治疗方法不同,及时准确地区分 GVHD 和 CMV 感染非常重要。

　　该患者明确诊断为急性髓系白血病,且行单倍体造血干细胞移植 10 月后疾病复发,应用供者淋巴细胞回输后出现肠道 aGVHD,同时合并肠道 CMV 感染,病史明确,临床症状典型,抗 GVHD 治疗和抗 CMV 治疗同时进行,治疗及时,且治疗效果显著。

　　内镜和组织病理学检查的联合应用是鉴别 GI-GVHD 和 CMV 肠炎的最有效方法。所有 GI-GVHD 和 CMV 肠炎患者的结肠均有黏膜病变,结肠黏膜龟壳样改变仅见于 GVHD 患者,发生率约为 37% 左右,与 CMV 肠炎有显著差异。结肠镜检查下深溃疡是 CMV 肠炎的一种特殊表现。GI-GVHD 合并 CMV 肠炎患者的病情更为复杂。由于该患者病情危重,血小板重度减低,无法进行肠镜及病理检查,但多次反复检测该患者外周血及粪便 CMV DNA,结果均呈现重度升高,结合临床表现,从而做出正确诊断。

【文献复习】

　　巨细胞病毒属于疱疹病毒组 β 亚家族成员,由衣壳蛋白、被摸蛋白和包膜糖蛋白包绕双链 DNA 核心组成,通过体液密切接触传播,如唾液、尿液、血液、乳汁、精液和移植的器官组织。在人群中感染广泛,发展中国家感染率为 80%~100%,发达国家也高达 6%~80%。通常 CMV 呈阴性感染,患者无任何临床症状。

　　常规 CMV 病毒感染的检测方法有:① CMV 血清特异性抗体检测:包括 IgM 和 IgG,血清 IgM 抗体多在感染 2~4 周后才相继出现,其早期诊断价值有限。② CMVpp65 抗原检测:诊断敏感度为 60%~100%,特异度为 83%~100%。缺点是不能区分潜伏感染和活动性感染,且检测结果受外周血中性粒细胞计数减少的影响。③病毒培养:特异度高但敏感度低,临床应用较少。④血浆和粪便 CMV DNA。qPCR 检测:血浆 CMV DNA 诊断活动性感染的敏感度为 65%~100%,特异度为 40%~92%,若外周血 CMV DNA 检测阳性大于 1200 拷贝 /mL 者可考虑活动性感染。CMV 结肠炎常表现水样便、血便、腹痛、发热,甚至出现肠黏膜出血、坏死和中毒性巨结肠。结肠镜观察有如下特征性表现:广泛黏膜脱失、深凿样溃疡、纵行溃疡、鹅卵石样改变和虫蚀样溃疡等(图 7-85-2)。CMV 结肠炎的诊断金标准是结肠黏膜组织 HE 染色阳性伴免疫组织化学染色阳性,和(或)结肠黏膜组织 CMV DNA 阳性。由于结肠黏膜组织 HE 染色的敏感度低,早期诊断价值有限,但其特异度高。如果观察到巨细胞核内包涵体、类似"猫头鹰眼"改变,可诊断 CMV 结肠炎 [7]。

　　在 allo-HSCT 后死亡的患者中, CMV 病是最常见的威胁生命的感染原因之一。CMV 感染胃肠道可以发生在口腔、食道、胃、小肠、结肠等,最常累及的部位是结肠,最常见的症状是消化道出血和腹泻。在 allo-HSCT 的患者中,诸如预处理方案、药物不良反应、细菌或真菌性肠炎、肠道菌群失调等亦可出现类似的临床表现,尤其是肠道 GVHD 经常在 CMV 肠炎前或与之同时出现,为诊断带来困难。因此利用胃肠镜获得直观印象并取得肠黏膜标本进行进一步的组织病理学和病毒学检查,对明确诊断和鉴别诊断、迅速开展针对性治疗有着重要意义。

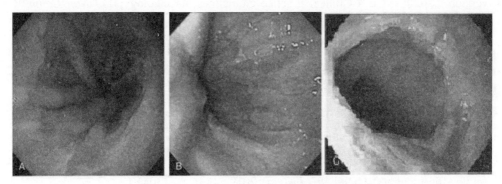

图 7-85-2 结肠镜观察 CMV 肠炎的黏膜表现

据文献报道,左半结肠检查及组织活检可以诊断大部分的 CMV 肠炎并鉴别肠道 GVHD,但是当 CMV 肠炎合并肠道 GVHD 时情况会更为复杂,病变明显的部位更多见于回肠末段。故建议患者病情允许时应当进行全结肠检查并到达回肠末端。但常规的组织病理学方法敏感性差,免疫组化法为较特异的检查方法。目前定量 PCR 的分子学方法也被临床广泛应用,据文献报道,PCR 方法能明显提高 CMV 检出率,尤其对内窥镜检查时黏膜表现正常的患者更有意义。其缺点是 PCR 方法过于敏感,所以仅凭检测到 CMV DNA 并不意味着 CMV 肠炎的诊断成立,还需要综合考虑其他检验方法的结果、临床症状和体征、抗病毒治疗效果等。该患者病情危重,血小板重度减低,故未行组织病理学检查。但患者临床症状典型,同期送检的血及粪便中却检测到高负荷的 CMV DNA,之后的抗病毒治疗使得其临床症状好转,进一步明确了诊断。这一点曾在文献中有报道,在高度怀疑 CMV 感染却没能在胃肠道镜检的活检标本中发现含有包涵体的细胞或 CMV 抗原阳性的细胞时,用 PCR 方法对粪便标本进行检测是可行的[8]。故临床上对于对那些病情危重,因为各种条件限制没有条件进行内窥镜检查时,可以增加寻找到 CMV 的机会,从而确诊 CMV 肠炎。

因此,在 allo-HSCT 后诊断 CMV 肠炎需要具备以下几项条件:①有胃肠道症状;②胃肠镜下黏膜有异常表现;③有 CMV 感染的证据;④排除其他干扰因素。为肠镜检查尽量创造条件,对那些无法进行肠镜检查的患者,粪便检测 CMV DNA 能够对诊断提供帮助。

(中国医学科学院血液病医院干细胞移植中心 刘庆珍 张荣莉)

【参考文献】

[1] 中华医学会血液学分会干细胞应用学组.中国异基因造血干细胞移植治疗血液系统疾病专家共识(Ⅲ)——急性移植物抗宿主病(2020 年版)[J].中华血液学杂志,2020,41(7):529-536

[2] PENACK O,MARCHETTI M,RUUTU T,et al. Prophylaxis and management of graft versus host disease after stem-cell transplantation for haematological malignancies:updated consensus recommendations of the European Society for Blood and Marrow Transplanta-

tion[J]. *Lancet Haematol*, 2020, 7(2):e157-e167.

[3] BROWN P, INABA H, ANNESLEY C, et al. Pediatric Acute Lymphoblastic Leukemia, Version 2.2020, NCCN Clinical Practice Guidelines in Oncology[J]. *J Natl Compr Canc Netw*, 2020,18(1):81-112.

[4] MARCHESI F, PIMPINELLI F, GUMENYUK S, et al. Cytomegalovirus reactivation after autologous stem cell transplantation in myeloma and lymphoma patients: A single-center study[J]. *World J Transplant*, 2015,5(3):129-136.

[5] SRINAGESH HK, FERRARA J. MAGIC biomarkers of acute graftversus- host disease: Biology and clinical application[J]. *Best Pract Res Clin Haematol*, 2019, 32(4):101111.

[6] LI X, CHEN T, GAO Q, et al. A panel of 4 biomarkers for the early diagnosis and therapeutic efficacy of aGVHD[J]. *JCI Insight*, 2019, 4(16):e130413.

[7] NISHIDA T.Management of cytomegalovirus infection after hematopoietic stem cell transplantation[J]. *Rinsho Ketsueki*, 2020,61(9):1417-1423.

[8] SCHOEMANS HM, LEE SJ, FERRARA JL, et al. EBMT-NIH-CIBMTR Task Force position statement on standardized terminology & guidance for graft- versus- host disease assessment[J]. Bone Marrow Transplant, 2018, 53(11):1401- 1415.

病例 86 发热伴脾大、全血细胞减少

【背景知识】

EB 病毒(Epstein — Barr virus, EBV)是一种嗜人淋巴细胞的 γ 疱疹病毒,属人类疱疹病毒 4 型,我国成人 EB 病毒 IgG 阳性率为 90% 以上。EBV 最早在 1964 年由 Epstein 等首次在非洲儿童伯基特淋巴瘤组织中被发现,属于疱疹病毒 γ 亚科,为双链 DNA 病毒,其基因组约 172 000 bp。EBV 主要通过唾液传播,也可通过输血、器官移植等进行传播,血清流行病学调查显示 EBV 在人群中的感染率超过 95%。

EBV 存在 2 种感染形式:潜伏感染和裂解感染。原发性 EBV 感染后,病毒在 B 淋巴细胞内建立终身潜伏感染。潜伏感染时,病毒 DNA 在细胞内呈游离的环状,基因表达受到严格调控,以逃避宿主免疫反应。裂解感染时,病毒表达大量的结构基因及调节基因,产生大量的病毒颗粒,在细胞间及宿主间进行传播。

原发性 EBV 感染时,宿主主要通过 B 淋巴细胞上的 Toll 样受体 9(TLR9)等识别病毒,进而激活 NF — κB 细胞通路,抑制病毒复制。同时,固有免疫系统中的树突状细胞、单核细胞、巨噬细胞、中性粒细胞和 NK 细胞也在 EBV 感染的免疫调控中发挥着重要作用。随后,宿主启动适应性免疫应答,产生 EBV 特异性的 T 淋巴细胞(主要为 CD4 ＋ T 淋巴细胞和 CD8 ＋ T 淋巴细胞),对 EBV 感染进行调控,此时,细胞免疫在 EBV 感染的控制中起主要作用。多数情况下,宿主免疫系统与病毒间保持着平衡,病毒潜伏在记忆 B 淋巴细胞内,不引起明显的临床症状。在某些情况下,这种平衡被打破,EBV 感染的细胞发生克隆性增殖,引起相应的淋巴增殖性疾病。

　　EBV 相关的疾病主要有传染性单核细胞增多症、噬血细胞性淋巴组织细胞增生症、慢性活动性 EB 病毒感染（Chronic active Epstein-Barr virus infection，CAEBV）、X 连锁淋巴组织增生综合征及肿瘤性疾病、自身免疫性疾病等。其中，CAEBV 是一种少见的发生在无明确免疫缺陷个体的综合征，临床表现多种多样，在病理学上它表现为淋巴组织增殖性改变，病变中有大量淋巴细胞增殖和浸润，如 B、T 或 NK 细胞。细胞形态可以是接近正常，也可以是轻度异形，还可以是明显异形。从细胞克隆性检测结果来看，异常的细胞可能是多克隆性，也可能是寡克隆性，甚至是单克隆性。主要表现为 EBV 感染后出现慢性或复发性传单样症状，伴随 EBV 抗体的异常改变或病毒载量的升高，病程中可能出现严重的或致死的并发症

【病例简介】

　　患者女性，33 岁，因间断发热伴乏力 8 个月入院。

　　现病史：患者于入院前 8 个月因受凉后发热，伴乏力、咳嗽、干咳，不伴畏寒、寒战、恶心、呕吐、咽痛、胸痛、心悸、呼吸困难、腹痛、腹泻、尿频、尿急、尿痛、无皮疹、关节痛、肌肉痛、口干、眼干、复发性口腔溃疡，体温最高 38.5 ℃，自服头孢类药物后体温下降，后患者仍间断发热，持续约 1 个月，体温最高 38 ℃，遂就诊于"天津人民医院"，查血常规提示全血细胞减少（未见具体报告），予生血宁、利可君治疗，疗效不详，后患者自行停药。入院前 1 个月患者受凉后再次发热，体温最高 37.5 ℃，就诊于"天津市北辰医院"，查血常规提示 WBC 3.11×10^9/L，RBC 4.05×10^{12}/L，HB 109 g/L，PLT 87×10^9/L，RET 2.87%。以"全血细胞减少"收住我科。患者自发病以来，饮食、睡眠、神经精神状态、大小便无著变，体重未见明显减轻。

　　既往史：既往体健，否认糖尿病、高血压等慢性疾病史，否认肝炎、结核等传染性疾病病史，6 年前剖宫产术，否认输血史，否认外伤史，否认食物、药物过敏史，否认宠物接触史，预防接种史不详。

　　个人史：出生于天津，久居于天津。否认吸烟史，否认饮酒史，否认疫水疫区接触史，无工业毒物、粉尘、放射性物质接触史，否认牛羊肉进食史，否认宠物接触史。

　　家族史：家族中无遗传病、先天性疾病及类似疾病史。

　　入院体格检查：T 36.5 ℃，P 84 次 / 分，R 18 次 / 分，Bp 105/71 mmHg。神志清楚，查体合作，全身皮肤黏膜未见苍白，无黄染，无瘀点瘀斑，巩膜无黄染，全身浅表淋巴结未触及肿大，颈软，无抵抗，颈静脉无充盈，气管居中，胸部外形正常，叩诊双肺呈清音，双肺呼吸音粗，未闻及干啰音、湿啰音，心率 84 次 / 分，律齐，各瓣膜听诊区未闻及病理性杂音，腹平坦，无压痛、反跳痛，肝肋下未及，脾脏肋下可触及肿大，Ⅰ 9 cm，Ⅱ 12 cm，Ⅲ 2 cm，双下肢无水肿。生理反射存在，病理反射未引出。

　　辅助检查：血常规示：WBC 2.69×10^9/L，RBC 4.11×10^{12}/L，HB 110 g/L，PLT 102×10^9/L，RET 2.87%，N 46.5%，L 41.6%。肝功能：ALT 65U/L，AST 82U/L，ALP 184U/L，GGT 66U/L，LDH 445U/L，β2-MG 5.47 mg/L。余肾功能、电解质、凝血功能、肿瘤标志物、尿便常规未见异常。风湿抗体及免疫指标：IgG 1650 mg/dl，IgA 564 mg/dL，C4 40.10 mg/dL，IgE 775U/mL，ANA 1∶100，斑点型，Anti-SSA 弱阳性，Anti-Ro-52 阳性。病毒：EBNA-IgG 可疑阳性，

B19IgG 阳性。EB 病毒 DNA 未查。骨髓分类：（胸骨）粒巨增生红系增高骨髓象。（髂骨）粒巨增生红系减低骨髓象（图 7-86-1）。

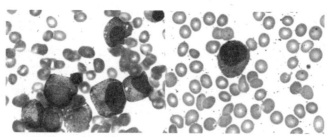

图 7-86-1　第一次骨髓分类结果

骨髓病理：骨髓增生活跃，粒红比例大致正常，以偏成熟红细胞为主，巨核细胞数量正常，多胞体小、分叶少，免疫组化染色示 MPO 散在多量阳性，Lysozyme 散在阳性，CD117 阴性，CD34 偶见阳性，CD61 巨核细胞阳性，CD20 极少许阳性，CD3 散在少许阳性，缺乏特征性形态学改变，请结合其他检查进一步诊断。外周血 LGL 表型、淋巴表型、膜抗体、MDS 表型、FISH、染色体均未见异常。超声心动：三尖瓣、肺动脉瓣反流（轻度），左室舒张、收缩功能正常。腹部 B 超：脾大，脾静脉扩张，余未见异常，腹腔多发淋巴结肿大。全身浅表淋巴结：双侧颈部、腋下、腹股沟多发淋巴结肿大（形态回声未见明显异常）。PET-CT 示：①脾脏多发代谢局灶性异常升高，考虑炎症 / 免疫性疾病可能性大，淋巴瘤不除外；②扫面范围内骨髓代谢弥漫性增高，考虑血液系统继发改变可能性大；③双侧颈部多发小淋巴结，代谢增高，考虑淋巴结反应性增生；④右侧附件区低密度肿块，代谢未见异常增高，考虑卵巢；⑤左侧附件区不规则混杂密度肿块，代谢未见异常增高，考虑畸胎瘤不除外；⑥双侧副鼻窦炎；⑦肝大，轻度脂肪肝；⑧巨脾。

初步诊断：发热伴脾大待查：淋巴瘤？

治疗经过：患者 PET-CT 提示脾脏多发代谢局灶性异常升高，考虑炎症 / 免疫性疾病可能性大，淋巴瘤不除外，考虑不除外淋巴瘤，建议于普外科行脾脏切除活检明确疾病性质。于 2018 年 10 月 25 日全麻下行"腹腔镜下脾脏切除术、腹腔引流术"。术后病理：（总医院）脾脏结构基本存在，红髓淤血伴出血，白髓缩小；脾窦扩张，期间浆细胞、嗜酸性粒细胞浸润，窦内皮细胞增生，并可见吞噬现象。（血研所）淤血性脾肿大伴淋巴细胞增生。（肿瘤医院）脾白髓萎缩，红髓扩张，并可见较多淋巴细胞、浆细胞及中性粒细胞浸润，成分混杂，窦内组织细胞可见吞噬红细胞现象，散在多灶小的梗死灶，ki-67 指数不高，倾向于炎性增生性病变。患者切脾后 2 周内体温正常，后再次发热，体温最高达 38.8 ℃，血培养、G 试验、GM 试验、PCT 未见异常，伴畏寒、乏力、头痛、下肢肌肉酸痛等症状，无咳嗽咳痰，无胸闷憋气、腹痛腹胀等不适，自服"布洛芬混悬滴剂"退热后体温降至正常，但次日体温可复升至 38.5 ℃左右。血常规：WBC 4.51×10^9/L，RBC 4.78×10^{12}/L，HB 125 g/L，PLT 686×10^9/L，N 26%，L 48.3%。术后腹部 B 超示：脾切除后，腹腔内未见明显积液，肝、胆、胰未见明显异常。予左氧氟沙星口服治疗 3 天，发热症状无明显缓解，且每日发热频率较前增多。患者遂因发热待查入住风湿免疫科。患者于风湿免疫科查血常规：WBC 9.39×10^9/L，RBC 4.41×10^{12}/L，HB 113 g/L，PLT 429×10^9/L，N 43%，L 53%。肝功能：ALT 188U/L，AST 207U/L，ALP 326U/L，GGT 89U/L，LDH 513U/L。血脂：三酰甘油（TG）2.12mmol/L，余总胆固醇、高密度脂蛋白、低密度脂蛋白正常。生化：肾功能、电解质、凝血功能、游离甲功、心肌酶、BNP 等未见异常。炎症指标：血沉 33 mm/h，PCT、CRP 正常。风湿免疫指标：狼疮抗凝物试验、尿便常规、磷脂抗体谱、SLE2 项等均未见明显异常。病原学检查：血培养、G 试验、GM 试验、布鲁菌、T-spot、HIV、梅毒、乙丙肝、肺炎支原体抗体阴性。带状疱疹病毒抗体 IgM（-），IgG（+），巨细胞病毒定量低于检测下限；EBNA-IgG、EBVCA-IgG 阳性。外送 EB 病毒 DNA 定量 2.05×10^6；淋巴细胞亚群：淋巴细胞总数 4754cells/μL，总 T 淋巴细胞比例为 23%，T 辅助/诱导淋巴细胞绝对值 549cells/μL，T 辅助/诱导淋巴细胞比例 12%，T 抑制/细胞毒淋巴细胞比例 10%，总 B 淋巴细胞比例 2%，总 NK 淋巴细胞绝对值 1311cells/μL。进一步查淋巴表型：成熟淋巴细胞占有核细胞的 90.95%，异常细胞群占有核细胞的 66.78%，表达 CD16，CD45RA，CD94，Perforin，Granzyme-B，CD2 部分表达 CD7，CD56，不表达 CD3，TCRgd，CD57，CD5，CD4，CD8，CD30，CD25，CD26，CD158i，CD158f，CD158e，请结合临床及病理除外 CLPD-NK。住院期间间断发热，予 NSAIDs 药物退热治疗后，治疗效果不佳停药，高热不退时间断予地塞米松 5 mg 或甲泼尼龙 40 mg 退热治疗，体温可降至正常，维持 24 小时左右。患者因 CLPD 再次入住血液科。患者第二次入住血液科。查血常规：WBC 19.85×10^9/L，RBC 4.69×10^{12}/L，HB 113 g/L，PLT 529×10^9/L，N 11%，L 84%，EB 病毒 DNA 拷贝 3.25×10^7。骨髓分类：（髂骨）粒红系减低，巨核系增生，淋巴细胞比例增高。（胸骨）粒红巨三系增生，淋巴细胞比例增高。

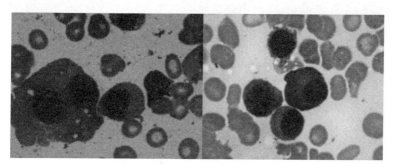

图 7-86-2　第二次骨髓分类结果

骨髓病理：（髂骨）骨髓增生较低下，粒红比例稍减低，各阶段细胞均可见，以偏成熟细胞为主（CD117 偶见阳性，CD34 散在少阳，Lysozyme 和 MPO 散在多阳）；少量淋巴细胞散在分布，T 细胞稍多（CD20 散在少阳，CD3 散在阳性）；巨核细胞形态、数量未见特殊（CD61 阳性）。请结合临床。融合基因：TCR、BCR 重排阴性。反复查外周血 LGL 阴性，小组化：中性粒细胞碱性磷酸酶阳性率 50%，阳性指数 80；有核红细胞糖原染色阴性，铁染色：外铁（-），铁幼粒红细胞阳性率 13%。染色体：未见分裂相。病原学指标：细小病毒、巨细胞病毒阴性，G 试验、GM 试验阴性，呼吸道病毒 9 项阴性。EB 病毒 DNA 拷贝逐渐升高。进一步查 EB 病毒淋巴细胞定位分析：CD3-CD19-cells：1.35×10^7 拷贝 /mL（0~1000 拷贝 /mL）CD19 + cells：<1000 拷贝 /mL，CD3 + cells：<1000 拷贝 /mL。嗜血细胞综合征相关指标：sCD25 4737pg/mL，正常水平；NK 细胞活性 13.32%，稍降低；血脂：总胆固醇 5.83 mmol/L（↑），三酰甘油 3.64 mmol/L（↑），高密度脂蛋白 1.16 mmol/L，低密度脂蛋白 3.11 mmol/L。铁蛋白 612.93ng/mL。

修改诊断：①慢性活动性 EB 病毒感染；②淋巴系统增值性疾病？

治疗及随访：2018 年 12 月 26 日至 2019 年 3 月 15 日患者一般情况好，以观察及检测血象、EB 病毒 DNA 变化为主，住院予患者泼尼松 25 mg 治疗，体温控制正常，辅以保肝、护胃、补钙治疗，更昔洛韦抗病毒。2019 年 3 月患者开始间断发热，体温 38 ℃左右，无咳嗽咳痰等其他症状。2019 年 3 月 15 日至 2019 年 3 月 25 日予患者膦甲酸钠抗病毒治疗，后患者体温正常。患者于 2019 年 3 月 25 日自动出院，患者出院后进一步于北京某医院就诊，随访得知患者应用膦甲酸钠后 EB 病毒 DNA 拷贝最低降至 10^4，白细胞降至 50×10^9/L，淋巴细胞比例降至 50%，随后患者 DNA 拷贝、白细胞、淋巴比例再次升高。后于北京某医院就诊，进一步除外家族性及获得性嗜血细胞综合征，查感染 EB 病毒（EBV）的淋巴细胞亚群，提示 EB 病毒不仅在 NK 细胞，而且存在于 B 细胞和 T 细胞（图 7-86-3、7-86-4）。再次送检脾脏病理：脾脏系统性慢性活动性 EB 病毒感染，T 细胞淋巴组织增殖性疾病，1~2 级（增生性 - 交界性），伴噬血现象。诊断：①慢性淋巴系统增殖性疾病（CLPD）；②慢性活动性 EB 病毒感染（CAEBV），予患者行 2 个疗程 LDEP 方案（培门冬酶、多柔比星脂质体、依托泊苷、甲泼尼龙），2 次放疗，异基因造血干细胞移植后，移植后出现严重的肺、皮肤排异反应，EB 病毒 DNA 定量转为阴性，淋巴比例恢复正常。移植后 1 年患者 EB 病毒复阳，持续在 10^2-10^3 拷贝之间，血常规正常，目前患者移植后 2 年，患者体力较前明显恢复，皮肤排异及肺排异基本治愈，但 EB 病毒 DNA 仍阳性（表 7-86-1）。

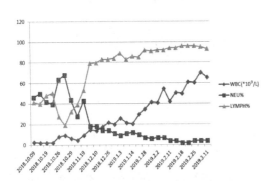

图 7-86-3　患者白细胞、中性粒细胞、淋巴细胞变化

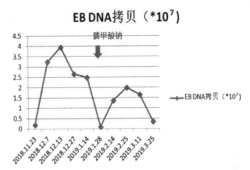

图 7-86-4　EB 病毒 DNA 拷贝变化情况

【病例特点及分析】

病历特点：①患者青年女性，病史较长；②以间断发热为主要临床表现；③入院查体、化验及影像学检查发现患者同时存在脾大和全血细胞轻度减少；④患者骨髓穿刺、相关流式检查、骨髓病理等检查未见明显异常；⑤脾脏术后病理提示炎症改变；术后患者仍间断发热，白细胞及淋巴比例进行性升高；⑥查 EB 病毒 DNA 拷贝呈阳性结果。

图 7-86-1　感染 EB 病毒(EBV)的淋巴细胞亚群检测

淋巴细胞亚群	检测结果（基因拷贝每 100 万个细胞）
CD4+细胞	1.4E+06
CD8+细胞	1.3E+06
CD19+细胞	1.1E+07
CD56+细胞	9.8E+06

注：$1.0E+01 = 1.0 \times 10^1$

CAEBV 诊断标准[1]：① EB 病毒感染相关症状至少 3 个月；②受累的组织或外周血中检测到 EB 病毒载量；③感染的组织或外周血中可检测到 EB 病毒感染的淋巴细胞；④排除其他疾病，如传染性单核细胞增多症、自身免疫性疾病等疾病。

该患者前期间断发热，脾大伴全血细胞减少为主，PET-CT 提示脾脏代谢弥漫性增高，不除外脾脏淋巴瘤，EBNA-IgG 可疑阳性，行脾脏切除活检提示炎症样改变，术后患者仍间断发烧，白细胞及淋巴细胞进行性升高，结合患者病情变化过程，提示患者呈现异常激活的炎症样反应，进步查 EB 病毒 DNA 定量提示阳性改变，淋巴细胞亚群内定量提示主要集中在 NK 细胞内，此时排除克隆性淋巴细胞增殖性疾病及噬血细胞综合征等疾病，考虑为慢性活动性 EB 病毒感染，患者后续行异基因造血干细胞移植治疗，移植后 1 年患者 EB 病毒 DNA 转阳，目前稳定在低水平状态。考虑患者成年发病，且为 NK 细胞为主，总的预后不佳。

【专家点评】

患者青年女性，以发热、全血细胞减少收入住院，首次检查提示巨脾，淋巴瘤不除外；进一步行脾脏切除病理提示炎症改变，切脾后出院一段时间内体温正常，患者后续患者仍间断发热，且频率增多，淋巴比例逐渐升高，排除患者其他发热原因，查 EB 病毒 DNA 定量提示阳性，考虑 EB 病毒感染相关；进一步查淋巴细胞中 EB 病毒提示 EB 病毒位于 NK 细胞内，后续脾脏病理提示脾脏系统性慢性活动性 EB 病毒感染，T 细胞淋巴组织增殖性疾病，1~2 级(增生性 - 交界性)，伴噬血现象。以上结果支持慢性活动性 EB 病毒感染(CAEBV)。

EB 病毒是一种嗜人淋巴细胞的 γ 疱疹病毒，属人类疱疹病毒 4 型，我国成人 EB 病毒 IgG 阳性率为 90% 以上。EB 病毒感染是比较常见的病毒感染性疾病，感染时其症状轻重不一，可累及全身多个系统，引发多种疾病，如传染性单核细胞增多症(IM)、鼻咽癌、淋巴瘤、慢性活动性 EB 病毒感染(CAEBV)和噬血淋巴组织细胞增生症(HLH)等疾病。EBV 感染患者的早期 EBVCA-IgM 和 EBEA-IgM 抗体水平会显著升高，EBV-IgM 反映急性感染情况，感染 6 周后 EBVCA-IgG 抗体会维持较高水平，感染 7 个月后 EBNA-IgG 抗体水平达到高峰并可终生存在。IgM 抗体是 EBV 急性感染的标志物，IgG 抗体阳性是 EBV 既往感染的证据。研究报道显示，在 20 岁左右的人群中 EBV 血清学阳性率约为 90%，随着年龄的增长可达 100%[2]。慢性活动性 EB 病毒感染(CAEBV)是一种罕见的疾病，其诊断标准[1]为：① EB 病毒感染相关症状至少 3 个月；②受累的组织或外周血中检测到 EB 病毒载量；③

感染的组织或外周血中可检测到 EB 病毒感染的淋巴细胞；④排除其他疾病，如传染性单核细胞增多症、自身免疫性疾病等疾病[1]。（表 7-86-2）

表 7-86-2　CAEBV 的诊断标准

（1）持续性或反复性流感样症状持续大于 3 个月；
（2）受累的组织或外周血中检测到 EB 病毒载量；
（3）感染的组织或外周血中可检测到 EB 病毒感染的 T/NK 淋巴细胞；
（4）排除其他可能的疾病：如传染性单核细胞增多症、自身免疫性疾病等疾病、先天性免疫缺陷、HIV 或其他需要免疫抑制治疗的免疫缺陷或潜在免疫抑制的基础疾病。
符合标准 1-4 的患者被诊断为 CAEBV
补充说明
① IM 样症状一般包括发热、淋巴结肿大和肝脾肿大；其他并发症包括血液学、消化道、神经系统、肺部、皮肤或心血管系统疾病。EBV 相关的噬血细胞增多症（HLH）伴有 EBV 和或水痘样疱疹的原发感染，其症状局限于皮肤，应予以排除。即使在病程中出现 EBV 相关的 HLH、EBV 阳性 T 细胞或 NK 细胞淋巴瘤 / 白血病，CAEBV 的原始诊断也不会转变为这些疾病。
②外周血中 EBV DNA 载量大于 102.5 拷贝 /ug DNA。
③对于 EBV 感染细胞的检测，可结合感染细胞表型的检测（免疫荧光染色、免疫组化染色、免疫磁珠分选），并且 EBV 的检测（EBER 等）被推荐。
④病人同时合并或诊断为 CAEBV 之前存在先天性免疫缺陷、自身免疫性疾病、胶原性疾病或病理诊断为淋巴瘤的情况，应排除在 CAEBV 之外。

　　CAEBV 可分为 T 淋巴细胞型、自然杀伤细胞型和 B 淋巴细胞型，其中 T 淋巴细胞型预后差，可并发噬血细胞综合征、恶性淋巴瘤、弥散性血管内凝血和肝衰竭等危及生命的并发症[3]。CAEBV 处于交界性疾病状态，机体与 EB 病毒达到共生状态，这种状态持续时间不定，也可转化为恶性肿瘤性疾病，大多数预后较差。目前 EB 病毒感染无特效治疗，目前常用的治疗为激素及免疫抑制剂，仅可以控制症状不能根治本病，抗病毒治疗效果不显著，目前理论上认为可以治愈本病的方法为异基因造血干细胞移植。

【文献复习】

　　EB 病毒是疱疹病毒类，双链 DNA 病毒，最早在 Burkitt 淋巴瘤发现该病毒，不仅可感染 B 细胞致 B 细胞淋巴瘤，也可感染上皮细胞致鼻咽癌，感染 T、NK 细胞致 CAEBV，也可引起传染性单核细胞增多症（IM）噬血淋巴组织细胞增生症（HLH）等[4, 5]。

　　CAEBV 是一个临床概念，表现为无明确免疫异常的个体，EBV 感染后可出现慢性或复发性 IM 样症状，伴有 EBV 抗体的异常改变；在病理学上它表现为淋巴组织增殖性改变，病变中有大量淋巴细胞增殖和浸润，如 B、T 或 NK 细胞。细胞形态可以是接近正常，也可以是轻度异形，还可以是明显异形；从细胞克隆性检测结果来看，有的病变是多克隆，有的是寡克隆，还有的是单克隆[6]。

　　2008 年的 EBV 淋巴增殖性疾病分类国际会议上将其正式命名为 EBV 淋巴组织增殖性疾病（EBV-LPD）。根据病变中主要细胞组成又分为 EBV B-LPD、EBV T/NK-LPD[3]。其中 EBV T/NK-LPD，多发生在健康患者中，呈急性起病，出现发热和全身不适，提示是一种急性病毒性呼吸系统疾病，在数周到数月期间，患者进展为肝脾大和肝衰竭，有时伴有淋巴结炎。实验室检查显示全血细胞减少，肝功能检测异常，并且常有异常的 EBV 血清学现象，即抗 EBV 衣壳抗原 IgM（VCA-IgM）。

CAEBV 为预后不良的全身性疾病,目前尚无切实可行的预防方法。患病后约半数患者 4~5 年后死亡。主要死因为肝衰竭、HLH、机会性感染等。与死亡相关的 3 个危险因素为:① PLT 减少(<120×10⁹/L);②发病年龄≥ 8 岁;③ T 细胞型 CAEBV。在日本及其他亚洲国家, CAEBV 因多侵犯 T 细胞及 NK 细胞而预后较差,但在西方国家,因主要侵犯 B 细胞而有相对较低的死亡率及致残率。CAEBV 尚无统一有效的治疗方案。传统抗病毒治疗,如无环鸟苷、更昔洛韦、IFN-α、IL-2 和阿糖胞苷等都曾应用于 CAEBV 的治疗,但效果均不肯定。免疫抑制治疗,如皮质类固醇和环孢霉素,这些药物可缓解 CAEBV 的症状,在临床上应用范围较多。目前有报道免疫调节治疗,如硼替佐米,可以减轻 CAEBV 的症状,但缺乏远期随访,大多数患者此类免疫调节治疗无效。以上方法治疗效果欠佳,多为暂时缓解,很少有根治的病例。目前认为造血干细胞移植是唯一有效的治疗手段 [7]。

（天津医科大学总医院血液内科　丁凯　王超盟）

【参考文献】

[1] ARAI A. Chronic Active Epstein-Barr Virus Infection: The Elucidation of the Pathophysiology and the Development of Therapeutic Methods[J]. *Microorganisms*, 2021, 9(1):180.

[2] SMATTI MK, AL-SADEQ DW, ALI NH, et al. Epstein-Barr Virus Epidemiology, Serology, and Genetic Variability of LMP-1 Oncogene Among Healthy Population: An Update[J]. *Front Oncol*, 2018, 8:211.

[3] ARAI A. Advances in the Study of Chronic Active Epstein-Barr Virus Infection: Clinical Features Under the 2016 WHO Classification and Mechanisms of Development[J]. *Front Pediatr*, 2019, 7:14.

[4] OKUNO Y, MURATA T, SATO Y, et al. Defective Epstein-Barr virus in chronic active infection and haematological malignancy[J]. *Nat Microbiol*, 2019, 4(3):404-413.

[5] OKUNO Y, MURATA T, SATO Y, et al. Publisher Correction: Defective Epstein-Barr virus in chronic active infection and haematological malignancy[J]. *Nat Microbiol*, 2019, 4(3):544.

[6] KIMURA H, COHEN JI. Chronic Active Epstein-Barr Virus Disease[J]. *Front Immunol*, 2017, 8:1867.

[7] BOLLARD CM, COHEN JI. How I treat T-cell chronic active Epstein-Barr virus disease[J]. *Blood*, 2018, 131(26):2899-2905.

第八章　其他

病例 87　输血相关急性肺损伤一例

【背景知识】

严重性的急性肺损伤（acute lung injury，ALI）也即急性呼吸窘迫综合征（Acute respiratory distress syndrome，ARDS）：是一种以进行性呼吸困难和顽固性低氧血症为特征的急性呼吸衰竭，病理变化主要为肺泡毛细血管膜损伤及血管通透性增加。因 ARDS 病理特征是急性肺损伤，其病理及相关的临床表现、动脉血气及胸片变化呈动态过程。故 ARDS 为 ALI 发生发展的一个严重阶段。

【病例简介】

患者女，72 岁，主因"发现血小板增高 5 年余，乏力 3 月余"入院。

现病史：患者 2016 年 2 月发现血小板增高，于中科院血液病医院完善骨髓相关检查诊断为原发性血小板增多症，予以羟基脲治疗，定期监测血常规。2019 年 10 月复查血常规示血小板为 $100 \times 10^9/L$（白细胞及血红蛋白情况不能详述），停用羟基脲。复查骨髓后诊断为原发性血小板增多症后骨髓纤维化，未予治疗。此后患者出现白细胞减低、贫血，血小板呈进行性下降，最低至血小板为 $11 \times 10^9/L$，间断输血小板支持，血小板波动于（11~20）$\times 10^9/L$。在入我院前 3 个月出现乏力，2021 年 3 月 25 于我院门诊查血常规示 WBC $3.33 \times 10^9/L$，Hb 84 g/L，PLT $15 \times 10^9/L$，收住院治疗。

既往史：有高血压病史 10 年，血压最高 160/90mmHg，平素予拜新同 30 mg/d 治疗，血压控制可。否认有糖尿病及冠心病等病史。有输血史。对"磺胺类、乙二胺"过敏。

个人史：无烟酒嗜好。

家族史：家族中无遗传病及先天性疾病病史。

入院体格检查：神清，贫血面容。皮肤黏膜无出血点，浅表淋巴结无肿大，胸骨压痛（+），双肺呼吸音清，未闻及罗音。心率 91 次 / 分，律齐。腹软，肝脾肋下未触及，肝、脾区叩痛阴性。四肢肌力 5 级。

入院后化验及检查：2021 年 4 月 2 日血常规 WBC $2.41 \times 10^9/L$，Hb 86 g/L，PLT $8 \times 10^9/L$，RC $155.7 \times 10^9/L$，白细胞显微镜分类：原幼细胞 45%，中性晚幼粒细胞 1%、杆状核 5%、分叶核 21%，成熟淋巴细胞 26%，单核细胞 2%，有核红细胞 2%。凝血 APTT、PT、TT、Fg 均正常，D-D 2.62μg/mL。电解质肾功能、胆红素、ALT、AST、LDH、CK、CK-MB 均在正常值范围，白蛋白 27.8 g/L，CRP 21.85 mg/L。叶酸及维生素 B_{12} 正常。便潜血(-)，尿潜血(2+)，尿蛋白(2+)。腹部 B 超：肝胆胰脾、双肾未见明显异常。心彩超：左室收缩功能正常，左室舒张功能减低；LVEF 64%。4 月 3 日胸部 CT：两肺支气管病变，两肺下叶多发结节，右肺中叶及左下叶充气不良（图 8-87-1）。

4 月 3 日骨髓检查：流式细胞符合急性髓系白血病（AML，非 M3）免疫表型；骨髓病理考虑急性白血病，网状纤维染色 2 级；组化：POX 原始细胞阳性、a -NBE：+16% -84%、a-NBE+NaF：+30% ~70%；融合基因筛查阴性；NPM1、FLT-ITD 未见突变；染色体核型 46，XX[20]。患者由 MPN 转急性髓系白血病，4 月 15 日始予阿扎胞苷 100 mg d1~d8 化疗治疗。4 月 16 日在输毕血小板后 10 分钟出现畏冷寒战，伴有呼吸困难，无发热，无皮疹，当时考虑输血反应，予地塞米松 5 mg 静脉注射抗过敏，吸氧支持后，约 30 分钟后缓解。4 月 23 日于输毕血小板输后 10 分钟后又出现畏冷寒战，伴有喘息、憋气等呼吸窘迫症状，无发热，无咳嗽咳痰，无皮疹，无咯血，无恶心呕吐，初起仍考虑为输血反应，予甲泼尼松 40 mg 快速静滴治疗，吸氧支持，但患者呼吸困难无缓解。查体：血压 120/76mmHg，心率 102 次 / 分，平卧位，呼吸促，频率为 31 次 / 分，双肺可闻及喘鸣音及湿罗音。血气分析：pH 7.494，PO_2 47.1mmHg，PCO_2 35.7mmHg，SO_2 78%，为 I 型呼吸衰竭，急以面罩吸氧，速尿 20 mg 利尿治疗，急查 BNP 786pg/mL（患者 BNP 虽高于正常，但与入院时 BNP 值无明显变化），肌钙蛋白 T 0.051ng/mL；24 日床旁胸片："考虑两肺渗出性病变，肺水肿不除外"（图 8-87-2）；鲎试验 < 5pg/mL，G 试验 <10pg/mL。建议转 ICU 治疗但家属拒绝。

诊疗经过及疗效：患者输血小板后出现呼吸困难症状；SO_2 78%，PO_2 47.1mmHg；胸片示"两肺渗出性病变，肺水肿不除外"，患者可平卧，无咳嗽咳痰及咯血，血压正常，查体双肺可及喘鸣音及湿罗音；BNP 无明显升高；无心衰证据，因而诊断为输血相关急性肺损伤（transfusion related acute lung injury，TRALI），继续甲强龙 40 mg/d 治疗，持续面罩吸氧支持。4 月 25 日患者仍有呼吸困难，但两肺啰音消失。复查血气分析：pH 7.525，SO_2 87.7%，PO_2 51.4mmHg，PCO_2 34.7mmHg。I 型呼吸衰竭较前改善，继续予激素治疗、面罩吸氧支持。4 月 26 日患者喘憋症状继续好转，改鼻导管吸气。4 月 27 日胸片："两肺渗出性病变较前好转"（图 8-87-3）。4 月 28 日血气分析 SO_2 上升为 97%，喘憋症状完全缓解，停止吸氧支持。5 月 7 日胸片示渗出病变基本吸收（图 8-87-4），停用甲强龙。后改输配型血小板支持，未再出现输血后呼吸困难症状。

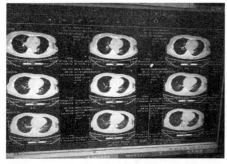

图 8-87-1　2020 年 4 月 2 日入院时胸 CT

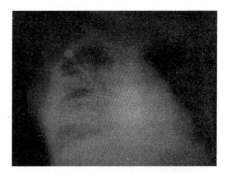

图 8-87-2　2020 年 4 月 24 日胸片

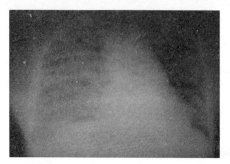

图 8-87-3　2020 年 4 月 27 日胸片

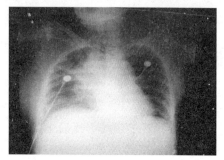

图 8-87-4　2020 年 5 月 7 日胸片

【病例特点及分析】

病例特点：①患者老年女性，由 MPN 转急性髓系白血病，于输血小板后 10 分钟出现呼吸困难，无发热，无咳嗽咳痰，无咯血；②血气分析 PO_2 47.1 mmHg，PCO_2 35.7 mmHg，SO_2 78%；③查体：呼吸促，双肺可闻及喘鸣音及湿罗音；④胸部 X 线检查"两肺渗出性病变，肺水肿不除外"；⑤ BNP 786pg/mL，肌钙蛋白 T 0.051ng/mL，没有容量负荷过重的情况；⑥予面罩吸氧支持及甲强龙治疗后症状渐缓解，后复查胸部 X 线检查示胸部渗出病变渐吸收。

依据美国国立心肺血管研究所（NHLBI）制定的 TRALI 诊断标准：①输血后 6 h 内发作；②起病急骤；低氧血症 [$PaO_2/FiO_2 \leqslant$ 300 mmHg（1 mmHg=0.133 kPa）或吸入室内空气时脉搏氧饱和度 <0.9]；③胸部 X 线双侧肺野渗出浸润表现；④无左心房高压（左心房压 <18 mmHg）[1]。2005 年 NHLBI 工作组将 TRALI 定义修订如下：①输血后 6 h 内发作；起病急骤；②低氧血症 [$PaO_2/FiO_2 \leqslant$ 300 mmHg（1 mmHg=0.133 kPa）或吸入室内空气时脉搏氧饱和度 <0.9]；③胸部 X 线双侧肺野渗出浸润表现；④无左心房压力增高证据；⑤输血前不存在肺损伤；⑥无其他引起 ALI 的风险因素。

该患者输毕血小板后 10 分钟出现急性呼吸困难，喘憋明显，无发热及咳嗽咳痰症状，双肺可闻及罗音，血气为 I 型呼吸衰竭，胸部 X 线示双肺渗出性病变。患者无充血性心力衰竭及肺感染证据，故诊断为 TRALI。最佳的治疗应予呼吸机正压通气支持，但患者家属拒绝转 ICU，受普通病房条件限制只能予面罩吸氧支持，同时予糖皮质激素治疗。

TRALI 临床症状、体征主要包括发热、寒战、呼吸困难、咳嗽及咳泡沫样痰、血压下降、发绀、肺部罗音等[2]，并需与以下疾病进行鉴别：

1. 急性左心衰　TRALI 起病急、会出现不同程度的呼吸困难，发绀，可伴有咳大量泡沫痰、肺部罗音及低氧血症等类似急性左心衰的临床表现，主要鉴别点在于急性左心衰患者一般存在心肌梗死、心肌病和高血压等原有基础心脏病病史，出现端坐呼吸、咳白色或粉红色泡沫样痰等；查体可见心动过速、心脏闻及 S3 奔马律等体征，胸片可见肺门有蝴蝶形态片状阴影、心界扩大等；心脏彩超可见心脏扩大、心尖搏动减弱、下腔静脉直径增大和呼吸变异指数下降；CVP>20cmH_2O、肺毛细血管楔压 >18 mmHg 以及 BNP 值升高、经过利尿及强心等抗心衰治疗临床效果显著，结合上述两者通常容易鉴别。

2. 输血相关性循环高负荷（transfusion associated circulatory overload，TACO）　TACO 是一种易被忽视的输血不良反应，发生率约为 1%~8%[3]。TRALI 和 TACO 均出现在输血过

程中，TACO 是由于输血过多过快引起，鉴别诊断类似急性左心衰，根据临床表现、影像学检查以及实验室检测指标即可判定。

3.输血过敏反应　主要与出现呼吸困难的严重输血过敏反应相鉴别。输血过敏反应发生输血后期或即将结束时，其表现轻重不一，轻度过敏者表现为局部或全身出现皮肤瘙痒、荨麻疹，也可出现眼睑、口唇水肿等血管神经性水肿；严重者可因喉头水肿、支气管痉挛而导致呼吸困难、喘鸣，两肺可闻及哮鸣音，甚至发生过敏性休克，及时抗过敏治疗效果显著。

4.溶血性输血反应　一般输血 10~30mL 即可出现寒战、高热、呼吸困难、腰痛、排浓茶样尿，严重者发生少尿或无尿等急性肾功能衰竭表现。本患者的检测指标未显示有溶血的证据。

本患者既往无心功能不全病史，且输血量并不多，发病时查 BNP 无明显升高，利尿治疗效果不佳，而是经呼吸支持等治疗后症状渐缓解，可排除急性左心衰及 TACO 引起肺水肿的情况。患者以呼吸困难起病，无荨麻疹等表现，胸片示肺渗出性病变表现，予糖皮质激素等治疗后症状并非快速缓解而是逐渐改善，基本可排除输血过敏反应。患者符合 NHLBI 制定的 TRALI 诊断标准，经呼吸支持及甲强龙治疗后，病情逐渐缓解，故诊断 TRALI。

【专家点评】

TRALI 是一种特殊的急性肺损伤，常发生于输血过程中或输血后 6 h 之内，以急性缺氧和非心源性肺水肿为特点。本病误诊率、病死率均高，这除与此病病情凶险外，也与医护人员对此病认识不足有关，需引起关注。TRALI 的主要临床表现是缺氧，需予呼吸支持，其中72% 患者需要机械通气或加用呼气末正压通气（PEEP）[4]，重症患者甚至需要体外膜肺氧合（ECMO）支持。因为 TRALI 较为罕见，文献资料多为病例报告，目前缺乏随机对照研究。因顾忌糖皮质激素有增加感染风险（尤其在机械通气时），TRALI 的治疗并不推荐激素 [5,6]，故激素治疗存在争议；但 TRALI 作为输血所致的急症，在诊断尚不明确或误认为是过敏反应的情况下，医务人员往往第一时间就给予了激素治疗。本例患者为 MPN 转化急性髓系白血病，频繁输血，属于 TRALI 易发人群，在输血小板后出现呼吸衰竭，胸部 X 线提示肺渗出性病变，排除急性心力衰竭及 TACO 等情况后诊断为 TRALI。尽管患者未得到呼吸机支持，但通过面罩吸氧支持及激素治疗后获得很好的疗效，是一例治疗很成功的病例。基于TRALI 是一种排他性诊断的疾病，因此，提高临床医师对 TRALI 的认识，严格控制临床用血指征以及合理选择血制品，是降低 TRALI 发生率及实施有效救治的有效途径。

【文献复习】

TRALI 是输血相关的急性并发症，是一种特殊的急性肺损伤，常发生于输血过程中或输血后 6 h 之内，以急性缺氧和非心源性肺水肿为特点。TRALI 具有起病急、临床表现非特异性、确诊程序复杂、病情发展迅速、医师认识及治疗经验不足等特点，导致临床误诊及漏诊率高，为输血相关性死亡的主要原因 [5,7,8]。

TRALI 的发病率约为 1/4000~1/40000，有报道在重症监护病房 TRALI 的发病率甚至高达 15%[9,10]。发病机制认为：供者血浆中存在抗白细胞抗体（包括 HLA-I、II 类抗体、粒细胞特异性抗体）或受血者血中含有白细胞抗体，输血后均可以发生抗原抗体反应导致白细胞激活或聚集在肺微血管,并激活补体,通过释放生物活性物质(蛋白酶、酸性脂质和氧自由基等)从而导致肺血管内皮损伤、肺毛细血管通透性增高和毛细血管渗漏,影响了气体交换,最终导致肺损伤[11]。因实验室检查结果诊断价值有限且特异性差,同时 HLA-I 抗体、HLA-II 抗体、中性粒细胞特异性抗体等的检测复杂且耗时,因此抗体的检测对于临床诊断帮助意义不大[12]。

　　TRALI 可依据美国 NHLBI 工作组制定的 TRALI 的标准做出诊断。治疗的关键在于早期诊断、立即停止输血、加强保护各器官功能并给予对症治疗。对于轻度低氧血症患者给予鼻氧管或面罩吸入氧气;重症者时给予机械辅助通气或加用 PEEP 改善氧合,实施肺保护性通气措施;在伴随循环超负荷的患者可使用利尿药治疗,否则应避免使用利尿药;因顾忌有增加感染风险并不推荐常规使用激素[5, 6]。TRALI 死亡率报道不一,有报道甚至高达 25%[13],给予及时有效的治疗后,TRALI 患者症状多可在 48~96 h 缓解,病死率仅为 5%~10%[14]。

(天津市第四中心医院 肿瘤血液科　王亮)

【参考文献】

[1]　KLEINMAN S,CAULFIED T,CHAN P,et a1.Toward and understanding of transfusion-related acute lung injury: statement of a consensus panel[J].*Transfusion*,2004,44(2):1774-1789.

[2]　TEKE HU,BEHRET O, TEKE D.Transfusion-Related Acute Lung Injury[J].*Indian J Hematol Blood Transfus*,2014,30(1):56-58.

[3]　CHAPMAN CE, STAINSBY D, JONES H, et al. Ten years of hemovigilance reports of transfusion related acute lung injury in the United Kingdom and the impact of preferential use of male donor plasma[J]. *Transfusion*,2009,49(3):440-452.

[4]　TOY P, POPOVSKY MA, ABRAHAM E, et al.Transfusion related acutc lung injury: definition and　review[J].*Crit　Care　Med*,2005,33(4):72l-726.

[5]　KUMAR R, SEDKY MJ, VARGHESE SJ, et a1.Transfusion Related Acute Lung Injury(TRALI): A Single Institution Experience of 15 Years[J]. *Indian J Hematol Blood Transfus*,2016,32(3):320-327.

[6]　SILLIMAN CC, AMBRUSO DR, BOSHKOV LK.Transfusion related acute lung injury[J].*Blood*,2005,105(6):2266-2273.

[7]　BARKHOH L.Importance of CSA drug monitoring in SCT recipients to minimize GVHD and maximize graft VS 1eukemia[J].*Pediatr Transplant*,2009,13(4)400-403.

[8]　PEREZ EE, ORANGE JS, BONILLA F, et al. Update on the use of immunoglobulin in human disease: a review of evidence[J]. *J Allergy Clin Immunol*, 2017,139(3S):1-46.

[9]　TOY P, GAJIC O, BACCHETTI P, et a1.Transfusion-related acute lung injury: incidence and risk factors[J].*Blood*, 2012,119(7):1757-1767.

[10]　BENSON AB, AUGUSTIN GL, BERG M, et a1.Transfusion-related acute lung injury in

ICU patients admitted with gastrointestinal bleeding[J].*Intensive Care Med*,2010，36：1710-1717.

[11] SHAZ BH,STOWELL SR,HILLYER CD. Transfusion-related acute lung injury：from bed-side to bench and back[J].*Blood*,2010,ll7（5）:1463-71.

[12] TRIULZI DJ.Transfusion related acute lung injury：current concepts for the clinician[J]. *Anesth Analg*,2009,108（3）770-776.

[13] CHERRY T，STECIUK M，REDDY VV，et al. Transfusion related acute lung injury：past，present，and future [J].*Am J Clin Pathol*, 2008,129（2）:287-297.

[14] BOLTON-MAGGS PH，COHEN H. Serious Hazards of Transfusion（SHOT）haemovigi-lance and progress is improving transfusion safety [J]. *Br J Haematol*, 2013，163（3）：303-314.

病例88 发热继发咯血为表现噬血细胞综合征一例

【背景知识】

噬血细胞综合征又称噬血细胞性淋巴组织细胞增生症（hemophagocytic lymphohistiocy-tosis，HLH）是一类由原发或继发性免疫异常导致的过度炎症反应综合征。这种免疫调节异常主要由淋巴细胞、单核细胞和巨噬细胞系统异常激活、增殖，分泌大量炎性细胞因子而引起的一系列炎症反应。临床以持续发热、肝脾肿大、全血细胞减少以及骨髓、肝、脾、淋巴结组织发现噬血现象为主要特征。由于触发因素不同，临床分原发性及继发性噬血细胞综合征。

1. 原发噬血细胞综合征：一种常染色体或性染色体隐性遗传病。目前已知的明确与HLH相关的基因有12种，根据缺陷基因的特点将原发性HLH分为家族性HLH（FHL）、免疫缺陷综合征相关HLH和EB病毒（EBV）驱动HLH。

2. 继发性噬血细胞综合征：与各种潜在疾病有关，是由感染、肿瘤、风湿性疾病等多种病因启动免疫系统的活化所引起的一种反应性疾病，通常无家族病史或已知的遗传基因缺陷。对于未检测出目前已知的致病基因，但原发病因不明的患者仍归类于继发性HLH。

【病例简介】

患者男性，35岁，主因"噬血细胞综合征2年余，发热1月"入院。

现病史：患者于2年余前劳累后出现发热，体温最高40℃，无畏寒、寒战，无咳嗽咳痰等其他不适，自行服用退热药，体温最低降至38℃，就诊我院，查铁蛋白>2000ng/mL；NK细胞活性15.15%；血常规示白细胞偏低；PET-CT：所示中轴骨及附肢骨近端代谢弥漫不均匀异常增高，双侧肱骨、双侧股骨骨髓腔内密度增高，代谢不均匀异常增高，以上考虑血液系统疾病可能，建议进一步穿刺活检；骨髓活检：骨髓造血组织增生活跃，粒红比例基本如常，粒系多为中晚幼细胞，散见近成熟巨核细胞，另见零散淋巴细胞，免疫组化MPO、CD15、CD16较多阳性，CD3和CD5零散阳性，CD20零星阳性；骨髓形态学：骨髓粒、巨增生，红系增高，见有异常淋巴细胞；骨髓流式：未见异常表型淋巴细胞；予以抗感染及抗病毒等支持治疗,退热效果欠佳,发热持续时间及峰值升高,联合激素、冬眠合剂等均效果欠佳,监测血常规三系进行性下降,予以升白及调整抗生素仍未有效控制体温,复查 sCD25>44000pg/mL,EBV 及 CMV -DNA 阴性,复查胸骨骨穿未见异常细胞,复查 CT 及超声未见明确感染灶,诊断为"噬血细胞综合征",予以 HLH-1994 方案,具体:VP16:150 mg/m² BIW 第 1-2 周,VP16:150 mg/m² QW 第 3-8 周;地塞米松:10 mg/(m² · d)第 1~2 周,5 mg/(m² · d)第 3~4 周,2.5 mg/(m² · d)第 5~6 周,1.25 mg/m²/d 第 7 周,第 8 周减量至停药;,后复查血象恢复,未再有发热,规律门诊监测血常规,后病情稳定,未再发热。入院前 1 月余再次因劳累后出现发热、咽痛,体温 38.3 ℃,就诊于我科门诊,查血常规:WBC 3.61×10⁹/L,Hb 156 g/L,PLT 166×10⁹/L,sCD25 7253pg/mL,CD107a 及 NK 细胞活性正常,予以口服曲安西龙、左氧氟沙星后体温控制不佳,同时伴活动后憋气就诊我院,患者自发病以来精神弱,饮食欠佳,二便如常,体重未见增减。

既往史:否认高血压、冠心病、糖尿病病史,否认痢疾、伤寒、结核病史,自诉 7 岁时曾有乙肝,后复查正常。否认手术、外伤史。

个人史:否认药物过敏史。无烟酒嗜好。长期居住天津市,无疫区旅居史,无发热病人接触史。

家族史:家族中无遗传病、先天性疾病及类似疾病史。

入院体格检查:神志清,浅表淋巴结未触及明显肿大,未见皮下出血及瘀斑,咽部无红肿,扁桃体无肿大,双肺呼吸音粗,余无特殊异常。

入院后化验及检查:血常规:WBC 4.84×10⁹/L,Hb 148 g/L,PLT 49×10⁹/L;sCD25 37862pg/mL;CD107a 及 NK 细胞活性正常;原发噬血相关基因检测阴性;铁蛋白 3242ng/mL;肝功能:ALT 83U/L、AST 83U/L、LDH 1039 U/L;甘油三酯:3.4mmol/L;纤原:1.15 g/L;肿瘤标记物阴性;风湿免疫及抗核抗体系列阴性;PCT 不高;G 及 GM 试验阴性;骨穿:增生明显活跃,见网状细胞吞噬现象;骨髓流式:髓系、T、B、NK 细胞表型大致正常;心脏超声:LVEF 67%,三尖瓣返流(轻度);胸 CT:左肺上叶舌段、双肺下叶渗出并多发条索灶;咽拭子:鲍曼不动杆菌。

诊疗经过及疗效:考虑噬血细胞综合征合并感染,予以依托泊苷 + 甲强龙控制噬血,舒普深抗感染,联合补液、纤维蛋白原输注等支持治疗;疗效:体温控制不佳,病情恶化,出现心悸、憋气,心率 120 次 / 分上下,体温 38 ℃波动,低氧血症,复查血常规:WBC 2.35×10⁹/L,Hb 118 g/L,PLT 30×10⁹/L;肝功能:ALT 171 U/L,AST 158 U/L,LDH 2115 U/L;Tc 2.94 mmol/L。凝血功能:FIB 1.64 g/L,D- 二聚体 >1 万,Fer 20591ng/mL。PCT 0.18,CRP 30.70,G 及 GM 阴性,EB 及 CMV-DNA 阴性,呼吸道病原体系列阴性,血氧饱和度 70%~80%,4 L/min 吸氧查血气分析 spO_2 69.5mmHg,CO_2 32.4mmHg。复查胸 CT:左肺及右肺下叶炎症(图 8-88-1):

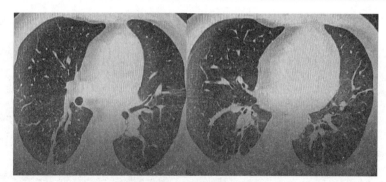

图 8-88-1　患者胸 CT 平扫

　　治疗评估:临床症状恶化、低氧血症与影像学不匹配,行肺动脉 CTA 未见肺栓塞表现。

　　下一步诊疗及评估:抗感染:美平、卡泊芬净、可耐、雪白净后续调整为美平、威凡、斯沃、可耐;噬血治疗:依托泊苷 + 地塞米松 + 丙球;支持治疗:保肝、补液、控制心率、改善心功能等;复查噬血相关指标:sCD25 32968pg/mL,CD107a 0.73(脱颗粒异常),NK 活性 14.39%,铁蛋白 25329 ng/mL。体温控制,血氧饱和度 93%,仍有心悸、憋气,并出现咯血。再次复查感染指标:PCT 阴性;CRP 29.6 mg/L,G 及 GM 试验阴性;胸 CT:双肺炎症进展(图 8-88-2):

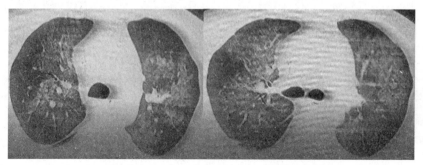

图 8-88-2　患者胸 CT 复查示双肺炎进展

　　调整治疗方案及评价:仍有发热、心悸、憋气、纤原下降,出现咯血,双肺渗出进展,感染指标升高不明显。治疗方案调整:抗感染及支持治疗基础上,加用芦可替尼治疗。1 天后体温正常,3 天后复查胸 CT:双肺炎症较前吸收(图 8-88-3):

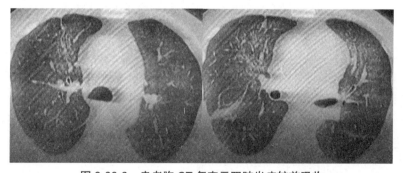

图 8-88-3　患者胸 CT 复查示双肺炎症较前吸收

逐渐停用抗生素,1周后复查CT:双肺炎症进一步吸收(图8-88-4):

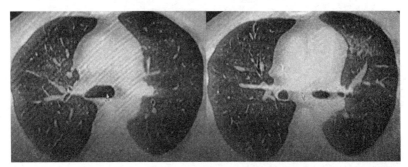

图8-88-4 患者胸CT复查示双肺炎症进步吸收

预后及随访:监测血象稳定,复查sCD25、CD107a、NK细胞活性正常,铁蛋白恢复正常。

【病例特点及分析】

病例特点:患者为青年男性,以发热起病,查体无明确淋巴结肿大等阳性体征,行PET-CT无代谢异常,骨穿及骨髓活检除外原发血液恶性肿瘤,同时合并有高热、全血细胞减少、纤维蛋白原降低、铁蛋白升高、sCD25升高等,除外病毒、感染,并未发现其他恶性肿瘤相关证据。综合考虑为噬血细胞综合征、肺炎。

HLH-2004诊断标准:①分子诊断符合HLH:在目前已知的HLH相关致病基因,如PRFl、UNCl3D、STXll、STXBP2、Rab27a、LYST、SH2D1A、BIRC4、ITK、AP381、MAGTl、CD27等发现病理性突变。②符合以下8条指标中的5条:ⓐ发热:体温 >38.5℃,持续 >7d;ⓑ脾大;ⓒ血细胞减少(累及外周血两系或三系):血红蛋白 <90 g/L,血小板 <100×10⁹/L,中性粒细胞 <1.0×10⁹/L,且非骨髓造血功能减低所致;ⓓ高三酰甘油血症和(或)低纤维蛋白原血症:三酰甘油 >3 mmol/L或高于同年龄的3个标准差,纤维蛋白原 <1.5 g/L;ⓔ在骨髓、脾脏、肝脏或淋巴结里找到噬血细胞;ⓕ血清铁蛋白升高:铁蛋白 >500 ug/L;ⓖ NK细胞活性降低或缺如;ⓗ sCD25(可溶性白细胞介素-2受体)升高。

发热是噬血细胞综合征常见首发临床表现,该患者以发热为首发表现,综合诊断及治疗后因劳累再次出现发热,并临床症状逐渐加重,经抗感染治疗效果欠佳,咽拭子示为鲍曼不动杆菌考虑定植菌,复查骨穿可见噬血现象、血象一系降低、持续性低纤维蛋白原血症、铁蛋白进行性升高、NK细胞活性下降、sCD25升高、CD107a脱颗粒异常等,综合评定噬血细胞综合征复发,同时行原发噬血基因检测阴性,仍诊断为继发性HLH,治疗上予以1994方案疗效欠佳,并出现心悸、心功能不全表现、咯血等,查阅文献临床上以低氧血症及脏器功能不全为临床表现的噬血细胞综合征不在少数,于难治HLH治疗方面,IL-1受体拮抗剂(Anakinra)、阿仑单抗(CD52单抗)、IFN-γ单抗(emapalumab)、芦可替尼(JAK2抑制剂)等均已证实有一定临床效果。该例病例出现噬血细胞综合征进展、并发咯血、低氧血症,治疗上联合芦可替尼,24小时之内体温控制,咯血好转,后监测胸CT双肺渗出明显吸收,复查sCD25、sCD25活性恢复正常,铁蛋白下降,提示芦可替尼于降低噬血细胞综合征中控制细胞因子风暴、减轻HLH的器官损伤中的显著效果。

【专家点评】

噬血细胞综合征是临床常见一类以机体自身免疫异常所致的过度炎症反应综合征,临床上多种疾病均可导致继发性噬血细胞综合征,如感染相关如病毒、真菌等,尤其以 EBV 感染为最常见诱因;肿瘤相关尤其以 T 及 NK/T 细胞淋巴瘤多见;自身免疫相关如全身性青少年特发性关节炎、系统性红斑狼疮等;其他包括少见类型如妊娠、药物、器官和造血干细胞移植等。

发热往往是其首发表现,该例患者初诊以不明原因发热为表现,临床除外感染、肿瘤、自身免疫等相关疾病,初次发病未能行原发噬血相关基因检测,经治疗后病情稳定。再次因劳累后出现发热,存在血一系减低、sCD25 升高、铁蛋白升高,感染证据不足,行噬血相关基因检测除外原发基因缺陷所致原发性噬血细胞综合征,再次予以 HLH-1994 方案治疗,效果欠佳,并逐渐出现低氧血症、脏器功能不全、咯血等情况,抗感染效果不佳且感染证据始终不足,同时除外肿瘤及自身免疫因素,治疗上检索文献及治疗进展,选用芦可替尼治疗,并出现疾病迅速缓解,提示芦可替尼于此类疾病中的可能的重要价值。

该例患者无明确肿瘤、感染、免疫等相关证据,然噬血相关基因检测阴性,仍考虑为继发性噬血细胞综合征,然多数血液病患者包括淋巴瘤、化疗后骨髓抑制等等,往往均合并不同因素所致发热,于治疗过程中需时刻进行发热鉴别诊断,在急性诊疗过程中充分留取相关证据除外感染、肿瘤热、炎症反应等因素所致发热,以达到对因治疗方可取得较好临床疗效。

【文献复习】

噬血细胞综合征临床表现不典型,诊断往往需除外肿瘤相关、感染相关、免疫相关等多种因素,其诱导治疗方案以 HLH-1994 最为经典,而复发难治 HLH 挽救治疗方案以 DEP 方案为代表。然而新的治疗方案仍不断出现,以芦可替尼(JAK1/2 抑制剂)、anakinra(IL-1 受体拮抗剂)、阿仑单抗(CD52 单抗)、依帕伐单抗(IFN-γ 单抗)等均已进行噬血细胞综合征治疗相关临床试验,芦可替尼、依帕伐单抗已取得明显临床获益,且依帕伐单抗已获得 FDA 批准,用于治疗儿童或成年原发性噬血细胞性淋巴组织细胞增多症患者。

（天津市第一中心医院血液内科 孟娟霞）

【参考文献】

[1] ROSEE PL. Recommendations for the management of hemophagocytic lymphohistiocytosis in adults[J]. *Blood*, 2019, 133(23): 2465-2477.

[2] BRISSE E. Hemophagocytic lymphohistiocytosis(HLH): a heterogeneous spectrum of cytokine-driven immune disorders[J]. *Cytokine Growth Factor Rev*, 2015, 26(3): 263-280.

[3] KEENAN C. Use of the JAK Inhibitor Ruxolitinib in the Treatment of Hemophagocytic Lymphohistiocytosis[J]. *Front Immunol*, 2021, 12: 614704.

[4] 王昭. 噬血细胞综合征诊治中国专家共识 [J]. 中华医学杂志, 2018, 98(2): 91-95.

[5] HENTER J. Emapalumab in Primary Hemophagocytic Lymphohistiocytosis[J]. *N Engl J Med*, 2020, 383(6): 596-598.

病例 89　噬血细胞综合征合并 Rag1 基因突变一例

【背景知识】

噬血细胞淋巴组织细胞增生症（HLH）是一种罕见的,致命的,强烈的免疫激活综合。HLH 最典型的发现是发烧,肝脾肿大和血细胞减少。其他常见的发现包括高甘油三酯血症,凝血功能障碍与低纤维蛋白原血症,肝功能障碍,铁蛋白和血清转氨酶水平升高,并且可以与脊髓液血症和中性粒细胞增多相关联的神经症状。总之,噬血细胞性淋巴组织细胞增生症（HLH）是一种病理性免疫激活综合征,其特征在于极端炎症的临床体征和症状。

1. 易感性免疫缺陷。

（1）NK 细胞功能低下或缺失。

（2）细胞毒性基因缺陷。

（3）HLH 家族史。

（4）既往 HLH 发作或不明原因的血细胞减少症。

（5）细胞毒性受损的标志物:穿孔素、SAP、XIAP 的表达降低或 CD107a 的动员。

2. 显著的免疫激活

（1）发烧。

（2）脾肿大 / 肝肿大。

（3）升高的铁蛋白（> 3000 ng/mL）。

（4）升高的 sCD25。

（5）升高的 sCD163。

3. 异常免疫病理

（1）细胞减少。

（2）纤维蛋白原减少或甘油三酯增加。

（3）噬血作用。

（4）肝炎 。

（5）中枢神经系统参与。

4. 相关的基因表型　见表 8-89-1。

表 8-89-1　相关的基因态型

Gene	Location	Disease
PRF1	10q21-22	FHL2
UNC13D	17q25	FHL3
STX11	6q24	FHL4
RAB27A	15q21	Griscelli syndrome
STXBP2	19p13	FHL5
Unknown	9q21.3-22	FHL1

Gene	Location	Disease
SH2D1A	Xq24-26	XLP1
XIAP	Xq25	XLP2/X-linked HLH
LYST	1q42.1-42.2	Chediak-Higashi syndrome

【病例简介】

患者,女,17岁,主因"发热,腹胀,皮肤黄染1月余"入院。

现病史:入院前1月因荨麻疹自服抗过敏药物后出现腹胀、腹痛,伴纳差、呕吐,呕吐物为胃内容物,伴便秘,排便约1周/次,为陶土色大便,伴间断发热、咳嗽、咳白痰,予头孢类抗生素,阿斯美,莲花清瘟胶囊治疗,咳嗽稍有好转。后出现日出现巩膜、皮肤黄染,伴茶色尿,尿量如常。遂就诊于天津市第三中心医院,入院后患者持续发热,最高39°C。予厄他培南、哌拉西林、他巴唑抗感染、地塞米松治疗。住院期间出现抽搐,伴双眼上吊,口吐白沫,四肢屈曲,意识不清。发病以来体重下降5kg。

既往史:既往体健。

个人史:否认药物过敏史。无烟酒嗜好。

家族史:其父经检查发现同位杂合Rag1基因突变。

入院体格检查:皮肤黏膜重度黄染,余查体未见异常。

入院后化验及检查:血常规:白细胞0.32×10^9/L,红细胞2.51×10^{12}/L,血红蛋白70g/L,红细胞比容20.7%,血小板68×10^9/L,中性粒细胞百分数12.9%,单核细胞百分数2.7%,淋巴细胞百分数80.3%,嗜酸性粒细胞百分数0.3%,嗜碱性粒细胞百分数0.4%,中性粒细胞绝对数0.04×10^7/L,单核细胞绝对数0.01×10^9/L,嗜酸性粒细胞绝对数0.02×10^9/L,嗜碱性粒细胞绝对数0.05×10^9/L。存在血细胞三系减少;可溶性CD25水平:34445(N<6400)明显升高;NK细胞活性5.24%,提示NK细胞功能或细胞数目减低;ADAMTS13酶活性284.88%,活性抑制剂抗体检测阴性;骨髓阅片(图8-89-1):粒系比例减低,原早幼粒易见,中幼粒明显核浆发育不平衡。红系比例增高,原早幼红易见,以中幼红细胞为主,可见双核、三核。成熟红细胞大小不一。成熟淋巴细胞比例增高。血小板散在。吞噬细胞易见,并可见吞噬细胞,血小板等,符合嗜血细胞综合征骨髓象。

嗜血细胞综合征相关基因检测报告:检出RAG1基因突变,未检出致病性及疑似致病性单核苷酸变异,亦未检出小片段插入缺失及拷贝数变异。检出RAG1杂合变异,染色体位置chr11:36597564,转录本号/外显子NM_000448.3(Exon2),核苷酸改变c.2710G>C,氨基酸改变p.E904Q,其父杂合携带该基因突变(图8-89-2)。

血浆纤维蛋白原含量测定1.61g/L;天门冬氨酸氨基转移酶1995.0U/L,α羟丁酸酶665U/L,白蛋白33.9g/L,总胆红素308.5μmol/L,直接胆红素271.7μmol/L,间接胆红素36.8μmol/L。血氨63μmol/L。提示存在肝功能异常;铁三项:血清铁9.8μmol/L,铁蛋白1146.3ng/L,不饱和铁结合力38.01μmol/L,总铁结合力47.8μmol/L;甘油三酯1.98mmol/L,

总胆固醇 3.34mmol/L，高密度脂蛋白胆固醇 0.14mmol/L，低密度脂蛋白胆固醇 1.66mmol/L；NK 细胞比例 1.7%，NKT 比例 9.5%，NK 细胞绝对值 20 个 /ul，总 T 比例 96.0%，辅助性 T 细胞比例 10.8%，细胞毒 T 细胞比例 80.2%，辅助 T 与 T 细胞毒 T 细胞比例 0.13，双阳 T 比例 0.5%，双阴 T 比例 4.6%，总 T 绝对值 1155 个 /μL，辅助性 T 绝对值 130 个 /L，细胞毒 T 绝对值 964 个 /ul；痰培养：嗜麦芽寡养单胞菌，肺炎克雷伯菌。血 NGS：人类疱疹病毒 5 型，巨细胞病毒，序列数 2868，屎肠球，序列数 1. 血培养：GRE 肺克。

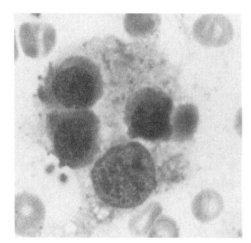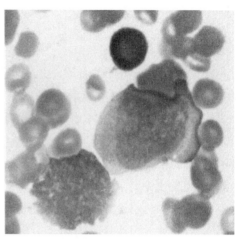

图 8-89-1　患者骨髓阅片存在明显嗜血现象

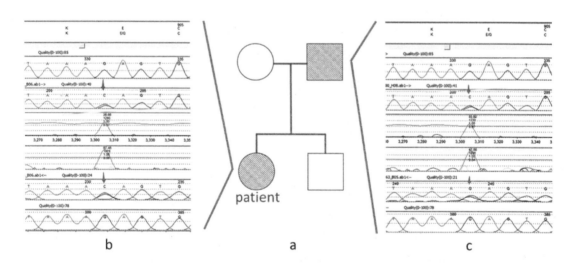

图 8-89-2　患者家系及突变位点示意图

胸 + 上腹 CT 平扫（图 8-89-3）：①双肺间质性改变；②双肺胸腔积液伴临近肺组织局限性肺不张；③双侧腋窝区多发淋巴结；④心影增大；⑤轻度脂肪肝，肝内钙化影；⑥胆囊略饱满；⑦脾大，副脾；⑧肠系膜根部片絮影，双侧肾前筋膜增厚，炎性病变？伴临近多发淋巴结。床旁腹部 B 超：①肝内低回声区——性质待定；②胆囊泥沙样结石；③脾大。

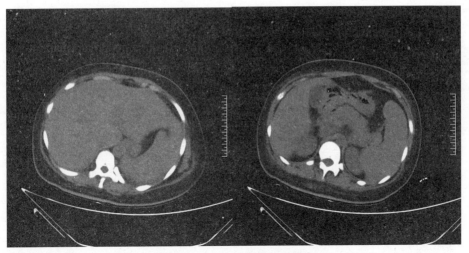

图 8-89-3　CT 示患者存在脾大

诊疗经过及疗效:明确诊断为:噬血细胞综合征;其他副诊断包括:全血细胞减少、肝功能异常、肝大、脾大、胆囊结石、脂肪肝、肺部感染。治疗:主要予以抗感染,抗病毒,止咳平喘,止吐,保肝护胃等对症治疗。予注射用替加环素抗菌,予注射用甲泼尼龙琥珀酸钠,予哌拉西林他巴唑钠,注射用更昔洛韦抗病毒,抗感染,予异甘草酸镁注射液,予腺苷蛋氨酸保肝,予雷贝拉唑肠溶片护胃等对症治疗。予氯化钾缓释片适量补钾。予利伐沙班片稳定颈部附壁血栓。予米卡芬净预防性抗真菌治疗。予呋塞米片、螺内酯片口服利尿。予注射用多索茶碱,异丙托溴铵雾化溶液,吸入用布地奈德混悬液,特布他林雾化吸入用溶液止咳平喘。予盐酸甲氧氯普胺止吐,重组人促红细胞生成素改善血象。患者经治疗后病情好转出院,出院时血常规:白细胞 5.53×10^9/L,红细胞 3.81×10^{12}/L,血红蛋白 124 g/L,血小板 287×10^9/L,中性粒细胞百分数 75.4%,单核细胞百分数 5.8%,淋巴细胞百分数 18.4%,嗜酸性粒细胞百分数 0.0%,嗜碱性粒细胞百分数 0.4%,中性粒细胞绝对数 4.17×10^7/L,单核细胞绝对数 0.32×10^9/L,嗜酸性粒细胞绝对数 0.00×10^9/L,嗜碱性粒细胞绝对数 0.02×10^9/L。

【病例特点及分析】

病例特点:①患者青年女性,起病隐匿;②患者主要表现为消化系统症状;③查体可见皮肤黏膜黄染;④患者可溶性 CD25 水平明显升高,NK 细胞活性下降;患者骨髓象存在明显噬血现象;患者同时伴有不与噬血细胞综合征相关的 Rag1 基因突变。

HLH 诊断标准:如果满足以下 2 个之一,则可以确定 HLH 诊断:(1)符合 HLH 的分子诊断;(2)符合以下八项标准中的五项:①发热;②脾肿大;③血细胞减少(影响外周血细胞 ≥ 2 系):血红蛋白 <90 g/L(新生儿:血红蛋白 <100 g/L),血小板 $<100 \times 10^9$/L,中性粒细胞 $<1.0 \times 10^9$/L;④高甘油三酯血症和/或低纤维蛋白原血症:空腹甘油三酯 ≥ 3.0mmol/L(即 ≥ 265 mg/dl),纤维蛋白原 ≤ 1.5 g/L;⑤骨髓、脾脏或淋巴结中发现噬血细胞现象、没有恶性肿瘤的证据;⑥ NK 细胞活性减低或缺乏(根据当地实验室的参考值);⑦铁蛋白 ≥ 500 μg/L;⑧可溶性 CD25(即可溶性 IL-2 受体)≥ 2400U/mL。

Hscore 评分标准(表 8-89-1):Hscore 诊断标准(2014),用于继发性 HLH。对下列参数进行积分,积分越高,诊断为 HLH 的可能性越大。最佳截断值为 169,敏感性为 93%,特异性为 86%,可以对 90% 的患者进行精确分类。

表 8-89-1　Hscore 评分标准

参数	评分			备注
已知潜在的免疫抑制	无(0分)	有(18分)		解释说明:该项是指 人类免疫缺陷病毒阳性或接受长期的免疫治疗(糖皮质激素,环孢素,硫唑嘌呤等)
骨髓穿刺发现噬血现象	无(0分)	有(35分)		
纤维蛋白原(g/L)	>2.5(0分)	≤2.5(30分)		
谷草转氨酶(IU/L)	<30(0分)	≥30(19分)		
体温(℃)	<38.4 (0分)	38.4~39.4 (33分)	>39.4 (49分)	
器官肿大	无(0分)	肝大或脾大 (23分)	肝脾大 (38分)	
血细胞减少	1系减少(0分)	2系减少 (24分)	3系减少(34分)	血红蛋白≤92 g/L;白细胞<5.0×10⁹/L;血小板<110×10⁹/L
铁蛋白(ng/mL)	<2000 (0分)	2000~6000 (35分)	>6000 (50分)	
三酰甘油(μmol/L)	<1.5 (0分)	1.5~4 (44分)	>4 (64分)	

本病例中患者白细胞 0.32×10^9/L,红细胞 2.51×10^{12}/L,血红蛋白 70 g/L,红细胞比容 20.7%,血小板 68×10^9/L,存在贫血且血红蛋白低于 90 g;患者有发热且最高体温 39.5°C;存在脾大;可溶性 CD25 水平 34445(N<6400)明显升高;NK 细胞活性 5.24%,提示 NK 细胞功能或细胞数目减低;骨髓穿刺存在明显嗜血现象符合 HLH 诊断标准中的 8 项。Hscore 评分:171 分。

【专家点评】

噬血细胞淋巴组织细胞增生症(HLH)是一种罕见的,致命的,强烈的免疫激活综合。HLH 最典型的发现是发烧,肝脾肿大和血细胞减少。其他常见的发现包括高甘油三酯血症,凝血功能障碍与低纤维蛋白原血症,肝功能障碍,铁蛋白和血清转氨酶水平升高,并且可以与脊髓液血症和中等细胞增多相关联的神经症状[1-4]。

纵观该患者病史,患者以发热、呕吐、黄疸消化系统症状起病,以肝损伤为早期主要表现,后接连出现脾大,血细胞三系减少,严重时伴发神经系统症状如惊厥,抽搐,双眼上吊。且细菌培养实验未发现消化系统感染。因此,患者起病隐匿,发病时的临床表现接连出现,症状典型,骨穿后发现存在噬血现象,因此确诊为噬血细胞综合征。患者基因检测发现携带 Rag1 基因杂合突变,其父亦存在同位杂合突变,但其父自诉未曾出现任何类型的免疫异常。因此无法判断患者严重的噬血细胞综合征究竟是因为年龄还是基因异常,亦或二者兼具。

这也提示年轻大夫以及非血液专科医师,HLH 临床表现多种多样,多以各种类型的感染起病,典型症状出现较晚,如处理不及时可能危及患者生命。而往往 HLH 可以通过控制症状而得到控制,因此我们在应对各种类型的严重感染时要考虑到嗜血细胞综合征的可能性,同时应及时对症处理,保护患者脏器功能。而在诊断这类疾病时,尤其是青少年患者,要注意检查患者基因型,注意除嗜血细胞综合征相关基因外,是否还存在有其他会加重这类症状的基因突变。

【文献复习】

组织病理学发现包括淋巴细胞和成熟巨噬细胞的广泛积累,有时伴有吞噬作用,尤其影响脾脏,淋巴结,骨髓,肝脏和脑脊髓液(CSF)[5]。HLH 的主要发病机理可简述如下。可以将其定义为涉及持续免疫 / 炎症反应的疾病,即所谓的“细胞因子风暴”。免疫机制被各种因素激活,例如感染,自身免疫或恶性肿瘤。解决这些触发因素后,必须使免疫系统失活以使其恢复正常状态。在某些情况下,由于细胞信号传导途径异常而无法实现灭活。因此,重复了恶性的激活循环。这会过度刺激免疫细胞,然后侵入正常组织,导致器官衰竭,并分泌大量细胞因子:干扰素 γ(IFN-γ),肿瘤坏死因子 -α(TNF-α),白介素 -6(IL-6),白介素 10 (IL-10)和巨噬细胞集落刺激因子[6]。这些炎性细胞因子有助于 HLH 的临床特征,例如骨髓抑制,淋巴结病,发烧和器官功能障碍[7]。在 HLH 中已观察到各种免疫学异常。细胞毒性 T 淋巴细胞和 NK 细胞的缺陷功能是主异常[8]。CD8 + T 细胞分泌 IFN-γ,可激活巨噬细胞[9]。

目前已鉴定出多种基因与蛋白和 HLH 相关。常染色体隐性突变:PRF1,UNC13D 和 STX11 分别编码穿孔素 Munc13、14 和 Syntaxin-11,会导致 FHL2,FHL3 和 FHL4[10-12]。编码 Munc18-2 的基因突变 STXBP2 是家族性 HLH 5 的病因[13]。遗传性 RAB27 A 和 LYST 突变会导致免疫缺陷病:Griscelli 综合征类型 2(GS2)和切 - 东综合征 1 型(CHS1)也常表现为 HLH。此外,AP3B1 突变的赫曼斯基 -Pudlak 综合征 2(HPS2)患者,也可表现为 HLH。分别由 SH2D1 A 或 XIAP 突变引起的 X 连锁淋巴组织增生综合征 1 和 2(XLP1,XLP2)也经常表现出 HLH[14]。

RAG1 表达仅限于发育中的 T 和 B 淋巴细胞。在这两个谱系中,都有两次 RAG 表达波[15]。Rag 基因表达的丧失导致 T 细胞和 B 细胞发育的祖细胞阶段的发育停滞[16-17],而持续的 Rag 表达导致异常的胸腺发育和严重的免疫缺陷[18]。目前已报道了 rag1 基因突变与与 Omenn 综合征,细胞和体液联合免疫缺陷伴肉芽肿或 T 细胞阴性、B 细胞阴性、NK 细胞阳性重症联合免疫缺陷有关,均以常染色体隐性的方式遗传。此外,RAG1 基因如发生致病性变异还可引起伴有严重巨细胞病毒感染和自身免疫反应的 α/βT 细胞扩增、γ/δT 淋巴细胞减少症[19]。

如前所述,HLH 为一种由于各种感染引起的免疫系统功能失调导致的吞噬细胞过度吞噬类型的疾病,致病机制主要涉及体液免疫。Rag1 基因突变表达于发育中的 T、B 淋巴细胞,RAG1 基因突变可以导致的严重的免疫缺陷疾病。众所周知,T、B 淋巴细胞可以影响细胞免疫和体液免疫的各个环节,然而,尚未有报道和研究表明,遗传型 RAG1 基因突变在 HLH 疾病发病,发生,发展是否有作用和具体起到怎样的作用。本病例中 HLH 患者同时伴有遗传型 RAG1 基因突变,尽管该突变并未独立引起患者表现出相关的临床表现,但该突变在患者 HLH 发病过程中扮演怎样的角色尚待进一步研究和思考。

（天津医科大学总医院血液内科　刘春燕）

【参考文献】

[1] HENTER J-I, ARICO M, ELINDER G, et al. Familial hemophagocytic lymphohistiocytosis（primary HLH）[J]. *Hematol Oncol Clin North Am*, 1998, 12: 417-433.

[2] JANKA GE. Familial hemophagocytic lymphohistiocytosis. *Eur J Pediatr*, 1983, 140: 221-230.

[3] ARICO M, JANKA G, FISCHER A, et al. Hemophagocytic lymphohistiocytosis: Diagnosis, treatment and prognostic factors. Report of 122 children from the international registry[J]. *Leukemia*, 1996.10:97-203.

[4] ESUMI N, IKUSHIMA S, TODO S, et al. Hyperferritinemia in malignant histiocytosis, virus-associated hemophagocytic syndrome and familial hemophagocytic lymphohistiocytosis[J]. *Acta Paediatr Scand*, 1989, 78:268-270.

[5] FAVARA B. Hemophagocytic lymphohistiocytosis: A hemophagocytic syndrome[J]. *Semin Diagn Pathol*, 1992, 9:63-74.

[6] JORDAN MB, ALLEN CE, WEITZMAN S, et al. How I treat hemophagocytic lymphohistiocytosis[J]. *Blood*, 2011, 118:4041-4052.

[7] GRIFFIN G, SHENOI S, HUGHES GC. Hemophagocytic lymphohistiocytosis: an update on pathogenesis, diagnosis, and therapy[J]. *Best Pract Res Clin Rheumatol*, 2020, 34: 101515.

[8] JANKA GE, LEHMBERG K. Hemophagocytic syndromes--an update[J]. *Blood Rev*, 2014, 28:135-142.

[9] JORDAN MB, HILDEMAN D, KAPPLER J, et al. An animal model of hemophagocytic lymphohistiocytosis（HLH）: CD8+ T cells and interferon gamma are essential for the disorder[J]. *Blood*, 2004, 104:735-743.

[10] ZHANG K, JORDAN MB, MARSH RA, et al.Hypomorphic mutations in PRF1, MUNC13-4, and STXBP2 are associated with adult-onset familial HLH[J].Blood, 2011 118（22）:5794-5798.

[11] SIENI E, CETICA V, SANTORO A, et al.Genotype-phenotype study of familial haemophagocytic lymphohistiocytosis type 3[J].*J Med Genet*, 2011, 48（5）:343-352.

[12] ZUR STATD U, BEUTEL K, KOLBERG S, et al.Mutation spectrum in children with primary hemophagocytic lymphohistiocytosis: molecular and functional analyses of PRF1, UNC13D, STX11, and RAB27 A[J].*Hum Mutat*, 2006, 27（1）:62-68.

[13] PAGEL J, BEUTEL K, LEHMBERG K, et al.Distinct mutations in STXBP2 are associated with variable clinical presentations in patients with familial hemophagocytic lymphohistiocytosis type 5（FHL5）[J].*Blood*, 2012, 119（25）:6016-6024.

[14] SPECKMANN C, LEHMBERG K, ALBERT MH, et al.X-linked inhibitor of apoptosis（XIAP）deficiency：the spectrum of presenting manifestations beyond hemophagocytic lymphohistiocytosis[J].*Clin Immunol*, 2013, 149（1）：133-141.

[15] WILSON A, HELD W, MACDONALD HR. Two waves of recombinase gene expression in developing thymocytes[J]. *J Exp Med*, 1994, 179（4）：1355-1360.

[16] SHINKAI Y, RATHBUN G, LAM KP, et al. RAG-2-deficient mice lack mature lymphocytes owing to inability to initiate V（D）J rearrangement[J]. *Cell*, 1992, 68（5）：855-867.

[17] MOMBAERTS P, IACOMINI J, JOHNSON RS, et al. RAG-1-deficient mice have no mature B and T lymphocytes[J]. *Cell*, 1992, 68（5）：869-877.

[18] WAYNE J, SUH H, SOKOL KA, et al. TCR selection and allelic exclusion in RAG transgenic mice that exhibit abnormal T cell localization in lymph nodes and lymphatics[J]. *J Immunol*（1994）153（12）：5491–502.

[19] BOSTICARDO M, PALA F, NOTARANGELO LD. RAG deficiencies：Recent advances in disease pathogenesis and novel therapeutic approaches[J]. *Eur J Immunol*, 2021, 51（5）：1028-1038.

病例 90　噬血细胞综合征一例

【背景知识】

噬血细胞综合征（HPS）又称噬血细胞性淋巴组织细胞增生症（HLH），是一组由遗传性或者获得性免疫缺陷导致的过度炎症反应综合征，以发热、肝脾大和全血细胞减少为特点。根据触发因素不同，HLH 被分为原发性 HLH 和继发性 HLH 两大类。原发性 HLH 具有明确的家族遗传性，通常于幼年发病。继发性 HLH 与各种各样的潜在疾病有关，最常见的包括感染、肿瘤及自身免疫性疾病，可见于各个年龄段，儿童以感染和风湿性疾病为多见，而成年人则以恶性肿瘤尤其是淋巴瘤为常见的诱因。HLH 进展迅速，未经治疗的患者中位生存期不超过两个月，因此今早明确诊断并给予患者恰当的治疗方案对于患者的生存至关重要。HLH 的治疗原则包括两个方面，短期治疗原则是控制过度炎症反应，长期治疗原则以纠正潜在的免疫缺陷为主，具体方法包括异基因造血干细胞移植及积极控制原发病。

【病例简介】

患者男，50 岁，主因"发热、乏力 20 余天"入院。

现病史：患者 20 余天前无明显诱因出现发热，最高体温 39.0 ℃，伴畏寒、寒战、咳嗽、咳痰，患者自觉乏力明显，伴有头晕，就诊于当地医院输液治疗（具体不详），效果不佳。4 天前就诊于深圳第二人民医院，血常规：WBC 2.32×10^9/L、Hb 136 g/L、PLT 69.3×10^9/L、ANC 1.29×10^9/L。C 反应蛋白 22.46 mg/L。生化示：TBIB 101.9μmol/L，DBIB 64.39μmol/L，IBIB 14.19μmol/L，ALT 284U/L，AST 394U/L。BUN 11.19μmol/L，Cr 104.59μmol/L。PT >120，APTT >150, Fib 0.3 g/l。CT 示：双下肺少许慢性炎症灶，脂肪肝，胆囊窝区金属影，考虑术后改变。行骨穿，骨髓细胞形态学示：骨髓增生明显活跃，易见组织细胞，可见噬血现象。予丙球 20 g 静点 1 次治疗,以及甲泼尼龙 24mg,每日 2 次,口服治疗,以及抗感染、护肝、抑酸、补充凝血因子治疗,体温下降。患者为求进一步治疗入院。患者自发病以来,精神可,饮食不佳,睡眠可,小便正常,近 4 天未解大便,体重无明显变化。

既往史:12 年前因胆囊炎行胆囊切除术。否认病毒性肝炎、肺结核病史,否认高血压、糖尿病、高血脂病史,否认脑血管疾病、心脏病史,否认精神病史、地方病史、职业病史。否认外伤、输血、中毒术史,否认药物、食物过敏史,预防接种史不详,否认输血史。

个人史:出生在原籍,久居深圳,生活起居尚规律,无化学物质、放射物质、有毒物质接触史,无冶游、吸毒史,无饮酒史,偶尔吸烟。

家族史:父母健在,否认家族及遗传病病史,否认类似疾病病史

入院体格检查:体温 36.5 ℃,脉搏 77 次 / 分,呼吸 18 次 / 分,血压 114/77mmHg。发育正常,营养中等,神志清醒,无贫血貌,主动体位,查体合作。周身皮肤无皮疹、黄染、出血点,浅表淋巴结无肿大。头颅未见畸形,眼睑无浮肿,眼球无突出,结膜无苍白,巩膜黄染,角膜未见异常,瞳孔等大等圆,对光反射灵敏。耳廓无畸形,外耳道无异常分泌物,乳突无压痛。鼻腔通气良好,各副鼻窦区均无压痛。口唇无紫绀,伸舌居中,牙龈无增生,咽部无充血,扁桃体无肿大。颈静脉无怒张,颈软,甲状腺无肿大,气管居中。胸廓对称无畸形,双侧呼吸动度一致,语颤正常,胸骨压痛无,双肺叩诊呈清音,肝上界位于右锁骨中线第 V 肋间,双肺呼吸音清,未闻及干湿罗音。心前区无隆起,无细震颤,心界不大,心率 77 次 / 分,律齐,各瓣膜听诊区未闻及病理性杂音。腹部平坦,未见肠形、蠕动波及腹壁静脉曲张,腹软,无压痛及反跳痛,肝肋下未触及,脾肋下未触及,移动性浊音—,肠鸣音正常。肛门及外生殖器未查。脊柱四肢无畸形,四肢活动正常,双下肢无浮肿。膝腱反射正常,布氏征阴性,巴氏征阴性,克氏征阴性。

入院后化验及检查如下。

血液相关化验:WBC 1.68×10⁹/L(↓),NEUT# 0.63×10⁹/L(↓),HGB 106 g/L(↓),PLT 88×10⁹/L( )↓。电解质:K 3.35mmol/L(↓),Na 134.1mmol/L(↓)。凝血功能:凝血酶时间 TT 26.8 s(↑),纤维蛋白原分解产物 36.8ug/mL(↑),纤维蛋白原 0.74 g/L(↓),D-二聚体 14.7 mg/LFEU(↑)。生化:TP 63.3 g/L(↓),ALB 31.3 g/L(↓),ALT 258.6U/L(↑),AST 162.9U/L(↑),TBIL 70.4μmol/L(↑),DBIL 35.1μmol/L(↑),IBIL 35.3μmol/L(↑),LDH 653U/L(↑),TG 8.95mmol/L(↑)。细菌真菌感染标志物检测:微生物动态真菌检测 103.42pg/mL(↑)。铁蛋白 >15000ng/mL(↑)。白介素 -2 受体 >7500U/mL(↑),白介素 -10 86.5pg/mL(↑)。EB 病毒 DNA 6191 拷贝 /mL(↑)。免疫分型 - 淋巴瘤(T/NK):淋巴细胞各群表型未见明显异常,NK 细胞占有核细胞的 15.38%,其中 CD56++CD16-NK 细胞占淋巴细胞的 3.77%,CD56+CD16+NK 细胞占淋巴细胞的 11.61%。流式 TCRVβ检测:CD3+T 淋巴细胞未见异常单克隆增生。

骨髓相关化验:骨髓活检:HE 及 PAS 染色示送检骨髓伴出血,部分区域表示骨髓增生大致正常(60%),粒红比例大致正常,粒系各阶段细胞可见,以中幼及以下阶段细胞为主,红系各阶段细胞可见,以中晚幼红细胞为主,巨核细胞不少,分叶核为主;可见少量胞体中等大

的细胞散在分布,形态轻度异型(免疫组化示该类细胞表达 CD2、CD56,不表达 CD3、CD5、CD7,符合 NK 细胞表型)。网状纤维染色(MF-0 级)。免疫组化:CD34-,MPO 粒细胞 +,CD56 少量弱 +,CD68 部分 +,CD3 散在 +,CD5 散在 +,CD2 散在 +,CD7 散在 +,PAX5 少量 +,CD20 少量 +。原位杂交:EBER-。常规报告:少量骨髓增生大致正常,粒红巨三系造血细胞增生,可见少量中等大的轻度异型细胞(表达 CD2、CD56,不表达 CD3、CD5、CD7,符合 NK 细胞表型)。

其他检查:超声示:脂肪肝,胆囊切除术后,脾轻度大,胰腺未见明显异常,双侧腹股沟淋巴结肿大,双侧腋窝淋巴结肿大,双侧颈部淋巴结肿大,主动脉瓣前向血流速度增快,肺动脉瓣、二尖瓣、三尖瓣少量反流,左心室舒张功能减低。PET-CT 示:脾脏增大伴轻度弥漫性增高,全身骨骼系统代谢弥漫性增高,符合淋巴血液系统疾病影像学表型,结合骨穿。

诊疗经过及疗效:

患者诊断为 EB 病毒相关噬血细胞综合征,予甲泼尼龙 1000 mg,每天一次,依托泊苷 0.174 g,每周 2 次,并予患者丙球治疗,以及输注纤维蛋白原、保肝、营养支持治疗,并予卡泊芬净抗感染治疗。 复查相关指标,血常规:WBC $0.59 \times 10^9/L$(↓),NEUT# $0.4 \times 10^9/L$(↓),HGB 77 g/L(↓),PLT $133 \times 10^9/L$。凝血功能:纤维蛋白原分解产物 15.2ug/mL(↑),纤维蛋白原 1.58 g/L(↓),D- 二聚体 4.38 mg/LFEU(↑)。白介素 -2 受体 3626U/mL(↑),白介素 -10 16pg/mL(↑)。电解质六项:K 3.23mmol/L(↓),Ca 2.03mmol/L(↓)。铁蛋白 2228ng/mL(↑)。EB 病毒 DNA 1673 拷贝 /mL ↑。生化全套:ALB 30.4 g/L(↓),ALT 111.3U/L(↑),AST 23U/L,TBIL 26μmol/L(↑),DBIL 9.7μmol/L(↑),IBIL 16.3μmol/L(↑),TG 1.45mmol/L。目前患者病情稳定,EB 病毒拷贝数、铁蛋白及 IL-2 受体水平持续下降,骨髓流式及骨髓病理可见 NK 细胞,不能除外反应性 NK 细胞增高,需继续随访。

【病例特点及分析】

病例特点:①中年男性,慢性病程;②患者临床表现以发热、乏力为主;③患者血象三系减少,肝功能异常,铁蛋白水平升高,胆红素增高,肌酐略高;④骨髓细胞形态学示:骨髓增生明显活跃,易见组织细胞,可见噬血现象。

【专家点评】

噬血细胞综合征(HLH)是一种危及生命的侵袭性免疫过度活化综合征,从出生到任何年龄的儿童及成人皆可观察到,呈家族性或散发性。主要表现是发热、全血细胞减少,肝脾肿大,可有皮疹或中枢神经系统表现,严重时出现呼吸循环及肾功能衰竭,实验室检查可见高甘油三酯血症和或低纤维蛋白原血症,骨髓、脾脏、淋巴结或肝脏中有嗜血表现,NK 细胞活性降低或缺失,铁蛋白常大于 500ng/mL,sCD25(可溶性 IL-2 受体 α)升高。由于 HLH 进展很快,往往直接危及生命,因此及时的诊断治疗对于患者的预后至关重要。当患者出现临床诊治过程出现无法解释的发热并且伴有外周血血细胞减少时,患者发生 HLH 的风险便在增加。目前的观点认为患者出现持续发热、肝脾大和血细胞减少三联征或者是发热、全血细胞减少合并不明原因的肝衰竭应当怀疑 HLH 的可能,并且铁蛋白升高对于该病也具有强烈的提示意义。同时诱发 HLH 的病因较复杂,因此所有患者都要积极寻找潜在的致病因素。

对于原发性 HLH 的患者可以通过基因筛查明确诊断,而继发性 HLH 的原发病的表现往往被 HLH 的临床表现所掩盖,因此要仔细询问病史,完善肿瘤、感染。免疫相关检查。

【文献复习】

HLH 的本质是细胞毒功能的缺乏，HLH 的症状由高浓度的细胞因子驱动,激活巨噬细胞、NK 细胞和 CD8+T 细胞,并且其细胞毒功能的缺乏妨碍了刺激源的清除,从而产生细胞因子恶性循环及进行性的组织损伤和器官功能衰竭[1]。

HLH-2004 诊断标准,负荷以下两条标准中任何一条时可诊断 HLH。

（1）分子诊断符合 HLH:在目前已知的 HLH 相关致病基因,如 *PRF*1、*UNC*13*D*、*STX*11、*STXBP*2、*Rab*72*a*、*LYST*、*SH2D1 A*、*BIRC*4、*ITK*、*AP3B*1、*MAGT*1、*CD*27 等发现病理性突变。

（2）符合以下 8 条指标中的 5 条。

A. 发热:体温 >38.5 ℃,持续 >7 日。

B. 脾大。

C. 血细胞减少(累计外周血两系或三系):血红蛋白 <90 g/L,血小板 <100×10^9/L,中性粒细胞 <1.0×10^9/L 且非骨髓造血功能减低所致。

D. 高三酰甘油血症和(或)低纤维蛋白原血症:三酰甘油 >3mmol/L 或高于同年龄的三个标准差,纤维蛋白原 <1.5 g/L 或低于同年龄的三个标准差。

E. 在骨髓、脾脏、肝脏或淋巴结里找到巨噬细胞。

F.NK 细胞活性降低或缺如。

G. 血清铁蛋白升高:铁蛋白 ≥ 500 μg/L。

H.sCD25(可溶性白介素 -2 受体)升高。

HLH 的症状和体征如下。

（1）发热:几乎所有的患者都会出现发热,通常体温 ≥ 38.5 ℃,持续时间超过一周,且抗感染治疗无效。

（2）淋巴造血器官增大:大多数患者会出现脾大、部分患者出现多发淋巴结肿大。

（3）肝功能障碍:大多数患者会出现胆红素升高、转氨酶升高,且严重程度不等,也有部分患者会出现弥散性血管内凝血。

（4）中枢神经系统症状:超过 1/4 的患者会出现神经系统症状,如:昏迷、癫痫、脑膜炎、脑脊髓炎、海绵窦综合征和脑出血。

（5）肺部损伤:部分患者出现咳嗽、呼吸困难、严重者甚至会出现急性呼吸衰竭。

（6）消化道症状:主要表现为腹泻、恶心、呕吐和腹痛。

（7）皮肤改变:患者可出现非特异性皮肤表现,如:全身斑丘疹样红斑性皮疹、全身性红皮病、瘀斑及紫癜等。

HLH 的实验室检查如下。

（1）全血细胞减少:一系或多系血细胞减少,血红蛋白 <90 g/L,血小板 <100×10^9/L,中性粒细胞 <1.0×10^9/L,以白细胞和血小板变化多见。

（2）噬血现象:骨髓出现单核、巨噬细胞增多,尤其是出现典型的巨噬细胞吞噬现象,吞噬红细胞、血小板等。在脾脏、淋巴结、皮肤也可出现嗜血现象。

（3）血清铁蛋白升高：铁蛋白≥500 μg/L 是 HLH 的诊断标准之一，诊断 HLH 的灵敏度是 84%。

（4）高甘油三酯血症：TNF-α 升高降低脂蛋白酶活性导致甘油三酯显著升高 >3mmol/L。

（5）低纤维蛋白原血症：活化的巨噬细胞可以激活纤溶酶原为纤溶酶从而降低纤维蛋白原水平，纤维蛋白原 <1.5 g/L 具有诊断意义。

（6）NK 细胞活性降低或缺如。

（7）sCD25（可溶性白介素 -2 受体）水平升高，其升高程度和 HLH 严重程度及预后相关。

（8）肝功能异常和肝脏病理变化：活化的巨噬细胞组织浸润引起肝脏肿大，转氨酶升高和胆红素升高及肝功能异常。常见的病理变化为肝门和肝窦的 $CD3^+CD8^+granzymeB^+$ 淋巴细胞浸润。

（9）分子免疫学指标：NK 细胞 CTL 细胞表面表达 CD107a 是筛查原发性 HLH 的方法之一。穿孔素颗粒酶在 NK 细胞 CTL 细胞表达降低。

（10）其他指标：可溶性 CD63 水平升高，还有进行致病基因检测。

（中国医学科学院血液病医院再生医学诊疗中心 杨斐）

【参考文献】

[1] ALLEN CE, MCCLAIN KL.Pathophysiology and epidemiology of hemophagocytic lymphohistiocytosis[J]. *Hematology Am Soc Hematol Educ Program*, 2015, 2015：177-182.

[2] 邓家栋，杨崇礼，杨天楹，等. 邓家栋临床血液学 [M]. 上海：上海科学技术出版社，2001：1351-1366.

病例91 溶血为首发症状伴睾酮增高的肝豆状核变性一例

【背景知识】

肝豆状核变性又称 Wilson 病，是一种常染色体隐性遗传的铜代谢障碍疾病，由于铜在体内过度蓄积，损害肝、脑等器官而致病。

本病铜代谢障碍的具体表现有：血清总铜量和铜苎蛋白减少而疏松结合部分的铜量增多，肝脏排泄铜到胆汁的量减少，尿铜排泄量增加，许多器官和组织中有过量的铜沉积尤以肝、脑、角膜、肾等处为明显。过度沉积的铜可损害这些器官的组织结构和功能而致病。

本病大多在 10~25 岁间出现症状，男稍多于女，同胞中常有同病患者。一般病起缓渐，临床表现多种多样，主要症状如下。

（1）神经系统症状：常以细微的震颤、稍微的言语不清或动作缓慢为其首发症状，以后逐渐加重并相继出现新的症状。典型者以锥体外系症状为主，表现为四肢肌张力强直性增高，运动缓慢，面具样脸，语言低沉含糊，流涎，咀嚼和吞咽常有困难。不自主动作以震颤最多见，常在活动时明显，严重者除肢体外头部及躯干均可波及、此外也可有扭转痉挛、舞蹈样动作和手足徐动症等。精神症状以情感不稳和智能障碍较多见,严重者面无表情,口常张开、智力衰退。少数可有腱反射亢进和锥体束征,有的可出现癫痫样发作。

（2）肝脏症状:儿童期患者常以肝病为首发症状,成人患者可追索到"肝炎"病史。肝脏肿大,质较硬而有触痛,肝脏损害逐渐加重可出现肝硬化症状,脾脏肿大,脾功亢进,腹水,食道静脉曲张破裂及肝昏迷等。

（3）角膜色素环:角膜边缘可见宽约 2~3 mm 左右的棕黄或绿褐色色素环,用裂隙灯检查可见细微的色素颗粒沉积,为本病重要体征,一般于 7 岁之后可见。

（4）肾脏损害:因肾小管尤其是近端肾小管上皮细胞受损,可出现蛋白尿、糖尿、氨基酸尿、医学教.育网搜集整理尿酸尿及肾性佝偻病等。

（5）溶血:可与其它症状同时存在或单独发生,由于铜向血液内释放过多损伤红细胞而发生溶血。

【病例简介】

患者,女,18 岁,因尿色加深一月,乏力四肢水肿 3 天入院。

现病史:入院前一月无明显诱因,尿色加深为橙色尿,未重视,三天前下肢非凹陷性水肿,伴双手颜面水肿,乏力,腹泻,水样便 3-5 次 / 天。自发病以来精神欠佳,烦躁易怒,食欲减退,睡眠欠佳,腹泻,尿色深,体重未见明显下降。既往体健;近期无出血史。无毒物放射线接触史。

经期不规则,经量少,无痛经。家族中无类似疾病患者,否认家族遗传病史。

体格检查:体温 36.7 ℃,脉搏 83 次 /min,呼吸 19 次 /min,血压 123 /73 mmHg。神清语利,对答切题,皮肤巩膜黄染,未见肝掌、蜘蛛痣及出血点。双瞳孔等圆等大,光反射正常,颈软无抵抗。心、肺检查未发现异常。腹平坦,腹壁未见静脉曲张,全腹软,无压痛及反跳痛,肝脾肋下未及, Murphy 征（ － ）,移动性浊音（ － ）,生理反射存在,病理征未引出,双下肢水肿。

辅助检查如下。

血常规:血小板(Plt)153 × 10^9/L,血红蛋白(Hb)96 g/L,白细胞(WBC)5.91 × 10^9/L ,红细胞(RBC)2.56 × 10^{12}/L ,中性粒细胞 66%,淋巴细胞 23%, MCV 119.5fl, MCH 37.5pg, MCHC 314 g/L,RET 9.13%。

凝血功能:PT20.8sec,PT-INR1.9,APTT46.3sec,TT 29.8sec,FIB1.39 g/L,D-Dimer 296ng/mL。

肝功能: ALB24 g/L , AST 51U/L, GGT 107U/L, TBIL 45.7μmol/L, DBIL 27.5μmol/L,总胆固醇 2.66mmol/L。

血液三项:铁蛋白 819.10ng/mL,叶酸 4.82ng/mL,VitB121803.72pg/mL。

铁三项:血清铁 15.4μmol/L,总铁结合力 19.5μmol/L,不饱和铁结合力 4.1μmol/L。

BNP(-)电解质(-)便常规(-)尿常规:潜血:+-,尿白蛋白 1+。

游离甲功:(-)。

肿瘤:AFP:9.11ng/mL, Fer:826.25ng/mL, CA199:83.17U/mL,CA125:57.4U/mL。

免疫全项:IgA:465 mg/dL,C3:43.3 mg/dL,C410.2 mg/dL,CRP0.9 mg/dL。

腹部 BUS:肝胆胰脾未见明显异常,肾实质回声稍增强。

初步考虑:①贫血待查:患者贫血,网织红细胞升高,胆红素升高(双向),我们把溶血性贫血放在首要诊断;②低白蛋白血症肝功能异常凝血功能异常,患者存在肝脏疾病;③蛋白尿考虑患者合并肾脏疾病;④患者月经不规律,月经量少,并有满月脸,且近期烦躁易怒。考虑可能同时合并内分泌问题。

进一步检查:①血液学相关检查,游离血红蛋白正常,结合珠蛋白 0.09 g/L 减低,通过流式细胞学及骨髓形态学检查除外了 PNH、自身免疫性溶血性贫血,恶性血液系统疾病等血液系统疾病,患者叶酸水平处于正常值下限,予补充造血原料治疗,血象上涨趋势明显,间接说明患者可能发生过一过性原因不明的溶血性贫血。②消化系统相关检查除外了肝炎自免肝,腹部 CT 亦无特殊阳性发现。③内分泌系统检查,完善了性激素六项,垂体六项,游离甲功的检查,发现患者睾酮明显增高睾酮207.96ng/dL,双氢睾酮 478.95pg/mL,游离睾酮 7.41pg/mL,性激素结合蛋白 137.63nmol/L 升高,妇科 B 超,子宫小,余未见明显异常。

头部平扫核磁:双侧豆状核信号对称性显增高,请结合临床及实验室检查(图 8-91-1)。

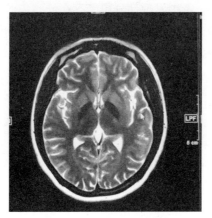

图 8-91-1 患者头部核磁

血清铜 7.2μmol/L,24 小时尿铜 1378.5μg/24h,(15-60)。

遗传病全外显子测定:ATP7B 基因突变(图 8-92-2)。

通过高通量测序检测到以下变异:

基因	染色体位置	参考转录本	位置	cDNA水平	蛋白水平	变异分类
ATP7B	chr13:52520505	NM_000053.4	Exon13	c.2975C>T	p.(Pro992Leu)	致病性
ATP7B	chr13:52532469	NM_000053.4	Exon8	c.2333G>T	p.(Arg778Leu)	致病性

图 8-92-2 遗传病全外显子测定

诊疗经过及疗效:诊断为肝豆状核变性。予青霉胺治疗,患者治疗时间尚短目前随访中。

【病例特点及分析】

肝豆状核变性又称 Wilson 病（Wilson's disease，WD），是一种常染色体隐性遗传病，该病患者铜代谢异常，其致病基因为 ATP7B，由于该金银编码铜转运 P 型 ATP 酶，该基因突变造成酶的缺失，导致排铜障碍，大量铜蓄积在重要脏器，故产生的临床表现多样。本病为遗传病，发病年龄较早，多在 5~35 岁起病。因为铜沉积导致器官损伤的严重程度的不同，临床表现多样，回顾性数据显示，其最早表现为 42% 的肝损伤、34% 的神经系统疾病、12% 的血液系统疾病、10% 的精神症状，而 1% 的肾功能障碍[1]。由于其症状复杂多样，早期诊断非常困难，极易误诊、漏诊。目前 WD 的诊断，主要依据中国肝豆状核变性诊治指南 2021[2]。

本例患者有下述特点：① 该患者处于 WD 的好发年龄；② 患者近期有易怒，烦躁精神症状；③ 有肝脏受损的临床表现表现；④ 血清铜蓝蛋白下降、24 h 尿铜增加；⑤ 存在一过性溶血性贫血；⑥ 头颅 MRI 提示双侧豆状核信号对称性显增高；⑦ ATP7B 基因两个突变该患者"肝豆状核变性"诊断明确。患者诊断明确后，加用青霉胺治疗，因随访时间较短暂未行疗效评价。

患者月经紊乱，睾酮，双氢睾酮，游离睾酮均明显增高，国内外期刊报道少见。Kaushansky 等人在一系列 Wilson 病患者中发现部分患者存在低雌二醇、高总睾酮水平，可以解释这些肝豆状核变性患者排卵障碍[3]。Frydman 对 16 例男性威尔逊病患者进行研究，以检测潜在的内分泌功能障碍。在 8 名患者中发现雄激素水平升高。作者考虑由于肝病通常与雄激素水平降低有关，因此很难解释雄激素水平升高的原因。雄激素水平的升高和垂体中铜的积累有关[4]。也有学者认为肝脏合成性激素结合球蛋白分泌过多也是性腺功能异常的原因[5]。该患者可能是铜累积于垂体所致内分泌紊乱并且肝损害所致激素代谢异常共同导致了该患者睾酮增高明显。

该患者病情隐袭，溶血一过性，就诊时轻度贫血，血象在恢复过程中；肝脏生化检查异常但影像学检查无阳性发现；精神神经方面仅存在烦躁易怒表现，故存在一定的诊断困难。但明确病因后，再次回顾患者的症状，体征，化验检查，该患者肝豆状核变性的临床表现极具特征性。且患者存在 Wilson 病的多系统表现。在临床工作中对于这种多系统损害的年轻患者，应首先考虑遗传性疾病。该患者月经紊乱，睾酮增加明显，虽在肝豆状核变性常见临床表现中，内分泌异常患者较少，但应提高重视，及时干预，以保证患者生活质量。

【专家点评】

同时存在溶血性贫血及睾酮增高的肝豆状核变性患者较为少见。本文报道了一例以尿色加深一月，乏力四肢水肿为主要表现的患者，该患者有烦躁易怒精神表现，存在月经紊乱，检查发现患者有一过性溶血性贫血，肝功能异常，凝血功能异常，蛋白尿且合并睾酮升高明显，尿铜增加，肝豆状核变性特征性基因异常。诊断明确后，患者加用青霉胺治疗，目前随访中。对于一过性溶血性贫血，要警惕肝豆状核变性的诊断，同时要完善患者内分泌检查，及时诊疗。

【文献复习】

根据中华医学会神经病学分会帕金森病及运动障碍学组《肝豆状核变性的诊断与治疗

指南》,临床分型如下。

1. 肝型　①持续性血清转氨酶增高;②急性或慢性肝炎;③肝硬化(代偿或失代偿);④暴发性肝功能衰竭(伴或不伴溶血性贫血)。

2. 脑型　①运动障碍:扭转痉挛、手足徐动、舞蹈症状、步态异常、共济失调等;②口 - 下颌肌张力障碍:流涎、讲话困难、声音低沉、吞咽障碍等;③精神症状。

3. 其他类型　以肾损害、骨关节肌肉损害或溶血性贫血为主。

4. 混合型　以上各型的组合。

合并内分泌功能异常的肝豆状核变性病例报道国内外罕见,该患者月经紊乱,睾酮,双氢睾酮,游离睾酮均明显增高,在临床工作中应提高重视,及时诊断。

(天津医科大学总医院血液内科　邵媛媛)

【参考文献】

[1] LANGNER C, Denk H. Wilson disease[J]. *Virchows Arch*, 2004, 445(2):111-118.

[2] 中华医学会神经病学分会神经遗传学组. 中国肝豆状核变性诊治指南 2021[J]. 中华神经科杂志, 2021, 54(4):10.

[3] KAUSHANSKY A, FRYDMAN M, KAUFMAN H, et al. Endocrine studies of the ovulatory disturbances in Wilson's disease (hepatolenticular degeneration)[J]. *Fertil Steril*, 1987, 47(2):270-273.

[4] FRYDMAN M, KAUSCHANSKY A, BONNE-TAMIR B, et al. Assessment of the hypothalamic-pituitary-testicular function in male patients with Wilson's disease.[J]. *J Androl*, 1991, 12(3):180-184.

[5] KARAGIANNIS A, HARSOULIS F. Gonadal dysfunction in systemic diseases[J]. *Eur J Endocrinol*, 2005, 152(4):501-513.